Thieme

Praxis der medizinischen Trainingstherapie

Frank Diemer
Volker Sutor

417 Abbildungen
115 Tabellen

Georg Thieme Verlag
Stuttgart · New York

Bibliografische Information
Der Deutschen Nationalbibliothek
Die Deutsche Nationalbibliothek verzeichnet diese Publikation in der Deutschen Nationalbibliografie; detaillierte bibliografische Daten sind im Internet über http://dnb.d-nb.de abrufbar.

Wichtiger Hinweis: Wie jede Wissenschaft ist die Medizin ständigen Entwicklungen unterworfen. Forschung und klinische Erfahrung erweitern unsere Erkenntnisse, insbesondere was Behandlung und medikamentöse Therapie anbelangt. Soweit in diesem Werk eine Dosierung oder eine Applikation erwähnt wird, darf der Leser zwar darauf vertrauen, dass Autoren, Herausgeber und Verlag große Sorgfalt darauf verwandt haben, dass diese Angabe **dem Wissensstand bei Fertigstellung des Werkes** entspricht.

Für Angaben über Dosierungsanweisungen und Applikationsformen kann vom Verlag jedoch keine Gewähr übernommen werden. **Jeder Benutzer ist angehalten**, durch sorgfältige Prüfung der Beipackzettel der verwendeten Präparate und gegebenenfalls nach Konsultation eines Spezialisten festzustellen, ob die dort gegebene Empfehlung für Dosierungen oder die Beachtung von Kontraindikationen gegenüber der Angabe in diesem Buch abweicht. Eine solche Prüfung ist besonders wichtig bei selten verwendeten Präparaten oder solchen, die neu auf den Markt gebracht worden sind. **Jede Dosierung oder Applikation erfolgt auf eigene Gefahr des Benutzers.** Autoren und Verlag appellieren an jeden Benutzer, ihm etwa auffallende Ungenauigkeiten dem Verlag mitzuteilen.

Rüdigerstraße 14
D-70469 Stuttgart
Unsere Homepage: http://www.thieme.de

Printed in Germany

Zeichnungen: Helmut Holtermann, Dannenberg
Umschlaggestaltung: Thieme Verlagsgruppe
Umschlagfoto: Studio Nordbahnhof, Stuttgart
Satz: medionet AG, Berlin
Gesetzt in Adobe InDesign CS
Druck: Westermann Druck Zwickau GmbH, Zwickau

ISBN 3-13-139981-3 1 2 3 4 5 6
ISBN 978-3-13-139981-6

Geleitwort

Praxis der medizinischen Trainingstherapie

Fortschritt in der Wissenschaft findet ständig statt und ist als Herausforderung zu verstehen für alle, die mit Patienten umgehen. Basiswissenschaften wie Anatomie und Physiologie sind die Grundlagen für die klinische Praxis. Diese wiederum profitiert von vielen Studien, die in den letzten Jahren zum Bewegungssystem gemacht wurden und zu neuen, sich ständig weiter entwickelnden Untersuchungsmethoden und Therapieformen geführt haben.

Physiotherapeuten beschäftigen sich tagtäglich mit der Therapie und können nur dann wirkungsvoll arbeiten, wenn sie ihre Therapiemaßnahmen sinnvoll einsetzen können. Erforderlich sind Begründungen und Beweise für unsere Anwendungen. Immer noch fehlen Standardisierung von Untersuchungsmethoden und Testverfahren und deren Dokumentation.

Es steigt jedoch die Erkenntnis, dass die Evidence based Medicine Grundlage allen therapeutischen Handelns werden muss.

Mit unseren Therapiemaßnahmen beeinflussen wir die verschiedenen Systeme unseres Organismus: neuroreflektorisch, biochemisch, mechanisch oder energetisch und nicht zuletzt auch psychologisch. Schließlich ist auch der Patient motiviert, besser zu werden und glaubt auch daran, dass es besser werden kann. All dies gilt es in der Therapie zu berücksichtigen.

Dieses Buch ist sehr zu begrüßen, da es eine Synthese dessen aufzeigt, was in der Forschung letzter Wissensstand sowohl in der Biomechanik, Bindegewebslehre und funktionellen Anatomie ist und klinische Erfahrung mit einbringt.

Die beiden Autoren geben zunächst eine Übersicht über den derzeitigen Stand der Erkenntnisse in der Bindegewebsphysiologie und deren Übertragung auf die Rehabilitation.

Es folgt ein Exkurs in die Trainingslehre und es wird aufgezeigt, wie Trainingseinheiten effektiv zusammengestellt werden.

Danach wird jeder einzelne Körperabschnitt, beginnend mit der Wirbelsäule, ausführlich beschrieben in Bezug auf Anatomie, Biomechanik und klinische Untersuchung. Es wurden außerordentlich viele wissenschaftliche Daten zusammengetragen, wie belastbar Ligamente, Knorpel, Kapseln und Sehnen unter bestimmten Bedingungen sind.

Die Literaturhinweise sind wirklich beeindruckend und zeigen nicht nur das Können der Autoren sondern auch die intensive Vorbereitung. Hervorzuheben ist auch die Qualität der Abbildungen.

Was helfen die fundiertesten theoretischen Ausführungen, wenn diese nicht in der Praxis enden?

Deshalb ist das letzte Kapitel eine ausführliche und sehr übersichtliche bildliche Darstellung des Trainingsprogrammes, zuerst der Automobilisationen und dann der stabilisierenden Übungen, die der Patient eigenständig machen soll. Das ist auch das wirklich Besondere an diesem Buch: Die Übungen sind recherchiert, wissenschaftlich fundiert und damit effektiv und in ihrer Wirkungsweise reproduzierbar. Vor allem aber ist es ein Programm, das man in jeder therapeutischen Praxis machen kann, denn der Aufwand an Geräten hält sich in Grenzen und man muss nicht ein Reha-Zentrum haben, um medizinische Trainingstherapie zu betreiben.

Ich beglückwünsche die beiden Autoren zu diesem sehr gelungenen Werk und denke, dass es in die Fachbibliothek eines jeden Therapeuten Eingang finden wird, der verantwortlich arbeitet und wissenschaftliche Erkenntnisse umsetzen will.

Hilde-Sabine Reichel,
Fellbach-Schmiden

Anschriften

Frank Diemer
Thalstr. 20
87466 Oy-MIttelberg

Volker Sutor
reha-rondell – Praxis für Physiotherapie
Heilbronner Str. 36
74336 Brackenheim

Vorwort

Vor ca. 4 Jahren ist in uns der Wunsch entstanden dieses Lehrbuch zu schreiben. Obwohl es schon eine beachtliche Anzahl von Veröffentlichungen zu diesem Thema gab, bestand unserer Meinung nach kein Werk, das alle Teilgebiete der Medizinischen Trainingstherapie ausreichend berücksichtigte. Wir machten uns daher auf, anatomische, physiologische, biomechanische sowie klinische Studien zusammenzutragen, um den aktuellen Stand der Grundlagenforschung für die ausgewählten Themengebiete darzustellen. Die Komplexität und der Umfang mancher Methoden oder Indikationen bedingt, dass dies weder vollständig noch umfassend sein kann. Wir bitten daher schon jetzt um Verständnis, dass manche Themen einen geringeren Stellenwert einnehmen.

Das Buch ist in drei Abschnitte gegliedert.

In den Kapiteln 1 (Bindegewebsphysiologie) und 2 (Trainingslehre) wird die Basis für alle folgenden Kapitel gelegt. Wir empfehlen dem interessierten Leser daher dringend, sich zunächst mit diesen Kapiteln zu befassen. Das Vorgehen im Praxisteil stellt in den meisten Fällen eine logische Schlussfolgerung der Grundlagen dar. Wir haben versucht für häufig vorkommende Pathologien eine zeit- und kriterienorientierte Vorgehensweise darzustellen, bei der sich der Therapeut von teilweise irrationalen Vorgaben der Nachbehandlung befreien und bewusst die Therapie steuern kann. So sollen die von uns vorgegeben Zeiten der Wundheilung nur als grobe Orientierung gelten, die an die subjektiven klinischen Zeichen und die motorischen Leistungen des Patienten angepasst werden muss. Wird dieser zusätzliche Aufwand vom Therapeuten getrieben, wird er eine strukturiertere Therapie anbieten können.

In den Kapiteln 3-7 werden ausgewählte Pathologien im Bereich der Fuß-, Knie-, Hüft- und Sakroiliakalgelenke sowie den Segmenten der LWS behandelt. Die Auswahl ist subjektiv und aus praktischen Erfahrungen entstanden. Selbstverständlich wäre die Liste möglicher Krankheitsbilder beliebig fortzusetzen. Alle Themen sind mit Literaturhinweisen versehen, so dass ein Nacharbeiten und eine kritische Auseinandersetzung mit den Inhalten möglich ist. Gerade im Hinblick auf unsere Position innerhalb der medizinischen Fachgruppen und die zunehmende Akademisierung der Physiotherapie, ist eine kritische Beleuchtung der Hintergründe notwendig.

Der dritte Teil des Buches (Kapitel 8) beinhaltet Übungsbeispiele.

Ziel dieses Buches ist es, die ursprüngliche Arbeit innerhalb der Medizinischen Trainingstherapie in den Vordergrund zu stellen. Entgegen manch anderer Meinung, besteht diese nicht aus einer Aneinanderreihung vieler Übungen, sondern aus Untersuchungstechniken, die es dem Therapeut ermöglichen, Defizite des Patienten zu erkennen. Die hieraus gewonnenen Informationen werden, ein ausreichendes Grundlagenwissen vorausgesetzt, in einen individuellen Behandlungsplan umgesetzt und letztendlich durch die aktive Arbeit des Patienten realisiert. Die Entwicklung des Gesundheitssystems und finanzielle Vorgaben mancher Einrichtungen erschweren in vielen Fällen diese Arbeitsweise. Der Physio- oder Sporttherapeut wird häufig zum Geräteeinsteller degradiert und muss nicht selten 15 und mehr Patienten gleichzeitig beaufsichtigen. Die ursprüngliche Behandlungsidee bleibt dabei meist auf der Strecke. Für die Therapeuten, die eine individuell auf den einzelnen Patienten ausgerichtete Therapie anbieten wollen, haben wir dieses Buch geschrieben.

Es wäre jedoch ohne die Unterstützung vieler Helfer nicht entstanden. Zuerst möchten wir uns bei Frau Rosi-Haarer-Becker bedanken, die uns ihr Vertrauen schenkte und die Realisierung dieses Werks erst ermöglichte. Herrn Johannes Ermel, Frau Dorothea Becker und Frau Schoof gebührt der Dank für zum Teil schonungslose und ernüchternde aber immer konstruktive Kritik. Erst dadurch konnte der Text in eine logische Abfolge und verständliches Deutsch gebracht werden. Für die ausgezeichnete Bebilderung bedanken wir uns bei unseren „Modellen“ Frau Bräuninger und Herrn Hausser, sowie der Grafikabteilung des Thiemeverlags und den Fotografen Herrn Stollenberg und Herrn Vogl. Für die Sammlung und Koordination der Teilkapitel bedanken wir uns bei Frau Grünewald, die auch späte Korrekturen widerstandslos umsetzte. Weiterhin wollen wir unseren Kollegen und Mitarbeitern in unseren Praxen danken, die viel Arbeit von unseren Schultern genommen haben und somit erst die praktische Realisation dieses Buches ermöglicht haben.

Für die Unterstützung unserer fachlichen Entwicklung danken wir der Lehrgruppe Manuelle Therapie der VPT-Akademie Fellbach. Hier möchten wir vor allem Hilde-Sabine Reichel erwähnen, die sich als Leiterin der MT-Lehrgruppe und der Weiterbildungsakademie immer wieder für uns eingesetzt hat und uns sehr viel Vertrauen hinsichtlich unseres Unterrichtes entgegengebracht hat. Auch der IAOM-

Europe, insbesondere Herrn Omer Matthijs, wollen wir danken, von dem wir sehr viel lernen konnten, der uns sehr mit seinem Denken und Handeln inspiriert und geprägt hat.

Des weiteren gilt unser Dank dem Leiter des Berufskollegs Waldenburg, Herrn Hartmut Binkowski, der uns schon sehr früh viel Verantwortung und Vertrauen schenkte und uns in unserer Sicht- und Lehrweise der Medizinischen Trainingstherapie immer unterstützte.

Der größten Dank schulden wir unseren Familien, die in den vergangenen 3 Jahren so manches Wochenende alleine waren. Selbst bei körperlicher Anwesenheit war unser Geist fast immer mit diesem Projekt beschäftigt. Und wir strapazierten die Geduld und das Verständnis unserer Frauen und Kinder in dieser Zeit sehr. Deshalb vielen Dank Bettina und Pauline, vielen Dank Bettina, Sören und Mathea für Eure Ausdauer und Eure Unterstützung in den letzten Jahren.

Unser abschließender Dank gehört unseren Eltern, die unsere Ausbildung ermöglicht haben und uns auf unserem beruflichen Weg immer unterstützt und gefördert haben.

im Juli 2006

Frank Diemer
Volker Sutor

Die Autoren

Frank Diemer wurde 1971 in Stuttgart geboren. In Gerlingen bei Stuttgart verbrachte er seine Jugend- und Schulzeit. Seit Abschluss der Physiotherapieausbildung lebt er mit seiner Frau und seiner Tochter in Oy-Mittelberg im Allgäu.

Ausbildung:

- 1994-1998: Ausbildung zum Sport- und Gymnastiklehrer am Berufskolleg in Waldenburg
- 1995-1998: Ausbildung zum Physiotherapeut am Berufskolleg Waldenburg

Weiterbildung seit 1998:

- Kurse in Manueller Therapie (DGMM, McKenzie, Mulligan)
- Kurse in Osteopathischer Medizin (Deutsches Fortbildungsinstitut für Osteopathie DFO)
- Sporttherapie (International Academy of Sportscience IAS)

Beruflicher Werdegang:

- seit 1998: freier Mitarbeiter in verschiedenen Physiotherapiepraxen im Allgäu
- seit 1999: Honorarlehrkraft für das Fach Medizinische Trainingstherapie innerhalb der Physiotherapieausbildung am Berufskolleg in Waldenburg
- seit 2000: Leiter verschiedener Weiterbildungskurse im Bereich Medizinische Trainingstherapie bzw. Krankengymnastik mit Gerät am Berufskolleg Waldenburg und an der VPT-Akademie in Fellbach.

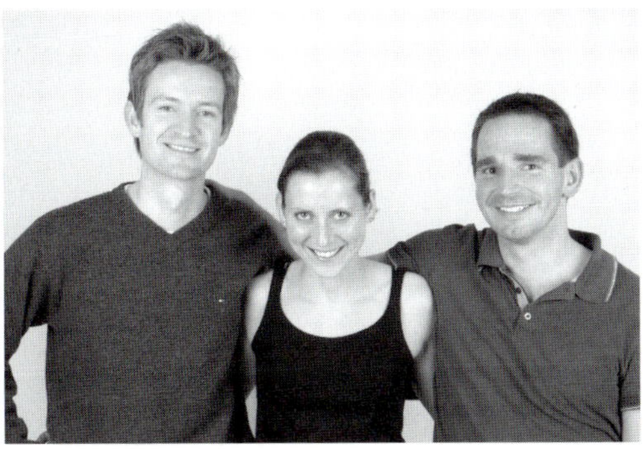

Frank Diemer, Daniela Bräuniger, die für die Fotos mitwirkte, und VolkerSutor (v.l.n.r.).

Volker Sutor wurde 1971 in Bingen geboren. In Konstanz am Bodensee verbrachte er seine Jugend- und Schulzeit. Er lebt mit seiner Lebensgefährtin und den 2 Kindern in Cleebronn.

Ausbildung:

- 1992-1994: Ausbildung zum Sport- und Gymnastiklehrer am Berufskolleg in Waldenburg
- 1993-1995: Ausbildung zum Physiotherapeut am Berufskolleg Waldenburg

Weiterbildung seit 1996:

- Kurse in Manueller Therapie (IAOM, McKenzie, Mulligan, etc.)
- Kurse in osteopathischer Medizin (Still Akademie)
- Kurse in neurophysiologischen Verfahren (Bobath, PNF)
- Sporttherapie (International Academy of Sportscience IAS)

Beruflicher Werdegang:

- 1995-1996: Sportklinik Bad Cannstatt
- 1996-1999: Bürgerhospital Stuttgart, freier Mitarbeiter in einer Physiotherapiepraxis in Stuttgart
- seit 1999: Selbständigkeit in eigener Praxis in Brackenheim bei Heilbronn
- seit 1998: Honorarlehrkraft an der Glucker-Schule in Stuttgart
- seit 1999: Honorarlehrkraft für das Fach Medizinische Trainingstherapie, Trainingslehre und PT-Neurologie innerhalb der Physiotherapieausbildung am der VPT-Schule in Fellbach
- seit 2000: Leiter verschiedener Weiterbildungskurse im Bereich Medizinische Trainingstherapie am Berufskolleg Waldenburg und an der VPT-Akademie in Fellbach
- seit 2001: Mitglied der Lehrgruppe manuelle Therapie der VPT-Akademie in Fellbach
- seit 2005: Bachelorstudiengang für Physiotherapie an der DIU (Dresden International Universitiy)

Die beiden Autoren geben seit 2004 kostenfreie Rehanewsletter heraus, welche aktuelle und relevante Studien in einem überschaubaren Rahmen zusammenfassen.

Anforderung der Newsletter unter http://www.info@reharondell.de oder Internet: www.rehanewsletter.de

Inhaltsverzeichnis

1 Bindegewebe und Wundheilung

1.1 Bindegewebe

1.1.1 Bindegewebsphysiologie

Hauptindikationsgebiete in der Medizinischen Trainingstherapie sind orthopädische und chirurgische Schadensbilder. Im weitesten Sinne geht es dabei um die Behandlung von traumatisierten oder geschwächten Bindegewebsstrukturen. Deshalb ist es wichtig, die physiologischen Gesetze, denen diese Strukturen unterliegen, zu verstehen.

In diesem Kapitel werden nur „passive" Bindegewebe wie zum Beispiel Knorpel oder Ligamente behandelt, wohl wissend, dass gerade die Plastizität dieser Strukturen diesen Begriff als unpassend erscheinen lässt. Die Muskulatur findet ihre Anerkennung im Kapitel „Trainingslehre" (Kap. 2).

Bestandteile der Bindegewebe

Das Bindegewebe hat zwei Hauptbestandteile:
- Zellen
- Matrix

Zellen

Der Ursprung unserer Bindegewebszellen liegt im Mesoderm. Ausgehend davon entscheiden insbesondere das chemische Milieu und später die mechanische Belastung, zu welchen Zielzellen sich diese Vorläuferzellen entwickeln. Dort, wo eine gute Sauerstoffversorgung gegeben ist und hohe Scherkräfte wirken, entwickeln sich ***Fibroblasten***. In sauerstoffarmen Geweben, die zusätzlich Kompressionskräften ausgesetzt sind, differenzieren sich dagegen *Chondroblasten* (Tägil und Aspenberg 1999).

> *Es besteht also für jede Zelle und damit für jedes Gewebe ein spezifisches chemisches und mechanisches Milieu, das für den Erhalt und die Funktion essenziell ist. Verändert sich dieses Milieu, führt dies primär zu einer schlechteren Funktion und sekundär zu einer Anpassung der Zelle.*

Früh im vergangenen Jahrhundert wurden Zellen lediglich als flüssigkeitsgefüllte „Säckchen" angesehen. Erst als die Plastizität und die damit verbundenen Abläufe genauer untersucht wurden, konnte man die komplexe Zellstruktur identifizieren. Die Zelle besitzt neben ihren Organellen ein Skelett, das sich von der Membran bis in den Kern fortsetzt. Mikrotubuli, Mikrofilamente und intermediäre Filamente sind Bestandteile des Gerüsts, das sowohl Elastizität als auch Kompressionsstabilität vermittelt.

Viele Manualtherapeuten bezeichnen diese Kombination aus elastischen und stabilen Elementen als *Tensegrity*. Diese geniale Bauweise ist nicht nur in unserem Bindegewebe zu finden, sondern wird auch beim Brücken- oder Gebäudebau umgesetzt, um mit geringem Materialaufwand Stabilität aber auch Elastizität zu erreichen. Die Zelle wird dadurch für Verformung sensibel und kann so adäquat auf mechanische Einflüsse in ihre Umgebung reagieren (Ingber 1993, 1998).

Das Zellskelett endet nicht an der Membran. Es setzt sich durch so genannte Transmembranproteine (z. B. Integrine, siehe **Abb. 1.3**, S. 4) auf die extrazelluläre Matrix fort (Chiquet et al. 1996, Otte 2001). Durch diese Verbindung hält die Zelle Kontakt mit den anderen Bindegewebskomponenten, kann sich gegebenenfalls fortbewegen, sich stabil verankern oder einfach nur wahrnehmen, wie der Spannungszustand in der Matrix ist.

Neben diversen anderen Zellfunktionen, die nicht erörtert werden sollen, hat die *Matrixsynthese* sicherlich die größte Relevanz für die Medizinische Trainingstherapie; die Bindegewebszelle produziert ihre Umgebung selbst, in Quantität und Qualität. Für den Therapeuten stellt sich nun die spannende Frage: Welchen Reiz braucht die Zelle, um ihre Funktion auszuführen, Matrix zu produzieren und damit ein widerstandsfähiges Gewebe zu bilden?

Matrix

Die Matrix hat drei Hauptbestandteile:
- Fasern
- Grundsubstanz
- Wasser, Mineralstoffe usw.

Fasern

Fasern darf man sich wie Seile vorstellen, die aus aneinander geketteten Molekülen bestehen. Mehrere Seile werden übereinander gelegt und wie eine Kordel verdreht. Die fertige Faser kann entweder stabil sein (kollagene Faser) oder elastisch (elastische Faser). Die Verteilung von kollagenen und elastischen Fasern in einem Gewebe wird durch die mechanische Beanspruchung bestimmt.

Die Funktion von „Seilen“ in einem Gewebe liegt auf der Hand. Sie sind für die Zugfestigkeit verantwortlich. Dementsprechend sind zum Beispiel in Ligamenten mehr Fasern zu finden als im Nucleus pulposus der Bandscheibe.

Grundsubstanz

Grundsubstanz besteht aus Molekülen, die sich zu einem großen Aggregat, Proteoglykan (PG), zusammenfinden. Dabei werden so genannte Glykosaminoglykane (GAG) über Verbindungsproteine an eine zentrale Eiweißkette gebunden. Viele PG werden über Verbindungsproteine an eine Hyaluronsäurekette gebunden, und es entsteht ein Proteoglykanaggregat (**Abb. 1.1a**), im Knorpel z. B. Aggrekan. Die Bezeichnung der Proteoglykanaggregate ist in den verschiedenen Bindegewebstypen unterschiedlich.

Grundsubstanz ist für die Widerstandskraft gegen Kompressionskräfte verantwortlich. Dies liegt an der Anordnung der Glukosaminglykane sowie deren Ladung: die GAG sind innerhalb eines Proteoglykans wie die Borsten einer Bürste angeordnet, wobei die „Borsten“ eine negative Ladung aufweisen. Bei Belastung werden die GAG aufeinander zu bewegt. Da sich gleichnamige Ladungen abstoßen, treten entgegengesetzte Kräfte („repulsive forces“) auf, die zu einer Abstoßung führen (**Abb. 1.1b**).

Wasser

Wasser als dritter Bestandteil der Matrix bindet sich an die Fasern und insbesondere an die Grundsubstanz. Wasser ist aus mechanischer Sicht ebenfalls für den Widerstand gegen Kompressionskräfte verantwortlich, da es nicht komprimierbar ist.

Insgesamt entsteht ein homogenes Gewebe, indem die Zelle als „intelligente Struktur“ den Auf- und Abbau steuert und die Matrix die Stabilität gebende Komponente darstellt. Jedes Bindegewebe besteht aus diesen Anteilen, lediglich das Verhältnis der Bestandteile und die molekulare Struktur der Gewebe sind unterschiedlich. So enthalten Gewebe, die besonders gegen Druckkräfte stabil sein müssen, mehr Grundsubstanz, Gewebe die primär auf Zug belastet werden mehr Fasern.

Zusammenfassung

- Bindegewebe ist anpassungsfähig.
- Die Medizinische Trainingstherapie setzt Trainingsreize, um diese Anpassungsvorgänge im Sinne einer Funktionsverbesserung zu unterstützen. Hierfür sind Kenntnisse der Bindegewebsphysiologie unerlässlich.
- Bindegewebe besteht im Wesentlichen aus Zellen und Matrix. Zellen steuern die Vorgänge im Gewebe, während die Matrix für Stabilität sorgt.

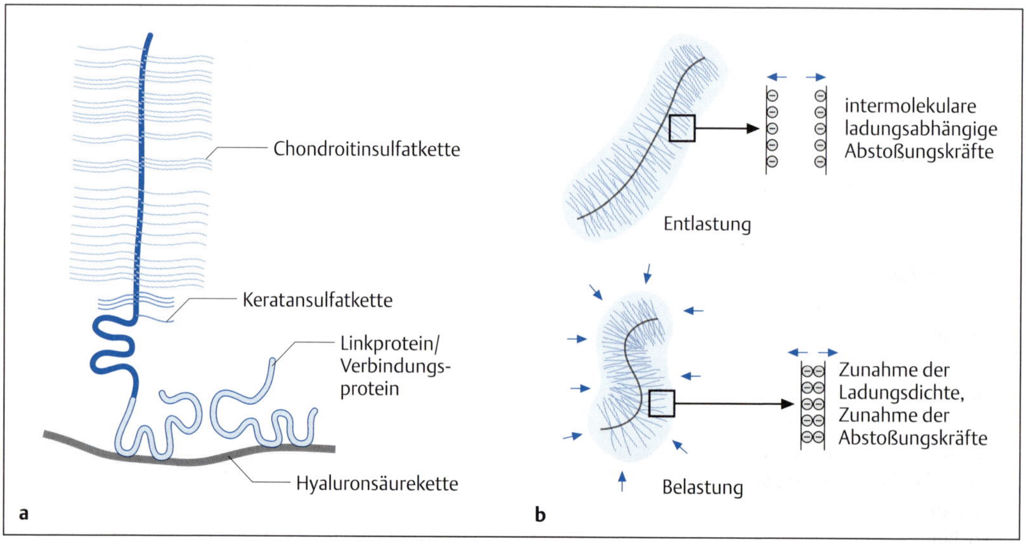

Abb. 1.1a–b Grundsubstanz. **a** Aufbau eines Proteoglykans. **b** Intermolekulare Abstoßungskräfte unter Entlastung und bei Belastung.

- Die Zellen entwickeln sich entsprechend chemischer und mechanischer Einflüsse. Ihr Aufbau gewährleistet zugleich Elastizität und Stabilität, eine Eigenschaft, die auch als „Tensegrity" bezeichnet wird. Integrine in der Zellmembran stellen Kontakt zur Umgebung her und ermöglichen so einen Kontakt mit der Umgebung und Reaktionen auf Veränderungen im Gewebe.
- Eine wichtige Funktion ist die Matrixsynthese. Als Matrix bezeichnet man extrazelluläre Anteile des Bindegewebes. Sie besteht vor allem aus Fasern, Grundsubstanz, Wasser und Mineralstoffen. Fasern sind für die Stabilität gegen Zugkräfte verantwortlich. Grundsubstanz gewährleistet den Widerstand gegen Kompression, ebenso wie Wasser, das an die Fasern und die Grundsubstanz gebunden ist.

Turnover

Jedes Gewebe unterliegt einem ständigen Auf- und Abbau, den man als Turnover bezeichnet. Durch unsere alltäglichen Aktivitäten erhalten wir die Qualität und Quantität unserer Gewebe.

Die Zeit, in der dieser Prozess vonstatten geht, wird als biologische Halbwertszeit bezeichnet. Halbwertszeit deswegen, weil in dieser Zeiteinheit 50% des entsprechenden Gewebes auf- und wieder abgebaut wird. Die Nettobilanz ist null und an unser Alltagsniveau angepasst. Die Dauer des Turnovers ist abhängig von der:

- Matrixkomponente: Grundsubstanzmoleküle werden schneller synthetisiert als kollagenen Fasern.
- Molekülgröße: je größer das zu produzierende Molekül, desto länger dauert der Turnover; ein GAG ist daher schneller ersetzt als ein PG-Aggregat.
- Gelenklokalisation: werden gleiche Bindegewebstypen in verschiedenen Gelenken untersucht, so können diese eine unterschiedliche Turnover-Rate aufweisen. Knorpelzellen im Sprunggelenk sind biologisch aktiver und synthetisieren schneller Grundsubstanz als Knorpelzellen im Kniegelenk (Kuettner und Cole 2005).
- Allgemeine Stoffwechselaktivität und Durchblutungssituation: je besser das Gewebe versorgt ist, desto schneller ist auch der Turnover. Kollagene Fasern in biologisch „inaktiven" Geweben, wie dem Knorpel oder der Bandscheibe, werden so langsam ersetzt, dass die normale Lebenserwartung für den physiologischen Austausch nicht ausreicht. Demgegenüber stehen andere Gewebe wie die Haut oder die Synovialflüssigkeit, die sich in relativ kurzer Zeit erneuern (siehe Tab. **1.1**).

Tabelle 1.1 Turnover-Rate der Matrixkomponenten und ausgewählter Bindegewebe (Brils et al. 1999, van Wingerden 1998)

Gewebe	*Turnover-Rate*
Grundsubstanz	2–9 Tage
Fasern	300–500 Tage
Haut	5–10 Tage
Synovia	14–21 Tage
Kapsel/Liagamente	300–500 Tage
Knorpel	300 Jahre
Bandscheibe	60 Jahre
Knochen	10 Jahre

Einflussfaktoren auf den Turnover

Die Ruheaktivität unserer Zellen stellt keinen statischen Ablauf dar. Diverse Faktoren haben Einfluss auf die Geschwindigkeit des Umsatzes. Der Turnover verändert sich unter anderem durch mechanische, thermische oder chemische Reize.

Thermische Reize

Je höher die Gewebetemperatur, desto intensiver ist der Turnover. Bei normalen Wundheilungsprozessen kann die lokale Temperaturerhöhung 2 °C und mehr betragen (Weber 1990). Bleibt die Erwärmung innerhalb bestimmter Grenzen, ist dieser Mechanismus als positive Adaption zu sehen. Bei extremen Erwärmungen über 40 °C allerdings überwiegen die abbauenden Prozesse und Fibroblasten gehen zu Grunde. Unreflektierte Eingriffe in den Temperaturhaushalt (z. B. die grundsätzliche Kälteapplikation auf Gelenken in der postoperativen Phase) sind vor diesem Hintergrund nicht nur falsch, sondern auch fahrlässige Eingriffe in physiologische Vorgänge (siehe Kap. 1.2.1)

Chemische Reize

Die meisten Informationsprozesse in unserem Körper werden über biochemische Substanzen vermittelt. Hormone, Eikosanoide oder Neurotransmitter, wie sie z. B. im Rahmen der Wundheilung freigesetzt bzw. produziert werden, verändern dabei anforderungsspezifisch Zellfunktionen. Mechanische Reize und die Freisetzung von Überträgerstoffen bedingen sich dabei gegenseitig bei der Anpassung der Umschlagrate.

Mechanische Reize

Mechanische Reize stellen für den Therapeuten sicherlich die interessanteste Möglichkeit dar, biopositive Adaptionen auszulösen. Die genauen Mechanismen, die zu einer Veränderung der biologischen Aktivität führen, sind nach wie vor nicht vollständig bekannt. Einige Möglichkeiten sollen im weiteren Verlauf diskutiert werden.

Piezoelektrischer Effekt: Wie oben beschrieben, spielen im Bindegewebe elektrische Vorgänge eine Rolle. Mechanische Verformung führt zu zielgerichteten Ladungsverschiebungen innerhalb des belasteten Gewebes (Basset und Pawluk 1972, **Abb. 1.2**). In der Physik wird dieses Phänomen piezoelektrischer Effekt genannt. Offensichtlich reagieren Zellen auf diese Ladungsdifferenzen und passen ihre Syntheseaktivität entsprechend der Größe der Veränderung an.

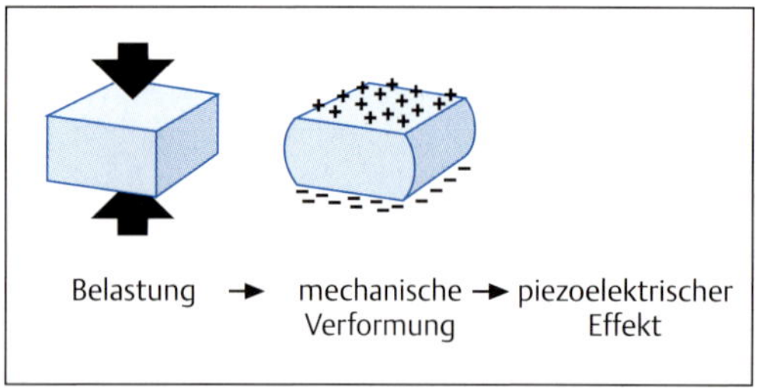

Abb. 1.2 Piezoelektrischer Effekt: mechanische Verformung führt zu zielgerichteten Ladungsverschiebungen (nach Oschman 2000).

Strömungspotenziale: Ein weiteres elektrisches Phänomen, das durch mechanische Reize ausgelöst wird, sind die so genannten Strömungspotenziale. Gleiten geladene Flüssigkeiten an festen Oberflächen vorbei (zum Beispiel Flüssigkeitsverschiebung aus dem Knorpel oder der Bandscheibe) entsteht ein Stromfluss entsprechend der Strömungsrichtung. Diese Ladungen könnten auch hier positive Signale für die Zelle darstellen, die daraufhin ihre Aktivität entsprechend anpasst (Basset und Pawluk 1972, Zernicke und Loitz 1994).

Transduktion: Die mechanische Belastung wirkt auch direkt auf die Zelle ein. Entweder wird das Skelett innerhalb der Zelle deformiert oder die mechanischen Reize werden über Integrine aufgenommen (**Abb. 1.3**). Integrine sind Bestandteile der Zellmembran, die das Zellskelett mit der extrazellulären Matrix verbinden. Bewegen sich kollagene Fasern, wird die Deformation durch diese Fühler sofort registriert und intrazellulär in Informationen für die Zelle übersetzt. Dieser Mechanismus wird als Transduktion bezeichnet und findet überwiegend auf chemischem Wege statt. Somit werden mechanische Reize in chemische Signale umgewandelt und mit der Freisetzung von Transmittern beantwortet.

Die meisten dieser Botenstoffe sind in und um die Zelle gespeichert und werden dem Reiz entspre-

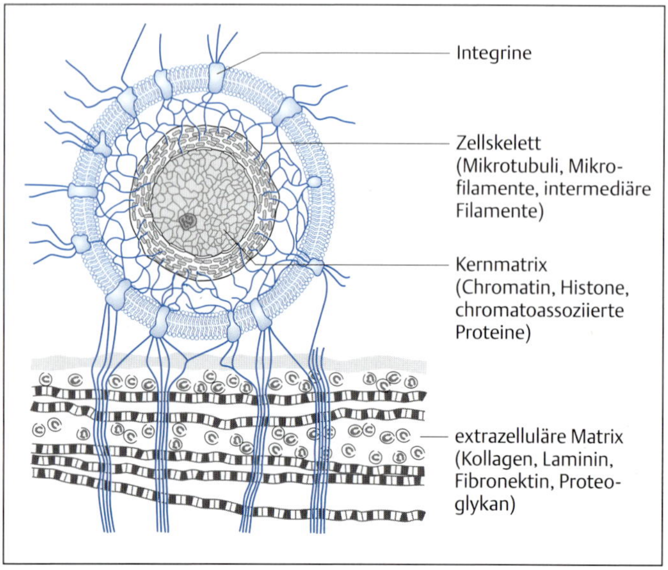

Abb. 1.3 Verbindung zwischen dem Zellskelett und der extrazellulären Matrix durch Integrine (nach Oschman 2000).

chend freigesetzt (Chen 2003, Martin und Buckwalter 2000). Manche werden auf Verlangen, z. B. bei einem spezifischen Trainingsreiz, von der Zelle selbst produziert. Eine weitere Möglichkeit stellt die Öffnung von Ionenkanälen dar. Bei mechanischer Belastung kommt es dadurch zu einer schnellen Verschiebung von geladenen Molekülen und zu einer Anpassung des Zellpotenzials (Chiquet et al. 1996, Otte 2001).

Beispiele für solche Botenstoffe sind Wachstumsfaktoren wie IGF (Insulin-like-Growth-Faktor), TGF (Transforming-Growth-Factor) oder FGF (Fibroblast-like-like-Growth-Factor) sowie Ionen wie zum Beispiel Calcium. Einmal freigesetzt stimulieren sie den genetischen Apparat und die Produktion von neuen Matrixmolekülen beginnt. Die Freisetzung erfolgt reizspezifisch, d. h. mechanische Belastungen unterschiedlicher Art (Druck-Zug), Frequenz, Amplitude und Intensität führen zu unterschiedlichen Reaktionen innerhalb der Zelle. Dadurch kann die Adaption genau an die Erfordernisse (Größe und Art des Trainingsreizes) angepasst werden.

Zusammenfassung

- Turnover bezeichnet den ständigen Auf- und Abbau von Gewebe.
- Dieser Vorgang ist physiologisch und findet in unterschiedlichen Geweben unterschiedlich schnell statt und wird von verschiedenen Faktoren beeinflusst (**Abb. 1.4**).

Matrixsynthese

Wird die Zelle durch die oben beschriebenen Mechanismen genötigt, ihre Aktivität zu verändern, beginnt die Synthese dort, wo die genetische Information gespeichert ist: im Zellkern. Die Informationen

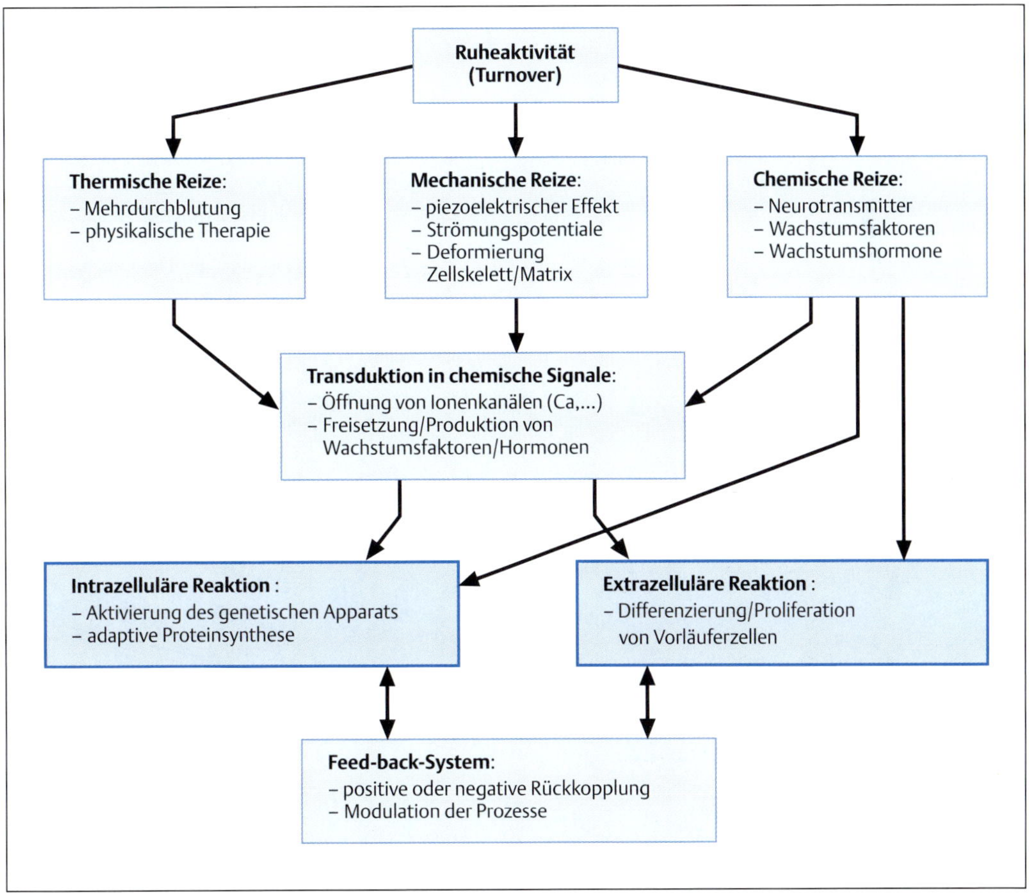

Abb. 1.4 Einfluss verschiedener Reize auf das Bindegewebe.

werden zunächst kopiert (Transkription) und an die Ribosomen versendet. Dort wird die Kopie gelesen und in spezifische Aminosäuresequenzen übersetzt (Translation). Nach diesem „Bauplan" wird im rauen endoplasmatischen Retikulum mit der Herstellung von Matrixmolekülen begonnen. Im Golgi-Apparat werden die Moleküle weiter vervollständigt und in kleine Pakete (Vesikel) verpackt. Diese Vesikel bewegen sich zur Zellmembran und werden nach außen transportiert. Im Extrazellulärraum werden die einzelnen Untereinheiten zusammengesetzt und es entstehen Fasern und Grundsubstanzmoleküle (Brils et al. 1999, Mankin et al. 2000, **Abb. 1.5**).

Die Synthese wird durch die Einflussfaktoren in Qualität und Quantität gesteuert. Wirken keine Wachstumsreize mehr, wird die Synthese reduziert. Des Weiteren reduzieren produzierte Matrixmoleküle über ein negatives Feedback die Zellaktivität (Shekter 1986).

Zusammenfassung

- Die Matrixsynthese als wesentlicher Prozess biologischer Anpassungsvorgänge beginnt im Zellkern als Reaktion auf mechanische, thermische und chemische Reize.
- Kommt es zur Immobilisation, kehren sich diese Prozesse um und Gewebe wird abgebaut.

Immobilisation

Bei Bewegungsmangel oder Immobilisation kommt es zu entgegengesetzten Abläufen (Immobilisationsschäden, **Abb. 1.6**). Es fehlen die stimulierenden Reize und die Matrixsynthese reduziert sich bei einem beschleunigten Umsatz, d. h. bei einem erhöhten Turnover verschiebt sich das Verhältnis zu Gunsten des Gewebeabbaus. Das Gewebe verliert an Quantität (weniger Fasern und Grundsubstanzmoleküle) und Qualität (Ausrichtung der Fasern, Entstehung von pathologischen Crosslinks zwischen den Fasern). Der Verlust von Grundsubstanzmolekülen geht dabei schneller vonstatten, ist dafür aber eher reversibel als der Verlust von Fasern.

Nach Traumen oder Operationen schließt sich oft eine Phase verminderter Belastbarkeit an, in der die Stabilität nicht nur im verletzten Gewebe, sondern in allen Anteilen des Arthrons herabgesetzt ist. Bei einer kurzzeitigen Immobilisation sind diese abbauenden Prozesse reversibel. Werden 3–6 Wochen überschritten, so ist mit dauerhaften Schäden in den betroffenen Strukturen zu rechnen.

Problematisch ist die unterschiedliche Dauer der Anpassungserscheinungen in verschiedenen Geweben. Während bei Muskelfasern schon nach 6–8 Wochen mit einer morphologischen Anpassung

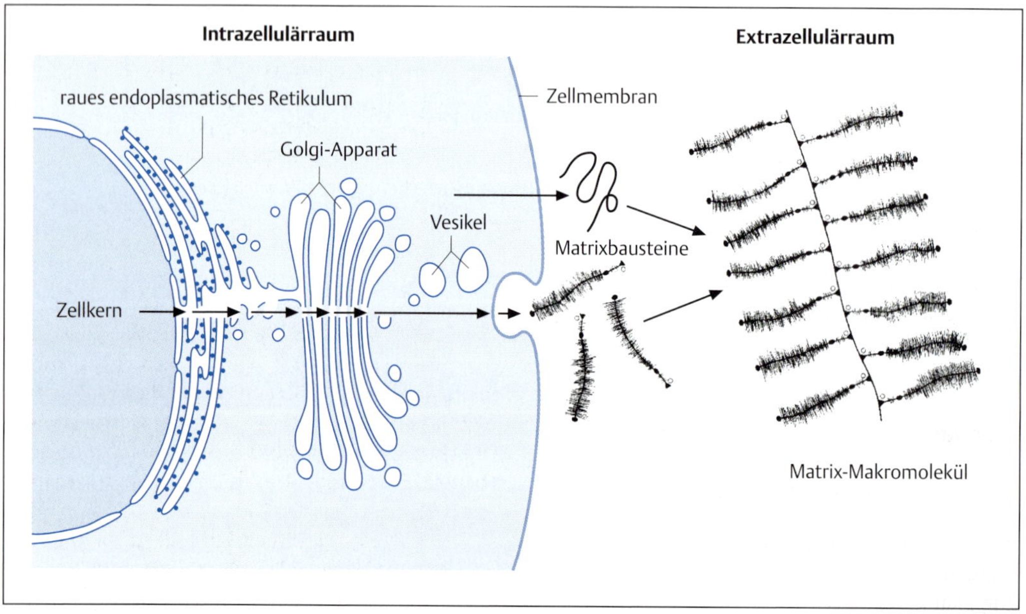

Abb. 1.5 Ablauf der Matrixsynthese von der Transkription über die Translation, Verpackung der Moleküle in Vesikel, Transport zur Zellmembran und Fertigstellung im extrazellulären Raum (nach Mankin et al. 2000).

auf einen Trainingsreiz zu rechnen ist, adaptieren weniger aktive Gewebe wie Knochen oder Knorpel deutlich langsamer. So berichtet Eckstein (2003), dass nach einer Meniskusnaht und anschließender Immobilisation der Muskelquerschnitt um 38%, die Knorpeldicke um 14% abnahm. Der Muskelschwund war nach 18 Monaten völlig kompensiert, der Verlust der Knorpeldicke dagegen nicht! Bei der Behandlung nach Verletzungen müssen die Folgen einer Immobilisation immer mit berücksichtigt werden. Wegen seiner langsamen Turnover-Rate beeinflusst deshalb oft der Zustand des Gelenkknorpels die Therapieplanung.

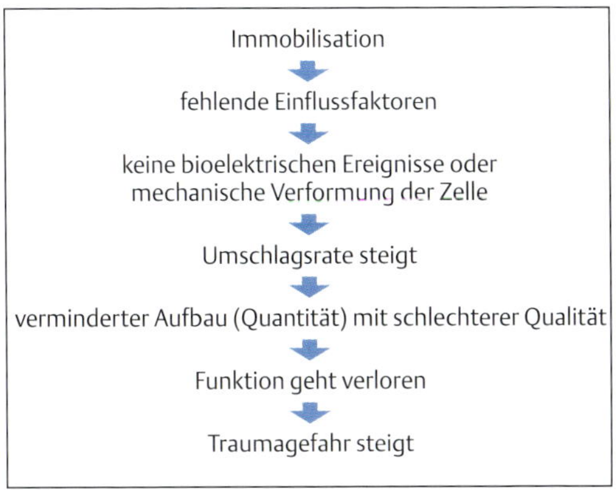

Abb. 1.6 Schematischer Ablauf des Immobilisationsschadens.

Zusammenfassung

- Da unterschiedliche Gewebe unterschiedlich schnell auf fehlende Bewegung und Belastung reagieren, sind die Auswirkungen einer Immobilisation in Knorpel, Knochen, Sehnen, Bändern, Nerven und Muskeln verschieden.
- Bei der Therapie müssen diese Unterschiede berücksichtigt werden und erfordern eine Anpassung der Behandlung an das schwächste Glied im Arthron.

Mechanische Eigenschaften

Belastungs-Deformations-Kurve

Bindegewebe haben viskoelastische Eigenschaften. Werden sie mechanisch belastet (Kompression oder Zug), kann die Reaktion des Gewebes an Hand der Belastungs-Deformations-Kurve abgelesen werden. (**Abb. 1.7**).

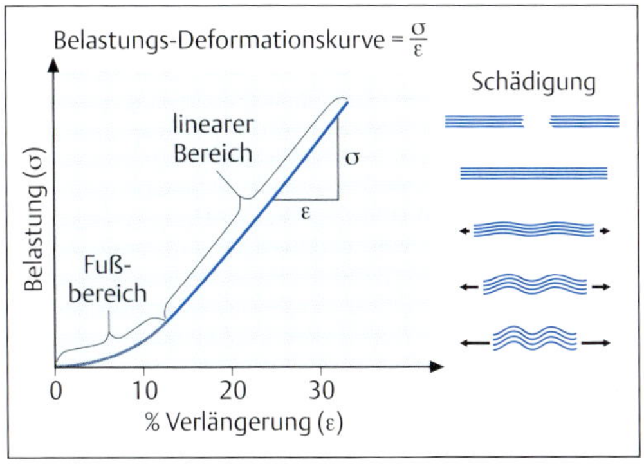

Abb. 1.7 Belastungs-Deformations-Kurve von viskoelastischen Geweben am Beispiel von Sehnengewebe (nach Sharma 2005).

Im Anfangsbereich der Kurve nimmt die Elongation des Gewebes zunächst stark zu. Dieser Teil der Kurve wird als Anzugs- oder „Fußbereich" (engl.: toe - region) bezeichnet. Dort wird lediglich die im Ruhezustand vorliegende wellenartige Struktur der kollagenen und elastischen Fasern gestrafft. Es kommt also zu keiner Dehnung der einzelnen Fasern, sondern zu einem Gleiten innerhalb der Matrix bis zur geraden Ausrichtung. Man spricht deshalb auch von *Matrixbelastung*. Die hierfür benötigte Kraft ist relativ gering, da keine chemischen Verbindungen überwunden werden müssen (Bogduk 1997).

An diesen Kurventeil schließt sich ein linearer Bereich an. Das Endgefühl, das in vielen manualtherapeutischen Konzepten getestet wird, liegt innerhalb dieses Kurvenbereichs. Die Fasern werden nun bis zur maximalen Belastbarkeit der Verbindungen zwischen den Fibrillen gedehnt. Wird die mechanische Grenze überschritten, so kommt es zu Mikrotraumen und letztendlich zum endgültigen Versagen der Struktur, zu einer Ruptur.

Hysterese

Wird die Belastung wieder auf null reduziert, so kehrt die Struktur mehr oder weniger in den Ausgangszustand zurück. Dies hängt insbesondere vom Ausmaß der Deformierung ab. Bei Belastungen innerhalb der Toe-Region nimmt das Gewebe in der Regel die ursprüngliche Länge ein. Bei Belastungen innerhalb der linearen Region verbleibt zunächst ein Dehnungsrückstand (Bogduk 1997), d. h. die Struktur ist weiterhin gedehnt. Nimmt diese Dehnung ohne äußere Kräfte wieder auf null ab, spricht man von *viskoelastischer Verformung*. Bleibt eine Dehnung auf Dauer bestehen, spricht man von *plastischer Verformung* (Brinckmann 2000). Wie aus

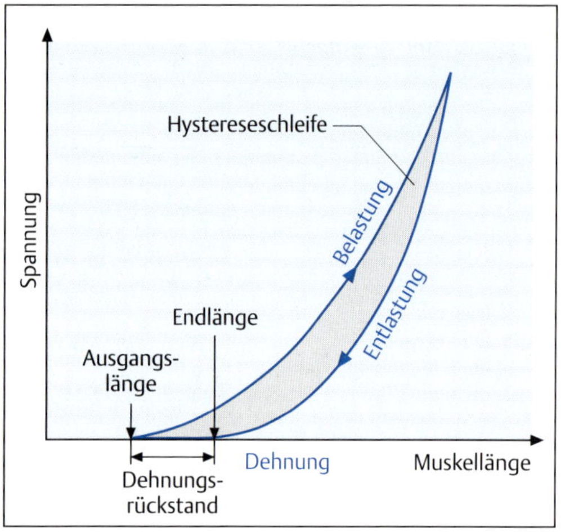

Abb. 1.8 Hystereseschleife mit Dehnungsrückstand (Bogduk 1997).

Abb. 1.8 hervorgeht, entspricht der rückläufige Kurventeil nicht dem deformierenden. Der von beiden Kurven eingeschlossene Bereich wird als Hystereseschleife bezeichnet und entspricht dem Energieverlust, der insbesondere durch Reibung im inneren des Gewebes entsteht und als Wärme abgegeben wird (Wright und Li 2000).

Übertragen auf den Bewegungsapparat ist ein geringer Energieverlust (eine kleine Hystereseschleife) positiv zu bewerten. Es ist ein Merkmal viskoelastischer Gewebe, Energie zu speichern und während zyklischer Belastung wieder freizusetzen. Die Bewegung wird dadurch ökonomischer, der Energieverbrauch wird reduziert. Im Sport können so Leistungen gesteigert werden. In der Rehabilitation von Herz-Kreislauf-Erkrankungen können wertvolle Energieträger gespart werden.

Creep

Die oben beschriebene Verlängerung des Gewebes bezieht sich auf eine relativ kurz einwirkende Kraft. Wirkt eine gleich bleibende, nicht traumatisierende Kraft länger auf ein Gewebe ein, kommt es zu einer Deformierung. Diese nimmt zunächst stark zu, lässt dann aber nach und erreicht schließlich einen Grenzwert. Dieser Vorgang wird als „creep“ (engl.: kriechen) bezeichnet.

Wüsste man genau, wie lange dieser Prozess für jedes einzelne Gewebe dauert, könnten Kapsel- oder Muskeldehnungen genauer ausgeführt werden. Da diverse Einflussfaktoren, wie zum Beispiel der Kollagengehalt, intermolekulare und intramolekulare Crosslinks oder einfach nur die gebundene Flüssigkeitsmenge, den Creep verändern, kann man die Parameter für manuelle Techniken nicht exakt angeben.

Spannungsrelaxation

Wird ein Gewebe konstant gedehnt, so nimmt die anfänglich benötigte hohe Spannung mit der Zeit ab. Nach einer gewissen Zeit nähert sie sich einem Grenzwert, ohne dass es zu einer weiteren Reduktion der Spannung kommt: sie bleibt dann konstant. Dieser Vorgang wird als Spannungsrelaxation bezeichnet.

Zusammenfassung

- Bindegewebe hat mechanische Eigenschaften. Diese hängen von der einwirkenden Kraft und der Dauer der Krafteinwirkung ab.
- Ist die dehnende Kraft gering, wird das Gewebe gestrafft und die Fasern richten sich entlang der Zugrichtung aus. Man spricht von der Matrixbelastung.
- Mit zunehmender Kraft erfolgt eine Dehnung bis zur Zerreißgrenze.
- Aus der Dehnung kehrt das Gewebe zu seiner Ausgangslänge zurück. Dabei verbleibt je nach Eigenschaft des Gewebes sowie Dauer und Intensität der Dehnung ein Dehnungsrückstand.
- Innerhalb eines Belastungs-Entlastungs-Zyklus geht Energie verloren. Dieser Energieverlust wird als Hysterese bezeichnet. Je geringer er ist, umso besser sind die elastischen Eigenschaften des Gewebes im Hinblick auf die Bewegungsökonomie.
- Bei gehaltener Dehnung kommt es zu einer Deformierung des Gewebes, die man als „creep“ bezeichnet. Dadurch lässt sich die Beweglichkeit verbessern. Allerdings gibt es keine konkreten Hinweise, wie lange der Dehnzustand, bezogen auf die verschiedenen Gewebe, gehalten werden muss, um einen optimalen Effekt zu erzielen.
- Mit der Zeit lässt bei einer gehaltenen Dehnung die Spannung im Gewebe nach. Man spricht von einer Spannungsrelaxation.

1.1.2 Bewegungsreize auf Bindegewebe

Bewegungsreize auf den Knorpel

Nach dem heutigen Stand der Wissenschaft scheint es nicht möglich zu sein, erwachsenes Knorpelgewebe analog zu einer muskulären Hypertrophie dicker zu machen. Vergleichende Untersuchungen von Leistungssportlern und Menschen, die sich normal bewegen, können daher keinen Unterschied bezüglich der maximalen Knorpeldicke feststellen (Mühlbauer et al. 2000, Eckstein et al. 2002). Im Tierversuch führt selbst regelmäßiges Lauftraining mit Zusatzgewicht über einen Zeitraum von mehr als 10 Jahren im Vergleich zu normal aktiven Kontrolltieren nicht zu einer Dickenzunahme (Newton et al. 1997). Selbst überproportional schwere Tiere wie Nashörner weisen überraschenderweise keine dickeren, sondern eher dünnere Knorpelschichten auf (Eckstein 2003).

Eine Anpassung könnte aber durch eine vergrößerte druckaufnehmende Gelenkfläche entstehen. Eckstein et al. (2002) verglichen die Gelenkflächengröße des Kniegelenks von sportlich aktiven Probanden (> 10 Stunden pro Woche), die zusätzlich eine körperlich belastende Arbeit ausführen, mit sportlich wenig aktiven Kontrollprobanden (< 1 Stunde pro Woche), die einer physisch wenig belastenden Arbeit nachgehen. Die aktiven Personen hatten eine um 7–8,8 % größere Gelenkfläche als die inaktiven Personen. Ob dies eine trainingsbedingte Adaption des ausgewachsenen Gelenks darstellt oder schon innerhalb des Skelettwachstums durch vermehrte Bewegungsreize entstanden ist, bleibt bis heute allerdings unklar.

Die Qualität von Knorpel nur nach seiner Morphologie zu beurteilen, wäre aber unzureichend. So ist ein durch einen erhöhten Wassergehalt dickerer Knorpel nicht zwangsläufig auch belastbarer. Das Verhältnis der einzelnen Matrixkomponenten zueinander ist sicherlich wichtiger und für die Qualität entscheidend (Franz et al. 2001, Mankin et al. 2000). Wenn man einmal davon absieht, dass mehr belastete Knorpelareale grundsätzlich eine andere Matrixstruktur aufweisen und sich dadurch funktionelle Anpassungen ableiten lassen, fehlen aber auch hier die Nachweise für eine Adaption auf Trainingsreize.

Die verfügbaren Ergebnisse lassen den Schluss zu, dass die Knorpeldicke zu einem großen Anteil genetisch determiniert wird. Ausgehend davon sind Anpassungserscheinungen vorstellbar. Deren zeitlicher Verlauf und das histologische Korrelat (Knorpeldicke, Gelenkflächenausdehnung, qualitative Zusammensetzung der Matrix) sind bis zum heutigen Zeitpunkt nicht geklärt.

Folgen einer Immobilisation

Die Gedanken über ein „Knorpeltraining“ beziehen sich aus den genannten Gründen nicht auf einen gesunden, sondern auf einen defizitären Knorpel nach Immobilisation oder einer Operation. Einen Immobilisationsschaden (s.o.) kann man konstant nachweisen. Er tritt bereits nach 3–4 Wochen auf (Diekstall, Schulze und Noack 1995). Insbesondere die Grundsubstanzmoleküle bilden sich schneller zurück als die kollagenen Fasern. Selbst durch eine zeitlich begrenzte Entlastung reduziert sich die Knorpelmasse erstaunlich schnell. Hinterwimmer et al. (2004) konnten nach einer siebenwöchigen Teilbelastungsperiode bei operativ versorgten Weber-B/C-Patienten eine Dickenabnahme des Knorpels im Kniegelenk der betroffenen Seite von 2,9 %–6,6 % feststellen. Bestätigt werden diese Ergebnisse von Vanwanseele et al. (2004). In ihrer Untersuchung kam es in Folge einer Querschnittslähmung zu einem durchschnittlichen Verlust der Knorpeldicke im Kniegelenk innerhalb eines halben Jahres von 11 %. Der durch die erhöhte Aktivität im Rollstuhl mehr belastete Schultergelenksknorpel zeigte dagegen keine makroskopische Veränderung.

Während der Verlust von Proteoglykanen weitgehend reversibel ist, regenerieren sich die kollagenen Fasern wahrscheinlich nicht (Otterness et al. 1998, Vanwanseele, Lucchinetti und Stüssi 2002). Nach Immobilisationsphasen kann die Knorpelmorphologie auch nach 18 Monaten im Vergleich zur gesunden Seite noch gestört sein, während das muskuläre Defizit zu diesem Zeitpunkt meistens schon behoben ist (Eckstein 2003).

Stoffwechsel und Adaption

Grundsätzlich erhält sich der Knorpel durch ein ausgeglichenes Verhältnis von anabolen und katabolen Prozessen. Beide werden primär mechanisch aktiviert und sekundär chemisch vermittelt.

Anabole Vorgänge

Die Grundsubstanzsynthese im Knorpel kann direkt oder indirekt getriggert werden (Lee et al. 1998, van den Hoogen et al. 1998). Eine direkte Aktivierung liegt vor, wenn das Zytoskelett durch externe Kompressionsreize deformiert wird. Die Aktinfilamente, Mikrotubuli und intermediären Filamente richten sich entlang der einwirkenden Kraft aus und passen die Gestalt der Zelle an. Die Form und das Volumen des Zellkerns verändern sich und Transkriptionsprozesse werden eingeleitet. In gleicher Weise wirken mechanische Reize auf die Grundsubstanzmoleküle und die kollagenen Fasern. Die Deformation wird durch die Transmembranrezeptoren (Integrine) auf das Zytoskelett übertragen oder aktiviert Second-Messenger-Kaskaden, die auf chemischem Weg die Syntheseleistung der Zelle anpassen (Otte 2001, Smith et al. 2000, Trickey, Lee und Guilak 2000).

Sekundär kommt es zu Flüssigkeitsverschiebungen, welche die relative Konzentration der einzelnen Matrixkomponenten innerhalb des Knorpels verändern. Die Konzentrationsänderungen wirken über ein positives oder negatives Feedback auf den Chondroblasten. Des Weiteren bilden sich elektrische Phänomene wie der piezoelektrische Effekt und Strömungspotenziale. Die Potenzialgrößen sind abhängig von der Knorpeldicke und der Richtung der einwirkenden Kraft. Belastungen parallel zur Faserausrichtung der Matrix produzieren größere Ladungsverschiebungen. Die Potenziale sind unmittelbar nach der Belastung messbar und bleiben minutenlang bestehen (Basset und Pawluk 1972, Kim, Bonassar und Grodzinsky 1995). Mechanische Reize können so in der Matrix gespeichert werden!

Ein wichtiger anaboler Faktor für die Knorpeladaption ist der Wachstumsfaktor IGF (Neidel und Schulze 2000). Normalerweise liegen 90% dieser Substanz in einem gebundenen Zustand vor. So genannte Bindungsproteine verhindern eine Rezeptorkoppelung. Durch mechanische Reize werden Proteasen freigesetzt, die die Bindung zerstören. Der Wachstumsfaktor ist nun frei beweglich und kann eine Kopplung mit Rezeptoren in der Zellmembran eingehen und Adaptionsprozesse auslösen (Martin und Buckwalter 2000). IGF wird in einem Reservoir in und um die Zelle herum gespeichert, wird anforderungsspezifisch von ihr produziert oder gelangt über den Blutstrom ins entsprechende Gelenk (Van den Hoogen et al. 1998, van den Lest, van den Hoogen und van Weerden 2000, Chen 2003).

Herauszuheben sind in diesem Kontext die Arbeiten von Neidel und Schulze (2000) und van den Hoogen et al. (1998). Sie untersuchten den Einfluss von Wachstumsfaktoren auf die Syntheseleistung von Knorpelzellen. Außerdem wurde der Zusammenhang von mechanischer Belastung und Gehalt von IGF in der Synovialflüssigkeit bestimmt. IGF war zu über 60% für die gesteigerte Matrixsynthese verantwortlich. Belastete Gelenke weisen einen erhöhten IGF-Gehalt in der Synovialflüssigkeit auf. Möglicherweise produzieren Synovialzellen Wachstumsfaktoren, die durch mechanische Belastung in die Synovialflüssigkeit abgegeben werden und über diesen Weg in den Knorpel eintreten. Die durch die Bewegung induzierte Weitstellung der Kapillaren eröffnet einen weiteren Weg für chemische Substanzen zum Gelenkraum. Die Synovialflüssigkeit nimmt durch diese Befunde eine Schlüsselposition nicht nur für die Ernährung, sondern auch für den Knorpelerhalt ein.

Die biologische Aktivität der Zellen in den einzelnen Knorpelzonen weisen beträchtliche Unterschiede auf. In Ruhe ist die Syntheseleistung der oberflächlichen Zellen um ca. 30% niedriger als die der Zellen in der tiefen Knorpelzone. Auch die Sensibilität für mechanische Reize scheint in tiefen Zellen höher zu sein. Ihre Aktivität ist nach mechanischer Kompression um bis zu 72% erhöht, während die der oberflächlichen Zellen nur geringfügig steigt (Lee et al. 1998, Aydelotte, Greenhill und Kuettner 1988).

Katabole Vorgänge

Innerhalb des normalen Turnovers werden Matrixmoleküle durch Matrix-Metallo-Proteasen abgebaut. Die Vorläuferform dieser Enzyme wird auch im physiologischen Knorpel latent produziert und durch ein Kontrollsystem gesteuert bzw. deren enzymatische Aktivierung gehemmt. Ausgehend davon entscheiden die mechanische Belastung (siehe **Tab. 1.2**) und das chemische Milieu, wie stark der Knorpelabbau aktiviert wird. Bei moderater Aktivierung ist dieser Gewebeabbau physiologisch und wird durch den gleichzeitigen Aufbau kompensiert. Nach Verletzungen kann sich das Verhältnis der anabolen und katabolen Prozesse zu Gunsten der Degradation verändern. Diese äußert sich insbesondere im Erscheinungsbild der Arthrose und kann als Entartung des physiologischen Systems verstanden werden.

Tabelle 1.2 Abnormale Knorpelbelastung

Zu viel	*Zu wenig*
Repetitive Mikrotraumen, z. B. beim Sport	Immobilisation
Einmaliges Makrotrauma, z. B. schwere Gelenkverletzung	Entlastung
Erhöhte Gewichtsbelastung, z. B. durch Übergewicht	Teilbelastung
	Bewegungsmangel

Trainingsaspekte

Der Einfluss unterschiedlicher Trainingsparameter wie Intensität, Dauer oder Pausen für den Knorpelaufbau sind nach wie vor nur unzureichend untersucht. Hinweise ergeben sich aber aus der Grundlagenforschung.

Intensität

Wie oben beschrieben, benötigt jede Bindegewebszelle einen spezifischen mechanischen Reiz. Für die Entwicklung von Chondroblasten aus den Vorläuferzellen müssen Kompressionsreize wirken. Dieses Prinzip bleibt für den Knorpel zeitlebens bestehen. Anguläre Bewegung ohne Gewichtsbelastung reicht für den Erhalt des Knorpels nicht aus (Walker 1998, Palmoski, Brandt und Colyer 1980)! Dynamische Kompressionsreize stimulieren die Matrixsynthese und sind statischen Reizen deutlich überlegen (Palmoski und Brandt 1984, Walker 1998, Lammi et al. 1994). Bei statischen Aktionen ist die Belastung auf einen bestimmten Teil der Gelenkfläche zentriert, wohingegen bei dynamischen Belastungen viele Anteile der Gelenkfläche gleichmäßig belastet werden (Eckstein et al. 2000).

Die Intensität, produziert durch externe Lasten oder interne Kontraktionskräfte des Muskels, sollte nicht zu niedrig gewählt werden, da eine gewisse Reizschwelle überschritten werden muss. Wie hoch diese Reizschwelle ist, muss individuell entschieden werden und ist von der Knorpelqualität, den einzelnen Wundheilungsphasen (z. B. nach autologer Chondrozytentransplantation oder Mosaikplastik, siehe Kap. 1.2.2) und dem Stadium der Degeneration abhängig. Intraoperativ prüften Vasara et al. (2005) mit einem Tasthaken die Integrität der Knorpeloberfläche. Sie konnten einen direkten Zusammenhang zwischen der Steifheit des Knorpels und der histologischen Qualität ermitteln. Dies bedeutet, dass die gleiche mechanische Belastung beim nicht degenerierten Knorpel eine nur minimale Deformierung verursacht, während ein arthrotischer Knorpel vielleicht schon bis zur Traumagrenze verformt wird. Allgemeine, für alle Patienten gleich gültige Empfehlungen, sind daher nicht realistisch. Walker (1998) empfiehlt für den Knorpelerhalt moderate bis mittlere Intensitäten, was einem Kraftausdauer- oder lokalem Muskelausdauertraining (siehe Kap. 2) entspricht. Von dieser Richtlinie ausgehend sollte sich der Therapeut in einem Versuchs-Irrtums-Prozess ohne Schmerzprovokation an die individuelle Belastungsgrenze heranarbeiten.

Dauer der Belastung

Das Verhältnis Seriendauer zu Serienpause wurde von Palmoski und Brandt 1984 untersucht. Ein Verhältnis von 1:1 inhibierte die Matrixsynthese, ein Verhältnis von 4:11 hatte positive Anpassungserscheinungen zur Folge. Dabei sollte die Seriendauer 100 Sekunden nicht überschreiten, da in diesem Zeitraum über 75–80% der mechanischen Belastung von den flüssigen Anteilen der Knorpelmatrix aufgenommen werden. Dies wird auch als *flüssige Phase* innerhalb der Belastungsübernahme bezeichnet. Die festen Bestandteile werden zunächst geschont und werden erst nach der Verdrängung des Wassers aus dem Knorpel vermehrt miteinbezogen. Die Deformierung der Matrixmoleküle wird dann als *feste Phase* bezeichnet (Eckstein 2003, Adams et al. 1999).

Erholung

Für eine vollständige Erholung nach Kompressionsbelastungen müssen längere Zeiteinheiten veranschlagt werden. Nach 100 Kniebeugen hat der patellare Knorpel seine Ausgangsdicke nach ca. 90 Minuten wieder erreicht (Eckstein et al. 2000). Ob diese Ergebnisse allerdings auf andere Knorpelareale übertragen werden können, ist zu bezweifeln, denn die Deformation des Knorpels ist sowohl vom Alter als auch von der Knorpellokalisation abhängig. Im Kniegelenk z. B. kommt es selbst bei intensiver Belastung nur zu einer geringen Verformung des femoralen Knorpels. Der tibiale Knorpel dagegen weist bei gleicher Krafteinwirkung einen deutlich höheren Dickenverlust auf (Eckstein et al. 2005).

Geschwindigkeit

Hohe Geschwindigkeiten stellen für Bindegewebe grundsätzlich eine größere Belastung dar. Die Belastungsdeformationsskurve (**Abb. 1.7**) verschiebt sich nach links, was einer verminderten Belastbarkeit bei geringerer Deformation entspricht. Insbesondere am Anfang des Trainingsprozesses ist deshalb auf eine moderate Geschwindigkeit bei der Bewegungsausführung zu achten. Eine Rhythmusvorgabe (1/1/1) oder (2/0/2) ist zu empfehlen.

Progression

> *Dem Patienten und dem Therapeuten sollte klar sein, dass biopositive Anpassungserscheinungen des Knorpels nicht nach Wochen zu erwarten sind. Die Trainingsplanung sollte dementsprechend auf mindestens ein Jahr ausgerichtet sein.*

Die Progression innerhalb des Trainingsprozesses richtet sich nicht allein nach der muskulären Adaption sondern auch nach dem langsameren Turnover der Chondroblasten. Physiotherapeuten müssen unbedingt darauf achten, dass dem vermeintlich passiven Bindegewebe genug Zeit gegeben wird, sich an die veränderte Belastung anzupassen, um eine zu frühe Belastungssteigerung und damit weitere Knorpelpathologien zu vermeiden.

Tabelle 1.3 Trainingsbedingungen für eine positive Knorpeladaption

Parameter	*Krafttraining*	*Ausdauertraining*
Intensität	Mittel	Mittel
Geschwindigkeit	Moderat (1/1/1) – (2/0/2)	Moderat (< 40 Umdrehungen/min auf dem Fahrradergometer)
Serienpause	Belastungszeit (Verhältnis 4:11)	Ohne
Seriendauer	< 100 Sekunden	
Trainingsprogression	Langsam (Faktor 3 im Vergleich zur muskulären Adaption)	Langsam (Faktor 3 im Vergleich zur muskulären Adaption)
Trainingsprozess	Lang >1 Jahr	Lang >1 Jahr

Die rasante Weiterentwicklung der bildgebenden Verfahren könnte in der Zukunft eine Quantifizierung der Knorpelbelastung bei verschiedenen Aktivitäten ermöglichen. Schon seit einigen Jahren bemühen sich Wissenschaftler, mittels hochauflösendem MRT die Verformung des Knorpels zu messen. Die Ergebnisse sind vielversprechend und bestätigen teilweise die bestehenden Annahmen. Allerdings sind die meisten Untersuchungen noch auf das Knie- bzw. Schultergelenk beschränkt. Problematisch ist lediglich die Einordnung der gewonnen Werte, denn es bestehen keine biopositiven bzw. bionegativen Grenzwerte bezüglich der Knorpelverformung. Zum weiteren Literaturstudium verweisen wir auf die Arbeiten von Eckstein et al. 1999, 2000, 2005.

Maladaption und Behandlung von Knorpelpathologien

Die Arthrose stellt eine der häufigsten und kostenintensivsten Erkrankungen unseres Skelettsystems dar. Laut Weltgesundheitsorganisation (WHO) leiden 10% der Weltbevölkerung über 60 Jahre an Arthrose. 80% davon haben massive Einschränkungen in ihrem Alltag, 25% sind nicht mehr in der Lage, sich selbst zu versorgen. Die Kosten für die medizinische Versorgung betragen in den USA 60 Milliarden Dollar pro Jahr (Buckwalter, Saltzman und Brown 2004).

Arthrosen können ohne ersichtliche Ursache, primär, oder aufgrund einer angeborenen oder erworbenen Gelenkerkrankung sowie durch Traumen sekundär entstehen (Hackenbroch 2002). Für die Entstehung von sekundären Arthrosen werden eine Reihe von Einflussfaktoren diskutiert. Keine dieser Hypothesen kann alle Vorgänge, die für die Arthroseentwicklung charakteristisch sind, erklären.

Risikofaktoren

Alter: Den wichtigsten Risikofaktor stellt das Alter dar. Unabhängig von der mechanischen Belastung steigt die Inzidenz mit dem Lebensalter stark an (siehe Tab. 1.4, Buckwalter, Saltzman und Brown 2004). Der Grund hierfür könnte eine verminderte Aktivität der Chondrozyten sein. Sie produzieren kleinere Matrixmoleküle, weniger Verbindungsproteine und die Sensibilität für anabole Substanzen wie IGF und mechanische Reize nimmt ab. Trotzdem muss der normale Alterungsprozess von der Degeneration abgegrenzt werden, die physiologischen Reaktionen unterscheiden sich deutlich (Mankin, Mow und Buckwalter 2000).

Tabelle 1.4 Inzidenz der Arthrose in Abhängigkeit vom Lebensalter (nach Buckwalter, Saltman und Brown 2004)

Alter	*Inzidenz*
15.–44. Lebensjahr	5%
45.–64. Lebensjahr	25%–30%
>65. Lebensjahr	60%–90%

Belastung: Inwiefern mechanische Belastungen einen Risikofaktor darstellen wird kontrovers diskutiert. Während manche Autoren diese These ablehnen (z. B. Sandmeier 2000), besteht in einer Reihe von Untersuchungen Einigkeit darüber, dass gerade Sportarten mit einer repetitiven Impact-Belastung (Stößen und Schlägen auf das Gelenk) und Arbeiten, die mit dauerhaft hohen körperlichen Belastungen einhergehen, das Erkrankungsrisiko erhöhen (Engelhardt 2003, Saxon, Finch und Bass 1999). Trotzdem fällt es schwer, eine absolute Belastungsgrenze zu bestimmen, da Qualität und Quantität des Knorpels individuell sehr variieren. Nicht jeder Fußballer entwickelt demnach eine verstärkte Abnützung, nicht jeder Physiotherapeut bekommt eine Rhizarthrose. Zu wenig Bewegung oder Belastung hat ähnliche Folgen wie eine Überlastung: der Knorpel degeneriert.

Körpergewicht: Der Zusammenhang von Übergewicht und Degeneration ist weniger klar als bisher angenommen. Es ist durchaus möglich, dass die schmerzbedingte Reduktion der körperlichen Aktivität eine Fettleibigkeit begünstigt. In diesem Fall würde sie also Folge und nicht Ursache einer Arthrose darstellen (Guilak et al. 2004). Auch das Geschlecht kann eine Rolle spielen: so ist im Zusammenhang mit der Entwicklung einer Arthrose der Einfluss von Übergewicht bei Frauen größer als bei Männern. Dies trifft insbesondere auf das Kniegelenk zu (Hackenbroch 2002). Sowers (2001) betont, dass der pathologische Charakter nicht nur in der biomechanischen Komponente, sondern auch auf der chemischen Ebene lokalisiert sein könnte. Fettgewebe produziert eine abnormale Konzentration von Wachstumsfaktoren und Wachstumshormonen und kann so auf diesem Wege den Knorpelstoffwechsel beeinflussen. Des Weiteren neigen Übergewichtige zur Entwicklung von systemischen Entzündungsreaktionen, welche die katabolen Prozesse stimulieren könnten.

Sonstige: Außer den genannten Einfluss- und Risikofaktoren gibt es eine Reihe anderer wie genetische, metabolische oder neurologische:

- intraartikuläre Frakturen
- hochintensive Impact-Belastungen
- ligamentäre Instabilität
- Dysplasien
- aseptische Knochennekrosen
- Akromealgien
- Morbus Paget, Ehlers-Danlos-Syndrom
- Morbus Gaucher, Stickler-Syndrom
- Gelenkinfektionen
- Stoffwechselerkrankungen, z. B. Gicht
- Hämophilie, Hämochromatose
- Ochronose, Chondrokalzinose
- neurologische Erkrankungen, z. B. Hemiplegie

Modell der Arthroseentstehung

Am Anfang der Arthroseentwicklung steht eine Störung des Gelenkstoffwechsels, welche oftmals durch eine Verletzung ausgelöst wird. Zunächst ist nur die Feinstruktur des kollagenen Netzwerks beschädigt. Diese Zerstörung wird durch die Freisetzung und Produktion von chemischen Substanzen beantwortet (Goldring und Goldring 2004):

- Entzündungsstoffe: Prostaglandin E2, Cyclooxygenasen, Interleukine
- Enzyme: Kollagenasen, Stromelysine, Gelatinasen
- Sauerstoffradikale und Stickoxid
- Wachstumsfaktoren: Tumor-Nekrose-Faktor-alpha und andere

Zu Beginn werden sowohl das anabole als auch das katabole System aktiviert. Es kommt zur so genannten hypertrophen Phase, der Knorpel kann zunächst an Masse zunehmen. Die gesteigerte Synthese ist als ein Reparaturversuch zu werten, der letztendlich fehlschlägt. Im weiteren Verlauf werden die abbauenden Prozesse dominant und es kommt zu einer fortschreitenden Degradation. Grundsubstanzmoleküle, die aus dem Knorpel herausgelöst werden und in den Gelenkraum gelangen, wirken in hohem Maße katabol auf die Zellen der Synovialmembran und des Knorpels (Cameron-Donaldson et al. 2004). Schließlich nimmt die Knorpelmasse ab, der Gelenkspalt verschmälert sich und es bilden sich knöcherne Randleisten. Wie schnell dieser Prozess voranschreitet, ist offen. Ob sich Schmerzen entwickeln ebenfalls.

Es sei hier noch einmal darauf hingewiesen, dass die mechanische Komponente im Vordergrund steht. Oft geht der Schädigung eine Periode der Entlastung (Bewegungsmangel) oder Immobilisation voraus, die eine Traumatisierung begünstigt. Die mechanische Kraft per se für die Arthroseentstehung verantwortlich zu machen, wäre aber nicht korrekt und gefährlich, denn sie impliziert „Schonung". Nur zu oft berichten Patienten von dauerhafter Überlastung und reduzieren ihre Aktivität zusehends. Diese Schlussfolgerung ist falsch und fatal zugleich. Problematisch ist nicht die auslösende Kraft, sondern die Trainingssteuerung und der Belastungsaufbau.

Eine Aktivierung des katabolen Systems muss nicht zwangsläufig durch mechanische Reize erfolgen. Schon der Kontakt mit Blut führt zu einer starken Reduktion der Matrixsynthese (Roosendaal et al. 1997). Tajima et al. 2005 konnten in einem Tierversuch allein durch die Injektion von Hämoglobin Degenerationen und Erosionen der Knorpeloberfläche verursachen.

Der Einfluss von Ernährungs- und vaskulären Faktoren wird diskutiert und ist für den Verlauf der Arthrose sehr wichtig, für die Entstehung aber noch nicht eindeutig zu identifizieren (Sowers 2001, Imhof et al. 1997).

Inwiefern Trainingsreize dazu in der Lage sind, anabole Prozesse in den Chondrozyten zu aktivieren, ist schwer zu beantworten, weil Daten hierzu nur spärlich vorhanden sind. Erste Hinweise kommen von Mio et al. (2005). In ihrer Untersuchung konnte die destruierende Wirkung von Entzündungsmediatoren durch intermittierende Kompressionsbelastung reduziert werden. Gleichzeitig wurde die Matrixsynthese stimuliert. Allerdings gehen degenerative Veränderungen mit einem strukturellen Umbau des Zytoskeletts einher. Die Zellen werden dadurch steifer und das viskoelastische Verhalten ändert sich (Trickey, Lee und Guilak 2000). Mechanische Belastung wird daher unterschiedliche Reaktionen in der Zelle verursachen.

Im fortgeschrittenen Stadium der Arthrose nimmt die Zellanzahl ab. Es kommt zum programmierten Zelltod. Ursächlich werden dafür wiederum katabole chemische Reaktionen und auch eine reduzierte Aktivität des über IGF vermittelten anabolen Systems vermutet. Außerdem spielen die Zell-Matrix-Interaktionen, die maßgeblich für die Synthesesteuerung verantwortlich sind, eine Rolle (Otte 2001, Goldring und Goldring 2004).

Die klinischen Ergebnisse durch intensive Trainingsprogramme sind derart positiv, dass von einer positiven Beeinflussung der Pathogenese ausgegangen werden muss (Guilak et al. 2004, Ettinger 2001). Ob es zu einer Reduktion von Entzündungsmediatoren kommt oder wirklich zu einer erhöhten Aktivität des anabolen Systems, ist in diesem Zusammenhang sekundär. Dementsprechend unterscheiden sich die Empfehlungen für ein Kraft- und Ausdauertraining, das den Knorpel erhält, nicht von den oben genannten (siehe **Tab. 1.3**). Die Übungen sind lediglich an das Individuum und an das betroffene Gelenk anzupassen.

Zusammenfassung

- Knorpel reagiert auf Bewegungsreize, allerdings nicht mit einem Dickenwachstum, sondern mit einer veränderten Matrixsynthese.
- Anabole und katabole Prozesse werden primär mechanisch, durch Bewegung und Belastung aktiviert, und sekundär chemisch vermittelt. Ein ausgeglichenes Verhältnis anaboler und kataboler Vorgänge gewährleistet die Knorpelfunktion. Im Zusammenhang mit Verletzungen und degenerativen Prozessen werden diese Vorgänge gestört, so dass es zu einer fortschreitenden Knorpeldegradation kommt.
- Günstige Bedingungen für ein „Knorpeltraining" sind Bewegungen mit moderater Geschwindigkeit unter kontrollierter Belastung. Die Intensität sollte in etwa einem lokalen Muskelausdauer- oder Kraftausdauertraining entsprechen, die Seriendauer maximal 100 Sekunden, das Verhältnis Seriendauer und Pausenzeit 4:11 betragen.
- Arthrosen entstehen unter dem Einfluss unterschiedlicher Risikofaktoren wie Alter, erhöhtes Körpergewicht, Verletzungen, u.a. Bei der Zerstörung des Gelenkknorpels dominieren katabole Vorgänge. Durch gezielte Interventionen lassen sich anabole Vorgänge anstoßen, die ein Voranschreiten der Erkrankung bremsen können und dazu beitragen, den Zustand des Knorpels zu erhalten.

Bewegungsreize auf Sehnen

Analog zum Knorpelgewebe sind Daten für strukturelle und funktionelle Anpassungserscheinungen in Sehnen nur bedingt vorhanden. Trotzdem kann man davon ausgehen, dass sich Sehnen durch verschiedene Belastungsreize verändern. Der entscheidende Einflussfaktor ist dabei die Kraftentwicklung des zugehörigen Muskels.

Stoffwechsel und Adaption

Nach einer Trainingseinheit kommt es innerhalb der ersten 48 Stunden zu einer deutlichen Erhöhung der für den Turnover verantwortlichen Stoffwechselenzyme, wobei katabole und anabole Prozesse gleichzeitig zunehmen. Matrix-Metallo-Proteasen (MMP) steuern den Matrixabbau, Wachstumsfaktoren wie zum Beispiel TGF oder IGF aktivieren die Synthese (Koskinen et al. 2004, Kjaer 2004b). Entzündungsmediatoren wie Prostaglandin E2 und Enzyme wie Zyklooxygenase 1 und 2 sind ebenfalls an der Steuerung der Adaptionsprozesse beteiligt. Langberg et al. (2003) ermittelten einen Ruhespiegel dieser Transmitter im peritendinösen Gewebe um die Achillessehne. Bei körperlicher Belastung kommt es zu einer beträchtlichen Zunahme der Konzentration und einer damit verbundenen Mehrdurchblutung. Wang et al. (2003) konnten diese Ergebnisse auf zellulärer Ebene bestätigen. Kultivierte Tenozyten wurden mit zyklischen Dehnreizen belastet. Es kam zu einer intensitätsabhängigen Zunahme von Protaglandin E2 und der Zyklooxygenasen, d. h. je stärker die Dehnung ausgeführt wurde desto höher war die Transmitterkonzentration.

Diese Ergebnisse können unterschiedlich interpretiert werden. Einerseits stützen sie die Hypothese über die Entstehung von entzündlichen Sehnenerkrankungen durch wiederholte mechanische Belastung („repetitive strain injury"). Andererseits sollte nicht außer Acht gelassen werden, dass die Reaktionen physiologisch und Bestandteil der chemischen Reaktionen innerhalb der Adaption von passivem Bindegewebe sind. In Knochengewebe zum Beispiel weiß man seit längerem um die wertvolle Wirkung der Prostaglandine.

Die Nettobilanz anaboler und kataboler Vorgänge ist zunächst null, d. h. Matrixauf- und -abbau halten sich die Waage. Erst längere Trainingsperioden führen zu einer Steigerung der Kollagensynthese bei einer reduzierten Degradation. Dann kann es zu einer Querschnittszunahme kommen, was durch eine Vergrößerung des einzelnen Faserdurchmessers und einer Steigerung der Fasermenge erreicht wird (Kjaer 2004a, Langberg, Rosendal und Kjaer 2001). Gegensätzliche Verhältnisse bestehen bei Bewegungsmangel oder Immobilisation. Der Turnover wird bereits nach 3 Tagen modifiziert und die Biosynthese von Fasern reduziert (Kjaer 2004b).

Neben quantitativen Veränderungen der Sehne (Querschnittszunahme) sind insbesondere qualitative Veränderungen zu beobachten. Der für die Sehne charakteristische Kollagen-Typ1-Gehalt wird zu Ungunsten von Kollagen-Typ3 gesteigert (Kjaer 2004b). Die Faserausrichtung wird optimiert und genau in Richtung der einwirkenden Kraft strukturiert (Buchanan und Marsh 2002). Durch die beschriebenen Prozesse verändern sich die mechanischen Eigenschaften der Sehne:

- Die maximale Belastbarkeit steigt durch die Querschnittszunahme und den größeren Kollagen-Typ1-Gehalt deutlich an. Dadurch sinkt die Verletzungsanfälligkeit (Magnusson et al. 2003).
- Die Steifigkeit der Sehne nimmt zu, d. h. die Deformierung reduziert sich bei gleichbleibender Kraft. Ob dies eine verminderte oder vergrößerte Energiespeicherung in der Sehne bewirkt, wird unterschiedlich beurteilt. Sicher ist, dass die Geschwindigkeit der Kraftübertragung bei einer steiferen Sehne größer ist (Reeves, Narici und Maganaris 2003, Magnusson et al. 2003).
- Durch das Training sinkt die Hystereserate, weniger Energie geht in der Dynamik verloren und der Bewegungsablauf wird ökonomischer (Reeves 2003, Nordin und Frankel 1989).

Trainingsaspekte

Funktionell und strukturell werden zwei verschiedene Sehnentypen unterschieden:

- **Traktionssehnen:** haben einen linearen Verlauf, d. h. Ursprung und Ansatz befinden sich in der Verlängerung des Muskels. Solche Sehnen bestehen, abgesehen von den Insertionen am Knochen, ausschließlich aus fibrösem Bindegewebe und adaptieren auf Zugreize. Wird die Sehne in die Länge gezogen, reagieren die Zellen spontan mit einer gesteigerten Synthese von Matrixmolekülen. Kompressionsreize dagegen fördern die Freisetzung von katabolen Transmittern (Wang et al. 2004).
- **Gleitsehnen:** erfahren in ihrem Verlauf eine Richtungsänderung und werden um Knochenvorsprünge umgeleitet. Zum Schutz der Sehne ist in diesen Bereichen Faserknorpel eingearbeitet, der durch Kompression erhalten wird. Die Druckkräfte entstehen durch Dehnung der gesamten Muskel-Sehnen-Einheit oder durch Kontraktion des zugehörigen Muskels.

Übungsauswahl

Bei exzentrischen Kontraktionsformen arbeitet der Muskel bei gleichzeitiger Längenzunahme. Dadurch scheint insbesondere die exzentrische Muskelaktivität positive Adaptionen im Sehnengewebe auszulösen (Kjaer 2004b). Es empfiehlt sich deshalb, exzentrische Aktivitäten innerhalb einer Übung zu isolieren oder mit einer Rhythmusvorgabe zu betonen (z. B. 3/0/1).

Intensität

Die Intensität der Übungen muss nicht maximal sein. Regelmäßige zyklische Belastungen sind viel wichtiger als einmalige maximale Kraftleistungen. Sehnen von Antigravitationsmuskeln, die oft dauerhaft zur Gelenkstabilisierung aktiviert werden, bekommen mehr Wachstumsreize als Sehnen von Muskeln, die in einem phasischen „On-off"-Muster aktivert werden und weisen dementsprechend bessere mechanische Eigenschaften auf (Buchanan und Marsh 2002, Zernicke und Loitz 1994).

Dauer der Belastung

Anhand der aktuellen Literatur lassen sich keine Angaben bezüglich der Seriendauer oder Serienpause machen. Eindeutig jedoch ist, dass Anpassungserscheinungen Zeit benötigen. Dies bedeutet, dass frühestens nach 3–6 Monaten morphologische und funktionelle Adaptionen zu erwarten sind. Dem ist in der Trainingsplanung Rechnung zu tragen (Kjaer 2004b).

Maladaption und Behandlung von Sehnenpathologien

Sehnenpathologien können akut durch ein Trauma auftreten oder sich chronisch manifestieren. Traumatische Verletzungen verursachen ausgeprägte Entzündungsreaktionen und sind entsprechend den Angaben in Kaptitel 1.2.2 zu behandeln.

Durch die hohe Inzidenz chronischer Sehnenerkrankungen hat das Interesse an den pathophysiologischen Vorgängen dieser chronischen Prozesse in den letzten Jahren deutlich zugenommen. Leichtfertig wurden für schmerzhafte Sehnen Begriffe wie „Tendinitis", „Paratendinitis", etc. verwendet, die einen entzündlichen Prozess implizieren. In vielen Fällen aber sind überhaupt keine Entzündungszellen im schmerzhaften Gebiet zu finden. Da es sich oftmals nicht um entzündliche Veränderungen handelt, wurde der Begriff Tendinose eingeführt.

Tendinosen

Risikofaktoren: Eine Reihe von Risikofaktoren werden mit der Entstehung von Tendinosen in Verbindung gebracht. Keiner dieser Faktoren ist wissenschaftlich hinreichend untersucht, über deren Bedeutung kann allenfalls spekuliert werden. Am häufigsten werden folgende Einflüsse beschrieben (Maganaris et al. 2004):

- mechanische Überlastung
- zu schnelle Trainingsprogression im Sport
- schlechte Ausrüstung (z. B. Schuhwerk beim Laufen)
- unzureichende Technik (z. B. Schwungtechnik beim Golf)
- muskuläre Dysbalancen
- Hypomobilität
- Malalignment (schlechte Beinachse, oder verändertes Skapulasetting)
- Alter (ältere Athleten haben mehr Tendinosen als jüngere Athleten)

Pathogenese: Chronische Sehnenerkrankungen treten überwiegend in so genannten Gleitsehnen auf. Gleitsehnen haben keinen linearen Verlauf wie Traktionssehnen, sondern werden durch Hypomochlien umgeleitet. An diesen Punkten ist die mechanische Belastung höher. Während in anderen Sehnenabschnitten überwiegend Dehnungskräfte vorherrschen, wirken im Bereich des Umlenkpunktes, bedingt durch den direkten Knochenkontakt, hohe Kompressionskräfte. Die Matrixstruktur der Sehne ist in diesem Abschnitt an die Belastung angepasst. Die Sehne enthält weniger fibröses Bindegewebe mit Fasern vom Kollagen Typ 1, dafür faserknorpelige Anteile mit mehr Grundsubstanz und Typ-2-Fasern. Gleichzeitig findet man in diesem Bereich weniger Blutgefäße. Beispiele für hypovaskuläre Bereiche innerhalb von Gleitsehnen sind die Sehnenabschnitte des M. tibialis posterior hinter dem Innenknöchel oder des M. supraspinatus in seinem Verlauf auf dem Humeruskopf.

Zwar stellt die veränderte Matrixstruktur der Sehne in diesem Bereich erhöhter Belastung unter mechanischen Gesichtspunkten eine sinnvolle Adaption dar. Hinsichtlich der Anpassung an Trainingsreize und dem Regenerations- bzw. Heilungsvermögen ist dieser Sehnenabschnitt aufgrund der reduzierten Vaskularisierung jedoch gegenüber anderen Sehnenabschnitten benachteiligt.

Die verminderte Vaskularisierung wird chemisch gesteuert. Die Expression von gefäßbildenden Substanzen wie VEGF (vascular-endothelial-growth-factor) wird reduziert. Stoffe, welche die Gefäßbildung zusätzlich hemmen, werden verstärkt gebildet (z. B. Endostatin, Pufe et al. 2005). Neuere Untersuchungen belegen, dass dieses chemische Gleichgewicht bei Tendinosen gestört ist. Die Produktion von VEGF ist deutlich erhöht, hemmende Substanzen fehlen oder werden vermindert freigesetzt. Die Ursachen hierfür sind nur unzureichend erforscht. In vitro konnte nachgewiesen werden, dass der VEGF-Spiegel mit der mechanischen Belastung und einem sinkenden Sauerstoffspiegel (Hypoxie) ansteigt (Pufe et al. 2005). Es könnten also sowohl eine Mikrotraumatisierung als auch eine verminderte Stoffwechsellage für die beschriebenen Prozesse in Frage kommen. Dazu passend konnten Alfredson et al. (2002) einen erhöhten Laktatspiegel bei Personen mit schmerzhaften Achillessehnen ermitteln.

Infolge der biochemischen Veränderungen kommt es zu einer lokalen Gefäßneubildung. Begleitet werden die Gefäße von freien Nervenendigungen (Alfredson, Öhberg und Forsgren 2003). Die Anzahl von Glutamatrezeptoren in diesen Nervenendigungen und der Glutamatspiegel sind im Vergleich zu normalen nervalen Strukturen deutlich erhöht, dies führt zu einer erhöhten Schmerzempfindlichkeit (Alfredson et al. 2001, Alfredson, Thorsen und Lorentzon 1999). Um diese vaskuloneurale Invasion zu ermöglichen, muss Matrix abgebaut werden. Zu diesem Zweck werden MMP freigesetzt (Riley 2005). Diese chemischen Substanzen fördern aber nicht nur die Matrixdegradierung, sondern differenzieren Tenozyten in der Sehne in eine Art Vorläuferzelle. Davon ausgehend entwickeln sich Fett-, Knochen- oder Knorpelzellen, die dann ihrerseits für ihren Zelltyp spezifische Matrixkomponenten produzieren (Kraushaar und Nirschl 1999). Dies führt zu Veränderungen der Matrix, welche die kollagenen Fasern (chaotische Ausrichtung, verändertes Crosslinking, geringerer Querschnitt, dünnere Fasern vom Kollagen Typ 3) und den Raum zwischen den Fasern betreffen. Dort werden kleine Depots, bestehend aus Fettgewebe und Grundsubstanzmolekülen eingelagert, die den Querschnitt vergrößern. Es entsteht die für Tendinosen typische lokale Verdickung (Öhberg, Lorentzon und Alfredson 2001). Die mechanische Belastbarkeit sinkt, und irgendwann übersteigt die Belastung die Stabilität der Sehne. Mikrotraumen und die geringe Regenerationsfähigkeit in diesem Bereich der Sehne begünstigen die Entstehung eines Teufelskreises, an dessen Ende ein Makrotrauma, sprich die Teil- oder Totalruptur der Sehne, stehen kann (**Abb. 1.9**).

Zusammenfassend kann festgehalten werden, dass die Tendinose keinen entzündlichen Prozess darstellt, sondern durch strukturelle Veränderungen in einem umschriebenen Sehnenbereich gekennzeichnet ist. Sie ist deshalb von einer Tendinitis oder Paratenonitis diagnostisch abzugrenzen und differenziert zu behandeln.

Therapie: Die Behandlung von Tendinosen fokussiert sich in den letzten Jahren immer mehr auf exzentrische Trainingsprogramme. Es konnten dabei nicht nur sehr gute klinische Ergebnisse erzielt werden, sondern die meisten histologischen Veränderungen wurden positiv beeinflusst. Öhberg, Lorentzon und Alfredson (2004) und Öhberg und Alfredson (2004) konnten eindrucksvoll nachweisen, dass ein großer Teil der schmerzfreien Patienten keine Blutgefäße mehr im betroffenen Sehnenbereich aufweist. In-vitro-Untersuchungen belegen zusätzlich, dass exzentrische Kontraktionen die Proliferation von Endothelzellen reduzieren sowie die Freisetzung von gefäßhemmenden Substanzen fördern können (Pufe et al. 2005). Unter Umständen kommt es auch zu einer direkten Zerstörung von Gefäßen und Nerven durch die großen Kompressionskräfte während der exzentrischen Phase. Der Sehnenquerschnitt normalisiert sich annähernd und die Fasern richten sich entsprechend der Krafteinwirkung linear aus. Patienten, die nur wenig vom Trainingsprogramm profitieren (keine oder nur eine geringe Schmerzreduktion), haben oft eine persistierende Vaskularisierung oder chaotische Faserausrichtung. Die guten klinischen Ergebnisse konnten durch diverse Autoren bestätigt werden und sind konzentrischen Kräftigungsübungen oder Dehnprogrammen überlegen (Mafi, Lorentzon und Alfredson 2001, Alfredson et al. 1998, Fahlström et al. 2003).

Der Differenzialdiagnose bei der Behandlung von Sehnenpathologien kommt eine besondere Bedeutung zu. Insertionstendopathien oder wirkliche Entzündungen (Tendinitis, Paratendinitis) reagie-

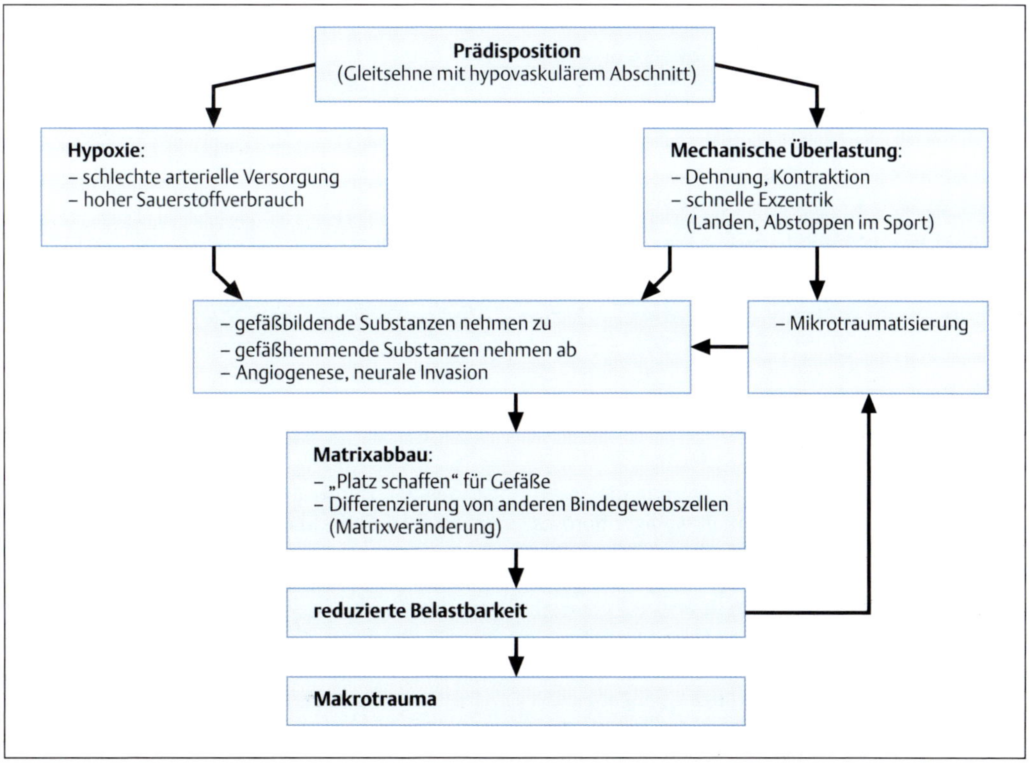

Abb. 1.9 Schematische Darstellung der Pathogenese von Tendinosen.

ren auf ein exzentrisches Trainingsprogramm oft mit einer deutlichen Schmerzverstärkung oder mit einem deutlich geringeren Behandlungserfolg (Fahlström et al. 2003, Alfredson 2005). Für Studien, die nicht nur Tendinosen einschließen, sondern das Einschlusskriterium „Achillodynien" verwenden, gilt das Gleiche (Shalabi et al. 2004)!

Trainingsparameter: Die meisten Studien befassen sich mit Tendinosen der Achillessehne, der gemeinsamen Sehnen der Ellenbogenextensoren oder der Patellarsehne. Die Parameter (**Tab. 1.5**) kann man auf andere betroffene Sehnen übertragen.

Es werden zwei verschiedene Übungen ausgeführt, welche die betroffene Struktur spezifisch belasten (z. B. calf raises mit extendiertem und gebeugtem Kniegelenk für die Achillessehne). Die Trainingsintensität wird zunächst durch das eigene Körpergewicht bestimmt und wird schmerzabhängig gesteigert. Für jede Übung werden drei Serien a 15 Wiederholungen zweimal täglich über einen Zeitraum von drei Monaten durchgeführt. Während der Übungsausführung darf ein A-Delta-Schmerz auftreten, sollte aber den Wert 5 auf der Visuellen Analogskala (VAS) nicht überschreiten. Eine leichte Verschlechterung der Symptomatik ist in den ersten zwei Trainingswochen, insbesondere nach dem Training zu erwarten. Am nächsten Morgen sollte der Schmerz aber wieder abgeklungen sein (Silbernagel et al. 2001, Alfredson et al. 1998).

Tabelle 1.5 Trainingsparameter bei Tendinosen

Parameter	*Vorgaben*
Intensität	Mittel (Körpergewicht für die untere Extremität, schmerzabhängige Steigerung)
Geschwindigkeit	Langsam (3/0/1), Betonung ausschließlich auf exzentrischer Phase
Serienpause	Kurz (ca. 60–90 Sekunden)
Serien	3×15 Wiederholungen, zweimal täglich
Trainingsprogression	Schmerzabhängig
Trainingsprozess	3 Monate

Progression: Sportler, die häufig exzentrische Situationen mit hoher Geschwindigkeit und Intensität stabilisieren müssen (z. B. Landungen nach einem Sprung beim Volley- oder Basketball oder Abbremsen und Richtungsänderungen beim Fußball), sollten zusätzlich ein Trainingsprogramm durchlaufen, bei dem sukzessive Gewicht und, noch viel wichtiger, die Geschwindigkeit gesteigert wird (**Tab. 1.6**). Dabei werden Übungen ausgewählt, die so realistisch wie möglich die sportartspezifische Belastung simulieren. Nach der oben beschriebenen schmerzabhängigen Gewichtssteigerung wird anschließend die Bewegungsgeschwindigkeit erhöht. Der Rhythmus beträgt (0,5/1/1). Immer, wenn mit hohen Bewegungsgeschwindigkeiten gearbeitet wird, sollte die Ausführung schmerzfrei möglich sein (auch kein A-Delta-Schmerz). Bei optimaler Qualität und reizfreier Sehne wechselt der Patient in die letzte Stufe. Diese umfasst plyometrische Belastungen, wie sie aus dem reaktiven Krafttraining bekannt sind. Beispiele hierfür wären der Drop Jump oder der Counter Movement Jump. Auch hier ist kein Schmerz erlaubt, auf eine optimale Bewegungsqualität (z. B. Kontrolle der Beinachse bzw. des Skapulasettings) ist zu achten.

Tabelle 1.6 Trainingsprogression bei Tendinosen

Parameter	*Vorgaben*
Intensität	Mittel (Körpergewicht untere Extremität)
Geschwindigkeit	Schnell (0,5/1!) bis maximal (0,5/1/1)
Serienpause	Kurz (ca. 60–90 sec) – siehe Reaktivkraftmethode
Serien	3x15 Wiederholungen – siehe Reaktivkraftmethode
Trainingsprogression	Normal
Trainingsprozess	Ca. 4 Wochen

Zusammenfassung

- Der Stoffwechsel von Sehnen passt sich wechselnden Belastungen an. Erhöhte Belastung führt zu einer Zunahme des Querschnitts und zu einer Veränderung der Matrix. Immobilisation reduziert die Belastbarkeit von Sehnen.
- Der spezifische Reiz für Fibroblasten im Sehnengewebe sind Zugreize, wie sie bei der Dehnung oder durch Muskelkontraktion entstehen. Optimal wirken sich exzentrische Kontraktionsformen aus, bei denen es zu einer Längenzunahme unter Anspannung des Muskels kommt. Submaximale, zyklisch wiederkehrende Reize genügen, damit sich Sehnen über einen Zeitraum von 3–6 Monaten an die erhöhte Belastung anpassen.

- Häufig haben Schmerzen im Sehnengewebe keine entzündliche Ursache. Diesem Sachverhalt trägt der Begriff Tendinose Rechnung, der heute weitgehend Diagnosen wie „Tendinitis" oder Paratendinitis" abgelöst hat.
- Tendinosen gehen mit Veränderungen der Matrix einher, die vermutlich durch Mikrotraumata verursacht werden. Bei der Heilung solch kleiner Verletzungen reichern sich Gewebeabfall und andere Stoffe in der Matrix an. Einsprossende Blutgefäße und Nerven verursachen eine Zunahme der Vaskularisation und Nozizeption. Lassen sich diese Vorgänge rückgängig machen, nehmen die Schmerzen meist ab und die Funktion der Sehne verbessert sich.
- Bei Tendinosen wirken sich exzentrische Trainingsprogramme günstig auf die Remodellierung aus, während es bei entzündlichen Veränderungen zu einer deutlichen Schmerzverstärkung kommt. Anhand der Schmerzreaktion kann somit entschieden werden, ob die gewählte Trainingsform für die jeweilige Pathologie geeignet ist.

Bewegungsreize auf Ligamente

Stoffwechsel und Adaption

Ligamente verändern ihre histologische Struktur und ihre mechanischen Eigenschaften, wenn sie vermehrter oder verminderter körperlicher Belastung ausgesetzt werden.

Nach längeren Immobilisationsperioden (8–12 Wochen) berichten diverse Autoren einheitlich von einer reduzierten maximalen Reissfestigkeit und einer verminderten „Stiffness". Die Ligamente werden buchstäblich weicher und reagieren auf Dehnung mit einer gesteigerten Deformation (Ng 2003, Amiel et al. 1982). Histologisch kann dies durch eine geringere Kollagenmasse und eine veränderte molekulare Struktur erklärt werden. Interessanterweise reagieren nicht alle Ligamente des menschlichen Körpers gleich schnell und intensiv auf eine Ruhigstellung. Das vordere Kreuzband verliert weniger von seiner ursprünglichen Stabilität als das mediale Seitenband. Auch innerhalb der ligamentären Struktur bestehen Unterschiede. Die Insertionen des Bandes sind in der Regel stärker als die Bandmitte betroffen. So reißen Ligamente bei Erwachsenen normalerweise innerhalb der Bandstruktur. Nach einer Immobilisation kommt es eher zu einem knöchernen Ausriss (Woo et al. 2005). Immobilisationsschäden sind weitestgehend reversibel. Während aber der Verlust von Gewebequantität und -qualität sehr schnell vonstatten geht, wird ein sehr langer Zeitraum für den Aufbau benötigt.

Die Adaptionsprozesse sind auf zellulärer Ebene sehr gut untersucht. Fibroblasten reagieren auf mechanische Belastung mit einer Umstrukturierung des Zytoskeletts, d. h. die Mikrotubuli und intermediären Filamente richten sich entsprechend der einwirkenden Kraft aus. Die Zelle verändert ihre Form. Neben dieser intrazellulären Reaktion nimmt die Zelle mit der Matrix in ihrer unmittelbaren Umgebung Kontakt auf und bildet so genannte fokale Adhäsionen. Daraufhin richten sich die Zellen parallel zum Verlauf der kollagenen Fasern aus. Diese beiden Prozesse ermöglichen dem Fibroblasten eine bessere Wahrnehmung der „Wachstumsreize" und schaffen eine mechanische Verbindung zwischen der extrazellulären Matrix und dem Zellinneren. Jede weitere Deformation führt nun zu einer direkten Stimulation der Synthese in den Zellorganellen (Sarasa-Renedo und Chiquet 2005). Prajapati, Eastwood und Brown (2000) berichten von einer intensitätsabhängigen Verformung und Ausrichtung der Zelle. Je größer die mechanische Belastung, desto genauer erfolgt die Anpassung. Durch diesen Mechanismus ist die Zelle in der Lage, ihre Ausrichtung der Intensität des mechanischen Reizes anzupassen, um so eine adäquate Adaption auszulösen.

Fibroblasten sind aber nicht nur mit der umliegenden Matrix verbunden, sondern kommunizieren auch mit den Nachbarzellen. Zu diesem Zweck bilden sie stabile Verankerungen aus, die als Gap Junctions bezeichnet werden. Wachstumsreize und andere Informationen werden auf diesem Weg weiter vermittelt (Bray et al. 2005).

Neben den mechanischen Einflüssen reagieren die Fibroblasten auf das chemische Umfeld. Wachstumsfaktoren, wie IGF, TGF oder FGF führen zu einer Steigerung der Kollagensynthese. Katabole Substanzen, wie MMP (Matrix-Metallo-Proteasen) haben einen gegenteiligen Effekt.

Des Weiteren wird der Einfluss von Sexualhormonen auf den Turnover diskutiert. Gerade in Bezug auf die höhere Inzidenz von Non-Contact-Verletzungen des VKB bei Frauen während der Lutealphase des Regelzyklus und die Entstehung von Schmerzsyndromen während der Schwangerschaft hat dies eine praktische Bedeutung. Insgesamt bestehen aber beträchtliche individuelle Unterschiede. Nicht jede Frau entwickelt während des Zyklus eine größere Bandlaxität oder während der Schwangerschaft Rückenschmerzen. Vermutlich liegt auch diesem Phänomen eine genetische Prädisposition zugrunde. Dementsprechend scheint das Zusammenspiel zwischen anabolen und katabolen Substanzen sowie den Geschlechtshormonen noch nicht endgültig erforscht (Bray et al. 2005).

Überträgt man die zellulären Reaktionen in die Trainingspraxis, so müssten Sportler oder aktive Patienten stärkere Ligamente und Insertionen besitzen. Bestätigt wird diese These von Ng und Maitland (2001). Sie beurteilten die ap-Translation des Kniegelenks von Sportlern (Basketballspieler, Läufer und Schwimmer) und verglichen die Werte mit nicht aktiven Kontrollprobanden. Unabhängig von der Sportart war die Translation der Sportler immer geringer und die Steifheit immer größer als die der Kontrollprobanden.

Trotzdem scheint es auch hier eine Grenze zu geben. Escamilla et al. (2001) verglichen die Bandstrukturen des Kniegelenks von Power-Liftern, mit Sportlern, die keine tiefen sondern nur halbe Kniebeugen durchführen. Sowohl die Kollateralbänder als auch die Kreuzbänder wiesen eine deutlich höhere Laxität im Vergleich zu den Kontrollsportlern auf. Während also mechanische Belastung in mittleren Gelenkwinkeln positive Adaptionen in Ligamenten zur Folge hat und stärkere und steifere Ligamente entstehen lässt, bewirken intensive Belastungen am Ende der individuellen Bewegungsamplitude das Gegenteil. Die Ligamente werden laxer und weicher.

Maladaption und Behandlung von ligamentären Pathologien (Degeneration)

Degenerative Veränderungen von Ligamenten werden in der Literatur nicht oder nur in wenigen Fallbeispielen beschrieben. In den meisten Fällen handelt es sich dabei um muköse Gewebewucherungen, die innerhalb der Bandsubstanz bestehen. In bildgebenden Verfahren werden sie zunächst als partielle oder totale Rupturen gedeutet. Der intraoperative Befund ergibt dann eine hypertrophe, feste Gewebemasse, die sich in den Gelenkraum ausdehnt (am Kniegelenk häufig in die interkondyläre Notch). Die Ursache hierfür ist nicht bekannt. Klinisch dominieren anhaltende Gelenkschmerzen in Kombination mit Bewegungseinschränkungen ohne Instabilitätsgefühl (Narvekar und Gajjar 2004).
Die Therapie besteht in der operativen Entfernung der Gewebemasse ohne das vorhandene Ligament zu traumatisieren. Empfehlungen für die konservative Therapie, um dieses Krankheitsbild zu behandeln, sind nicht bekannt (Fealy et al. 2001).

Zusammenfassung

- Ligamente reagieren auf Immobilisation mit einem Verlust von Stabilität. Die Insertion des Bandes baut schneller ab als die Bandsubstanz. Der Stabilitätsverlust ist reversibel, benötigt aber insbesondere an der Insertion mindestens ein Jahr.
- Der Turnover von Fibroblasten wird durch mechanische und durch chemische Einflussfaktoren verändert. Innerhalb des weiblichen Zyklus oder während einer Schwangerschaft kann sich die Stabilität von Ligamenten verändern.
- Physiologische Ligamente können durch moderate körperliche Aktivität gestärkt werden. Hohe Belastungen am Ende des ROM führen zu laxen Ligamenten.

Bewegungsreize auf Knochengewebe

Stoffwechsel und Adaption

Auf Bewegungsreize reagieren Knochen entweder mit Remodellierung oder Modellierung von Gewebe. Beide Prozesse sind voneinander zu trennen und stellen unterschiedliche Vorgänge dar.

Remodellierung

Unter Remodellierung versteht man den Auf- und Abbau von Gewebe mit einer ausgeglichenen oder negativen Nettobilanz. Eine Zunahme von Knochenmasse ist durch einen Remodellierungszyklus nicht möglich (Frost 1987, 1997).

Die Remodellierung erfolgt durch funktionelle Untereinheiten, so genannte „Units". Diese bestehen aus knochenabbauenden Zellen, den Osteoklasten, und knochenaufbauenden Zellen, den Osteoblasten. Beide Zelltypen ergänzen sich funktionell. Normalerweise befinden sich 95 % dieser Einheiten im inaktiven Zustand. Sie liegen als eingemauerter Osteozyt im Knochen oder als ruhende Osteoblasten an deren Oberfläche. Um ihre Arbeit aufzunehmen, müssen sie aktiviert werden. Jede Remodellierung ist somit abhängig von der Anzahl und der Rekrutierungsfrequenz neuer „Units" (Frost 1987).

Einmal aktiviert, fressen Osteoklasten einen Tunnel in den Knochen (Howship-Lakunen). Dieser katabole Vorgang benötigt nur etwa zwei Wochen, da Osteoklasten 100 bis 200-mal so aktiv sind wie Osteoblasten. Ist die Vertiefung groß genug, senden Osteoklasten Signale an die Osteozyten, die sich zum aktiven Osteoblasten differenzieren, proliferieren und zielgerichtet zum Ort des Geschehens wandern. Dort bilden die Osteoblasten zunächst ein

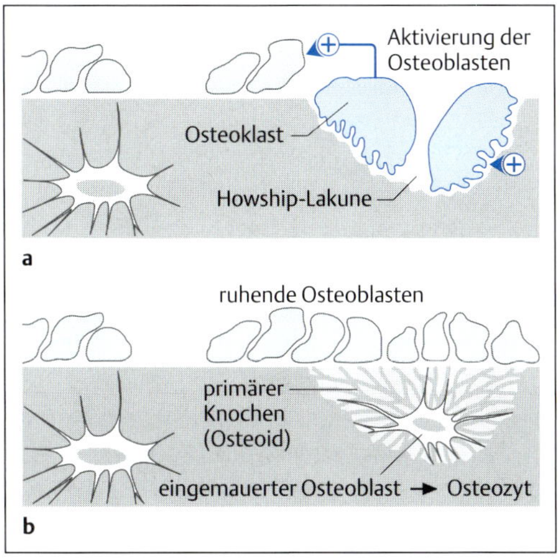

Abb. 1.10a–b Remodellierung von Knochen. **a** Osteoklasten fressen einen Tunnel in den Knochen (Howship-Lakune). Bei ausreichender Tiefe werden Osteoblasten aktiviert, die sofort mit der Bildung von primärem Knochen, so genanntem Osteoid beginnen. **b** Ist der Tunnel wieder gefüllt, mauert sich der Osteoblast selbst ein und wird inaktiv. Im weiteren Verlauf wird der Osteoid mineralisiert (Minne und Ziegler 1994).

dünnes Skelett aus Grundsubstanz, in welches dann kollagene Fasern eingesetzt werden. Die Synthese ist nach ca. 3–4 Monaten abgeschlossen. Der primäre Knochen wird dann als Osteoid bezeichnet. Erst jetzt werden zwischen die einzelnen Fasern Mineralien eingelagert, die dem Knochen letztendlich seine Stärke verleihen. Die Mineralisation dauert mindestens 6 Monate, kann aber auch bis zu einem Jahr in Anspruch nehmen. Der produzierende Osteoblast mauert sich schließlich selbst ein und mutiert wieder zum ruhenden Osteozyten (**Abb. 1.10a–b**).

Trabekulärer Knochen ist biologisch aktiver als kortikaler Knochen. Der physiologische Turnover ist viermal so hoch. In Wirbelkörpern, die fast ausschließlich aus trabekulärem Knochen bestehen, sind Veränderungen deshalb früher zu erwarten als im Femurhals, der eine dickere Kortikalis besitzt. (Layne und Nelson 2001). Gesteuert werden die Vorgänge mechanisch und chemisch. Mikroskopisch können folgende Prozesse beobachtet werden:

- direkte Aktivierung der Knochenzellen durch Deformierung des Zytoskeletts. Die Reizaufnahme erfolgt durch die Deformierung von kollagenen Fasern, die Verbindung mit Integrinen in der Zellmembran haben. Intrazellulär übertragen die Integrine die Belastung auf das Zytoskelett. Die Deformierung verursacht eine Flüssigkeitsverschiebung von der Kompressionsseite zur Dehnseite des Knochens. Dadurch entstehen elektrische Phänomene wie der piezoelektrische Effekt und Strömungspotenziale. Außerdem entsteht eine weitere mechanische Reizung. Durch das „Vorbeifließen" von interstitieller Flüssigkeit und das Austreten von Flüssigkeit von intra- nach extrazellulär entstehen Scherkräfte in und um die Zellmembran. Die mechanische Verformung wird durch die untereinander in Verbindung stehenden Zellen direkt weitergeleitet („gap junctions").
- Biochemisch kommt es zu einer erhöhten Freisetzung von Kalzium, Prostaglandin, Prostazyklin und Zyklooxygenase 2 und einem steigenden Spiegel von Glucose-6-Phophat-Dehydrogenase. Nach 6–24 Stunden steigt die Messenger-RNA-Synthese und die IGF-Aktivität. Daraus resultiert nach 5–12 Tagen eine gesteigerte Osteoidsynthese (Forwood 2001). Wird die Produktion von Prostaglandinen oder Zyklooxygenase pharmakologisch unterbunden, kommt es zu einer verminderten Knochenbildung (Forwood 1996).

Personen, die normalen physikalischen Belastungen ausgesetzt sind, erhalten ihre Knochenmasse, d. h. die Nettobilanz ist zunächst null. Bei Immobilisation oder fehlendem Schwerkrafteinfluss überwiegt der Knochenabbau und es kommt zu einer Osteopenie (Knochenschwund). Bei zu hoher mechanischer Belastung kommt es zu einer Mikrotraumatisierung. Die Osteoklasten entfernen dann die zerstörten Zellen und Matrixmoleküle und ersetzen den traumatisierten Bereich durch neuen Knochen.

Modellierung

Wirken dauerhaft hohe mechanische Reize, kommt es zu einer quantitativen und qualitativen Zunahme von Knochengewebe. Diese Anpassung ist nicht von der Aktivierung der Osteoklasten und der Resorption von Knochenmasse abhängig. Es kommt sofort zur Osteoidsynthese von den an der Oberfläche ruhenden Osteoblasten. Der Durchmesser des Knochens nimmt dadurch zu. Abgesehen vom fehlenden Knochenabbau durch die Osteoklasten sind die mikroskopischen Vorgänge und der zeitliche Ablauf mit der Remodellierung vergleichbar.

Wenn man die Dauer der Umbauvorgänge im Knochen betrachtet, wird klar, dass Studien, welche die Anpassungserscheinungen im Knochen untersuchen wollen, über einen Zeitraum von mindestens einem Jahr angesetzt werden müssen. Bei einem kürzeren Untersuchungszeitraum entsteht kein mineralisierter Osteoid und die tatsächlich vorhandene Gewebemasse wird unterschätzt (Forwood 2001).

Reizschwelle

Um die oben beschriebenen Prozesse anzustoßen, müssen bestimmte Reizschwellen über- bzw. unterschritten werden. Der Schwellenwert für die Modellierung liegt bei 10% der Frakturgrenze oder 1500–2000 Mikrostrain (Heinonen 2001, Frost 1987). Mikrostrain (MS) beschreibt die prozentuale Verformung des Knochens durch mechanische Belastung. Der oben genannte Wert würde bedeuten, dass der Knochen um 0,15–0,2% ausgehend von seiner ursprünglichen Struktur verformt werden muss, um Anpassungserscheinungen auszulösen (**Abb. 1.11**). Aktivitäten, die eine geringere Verformung verursachen, erhalten den Knochen durch einen ausgeglichenen Remodellierungsprozess („steady state"). Untersteigt die Belastung 100–200 Mikrostrain, kommt es zum Verlust von Knochenmasse. Ab 2000 MS kommt es zur Modellierung und zu einer Massenzunahme des Knochens. Oberhalb von 3000 Mikrostrain kommt es zur Mikrotraumatisierung. Die dadurch verursachte Entfernung des zerstörten Gewebes führt nicht mehr zu einer Zunahme von Knochenmasse sondern allenfalls zu einem Steady State (Frost 1997, Heinonen 2001). Bei mehr als 4000 MS kommt es zur Mikrotraumatisierung. Sind die Reparaturprozesse suffizient, wird die Knochenmasse erhalten (Remodellierung mit Reparatur).

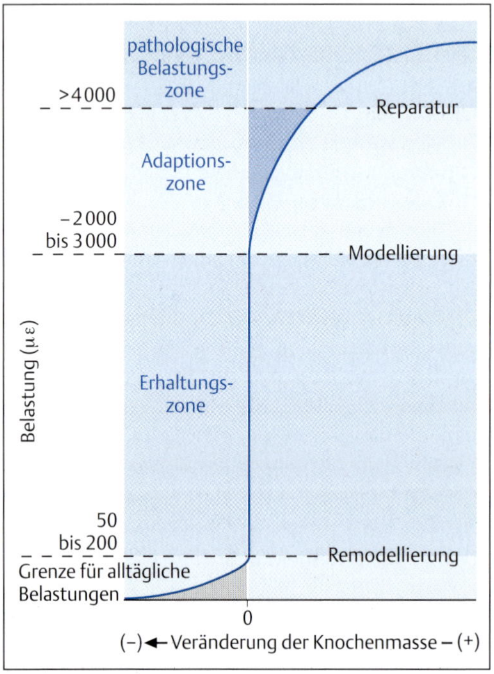

Abb. 1.11 Reizschwellen für die Aktivierung verschiedener Adaptionsprozesse von Knochen (Erklärung im Text).

Welche körperlichen Belastungen beim Einzelnen die jeweiligen Verformungen verursachen, muss individuell bestimmt werden. In Anbetracht der immensen Kosten für die Frakturbehandlung bei Osteoporose liegt die Modellierung im Mittelpunkt des Interesses. Die Verformung kann entweder durch interne (z. B. Muskelkontraktionen) oder externe Kräfte (z. B. Bodenreaktionskräfte) erreicht werden. Wenn beide Komponenten gleichzeitig wirken, potenziert sich die Wirkung auf den Knochen. Je geringer die Schwerkrafteinwirkung (und damit die Bodenreaktionskräfte), desto größer muss die durch die Muskelkontraktion verursachte Kraft auf den Knochen sein. Um diesen abstrakten Wert besser einordnen zu können, empfiehlt es sich Studienergebnisse heranzuziehen, die den Einfluss von Trainingsmethoden unterschiedlicher Intensität auf Veränderungen der Knochenmasse und -dichte untersucht haben.

Trainingsaspekte

Cassell, Benedict und Specker (1996) und Courteix et al. (1998) verglichen die Knochendichte von präpubertären Leistungsschwimmern und -turnern (Alter zwischen 7–10 Jahren) mit sportlich nicht aktiven Kontrollprobanden. Auf das Körpergewicht bezogen wiesen die Turner die höchste Knochendichte auf. Die Schwimmer unterschieden sich von den Kontrollprobanden nicht. Taaffe et al. (1995) konnte bei Schwimmern tendenziell sogar eine geringere Knochendichte feststellen. Dies bedeutet, dass der fehlende Schwerkrafteinfluss die positive Wirkung von intensiven muskulären Belastungen neutralisiert und der mechanische Reiz auf den Knochen zu gering ist. Andere Trainingsformen mit niedrigen Bodenreaktionskräften wie Radfahren, Walking oder Krafttraining mit niedrigen Intensitäten, können die oben beschriebene Reizschwelle ebenfalls nicht erreichen und führen zu keinen oder nur geringen Adaptionen (Kerr et al. 1996, Kohrt et al. 2004, Kemmler 2003a).

Im Gegensatz dazu führen High-Impact-Belastungen, wie zum Beispiel Sprungformen oder hochintensives Krafttraining zu ausgeprägten Anpassungserscheinungen am Knochen (Kelley, Kelley und Vu Tran 2000, Cheng et al. 2002, Kemmler et al. 2002). Conroy et al. (1993) konnte bei jungen Gewichthebern eine deutlich höhere Knochendichte im Vergleich zur Kontrollgruppe und zu jungen Erwachsenen feststellen. Es bestand ein annähernd linearer Zusammenhang zwischen der Muskelkraft und der Struktur des Knochens. Morris et al. (1997) ermittelte in ihrer Trainingsstudie eine positive Korrelation bezüglich des Muskelmassengewinns und dem Anbau von Knochen. Diese Zusammenhänge sind nicht nur bei Athleten, sondern auch bei „normalen" Erwachsenen sowie postmenopausalen Frauen gegeben (Stone und Karatzaferi 2003, Taaffe et al. 1995). Betrachtet man das Kraftpotenzial vieler älterer Menschen, ist es nicht verwunderlich, dass die Inzidenz von Frakturen in den späteren Lebensdekaden so stark zunimmt. Stellvertretend für andere Studien seien hier die beeindruckenden Daten von Fiatarone et al. (1990) genannt. In ihrer Kohorte waren ausschließlich Frauen über 65 Jahre. Mehr als 50% der Frauen waren nicht in der Lage, ein Gewicht von ca. 5 kg zu heben.

Der direkte Zusammenhang zwischen der Trainingsintensität und der Knochenstruktur wird durch die Studie von Kerr et al. (1996) deutlich. 56 postmenopausale Frauen wurden in eine Kraftausdauer- und in eine hochintensive Trainingsgruppe eingeteilt. Während die Kraftausdauergruppe mit 20 Wiederholungen arbeitete, führte die intensive Gruppe nur 8 Wiederholungen aus. Lediglich in der zweiten Gruppe kam es zu einer Veränderung der Knochenmasse. Im Hüftbereich betrug die Zunahme zwischen 1,5%–2,3%, der Radius legte um 2,4% zu.

Trainingsreize für den Knochen sollten hochintensiv, dynamisch und spezifisch sein, das Training muss regelmäßig über einen langen Zeitraum ausgeführt werden.

Bestimmung der Trainingsparameter

Die Bestimmung der Trainingsparameter (siehe **Tab. 1.7**), die erforderlich sind, positive Anpassungserscheinungen am Knochen auszulösen, erfolgt individuell und orientiert sich an den o.g. Erkenntnissen. Um den Ausgangszustand eines Individuums zu bestimmen, kann man sich am Kraftpotenzial und an der Muskelmasse orientieren. Der oben beschriebene Zusammenhang birgt aber auch Gefahren. Gerade ältere Menschen adaptieren durch den sehr geringen Ausgangswert sehr schnell. Der Kraftgewinn kann innerhalb acht Wochen bis zu 174% betragen (Franklin und Munnings 1995). Diese immense Anpassung ist zunächst aber auf die biologisch sehr aktive Muskulatur und die Koordination beschränkt. Durch den langsamen Turnover des Knochengewebes entsteht nach einigen Wochen im Trainingsprozess ein immer größer werdendes Defizit zwischen der aktuellen Kraft und der sich nur langsam entwickelnden Knochenmasse und -dichte.

Trainingsintensität

Die Trainingsintensität, die erforderlich ist, um die Knochenmasse zu erhalten, muss auf Grundlage der Studienergebnisse hoch sein. Im Krafttraining sollte diese zwischen 70–85% des Einwiederholungsmaximums (RM = repetition maximum) oder um das Zehnwiederholungsmaximum liegen. Ausdauerbelastungen sind dann effektiv, wenn sie hohe Bodenreaktionskräfte beinhalten (Layne und Nelson 2001, Kemmler et al. 2003a, Kohrt et al. 2004).

Trainingsumfang

Der Trainingsumfang ist im Vergleich zur Intensität sekundär. Wird die oben beschriebene Reizschwelle überschritten, haben viele Wiederholungen meist keinen größeren Effekt. Rubin und Lanyon (1987) konnte schon bei 4 Wiederholungen am Tag den bestehenden Knochen erhalten. 36 Wiederholungen resultierten in einem deutlichen Knochenzuwachs. 360 oder 1800 Zyklen hatten keinen weiteren Effekt. Werden Sprungübungen durchgeführt, sind 5 Sprünge ähnlich effektiv wie 100 Sprünge (Heinonen 2001). Sportarten mit einem Umfang von mehreren Stunden am Tag können negative Folgen für die Knochendichte haben. Die hormonellen Veränderungen schwächen die positive Wirkung ab und führen unter Umständen sogar zu einer geringeren Knochendichte (Kemmler 2003a).

Trainingsdichte

Die Trainingsdichte sollte mindestens drei Einheiten pro Woche betragen (Lanyon 1996). Mechanische Belastungen werden ca. 48 h in der Grundsubstanz gespeichert. Skerry et al. (1988) untersuchten die Ausrichtung der Matrixmoleküle nach mechanischer Belastung. 24 Stunden lang kam es zu einer Neuorientierung im kollagenen Netzwerk. Erst nach 2 Tagen hatte sich die Struktur wieder normalisiert. Er bezeichnete diesen Umstand treffend als „Dehnungsgedächtnis".

Frequenz

Die Frequenz von Reizen ist in den letzten Jahren Thema vieler Untersuchungen gewesen. Hohe Frequenzen haben offenbar einen zusätzlich positiven Effekt (Kohrt et al. 2004). Um dies zu realisieren, bieten Gerätehersteller Vibrationsplatten an. Ob der hohe Preis dieser Geräte den Nutzen und die Anschaffung rechtfertigen, muss noch geklärt werden. Statische Reize inhibieren die Osteoidsynthese und sind in diesem Kontext kontraproduktiv.

Übungsauswahl

Die ausgewählten Übungen sollten immer spezifisch sein. Jede Remodellierungsunit deckt einen bestimmten Bereich ab und wird lokal aktiviert (Lanyon 1996). Soll zum Beispiel der Trochanter gestärkt werden, müssen die Muskeln angesprochen werden, die eine anatomische Verbindung zu ihm aufweisen. Ein Abduktorentraining wäre das Mittel der Wahl. Für den Femurhals stellt der M. iliopsoas einen Schlüsselmuskel dar, für die Wirbelsäule der M. erector spinae.

Tabelle 1.7 Trainingsparameter für den Erhalt der Knochenmasse

Parameter	*Kraft*	*Ausdauer*
Intensität	Hoch (70–85 % des 1 RM), 8-12 Wdh.	moderat-hoch (metabolische Ausbelastung steht nicht im Vordergrund)
Geschwindigkeit	Normal (1/0/1)	hoch, Spiel- und Sprungformen
Dauer	–	15–60 min
Serienpause	Normal (2–3 min)	–
Serien	3 Serien, 6–12 Übungen	–
Trainingsprogression	Langsam (Cave! Muskeln adaptieren schneller als Knochen)	langsam
Trainingsprozess	> 1 Jahr	> 1 Jahr

Der langsame Turnover des Knochens impliziert einen langwierigen Trainingsprozess. Untersuchungen, die negative Ergebnisse von körperlicher Belastung auf den Knochenstatus ermitteln, haben oft ein zu kurzes Follow-up oder das Training ist nicht intensiv genug. Erst nach mindestens einem Jahr sind Veränderungen in der Knochenstruktur zu erwarten und dementsprechend darzustellen. Um eine Plateaubildung zu vermeiden, muss der Trainingsaufbau nach den bekannten Trainingsprinzipien (siehe Kap. 2.1) variiert werden (Kemmler 2003a).

Die Fakten lassen nur einen Schluss zu: es ist durchaus möglich, einen Knochen aufzubauen. Der Adaption sind aber relativ enge Grenzen gesetzt. Es gibt nur wenig Berichte über eine Massenzunahme beim erwachsenen Knochen um mehr als 2–3 %. Diese geringe Zunahme vergrößert die Belastbarkeit des Knochens aber um mehr als 25 % (Kohrt et al. 2004)!

Maladaption und Behandlung von Knochenpathologien (Osteopenie, Osteoporose)

Die Osteoporose ist die häufigste menschliche Skeletterkrankung, die mit einer verringerten Knochenmasse, einer zerstörten Mikroarchitektur und einer dadurch bedingten Frakturneigung einhergeht (Layne und Nelson 2001). Die Diagnose Osteoporose wird ab einem Massenverlust von 25 % oder einer Standardabweichung von 2,5 Punkten gestellt.

Neben anderen Formen ist die postmenopausale Osteoporose der Frau zahlenmäßig am häufigsten anzutreffen (Minne und Ziegler 1994). Der große Kostendruck, der durch die Behandlung der Krankheitsfolgen entsteht, führt in vielen Untersuchungen zur Fokussierung auf diese Form. Die wichtigsten Einflussfaktoren sind das Alter und der Hormonstatus.

Risikofaktoren der Osteoporose

Alter: 60–80 % der Knochenmasse und -dichte sind genetisch determiniert (Bennell, Khan und McKay 2000, Layne und Nelson 2001). Von dieser Basis aus baut der Mensch in Verbindung mit dem normalen Skelettwachstum weiter Gewebe auf. Zum Beginn der Pubertät besteht ein kurzes Zeitfenster, währenddessen der Knochen außerordentlich sensibel für mechanische Reize zu sein scheint (Tanner-Stadien 2–4, Bennell, Khan und McKay 2000, Kohrt et al. 2004). Insbesondere die körperliche Belastung entscheidet, wie großzügig der Körper mit den überaus positiven Voraussetzungen zum Knochenaufbau umgeht. Die Osteoblasten sind in dieser Phase am aktivsten, die Wachstumshormonspiegel am höchsten. Kinder, die in High-Impact-Sportarten partizipieren, bauen dementsprechend mehr Knochen auf als Kinder, die wenig aktiv sind oder Sportarten betreiben, die ohne erhöhten Schwerkrafteinfluss vonstatten gehen (Schwimmen oder Radfahren, Kohrt et al. 2004, Courteix et al. 1998, Cassell, Benedict und Specker 1996).

Der Gipfel des Knochenwachstums wird zwischen dem 20. und 30. Lebensjahr erreicht. Je höher dieser Peak, desto unwahrscheinlicher wird die Entwicklung einer Osteoporose. Ein großer mechanischer Knochenstimulus in der Pubertät und im frühen Erwachsenenalter ist somit der wichtigste Baustein in der Osteoporoseprävention.

Nach einer kurzen Plateauphase kommt es zu einem Knochenverlust von ca. 0,5 % pro Jahr (Riggs und Melton 1986) (**Abb. 1.12**). Der altersbedingte Abbau (physiologische Osteopenie) wird durch eine nor-

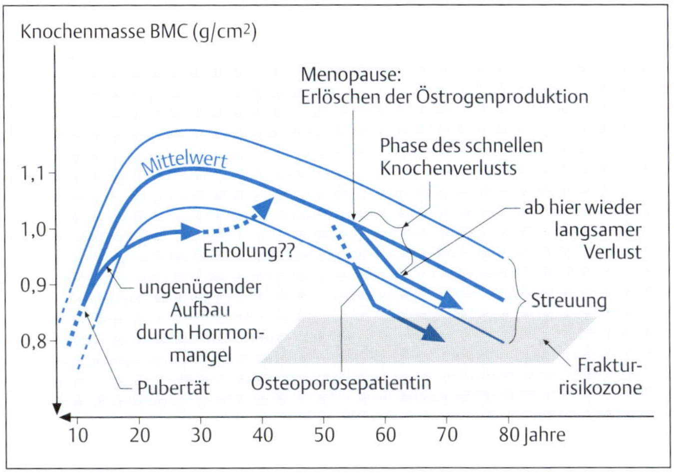

Abb. 1.12 Verhältnis von Knochenmasse und Lebensalter (nach Minne und Ziegler 1994).

male Resorption bei einem geringeren Aufbau verursacht. Nach der Menopause kommt es zu einem ca. fünf Jahre dauernden beschleunigten Verlust von Knochenmasse. Ausgelöst wird er durch die hormonelle Umstellung, insbesondere durch das Östrogendefizit. Sowohl die Resorption als auch die Synthese sind auf zellulärem Niveau gesteigert. Die moderate Synthese kann die überproportional gesteigerte Resorption aber nicht aufhalten (Riggs und Melton 1986). Die Knochenmasse kann in Extremfällen um bis zu 15% abnehmen (Bemben und Fetters 2000).

Ob das Altern an sich ein Risikofaktor ist, wird kontrovers diskutiert. Während manche Autoren davon ausgehen, dass der Knochenmasseverlust durch die Menopause nicht aufzuhalten ist (Kohrt et al. 2004), zeigen diverse Studien, dass es möglich ist, den Verlust zu neutralisieren oder gar Knochenmasse in dieser Lebensphase aufzubauen (Kemmler et al. 2002, 2003b, Nelson et al. 1994, Kerr et al. 1996). Lanyon (1996) empfiehlt postmenopausal den Aktivitätsstatus im gleichen Maß zu steigern wie der Hormonstatus abnimmt.

Östrogene: Die Wirkung von Östrogenen war lang umstritten. Nachdem bekannt wurde, dass durch die Einnahme des Hormons das Risiko für Herz-Kreislauf- und Krebserkrankungen deutlich erhöht ist (Rossouw et al. 2002), wird die Hormonersatztherapie sehr viel kritischer beurteilt und kommt nur noch selten zum Einsatz, obwohl inzwischen die protektive Wirkung von Östrogenen für den Knochen allgemein anerkannt wird. Östrogene reduzieren die Kalziumausscheidung, senken die Sensibilität für Parathormon und induzieren die Produktion von Zytokinen, welche die Aktivität der Osteoklasten hemmen. Eine fazilitierende Wirkung auf Osteoblasten ist zu vernachlässigen. Allenfalls erhöhen sie die Sensibilität des Osteoblasten für mechanische Reize (Bemben und Fetters 2000, Damien, Price und Lanyon 1998). Die Kombination aus intensivem Training und der Hormonsupplementierung bringt bezüglich der Knochenmasse die besten Ergebnisse (Cheng et al. 2002).

Therapie

Liegen keine metabolischen Defizite vor, spiegelt die Struktur des Knochens den Aktivitätsstatus wieder (Lanyon 1996). Über die Muskelkraft und die Muskelmasse kann man direkt auf die Knochenmasse schließen. Dadurch wird es in einem normal durchgeführten Krafttraining (s.o.) fast unmöglich, Reize zu setzen, die den Knochen überlasten. Lediglich hohe Geschwindigkeiten und Sprungformen sollte man zunächst unterlassen. Das Training mit Osteoporosepatienten kann sofort mit den oben genannten Krafttrainings-Empfehlungen zur Knochenstimulierung begonnen werden.

Bei bestehenden Frakturen, fixierten Kyphosen und metabolischen Einflussfaktoren, wie zum Beispiel pharmakologisch induzierten Osteoporosen nach lang andauernder Kortisonbehandlung (Asthma, rheumatische Erkrankungen), besteht der lineare Zusammenhang zwischen Muskelkraft und Knochenmasse nicht mehr. Der Patient sollte dann zuerst durch ein niederintensives Training auf das eigentliche Knochenaufbau-Programm vorbereitet werden. Die Trainingsintensität liegt in den ersten Wochen nun bei 40–60% des 1-RM (Bennell, Khan und McKay 2000).

Ein wichtiger Bestandteil der Osteoporosebehandlung ist die Sturzprophylaxe. 90% der Hüftfrakturen und 50% der Wirbelsäulenfrakturen resultieren aus einem Sturz, nur wenige Betroffene erreichen den gleichen Aktivitätsstaus wie vor der Fraktur (Layne und Nelson 2001). Durch den „Functional-reach-Test" (siehe Kap. 2.3) kann das aktuelle Gleichgewichtsvermögen schnell getestet werden, Adaptionen können sehr leicht und anschaulich dokumentiert werden. Ein Koordinationstraining (Stufe A-C) muss in das Trainingsprogramm integriert werden.

Zusammenfassung

- Knochen reagiert auf Bewegungsreize unter Belastung mit Remodellierung oder Modellierung. Bei der Remodellierung ändert sich die Knochenmasse nicht, bei der Modellierung nimmt die Knochenmasse zu. Fehlen ausreichende Belastungsreize, kann die Knochenmasse auch abnehmen.
- Im Alter ist der Abbau von Knochenmasse bis zu einem bestimmten Maß physiologisch (Osteopenie). Bei einem erhöhten Abbau (>25%) spricht man von Osteoporose. Bei der Osteoporose besteht eine erhöhte Frakturgefahr.
- Training kann einen positiven Effekt auf die Remodellierung und Modellierung haben, wenn die Intensität ausreichend hoch und der Trainingsprozess ausreichend lang ist (siehe **Tab. 1.7**).
- Die Therapie der Osteoporose muss nach denselben Prinzipien wie für den Erhalt der Knochenmasse erfolgen.
  - Eine Überlastung ist in der Regel nicht zu befürchten, wenn man sich an der Kraft zu Beginn des Trainings orientiert, da die Stabilität des Knochens von der Muskelkraft und Muskelmasse abhängt.
  - Bei bestehenden Frakturen, fixierten Kyphosen und metabolischen Einflussfaktoren ist die Belastbarkeit allerdings reduziert und das Training muss mit niedriger Intensität begonnen werden.
  - Neben dem Training zum Erhalt der Knochenmasse ist bei der Behandlung der Osteoporose die Sturzprophylaxe und das Koordinationstraining sehr wichtig. Der Functional-reach-Test ist ein geeignetes Instrument, mit dem man das aktuelle Gleichgewichtsvermögen schnell testen kann.

Bewegungsreize auf den Diskus intervertebralis

Stoffwechsel und Adaption

Die Zellen innerhalb der Bandscheibe sind für die Synthese der Matrixmoleküle und damit für die Erhaltung der Bandscheibenstruktur verantwortlich. Die mechanische Belastung spielt dabei neben anderen Faktoren (z. B. Ernährung und Degenerationsstatus) eine Schlüsselrolle (Neidlinger-Wilke 2003).

Im Vergleich zu anderen Bindegewebstypen befindet sich der Forschungsstand buchstäblich in den Kinderschuhen, d. h. es lassen sich allenfalls In-vitro-Studien finden, welche die Prozesse auf zellulärer Ebene beschreiben. Bis dato ist dieses Wissen nicht in Patientenstudien umgesetzt worden, um Parameter für ein „Bandscheibentraining" zu ermitteln. Die weiteren Ausführungen stellen deshalb einen Auszug aus der aktuellen Forschung und eine mögliche Interpretation der Ergebnisse dar.

Eine Reihe von Autoren überprüften den Einfluss von mechanischer Belastung auf Zellkulturen. Es wurden dabei überwiegend Bandscheibenzellen aus Ratten (MacLean et al. 2004, 2003), Schweinen (Wenger et al. 2005) oder Kälbern (Ishihara et al. 1996) verwendet. Selten werden postmortal humane Bandscheibenzellen gewonnen und zu Versuchszwecken benutzt. Die Zellen werden in speziellen Apparaturen isoliert, die entweder zyklische Dehnbelastungen oder hydrostatischen Druck simulieren (Neidlinger-Wilke et al. 2005). Die Reizintensität orientiert sich dabei an den Ergebnissen, die durch die intradiskalen Druckmessungen gewonnen wurden und ist daher im physiologischen Bereich anzusiedeln. Die dadurch gewonnen Ergebnisse können wie folgt dargestellt werden:

- Das biologische System Bandscheibe bedient sich der gleichen Mechanismen wie andere Bindegewebe. Es werden anabole Substanzen wie Wachstumsfaktoren produziert und freigesetzt, die Matrixsynthese dadurch angepasst. Aktiviert wird das anabole System durch elektrische Phänomene (piezoelektrischer Effekt, Strömungspotenziale), direkte Deformation des Zell-Matrix-Verbunds und Volumenveränderungen, ausgelöst durch Flüssigkeitsverschiebungen (Setton und Chen 2004). Das katabole System wird durch Proteasen (MMP) repräsentiert, welche innerhalb des normalen Turnovers Grundsubstanzmoleküle abbauen oder im Rahmen degenerativer Prozesse die Degradierung des Gewebes verursachen.
- Der innere Anulus fibrosus (AF) ist der biologisch aktivste Anteil, gefolgt vom Nucleus pulpo-

sus (NP) und schließlich dem äußeren AF (Ishihara et al. 1996).

- Die Zellen der Bandscheibe haben sich in ihrer Morphologie an ihre Funktion angepasst. NP-Zellen sind bedingt durch ein stärkeres Zytoskelett steifer und weisen eine runde Form auf. Sie können dadurch Kompressionskräfte von allen Seiten aufnehmen. AF-Zellen weisen eine längliche Form auf. Ob diese Unterschiede Zeichen einer funktionelle Adaption sind oder eine grundsätzliche Prädisposition darstellen, ist ungeklärt (Setton und Chen 2004).
- Die Bandscheibenzellen benötigen spezifische Reize. Für die Zellen im inneren AF und im NP bedeutet dies die Applikation von Kompression. Biopositive Adaptionen im äußeren AF werden durch Dehnungskräfte induziert. Beide Reize werden im Bewegungssegment automatisch durch Kompressionskräfte verursacht. Die vom flüssigen NP aufgenommene Kompressionskraft wird in Dehnungskräfte auf den AF umgewandelt (**Abb. 1.13**).
- Bezüglich der Reizintensität besteht ein „Open Window". Bleiben die Reize innerhalb dieser Grenzen, reagiert die Bandscheibe mit einer biopositiven Adaption, sprich das anabole System und dessen Syntheseleistung übersteigt den gleichzeitigen Abbau. Je größer der einwirkende Reiz ist, desto kürzer und desto geringer sollte die Frequenz sein. Bei einer geringeren Intensität werden die Reize über einen längeren Zeitraum und mit einer höheren Frequenz toleriert (Setton und Chen 2004). Jenseits dieser physiologischen Belastungszone (zu viel oder zu wenig) reagiert die Bandscheibe mit einem Matrixabbau (MacLean et al. 2004).
- Mechanische Belastung hat nach Entlastung den größten Effekt (Mac Lean et al. 2003).
- Dynamische Reize im physiologischen Rahmen sind statischen Belastungen grundsätzlich überlegen. Während kurzzeitige statische Belastungen noch einen biopositiven Charakter haben, aktivieren sie über einen längeren Zeitraum das katabole System bei gleichzeitiger Hemmung der Synthese (Wenger et al. 2005, Walsh und Lotz 2004, Ishihara et al. 1996).

Die ermittelten Untersuchungsergebnisse lassen den Schluss zu, dass muskulär produzierte Kompressionskräfte, wie sie im Rahmen eines Krafttrainings mit mittleren Intensitäten vorkommen, einen potenten Stimulus für den Erhalt der Bandscheibe darstellen können. Die Reize sollten dynamisch auf das Bewegungssegment wirken. Eine aktive Pausengestaltung im Sinne von Entlastungshaltungen in der Serienpause ist ebenfalls zu empfehlen (z. B. die Übungen zur Rehydratation aus Kapitel 8.1.1.). Für ein gesundheitsorientiertes oder die Bandscheiben „erhaltendes" Training gelten deshalb die gleichen Trainingsparameter wie für ein progressiv dynamisches Kraftausdauer- bzw. Muskelaufbautraining (siehe Kap. 2).

Maladaption und Behandlung von Bandscheibenpathologien (Degeneration)

Der Verlauf der Bandscheibendegeneration ist dem Kapitel 3.2.4 zu entnehmen. Die makroskopischen Veränderungen sind dort ausreichend beschrieben und in der **Abb.3.12** zusammengefasst. Um die mechanische Belastbarkeit und die möglichen Adaptionen durch Training von degenerierten Bandscheiben zu beurteilen, sollen hier die Hauptmerkmale aufgearbeitet werden.

Problematisch ist sicherlich die Belastungsverteilung innerhalb der degenerierten Bandscheibe. Die Kompressionskräfte werden nicht mehr vom NP aufgenommen, sondern überwiegend auf den AF verlagert. In der Bandscheibe entsteht dadurch eine paradoxe Situation. Obwohl sich die absolute Kraft nicht verändert, resultieren in den einzelnen Anteilen völlig unterschiedliche Bedingungen. Der NP wird weniger belastet und bekommt dadurch geringere Wachstumsimpulse. Er stellt die Matrixsynthese ein. Im AF, der normalerweise von Dehnungskräften profitiert, dominieren dagegen plötzlich Kompressionskräfte. Er wird überlastet und reagiert ebenfalls mit einer Reduktion der Syntheseleistung und einem gesteigertem Abbau. Es entsteht dadurch ein Teufelskreis, der den Diskus zerstört (**Abb. 1.13**).

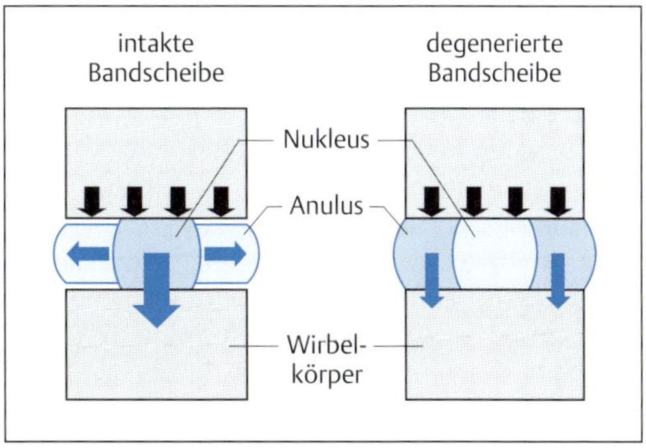

Abb. 1.13 Belastungsverteilung in der Bandscheibe. Ist die Bandscheibe intakt, erfolgt die Kraftübertragung über den Nukleus, der Anulus wird dabei gedehnt. Ist die Bandscheibe degeneriert, erfolgt die Kraftübertragung hauptsächlich über den Anulus, der dabei komprimiert wird (nach Wenger et al. 2005).

Folgt man dieser mechanischen Analyse, so wird deutlich, dass es bei der degenerierten Bandscheibe den „Point of no Return" geben muss. Körperliches Training führt dann nicht mehr zu biopositiven Anpassungserscheinungen, sondern unterhält oder verstärkt den Schaden. Möglicherweise kann man sich so die Therapieresistenz mancher Patienten erklären. Leider vermitteln die verfügbaren Messmethoden, klinischen Scores oder die Einteilung in Degenerationsstadien dem Therapeuten keine eindeutigen Informationen über den Zustand und Belastbarkeit des Diskus. Es ist deshalb auch hier ein langsamer, über mehrere Monate andauernder Belastungsaufbau zu empfehlen. Die klinische Reaktion des Patienten (Schmerz und funktionelle Einschränkung) in Verbindung mit der Erfahrung des Therapeuten entscheidet dann über die Trainingsprogression.

Ziel muss es sein, durch moderate Belastungsimpulse die Zellen des NP zur Matrixproduktion anzuregen. Die Wasserbindungsfähigkeit steigert sich dadurch und mehr Kompressionskräfte können vom NP aufgenommen werden. Der AF wird entlastet und erfährt seine physiologischen Dehnungsbelastungen. Dieser Adaptionskreislauf setzt allerdings voraus, dass noch genug Kompressionskräfte vom NP übertragen werden.

Hupli, Heinonen und Vanharanta (1997) konnten in ihrer Studie den indirekten Nachweis für die aufgestellte These erbringen. Innerhalb eines 9-wöchigen Trainingsprogramms, bestehend aus Mobilisation, Kräftigung und arbeitsplatzspezifischen Maßnahmen („work hardening") wurde während des stationären Aufenthalts die Körperlänge gemessen. Die Veränderung der Körperlänge gilt als Messparameter für den Wassergehalt in der Bandscheibe (siehe Kapitel 3.2). Im Durchschnitt betrug die Längenzunahme 7,2 mm. Klinische Parameter, wie die Mobilität und die Schmerzreduktion, korrelierten direkt mit der Höhenzunahme. Interessanterweise bestand kein Zusammenhang zwischen dem Degenerationsgrad und der Höhenveränderung, was die oben beschriebenen Daten teilweise bestätigt.

Von weiteren Studien des gleichen Autorenteams kommen Hinweise für die Trainingsadaption auf zellulärer Ebene. Die biologische Aktivität von passiven Strukturen kann durch die Konzentration von Matrixabbauprodukten im Blut bestimmt werden. In der Rückenschmerzgruppe war die Konzentration der Marker für die Kollagensynthese im Vergleich zur Kontrollgruppe signifikant verringert. Nach einem intensiven Trainingsprogramm bestanden keine Unterschiede mehr, was für eine gesteigerte Matrixsynthese im passiven Bindegewebe spricht (Hupli et al. 1997). Sicherlich kann über solche Messmethoden nicht der Metabolismus in der Bandscheibe bestimmt werden. Trotzdem scheint dies ein Beweis dafür zu sein, dass trotz chronischer Rückenbeschwerden morphologische Veränderungen am passiven Bindegewebe möglich sind.

Solange der NP noch Kompressionskräfte aufnehmen kann, unterscheiden sich die Empfehlungen für ein Training nicht von denen, die für einen physiologischen Diskus gelten. Bei Patienten mit weniger belastbaren Bandscheiben kann dem Krafttraining ein lokales Muskelausdauer Training vorgeschaltet werden. Nach der Belastungsserie sollte der Patient Entlastungsstellungen einnehmen, die es den Bandscheiben ermöglicht, wieder Flüssigkeit aufzunehmen (Rehydratation, siehe Kapitel 3.2).

Zusammenfassung

- Bandscheibengewebe ist sensibel und kann auf mechanische Reize reagieren. Dynamische Reize mit mittleren Intensitäten scheinen einen anabolen Charakter zu haben.
- Zu wenig Belastung hat genauso wie zu viel Belastung einen Matrixabbau zur Folge, der degenerative Prozesse begünstigt.
- In der degenerierten Bandscheibe verändert sich die Biomechanik, Kompressionskräfte werden im Vergleich zur physiologischen Bandscheibe anders verteilt. Es kann dadurch ein Teufelskreis entstehen, der durch weitere mechanische Belastung unterhalten bzw. verstärkt wird.
- Solange der NP noch Kompressionskräfte übertragen kann, besteht die Chance, biopositive Anpassungserscheinungen durch Training zu erreichen.

Bewegungsreize auf Meniskusgewebe

Stoffwechsel und Adaption

Meniskusgewebe ist biologisch aktiv und reagiert sowohl auf mechanische als auch auf chemische Reize. Die Zellen in der peripheren roten Zone gleichen eher Fibroblasten, in der inneren weißen Zone befinden sich knorpelähnliche Zellen. Diese produzieren die für ihren Zelltyp spezifischen Matrixkomponenten. Innen sind daher überwiegend Grundsubstanzmoleküle und Fasern vom Kollagen Typ 2 zu finden. In der Peripherie dagegen dominieren überwiegend Typ-1-Fasern und eine fibröse Grundsubstanz.

Leider gibt es auch hier nur wenig Studien, welche die Adaptionsvorgänge auf mechanische Reize untersuchen. Wenn überhaupt, dann werden die Ergebnisse durch In-vitro-Studien gewonnen, d. h. aus Tiermenisken werden Zellen entnommen und unter verschiedenen Bedingungen kultiviert. Die meisten Versuche evaluieren die Wirkung von Wachstumsfaktoren und Entzündungstransmittern sowie den direkten Einfluss von mechanischer Belastung auf die Syntheseleistung der Zellen.

Wachstumsfaktoren stellen einen anabolen Stimulus für die Matrixproduktion dar. Neben IGF, PDGF und FGF wirkt insbesondere TGF stimulierend (Imler, Doshi und Leventson 2004, Tanaka, Fuji und Kumagae 1999). Die Zellen innerhalb der Menisken weisen eine differenzierte Sensibilität für WF auf, d. h. die gleiche Dosis bewirkt eine unterschiedliche Steigerung der Synthese. Zytokine wie der Tumor-Nekrose-Faktor (TNF-alpha) induzieren die Produktion von katabolen Stoffen (Stickoxid oder Prostaglandin E2) und wirken antagonistisch zum anabolen System (Fermor et al. 2004).

Meniskuszellen sind in einer dreidimensionalen perizellulären Matrix eingebettet. Für die Mechanotransduktion ist dieser Zell-Matrix-Verbund essenziell. Normale Kompressionskräfte werden so in Scher- oder Dehnungskräfte umgewandelt und ins Zellinnere weitergeleitet. Statische Kompressionsbelastungen hemmen unabhängig von der Intensität der einwirkenden Kraft die biologische Aktivität (Imler, Doshi und Leventson 2004). Zyklische Dehnungen oder dynamische Kompressionskräfte steigern die Matrixsynthese. Der bahnende Effekt durch die mechanische Belastung wird durch das chemische Milieu moduliert. Bei physiologischem Gelenkstoffwechsel dominiert die anabole Wirkung und es kommt zu biopositiven Adaptionen. In einem entzündlichen Milieu wird die positive Wirkung durch die Entzündungsstoffe zunächst abgeschwächt, bei akuten Prozessen wirkt sie sogar bionegativ (Shin et al. 2003, Fermor et al. 2004, Fink et al. 2001).

Es besteht also ein sensibles, sich selbst regelndes System, das durch mechanische und chemische Informationen gespeist wird. Die Konzentration der chemischen Substanzen (WF oder Entzündungsstoffe) setzt eine variable und individuelle Reizschwelle und entscheidet dadurch letztendlich, ob eine Belastung biopositive oder bionegative Wirkung verursacht. Vor diesem Hintergrund ist verständlich, dass allgemeine Trainingsempfehlungen für ein „Meniskustraining“ momentan nicht möglich sind. Die biomechanische und histologische Verwandtschaft zum hyalinen Gelenkknorpel lässt aber vermuten, dass man sich an den Trainingsempfehlungen für den Knorpel orientieren kann.

Maladaption und Behandlung von Meniskuspathologien (Degeneration)

Der Beginn der Meniskusdegeneration ist durch die Störung des oben beschriebenen Systems bedingt. Zu wenig Belastung oder Immobilisation führt zu einer verminderten Grundsubstanzproduktion und zu einer reduzierten Hemmung von katabolen Substanzen (Fermor et al. 2004). Eine mechanische Überlastung leitet direkt den Gewebeabbau ein. Beide Prozesse reduzieren die Stabilität des Meniskus und begünstigen eine Traumatisierung.

Im Vergleich zu anderen Bindegewebstypen wie Sehnen kommt es bei degenerierten Menisken aber nicht zu einer Neovaskularisation, sondern es entstehen Auffaserungen und Risse. Diese sind insbesondere am nicht vaskularisierten inneren Rand lokalisiert. Es existieren bis dato keine Hinweise, ob durch Training eine Veränderung des Gewebestatus erreicht werden kann oder gar eine Rückführung in den Ausgangszustand möglich ist. Diese Möglichkeit ist nicht auszuschließen, aber unserer Meinung nach sehr unwahrscheinlich.

Trotz der Degeneration muss noch kein Schmerz oder eine funktionelle Einschränkung entstehen. Jerosch et al. (1994) konnten bei Sportlern eine positive Korrelation zwischen lebenslanger sportlicher Belastung und dem Degenerationsgrad feststellen. Eine Assoziation mit Schmerzen bestand dagegen nicht. Ob ein degenerierter Meniskus klinische Symptome verursacht, hängt offenbar nicht nur vom Meniskus selbst sondern von diversen, das gesamte Arthron betreffenden Faktoren ab.

Zusammenfassung

- Meniskusgewebe ist sensibel und kann auf mechanische Reize reagieren. Intermittierende Dehnungs- oder Kompressionsbelastungen regen Matrixzellen zur Produktion an, Immobilisation führt zu einer Hemmung.
- Die Wirkung von mechanischer Belastung (biopositiv oder bionegativ) wird durch das chemische Milieu (Entzündungsstoffe und Wachstumsfaktoren) moduliert.
- Degenerative Prozesse werden durch ein Ungleichgewicht des Meniskusstoffwechsels eingeleitet und enden in einer Gewebezerstörung. Diese ist irreversibel, kann aber klinisch stumm sein.

1.2 Wundheilung

Innervierte und vaskularisierte Gewebe heilen nach einer Verletzung in aufeinander folgenden Phasen. Nach einer kurzen Entzündungsphase folgen die Proliferationsphase und abschließend die Remodellierungsphase. Besteht keine direkte Gefäß- oder Nervenversorgung, kommt es zu einer verzögerten Heilung, da die durch Entzündungstransmitter induzierten Reaktionen ausbleiben. Eine Transplantatheilung unterscheidet sich deshalb von den unten beschriebenen Zeiteinheiten und Vorgängen und wird separat in Kap. 6.2.3 (operative Therapie der vorderen Kreuzbandruptur) behandelt.

1.2.1 Phasen der Wundheilung

Entzündungsphase

> *Entzündung ist die Reaktion von lebendem Gewebe auf alle Formen von Verletzungen (nach van Wingerden 1998).*

Stoffwechselreaktionen

Wirkung auf das Gefäßsystem

Die akute Entzündung stellt die Kopplung von Trauma und Heilung dar. Unmittelbar nach der Verletzung wird durch eine Vasokonstriktion eine weitere Einblutung minimiert. Innerhalb der ersten 5 Minuten bildet sich ein Blutpfropfen, der das Gefäß abdichtet (van Wingerden 1992). Nach dieser Blutstillung dominiert über den gesamten Heilungsverlauf eine Weitstellung der Gefäße (Vasodilatation), die eine Mehrdurchblutung verursacht und den verletzten Bereich mit Nährstoffen und Sauerstoff versorgt sowie den aktivierten Zellen ermöglicht, zum Wundbereich zu gelangen. Die Mehrdurchblutung induziert eine Temperaturerhöhung (Hyperthermie), die sich selbst bei tiefer liegenden Prozessen noch auf der Hautoberfläche wahrnehmen lässt (Keyl und Lenhart 1975). Nach Weber (1990), Engel (1981) und Zwierzchowski (1976) ermöglicht die Messung der Hauttemperatur eine genaue Beurteilung der Reaktionslage des unter dem entsprechenden Hautareal befindlichen Bindegewebes. Aus diversen Untersuchungen konnten in Bezug auf die entzündungsbedingte Hyperthermie folgende Erkenntnisse gewonnen werden:

- Das Ausmaß der Hyperthermie kann als Maß für den entzündlichen Prozess angesehen werden, der Ort der größten Hyperthermie korreliert mit dem Ort der größten Schmerzwahrnehmung (Pflanzer et al. 1979).
- Eine Verbesserung der klinischen Symptomatik (zum Beispiel weniger Schmerz) korreliert mit einer Temperaturredukion, persisitierende Symptome sind durch eine bleibende Überwärmung gekennzeichnet. Die physiologische Hyperthermie bildet sich selbst bei komplikationslosem Verlauf erst nach mehreren Wochen bis Monaten zurück. Bei verschiedenen Pathologien am Kniegelenk stellten sich nach ca. 12-18 Wochen normale Temperaturwerte ein (Lambiris und Stoboy 1985, Devereaux et al. 1986).
- Ein Temperaturunterschied zur nicht verletzten Seite von mehr als 1,5-2 °C ist als überschießende Entzündungsreaktion zu betrachten (Zwierzchowski 1976, Weber 1990, Pflanzer et al. 1979).
- Bei akuten Gewebeverletzungen sind Temperaturerhöhungen im Vergleich zur nicht verletzten Seite von ca. 2-4 °C zu erwarten. Entzündliche Erkrankungen (z. B. aus dem rheumatischen Formenkreis) oder ausgedehnte operativ gesetzte Traumen (z. B. Knie- oder Hüftprothesen) können Temperaturerhöhungen von mehr als 5 °C zur Folge haben (Lelik, Solymossy und Kezy 1977, Lambiris und Stoboy 1985).

Die oben beschriebenen Fakten erlauben in Kombination mit der Schmerzreaktion des Patienten eine Beurteilung der Entzündungsreaktion und stellen eine einfache Möglichkeit dar, *die nicht mehr zeitgemäße pauschale Empfehlung der PECH-Regel* zu modifizieren (s.u., Therapeutische Empfehlungen). Die Hauttemperaturmessung ist ein hervorragender Parameter für die Beurteilung und den Verlauf der Wundheilung. Lelik, Solymossy und Kezy (1976, S.106) betonen: „Wir sind seitdem nicht mehr zur Pauschaltherapie durch Ruhigstellung für eine gewisse Zeit gezwungen, sondern können mit Hilfe der Wärmekarte feststellen, ob die Symptomatik abklingt oder nicht. Wir können die Heilung objektivieren, ...".

Neben dem Gefäßdurchmesser verändert sich auch die Durchlässigkeit (Permeabilität) der Gefäßwände. Eine zielgerichtete Zellbewegung zum Wundgebiet wird dadurch möglich. Zusammen mit den Zellverbänden gelangt Flüssigkeit ins Interstitium. Es bildet sich ein Ödem.

Sekundäre Verletzung

Bevor die Neubildung von Gewebe einsetzt, muss das Wundgebiet von Eindringlingen (Bakterien oder Viren) oder von Debris gereinigt werden. Zu diesem Zweck werden Kollagenasen produziert und freigesetzt, die allerdings nicht nur die freien Zelltrümmer entfernen, sondern zusätzlich den Wundbereich großzügig „ausfräsen". Es entsteht dadurch eine sekundäre Verletzung, die das eigentliche Wundgebiet vergrößert (Merrick et al. 1999). Dieser Prozess wird durch die Hypoxie, welche durch den Gefäßverlust bedingt ist, begünstigt. Bei überschießenden Entzündungsreaktionen stellt diese sekundäre Verletzung sicherlich eine negative Reaktion dar. Bei normalem Verlauf hingegen gewährleistet sie glatte Wundränder für die Adhäsion des neugebildeten Gewebes.

Unter den aktivierten Abwehrzellen (Leukozyten) nehmen die Makrophagen eine Schlüsselposition ein. Durch die Phagozytose reinigen sie das Wundgebiet. Gleichzeitig kommunizieren sie mit den benachbarten Abwehr- und Bindegewebszellen durch freigesetzte Botenstoffe. Sie sind dadurch Bestandteil eines Feedback-Systems, das die Stoffwechselprozesse steuert (**Abb. 1.14**).

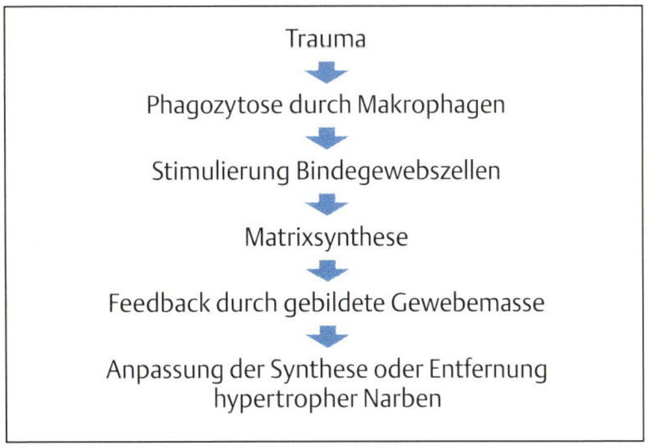

Abb. 1.14 Schematischer Ablauf der Interaktion zwischen Abwehr- und Bindegewebszellen (modifiziert nach Shekter 1986).

Arachidonsäurezyklus

Um die Entzündungsreaktion auf einem adäquaten Niveau zu halten, werden neben der Ausschüttung neurogener Mediatoren, wie zum Beispiel von Substanz P, im so genannten Arachidonsäurezyklus weitere Botenstoffe produziert. Am Beginn dieser Reaktionskette steht die Lösung von gebundener Arachidonsäure. Diese ist in der Doppellipidschicht innerhalb der Zellmembran verschiedenster Zelltypen fest verankert. Die Sauerstoffradikalenbildung durch die Aktivität der Entzündungszellen („oxidative burst") führt zu einer Mikrotraumatisierung der Zellmembran, die dem Enzym Phospholipase A2 Einlass gewährt. Phospholipase A2 ist auf die Abspaltung von Fettsäureresten spezialisiert und löst die Arachidonsäure aus der Zellmembran heraus (Löffler 2001). Die nun frei verfügbare und äußerst reaktionsfreudige Arachidonsäure wird in mehreren Reaktionsschritten und unter Zuhilfenahme von Lipoxigenasen und Zyklooxigenasen (COX) zur Bildung von so genannten Eikosanoiden, z. B. Prostaglandinen verwendet (**Abb. 1.15**).

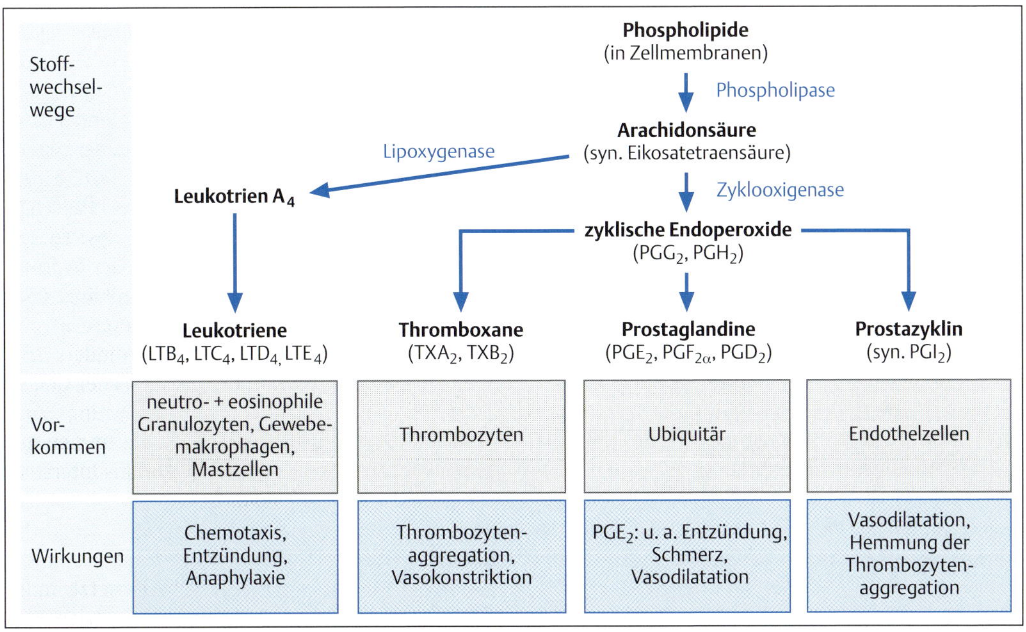

Abb. 1.15 Eikosanoidsynthese aus freier Arachidonsäure mit den Katalysatoren Lipoxigenase und Zyklooxigenase (nach Schmidt und Thews 1995).

Die durch den Arachidonsäurezyklus gebildeten Prostaglandine verstärken im Allgemeinen die Entzündung und damit auch den Schmerz (s.u.). Deshalb wird versucht, die Menge der am Arachidonsäurezyklus beteiligten Katalysatoren (insbesondere Phospholipase A2, COX 1 und 2, Lipoxigenase) und die freie Arachidonsäure durch Medikamente und eine angepasste Ernährung (**Tab. 1.8**) zu reduzieren.

Tabelle 1.8 Empfehlenswerte bzw. zu meidende Nahrungsmittel während der Wundheilung (van Dam 2003, Erasmus 1993, Bucci 1995)

Zu empfehlen	*Zu vermeiden*
Obst und Gemüse	Tierisches Eiweiß
Hülsenfrüchte (Soja, Linsen, Erbsen, Bohnen)	Tierische Fette
	Milchprodukte
Fisch (Tiefseefisch)	Margarine
Pilze	Süßigkeiten
Nüsse und Samen	Fastfood
Vollwertreis	Genussmittel (Kaffe, Schwarztee, Nikotin)
Olivenöl	
Haferflocken, Amaranth, Buchweizen	
Pflanzliche Brotaufstriche	

Wirkung auf das neurale System

Entzündungstransmitter werden peripher im Wundgebiet freigesetzt und über den Axoplasmafluss ins zentrale Nervensystem transportiert (van Dam und Pruimboom 2003). Dadurch kommt es sowohl peripher auf Sensorebene, als auch im zentralen Nervensystem (ZNS) zu einschneidenden Veränderungen in Folge einer Entzündung.

In der Peripherie wird die Reizschwelle der Schmerzsensoren gesenkt. Eigentlich nicht schmerzhafte Reize führen dann zu einer Schmerzreaktion (Allodynie). Des Weiteren wird die Antwort auf überschwellige Reize potenziert. Dies bedeutet, dass ein über dem Schwellenwert liegender Stimulus mit einer verstärkten Schmerzreaktion beantwortet wird (periphere Hyperalgesie, Zusman 2003).

Werden Entzündungstransmitter auf Rückenmarksebene ausgeschüttet, kommt es zur Aktivierung so genannter „schlafender Synapsen". Diese sind unter normalen Bedingungen nicht aktiv und an der Informationsweiterleitung nicht beteiligt. *Nach einem Trauma kommt es zu einer funktionellen Reorganisation des Rückenmarks.* Dadurch steigt die Neuronenpopulation, die aus dem Wundgebiet aktiviert werden kann. Schmerzen z. B., die normalerweise über die Segmente L4/L5 übertragen werden und auf der Oberschenkelrückseite zu spüren sind, werden nun im Versorgungsgebiet von L3 auf der Oberschenkelvorderseite empfunden (**Abb. 1.16**).

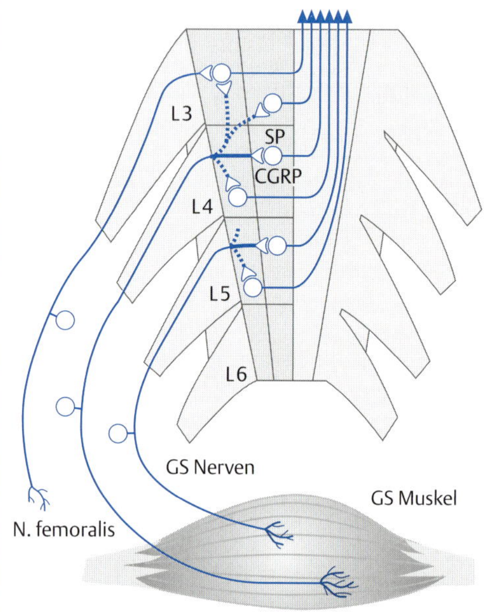

Abb. 1.16 Verarbeitung nozizeptiver Reize im Rückenmark - hypothetische Erklärung für die Ausdehnung subjektiv empfundener Schmerzen (nach Mense 2000).

Die oben beschriebene Reorganisation beschränkt sich nicht nur auf die Rückenmarksebene, sondern breitet sich auch in anderen Bereichen des ZNS aus. So vergrößert sich die Repräsentation des betroffenen Körperabschnitts im primär somatosensorischen Kortex. Bei wiederholter nozizeptiver Stimulierung durch eine verlängerte Entzündungsphase kann dies unter Umständen zur Ausbildung eines Schmerzgedächtnisses führen (Weiß und Schaible 2003).

Im Zusammenhang mit den plastischen Veränderungen im Nervensystem stehen möglicherweise posttraumatische bzw. postoperative Koordinationsstörungen der traumatisierten Körperabschnitte. Hörster (1994) diskutiert eine *zentrale Hemmung*, die sich durch negative Sinneseindrücke, wie Schmerz, Angst oder Ungewissheit manifestiert. Dementsprechend ist eine Abschwächung des Quadrizeps bei Kniepatienten oder des M. glutaeus medius bei Hüftpatienten nicht nur als lokales, sondern aus Sicht der Bewegungskoordination v.a. als zentrales Geschehen zu betrachten. Psychologische Aspekte haben diesbezüglich einen enormen Einfluss. Im Rahmen der Physiotherapie und der MTT spielen die Information und der Abbau von Ängsten daher eine große Rolle.

Psychologische Aspekte sind aber nicht nur hinsichtlich der Blockierung von Bewegungsprogrammen von Bedeutung. Auf zellulärer Ebene besteht eine positive Korrelation zwischen der Effektivität der Wundheilungsprozesse und psychologischem Stress. So heilen experimentell zugefügte Hautwunden bei Studenten in den Semesterferien schneller als bei Studenten, die vor einer Prüfungssituation stehen (Broadbent et al. 2003, Pajulo et al. 1999).

Therapeutische Empfehlungen

Oberstes Gebot bei der Behandlung akuter Weichteilverletzungen oder nach Operationen ist die Beurteilung von Ausmaß und Stärke der Entzündungsreaktion. Einziges nicht-invasives Instrument stellt momentan die *apparative Hauttemperaturmessung* dar. Handelsübliche Oberflächenthermometer sind schon ab 30–40€ erhältlich und im Fachhandel zu beziehen. Gemessen wird immer im Seitenvergleich. Zunächst wird auf der traumatisierten Seite direkt über der Schädigung der Ort der größten Temperaturerhöhung ermittelt. Dieser Punkt wird markiert oder durch anatomische Referenzpunkte fixiert. Nun wird auf der nicht verletzten Seite der gleiche Punkt aufgesucht und ebenfalls gemessen. Entscheidend sind nicht die absoluten Temperaturwerte, sondern die Temperaturdifferenz zwischen verletzter und nicht verletzter Seite. Die absoluten Temperaturwerte orientieren sich sehr stark an der Außentemperatur und sind daher nicht aussagekräftig.

Normaler Heilungsverlauf

Zusammen mit der Schmerzsituation des Patienten ergeben sich somit folgende Zeichen einer physiologischen Entzündung:

- Die Temperaturdifferenz beträgt nicht mehr als 2 °C im Seitenvergleich.
- Die Temperaturdifferenz steigt nach körperlicher Belastung um weniger als 1 °C.
- Die Temperaturdifferenz reduziert sich innerhalb der ersten Wochen (**Abb. 1.17**).
- Die Schmerzreaktion des Patienten verändert sich nach der akuten Entzündungsphase (ca. 2–3 Tage) von einem (chemischen) Dauerschmerz (Nacht-, Ruheschmerz) zu einem intermittierenden Schmerz in Verbindung mit mechanischer Belastung.

Liegt eine physiologische Entzündung vor, liegt der Schwerpunkt weniger auf einer Behandlung als auf einer Kontrolle der Entzündung. Physikalische Therapie (Kälte oder Wärme) sowie der Einsatz von Entzündungshemmern ist kontraindiziert, weil physiologische Heilungsvorgänge unterbunden werden. Automobilisationen dürfen im schmerzfreien Bereich durchgeführt werden. Findet sich keine schmerzarme Bewegungsamplitude, kann eine funktionelle Immobilisation durchgeführt werden.

> *Bei der funktionellen Immobilisation wird das betroffene Gelenk mit Hilfe eines Tapeverbandes oder einer Schiene vorübergehend ruhig gestellt.*

Disstress oder Angst müssen hinsichtlich der negativen Folgen für die Wundheilung unter allen Umständen verhindert werden. So genannte Laientheorien, veröffentlicht in populären Kultur- und Gesellschaftszeitschriften, verunsichern den Patienten und beeinträchtigen das aktive Management (aktiver Coping style).

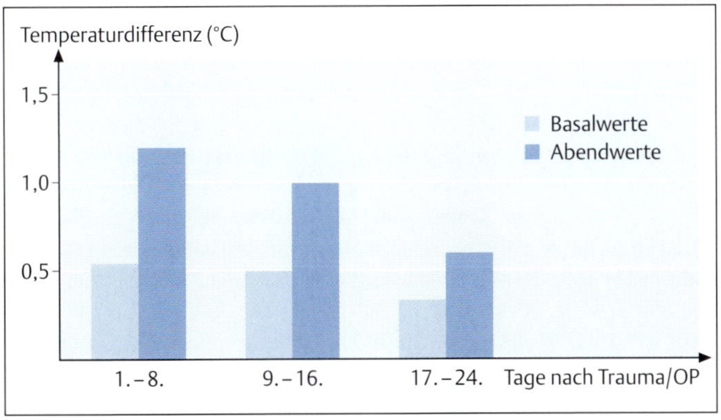

Abb. 1.17 Komplikationsloser Temperatur- bzw. Heilungsverlauf (nach Weber 1990). Da nach längerer Erholung, z. B. Nachtschlaf, die Temperaturdifferenz absinkt, sollte eine Beurteilung nie direkt nach dem Aufstehen oder nach längerer Ruhe stattfinden.

Die wichtigste therapeutische Maßnahme ist die Information des Patienten.

Mögliche Informationen beziehen sich auf Biomechanik bzw. Belastbarkeit der verletzten Struktur, Schmerzreaktion bei Mobilisationen und Stabilisationsübungen oder realistische Prognosen über den Verlauf und das Ergebnis der Wundheilung.

Gestörte Wundheilung

Folgende Veränderungen gelten als Zeichen einer unphysiologischen (überschießenden) Entzündung:

- die Temperaturdifferenz beträgt mehr als 2 °C im Seitenvergleich,
- die Temperaturdifferenz steigert sich nach körperlicher Belastung um mehr als 1 °C,
- es kommt zu keiner Temperaturdifferenzreduktion innerhalb der ersten Woche,
- es verbleibt ein chemischer Dauerschmerz (Ruhe-, Nachtschmerz).

Liegt eine unphysiologische Entzündung vor, benötigt der Körper kleine äußere Hilfen, um den Wundheilungsprozess auf ein adäquates Niveau zu bringen.

Kälteanwendungen: Kälteanwendungen reduzieren sowohl die Oberflächentemperatur als auch die Gelenktemperatur. Die normale Gelenktemperatur beträgt nach Haimovici und Feibel (1981) im Mittel ca. 32,8 °C. Entzündungen steigern diesen Wert auf über 35,9 °C. In endoprothetisch versorgten Gelenken kann die Temperatur durch Reibungswärme sogar auf über 43 °C ansteigen (Bergmann et al. 2001). Da die Aktivität der katabolen Enzyme temperaturabhängig ist (je höher die Temperatur, desto höher die Aktivität der Enzyme), übersteigt in solchen Fällen die sekundäre Verletzung den physiologischen Rahmen und eine Reduktion der Temperatur durch externe Kühlung ist indiziert. Pässler et al. (2005), Martin et al. (2001) und Mac Auley (2001) konnten eine intraartikuläre Temperaturreduktion durch externe Kühlung eindrucksvoll nachweisen. Hinsichtlich Dauer oder Art der Kälteapplikation gibt es jedoch nach wie vor keine einheitlichen Empfehlungen (Bleakley, McDonough und MacAuley 2004). Therapeuten sollten ihrer individuellen Erfahrung (bzw. der erfahrener Kollegen) vertrauen.

Medikamente: Hat eine gezielte Beeinflussung und Stärkung der körpereigenen Entzündungshemmer, z. B. durch eine angepasste Ernährung (siehe **Tab. 1.8**, S. 32), keinen Erfolg, kann der Arzt entsprechende Medikamente verschreiben.

- Kortikosteroide, wie zum Beispiel Prednisolon („Kortison"), neutralisieren primär Phospholipase und sekundär die gesamte Reaktionskette des Arachidonsäurezyklus (Morris und Einhorn 2000). Sie wirken dadurch sehr effektiv antiphlogistisch, verursachen aber insbesondere bei längerer Applikation auch viele unerwünschte Nebenwirkungen. Ihr Einsatz muss deshalb gut abgewogen werden (Oettmeier 2003).
- Nichtsteroidalen Antirheumatika (NSAR) greifen später in die Reaktionskette ein, indem sie die Zyklooxigenasen hemmen. Bis heute sind zwei verschiedene Formen dieses Enzyms bekannt:
  - COX-1 wird konstitutiv in vielen Körpergeweben und Organen produziert. Die von ihm gebildeten Prostaglandine sind für die Homöostase der Magenschleimhaut, der Nierendurchblutung und der Thrombozytenaggregation essenziell.
  - Die COX-2-Produktion wird anforderungsspezifisch durch mechanische Belastung, Entzündungen oder Wachstumsfaktoren induziert (Warden 2005, Einhorn 2002). COX-2 hat in frühen Heilungsphasen proinflammatorisches Potenzial, wohingegen es später antiinflammatorisch wirkt und den Gewebeaufbau unterstützt (Warden 2005). Insbesondere während der Frakturheilung (Verbindung von Frakturenden und Ossifikation des knorpeligen Skeletts) und der Durchblutungsregulation bei körperlicher Belastung werden ihm wichtige Funktionen zugesprochen (Langberg et al. 2003, Simon, Manigrasso und O'Connor 2002).

Medikamente wie Ibuprofen, Indomethacin oder Diclophenac gelten als nicht selektive Zyklooxigenasehemmer, d. h. sie neutralisieren beide Formen dieses Katalysators. Abhängig von der molekularen Struktur bezieht sich ihre Wirkung dennoch einmal mehr auf COX-1 (Indometazin, Ibuprofen) oder mehr auf COX-2 (Diclofenac) (van Staa, Leufkens und Cooper 2000). Durch die nicht selektive Hemmung beider COX-Formen entstehen insbesondere im Magen-Darm-Trakt Nebenwirkungen (eine ausführliche Aufstellung in Oettmeier 2003). Die neueste Generation der NSAR bezieht sich aus diesem Grund ausschließlich auf die Neutralisation von COX-2, um die magenschützende Wirkung von COX-1 zu erhalten. Leider konnten dadurch Nebenwirkungen nicht verhindert, sondern nur in Richtung des Herz-Kreislauf-Systems verlagert werden. Dies ist durch ein Ungleichgewicht der die Thrombozytenaggregation regelnden Stoffe Thromboxan und Prostazyklin (siehe **Abb. 1.15**, S. 31) zu erklären (Warden 2005, Bhattacharyya und Smith 2005).

Gegenstand intensiver Diskussion ist die Gewebe zerstörende Wirkung dieser Medikamente. Eine große Anzahl von Untersuchungen belegt eine deutliche Reduktion der Matrixsynthese auf zellulärem Level (Cohen et al. 2005, Dingle 1999). Im Tierversuch kann eine verzögerte Heilung von Sehnen- oder ligamentären Verletzungen bzw. nach Operationen nachgewiesen werden. Die Frakturheilung zeigt einen retardierten, wenn nicht sogar ausgesetzten Verlauf. Letztendlich zeigen die verheilten Gewebe eine verminderte Reißfestigkeit oder Stabilität (Elder, Dahners und Weinhold 2001, Simon, Manigrasso und O'Connor 2002, Warden 2005). Ob diese Ergebnisse auf humanes Gewebe übertragen werden können ist fraglich und abhängig von Höhe und Dauer der Applikation. Bei korrekter Indikation und optimaler Dosierung über einen kurzen Verlauf kann der Schaden am Gewebe vermutlich gering gehalten werden. Es müssen keine negativen Wirkungen im betroffenen Gewebe auftreten (Hanson et al. 2005, Moorman et al. 1999).

Die gängige Praxis spricht eine andere Sprache: Entzündungshemmer werden unabhängig vom Ausmaß der Entzündung oder ihrem Nutzen obligat und teilweise irrational verschrieben und verabreicht. Durch den freien Verkauf (z. B. Aspirin) besteht ein weit verbreiteter Abusus, der nicht auf der ärztlichen Verordnung basiert (Oettmeier 2003, Cox 2002).

Entzündungshemmende Medikamente sollten nicht grundsätzlich Bestandteil der Behandlung von Verletzungen sein. Sie sollten dann eingesetzt werden, wenn es nötig wird. Die optimale Indikation bezieht sich entweder auf überschießende Entzündungsreaktionen, selbstzerstörende Prozesse, wie z. B. Erkrankungen des rheumatischen Formenkreises, oder die allgemeine akute Schmerzbehandlung.

Gerade hinsichtlich der Nebenwirkungen sollten andere natürliche Entzündungshemmer (z. B. Ernährung) ausgeschöpft werden, bevor chemische Antiphlogistika zum Einsatz kommen (siehe **Tab. 1.8, S.** 32).

Funktionelle Immobilisation: Das betroffene Gelenk muss über die akute Entzündungsphase hinaus funktionell ruhig gestellt werden. Auch hier ist die mechanische Therapie zweitrangig und die Information des Patienten genießt Vorrang.

Zusammenfassend sind folgende Trainingsmethoden innerhalb der Entzündungsphase von Bedeutung (**Tab. 1.9**). Die genauen Parameter sind dem Kapitel Trainingslehre zu entnehmen.

Tabelle 1.9 Trainingsempfehlungen in der Entzündungsphase

Trainingsaspekt	*physiologische Entzündung*	*unphysiologische Entzündung*
Beweglichkeit	Schmerzfreie Mobilisation oder funktionelle Immobilisation	▪ Funktionelle Immobilisation ▪ Physikalische Therapie ▪ Medikamentöse Therapie
Kraft, Ausdauer, Kondition	Evtl. nicht betroffene Gelenke, ansonsten nicht möglich	Kontraindiziert

Proliferationsphase

Phase, in der die Masse des Gewebes neu gebildet wird (quantitative Phase).

Die Proliferationsphase wird mit einer nur minimalen zeitlichen Verzögerung während der Entzündungsphase gestartet. Beide Phasen laufen zu Beginn der Wundheilung mehr oder weniger parallel ab. In den ersten Tagen dominiert die Entzündungsphase über die Proliferationsphase. Abhängig vom Ausmaß der Traumatisierung und der individuellen Stoffwechsellage des Patienten erfolgt ein fließender Übergang von der abklingenden Entzündung in die sich entwickelnde Proliferation. Der Übergang ist durch folgende klinische Symptome gekennzeichnet:

- Die Temperaturdifferenz reduziert sich; eine Erwärmung ist selbstverständlich noch vorhanden, diese hat jedoch keinen pathologischen Charakter, solange der Kurvenverlauf absteigend ist (siehe **Abb. 1.17**, S. 33).
- Der Patient hat keinen Ruhe- bzw. Nachtschmerz mehr, es besteht lediglich ein intermittierender, mechanisch auslösbarer Schmerz.

Die Länge der Proliferationsphase wird von vielen Autoren mit 21 Tagen beziffert (deMorree 2001, van den Berg 1999). Dies entspricht nur teilweise der Realität. Wichtigster Einflussfaktor für die Dauer der zweiten Phase stellt die Stoffwechselaktivität bzw. die Durchblutung dar. Bradytrophe Gewebe benötigen ein längeres Zeitintervall als gut versorgte Bindegewebe (**Tab. 1.10**). Des Weiteren beeinflussen Systemerkrankungen wie zum Beispiel Diabetes mellitus, Disstress, eine mangelhafte Ernährung und der übermäßige Konsum von Genussmitteln die Dauer der Proliferationsphase.

Tabelle 1.10 Dauer der Proliferationsphase in verschiedenen Bindegewebstypen

Gewebe	*Dauer*	*Autor*
Muskelgewebe	▪ kontraktile Komponente ca. 14 Tage ▪ bindegewebige Komponente ca. 21 Tage	Järvinen et al. 2005
Anulus Fibrosus	3–6 Wochen	Hampton et al. 1989
Ligamente	3–6 Wochen	Woo et al. 2000
Sehnen	3–6 Wochen	Leadbetter 1992
Meniskus	8–12 Wochen	Arnoczky et al. 1994
Knorpelgewebe (operativ)	3 Monate	Itay, Abramovici und Nevo 1987

Stoffwechselreaktionen

Aktivierung von Bindegewebszellen/Matrixsynthese

Das mechanische Trauma und die sekundäre Ausschüttung von Entzündungsmediatoren aktivieren nicht nur Abwehrzellen, die den Wundbereich reinigen (s.o.), sondern auch Bindegewebszellen, die für die Neubildung von Gewebe verantwortlich sind. Diese liegen als mesenchymale Stammzellen im Knochenmark oder sind an den Gefäßwänden fixiert (de Morree 2001).

Einmal aktiviert wandern die Vorläuferzellen zielgerichtet zum Schaden. Dort proliferieren sie, d. h. es kommt zur Zellneubildung durch Mitose. Die noch jungen Zellen wachsen daraufhin zur erwachsenen Zelle heran, indem sie ihre Zellorganellen entwickeln. Insbesondere das Endoplasmatische Retikulum und die Ribosomen sind für die Einweiß- bzw. Matrixsynthese in diesem Zusammenhang von entscheidender Bedeutung. Der abschließende Differenzierungsprozess spezialisiert die Zellen zu Fibroblasten, Osteoblasten oder Tenoblasten (Baumhoer, Steinbrück und Goetz 2000). Gewebe, die keine direkte Vaskularisierung aufweisen, wie der hyaline Gelenkknorpel, sind diesbezüglich im Nachteil, da auf keine mesenchymale Stammzellenpopulation zurückgegriffen werden kann.

Die aktive, erwachsene Zelle beginnt sofort mit einer gesteigerten Matrixsynthese. Allerdings werden zunächst Fasern vom Kollagen Typ 3 produziert. Diese weisen eine verminderte Stabilität auf und gewährleisten eine primäre Überbrückung des Wundbereichs. Im weiteren Verlauf werden diese Fasern gegen die für das Gewebe typischen Kollagenarten ausgetauscht. Gewebe, die überwiegend mit Kompressions- und Scherkräften belastet werden, erhalten größtenteils Kollagen Typ 2. Gewebe, die überwiegend Zugbelastungen widerstehen müssen werden mit Kollagen Typ 1 versorgt. Dieser Prozess beginnt in der Proliferationsphase, dauert aber auch in der Remodellierungsphase noch an.

Wundkontraktion

Neben den Fibroblasten entwickeln sich besondere Bindegewebszellen, so genannte Myofibroblasten. Diese synthetisieren einerseits die normalen Matrixkomponenten, wie Grundsubstanz und kollagene Fasern, andererseits bilden sie ein kontraktiles Zytoskelett aus. Diese inneren Kontraktionskräfte werden durch den Fibronexus auf die gebildete Matrix nach außen übertragen. Der Fibronexus ist vergleichbar mit Tentakeln eines Tintenfisches, durch die er sich in der Umgebung festhalten und fortbewegen kann. Myofibroblasten wandern ins Wundgebiet ein, stabilisieren die Wundränder und ziehen sie zueinander. Dadurch verringert sich die Größe der Wunde und die Heilung erfolgt ökonomischer. Des Weiteren werden die gebildeten kollagenen Fasern entlastet (van Wingerden 1998, de Morree 1997).

Therapeutische Empfehlung

In der Proliferationsphase gewinnt die mechanische Therapie enorm an Bedeutung. Die Matrixsynthese kann durch die Applikation spezifischer Wachstumsreize unterstützt werden. Spezifisch bedeutet in diesem Zusammenhang, dass die ursprüngliche Funktion des Gewebes wieder angebahnt und ausgeführt werden muss.

Mobilisation

Bindegewebszellen sind intelligent. Sie lagern sich automatisch an Fasern an, welche die Zelle bei Einwirkung der spezifischen Funktion biopositiv deformieren (Wang 2004, Oschman 2000). Es ist also keineswegs egal, in welche Richtung und auf welche Art mobilisiert wird. Zu diesem Zweck erhält der Patient Automobilisationsübungen, die immer die Funktion des Gewebes ansprechen, immer schmerzfrei auszuführen sind und nie eine Dehnung des Gewebes auslösen. Sehnen und Ligamente benötigen zyklische Dehnreize (**Abb. 1.18a–b**), Knorpelgewebe werden mit Kompressions- und Scherkräften stimuliert (**Abb. 1.19**).

Betrachtet man die Belastungs-Deformations-Kurve, so darf die Intensität der Mobilisation den

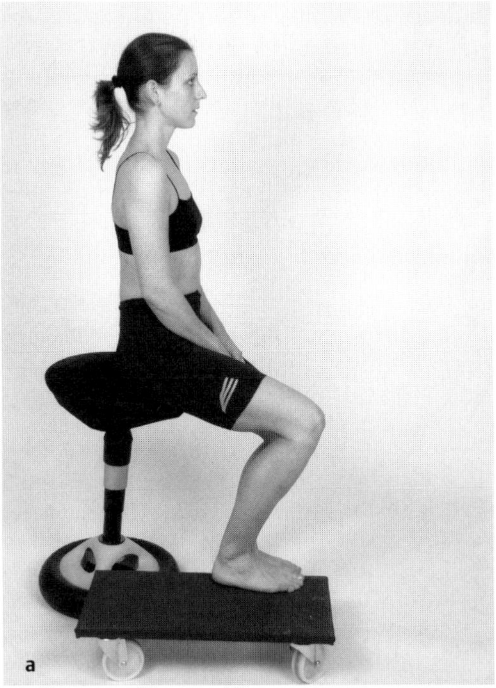

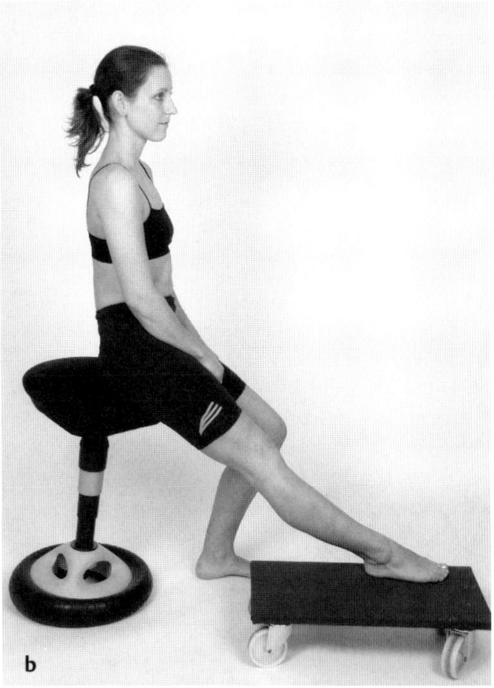

Abb. 1.18a–b Extensionsmobilisation nach Teilruptur des Lig. collaterale mediale am Kniegelenk in der Proliferationsphase. Das Kniegelenk wird aktiv unterhalb der Schmerzgrenze repetitiv in die Extension bewegt. **a** Ausgangsstellung. **b** Endstellung.

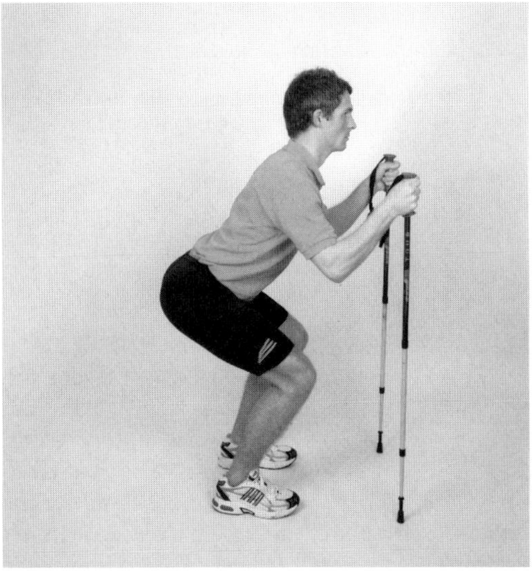

Abb. 1.19 Kompressionsmobilisation in der Proliferationsphase. Das Gewicht wird so weit auf die nicht operierte Seite verlagert, bis eine schmerz- und reibungsfreie Kniebeuge ausgeführt werden kann. Der Körperschwerpunkt wird über das Kniegelenk platziert, um das Lastmoment und gleichzeitig das Kraftmoment der Muskulatur gering zu halten. Die Stützen dienen der Gleichgewichtssicherung. Das ROM wird entsprechend der Indikation begrenzt (im Beispiel 0–80° Flexion). Das Bild zeigt die Endstellung.

ersten Kurventeil (Toe-Region) nicht überschreiten (siehe **Abb. 1.7**, S. 7). Die Stabilität des Gewebes beträgt in dieser Phase ca. 15–20% des gesunden Gewebes (Hardy 1989). Mobilisationen in der linearen Region der Kurve würden eine Retraumatisierung des Gewebes verursachen und sind deshalb in dieser Phase kontraindiziert.

Automobilisationen müssen regelmäßig über den Tag verteilt ausgeführt werden. Zu Beginn reichen 10 Wiederholungen pro Stunde aus. Tritt keine Irritation des Gewebes auf, können die Wiederholungszahlen auf 20, 30 oder 40 gesteigert werden. Der einzige limitierende Faktor stellt der Reizzustand des Gelenkes dar.

Kraft

An Krafttraining ist in dieser Phase in der Regel nicht zu denken. Die Intensitäten (> 30% des individuellen Kraftmaximums) sind für ein Training dieser motorischen Grundeigenschaft in der Proliferationsphase noch zu hoch. Außerdem findet ein Krafttraining im anaerob-laktaziden oder anaerob-alaktaziden Stoffwechselbereich statt. Insbesondere Milchsäurebelastungen können durch eine Azidose das instabile Wundgebiet belasten und sind deshalb der Remodellierungsphase vorbehalten. Andere Autoren, wie zum Beispiel Radlinger et al. (1998), fügen aus diesem Grunde den Terminus Ausdauerkraft in ihr rehabilitatives Stufenmodell mit ein. Unserer Meinung nach trägt diese Begrifflichkeit eher zur Verwirrung als zur Klärung bei, stellt diese Methode doch ein intensives aerobes Ausdauertraining und kein Krafttraining dar.

Ausdauer

Alle aeroben Trainingsmethoden (das allgemeine aerobe Grundlagenausdauertraining und die lokale Muskelausdauer) sind in der Proliferationsphase das Mittel der Wahl. Erstens sind sie bezüglich der Intensität moderat genug, um das wachsende aber instabile Gewebe nicht zu verletzen und zweitens unterstützen sie durch die typischen Anpassungserscheinungen im Herz-Kreislauf-System die Revaskularisierung des Wundbereichs. Dadurch gewährleisten sie eine suffiziente Nährstoffversorgung.

Koordination

Im koordinativen Bereich liegt der Fokus zunächst auf der Aktivierung der lokalen Stabilisatoren, um eine Grundvoraussetzung für die Gelenkstabilität zu schaffen. Liegt ein entsprechendes Niveau vor, wird der Patient zunächst durch langsamere Bewegungsmuster, die gut zu kontrollieren sind (Feedback-Prozesse), an seine Alltagsbelastungen herangeführt. Feedforward-Aktivitäten und nicht antizipierbare, schnelle Bewegungen sollten in Anbetracht mangelnder Stabilität noch vermieden und erst in der Remodellierungsphase trainiert werden.

Zusammenfassend sind folgende Trainingsmethoden innerhalb der Proliferationsphase von Bedeutung (**Tab. 1.11**). Die genauen Parameter sind dem Kapitel Trainingslehre zu entnehmen.

Tabelle 1.11 Trainingsempfehlungen in der Proliferationsphase

Trainingsaspekt	*Maßnahmen*
Beweglichkeit	Spezifische Matrixbelastung unterhalb der Schmerzgrenze
Kraft	Keine
Ausdauer	A, B (Fokussierung auf aerobe Stoffwechselprozesse)
Koordination	A, B (lokale Stabilisatoren und Feedback-Prozesse)

Remodellierungsphase

Phase, in der die gebildete Masse qualitativ ausgebildet und die endgültige Stabilität erlangt wird (qualitative Phase).

Der Übergang von der Proliferations- in die Remodellierungsphase verläuft fließend und ist klinisch nicht zu bestimmen. Der behandelnde Therapeut kann sich daher nur auf sein theoretisches Wissen über die globalen Zeiten der Wundheilungsprozesse und seine klinischen Erfahrungen verlassen. Des Weiteren entscheidet in dieser Phase nur noch das Leistungsniveau des Patienten über die Progression der Trainingsmethoden in den Stufenmodellen. Hilfreich sind dabei insbesondere funktionelle Testverfahren, die als Entscheidungsgrundlage für die Partizipation an sportartspezifischen Belastungsmustern herangezogen werden können. Beispiele hierfür wären der „Einbeinsprungtest" für die untere Extremität (s. Kap. 2.3) oder globale Krafttests mit Hilfe isokinetischer Trainingsgeräte oder anderer apparativer Verfahren.

Die Dauer der Remodellierungsphase ist schwer zu bestimmen, da sie vom Verlauf der vorherigen Phasen abhängig ist. Diverse Studien belegen jedoch, dass selbst nach Monaten bis Jahren noch ein erhöhter bzw. veränderter Stoffwechsel im betroffenen Gewebe nachzuweisen ist. Es ist daher davon auszugehen, dass die letzte Phase mindestens ein Jahr andauert (Hoglum 1992).

Stoffwechselprozesse

Kollagenumbau und Crosslinking

Die Remodellierungsphase ist insbesondere durch den Kollagenumbau von Kollagen Typ 3 in Typ 1 und 2 (siehe Proliferationsphase) sowie eine Stabilisierung der einzelnen Fasern durch so genannte Crosslinks gekennzeichnet. Die neugebildeten Fasern werden durch intra- und intermolekulare Crosslinks stabilisiert. Die Dichte von gebildeten Querverbindungen korreliert positiv mit der mechanischen Belastbarkeit des heilenden Gewebes (Ng 2003). Außerdem kommt es zu einer endgültigen Ausrichtung der Faserstruktur in Richtung der einwirkenden Kraft.

Therapeutische Empfehlung

Mobilisation

Besteht in dieser Phase noch eine eingeschränkte Beweglichkeit, so muss mit intensiveren Reizen mobilisiert werden. Nun wird in den Widerstand hinein bewegt, ein Dehnschmerz darf und soll auftreten. Ein Dehnschmerz ist dadurch charakterisiert, dass er ausschließlich in der Endstellung auftritt. Er verschwindet sofort nach Verlassen der endgradigen Position und wird durch A-Delta-Nervenfasern vermittelt. Bezogen auf die Kraft-Deformations-Kurve von Vijdik wird in der linearen Region (2. Kurvenabschnitt) gearbeitet (siehe **Abb. 1.7**, S. 7).

Schmerzen, die am Ende ausgelöst werden und in der Mittelstellung verbleiben, haben eine andere Ursache. Sie werden durch C-Nervenfasern weitergeleitet, welche Entzündungsmediatoren beinhalten. Eine wiederholte Provokation von C-Fasern kann eine neurogene Entzündung verursachen und ist nicht erwünscht bzw. würde einen Rückschritt im Heilungsprozess bedeuten.

Die Parameter der Automobilisation verändern sich im Vergleich zur Proliferationsphase kaum. Oftmals wird in dieser Phase allerdings mit gehaltenen Dehnungen gearbeitet, um eine Verlängerung des Gewebes zu erreichen. Bewegungseinschränkungen in der Remodellierungsphase sind nur bei längeren Immobilisationsphasen oder nach unspezifischen Reizen in der Proliferationsphase zu erwarten.

Kraft, Ausdauer, Koordination

Das Training der motorischen Hauptbeanspruchungsformen richtet sich nach dem Soll-Ist-Wert-Vergleich in der Anamnese. Die Auswahl der Trainingsmethode orientiert sich am sportartspezifischen Profil und der ADL-Belastung des Patienten. Grundsätzlich bestehen nun aber keine Einschränkungen bezüglich der Belastbarkeit mehr. Dies bedeutet, dass mit einem Krafttraining begonnen werden kann und Feedforward-Prozesse geübt werden dürfen. Zusammenfassend sind die in **Tab. 1.12** genannten Trainingsmethoden innerhalb der Remodellierungsphase von Bedeutung. Die genauen Parameter sind dem Kapitel Trainingslehre zu entnehmen.

Tab. 1.12 Trainingsempfehlungen in der Remodellierungsphase

Trainingsaspekt	*Maßnahmen*
Beweglichkeit	Dehnung in der linearen Region, Dehnschmerz darf auftreten
Kraft	A, B, C, D, E (in Abhängigkeit vom Soll-Ist-Wert)
Ausdauer	A, B, C (in Abhängigkeit vom Soll-Ist-Wert)
Koordination	A, B, C (in Abhängigkeit vom Soll-Ist-Wert)

Zusammenfassung

- Fasst man die Adaptionsprozesse aus den Kapiteln Trainingslehre und Bindegewebspysiologie zusammen, ergibt sich ein übergreifendes Nachbehandlungsschema, welches sich für fast jede Pathologie eignet (**Tab. 1.13**).
- Es berücksichtigt die Individualität des Patienten und ist nicht an feste zeitliche Vorgaben gebunden. Allerdings erfordert es vom Therapeuten die Bereitschaft, mit klinischen Parametern zu arbeiten sowie ein ausreichendes theoretisches Grundlagenwissen.
- Die entsprechenden Quellen (siehe Literaturhinweise am Ende des Kapitels) sind vorhanden und sollen zum Selbststudium anregen!

Tab. 1.13 Trainingsempfehlungen in den verschiedenen Wundheilungsphasen

	Entzündungsphase	*Proliferationsphase*	*Remodellierungsphase*
	Übergang wird klinisch bestimmt	Übergang wird klinisch und durch funktionelle Tests bestimmt	
Beweglichkeit	Funktionelle Immobilisation, evtl. schmerzfreie Mobilisation	Schmerzfreie spezifische Mobilisation, Bindegewebsausrichtung	Dehnschmerz darf auftreten, spezifische Mobilisation, Bindegewebsverlängerung
Kraft	Evtl. entfernt von der betroffenen Struktur	Lokal kein Krafttraining möglich, evtl. entfernt von der betroffenen Struktur	A,B,C,D,E
Ausdauer	Evtl. entfernt von der betroffenen Struktur (A und B)	A,B	A,B,C
Koordination	Evtl. entfernt von der betroffenen Struktur	A,B	A,B,C

1.2.2 Spezifische Therapie verschiedener Bindegewebe

Knorpel

Seit langem ist bekannt, dass die Heilungstendenz von erwachsenem Knorpelgewebe sehr begrenzt ist. Aufgrund der fehlenden vaskulären und nervalen Versorgung sowie der verminderten Anzahl von differenzierungsfähigen und proliferierenden Stammzellen ist dieses bradytrophe Gewebe nicht in der Lage, mit den vorher beschriebenen Heilungsphasen zu reagieren. Trotz dieses Handicaps ist es aber keinesfalls so, dass man nach einem Trauma keine Reaktionen des Gewebes nachweisen könnte.

Wundheilung

Ob und in welchem Umfang der Schaden heilt, hängt von verschiedenen Einflussfaktoren ab. Die Größe und die Tiefe des Schadens spielen dabei eine Schlüsselrolle. In der englischsprachigen Literatur werden grundsätzlich „Partial-Thickness Defects" und „Full-Thickness Defects" unterschieden. Die Dauer der Wundheilungsphasen ist vom Ausmaß des Schadens und der Therapie abhängig (**Tab. 1.14**, Erläuterungen im Text).

Partial-Thickness Defects
Partial-Thickness Defects reichen nicht bis zum subchondralen Knochen, verbleiben also in den Knorpelzonen 1–3. Da sie den gut vaskularisierten Knochen nicht tangieren, verursachen sie auch keine Einblutung. Die Reaktion des Gewebes ist dementsprechend begrenzt. Nur bei minimalem Matrixverlust (< 3–5mm²) kommt es zu einer spontanen und kompletten Heilung. Nach neun Monaten ist der Defekt auf der Knorpeloberfläche nicht mehr zu lokalisieren (Newman 1998, Martinek 2003b).

Bei größeren Defekten reagieren die Chondroblasten an den Wundrändern schon nach 24 Stunden mit einer verstärkten Mitoseaktivität und einer gesteigerten Matrixsynthese. Der Turnover wird durch Wachstumsfaktoren und katabole Substanzen beschleunigt. Allerdings kommt dieser Prozess schon nach 1–2 Wochen zum Erliegen und die Aktivität der Zellen pendelt sich wieder auf den Ruhewert ein. Das produzierte Gewebe wird in der darauffolgenden Remodellierung wieder entfernt und es verbleibt ein nicht verheilter Schaden (Mankin 1982, Newman 1998).

In vielen Fällen bleiben diese Schäden stabil und müssen auch nach Jahren keine Symptome auslösen (Vangsness 1999, Mandelbaum et al. 1998, Newman 1998). Insbesondere kleine Verletzungen, die 2 cm² nicht überschreiten, sind gut geschultert, d. h. sie werden von den Wundrändern gestützt und so vor dem direkten Kontakt mit dem Gelenkpartner geschützt (Mandelbaum et al. 1998). Große Läsionen (> 10 cm²) gehen mit einer Gelenkspaltverschmälerung sowie einer erhöhten Kompressionsbelastung des verletzten Bereichs einher. Die Destruktion auch der tiefer liegenden Knorpelzonen kann hier schneller voranschreiten.

Tabelle 1.14 Heilungsvorgänge nach Verletzungen oder Operationen am Knorpel

Schaden/OP-Wundheilungsphase	*Entzündungsphase*	*Proliferationsphase*	*Remodellierungsphase*
Partial-Thickness Defects (minimaler Matrixverlust < 3–5mm²)	Keine	ca. 3 Monate	ca. 6–9 Monate
Partial-Thickness Defects (Matrixverlust > 5mm²)	Keine	Kurzzeitig (1–2 Wochen)	Degradierung des gebildeten Gewebes nach der 2. Woche
Full-Thickness Defects oder Abrasion, Shaving, Microfracture	2–5 Tage	ca. 3 Monate (Bildung eines Mischgewebes, überwiegend Faserknorpel)	Stabiler Faserknorpel nach 6 Monaten, weitere Remodellierung und eventuell Degradierung
Autologe Chondrozytentransplantation	Keine	ca. 3 Monate (Bildung eines überwiegend hyalinen Knorpels)	> 3 Monate, Remodellierung dauert mindestens 1 Jahr
Mosaikplastik	2–5 Tage	ca. 3 Monate (Bildung von überwiegend Faserknorpel an den Wundrändern)	> 3 Monate, stabiler Faserknorpel an den Wundrändern nach 6 Monaten

Full-Thickness Defects

Von Full-Thickness Defects wird gesprochen, wenn das Trauma auch den subchondralen Knochen betrifft. Durch die gute Innervation und Vaskularisation kann man von einer normalen Wundheilung in den entsprechenden Phasen sprechen. Mit der Einblutung gelangen zunächst undifferenzierte Stammzellen, Nährstoffe sowie auf- und abbauende Stoffe ins Wundgebiet. Die Zellen differenzieren sich zu aktiven (produzierenden) Fibroblasten oder Fibrochondroblasten und beginnen mit der gesteigerten Matrixproduktion, um den Defekt zu schließen. Diese Proliferationsphase ist nach ca. 3 Monaten abgeschlossen (Paletta, Arnoczky und Warren 1992). Allerdings bildet sich kein hyaliner Gelenkknorpel, sondern zunächst ein hyalinartiger Knorpel, der in der Remodellierungsphase zu einem Faserknorpel umgebaut wird. Die mechanische Belastbarkeit von Faserknorpel ist im Vergleich zum hyalinen Gelenkknorpel deutlich geringer. Daher sind schon nach 3–6 Monaten erste Degenerationen zu erkennen (Mankin 1982, Newman 1998).

Therapie

Partial-Thickness Läsionen sind in der Regel klinisch stumm oder werden erst viel später erkannt. Da sie eigentlich nicht heilen (bis auf den minimalen Verlust) können keine Nachbehandlungsempfehlungen gegeben werden. Full-Thickness Läsionen werden genauso wie operative Verfahren (Stimulation oder Transplantation) nachbehandelt.

Aufgrund der verminderten Heilungstendenz von Knorpelgewebe wurden in der Vergangenheit diverse operative Verfahren entwickelt, um Stammzellen zu stimulieren oder Zellen und neuerdings ganze Gewebegerüste ins Wundgebiet zu implantieren.

Stimulierung von Stammzellen

Durch Anbohrung, Abrasieren („Shaving") oder Mikrofrakturierung wird der subchondrale Knochen verletzt. Mit der Einblutung gelangen Stammzellen ins Wundgebiet, die Faserknorpel bilden sollen. Die zellulären Reaktionen sind mit denen der Full-Thickness Defects vergleichbar. Die Proliferationsphase dauert ca. 3 Monate, nach 6 Monaten besteht ein relativ stabiler Faserknorpel (Sledge 2001, Paletta, Arnoczky und Warren 1992).

Die anfänglich guten Ergebnisse dieser Behandlungsmethode werden später immer schlechter. Nach nur 5 Jahren beurteilen nur noch 50% der Patienten das Operationsergebnis als gut oder sehr gut (Peterson et al. 2002, Mandelbaum et al. 1998, Martinek und Imhoff 2003a). Lediglich bei der Mikrofrakturierung bestehen mittlerweile langfristig positive Ergebnisse. Steadman et al. (2003) und Davis und Jones (2004) berichten auch nach 4,5–11 Jahren Follow-up von 80% guten Resultaten.

Zelltransplantationen

Die Autologe Chondrozytentransplantation (ACT) nach Brittberg et al. (1994) erfreut sich immer größerer Beliebtheit. Dabei werden zunächst autologe Chondrozyten entnommen, über 14–21 Tage kultiviert und schließlich in einer zweiten Operation in den Defekt eingesetzt. Ein Periostlappen verschließt das Transplantat nach außen (siehe **Abb. 1.20**).

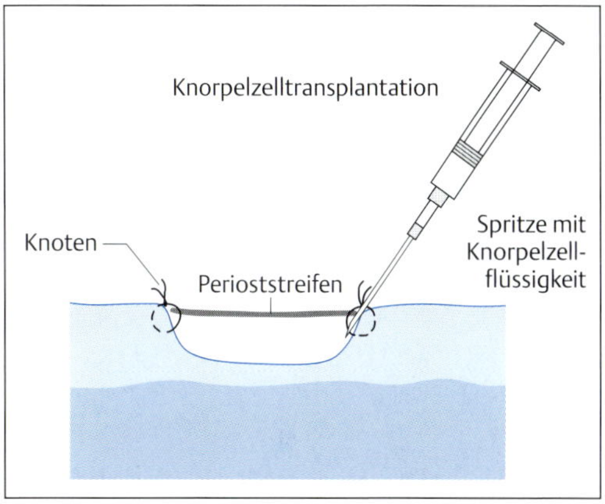

Abb. 1.20 Autologe Chondrozyten werden unter den Perioststreifen in den Defekt injiziert. Der Perioststreifen wird durch resorbierbare Fäden oder Fibrinkleber fixiert (Wirth und Kohn 1999).

Auch bei dieser Operationsmethode entsteht nicht ausschließlich hyaliner Gelenkknorpel, sondern zumeist ein Mischgewebe mit Faserknorpelanteilen. Wie hoch dieser Anteil ist, scheint sehr variabel zu sein und ist vom Transplantat (Entwicklungsstand der Zellen) und vom Untersuchungszeitraum abhängig (**Tab. 1.15**).

Tabelle 1.15 Untersuchungsergebnisse nach der autologen Chondrozytentransplantation

Autor	*Knorpelstatus*	*Follow-up*
Breinan et al. (1998)	Überwiegend hyalin	6 Monate
Itay, Abramovici und Nevo (1987)	Ausschließlich hyalin	6 Monate
Brittberg et al. (1994)	Instabiler hyaliner Knorpel	3 Monate
Grande et al. (1995)	Hyaliner Knorpel	3 Monate
Sams und Nixon (1995)	Faserknorpel mit hyalinen Anteilen	4/8 Monate
Wakitani et al. (1998)	Hyaliner Knorpel	3 Monate
Richardson et al. (1999)	Hyaliner Knorpel in der Tiefe, oberflächliches Faserknorpel-Deckblatt	12 Monate
Brittberg et al. (2001)	73 % hyalin, 27 % Faserknorpel	2–10 Jahre
Peterson et al. (2002)	72 % der Patienten bildeten hyalinen Knorpel, 28 % entwickelten ein Mischgewebe	33–84 Monate
Bentley et al. (2003)	Mischgewebe	1 Jahr
	Hyalines Gewebe	2 Jahre
Horas et al. (2003)	Nur wenig hyaline Anteile	6 Monate

Die zeitliche Einordnung der Heilungsvorgänge ist anhand der unterschiedlichen Untersuchungsergebnisse schwierig. Nach Itay, Abramavici und Nevo (1987) und Breinan et al. (1998) kann man auch hier von einer mindestens drei Monate langen Proliferationsphase ausgehen. Marlovits et al. (2004) bestätigen dies. In ihrer Studie war schon nach ca. 6 Wochen der Schaden mit Matrix gefüllt. Die Remodellierungsphase dauert mindestens bis zum sechsten Monat an. Die endgültige Ausbildung und Integration des Reparaturgewebes benötigt aber vermutlich noch deutlich länger und ist erst nach Jahren abgeschlossen (Bentley et al. 2003, Alparslan, Minas und Winalski 2001). Nicht nur deswegen versucht man mittlerweile, die Chondrozyten nicht isoliert in den Schaden einzusetzen sondern in ein resorbierbares Kollagengerüst, bestehend aus Wachstumsfaktoren (IGF, TGF), Blutserum, Vitaminen und Nährstoffen einzubetten (Athanasiou et al. 2001). Dadurch sollen Differenzierungsvorgänge und die Matrixproduktion beschleunigt und gesteigert werden. Ob sich dadurch hyaliner Knorpel produzieren lässt, müssen Untersuchungen in der Zukunft zeigen.

Die vorliegenden Ergebnisse für die ACT sind vielversprechend. Knutsen (2004), Bentley et al. (2003) und Horas et al. (2003) konnten für annähernd 80 % der Patienten gute bis sehr gute Resultate im kurzen Follow-up (< 2 Jahre) ermitteln. Nach einem mittleren Follow-up von 7,4 Jahren haben diese guten Ergebnisse immer noch Bestand (Peterson et al. 2002). Trotz dieser Daten sollte dennoch nicht vergessen werden, dass in keiner bisher durchgeführten Studie ein identisches Gewebe produziert werden konnte. Die mechanische Belastbarkeit des gebildeten Ersatzgewebes ist im Vergleich zum hyalinen Knorpel fast immer geringer (Russlies et al. 2003, Vasara et al. 2005).

Osteochondrale Transplantation (z. B. Mosaikplastik)

Eine weitere Möglichkeit stellt die Transplantation von ganzen Knochen-Knorpel-Teilen dar. Das Transplantat wird entweder von Spendern (allograft) oder von nicht belasteten Stellen des eigenen Gelenkknorpels (autograft) gewonnen. Bei der Mosaikplastik werden Knochen-Knorpel-Stifte ausgestanzt, in den Defekt eingesetzt und ohne Fixierung mit dem Press-fit-Verfahren stabilisiert. Oftmals wird dieses Verfahren mit einer Abrasion oder Mikrofrakturierung kombiniert, um eine bessere Einheilung der Stifte zu erreichen (Alford 2005, Nehrer 2004).

Der Vorteil dieser Operationsmethode liegt auf der Hand. Der Knorpel muss sich nicht erst bilden, sondern ist schon vorhanden. Kritisch ist lediglich die Integration der Stifte zu den Wundrändern und die genaue Bestimmung der Höhe des Transplantats, um Inkongruenzen der Gelenkoberfläche zu vermeiden. Des Weiteren ist noch nicht geklärt, ob die Entnahme der Knochenstifte beim Autografting langfristig negative Folgen für den Knorpel mit sich bringt. Nach Simonian et al. (1998) bleibt keine der normalerweise verwendeten Entnahmestellen bei Gelenkbewegungen ohne Kompressionsbelastung. Die Einheilung der Transplantate wird durch die Bildung von Faserknorpel gewährleistet und ist den normalen Heilungszeiten unterworfen (s.o.).

Die Ergebnisse der Mosaikplastik sind sehr positiv. Bei entsprechenden Defekten stellt diese Behandlungsmethode eine echte Alternative zur ACT dar (Alleyne und Galloway 2001, Bugbee und Convery 1999, Hangody und Rathonyi 2004). Für das Patellofemoralgelenk jedoch scheinen sowohl die ACT als auch die Mosaikplastik weniger geeignet zu sein. Jedenfalls lassen die zum Teil sehr schlechten Ergebnisse diesen Schluss zu (Brittberg et al. 1994, Bentley et al. 2003).

Postoperative Belastbarkeit, Nachbehandlung
Die postoperative Belastbarkeit wird unterschiedlich beurteilt. Betrachtet man die in den Untersuchungen gegebenen Empfehlungen, so scheint es offensichtlich keine einheitlichen Richtlinien für die Nachbehandlung zu geben. Der Therapeut steht dabei im Blick auf die Entscheidung hinsichtlich der Gewichtsbelastung (Teilbelastung vs. Vollbelastung), des erlaubten Bewegungsausmaßes und der Progression im Trainingsprozess vor einer schwierigen Aufgabe.

Bentley et al. (2003) ließen ihre Patienten nach der ACT nur 48 h entlasten. Danach war Teilbelastung erwünscht und Vollbelastung prinzipiell erlaubt. Schon nach 6 Wochen sollte Arbeitsfähigkeit mit Vollbelastung erreicht werden. Ihre sehr guten Ergebnisse, gerade den Knorpelstatus betreffend, lassen den Schluss zu, dass eine länger dauernde vollständige Entlastung nicht unbedingt notwendig ist. Nach Manolopoulos et al. (1999) ist die Verankerung der implantierten Zellen schon nach 24 h weit vorangeschritten. Dementsprechend ist eine 1–2 Tage dauernde Entlastung der betroffenen Extremität ausreichend. Continous passive motion (CPM), mindestens 6–8 Stunden pro Tag, oder Automobilisation im unbelasteten Bereich bestimmen in dieser Zeit die Nachbehandlung (Sledge 2001, Steinwachs et al. 2003, Davis 2004). Danach sind gezielte Kompressionsreize für die Ausbildung eines hyalinen Gewebes unerlässlich. Peterson et al. (2002, S. 10) stellten fest, dass mehr belastete Areale eher hyalin ausheilen als unbelastete: „Weightbearing seemed to promote the formation of hyaline-like repair tissue." („Gewichtsübernahme schien die Bildung hyalinartigen Reparaturgewebes zu fördern." Übersetzung durch den Autor)

Dies bedeutet, dass nach den ersten 48 Stunden die Gewichtsbelastung progressiv bis zur Vollbelastung gesteigert werden kann. In welcher Zeit dies möglich ist, hängt nicht von unflexiblen Nachbehandlungsschemata ab, sondern von der Erfüllung funktioneller Tests (Irrgang und Pezzullo 1998), die bei den jeweiligen Indikationen vorgestellt werden. Grundsätzlich sollten innerhalb der ersten drei Monate Vollbelastung und Arbeitsfähigkeit angestrebt werden.

Überhaupt sollte nicht vergessen werden, dass die Knorpelbelastung insbesondere durch auftretende Muskelkräfte determiniert wird. Die Annahme, dass Gelenkknorpel in Rückenlage mit isometrischen Anspannungsübungen weniger belastet wird als in vertikalisierter Ausgangstellung mit Kompression der Gelenkflächen ist nicht nur falsch, sondern auch gefährlich. Eckstein et al. (1997), Taylor et al. (1998) oder Lu et al. (1997) konnten eindrucksvoll zeigen, dass die Muskelkräfte einen entscheidenden Anteil an der Generierung von Kompressionskräften haben.

> *Empfehlungen, die bei der Nachbehandlung eine Vollbelastung strikt ablehnen, dafür aber ein frühes Krafttraining propagieren, sollte man kritisch beurteilen.*

Belastungen mit hohen Geschwindigkeiten und überproportional hohen Kompressions- und Scherkräften sind erst in der Remodellierungsphase möglich. Auch hier entscheiden funktionelle Voraussetzungen, wie zum Beispiel ein ausreichendes Kraftpotenzial (80 % der nicht verletzten Seite) über die Sporttauglichkeit. In den meisten Fällen ist eine Wiederaufnahme von belastenden Sportarten innerhalb der ersten neun Monate nicht möglich.

Eine Limitierung des ROM ist in vielen Fällen nicht nötig. Befürchtet man eine Retraumatisierung, ist eine zeitlich begrenzte Limitierung angebracht (Bailey et al. 2003). Die detaillierte Darstellung der trainingstherapeutischen Maßnahmen in den einzelnen Heilungsphasen findet man in den Kapiteln 3 ff.

Sehnengewebe

Wundheilung

Die Heilungstendenz von Sehnengewebe ist normalerweise sehr gut, hängt aber von der Größe und der Art des Traumas ab. Während in der Vergangenheit alle Sehnenpathologien mehr oder weniger mit dem Begriff „Tendinitis" umschrieben wurden (s.a. Kap 1.1.2), *werden heute akute und chronische Schädigungen unterschieden* (Leadbetter 1992):

- Unter einer akuten Sehnenverletzung versteht man eine Schädigung von vaskularisiertem und innerviertem Gewebe, das mit massiven chemischen und zellulären Reaktionen beantwortet wird.
- Chronische Sehnenpathologien können durch eine wiederholte Mikrotraumatisierung ausgelöst werden, ohne dass es zu einer ausgeprägten Entzündungsphase mit der damit verbundenen Reparation kommt.

Da sich das trainingstherapeutische Vorgehen and den einzelnen Wundheilungsphasen orientiert, muss zunächst eine Einteilung der einzelnen Pathologien vorgenommen werden (siehe **Tab. 1.16**).

Tabelle 1.16 Nomenklatur von Sehnenpathologien und histologische Befunde (modifiziert nach Leadbetter 1992)

Bezeichnung	*Definition*	*Histologie*
Paratenonitis	Entzündung des Paratenons mit oder ohne Sehnenscheide, kein Sehnenbefall	Entzündungszellen im Paratenon oder im umliegenden Bindegewebe mit den entsprechenden Entzündungszeichen
Tendinose	Degeneration eines umschriebenen Sehnenbereichs	Keine Entzündungsanzeichen, Degeneration des Gewebes mit Zellmutationen, chaotische Faserausrichtung, verändertes Crosslinking, Debris-Nester, vaskuloneurale Invasion (s.a. Kap. 1.1.2)
Tendinitis (gilt auch für operatives Vorgehen)	Mikro- oder Makrotrauma der Sehne	Akute Schädigung mit entsprechenden Entzündungszeichen und Entzündungsreaktionen im Wundgebiet

Akute Sehnenverletzungen (Tendinitiden)

Die verletzte Sehne heilt in den normalen Wundheilungsphasen, wobei die Vorgänge entweder aus dem inneren Milieu der Sehne (intrinsisch) oder aus dem umliegenden Gewebe (extrinsisch), wie dem Periost, dem subkutanen Gewebe, Faszien oder der Sehnenscheide induziert werden. Wie groß der Beitrag der instrinsischen Komponente ist, wurde lange Jahre kontrovers diskutiert. In den neueren Abhandlungen über die Wundheilung von Sehnengeweben wird aber kein Zweifel daran gelassen, dass die Fibroblasten eine intrinsische Heilungsfähigkeit aufweisen. Lediglich die zeitliche Dynamik der beiden Komponenten scheint unterschiedlich zu sein. So beschreiben Maffulli, Moller und Evans (2002) in den ersten drei Wochen eine stärkere extrinsische, danach eine stärkere intrinsische Reaktion.

Entzündungsphase: Die Entzündungsphase dauert ca. eine Woche. Das Wundgebiet wird von Entzündungszellen aus dem Endotenon, Epitenon und den umliegenden Geweben infiltriert. Die Wundränder werden durch das primäre Fibrinnetz stabilisiert, Debris (Zell- und Matrixtrümmer) von Makrophagen abtransportiert. Die Freisetzung von vasoaktiven Substanzen und Wachstumsfaktoren leitet die Gefäßneubildung ein und aktiviert Fibroblasten. Diese bewegen sich zielgerichtet zum Schaden (Sharma und Maffulli 2005).

Proliferationsphase: Die Proliferationsphase dominiert spätestens nach dem 7. Tag über die Entzündungsphase (Sandrey 2003. Enwemeka 1989). Die Fibroblasten beginnen das Wundkollagen Typ 3 zu produzieren, seine Ausrichtung ist zunächst aber noch chaotisch. In der dritten Woche ist die Kollagenproduktion auf ihrem Höhepunkt angekommen, sie kann zu diesem Zeitpunkt um das 15–22fache angestiegen sein. Im weiteren Verlauf reduziert sich die gesteigerte Synthese langsam und die letzte Heilungsphase beginnt (Reddy, Stehno-Bittel und Enwemeka 1999, Woo et al. 2000).

Remodellierungsphase: Der Beginn der Remodellierungsphase überschneidet sich mit der noch laufenden Proliferationsphase. Normalerweise beginnt sie nach spätestens sechs Wochen mit dem Abschluss der Kollagensynthese (Leadbetter 1992, Maffulli, Moller und Evans 2002, Wang 1998). Erst jetzt wird die Sehne durch die vermehrte Bildung von Crosslinks, die Transformation von Kollagen Typ 3 in Kollagen Typ 1 und die Ausrichtung der einzelnen Fasern entsprechend der Krafteinwirkung stabiler. Die Remodellierungsphase dauert, abhängig von der Größe und der Lokalisation der Verletzung, mindestens 3–6 Monate (Wang 1998). Abschließende Prozesse benötigen sicherlich noch viel länger, was Untersuchungen bezüglich der Reißfestigkeit zu diesem Zeitpunkt unterstreichen. Sharma und Maffulli (2005) ermittelten nach ca. 12 Monaten eine Stabilität von 56,7%. Lange Immobilisationsphasen produzieren noch geringere Werte, frühe Mobilisation kann eine größere Reißfestigkeit zur Folge haben.

Chronische Sehnenverletzungen (Tendinosen)

Die Tendinose ist keine akute Gewebeverletzung, sondern ein chronischer Zustand, der oft durch eine insuffiziente Heilung nach wiederholter Mikrotraumatisierung ausgelöst wird. Die degenerativen Veränderungen betreffen dabei sowohl die Zellen in der Sehne als auch die einzelnen Matrixbestandteile. So werden in umschriebenen Bereichen mehr Endothel-, Fett-, Knochen- oder Knorpelzellen gefunden, die von schlecht ausgerichteten kollagenen Fasern begleitet werden. Zwischen den Fasern befinden sich kleine Debris-Nester, die eine lokale Verdickung bewirken. Für den Schmerz sind vermutlich einwachsende Nerven und Gefäße verantwortlich (Kraushaar und Nirschl 1999).

Bei chronischen Sehnenverletzungen findet keine Entzündung statt. Wundheilungsphasen sind daher nicht zu beachten.

Dies konnte in einer Reihe von Untersuchungen klar aufgezeigt werden (Alfredson et al. 2002, Alfredson, Thorsen und Lorentzon 1999). Gerade deshalb ist mit einer sehr langsam fortschreitenden Regeneration zu rechnen, die sich über Monate hinzieht. Erklärt werden können diese langen Regenerationszeiten durch den langsamen Turnover der Tenozyten, der zwischen fünfzig und hundert Tagen liegt.

Renström beschreibt einen „kraniokaudalen Gradienten" (Knobloch 2003, S. 336). Je distaler die veränderte Sehne lokalisiert ist, desto schneller vollzieht sich die Regeneration. So müssen für Achillessehnen-Tendinosen 4–6 Monate, für Patellarsehnen-Tendinosen 6–8 Monate und bei Tendinosen der Rotatorenmanschette sogar 8–12 Monate veranschlagt werden. **Tab. 1.17** fasst die Dauer der Heilungsvorgänge nach Verletzungen oder Operationen an Sehnengewebe zusammen.

Tabelle 1.17 Heilungsdauer von Sehnenverletzungen

Art der Schädigung	*Entzündungsphase*	*Proliferationsphase*	*Remodellierungsphase*
Tendinose	Fehlt	Fehlt	3–12 Monate, abhängig von der Lokalisation
Tendinitis (Mikro- oder Makrotrauma)	Bis 1 Woche	Vom 3. Tag–6 Wochen	Ab der 3. Woche–ca. 1 Jahr
Ruptur (Sehnennaht)	Bis 1 Woche	Vom 3. Tag–6 Wochen	Ab der 3. Woche–ca. 1 Jahr

Therapie

Akute Sehnenverletzungen

Konservativ: Nach der Proliferationsphase beträgt die Stabilität der Sehne ca. 15 % der normalen Reißfestigkeit, nach 6–24 Monaten steigt sie auf 70 % an. Ob die normale Reißfestigkeit sowie die normalen biomechanischen und viskoelastischen Eigenschaften jemals wieder erreicht werden ist unwahrscheinlich (Sandrey 2003).

Der Schmerz, der unmittelbar nach der Verletzung sehr stark sein kann, nimmt innerhalb der ersten drei Wochen drastisch ab und der Wunsch des Patienten nach mehr Belastung steigt unwillkürlich an. Dadurch entsteht zwischen der dritten und sechsten Woche ein Zeitfenster, in dem wegen der geringen Belastbarkeit der Sehne eine Retraumatisierung befürchtet werden muss (**Abb. 1.21**). Bereits alltägliche Bewegungen können die Sehne mit einem Mehrfachen des Körpergewichts belasten. Über die sehr häufig betroffene Achillessehne wird am Ende der Standbeinphase das 2,5fache, beim Sprinten das 6–8fache des Körpergewichts übertragen (Schepsis, Jones und Haas 2002). Die Belastung muss deshalb sehr vorsichtig gesteigert werden. Nimmt der Patient in dieser Phase Schmerzmittel ein, ist die Gefahr für eine Überlastung der verletzten Sehne noch größer. Konkrete Hinweise für die Nachbehandlung bestimmter Körperregionen finden sich in den entsprechenden Kapiteln.

Operativ: Bei ausgeprägten Sehnenschäden, insbesondere Rupturen, ist eine Operation oft nicht zu vermeiden. Die Sehnenenden werden dabei durch Nähte miteinander verbunden. Die zellulären Reaktionen entsprechen den oben dargestellten Wundheilungsphasen. Auch bei knöchernen Ausrissen wird bei disloziertem Fragment eine operative Ver-

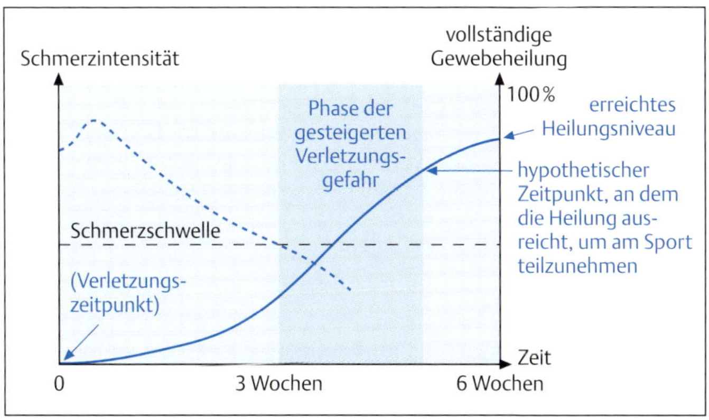

Abb. 1.21 Heilung akuter Sehnenverletzungen. Zwischen der dritten und sechsten Woche sinkt der Schmerz im normalen Heilungsverlauf stark ab. Die Stabilität des Gewebes steigt aber nicht in gleichem Maße an. Durch dieses Missverhältnis entsteht eine Phase erhöhter Verletzungsgefahr (nach Leddbetter 1992).

sorgung nötig. Das Fragment wird in das Knochenbett eingepasst und mit Schrauben fixiert. Allerdings gelten dann nicht die Sehnenheilungs- sondern die Frakturheilungszeiten.

Die Stabilität der Sehnennaht ist vom verwendeten Material, der Anzahl der Nähte, der Verknotung und dem postoperativen Prozedere abhängig. Die Reißfestigkeit ist proportional zur Anzahl der verwendeten Nähte. Seit die Nähte nicht mehr nur parallel, sondern auch mit horizontalen Komponenten eingesetzt werden, kommt es bei mechanischer Überlastung zunächst zu einem Riss der Naht und nicht zu einem sehnigen Ausriss (Woo 2000).

Eine frühzeitige Mobilisation scheint sowohl für die intrinsischen zellulären Reaktionen als auch für die Entwicklung der mechanischen Stabilität und Mobilität essenziell zu sein. Bei immobilisierten Sehnen dominiert die extrinsische Heilung, die intrinsische ist gehemmt. Die Stabilität sinkt um bis zu 60 % innerhalb der ersten drei Wochen, die Gleitfähigkeit, insbesondere bei Sehnen mit Sehnenscheiden, ist empfindlich gestört (Wang 1998).

Chronische Sehnenverletzungen

Durch dosierte mechanische, insbesondere exzentrische Belastung konnten die meisten Veränderungen innerhalb der Sehne wieder eliminiert werden (siehe Kap. 1.1.2). Auch hier ist vor einer zu frühen Belastungsaufnahme zu warnen. Insbesondere Belastungen mit hohen Geschwindigkeiten, kombiniert mit exzentrischen Komponenten, scheinen Mikrotraumen in der Sehne auszulösen.

Diverse Autoren konnten in frischen Rupturen degenerative Veränderungen vorfinden, die für Tendinosen charakteristisch sind (Maffulli et al. 2000, Reddy, Stehno-Bittel und Enwemeka 1999, Fenwick, Hazleman und Riley 2002). Möglicherweise bieten klinisch noch stumme Degenerationen eine Prädisposition für ein Makrotrauma. Außerdem liegt der eigentliche Beginn der Pathologie oft schon Monate vor der ersten Schmerzwahrnehmung (**Abb. 1.22**). Das Schmerzerlebnis und die subjektiv wahrgenommene Traumatisierung stellen also nur die „Spitze des Eisbergs" dar.

Stellen sich trotz guter Compliance des Patienten weder eine Schmerzreduktion noch eine Funktionsverbesserung ein, so kann eine Verödung der eingewachsenen Gefäße in Betracht gezogen werden. Unter sonografischer Kontrolle wird dabei das Medikament Polidiocanol injiziert. Im kurzen bzw. mittleren Follow-up (6–8 Monate bis 2 Jahre) konnte dadurch eine deutliche Schmerzreduktion erreicht werden (Alfredson 2005, Alfredson und Öhberg 2005, Öhberg und Alfredson 2003). Ob diese Verödung eine dauerhafte Erleichterung bringt, müssen Untersuchungen mit einem längeren Nachbeobachtungszeitraum in der Zukunft klären.

Muskulatur

10–55 % aller Sportverletzungen sind Muskelverletzungen und können entweder durch Dehnung oder Kompression verursacht werden (Järvinen et al. 2005, McNair und Cresswell 2003). Wird ein kontrahierter Muskel durch eine externe Kraft komprimiert, kommt es zu einer superfizialen Kontusion. Im nicht kontrahierten Zustand wird der Muskel gegen den Knochen gedrückt und die Traumatisie-

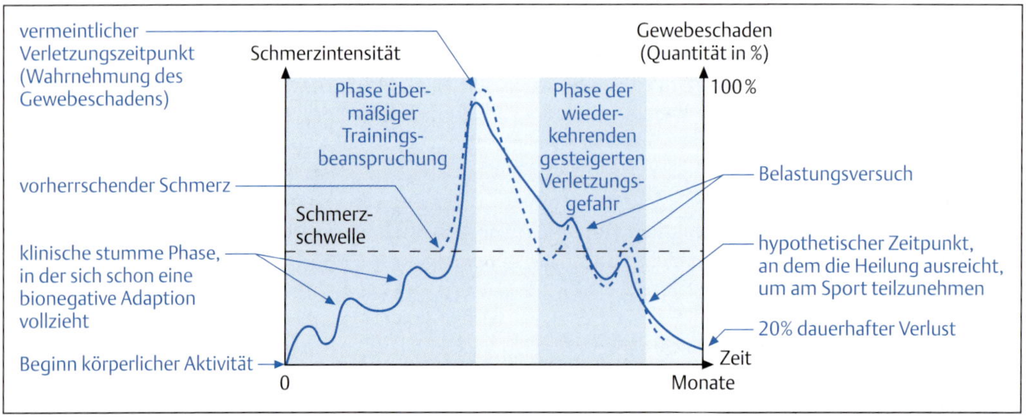

Abb. 1.22 Verlauf der chronischen Achillessehnenpathologie bis zur ersten Schmerzwahrnehmung und eventuell auftretender Mikrotraumatisierung. Die Rückbildung der Symptome wird durch eine zu frühe Belastungsaufnahme unterbrochen (nach Leadbetter 1992).

rung findet in der Tiefe statt. Dehnungsverletzungen sind fast immer am myotendinösen Übergang (MTÜ) lokalisiert und werden durch exzentrische Momente des kontrahierten Muskels ausgelöst (zum Beispiel Landen nach einem Sprung). Es sind bevorzugt zweigelenkige Muskeln betroffen (Järvinen et al. 2005, Äärimaa et al. 2004). Unabhängig von der auslösenden Kraft sind die zellulären Reaktionen nach dem Trauma vergleichbar. Eine Unterscheidung ist deshalb nicht vonnöten. Muskelverhärtungen oder die Ausbildung von Triggerpunkten gehen nicht mit einer anatomischen Zerstörung von Muskelzellen einher und werden deshalb in diesem Kontext nicht weiter erwähnt.

Muskelverletzungen werden der Schwere nach in drei Grade eingeteilt (Meyer und Biedert 2001):

- Grad 1: nur wenige Fasern sind zerrissen, bei einem minimalen Funktionsverlust der betroffenen Muskulatur,
- Grad 2: Ruptur von mehreren Fasern mit einem deutlich einschränkenden Funktionsverlust,
- Grad 3: ausgedehnte Faserrupturen in Kombination mit einer Faszienverletzung bei entsprechenden Funktionseinbußen.

Wundheilung

Direkt nach dem Trauma wird die entstandene Lücke durch das Hämatom ausgefüllt. Die dort enthaltenen Makrophagen beginnen sofort mit dem Abtransport der Zell- und Matrixtrümmer und aktivieren durch die Freisetzung chemischer Substanzen, die für die Schadensregulierung nötigen Zellen. Der unmittelbare Schadensbereich wird von den noch intakten Sarkomeren durch ein so genanntes „Contraction Band" abgetrennt. Ohne diese Versiegelung würden auch intakte Teile der Muskelzelle entfernt werden (Hawke 2005, Hurme et al. 1991). Verschont werden ebenfalls die noch bestehenden Anteile der Basallamina, die im weiteren Verlauf wichtigen Anteil an der Regeneration der Muskelzellen haben.

Nach dieser akuten Phase bildet sich im Zentrum des Schadens (zentrale Zone) die bindegewebige Narbe und in der Regenerationszone kommt es zur Neuorganisation des kontraktilen Apparats (**Abb. 1.23**). Die abschließende Remodellierung integriert beide Strukturen miteinander und führt letztendlich zur Faserneubildung.

Der zeitliche Ablauf der Heilungsvorgänge hängt nicht unmittelbar mit dem Ausmaß der Schädigung zusammen (**Tab. 1.18**). Dennoch kann es in Abhängigkeit vom Schweregrad der Verletzung Abweichungen geben. Grad-1-Verletzungen können schon nach 14 Tagen ausgeheilt sein, während Grad-3-Verletzungen unter Umständen wesentlich langsamer heilen.

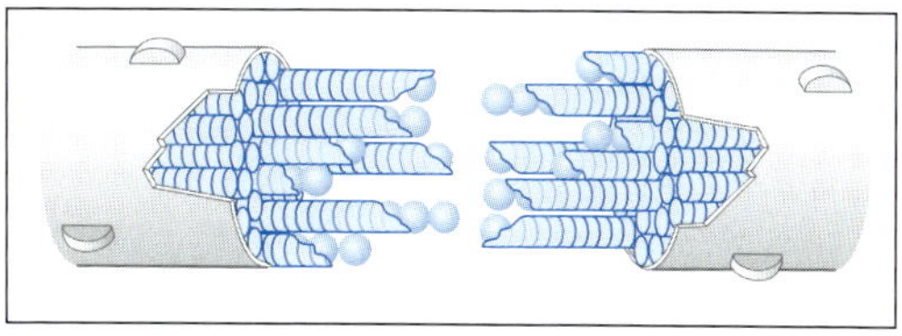

Abb. 1.23 Verschmelzung der Myoblasten zu Myotuben innerhalb der alten Basallamina des verletzten Muskels.

Tabelle 1.18 Heilungsdauer von Muskelverletzungen

Art der Schädigung	*Entzündungsphase*	*Proliferationsphase*	*Remodellierungsphase*
Dehnung oder Kontusion (Grad 1–3)	ca. 2 Tage	▪ 7–14 Tage kontraktile Komponente ▪ 14–21 Tage bindegewige Narbe	Ab der 3. Woche

Regeneration des kontraktilen Apparats

Die freigesetzten Entzündungsmediatoren und Wachstumsfaktoren aktivieren Muskelstammzellen. Diese warten fixiert zwischen der Plasma- und der Basalmembran und werden Satellitenzellen (SZ) genannt. Teilungsfähige SZ beantworten die Aktivierung zunächst mit einem Mitoseprozess und differenzieren sich zu einer jungen Muskelzelle, dem so genannten Myoblast. Daraufhin wandern sie zielgerichtet zum Schaden. Durch die vorherige Zellteilung bleibt die grundsätzliche Möglichkeit zur Heilung von Muskelverletzungen durch die Konstanz der SZ-Population zeitlebens erhalten (Järvinen et al. 2005, Hawke 2005). Des Weiteren wird ein bestimmtes Verhältnis von Zellplasma und Menge der vorhandenen Zellkerne sichergestellt (Adams 1998). Unter Umständen sind auch Stammzellen aus den umliegenden Bindegeweben (Epimysium, Perimysium oder Knochenmark) am Heilungsprozess beteiligt.

Die Myoblasten fusionieren zu einer so genannten Myotube und verschmelzen innerhalb der noch vorhandenen Basallamina mit den rupturierten Enden des Sarkomers (**Abb. 1.23**). Die gebildeten Myotuben nehmen sofort Form und Charakteristika der bestehenden Muskelfasertypen an. Das relative Verhältnis von schnellen und langsamen Fasern verändert sich daher nicht (Zhang und Dhoot 1998).

Innerhalb der Myotube beginnen die Zellorganellen mit der Produktion der kontraktilen Proteine. In den ersten Tagen sind nur wenige und kleine Sarkomere in der Peripherie auszumachen. Später verdrängen die Sarkomermassen die Zellkerne der fusionierten Myoblasten nach extern und die Myotube maturiert zu einer ausgewachsenen Muskelfaser mit zentralem kontraktilem Apparat und randständigen Kernen (Carlson und Faulkner 1983).

Um die Wunde nicht zu überlasten, bilden sich auf der Außenseite Querverbindungen zu noch intakten Muskelzellen aus. Eine Kraftübertragung wird dadurch möglich, ohne dass der traumatisierte Bereich überlastet wird (Kääriäinen et al. 2000). Sobald sich die Narbe gebildet und stabilisiert hat werden diese Verbindungen wieder gekappt und eine normale Übertragung findet statt. Durch die fehlenden Gefäße besitzen junge Myotuben zunächst nur wenig Mitochondrien. Sie arbeiten deshalb überwiegend anaerob. Von den nicht verletzten Sarkomeren aus wachsen dann Gefäße zusammen mit den Myotuben in die traumatisierte Region ein. Dieser Reiz führt zur Ausbildung von Mitochondrien und der Stoffwechsel wird auf aerob umgestellt. Analog zur Gefäßbildung entwickeln sich durch axonales Wachstum Nerven, welche die neuen Fasern innervieren. Abhängig von der Größe des Schadens und der Entfernung der nervalen Struktur kann dieser Prozess bis zu 2 Wochen in Anspruch nehmen (Järvinen et al. 2005).

Bildung der bindegewebigen Narbe

Innerhalb des Hämatoms wird in den ersten Stunden nach dem Trauma ein dünnes Netz aus Fibrin gebildet. Auf diesem Gerüst finden sich alsbald Fibroblasten ein (differenzieren sich aus pluripotenten SZ oder wandern aus dem muskulären Bindegewebe ein, Hurme et al. 1991). Zunächst werden elastische Verbindungsproteine wie Fibronektin oder Tenascin gebildet, die den Wundbereich überbrücken und schon jetzt eine primäre Stabilität gewährleisten. Noch innerhalb der ersten Woche ersetzen kollagene Fasern vom Typ 3 die Bindungsproteine. Im weiteren Verlauf wird das stabilere Kollagen Typ 1 eingebaut (Järvinen et al. 2005). Nach ca. 10 Tagen ist nicht mehr die Narbe, sondern das atrophierte eigentlich noch intakte Muskelgewebe proximal der Narbe der schwächste Punkt. Trotzdem benötigt die Kollagensynthese mindestens 3 Wochen.

Remodellierung

Durch das Längenwachstum der Myotube wandern die Enden der Muskelfaser förmlich in die Narbe ein. Dieser Prozess könnte entweder durch eine Fusionierung mit undifferenzierten Zellen aus der zentralen Zone vonstatten gehen, oder durch eine weitere Anlagerung von SZ. Des Weiteren werden Transportvorgänge innerhalb der Myotube analog zum axonalen Transport in Nervenfasern diskutiert (Hurme et al. 1991). In der zentralen Region angekommen, bilden sie eine Art myotendinöser Übergang mit den kollagenen Fasern. Im weiteren Verlauf arbeiten sich die Myotuben durch die Narbe, um sich mit der gegenüberliegenden Seite zu verbinden. Ob dieses vollständig gelingt oder ein bindegewebiges Septum verbleibt ist nicht bekannt. Kääriänen et al. (2000) konnte auch nach 12 Monaten noch Strukturen zwischen den verheilten Muskelfasern ausmachen. Es ist daher anzunehmen, dass es nicht zu einer vollständigen Regeneration des Gewebes kommt. Nach ca. 21 Tagen sind die Myotuben mit oder ohne Septum miteinander verbunden. Eine endgültige Stabilisierung ist in Abhängigkeit von der Größe der Verletzung nach 3–6 Wochen zu erwarten. Vollständige Muskelrisse benötigen sicherlich noch deutlich länger.

Im initialen Stadium stellt die Narbenbildung in der zentralen Zone einen synergistischen Prozess dar, der für die primäre Überbrückung des Wundbereichs essenziell ist. In der späteren Phase kann sie insbesondere bei einer überschießenden Narbenbildung die muskuläre Fusion oder die Reinnervation der Myotuben behindern und antagonistisch wirken (Järvinen et al. 1997, Kääriänen et al. 2000).

Therapie

Konservativ

Mechanische Belastung des verletzten Muskels direkt nach dem Trauma führt zu einer hypertrophen Narbenbildung. Dies haben verschiedene Untersuchungen einheitlich ergeben (Järvinen et al. 2005, Järvinen und Letho 1993). Unter Umständen kann dadurch die Reinnervation blockiert werden. Eine irreversible Atrophie wäre die Folge. Deshalb ist eine initiale Immobilisation während der akuten Entzündungsphase unbedingt zu empfehlen.

Schon nach 3–5 Tagen kommt es durch die Querverbindungen mit den noch intakten Muskelzellen und der fortschreitenden Narbenbildung zu einer Stabilisierung, und es kann mit schmerzfreien Spannungsübungen und Dehnung begonnen werden. Zunächst werden isometrische Kontraktionen durchgeführt, gefolgt von dynamisch-konzentrischer und dynamisch-exzentrischer Muskelarbeit.

Nach 10–14 Tagen besteht eine sehr stabile Narbe und der schwächste Bereich im Gewebe ist nicht die Narbe selbst, sondern das atrophierte Gewebe.

Von einer Aufnahme belastender Sportarten ist zu diesem Zeitpunkt trotzdem abzuraten. „Wunderheilungen" ohne Retraumatisierung sind nur durch minimale Traumata oder sehr viel Glück zu erklären. Nach ca. 21 Tagen kann von einer stabilen Situation ausgegangen werden. Bezüglich der Partizipation im Leistungssport empfehlen Orchard, Best und Verrall (2005) ein differenziertes Vorgehen. Sportler mit einem geringen Risikoprofil können früher am Wettkampf teilnehmen, Sportler mit einem hohen Risikoprofil später (**Tab. 1.19**). Grundsätzlich kann durch ein weniger aggressives Vorgehen die Rezidivrate unabhängig vom Risikoprofil deutlich gesenkt werden. Im Leistungssport stehen aber oft wirtschaftliche Interessen im Vordergrund und das Risiko wird in Kauf genommen.

Wir empfehlen die Verwendung von funktionellen Werten. Die Kraft des betroffenen Muskels sollte im Seitenvergleich mindestens 80 % betragen. Das Defizit beim Einbeinsprungtest sollte ebenfalls 20 % nicht überschreiten (siehe Kap. 6.2.3).

Tabelle 1.19 Kennzeichen unterschiedlicher Risikoprofile

Hohes Risikoprofil	*Geringes Risikoprofil*
Kraftdefizit (im Seitenvergleich)	Ausreichendes Kraftpotenzial (absolut und im Verhältnis zum Antagonisten)
Verminderte Dehnfähigkeit	Dehnfähigkeit im Seitenvergleich normal
Schmerz und funktionelle Einschränkung bei maximalen Belastungen	Kein Schmerz oder funktionelle Einschränkung bei maximalen Belastungen
Befund im MRT	Kein Befund im MRT
Aktivitäten mit hohem Risiko (z. B. 100-m-Sprinter, Feldspieler im Fußball)	Aktivitäten mit geringerem Risiko (Torwart im Fußball, Schwimmen, Radfahren)
Ältere Sportler	Jüngere Sportler
Zu Beginn der Saison	Am Ende der Saison
Lokalisation. Folgende Muskeln haben eine schlechtere Prognose bzw. benötigen mehr Zeit: ▪ M. rectus femoris ▪ M. biceps femoris ▪ M. gastrocnemius, medialer Kopf ▪ Mm. adduktor longus und magnus	Lokalisation: Folgende Muskeln haben eine bessere Prognose bzw. benötigen weniger Zeit: ▪ M. semimembranosus ▪ Mm. vastus medialis, lateralis und intermedius ▪ M. gastrocnemius, lateraler Kopf ▪ Mm. glutäi

Operativ

Größere intramuskuläre Blutungen bei 2- oder 3-gradigen Verletzungen führen in seltenen Fällen zu Vernarbungen und Störungen der Geleitfähigkeit des Muskels innerhalb der Faszie oder der Muskelfaszien untereinander. Abgeschlossene, nicht resorbierte Flüssigkeitsansammlungen erhöhen den intramuskulären Druck und verursachen persistierende Koordinationsstörungen, Krämpfe und Schmerzen. Zeigt ein längerer konservativer Therapieversuch (4–6 Monate) keine Wirkung, so muss ein operativer Eingriff in Betracht gezogen werden (**Tab. 1.20**). Die Therapie besteht in einer sorgfältigen Exzision des Narbengewebes, manchmal in Kombination mit einer Fasziotomie oder einer Fasziennaht (Järvinen et al. 2005, Biedert 2001).

Tabelle 1.20 Relative und absolute Operationsindiaktionen (nach Biedert 2001)

Art der Verletzung, Symptome
Akutes Kompartmentsyndrom (mit Neurologie)
Chronisches Kompartmentsyndrom
Chronischer Verlauf (> 4–6 Monate)
> 50 %-ige Ruptur eines Muskels, der schlecht kompensierbar ist
Hypomobilität durch hypertrophe Narbenbildung
Myositis ossificans

Myositis ossificans

Die bedeutendste Komplikation nach Muskelverletzungen stellt die Myositis ossificans dar. Es kommt dabei zu einer Knorpel- oder Knochenproliferation im Anschluss an eine Muskelverletzung. Die Pathogenese hierfür ist unklar. Diskutiert werden ausgedehnte knochennahe Hämatome aber auch exzessive Mobilisation in der ersten Heilungsphase. Die operative Entfernung ist erst dann indiziert, wenn der aktive Prozess zum erliegen gekommen ist. Ansonsten ist ein Rezidiv vorprogrammiert (Biedert 2001).

Ligamente

Nach Woo et al. (2000) und Ng (2003) werden ligamentäre Verletzungen in drei Schweregraden beschrieben:

- Grad 1: Zerrung einzelner kollagener Fasern. Es besteht keine offensichtliche Instabilität, Schmerzen bei Dehnungsbelastung und/oder Palpation.
- Grad 2: partielle Ruptur. Instabilitätstests zeigen einen moderaten bis deutlichen Seitenunterschied (laxes Gelenk). Schmerzen treten bei Dehnungsbelastung und/oder Palpation auf.

- Grad 3: Totalruptur. Es besteht ein deutlicher Seitenunterschied und eine passive Instabilität in Abhängigkeit von der mechanischen Funktion des Ligaments. Schmerzen werden bei Dehnungsbelastung und Palpation provoziert. Die Schmerzintensität kann bei 3-gradigen Verletzungen geringer sein als bei 2-gradigen Verletzungen, da nervales Gewebe durch die Traumatisierung verloren geht.

Grundsätzlich werden intraartikuläre und extraartikuläre Ligamente unterschieden. Intraartikuläre Ligamente haben Kontakt zum Gelenkinnenraum und der zirkulierenden Synovialflüssigkeit. Beispiele hierfür wären die Kreuzbänder oder das Lig. capitis femoris am Hüftgelenk. Extraartikuläre Ligamente liegen der Membrana fibrosa von außen auf und stellen Verstärkungen der Gelenkkapseln dar. Beispiele sind das Lig. collaterale mediale oder die talofibulären Bänder am oberen Sprunggelenk.

Wundheilung

Die Heilungstendenz von Ligamenten ist vom Ausmaß der Verletzung und der anatomischen Lokalisation der betroffenen Struktur abhängig. Manche intraartikulären Ligamente weisen ein vermindertes Heilungspotenzial auf. In der Vergangenheit wurde diese Tatsache durch zelluläre Unterschiede begründet. Fibroblasten des vorderen Kreuzbandes sind biologisch weniger aktiv, d. h. synthetisieren weniger Matrix als Fibroblasten des Knieseitenbandes. Des Weiteren weisen sie eine eingeschränkte Mobilität und Teilungsfähigkeit auf (Tohyama und Yasuda 2005). Nach einem Trauma ist die zielgerichtete Bewegung zum Schaden deshalb vermindert. Murray und Spindler (2005) machen eher den Kontakt mit der Synovialflüssigkeit für die reduzierte Heilungstendenz verantwortlich. In der Gelenkflüssigkeit zirkulieren Stoffe, wie zum Beispiel Plasminogen, welche die Überbrückung der entstandenen Lücke verhindern. Möglicherweise wären die zellulären Reaktionen also ausreichend, um eine Reparatur einzuleiten. Es fehlt lediglich der Kontakt der Rupturenden. Letztendlich wird aus diesem Grund für Totalrupturen des vorderen Kreuzbandes ein operatives Vorgehen empfohlen, während für isolierte extraartikuläre Verletzungen ein überwiegend konservatives Vorgehen in Betracht gezogen wird. Allerdings gilt diese eingeschränkte Reparationsfähigkeit nicht für alle intraartikulären Bänder. Für das hintere Kreuzband kann auch bei konservativer Versorgung eine gute Prognose gestellt werden. Es muss daher angenommen werden, dass die oben beschriebenen Thesen für eine Erklärung der Unterschiede allein nicht ausreichen. Andere Faktoren, wie zum Beispiel die lokale Durchblutungssituation, spielen offensichtlich ebenfalls eine Rolle.

Zur Darstellung der Wundheilungsphasen stehen insbesondere Untersuchungen über das Lig. collaterale mediale zur Verfügung. Ob diese Ergebnisse auf alle Ligamente des Körpers übertragen werden können, ist nicht geklärt. Die Dauer der Wundheilungsphasen fasst **Tab. 1.21** zusammen.

Tabelle 1.21 Heilungsdauer von Ligamentverletzungen (konservativ oder operativ versorgt)

Art der Schädigung	*Entzündungsphase*	*Proliferationsphase*	*Remodellierungsphase*
Bandzerrung (Grad 1)	ca. 2–5 Tage	ca. 3–6 Wochen	Ab der 3. Woche
Partial- oder Totalruptur (Grad 2/3)	ca. 2–5 Tage	ca. 6 Wochen	Ab der 6. Woche, mindestens 1 Jahr

Entzündungsphase

Direkt nach dem Trauma kommt es zu einer Retraktion der Rupturenden, d. h. sie weichen etwas auseinander. Je größer diese Lücke ist, desto aufwendiger gestaltet sich auch der Reparaturprozess. Es wird mehr Narbengewebe zur Überbrückung benötigt, welches in der Regel eine verminderte Qualität und Stabilität aufweist (Woo et al. 2000, Creighton, Spang und Dahners 2005). Die entstandene Lücke wird durch das Hämatom ausgefüllt. Aus den angrenzenden Blutgefäßen kommt es innerhalb weniger Stunden zu einer Invasion von Leukozyten, die einerseits mit der Reinigung des Wundbereichs beginnen und andererseits durch die Freisetzung von Wachstumsfaktoren (VEGF, Vaso-endothelial-growth-factor) die Gefäßneubildung induzieren. Die durch den Verlust von Blutgefäßen entstandene Sauerstoffnot stellt einen weiteren starken Stimulus für die Angiogenese dar (Tohyama und Yasuda 2005). Die Entzündungsphase endet mit der Invasion von Fibroblasten.

Proliferationsphase (< 6. Woche)

Die eingewanderten Fibroblasten beginnen sofort mit der Kollagensynthese. Zu Beginn wird überwiegend Kollagen Typ 3 und weniger das für Ligamente typische Kollagen Typ 1 produziert. Das normale Verhältnis zwischen diesen beiden Kollagentypen bleibt vermutlich für immer gestört (Frank et al. 1983). Die gebildeten Fasern werden nicht linear, sondern eher chaotisch oder willkürlich angeordnet. Des Weiteren weisen sie einen geringeren Querschnitt auf. In anderen Bindegeweben werden diese dünneren Fasern zu einem relativ frühen Zeitpunkt durch dickere Fasern ersetzt. In Ligamenten nimmt dieser Prozess deutlich mehr Zeit in Anspruch bzw. beginnt sehr viel später (Frank, McDonald und Shrive 1997). Die Stabilität bleibt dadurch während der gesamten Proliferationsphase deutlich reduziert (Hildebrand et al. 2005).

Remodellierungsphase (> 6. Woche)

Aus dem entstandenen hypertrophen Narbengewebe entwickelt sich nach der 6. Woche das spätere Ligament. Der Umbauprozess ist sowohl durch die Bildung von Crosslinks als auch durch die Bildung von Fasern mit einem größeren Durchmesser gekennzeichnet. Zusätzlich richten sich die Fasern nun entsprechend der einwirkenden Kraft aus. Makroskopisch besteht nach 10–14 Wochen eine normale ligamentäre Struktur, wenngleich auch zu diesem Zeitpunkt noch eine Verdickung des traumatisierten Abschnitts auszumachen ist. Ng (2003) konnte selbst nach 3 Jahren noch lokale Verdickungen feststellen. Die exakte Länge der Remodellierungsphase ist daher nicht genau zu bestimmen. Es kann aber davon ausgegangen werden, dass sie mindestens 1 Jahr andauert (Woo et al. 2000).

Alles in allem kommt es innerhalb der ligamentären Wundheilung ausschließlich zu einer Reparation, d. h. zu einer Defektheilung. Eine Regeneration ist nicht zu erwarten und nur intrauterin möglich. Die Länge der einzelnen Phasen ist unter anderem auch vom Alter des Patienten abhängig. Die geringere Anzahl von Stammzellen, ein reduziertes Teilungspotenzial der Fibroblasten und die verminderte Sensibilität bzw. Freisetzung von Wachstumsfaktoren sind dafür verantwortlich. Als weitere Einflussfaktoren werden geschlechtsspezifische Unterschiede (Hormonschwankungen während des weiblichen Zyklus) oder genetische Parameter diskutiert. Während im Tierversuch eine genetische Prädisposition für beschleunigte oder verzögerte Heilung abgesichert scheint, sind die Nachweise beim Menschen aber vergleichsweise gering (Bray et al. 2005, Hildebrand et al. 2005). Die Zukunft wird neben der genetischen Manipulation in der Applikation von „Cocktails" bestehen, die anabole Substanzen wie zum Beispiel Wachstumsfaktoren enthalten. Schwierig gestaltet sich allerdings die Dosierung und die optimale Zusammensetzung der verfügbaren Substanzen (IGF, TGF, PDGF, FGF). Betrachtet man die unterschiedliche Stoffwechselaktivität und deren Einflussfaktoren (s.o.), ist nicht davon auszugehen, dass in naher Zukunft eindeutige Ergebnisse gewonnen werden können (Creighton, Spang und Dahners 2005).

Therapie

Konservativ

Die Nachbehandlung ist insbesondere vom Schweregrad der Verletzung abhängig. Bei einer 1-gradigen Verletzung besteht schon nach wenigen Tagen Schmerzfreiheit und die funktionellen Einschränkungen sind gering. Grad-2- bzw. Grad-3-Läsionen stellen einen ausgeprägten Weichteilschaden dar und bedürfen daher einer längeren therapeutischen Betreuung (Ng 2003).

Innerhalb der Akutversorgung wird gerade bei ligamentären Verletzungen die Kombination aus Pause, Eis, Kompression und Hochlagern (PECH-Regel) empfohlen. Wir verweisen diesbezüglich auf die Diskussion am Anfang dieses Kapitels und empfehlen ein differenziertes Vorgehen, welches sich an der Schmerzintensität und der Temperaturerhöhung orientiert. Eine obligatorische Kühlung ist nicht zu empfehlen, da sie bei physiologischem Heilungsverlauf keinen Nutzen im Vergleich zu keiner Kälteapplikation erzielt (Konrath et al. 1996). In der kürzlich von Beynnon et al. (2005) durchgeführten Literaturrecherche über die Behandlung von Kreuzbandverletzungen konnte außer der oben genannten Studie keine weitere Quelle gefunden werden, die eine grundsätzliche Kältebehandlung rechtfertigen würde.

In der Übersichtsarbeit von Creighton, Spang und Dahners (2005) wird die Frühmobilisation unterstützt, d. h. eine schnellstmögliche Mobilisation nach der Entzündungsphase ohne längere Ruhigstellung kann uneingeschränkt empfohlen werden. Eine funktionelle Immobilisation ist lediglich bei überschießender Entzündungsreaktion indiziert. Dennoch sei darauf hingewiesen, dass selbst bei mehrwöchigem komplikationslosem Verlauf, die Reißfestigkeit der verletzten Struktur relativ gering ist. Frank et al. (1983) beziffern die Stabilität nach 14 Wochen auf ca. 60 %, Woo et al. (2000) erreichen diese Werte sogar erst nach 48 Wochen. Wir empfehlen deshalb in der Proliferationsphase eine Belastung unterhalb der Schmerzgrenze.

Beispiel: Das Lig. talofibulare anterius am oberen Sprunggelenk wird bei Supination und ab ca. 10° Plantarflexion gedehnt. Nach der initialen Immobilisation besteht durch die Narbenbildung und Wundkontraktion häufig eine Einschränkung in diese Bewegungsrichtungen. In der Proliferationsphase macht der Patient eine Automobilisation in die eingeschränkte Bewegungsrichtung, die aber immer unter der Schmerzgrenze auszuführen ist. Zu diesem Zweck könnte der Patient in der Leg Press Kniebeugen durchführen. Die Fußstellung wird so gewählt (oder die Neigungsfläche der Fußplatte so weit gekippt), dass automatisch die gewünschte Bewegungsamplitude entsteht. Im weiteren Verlauf wird mit der Erweiterung des ROM auch die Reichweite der Mobilisation angepasst.

Eine Retraumatisierung durch eine zu aggressive Mobilisation ist unbedingt zu vermeiden. Jedes Rezidiv vergrößert das Narbengewebe und verschlechtert die Funktion. In der Remodellierungsphase kann die Belastung der verletzten Struktur sukzessive gesteigert werden. Die mechanische Belastung stellt den Hauptfaktor für den Umbauprozess dar. Das Training der weiteren motorischen Grundeigenschaften ist den allgemeinen Empfehlungen in der Proliferationsphase und Remodellierungsphase zu entnehmen. Die Trainingsprogression wird klinisch (Schmerz, Temperatur ...) und funktionell (Einbeinsprungtest und Kraftwerte im Seitenvergleich) gesteuert.

Operativ

Eine operative Versorgung wird bei folgenden Indikationen in Betracht gezogen:

- Grad-3 Läsion extraartikulärer Ligamente mit Begleitverletzungen: Experimentelle Untersuchungen haben ergeben, dass eine Knieseitenbandverletzung nur dann konservativ ausheilt, wenn stabile Gelenkverhältnisse bestehen. Wird zusätzlich das vordere Kreuzband durchtrennt, kommt es durch die mechanische Überlastung zu einem schlechteren Ergebnis. Eine Frühmobilisation hat nur in funktionell stabilen Gelenken einen positiven Effekt (Creighton, Spang und Dahners 2005).
- Grad-3 Läsionen intraartikulärer Ligamente mit schlechter Heilungstendenz (s.o.).
- Nicht erfolgreiche konservative Therapie.

Grundsätzlich stehen hierfür entweder die Bandnaht oder die Rekonstruktion mit einem Gewebeersatz zur Verfügung. Die Bandnaht verfolgt das Ziel, die rupturierten Enden des Ligaments so nah wie möglich miteinander zu verbinden. Es muss daher nur eine geringe Lücke mit wenig Narbengewebe überbrückt werden. Die Primärstabilität wird durch das verwendete Nahtmaterial bestimmt. Bei der Nachbehandlung von Bandnähten kann man sich an der konservativen Therapie orientieren. Die Heilungsvorgänge sind vergleichbar.

Die Rekonstruktion mit einem Gewebeersatz hat einen langwierigen Umbauprozess zur Folge, der mit einer normalen Wundheilung nicht zu vergleichen ist. Im Kapitel 6.2.3 werden die zellulären Vorgänge der „Ligamentisierung" eines Transplantats detailliert besprochen. Gegenwärtig versucht man Methoden zu entwickeln, die den Umbauprozess beschleunigen. Möglicherweise gelingt es, die Proliferationsfähigkeit und Syntheseleistung der einwandernden Zellen zu optimieren und auf diesem Weg eine schnellere Reparatur zu erreichen (Tohyama und Yasuda 2005). Murray und Spindler (2005) diskutieren die Implantation eines Transplantats, das die Lücke zwischen den rupturierten Enden überbrückt. Dadurch wäre ein Gewebeersatz nicht mehr nötig. Ob dies gelingt, wird die Zukunft zeigen.

Meniskus

Die Menisken wurden in früheren Jahren häufig als überflüssig angesehen, entfernte Menisken glichen regelrechten „Jagdtrophäen" (Strobel, Eichhorn und Schießler 1998). Heute setzt man auf die Erhaltung des Gewebes, um eine frühzeitige Degeneration des Gelenkes zu verhindern (siehe Kap. 6.4).

Wundheilung

Die Heilungstendenz von Meniskusgewebe ist von folgenden Faktoren abhängig:

- Vaskularisation und Innervation: In Kapitel 6.4.1 ist die Versorgung des Meniskus und die darauf beruhende Einteilung in verschiedene Zonen beschrieben. Die Gefäß- und Nervenversorgung nimmt von innen nach außen und vom Meniskuskörper zu den Hörnern hin zu (rot-rote-, rot-weiße-, weiß-weiße Zone).
- Verfügbare Zellen (intrinsische Reaktion): Für die Wundheilung werden mobile Zellen benötigt, die zielgerichtet zum Schaden wandern können. Dieses Attribut kann eher den Fibroblasten in der äußeren Zone zugeschrieben werden (Guisasola, Vaquero und Forriol 2002). Des Weiteren sind in der Peripherie Meniskus-Vorläuferzellen lokalisiert, die sich bei Bedarf differenzieren und die Heilungsreaktion verstärken können (Kobayashi et al. 2004). In der mittleren und inneren Zone dominieren eher Zellen, die einer Knorpelzelle ähneln. Diese Fibrochondrozyten sind eher ortsansässig und in ihrer Wirkung auf die direkte Umgebung beschränkt.
- Angrenzende Gewebe (extrinsische Reaktion): Die äußere Zone und die Hörner sind mit gut versorgtem synovialem Gewebe überzogen. Bei einer Verletzung kann von dort eine Entzündung induziert werden. Begleitverletzungen (z. B. VKB-Rup-

tur) haben den gleichen Effekt, d. h. verstärken durch das Trauma die zelluläre Reaktion und führen in der Regel zu einer schnelleren und kompletteren Ausheilung (Tenuta und Arciero 1994).
- Lokalisation des Risses: Mediale Verletzungen heilen schlechter als laterale (Yagishita et al. 2004, Rodeo 2000).
- Art und Größe des Traumas: Je größer und chronischer der Riss, desto schlechter die Heilung (Rodeo 2000).

Insgesamt kann so ein von außen nach innen abnehmendes Heilungspotenzial konstatiert werden, wenngleich auch in den inneren Zonen eine zwar reduzierte aber doch vorhandene Möglichkeit zur Reparatur besteht.

Entzündungsphase

Nach dem Trauma kommt es in Abhängigkeit von der Durchblutung und Nervenversorgung zur Entzündung. Abwehrzellen emigrieren entweder aus der rot-roten Zone (intrinsische Reaktion) oder aus den umliegenden Geweben (extrinsische Reaktion) ins Wundgebiet. Durch die Freisetzung von Wachstumsfaktoren werden die Vorläuferzellen in der Peripherie des Meniskus zur Differenzierung zum Fibroblast angeregt.

Proliferationsphase

Die zweite Phase ist durch die Matrixsynthese und den damit verbundenen Schluss der Narbe charakterisiert. Die Zellen produzieren zunächst überwiegend kollagene Fasern vom Typ 3, welche dann in der Remodellierungsphase durch das spezifische Kollagen ersetzt werden. Die Proliferationsphase nimmt – bedingt durch die reduzierte Stoffwechsellage – einen längeren Zeitraum in Anspruch als zum Beispiel bei ligamentären Verletzungen. Arnoczky et al. (1994) untersuchten experimentell zugeführte Meniskusrisse über einen Zeitraum von einem halben Jahr. Nach 8 Wochen war der Schaden mit einem durchsichtigen, gut vaskularisiertem Granulationsgewebe gefüllt. Weitere 4 Wochen später bestand die Narbe aus einem hypertrophen Faserknorpel. In der 26. Woche konnten makroskopisch keine Unterschiede zu normalem Meniskusgewebe mehr festgestellt werden. Trotzdem waren in bildgebenden Verfahren (MRT) noch abnormale Signale zu sehen. Offensichtlich geben selbst ausgeheilte Menisken noch Signale wie ein verletzter Meniskus ab (Deutsch et al. 1990, Mariani 1996).

McAllister und Motamedi (2001) konnten in einem Fallbeispiel schon nach 4 Wochen einen stabil verheilten Korbhenkelriss in der rot-weißen Zone intraoperativ überprüfen. Die Einblutung durch die Begleitverletzung (vordere Kreuzbandruptur) hatte vermutlich ein adäquates zelluläres Umfeld für die beschleunigte Narbenbildung zur Verfügung gestellt. Aus den oben genannten Untersuchungsdaten kann insgesamt davon ausgegangen werden, dass eine normale Proliferationsphase ca. 8–12 Wochen andauert. Bei optimaler Stoffwechsellage kann sich diese Zeiteinheit geringfügig verkürzen, bei älteren Patienten oder reduzierter Nährstoffversorgung kann sie auch länger andauern. Die Stabilität ist nach 6–12 Wochen noch deutlich reduziert. Konservativ versorgte Risse weisen zu diesem Zeitpunkt ca. 19% der normalen Reißfestigkeit auf, operativ versorgte Menisken (Naht und/oder Fibringel) sind geringfügig belastbarer. Sie versagen bei 26 bzw. 42,5% (Guisasola, Vaquero und Forriol 2002).

Remodellierungsphase

In der letzten Wundheilungsphase werden die primär gebildeten Fasern durch das spezifische Kollagen ersetzt. In der äußeren und mittleren Zone werden überwiegend kollagene Fasern vom Typ 1, in der inneren Zone mehr Fasern vom Typ 2 gebildet. Zusätzlich werden Grundsubstanzmoleküle synthetisiert, die den Raum zwischen den Fasern ausfüllen. Die Länge dieser Phase beträgt analog zu anderen bindegewebigen Verletzungen mindestens ein Jahr. Alle Heilungsvorgänge führen zu einer Reparatur und nicht zu einer Regeneration. Die Gewebestruktur ist deshalb auch nach Jahren noch verändert (Deutsch et al. 1990). Daher ist eine genaue Bestimmung der Heilungszeiten fast unmöglich.

Nach einer operativen Versorgung durch Nähte oder andere Materialien sind ähnliche Reaktionen zu beobachten (**Tab. 1.22**).

Tabelle 1.22 Heilungsdauer von Meniskusverletzungen (konservativ oder operativ versorgt)

Art der Schädigung	*Entzündungsphase*	*Proliferationsphase*	*Remodellierungsphase*
Meniskusriss	ca. 2–5 Tage	ca. 8–12 Wochen	Mindestens 1 Jahr

Therapie

Der Umbauprozess nach einer Meniskustransplantation sowie die therapeutischen Interventionen nach konservativer bzw. operativer Versorgung von Meniskusverletzungen werden in Kapitel 6.4. dargestellt.

Diskus intervertebralis (Bandscheibe)

Wundheilung

Das Heilungspotenzial der Bandscheibe wird kontrovers diskutiert. Während manche Autoren eine Beschädigung lediglich als Ursprung degenerativer Prozesse ausmachen (Fraser, Osti und Vernon-Roberts 1993), berichten andere zumindest von einer Defektheilung (Hampton et al. 1989). Vermutlich haben beide Gruppen Recht. Ihre Beobachtungen beziehen sich nur auf unterschiedliche Anteile des Diskus.

Analog zu allen anderen Bindegewebstypen ist eine effektive Wundheilung nur in vaskularisierten und innervierten Gebieten möglich. Die Histologie der Bandscheibe wird in Kapitel 3.2 beschrieben. Demnach ist nur im äußeren Anulus fibrosus (AF) mit einer adäquaten Reaktion zu rechnen. Der innere AF und der Nucleus pulposus (NP) dagegen sind im physiologischen Zustand aneural und gefäßfrei. Eine normale Wundheilung kann hier also nicht stattfinden. In der folgenden Beschreibung der zellulären Reaktionen auf eine Schädigung möchten wir uns auf den Bandscheibenraum beschränken. Resorptionsvorgänge von prolabiertem Gewebe gehören streng genommen zwar dazu, werden aber in Kapitel 3.2 ausführlich beschrieben.

Entzündungsphase

Nach der Schädigung kommt es zu einer moderaten Infiltration des Wundbereichs mit Abwehrzellen (Kanerva et al. 1997). Diese setzen zusammen mit den Zellen der Bandscheibe Wachstumsfaktoren frei, die eine Neovaskularisierung und eine damit verbundene Neuinnervation induzieren. Des Weiteren werden die Zellen im äußeren AF zur Teilung angeregt (Melrose et al. 2002). Je weiter die Verletzung in die Peripherie der Bandscheibe reicht, desto ausgeprägter ist die Immunreaktion. Im inneren AF und NP kommt es bedingt durch die fehlende Gefäß- und Nervenversorgung nur zu einer moderaten Entzündung.

Proliferationsphase

Während der zweiten Heilungsphase wird das Einwachsen der Gefäße und Nerven durch einen Grundsubstanzabbau unterstützt. Es wird sozusagen Platz geschaffen für die neuro-vaskulären Strukturen. Die Gefäße transportieren dann Zellen aus dem äußeren AF in das Bandscheibeninnere. Dies erklärt die größere Zelldichte im inneren AF nach einer Läsion.

Im äußeren AF kommt es nun zu einem aktiven Reparaturprozess, d. h. durch den Schluss der äußersten Faserlamellen wird der Bandscheibenraum versiegelt. Zunächst werden kollagene Fasern vom Typ 3 produziert. Die Proliferationsphase dauert in diesem Anteil der Bandscheibe ca. 3–6 Wochen. Danach besteht eine relativ stabile Narbe. Ahlgren et al. (2000) testeten die mechanische Stabilität von Tierbandscheiben durch die Injektion von Flüssigkeit in den Bandscheibenraum bis zum Versagen. Nach 6 Wochen betrug die Stabilität der Narbe ca. 60–75 % im Vergleich zum intakten Diskus.

Im inneren Bereich dagegen kommt es noch mehrere Monate zu einem Fortschreiten der neurovaskulären Invasion. Ein Prozess, der einer Degeneration sehr nahe kommt und von einigen Autoren auch so beschrieben wird. Melrose et al. (2002) beobachteten 12 Monate lang eine progressive Verstärkung der Gefäß- und Nervenbildung und den damit verbundenen Matrixabbau.

Remodellierungshase

Im äußeren AF werden die primären Fasern (Kollagen Typ 3) durch Kollagen Typ 1 ersetzt und durch Querverbindungen miteinander verbunden. Die Stabilität nimmt durch diesen Prozess weiter zu. Für eine endgültige Ausheilung können mindestens 12 Monate veranschlagt werden (**Tab. 1.23**).

Tabelle 1.23 Heilungsdauer von Diskusverletzungen (konservativ oder operativ versorgt)

Art der Schädigung	*Entzündungsphase*	*Proliferationsphase*	*Remodellierungsphase*
Riss äußerer AF	ca. 2–5 Tage	ca. 3–6 Wochen	mindestens 1 Jahr
Riss innerer AF	ca. 2–5 Tage (Intensität reduziert)	ca. 12 Monate (degeneratives Granulationsgewebe)	> 1 Jahr (trotzdem verbleibender Defekt)

Im inneren AF können sich die Gefäße und Nerven nach 12 Monaten zurückziehen. Dieser Prozess wird von einer kompensatorischen Grundsubstanzsynthese begleitet (Melrose et al. 2002). Es kommt trotzdem nicht zu einer Reparatur. Im inneren Bereich der Bandscheibe bleibt daher immer ein Defekt bestehen. Hampton et al. (1989) verglichen die Reaktionen mit einer Pseudarthrose (**Abb. 1.24**).

Zusammenfassend kann festgehalten werden, dass der äußere AF eine relativ normale Heilungsreaktion aufweist und mit einer stabilen Narbe den Bandscheibenraum versiegelt. Es entsteht so ein intaktes hydraulisches System, mit dem trainings- oder physiotherapeutisch gearbeitet werden kann.

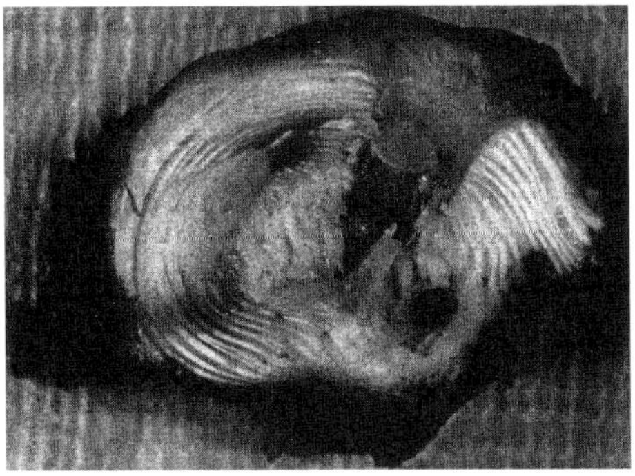

Abb. 1.24 Wundheilung der Bandscheibe. Im äußeren Faserring bildet sich ein stabiles Narbengewebe. Im inneren Faserring kommt es zu keiner Heilung (Hampton et al. 1989).

Im inneren AF dagegen kommt es zunächst zu einer Degeneration. Nach 12 Monaten kann dieser Prozess im Sinne einer späten Remodellierung wieder rückläufig sein. Es ist aber durchaus vorstellbar, dass es nicht zu einer Resolution, sondern zu einem Persistieren des Gefäß-Nerven-Status kommt. Die Bandscheibe wäre dadurch schmerzempfindlicher und durch die Existenz von Mediatoren sensibler für entzündliche Prozesse.

Nach einer operativen Versorgung durch Nähte sind ähnliche Reaktionen zu beobachten. Die Länge der einzelnen Phasen unterscheidet sich von den eben beschriebenen nicht (Ahlgren et al. 2000).

Therapie

Die therapeutischen Interventionen nach konservativer bzw. operativer Versorgung werden in Kapitel 3.2 dargestellt.

Knochengewebe

Der Knochen nimmt im Kontext Wundheilung eine Sonderstellung ein. Während alle anderen Bindegewebstypen mit Bildung eines Narbengewebes heilen (Reparatur), kommt es beim Knochen selbst bei vollständiger Kontinuitätsunterbrechung zu einer Regeneration (Netter 1993). Dies wird durch die sehr gute Vaskularisierung und die Verfügbarkeit von Bindegewebszellen ermöglicht. Der Markraum, Teile der Knochenhaut sowie umliegende Weichteilstrukturen versorgen den heilenden Knochen mit einer großen Anzahl von Stamm- oder Vorläuferzellen. Die reichhaltige Gefäßversorgung bietet bei Bedarf das adäquate chemische Milieu und steuert durch die Freisetzung von Botenstoffen den Heilungsverlauf.

Wundheilung

Entzündungsphase

Der Frakturbereich wird durch die Gefäßverletzung sofort mit einem ausgeprägten Hämatom ausgefüllt. In der Vergangenheit wurde der Einblutung auch eine stabilisierende Funktion zugeschrieben. Heute weiß man, dass es durch die gelösten Substanzen einen potenten Stimulus für die weiteren Reaktionen darstellt. Neben Entzündungstransmittern wie Interleukinen oder Prostaglandinen werden insbesondere Wachstumsfaktoren (TGF, FGF, IGF), welche die Differenzierung und Proliferation von Zellen anregen, freigesetzt (Bostrom et al. 2000, Lieberman, Daluiski und Einhorn 2002).

Schon innerhalb der ersten 24 Stunden kommt es im angrenzenden Knochenmark zu einer strukturellen Umorganisation. Es bilden sich hypo- und hyperzelluläre Bereiche. Im hyperzellulären Bereich differenzieren sich aus den dort liegenden Stammzellen Osteo-, Fibro- oder Chondroblasten sowie Endothelzellen für die Revaskularisierung. Im inneren Anteil des Periosts finden ähnliche Vorgänge statt. Die dort liegenden Vorläuferzellen entwickeln sich zu aktiven Bindegewebszellen und wandern in das Wundgebiet ein (Bostrom et al. 2000, de Morree 1997).

Proliferationsphase (Kallusbildung)

In der zweiten Heilungsphase steht die Stabilisierung der Fraktur durch die Überbrückung der beiden Knochenenden und die Gefäßneubildung im Mittelpunkt. Trotz der intensiven Angiogenese bleibt die Sauerstoffsättigung im Wundbereich niedrig und der pH-Wert im sauren Bereich. Es kommt dadurch zunächst zu einer weichen Kallusbildung. Dieser besteht aus Faserknorpel mit Fasern vom Kollagen Typ 2 und entsprechend große Mengen Grundsubstanz. Der Kallus arbeitet sich von proximal in Richtung Wundbereich vor, bis die Lücke überbrückt ist. Dieser Prozess kann in Abhängigkeit von der Größe und Lokalisation der Fraktur schon nach 7–10 Tagen abgeschlossen sein (Bostrom et al. 2000).

Mit der voranschreitenden Revaskularisierung verändert sich das chemische Milieu. Die Sauerstoffsättigung wird immer besser und neue Stammzellen erreichen den weichen Kallus. Diese differenzieren sich aufgrund der verbesserten Stoffwechsellage zu Knochenzellen und beginnen mit der Bildung von plexiformen Knochen. Er gleicht spongiösem Knochenmaterial, das im weiteren Verlauf funktionell ausgebildet wird. Zunächst hypertrophieren die Knorpelzellen, um anschließend zu kalzifizieren. Ihre Matrix wird sukzessive durch Proteasen abgebaut und durch den primären Knochen ersetzt. Die beschriebenen Reaktionen entsprechen der enchondralen Knochenbildung. Am Ende entsteht ein harter Kallus (Claes und Ito 2005).

Remodellierung

Nach ca. 6 Wochen beginnt die Umwandlung des harten Kallus. Die verbliebenen Knorpelareale werden endgültig ersetzt, der plexiforme Knochen ebenfalls. Es entsteht der erwachsene Knochen. Die Heilung ist abgeschlossen, wenn der Knochen seine normale Festigkeit wiedererlangt hat. Dies kann nach 6 Wochen der Fall sein. Proximale Frakturen benötigen sowohl für die Kallusbildung als auch für die Remodellierung etwas länger als distale Frakturen (**Tab. 1.24**, Bennel und Kannus 2003). Die biologische Aktivität hält aber noch mehrere Monate bis Jahre an und kann knochenszintigraphisch nachgewiesen werden (Netter 1993).

Tabelle 1.24 Dauer der Wundheilung ausgewählter Knochen (in Wochen)

Frakturlokalisation	*Proliferation*	*Remodellierung*
Proximaler Humerus	3	6
Distaler Radius oder Ulna	6	12
Proximaler Femur	4–6	8–12
Distaler Femur	6	12
Proximale Tibia	6–8	12–16
Distale Tibia	8–10	16–20

Therapie

Konservativ

Die Frakturheilung wird insbesondere durch das Stoffwechselniveau und die mechanische Belastung des verletzten Bereichs gesteuert. So entsteht durch ein saures Milieu zunächst ein weicher, knorpeliger Kallus, der später aufgrund einer erhöhten Sauerstoffsättigung durch gut versorgtes Knochengewebe ersetzt wird. Es ist deshalb gut vorstellbar, dass Begleiterkrankungen wie Diabetes mellitus oder die periphere arterielle Verschlusskrankheit (PAVK) eine schlechtere Frakturheilung zur Folge haben können. Nikotinabusus reduziert nicht nur die Durchblutung im verletzten Bereich, sondern inhibiert direkt die Syntheseleistung der Knochenzellen (Hollinger et al. 1999). Die mechanische Belastung hat direkten Einfluss auf das Stoffwechselniveau. Bei zu großer Belastung der Frakturenden (z. B. Kompression) entsteht ein hoher hydrostatischer Druck. Dieser verhindert die Revaskularisierung. Es verbleibt so ein saures Stoffwechselniveau, welches die Faserknorpelbildung fördert und eine Knochenbildung hemmt. Im weiteren Verlauf könnte sich eine Pseudarthrose entwickeln.

Andererseits ist bekannt, dass eine dosierte Belastung der Fraktur und die damit verbundene Bewegung der Enden zueinander eine anabole Wirkung für die Kallusbildung zur Folge hat. Smith-Adaline et al. (2004) konnten durch zyklische Biegebelastungen innerhalb der Proliferationsphase die enchondrale Ossifikation steigern. In der Übersichtsarbeit von Claes und Ito (2005) haben selbst Bewegungen von mehreren Millimetern nicht zwangsläufig einen negativen Effekt auf die Heilung. Ob biopositive oder bionegative Reaktionen verursacht werden, hängt vielmehr von der Entfernung der Frakturenden ab. Eine große Lücke benötigt eine stabilere Ruhigstellung, kleinere Entfernungen zwischen den Knochen heilen offenbar auch bei größeren Bewegungsimpulsen aus.

Nicht zuletzt scheint auch hier die übliche Unterteilung von belasteten und unbelasteten Ausgangsstellungen zu einfach gefasst zu sein. Schneider et al. (2001) ermittelten durch einen mit Messsensoren ausgestatteten Marknagel Biege- und Kompressionsbelastungen im Femur eines Patienten. Es wurden dabei Aktivitäten in Rückenlage, Bauchlage, Sitz und Stand, mit und ohne Teilbelastung überprüft. Analog zu anderen Untersuchungsergebnissen von z. B. Lu et al. (1997) wurde unabhängig von der Ausgangsstellung, allein durch die Anspannung des Quadrizeps eine deutliche Belastung auf die Fraktur produziert. Eine Teilbelastung von 150N produzierte nicht mehr axiale Kräfte wie unter völliger Entlastung im Stand.

Aus der geführten Diskussion ergibt sich, dass einheitliche Empfehlungen für die konservative Nachbehandlung nicht realistisch sind. Sie sind von der Lokalisation (proximal/distal) und der Geometrie (Verlauf der Frakturlinie, Anzahl der Bruchstücke) der Fraktur abhängig. Des Weiteren haben das (biologische) Alter, Begleiterkrankungen und das allgemeine Stoffwechselniveau (Ernährung, Nikotinabusus, Alkohol, etc.) einen erheblichen Einfluss. Die im Anschluss gegebenen allgemeinen Empfehlungen sollten deshalb individuell angepasst werden.

Entzündungsphase: In der Entzündungsphase sollte der Frakturbereich entlastet werden, da in dieser Phase keine Struktur den Knochen in seiner gewichtstragenden Funktion unterstützen bzw. ersetzten kann. Die Benützung von Gehstützen bei

Frakturen an der unteren Extremität oder die Schienenversorgung an der oberen Extremität sind daher obligat.

Proliferationsphase: In der Proliferationsphase soll der Knochen sukzessive belastet werden, d. h. einer Teilbelastung mit anschließender Vollbelastung steht nichts im Wege. Ein lokales und allgemein aerobes Grundlagenausdauertraining bietet einerseits die mechanischen Impulse für die Knochenbildung und unterstützt andererseits durch die Anpassungserscheinungen im Herz-Kreislauf-System die zellulären Reaktionen in dieser Phase. Die Gelenkstabilität proximal und distal der Fraktur wird durch die Aktivierung der lokalen Stabilisatoren und Feedback-Prozesse sichergestellt.

Remodellierungsphase: In der abschließenden Remodellierung wird der Knochen durch die ansteigende Belastung funktionell ausgebildet. Die Trainingsprogression wird nun nach funktionellen Kriterien (z. B. Kraft im Seitenvergleich) vorgenommen. Eine grundsätzliche Einschränkung bestimmter Aktivitäten oder Trainingsmethoden besteht nicht.

Operativ

Die operative Frakturversorgung zielt darauf ab, den Kontakt zwischen den Knochenenden herzustellen und deren Bewegung zueinander zu minimieren. Die Indikation bezieht sich dementsprechend auf instabile oder dislozierte Knochenbrüche. Es kommen dabei verschiedene Verfahren zur Anwendung. Beispiele wären der Fixateur externe oder interne, Marknägel, Schrauben oder Platten. Die Dauer und Heilungsreaktionen sind mit der konservativen Versorgung zu vergleichen, solange ein Frakturspalt verbleibt und eine gewisse Mobilität zwischen den Enden möglich ist (**Tab. 1.25**).

Tabelle 1.25 Heilungsdauer von Knochenverletzungen (konservativ oder operativ versorgt)

Art der Schädigung	*Entzündungsphase*	*Proliferationsphase (Kallusbildung)*	*Remodellierungsphase*
Frakturheilung mit Kallusbildung	ca. 2–5 Tage	ca. 3–10 Wochen	Mindestens 1 Jahr

Bei einer rigiden Plattenversorgung mit direkter Kompression des Frakturspalts kommt es zu keiner oder nur zu einer geringen Kallusbildung. Osteoklasten graben einen Tunnel, der beide Knochenenden verbindet (Howship-Lakunen). Dieser wird vaskularisiert und mit Knochen ausgekleidet (Claes und Ito 2005). Es handelt sich dabei nicht um eine Knochenregeneration im eigentlichen Sinn. Vielmehr werden die normalen Umbauprozesse des Knochens mobilisiert (siehe „Remodellierung“, Kap. 1.1.2 und Netter 1993). Durch die fehlende Querschnittszunahme des Kallus besteht über einen längeren Zeitraum eine verminderte Belastbarkeit. Im ausgeheilten Zustand entsteht aber auch hier ein stabiler Knochen.

In den letzten Jahren werden Transplantate benützt, um die Knochenbildung zu verbessern. Die histologischen Reaktionen und deren Geschwindigkeit sind insbesondere davon abhängig, ob spongiöser oder kortikaler Knochen eingesetzt wird. Bei der Verwendung von Spongiosa kommt es im Tierversuch innerhalb der ersten 3 Wochen zu einer Revaskularisierung und Neubesiedelung mit Stamm- oder Vorläuferzellen. Bis zur 12. Woche wird dann der „alte“, transplantierte Knochen durch Osteoklasten resorbiert. Zeitgleich produzieren Osteoblasten neues Knochenmaterial. Der neu gebildete Knochen wird dann belastungsabhängig remodelliert. Ein Prozess, der nach ca. einem Jahr abgeschlossen ist. Ob diese Ergebnisse auf humanes Gewebe zu übertragen sind, ist fraglich. Es finden zwar die gleichen physiologischen Vorgänge statt, die Zeiteinheiten verlängern sich aber um den Faktor 2. Noch mehr Zeit muss bei Transplantationen von kortikalem Knochen veranschlagt werden. Die Revaskularisierung dauert etwa bis zur 8. Woche und bevor überhaupt neuer Knochen produziert wird, muss zunächst das Transplantat resorbiert werden.

Aufgrund der Fülle verschiedener Operationstechniken und -methoden sowie der oben beschriebenen Einflussfaktoren sind allgemeine, für alle Patienten gültige Richtlinien weder realistisch noch sinnvoll. Eine enge Zusammenarbeit mit dem behandelnden Mediziner ist daher unverzichtbar, um eine saubere Trainingsprogression zu gewährleisten.

Literatur

Literatur zu Kap. 1.1

Adams M, Kerin A, Bhatia L, Chakrabarty G, Dolan P. Experimental determination of stress distributions in articular cartilage before and after sustained loading. Clinical Biomechanics. 1999; 14: 88.

Albert M. Eccentric muscle training in sports and othopaedics. London, UK: Churchill Livingstone; 1995.

Alfredson H. The chronic painful achilles and patellar tendon: research on basic biology and treatment. Scandinavian Journal of Medicine & Science in Sports. 2005; 15: 252.

Alfredson H, Lorentzon R. Intratendinous glutamate levels and eccentric training in chronic achilles tendinosus: a prospective study using microdyalisis technique. Knee Surgery, Sports Traumatology, Arthroscopy. 2003; 11: 196.

Alfredson H, Öhberg L, Forsgren S. Is vasculo-neural ingrowth the cause of pain in chronic achilles tendinosis. Knee Surgery, Sports Trauamtology, Arthroscopy. 2003; 11: 334.

Alfredson H, Bjur D, Thorsen K, Lorentzon R. High intratendinous lactate levels in painful chronic achilles tendinosis. An investigation using microdyalisis technique. Journal of Orthopaedic Research. 2002;20:934.

Alfredson H, Forsgren S, Thorsen K, Fahlström M, Johansson H, Lorentzon. Glutamate NMDAR1 receptors localised to nerves in human achilles tendons. Implications for treatment? Knee Surgery, Sports Traumatology, Arthroscopy. 2001; 9: 123.

Alfredson H, Thorsen K, Lorentzon R. In situ microdialysis in tendon tissue: high levels of glutamate, but not prostaglandin E2 in chronic achilles tendon pain. Knee Surgery, Sports Traumatology, Arthroscopy. 1999; 7: 378.

Alfredson H. Heavy-load eccentric calf muscle training for the treatment of chronic achilles tendinosis. American Journal of Sports Medicine. 1998; 26: 360.

Amiel D, Woo S, Harwood F et al. The effect of immobilization on collagen turnover in connective tissue: a biochemical-biomechanical correlation. Acta Ortop. Scand. 1982; 53: 325.

Aydelotte MB, Greenhill RR, Kuettner KE. Differences between sub-populations of cultured bovine articular chondrocytes. Part 2: proteoglycan metabolism. Connective Tissue Research. 1988; 18: 223.

Basset C, Pawluk R. Electrical behavior of cartilage during loading. Science. 1972; 178: 982.

Bemben D, Fetters N. The independent and additive effects of exercise training and estrogen on bone metabolism. Journal of Strength and Conditioning Research. 2000; 14:114.

Bennell K, Khan K, McKay H. The role of physiotherapy in the prevention and treatment of osteoporosis. Manual Therapy. 2000; 5: 198.

Brils H, Brils B, Steilen A, Huisman W, Pascual G. Wie funktioniert Kollagen Typ1? Teil 2: Ein Beispiel zur Kollagensynthese. Krankengymnastik. 1999; 51: 1552.

Bogduk N. Klinische Anatomie von Lendenwirbelsäule und Sakrum. Berlin: Springer; 1997.

Brinckmann P, Frobin W, Leivseth G. Ortopädische Biomechanik. Stuttgart: Thieme; 2000.

Buckwalter J, Saltzman C, Brown T. The impact of osteoarthritis: implications for research. Clinical Orthopaedics and Related Research. 2004; 1 (supplement, october): 6.

Buckwalter J, Einhorn T, Simon S. Orthopaedic Basic Science. American Academy of Orthopaedic Surgeons; 2000.

Buchanan C, Marsh R. Effects of exercise on the biomechanical, biochemical and structural properties of tendons. Comparative Biochemistry and Physiology. 2002; 133, Part A: 1101.

Cameron-Donaldson M, Holland C, Hungerford D, Frondosa C. Cartilage debris increases the expression of chondrodestructive tumor necrosis factord by articular chondrocytes. The Journal of Arthroscopic and Related Surgery. 2004; 20: 1040.

Cassell C, Benedict M, Specker B. Bone mineral density in elite 7-to 9-yr-old female gymnasts and swimmers. Medicine&Science in Sports&Exercise. 1996; 28: 1243.

Chen Q. Mechanisms underlying mechanical regulation of cartilage growth. Current Opinion in Orthopaedics. 2003; 14: 307.

Cheng S, Sipilä S, Taafe D, Puolakka J, Suominen H. Change in bone mass distribution induced by hormone replacement therapy and high impact physical exercise in post-menopausal women. Bone. 2002; 31: 126.

Chiquet M, Mathisson M, Koch M, Tannheimer M, Chiquet-Ehrismann R. Regulation of extracellular matrix synthesis by mechanical stress. Biochem. Cell Biol.1996; 74: 737.

Conroy B, Kraemer W, Maresh C, Fleck S, Stone M, Fry A, Miller P, Dalsky G. Bone mineral densitiy in elite junior olympic weightlifters. Medicine&Science in Sports&Exercise. 1993; 25: 1103.

Couteix D, Lespessailles E, Loiseau Peres S et al. Effects of physical training on bone mineral density in prepubertal girls: a comparative study between impact-loading and non-impact loading sports. Osteoporosis International. 1998; 8: 152.

Damien E, Price J, Lanyon L. The estrogen receptors involvement in osteoblasts adaptive response to mechanical strain. Journal of Bone and Mineral Research. 1998; 13: 1275.

Diekstall P, Schulze W, Noack W. Der Immobilisationsschaden. Sportverletzung, Sportschaden. 1995; 9: 35.

Duncan P, Weiner K, Chandler J et al. Functional reach: a new clinical measure of balance. Journal of Gerontology. 1990; 45: M192.

Eckstein F, Lemberger B, Stammberger T, Englmeier K, Reiser M. Patellar cartilage deformation in vivo after static versus dynamic loading. Journal of Biomechanics. 2000; 33: 819.

Eckstein F, Lemberger B, Gratzke C et al. In vivo cartilage deformation after different types of activity and its dependence on physical training status. Annals of the Rheumatic Disease. 2005; 64: 291.

Eckstein F. Form-Funktions-Analyse des Gelenkknorpels mit quantitativer MRT. Schriften der Deutschen Vereinigung für Sportwissenschaften, Band 135. 2003.

Eckstein F, Faber S, Mühlbauer R et al. Functional adaption to human joints to mechanical stimuli. Ostoarthritis & Cartilage. 2002; 10: 44.

Eckstein F, Tieschky M, Faber S, Englmeier K, Reiser M. Functional analysis of articular cartilage deformation, recovery and fluid flow following dynamic exercise in vivo. Anat. Embryol. 1999; 200: 419.

Engelhardt M. Epidemiologie der Arthrose in Westeuropa. Deutsche Zeitschrift für Sportmedizin. 2003; 54: 171.

Ettinger WH. Arthritis and related muskuloskeletal disorders. In: Graves JE, Franklin BA. Resistance Training for Health and Rehabilitation. GB: Human Kinetics; 2001.

Fahlström M, Jonsson P, Lorentzon R, Alfredson H. Chronic achilles tendon pain treated with eccentric calf-muscle training. Knee Surgery, Sports Traumatology, Arthroscopy. 2003; 11: 327.

Fealy S, Kentner K, Dines JS et al. Mucoid degeneration of the anterior cruciate ligament. Arthroscopy. 2001; 17: E37.

Fermor D, Jeffcoat D, Hennerbichler A et al. The effects of cyclic mechanical strain and tumor necrosis factor alpha on the response of cells of the meniscus. Osteoarthritis & Cartilage. 2004; 12: 956.

Fiatarone M, Marks E, Ryan N, Meredith C, Lipsitz L, Evans W. High intensity strength training in nonagenarians. Effects on skeletal muscle. Journal of the American Medical Association. 1990 263: 3029.

Fink C, Fermor B, Weinberg JB et al. The effect of dynamic mechanical compression on nitric oxide production in the meniscus. Osteoarthritis & Cartilage. 2001; 9: 481.

Forwood M. Physiology. In: Khan K, McKay H, Kannus P et al. Physical activity and bone health. GB: Human Kinetics; 2001.

Forwood M. Inducible cyclo-oxigenase mediates the induction of bone formation by mechanical loading in vivo. Journal of Bone and Mineral Research. 1996; 11: 1688.

Franklin B, Munnings F. Rejuvenation through exercise. Encyclopaedia Britannica 1996. Medical and Health Annual. 1995:263.

Franz T, Hasler E, Hagg R, Weiler C, Jakob R, Mainil-Varlet P. Osteoarthritis in situ compressive stiffness, biochemical composition and structural integrity of articular cartilage of the human knee joint and Cartilage. Osteoarthritis & Cartilage 2001; 9: 582

Frost H. The mechanostat: a proposed pathogenic mechanism of osteoporoses and the bone mass effects of mechanical and nonmechanical agents. Bone and Mineral. 1987; 2: 73.

Frost H. Why do marathon runners have less bone than weight lifters? A vital-biomechanical view and explanation. Bone. 1997; 20: 183.

Fyfe I, Stanish WD. The use of eccentric training and stretching in the treatment and prevention of tendon injuries. Clinics in Sports Medicine. 1992; 3: 601.

Goldring S, Goldring M. The role of cytokines in cartilage matrix degeneration in osteoarthritis. Clinical Orthopaedics and Related Research. 2004; 1 (supplement, october): 27.

Guilak F, Beverley F, Keefe F, Kraus V, Olson S, Pisetsky D, Setton L, Weinberg P. The role of biomechanics and inflammation in cartilage injury and repair. Clinical Orthopaedics and Related Research. 2004; 1:17.

Hackenbroch MH. Arthrosen. Stuttgart: Thieme; 2002.

Heinonen A. Biomechanics. In: Khan K, McKay H, Kannus P et al. Physical activity and bone health. GB: Human Kinetics; 2001.

Hierholzer K, Schmidt RF. Pathophysiologie des Menschen. Chapman & Hall; 1994.

Hinterwimmer S, Krammer M, Krötz M et al. Cartilage atrophy in the knees of patients after seven weeks of partial loading. Arthritis & Rheumatism. 2004; 50: 2516.

Hupli M, Heinonen R, Vanharanta H. Height changes among chronic low back pain patients during intense physical exercise. Scandinavian Journal of Medicine & Science in Sports. 1997; 7: 32.

Hupli M, Heikki H, Satu L et al. Low synthesis rate of type 1 procollagen is normalized during active back rehabilitation. Spine. 1997; 22: 850.

Imhof H, Breitenseher M, Kainberger F, Trattnig S. Degenerative joint disease: cartilage or vascular disease? Skeletal. Radiol. 1997; 26: 398.

Imler SM, Doshi AN, Levenston ME. Combined effects of growth factors and static mechanical compression on meniscus explant biosynthesis. Osteoarthritis & Cartilage. 2004; 12: 736.

Ingber D. The architecture of life. Scientific American. 1998; 1: 30.

Ingber D. Cellular tensegrity: defining new rules of biological design that govern the cytoskeleton. Journal of cell science. 1993; 104: 613.

Ishihara H., McNally D., Urban J et al. Effects of hydrostatic pressure on matrix synthesis in different regions of the intervertebral disc. Journal of Applied Physiology. 1996; 80: 839.

Jerosch J, Hoffstetter I, Reer R et al. Strain-related long-term changes in the menisci in asymptomatic athletes. Knee Surgery, Sports Traumatology, Arthroscopy. 1994; 2: 8.

Kelley G, Kelley K, Vu Tran Z. Exercise and bone mineral density in men: a meta-analysis. Journal of Applied Physiology. 2000; 88: 1730.

Kemmler W, von Stengel S, Weineck J et al. Empfehlungen für ein körperliches Training zur Verbesserung der Knochenfestigkeit: Schlussfolgerungen aus Tiermodellen und Untersuchungen an Leistungssportlern. Deutsche Zeitschrift für Sportmedizin. 2003; 54: 306.

Kemmler W, Wildt L, Engelke K et al. Acute hormonal responses of a high impact physical exercise session in early postmenopausal women. European Journal of Applied Physiology. 2003; 90: 199.

Kemmler W, Engelke K, Lauber D et al. Exercise effects on fitness and bone mineral density in early postmenopausal women: 1-year EFOPS results. Medicine&Science in Sports&Exercise. 2002; 34: 2115.

Kerr D, Morton A, Dick I et al. Exercise effects on bone mass in postmenopausal women are site-specific and load-dependent. Journal of Bone and Mineral Research. 1996; 11: 218.

Khan K, McKay H, Kannus P et al. Physical activity and bone health. GB: Human Kinetics; 2001.

Kim Y, Bonassar L, Grodzinsky A. The role of cartilage streaming potential, fluid flow and pressure in the stimulation of chondrocyte biosynthesis during dynamic compression. Journal of Biomechanics. 1995; 28: 1055.

Kjaer M. Role of extracellular matrix in adaption of tendon and skeletal muscle to mechanical loading. Physiology Review. 2004a; 84: 649.

Kjaer M. Anpassung der Sehne an körperliche Belastung. Deutsche Zeitschrift für Sportmedizin. 2004b; 55: 148.

Kohrt W, Bloomfield S, Little K, Nelson M, Yingling V. Physical activity and bone health. Medicine & Science in Sports & Exercise. 2004: 1985.

Komi PV. Kraft und Schnellkraft im Sport. Deutscher Ärzte Verlag; 1994.

Koskinen S, Heinemeier K, Olesen J et al. Physical exercise can influence local levels of matrix metalloproteinases and their inhibitors in tendon-related connective tissue. Journal of Applied Physiology. 2004; 96: 861.

Kraushaar B. Nirschl R. Current concepts review: tendinosis of the elbow. The Journal of Bone and Joint Surgery. 1999; 81a: 259.

Kuettner KE, Cole AA. Cartilage degeneration in different human joints. Osteoarthritis & Cartilage. 2005; 13: 93.

Langberg H, Boushel R, Risum N et al. Cyclo-oxygenase-2 mediated prostaglandin release regulates blood flow in connective tissue during mechanical loading in humans. Journal of Physiology. 2003; 551.2: 683.

Langberg H, Rosendal L, Kjaer M. Training-induced changes in peritendinous type 1 collagen turnover determined by microdialysis in humans. Journal of Physiology. 2001; 534.1: 297.

Lanyon L. Using functional loading to influence bone mass and architecture: objectives, mechanisms, and relationship with estrogen of the mechanically adaptive process in bone. Bone. 1996; 18: 37.

Lammi M, Inkinen R, Parkkinen J, Hakkiinen T, Jortikka M, Nelimarkka L, Järveläinen H, Tammi M. Expression of reduced amounts of structurally altered aggrecan in articular cartilage chondrocytes exposed to high hydrostatic pressure. Biochem. J. 1994; 304: 723.

Layne J, Nelson M. Resistance Training for the prevention of osteoporosis. In: Graves J, Franklin B. Resistance Training for Health and Rehabilitation. GB: Human Kinetics; 2001.

Lee D, Noguchi T, Knight M, Odonnel L, Bentley G, Bader D. Response of chondrocyte subpopulations cultured within unloaded and loaded agarose. Journal of Orthopaedic Research. 1998; 16: 726.

MacLean JJ, Lee CR, Grad S et al. Effects of immobilization and dynamic compression on intervertebral disc cell gene expression in vivo. Spine. 2003; 28: 973.

MacLean JJ, Lee CR, Alini M et al. Anabolic and catabolic mRNA levels of the intervertebral disc vary with the magnitude and frequency of in vivo dynamic compression. Journal of Orthopaedic Research. 2004; 22: 1193.

Mafi N, Lorentzon R, Alfredson H. Superior short-term results with eccentric calf muscle training compared to concentric training in a randomized prospective multicenter study on patients with chronic achilles tendinosis. Knee Surgery, Sports Traumatology, Arthroscopy. 2001; 9: 42.

Maganaris CN, Narici MV, Almekinders LC et al. Biomechanics and pathophysiology of overuse tendon injuries. Sports Medicine. 2004; 34: 1005.

Mankin H, Mow V, Buckwalter JA. Articular cartilage repair and osteoarthritis. In: Buckwalter J, Einhorn T, Simon S. Orthopaedic Basic Science. American Academy of Orthopaedic Surgeons; 2000.

Mankin HJ, Mow VC, Buckwalter JA et al. Articular cartilage structure, composition, and function. In: Buckwalter J, Einhorn T, Simon S. Orthopaedic Basic Science. American Academy of Orthopaedic Surgeons; 2000.

Magnusson SP, Hansen P, Kjaer M. Tendon properties in relation to muscular activity and physical training. Scandinavian Journal of Medicine & Science in Sports. 2003; 13: 211.

Magnusson S, Ovortrup K, Larsen Jet al. Collagen fibril size and crimp morphology in ruptured and intact achilles tendons. Matrix Biology. 2002 ;21 :369.

Martin J, Buckwalter J. The role of chondrocyte-marix interactions in maintaining and repairing articular cartilage. Biorheology. 2000; 37: 129.

Minne H, Ziegler R. Knochen. In: Hierholzer K, Schmidt RF. Pathophysiologie des Menschen. Chapman & Hall. 1994.

Mio K, Saito S, Tomatsu T et al. Intermittent compressive strain may reduce aggrecanase expression in cartilage. Clinical Orthopaedics and Related Research. 2005; 433: 225.

Morris F, Naughton G, Gibbs J, Carlson J, Wark J. Prospective ten-month exercise intervention in premenarcheal girls: positive effects on bone and lean mass. Journal of Bone and Mineral Research. 1997; 12: 1453.

Mow VC, Huiskies R. Basic Orthopaedic Biomechanics and Mechanobiology. Lippincott Williams & Wilkins; 2005-11-26.

Mühlbauer R, Lukasz S, Faber S et al. Comparison of knee joint cartilage thickness in triathletes and physically inactive volunteers based on magnetic resonance imaging and threedimensional analysis. The American Journal of Sports Medicine. 2000; 28: 541.

Narvekar A, Gajjar S. Mucoid degeneration of the anterior cruciate ligament. Arthroscopy. 2004; 20: 141.

Neidel J, Schulze M. Stellenwert der Synoviaanalyse für die Prognose der Matrixsynthese transplantierter Chondrocyten. Orthopäde. 2000; 29: 158.

Neidlinger-Wilke C, Wurtz K, Liedert A et al. A three-dimensional collagen matrix as a suitable culture system for the comparison of cyclic strain and hydrostatic pressure effects on intervertebral disc cells. J. Neurosurg. Spine. 2005; 4: 457.

Neidlinger-Wilke C. Die Bandscheibe aus biologischer Sicht. In: Wilke HJ. Ergomechanics. Shaker Verlag; 2003.

Nelson M, Fiatarone M, Moranti C, Trice I, Greenberg R, Evans W. Effects of high intesity strength training on multiple risk factors for osteoporotic fractures. Journal of American Medical Association. 1994; 272: 1909.

Ng GYF, Maitland ME. Relationship of kinetic demands of athletic training and knee joint laxity. Physical Therapy in Sport. 2001; 2: 66.

Nordin M, Frankel VH. Basic Biomechanics of the Muskuloskeletal System. Lippincott Williams & Williams; 1989

Öhberg L, Lorentzon R, Alfredson H. Eccentric training in patients with chronic achilles tendinosis: normalised tendon structure and decreased thickness at followup. British Journal of Sports Medicine. 2004; 38: 8.

Öhberg L, Alfredson H. Effects on neovascularisation behind the good results with eccentric training in chronic midportion achilles tendinosis. Knee Surgery, Sports Traumatology, Arthroscopy. 2004; April, published online.

Öhberg L, Alfredson H. Sclerosing therapy in chronic achilles tendon insertional pain-results of a pilot study. Knee Surgery, Sports Traumatology, Arthroscopy. 2003; 11: 339.

Öhberg L, Lorentzon R, Alfredson H. Neovascularisation in achilles tendons with painful tendinosis but not in normal tendons: an ultrasonographic investigation. Knee Surgery, Sports Traumatology, Arthroscopy. 2001; 9: 233.

Otte P: Der Arthrose-Prozeß. Teil 1 : Osteochondrale Strukturen. Nürnberg: Novartis Pharma Verlag 2001.

Otterness I, Eskra J, Bliven M et al. Exercise protects against articular cartilage degeneration in the hamster. Arthritis and Rheumatism. 1998; 41: 2068.

Palmoski M, Brandt K. Effects of static and cyclic compressive loading on articular cartilage plugs in vitro. Arthritis and Rheumatism. 1984; 27: 675.

Palmoski M, Brandt K Colyer R. Joint motion in the absence of normal loading does not maintain normal articular cartilage. Arthritis and Rheumatism. 1980; 23: 325.

Prajapati R, Eastwood M, Brown R. Duration and orientation of mechanical loads determine fibroblast cyto-mechanical activation: monitored by protease release. Wound Repair and Regeneration. 2000; 8: 238.

Pufe T, Peterson WJ, Mentlein R et al. The role of vasculature and angiogenesis for the pathogenesis of degenerative tendon disease. Scandinavian Journal of Medicine & Science in Sports. 2005; 15: 211.

Reeves N, Narici M, Maganaris C. Strength training alters the viscoelastic properties of tendons in elderly humans. Muscle & Nerve. 2003; 28: 74.

Riggs L, Melton J. Involutional Osteoporosis. The New England Journal of Medicine. 1986; 314: 1676.

Riley GP. Gene expression and matrix turnover in overused and damaged tendons. Scandinavian Journal of Medicine & Science in Sports. 2005; 15: 241.

Roosendaal G, Vianen M, van den Berg M, Lafeber F, Bijlsma J. Cartilage damage as a result of hemarthrosis in a human in vitro model. The Journal of Rheumatology. 1997; 24: 1350.

Roussouw JE, Anderson GL, Prentice RL et al. Risks and benefits of estrogen plus progestin in healthy postmenopausal women. Journal of the American Medical Association. 2002, 288: 321.

Rubin C, Lanyon L. Osteoregulatory nature of mechanical stimuli: function as a determinant for adaptive remodeling in bone. Journal of Orthopaedic Research. 1987; 5: 300.

Sandmeier R. Osteoarthritis and exercise. The Permante Journal. 2000; 4: 26.

Saxon L, Finch C, Bass S. Sports participation, sport injuries and osteoarthritis. Sports Medicine. 1999; 28: 123.

Setton L, Chen J. Cell mechanics and mechanobiology in the intervertebral disc. Spine. 2004; 29: 2710.

Shalabi A, Kristoffersen-Wilberg M, Svensson L, Aspelin P, Movin T. Eccentric training of the gastrocnemius-soleus complex in chronic achilles tendinopathy results in decreased tendon volume and intratendinous signal as evaluated by MRI. The American Journal of Sports Medicine. 2004; 32: 1286.

Shekter A. Connective tissue as an integral system: role of cell-cell and cell-matrix interactions. Connective tissue research. 1986; 15: 23.

Shin SJ, Fermor B, Weinberg JB et al. Regulation of matrix turnover in meniscal explants: role of mechanical stress, interleukin-1, and nitric oxide. Journal of Applied Physiology. 2003; 95: 308.

Silbernagel K, Thomee R, Thomee P, Karlsson J. Eccentric overload training for patients with chronic achilles tendon pain – a randomised controlled study with reliability testing of the evaluation methods. Scandinavian Journal of Medicine & Science in Sports. 2001; 11: 197.

Skerry T. Mechanical loading and bone: What sort of exercise is beneficial to the skeleton? Bone. 1997; 20: 179.

Skerry TM, Bitensky L, Chayen J et al. Loading-related reorientation of bone proteoglycan in vivo. Strain memory in bone tissue. Journal of Orthopaedic Research. 1988; 6: 547.

Smith R, Trindade M, Ikenoue T et al. Effects of shear stress on articular chondrocyte metabolism. Biorheology. 2000; 37: 95.

Sowers M. Epidemiology of risk factors for osteoarthritis: systemic factors. Current Opinion in Rheumatology. 2001; 13: 447.

Stone M, Karatzaferi C. Connective tissue and bone response to strength training. In: Komi P. Strength and Power in Sport. Blackwell Publishing. 2003.

Svernlöv B, Adolfsson L. Non-operative treatment regime including eccentric training for lateral humeral epicondylalgia. Scandinavian Journal of Medicine & Science in Sports. 2001; 11: 328.

Taaffe D, Snow-Harter C, Connoly D et al. Differential effects of swimming versus weight-bearing activity on bone mineral status of eumenorrheic athletes. Journal of Bone and Mineral Research. 1995; 10: 586.

Tägil M, Aspenberg P. Cartilage induction by controlled mechanical stimulation in vivo. Journal of Orthopaedic Research. 1999; 17: 200.

Tajima T, Yoshida E, Yamashita A et al. Hemoglobin stimulates the expression of matrix metalloproteinases, MMP-2 and MMP-9 by synovial cells: a possible cause of joint damage after intra-articular hemorrhage. Journal of Orthopaedic Research. 2005; 23: 891.

Tanaka T, Fujii K, Kumagae Y. Comparison of biochemical characteristics of cultured fibrochondrocytes isolated from the inner and outer regions of human meniscus. Knee Surgery, Sports Traumatology, Arthroscopy. 1999; 7: 75.

Trickey W, Lee G, Guilak F. Viscoelastic properties of chondrocytes from normal and osteo-arthritic human cartilage. Journal of Orthopaedic Research. 2000; 18: 891.

Van den Hoogen B, Van den Lest C, van Weerden P et al. Loading-induced changes in synovial fluid affect cartilage metabolism. British Journal of Rheumatology. 1998; 37: 671.

Van den Lest C, Van den Hoogen B, Van Weerden P.Loading-induced changes in synovial fluid affect cartilage metabolism. Biorheology. 2000; 37: 45.

Vanwanseele B, Eckstein F, Hadwighorst H et al. In vivo precision of quantitative shoulder cartilage measurements and changes after spinal cord injury. Magentic Resonance in Medicine. 2004; 51: 1026.

Vanwanseele B, Lucchinetti E, Stüssi E. The effects of immobilization on the characteristics of articular cartilage: current concepts and future directions. Osteoarthritis & Cartilage. 2002; 10: 408.

Walker J. Pathomechanics and classifikation of cartilage lesions, facilitation of repair. Journal of Orthopaedic Sports Physical Therapy. 1998; 28: 216.

Walsh A., Lotz J. Biological response of the intervertebral disc to dynamic loading. Journal of Biomechanics. 2004; 37: 329.

Wang J, Yang G, Li Z et al. Fibroblast responses to cyclic mechanical stretching depend on cell orientation to the stretching direction. Journal of Biomechanics. 2004; 37: 573.

Wang JHC, Jia F, Yang G. Cyclic mechanical stretching of human tendon fibroblasts increases the production of prostaglandin E2 and levels of cyclooxygenase expression: a novel in vitro model study. Connective Tissue Research. 2003; 44: 128.

Wenger K, Woods A, Holacek A et al. Matrix remodeling expression in anulus cells subjected to increased compressive load. Spine. 2005; 30: 1123.

Wilke HJ. Ergomechanics. Shaker Verlag; 2003.

Wright T, Li, S. Biomaterials. In: Buckwalter J, Einhorn T, Simon S. Orthopaedic Basic Science. American Academy of Ortopaedic Surgeons; 2000.

Woo SLY, Lee TQ, Abramowitch SD et al. Structur and functions of ligaments and tendons. In: Mow VC, Huiskies R. Basic Orthopaedic Biomechanics and Mechanobiology. Lippincott Williams & Wilkins; 2005;11:26.

Zernicke RF, Loitz BJ. Trainingseinflüsse auf das Bindegewebe. In: Komi PV. Kraft und Schnellkraft im Sport. Deutscher Ärzte Verlag; 1994.

Literatur zu Kap. 1.2

Adams G. Role of Insulin-like growth factor-1 in the regulation of skeletal muscle adaption to increased loading. Exercise and Sport Science Reviews. 1998; 26: 31.

Alford J, Cole B. Cartilage restoration, part 2. The American Journal of Sports Medicine. 2005;33: 443.

Ahlgren BD, Lui W, Herkowitz HN et al. Effect of anular repair on the healing strength of the intervertebral disc. Spine. 2000; 25: 2165.

Alfredson H, Thorsen K, Lorentzon R. In situ microdyalysis in tendon tissue: high levels of glutamate, but not prostaglandin E2 in chronic achilles tendon pain. Knee Surgery, Sports Traumatology, Arthroscopy. 1999; 7: 378.

Alfredson H, Bjur D, Thorsen K et al. High intratendinous lactate levels in painful chronic achilles tendinosis. An investigation using microdyalysis technique. Journal of Orthopaedic Research. 2002; 20: 934.

Alfredson H, Öhberg L. Neovascularisation in chronic painful patellar tendinosis-promising results after sclerosing neovessels outside the tendon challenge the need for surgery. Knee Surgery, Sports Traumatology, Arthroscopy. 2005; 13: 74.

Alfredson H. The chronic painful achilles and patellar tendon: research on basic biology and treatment. Scandinavian Journal of Medicine & Science in Sports. 2005; 15: 252.

Äärimaa V, Rantanen J, Best T et al. Mild eccentric stretch injury: Biomechanical and regenerative consequences. Scandinavian Journal of Medicine & Science in Sports. 2004;14:367.

Alleyne KR, Galloway MT Management of osteochondral injuries of the knee. Clinics in Sports Medicine. 2001; 20: 343.

Alparslan L, Minas T, Winalski C. Magnetic resonance imaging of autologous chondrocyte implantation. Seminars in Ultrasound, CT, and MRI. 2001; 22: 341.

Arnoczky S, Cooper T, Stadelmaier D et al. Magnetic resonance signals in healing menisci: an experimental study in dogs. The Journal of Arthroscopy and Related Surgery. 1994; 10: 552.

Athanasiou KA, Shah AR., Hernandez RJ, LeBaron R. Basic science of articular cartilage repair. Clinics in Sports Medicine. 2001; 20: 223.

Bailey A, Goodstone N, Roberts S. Rehabilitation after Oswestry autologous-chondrocyte implantation: the OsCell protocol. Journal of Sport Rehabilitation. 2003; 12: 104.

Baumhoer D, Steinbrück I, Götz W. Histologie. Kurzlehrbuch. 2. Auflage. München: Urban&Fischer bei Elsevier; 2003.

Bennell K, Kannus P. Bone. In: Kolt GS, Snyder-Mackler LS. Physical Therapies in Sport and Exercise. Churchill Livingstone, UK; 2003.

Bentley G, Biant LC, Carrington RW et al. A prospective, randomised comparison of autologous chondrocyte implantation versus mosaicplasty for osteochondral defects in the knee. The Journal of Joint and Bone Surgery. 2003; 85: 223.

Bergmann G, Graichen F, Rohlmann A et al. Frictional heating of total hip implants (part 1). Journal of Biomechanics. 2001; 34: 429.

Beynnon BD, Johnson RJ, Abate JA et al. Treatment of anterior cruciate ligament injuries, part 2. The American Journal of Sports Medicine. 2005; 33: 1751.

Bhattacharyya T, Smith R. Cardiovascular risks of coxibs: the orthopaedic perspective. The Journal of Bone and Joint Surgery. 2005; 87-a: 245.

Biedert R. Operative Behandlung von chronischen Muskelläsionen. Sportorthopädie & Sporttraumatologie. 2001; 17: 21.

Bleakley C, McDonough S, MacAuley D. The use of ice in the treatment of acute soft-tissue injury. The American Journal of Sports Medicine. 2004; 32: 251.

Bostrom MPG, Boskey A, Kaufman JK et al. Form and function of bone. In: Buckwalter JA, Einhorn TA, Simon SR. Orthopaedic Basic Science. American Academy of Orthopaedic Surgeons. 2000.

Bray RC, Salo PT, Lo IK et al. Normal ligament structure, physiology and function. Sports Medicine and Arthroscopic Review. 2005; 13: 127.

Breinan HA, Minas T, Barone L et al. Histological evaluation of the course of healing of canine articular cartilage defects treated with cultured autologous chondrocytes. Tissue Engineering. 1998; 4:101.

Brittberg M, Lindahl A, Nilsson A, Ohlsson C, Isaksson O, Peterson L. Treatment of deep cartilage defects in the knee with ACT. The New England Journal of Medicine. 1994; 331: 889.

Brittberg M, Tallheden T, Sjörgen-Jansson E et al. Autologous chondrocytes used for articular cartilage repair: an update. Clinical Orthopaedics and Related Research. 2001; 391(Suppl.): 337.

Broadbent E. Psychological stress impairs early wound repair following surgery. Psychosomatic Medicine. 2003; 65: 865.

Bucci L. Healing arthritis the natural way. The summit publishing group, USA; 1995.

Bugbee WD, Convery FR. Osteochondral allograft transplantation. Clinics in Sports Medicine. 1999; 18: 67.

Carlson B, Faulkner J. The regeneration of skeletal muscle fibers following injury. Medicine & Science in Sports and Exercise. 1983; 15: 187.

Claes LE, Ito K. Biomechanics of fracture fixation and fracture healing. In: Mow VC, Huiskies R. Basic Orthopaedic Biomechanics and Mechano-Biology. Lippincott Williams & Wilkins. 2005.

Cohen DB, Kawamura S, Etheshami J et al. Indomethazin and celecoxib impair rotator cuff tendon-to-bone healing. The American Journal of Sports Medicine. Published online: october 2005.

Cox E. Irrational use of vioxx and celebrex? The Back Letter. 2002; 17: 79.

Creighton RA, Spang JT, Dahners LE. Basic science of ligament healing: medial collaeral ligament healing with and without treatment. Sports Medicine and Arthroscopic Review. 2005; 13: 145.

Davis JT, Jones DG. Treatment of knee articular cartilage injuries. Current Opinions in Orthopaedic Medicine. 2004; 15: 92

DeMorree. J. Dynamik des menschlichen Bindegewebes. München: Urban & Fischer; 2001.

DeMorree, J. Bindegewebsheilung. Manuelle Therapie. 1997; 1: 16.

Deutsch A, Hink J, Fox J et al. Peripheral meniscal tears: MR findings after conservative treatment or arthroscopic repair. Radiology. 1990; 176: 485.

Devereaux M, Parr G, Lachmann S et al. Thermographic diagnosis in athletes with patello femoral arthralgia. The Journal of Bone and Joint Surgery. 1986; 68-B: 42.

Dingle J. The effect of nonsteroidal antiinflammatory drugs on human articular cartilage glycosaminoglycan synthesis. Osteoarthritis & Cartilage. 1999; 7: 313.

Eckstein F, Faber S, Lösch A et al. Aktuelle Aspekte der funktionellen Anpassung und der mechanisch bedingten Degeneration des Gelenkknorpels: neue Perspektiven durch die MRT, Teil II: Lösungsansätze durch ein nichtinvasives bildgebendes Verfahren. Sportorthopädie, Sporttraumatologie. 1997; 13: 28.

Elder C, Dahners L, Weinhold P. A cyclooxigenase-2 inhibitor impairs ligament healing in the rat. American Journal of Sports Medicine. 2001; 29: 801.

Einhorn T. Do inhibitors of cyclooxigenase-2 impair bone healing? Journal of Bone and Minerale Research. 2002; 17: 977.

Engel J. Quantitative Thermographie in der Diagnostik- und Therapiekontrolle der manuellen Medizin. Manuelle Medizin. 1981; 20: 36.

Enwemeka CS. Inflammation, cellularity, and fibrillogenesis in regenerating tendon: implications for tendon rehabilitation. Physical Therapy. 1989; 69: 816.

Erasmus U. Fats that heal. Fats that kill. Burnaby, Canada: Alive books; 1993.

Fenwick SA, Hazleman BL, Riley GP. The vasculature and its role in the damaged and healing tendon. Arthritis Research. 2002; 4: 252.

Frank C, Woo S, Amiel D et al. Medial collateral ligament healing. The American Journal of Sports Medicine. 1983; 11: 379.

Frank C, McDonald D, Shrive N. Collagen fibril diameters in the rabbit medial collateral ligament scar: a longer term assessment. Connective Tissue Research. 1997; 36: 261.

Fraser RD, Osti OL, Vernon-Roberts B. Intervertebral disc degeneration. European Spine Journal. 1993; 1: 205.

Grande DA, Southerland SS, Manji R, Pate D, Schwartz R, Lucas P. Repair of articular cartilage defects using mesenchymal stem cells. Tissue Engineering. 1995; 1: 345.

Guisasola I, Vaquero J, Forriol F. Knee immobilization on meniscal healing after suture. Clinical Orthopaedics and Related Research. 2002; 395: 227

Hampton D, Laros G, McCarron R et al. Healing potential of the anulus fibrosus. Spine. 1989; 14: 398.

Hangody L, Fules P. Autologous osteochondral mosaicplasty for the treatment of full-thickness defects of weight-bearing joints. Journal of Bone and Joint Surgery. 2003; 85a: 25.

Hangody L, Rathonyi G. Mosaicplasty in active sportsmen. Sportorthopädie, Sporttraumatologie. 2004; 20: 159.

Hanson CA, Weinhold PS, Afshari HM et al. The effect of analgesic agents on the healing rat medial collateral ligament. The American Journal of Sports Medicine. 2005; 33: 674.

Harrison RK, Mudera V, Grobbelaar AO et al. Synovial cell migratory response to flexor tendon injury: an experimental study in rats. The Journal of Hand Surgery. 2003; 28: 987.

Hardy M. The biology of scar formation. Physical Therapy. 1989; 69: 1014.

Hawke T. Muscle stem cells and exercise training. Exercise and Sport Science Reviews. 2005;33:63.

Haimovici N, Feibel A. Kritische Bemerkungen zum Thema „Therapeutische Erwärmung der Gelenke“. Zeitschrift für Physikalische Medizin. 1981; 2,10: 113.

Hildebrand KA, Gallant-Behm CL, Kydd AS et al. The basics of soft tissue healing and general factors that influence such healing. Sports Medicine and Arthroscopic Review. 2005; 13: 136.

Hoglum P. Soft tissue healing and its impact on rehabilitation. Journal of Sport Rehabilitation. 1992; 1: 19.

Hollinger JO, Schmitt JM, Hwang K et al. Impact of nicotine on bone healing. Journal of Biomed. Mat. Res. 1999; 45 (4): 294.

Hörster G. Die Muskulatur in Sport und Medizin. In: Zichner L, Engellhardt M, Freiwald G. Die Muskulatur. Wehr: Novartis Verlag. 1998.

Horas U, Pelinkovic D, Herr G, Aigner T, Schnettler R. Autologous chondrocyte implantation and osteochondral cylinder transplantation in cartilage repair of the knee joint. The Journal of Bone and Joint Surgery. 2003; 85-A: 185.

Irrgang JJ, Pezzullo DD. Rehabilitation following surgical procedures to address articular cartilage lesions in the knee. Journal of Orthopaedic Sports Physical Therapy. 1998; 28: 232.

Hurme T, Kalimo H, Letho M et al. Healing of skeletal muscle injury: an ultrastruktural and immunohistochemical study. Medicine&Science in Sports&Exercise. 1991; 23: 801.

Itay S, Abramovici A, Nevo Z. Use of cultured embryonal chick epiphyseal chondrocytes as grafts for defects in chick articular cartilage. Clinical Orthopaedics and Related Research. 1987; 220: 284.

Järvinen M, Letho M. The effect of early mobilisation and immobilisation on the healing process following muscle injuries. Sports Medicine. 1993; 15: 78.

Järvinen TAH, Järvinen TLN, Kääriäinen M et al. Muscle injuries: biology and treatment. The American Journal of Sports Medicine. 2005; 33: 745.

Kääriäinen M, Järvinen T, Järvinen M et al. Relation between myofibers and connective tissue during muscle injury repair. Scandinavian Journal of Medicine & Science in Sports. 2000;10:332.

Kanerva A, Kommonen B, Grönblad M et al. Inflammatory cells in experimental intervertebral disc injury. Spine. 1997; 22: 2711.

Keyl W., Lenhart P. Die Thermographie bei Sportverletzungen des Bewegungsapparats. Fortschr. Med. 1975; 93: 124.

Knobloch K. Kongressbericht vom VII IOC Olympic World Congress on Sports Sciences. Bericht 2. Deutsche Zeitschrift für Sportmedizin. 2003; 54: 336.

Knutsen G, Engebretsen L, Ludvigsen T et al. Autologous chondrocyte implantation compared with microfracture in the knee. The Journal of Bone and Joint Surgery. 2004; 86a: 455.

Kobayashi K, Fujimoto E, Deie M et al. Regional differences in the healing potential of the meniscus – an organ culture model to eliminate the influence of microvasculature and the synovium. The Knee. 2004; 11: 271.

Konrath GA, Lock T, Goitz HT et al. The use of cold therapy after anterior cruciate ligament reconstruction. A prospective, randomized study and literature review. American Journal of Sports Medicine. 1996; 24: 629.

Kraushaar B, Nirschl R. Tendinosis of the elbow (tennis elbow). Clinical features and findings of histological, immunohistochemical, and electron microscopy studies. The Journal of Bone and Joint Surgery. 1999; 81: 259.

Lambiris E, Stoboy H. Thermographie bei Sportverletzungen des Kniegelenks. Deutsche Zeitschrift für Sportmedizin. 1985; 5: 144.

Langberg H, Boushel R, Risum N et al. Cyclo-oxigenase-2 mediated prostaglandin release regulates blood flow in connective tissue during mechanical loading in humans. Journal of Physiology. 2003; 551,2: 683.

Leadbetter WB. Cell-matrix response in tendon injury. Clinics in Sports Medicine. 1992; 11: 533.

Lelik F, Solymossy O, Kezy Gy. Hautthermographie mit Flüssigkristallen in Orthopädie und Sportmedizin. Zeitschrift für Orthopädie. 1977; 115: 105.

Lieberman JR, Daluiski A, Einhorn TA. The role of growth factors in the repair of bone. The Journal of Bone and Joint Surgery. 2002; 84a. 1032.

Löffler G. Basiswissen Biochemie. 6. komplett überarbeitete und aktualisierte Auflage. Berlin, Heidelberg: Springer; 2005.

Lu TW, Taylor SJ, O'Connor JJ, Walker PS. Influence of muscle activity on the forces in the femur: an in vivo study. Journal of Biomechanics. 1997; 30: 1101.

Maffulli N, Ewen SW, Waterston SW, Reaper J, Barrass V. Tenocytes from ruptured and tendinopathic achilles tendons produce greater quantities of type 3 collagen than tenocytes from achilles tendons. The American Journal of Sports Medicine. 2000; 28: 499.

Maffulli N, Moller HD, Evans CH. Tendon healing: can it be optimised? British Journal of Sports Medicine. 2002; 36: 315.

Mankin HJ. The response of articular cartilage to mechanical injury. The Journal of Bone and Joint Surgery. 1982; 64: 460.

Mandelbaum BR, Browne JE, Fu F et al. Articular cartilage lesions of the knee. The American Journal of Sports Medicine. 1998; 26: 853.

Manolopoulos V, Marshall KW, Zhang H et al. Factors affecting the efficacy of bovine chondrocyte transplantation in vitro. Osteoarthritis and Cartilage. 1999;7:453.

Mac Auley D. Ice Therapy: How good is the evidence? International Journal of Sports Medicine. 2001;22:379.

Mariani P, Santori N, Ariani et al. Accelerated rehabilitation after arthroscopic meniscal repair: a clinical and megnetic resonance imaging evaluation. The Journal of Arthroscopic and Related Surgery. 1996; 12: 680.

Marlovits S, Striessing G, Kutscha-Lissberg F et al. Early postoperative adherence of matrix-induced autologous chondrocyte implantation for the treatment of full-thickness cartilage defects of the femoral condyle. Knee Surgery, Sports Traumatology, Arthroscopy. 2004; October: published online.

Martin S, Spindler K, Tarter J et al. Cryotherapy: An effective modality for decreasing intraarticular temperature after knee arthroscopy. The American Journal of Sports Medicine. 2001; 29: 288.

Martinek V, Imhoff AB. Therapie von Knorpelschäden. Deutsche Zeitschrift für Sportmedizin. 2003a; 54: 70.

Martinek V. Anatomie und Pathophysiologie des hyalinen Knorpels. Deutsche Zeitschrift für Sportmedizin. 2003b; 54: 166.

McAllister DR, Motamedi AR. Spontaneous healing of a bucket-handle lateral mensical tear in an anterior cruciate ligament-deficient knee. The American Journal of Sports Medicine. 2001; 29: 660.

McNair P, Cresswell A. Muscle. In: Kolt G, Snyder-Mackler L. Physical Therapy in Sport and Exercise. Churchill Livingstone, UK; 2003.

Melrose J, Roberts S, Smith S et al. Increased nerve and blood vessel ingrowth associated with proteoglycan depletion in an ovine anular lesion model of experimental disc degeneration. Spine. 2002; 27: 1278.

Mense S. Neurobiologie des Muskelschmerzes. Deutsche Zeitschrift für Sportmedizin. 2000; 51: 190.

Merrick M, Rankin J, Andres F et al. A preliminary examination of cryotherapy and secondary injury in skeletal muscle. Medicine & Science in Sports and Exercies. 1999; 31: 1516.

Meyer S, Biedert R. Muskelläsionen im Fußball, Einteilung-Rehabilitation-Integration. Sportorthopädie & Sporttraumatologie. 2001; 17: 74.

Moorman CT, Kukreti U, Fenton DC et al. The early effect of ibuprofen on the mechanical properties of healing medial collateral ligament. The American Journal of Sports Medicine. 1999; 27: 738.

Murray M, Spindler K. Anterior cruciate ligament healing and repair. Sports Medicine and Arthroscopic Review. 2005; 13: 136.

Nehrer S, Dorotka R, Schatz K et al. Autologe Knorpelzelltransplantation – neue Konzepte in der Behandlung von Knorpeldefekten. Sportorthopädie, Sporttraumatologie. 2004; 20: 153.

Ng G. Ligament. In: Kolt G, Snyder-Mackler L. Physical Therpies in Sport and Exercise. Churchill Livingstone, UK; 2003

Newman AP. Articular cartilage repair. The American Journal of Sports Medicine. 1998; 26: 309.

Öhberg L, Alfredson H. Sclerosing therapy in chronic achilles tendon insertional pain-results of a pilot study. Knee Surgery, Sports Traumatology, Arthroscopy. 2003; 11: 339.

Orchard J, Best T, Verrall GM. Return to play following muscle strains. Clinical Journal of Sports Medicine. 2005; 15: 436.

Oschman J. Energy Medicine. Churchill Livingstone, UK; 2000.

Pässler H, Feil S, Springer J et al. Beeinflussung der Knieinnnentemperatur durch präoperatives Kühlen im Rahmen arthroskopischer Operationen. Sportorthopädie, Sporttraumatologie. 2005; 21: 149.

Pajulo O. Correlation between interleukin-6 and matrix metalloproteinase-9 in early wound healing in children. Wound and Repair. 1999; 7: 453.

Paletta GA, Arnoczky SP, Warren RF. The repair of osteochondral defects using an exogenous fibrin clot. The American Journal of Sports Medicine. 1992; 20: 725.

Peterson L, Brittberg M, Kiviranta I, Akerlund EL, Lindahl A. Autologous chondrocyte Transplantation. Biomechanics and long-term durability. American Journal of Sports Medicine. 2002; 30: 2.

Pflanzer K, Dunky A, Ebner W et al. Die Kontaktthermographie bei der Beurteilung entzündlicher Gelenkserkrankungen. Zeitschrift für Rheumatologie. 1979; 38: 434.

Radlinger L, Bachmann W, Homburg J et al. Rehabilitative Trainingslehre. Stuttgart: Thieme; 1998.

Reddy GK, Stehno-Bittel L, Enwemeka CS. Matrix remodeling in healing achilles tendon. Wound Repair and Regeneration. 1999; 7: 518.

Richardson JB, Caterson B, Evans EH, Ashton BA, Roberts S. Repair of human articular cartilage after implantation of autologous chondrocytes. The Journal of Bone and Joint Surgery. 1999; 81: 1064-1068.

Rodeo S. Arthroscopic meniscal repair with use of the outside-in technique. The Journal of Bone and Joint Surgery. 2000; 82-a: 127.

Russlies M, Rüther P, Köller W et al. Biomechanische Eigenschaften von Knorpelersatzgewebe nach verschiedenen Methoden der Knorpeldefektbehandlung bim Schaf. Zeitschrift für Orthopädie. 2003; 141: 465.

Sandrey MA. Acute and chronic tendon injuries: factors affecting the healing response and treatment. Journal of Sport Rehabilitation. 2003; 12: 70.

Schepsis AA, Jones H, Haas AL. Achilles tendon disorders in athletes. The American Journal of Sports Medicine. 2002; 30: 287.

Schmidt R, Thews G, Lang F. Physiologie des Menschen. 28. Auflage. Berlin, Heidelberg: Springer; 2000.

Schneider E, Michel MC, Genge M et al. Loads acting in an intramedullary nail during fracture healing in the femur. Journal of Biomechanics. 2001; 34: 849.

Simonian PT, Sussmann PS, Wickiewicz TL, Paletta GA, Warren RF. Contact pressures at osteochondral donor sites in the knee. The American Journal of Sports Medicine. 1998; 26: 491.

Sharma P, Maffulli N. Tendon injury and tendinopathy: healing and repair. The Journal of Bone and Joint Surgery. 2005; 87a: 187.

Shekhter A. Connective tissue as an integral system: role of cell-cell and cell-matrix interactions. Connective Tissue Research. 1986; 15: 23.

Simon A, Manigrasso M, O'Connor J. Cyclo-oxigenase 2 function is essential for bone fracture healing. Journal of Bone and Mineral Research. 2002; 17: 963.

Sledge SL. Microfracture techniques in the treatment of osteochondral injuries. Clinics in Sports Medicine. 2001; 20: 365.

Smith-Adaline EA, Volkman SK, Ignelzi MA et al. Mechanical environment alters tissue formation patterns during fracture repair. Journal of Orthopaedic Research. 2004; 22: 1079.

Steadman JR, Briggs KK, Rodrigo JJ, Kocher MS, Gill TJ, Rodkey WG. Outcomes of microfracture for traumatic chondral defects of the knee: average 11-year follow-up. The Journal of Arthroscopic and Related Surgery. 2003; 19: 477.

Steinwachs M, Kreuz P, Krause S, Lahm A. Klinische Ergebnisse nach Mikrofrakturierung bei der Behandlung von Knorpeldefekten. Sportorthopädie-Sporttraumatologie. 2003; 19: 291.

Strobel M, Eichhorn J, Schießler W. Arthroskopie des Kniegelenks. Deutscher Ärzte-Verlag. 1998.

Taylor SJ, Walker PS, Perry JS, Cannon SR, Woledge R. The forces in the distal femur and the knee during walking and other activities measured by telemetry. The Journal of Arthroplasty. 1998; 13: 428.

Tohyama H, Yasuda K. Anterior cruciate ligament healing. Sports Medicine and Arthroscopic Repair. 2005; 13: 156.

Vangsness CT Jr. Overview of treatment options for arthritis in the active patient. Clinics in Sports Medicine. 1999; 18: 1.

Van Staa T, Leufkens H, Cooper C. Use of nonsteroidal anti-inflammatory drugs and risk of fractures. Bone. 2000; 27: 563.

Van Wingerden B. Eistherapie - kontraindiziert bei Sportverletzungen? Leistungssport. 1992; 2: 5.

Van Wingerden B. Bindegewebe in der Rehabilitation. Schaan/Liechtenstein: Scipro Verlag. 1998.

Van Dam B, Pruimboom L. Schmerz als Kompensation. In: van den Berg F. Angewandte Physiologie, Band 4. Stuttgart: Thieme; 2003.

Vasara A, Nieminen M, Jurvelin J et al. Identation stiffness of repair tissue after autologous chondrocyte transplantation. Clinical Orthopaedics and Related Research. 2005; 433: 233.

Wakitani S, Goto T, Young RG, Mansour JM, Goldberg VM, Caplan AI. Repair of large full thickness articular cartilage defects with allograft articular chondrocytes embedded in a collagen gel. Tissue Engineering. 1998; 4: 429.

Wang ED. Tendon repair. Journal of Hand Therapy. 1998; 11: 105.

Wang J, Yang G, Li Z et al. Fibroblast responses to cyclic mechanical stretching depend on cell orientation to the stretching direction. Journal of Biomechanics. 2004; 37: 573.

Woo S, An K, Frank C et al. Anatomy, biology and biomechanics of tendon and ligament. In: Buckwalter JA, Einhorn TA, Simon S. Orthopaedic Basic Science. Rosemont, IL: American Academy of Ortopaedic Surgeons; 2000.

Warden S. Cyclo-oxigenase-2 inhibitors. Sports Medicine. 2005; 35: 271.

Weber J. Die Messung der Hauttemperatur - eine zusätzliche Objektivierungsmöglichkeit zur Therapie- und Belastungssteuerung nach Verletzungen und Operationen des Stütz- und Bewegungssystems. Medizin und Sport. 1990; 30: 178.

Weiß T, Schaible H. Strukturen der Nozizeption und der Schmerzverarbeitung. In: van den Berg F. Angewandte Physiologie, Band 4. Stuttgart: Thieme; 2003.

Yagishita K, Muneta T, Ogiuchi T. Healing potential of meniscal tears without repair in knees with anterior cruciate ligament reconstruction. The American Journal of Sports Medicine. 2004; 32: 1953.

Zwierzchowski S. Thermographie in der medizinischen Diagnostik. Medizin und Sport. 1976; 2: 59.

Zhang J, Dhoot G. Localized and limited changes in the expression of myosin heavy chains in injured skeletal muscle fibers being repaired. Muscle & Nerve. 1998; 21: 469.

Zusman M. Gewebespezifischer Schmerz. In: van den Berg F. Angewandte Physiologie, Band 4. Stuttgart: Thieme; 2003.

2 Grundlagen der Trainingslehre

Für die Planung und Durchführung eines rehabilitativen Trainings werden verschiedene Informationen benötigt. Hierfür analysiert man das alltags- oder sportartspezifische Anforderungsprofil („Needs Analysis", Baechle und Earle 2000, Kraemer und Häkkinen 2002) und ermittelt Stärken und Schwächen des Patienten. Auf dieser Grundlage erfolgt eine Trainingsplanung, die sich an den Bedürfnissen des Einzelnen orientiert. Wir empfehlen, eine solche Analyse mit jedem Patienten durchzuführen. Die Analyse besteht aus folgenden Arbeitsschritten:

- Sollwert-Bestimmung
- Istwert-Bestimmung
- Übungsauswahl
- Reihenfolge der Übungen
- Bestimmung der Trainingsintensität

Sollwert-Bestimmung

Zunächst werden die typischen Bewegungsmuster ermittelt, die der Patient regelmäßig am Arbeitsplatz oder während seiner sportlichen Freizeitaktivitäten ausübt. Nicht selten gibt es spezifische Bewegungen, die er aufgrund von Beschwerden (Schmerz, Bewegungseinschränkung) momentan nicht oder nur mit Mühe ausführen kann. Genau diese Schlüsselbewegungen bilden die Grundlage für das weitere Training (Beispiele, siehe **Abb. 2.1a–b**). Am Ende einer erfolgreichen Rehabilitation sollte der Patient die Schlüsselbewegung beschwerdefrei durchführen können.

Hilfreich bei der Beurteilung des Anforderungsprofils sind folgende Fragen:

- Welche Schlüsselbewegungen gibt es?
- In welcher Ausgangsstellung finden die Schlüsselbewegungen statt?
- Welches Bewegungsausmaß wird gefordert?
- Welche Hauptmuskelgruppen realisieren die Bewegungen oder Haltungen?
- Welche Kontraktionsform(en) und Geschwindigkeiten dominieren (konzentrische/exzentrische Aktivität, Isometrie)?
- Welche energetischen Voraussetzungen müssen erfüllt sein (aerober/anaerob-alaktazider/anaerob-laktazider Stoffwechsel)?

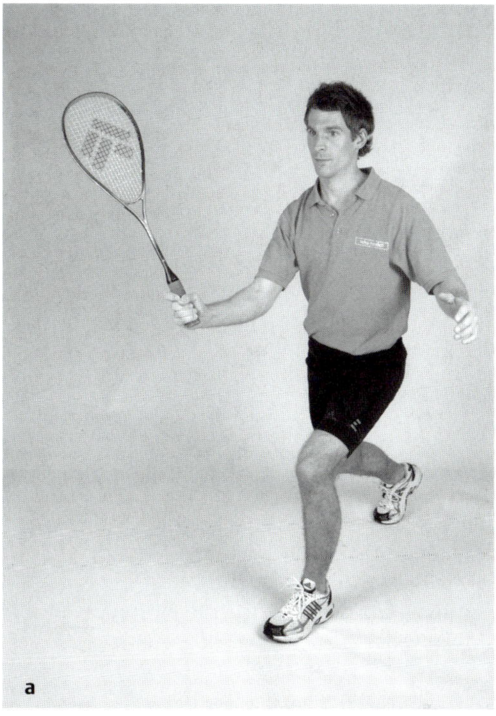
a

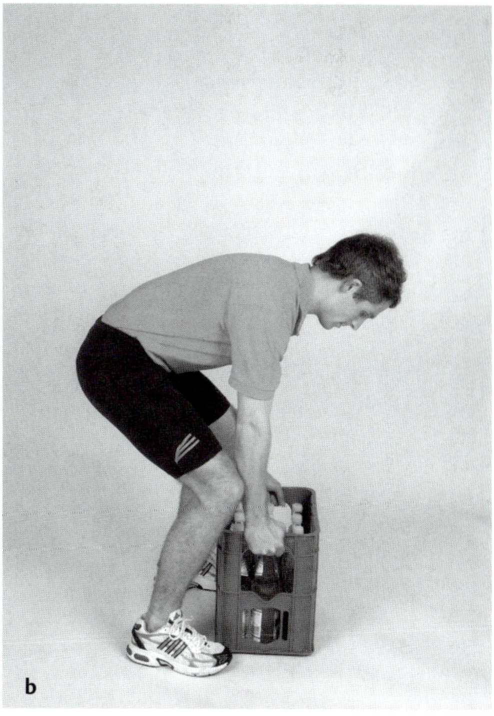
b

Abb. 2.1a–b Schlüsselbewegungen. **a** Sportspezifische Schlüsselbewegungen. **b** Arbeitsspezifische Schlüsselbewegungen.

- Welchen Risiken ist der Patient ausgesetzt (häufige Verletzungen/Beschwerden am Arbeitsplatz oder beim Sport)? Besteht die Möglichkeit der Prävention?

Zur Verdeutlichung soll dieser Fragenkatalog in einem Beispiel exemplarisch beantwortet werden:

Fallbeispiel: Herr M. ist Malermeister und sportlich nicht aktiv. Er leidet an Schmerzen im Bereich der Schulter, die ihn bei der Ausübung seiner beruflichen Tätigkeit behindern. Die Schmerzen treten auf, wenn Herr M. längere Zeit über Kopf arbeitet, z. B. wenn er eine Zimmerdecke streicht.

- Schlüsselbewegung ist die maximale Elevation, verbunden mit einer Extension der Halswirbelsäule. Die Arbeit wird überwiegend im Stehen verrichtet.
- Erforderlich ist das volle Bewegungsausmaß (bis 180°).
- Die Antischwerkraftmuskeln der unteren Extremität und des Rumpfes müssen ein stabiles punktum fixum bieten (überwiegend statische Muskelarbeit). Der Arm muss dynamisch-konzentrisch von den Elevatoren geführt werden.
- Die Überkopfbewegungen finden in einem kleinen Bewegungsausmaß mit relativ geringer Geschwindigkeit über einen längeren Zeitraum statt.
- Bei der Überkopftätigkeit muss die Muskulatur eine Ausdauerleistung vollbringen. Das energetische Anforderungsprofil ist überwiegend aerob.
- Schulterbeschwerden treten bei Überkopfarbeiten relativ häufig auf und können unbehandelt degenerative Veränderungen der beteiligten Gelenke (Schultergelenk, Sternoklavikular- und Akromioklavikulargelenk) sowie der Sehnen der Rotatorenmanschette verursachen. Stark beansprucht werden auch die Gelenke und Bandscheiben der Halswirbelsäule. Oft kommt es aufgrund der degenerativen Veränderungen zu längerer Arbeitsunfähigkeit, weswegen die Prävention eine wichtige Rolle spielt.

Sind alle Fragen ausreichend beantwortet, erhält man einen Sollwert, der fast alle Komponenten des eigentlichen Trainings enthält. Über die Bestimmung des Istwerts kann nun das aktuelle Defizit des Patienten ermittelt werden.

Istwert-Bestimmung

Am Anfang steht eine Funktionsuntersuchung. Die Schmerzursache wird bestimmt, funktionelle Einschränkungen werden ermittelt. Leider hat sich die therapeutische Arbeit in der Medizinischen Trainingstherapie in den letzten Jahren stark gewandelt. Aus Kosten- bzw. Zeitgründen müssen viele Therapeuten zehn und mehr Patienten innerhalb einer Therapie-Einheit beaufsichtigen. Eine Befundaufnahme und ein darauf aufbauender indikationsspezifischer Trainingsplan werden dadurch unmöglich. In diesem Zusammenhang möchten wir eindrücklich auf die ursprünglichen Grundlagen der MTT hinweisen. Eine ordentliche Befundaufnahme, die in regelmäßigen Abständen kontrolliert wird (Rebefund), stellt eine zwingende Voraussetzung für eine funktionelle Therapie dar. Einrichtungen, die sich dieser Tatsache nicht stellen, handeln nicht nur fahrlässig, sondern degradieren den Therapeuten zum einfachen Geräte-Einsteller. Dies wird weder seiner Qualifikation noch seinem Anspruch gerecht. Ausdrücklich ermutigen wollen wir alle Sportlehrer in therapeutischen Einrichtungen, sich manuelle Fertigkeiten anzueignen. Man muss kein Physio- oder Manualtherapeut sein, um eine Funktionsuntersuchung durchführen zu können. Nur wenn eine einheitliche Wissensgrundlage geschaffen wird, ist Teamarbeit möglich. Die Befunderhebung sollte folgende Fragen klären:

- Müssen Wundheilungsphasen in der Trainingsplanung berücksichtigt werden?
- Wie belastbar ist das geschwächte oder traumatisierte Gewebe?
- Welche Gelenke weisen pathophysiologische Merkmale auf (Hypo- oder Hypermobilität, Schmerz etc.)

Der zweite Teil der Istwert-Bestimmung bezieht sich auf die Leistungsdiagnostik. In Anlehnung an den Sollwert wird bestimmt, ob die grundlegenden Voraussetzungen für die Durchführung der oben beschriebenen Fähigkeiten (Schlüsselbewegungen) gegeben sind. In Abhängigkeit vom Leistungsniveau des Patienten (Leistungssport, Breitensport, sportlich nicht aktiv) und den finanziellen Möglichkeiten der Einrichtung kommen dabei apparative oder nicht apparative Verfahren zur Anwendung (siehe **Tab. 2.1**).

Die (manuelle) Funktionsuntersuchung ist den jeweiligen Kapiteln bzw. Indikationen zu entnehmen. Die genannten Testverfahren werden zum Teil bei den einzelnen motorischen Grundeigenschaften abgehandelt. Nach Auswertung der Testergebnisse kann das aktuelle Defizit des Patienten bestimmt und der Trainingsplan entsprechend aufgestellt werden.

Tabelle 2.1 Leistungsdiagnostik

Motorische Grundeigenschaft	*Testverfahren*
Ausdauer	▪ Bestimmung der maximalen Sauerstoffaufnahme ▪ Messung der maximalen Herzfrequenz ▪ Step-Test ▪ PWC 150/170 ▪ Bestimmung der individuellen anaeroben Schwelle (IANS)
Kraft	▪ Bestimmung der Maximalkraft (dynamisch oder isometrisch) ▪ Bestimmung des 10-Wiederholungsmaximums ▪ Isokinetik (Ermittlung der Drehmomentkurve oder der isometrischen Maximalkraft) ▪ Schnellkrafttests (Jump and Reach, Bodenkontaktzeiten bei Niedersprüngen)
Koordination	▪ Test lokaler Stabilisatoren ▪ Kinästhesie: Winkelreproduktion ▪ Gleichgewichtstests ▪ Apparative Systeme (z. B. Biodex) ▪ Sprungtests
Beweglichkeit	▪ Manuelle Funktionsuntersuchung ▪ Medi-Mouse ▪ Apparative Systeme (FPZ-System, David etc.)
Schnelligkeit	▪ Sprinttests über verschiedene Distanzen

Übungsauswahl

Die Auswahl der Übungen orientiert sich konsequent an der Soll-/Istwert-Analyse. Defizitäre Muskelgruppen werden in einer funktionellen Ausgangsstellung trainiert. Funktionell bedeutet in diesem Zusammenhang, dass Ausgangsstellung, Bewegungsausmaß, Kontraktionsform und Geschwindigkeit der späteren reellen Arbeit so nahe wie möglich kommen. Die genannten Parameter werden lediglich so weit verändert, dass ein schmerzfreies Training möglich ist und keine Retraumatisierung befürchtet werden muss.

Grundsätzlich werden Haupt- und Nebenübungen unterschieden. Hauptübungen sind mehrgelenkige Übungen, die insbesondere große Muskelgruppen betreffen. Beispiele hierfür wären die Kniebeuge oder die Funktionsstemme. Nebenübungen konzentrieren sich eher auf ein Gelenk oder eine Muskelgruppe, wie zum Beispiel der Bizepscurl. Hauptübungen sind bezüglich der Bewegungsausführung anspruchsvoller, da mehrere Gelenke gleichzeitig dynamisch stabilisiert werden müssen. Dies kann zu Beginn der Therapie ein Nachteil (koordinative Überforderung), später aber ein Vorteil (realistische Anforderung) sein. Betrachtet man den Transfer in den Alltag, stellen Hauptübungen sicherlich die spezifischere Variante dar, denn die meisten Alltagsbewegungen bestehen aus mehrgelenkigen Bewegungen. Nebenübungen haben den Vorteil, dass isolierte Defizite gezielt aufgearbeitet werden können. Sie sind für den Trainingsunerfahrenen leichter und schneller zu erlernen. Aus den oben genannten Gründen sollte ein Training aber immer aus beiden Komponenten bestehen.

Reihenfolge der Übungen

Zu Beginn des motorischen Lernprozesses werden die anspruchvollsten (Haupt-)Übungen vor den Nebenübungen durchgeführt. Später kann diese Reihenfolge im Sinne einer sportartspezifischen Simulation umgedreht werden. Durch eine Nebenübung wird dabei eine Vorermüdung geschaffen. Die gleiche Muskelgruppe wird dann mit einer Hauptübung ausbelastet. Ein Fußballer muss seine Beinachse auch nach 80 Minuten noch stabilisieren können. Eine Vorermüdung erscheint deshalb als realistische Übungsvariation.

Bestimmung der Trainingsintensität

Diese Ausführungen beziehen sich in erster Linie auf das Krafttraining. Um die adäquate Trainingsintensität zu bestimmen, kommen verschiedene Verfahren zur Anwendung:

- Ermittlung des Einwiederholungsmaximums (1-WM)
- Abschätzung des Einwiederholungsmaximums
- Bestimmung der Intensität über die entsprechenden Wiederholungszahlen

Ermittlung des Einwiederholungsmaximums: Gerade im Leistungssport wird die Bestimmung des 1-WM empfohlen. Davon ausgehend erfolgt eine prozentuale Berechnung der Trainingsintensität für die einzelnen Trainingsziele. Dies setzt einerseits einen gleich bleibenden Zusammenhang zwischen Wiederholungszahlen und prozentualer Intensität und andererseits eine ausreichende Belastbarkeit des Patienten voraus. Beides ist in der Regel nicht vorhanden. Betrachtet man verschiedene Tabellen, die den Zusammenhang zwischen Intensität und den maximal auszuführenden Wiederholungszahlen beschreiben, stellt man eine überproportional große Schwankung fest.

Tabelle 2.2 Zusammenhang zwischen Wiederholungszahlen und prozentualer Intensität, n.g. = nicht getestet

Intensität in % – maximal mögliche Wiederholungszahlen	*Holten*	*Escamilla und Wickham (2003)*	*Radlinger et al. (1998b)*	*Fleck und Kraemer (1997, Beinpresse untrainiert)*	*Fleck und Kraemer (1997, Bank drücken untrainiert)*
100 %	1	1	1	1	1
90 %	4	4	2,35 (1–9)	n.g.	n.g.
80 %	11	8	5,67 (1–16)	15,2	9,8
70 %	22	12	9,36 (3–20)	n.g.	n.g.
60 %	30	n.g.	13,22 (5–31)	33,9	19,7

Während sich die Autoren über den Zusammenhang zwischen der höchsten Intensität (100 %) und der damit maximal möglichen Wiederholungszahl (1) noch einig sind, wird die Variabilität der Wiederholungszahlen bei niederen Intensitäten immer größer. Radlinger et al. (1998a) beobachteten bei 60 % der individuellen maximalen Kraft eine Schwankungsbreite von 5–31 Wiederholungen. Walker et al. (2003) sowie Fleck und Kraemer (1997) konnten dies mit ähnlichen Werten bestätigen. Des Weiteren bestand beim gleichen Patienten ein deutliches Missverhältnis zwischen der oberen und unteren Extremität. Führten untrainierte Probanden eine ermüdende Serie mit 60 % der maximalen Kraft aus, so konnten auf der Beinpresse 33,9, beim Bankdrücken nur 19,7 Wiederholungen ausgeführt werden. Bedenkt man zudem die grundsätzlich herabgesetzte Belastbarkeit von Patienten, erscheint uns dieses Verfahren der Intensitätsbestimmung in der Rehabilitation als wenig geeignet.

Abschätzung des Einwiederholungsmaximums: Die zweite Möglichkeit stellt die Abschätzung des 1-WM dar. Es wird zunächst ein submaximaler Krafttest mit einem Gewicht durchgeführt, das nach ca. 10 Wiederholungen eine Ermüdung verursacht. Dies entspricht auf der Holten-Kurve 80 % der individuellen maximalen Kraft. Mit einem einfachen Dreisatz kann nun das maximale Gewicht errechnet werden (100 %, Felder et al. 1999).

Beispiel: Ein Gewicht von 50 kg kann bis zur Ermüdung 11-mal überwunden werden, 50 kg sind also 80 % der individuellen maximalen Kraft. 1 % entspricht 0,625 kg. Das maximale Gewicht beträgt 62,5 kg (=100 %). Soll nun mit 60 % ein Muskelaufbautraining durchgeführt werden, beträgt die Trainingslast 62,5 kg × 0,6 = 37,5 kg.

Betrachtet man die Werte anderer Autoren, wird klar, dass solche Berechnungen keine verlässlichen Werte liefern können. Denn orientiert man sich im gleichen Beispiel nicht an Holten, sondern an Radlinger et al. (1998b), erhält man bei der Rechnung ein Trainingsgewicht von ca. 46 kg.

Es gibt eine Reihe anderer Berechnungsformeln und Tabellen, die von ähnlichen mehr oder weniger linearen Zusammenhängen zwischen Last und Wiederholungsmaximum ausgehen (zum Beispiel Baechle und Earle 2000, Mayhew et al. 1995). Infolge solcher Berechnungen ergibt sich häufig eine Unter- oder Überforderung des Patienten. Nach Kemmler et al. (2005) empfinden 11 % der Patienten das Gewicht als zu leicht, 8 % empfinden es als zu schwer. Mayhew et al. (1995) überprüften in verschiedenen Probandengruppen (Trainierte und Untrainierte) unterschiedliche Trainingsformeln. Seine Ergebnisse sind eindeutig. In nur 7 von 42 Berechnungen stimmte das errechnete Maximalgewicht mit dem tatsächlichen Maximalgewicht überein. Mit keiner der überprüften Formeln allein war es möglich, das 1-WM genau zu bestimmen. Lediglich das durchschnittliche Ergebnis mehrerer Formeln erbrachte für ein größeres Kollektiv (50–74 % der Probanden) korrekte Werte.

Bestimmung der Intensität über die entsprechenden Wiederholungszahlen: Die dritte Möglichkeit, die Trainingsintensität zu bestimmen, ist für uns die praktikabelste. Die Intensität wird dabei nicht in Prozent, sondern nur durch das für diese Methode charakteristische WM angegeben. Der Therapeut nähert sich durch einen „Versuch-Irrtum-Prozess" dem jeweiligen Wiederholungszahlenbereich, d. h. er kalkuliert das Gewicht in Anlehnung an die Übung und die Leistungsfähigkeit des Patienten. Das Gewicht, das im entsprechenden Zielbereich eine Ermüdung hervorruft, entspricht dann dem

Trainingsgewicht. Dieser Prozess setzt eine gewisse Erfahrung des Therapeuten im Krafttraining und mit den verwendeten Übungen voraus. Dann kann in relativ kurzer Zeit das Gewicht bestimmt werden (Schlumberger 2005). Kritiker dieser Methode bemängeln, dass sich unerfahrene Patienten auf der Grundlage dieser Einschätzung innerhalb der Serien nicht ausbelasten (Glass und Stanton 2004). In der Tat setzt diese Methode die zwingende Bereitschaft des Patienten voraus, bis an die individuelle Belastungsgrenze zu gehen. Dies bedeutet, dass Patienten vor dem Training hinreichend informiert werden müssen. Die Ermüdung sollte durch konkrete Parameter festgelegt werden, die sich aus der Bewegungsqualität während der Übungsausführung ableiten lassen (**Tab. 2.3**).

Sind deutliche Abweichungen zu erkennen, kann von einer Ermüdung des Patienten ausgegangen werden. Die objektiven Kriterien sollten mit dem subjektiven Belastungsgefühl des Patienten abgeglichen werden. Oftmals sind gerade bei Anfängern deutliche Diskrepanzen zwischen objektiver Beurteilung und subjektiver Ermüdung vorhanden. Gerade bei Trainingsintensitäten über 70% der maximalen Kraft verhindert die Angst des Patienten vor der hohen Last eine Ausbelastung und dadurch einen adäquaten Trainingsreiz (Glass und Stanton 2004).

Aus den genannten Gründen werden wir bei der Beschreibung der einzelnen Trainingsmethoden auf die prozentuale Angabe der Trainingsintensität verzichten und uns auf einen Wiederholungszahlen-Zielbereich sowie eine Belastungszeit beschränken. Nach einer gewissenhaften Durchführung der Soll-/Istwert-Analyse dürfte eine indikationsspezifische Trainingsplanung keine Probleme mehr machen. Im Weiteren werden nun die Charakteristika der einzelnen Trainingsmethoden beschrieben.

Tabelle 2.3 Beobachtungskriterien zur Beurteilung der Bewegungsqualität

Parameter	*Beobachtungskriterien*
Bewegungsgeschwindigkeit	▪ Gleichbleibend über das gesamte Bewegungsausmaß ▪ Beschleunigungs- oder Abbremskräfte nur wenn ausdrücklich erwünscht
Rhythmus	▪ Erlernen von verschiedenen Bewegungsrhythmen ▪ Zügig: 1/0/1 (Exzentrik/Umkehr/Konzentrik) ▪ Moderat: 2/0/2 ▪ Bei Problemen bei der Bewegungsumkehr Pause einbauen, z. B. 1/1/1
Ausgangsstellung	▪ Stabilisiertes Punktum fixum einstellen und gegebenenfalls vorbereiten
Kompensation	▪ Keine Ausweichbewegung in angrenzenden Gelenken zulassen
ROM (Range of motion – Bewegungsausmaß)	▪ Immer Training über das gesamte ROM anstreben ▪ Segmentales Training bei reflektorischen Hemmungen, zum Schutz von passiven Strukturen oder zur Ausbildung von sportartspezifischen Fähigkeiten geeignet
Verletzungsgefahren	▪ Entstehung von Zwangslagen bei muskulärer Ermüdung

2.1 Motorische Hauptbeanspruchungsform Kraft

Verletzte oder operativ versorgte Patienten verfügen häufig über wenig Kraft oder können ihr vorhandenes Kraftpotenzial nicht nutzen. Das Krafttraining mit dem Ziel der Verbesserung oder zumindest dem Erhalt der Kraft ist deswegen wichtiger Bestandteil der Medizinischen Trainingstherapie. Definitionen der Kraft, ihre physikalische Betrachtung sowie allgemeine Trainingsprinzipien sind in der Literatur ausreichend beschrieben. Wir verweisen deshalb auf Standardwerke wie „Rehabilitatives Krafttraining" und „Rehabilitative Trainingslehre" von Radlinger et al. (1998a und b).

Unter dem Oberbegriff Kraft werden verschiedene Kraftfähigkeiten zusammengefasst, die wir hier getrennt betrachten, wohl wissend, dass sie in ihrer sportartspezifischen Ausprägung nie in dieser Reinform zu finden sind.

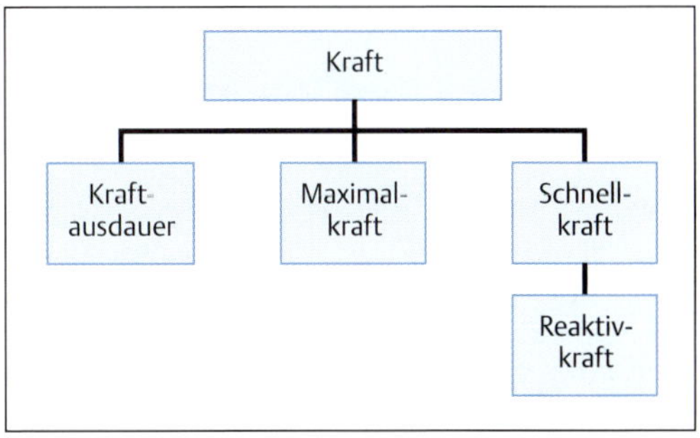

Abb. 2.2 Kraft und die verschiedenen Kraftfähigkeiten (mod. Weineck 1996, Haas 2001).

2.1.1 Kraftausdauer

Kraftausdauer ist die Ermüdungswiderstandsfähigkeit des Organismus bei lang andauernden Kraftleistungen; statisch gegen einen feststehenden Widerstand mit kleinstmöglichem Spannungsverlust, dynamisch gegen einen variablen Widerstand mit kleinstmöglichem Verlust der Kraftstöße.

Adaptionsvorgänge

Das Kraftausdauertraining führt insbesondere zu einer Verbesserung des anaerob-laktaziden Stoffwechsels. Wird in einem definierten Zeitabschnitt bis zur absoluten Ermüdung trainiert, kommt es zu einer Akkumulation von Metaboliten wie zum Beispiel Laktat. Der Organismus übersäuert. Der Kraftanstieg ist moderat und die Massenbildung innerhalb der aktivierten Muskelfasern gering (Schmidtbleicher 2005). Wegen der Übersäuerung sollte in den frühen Heilungsphasen (Entzündungs- bzw. Proliferationsphase) auf ein Kraftausdauertraining verzichtet werden. Ein saures Milieu hemmt die Kollagensynthese und stört somit die Heilung. Erst in der Remodellierungsphase ist ein Kraftausdauertraining sinnvoll.

Trainingsmethoden

Im Rahmen der Rehabilitation gibt es eine Reihe von Varianten des Kraftausdauertrainings, die mit einer geringeren Intensität und ohne Ermüdung des Patienten durchgeführt werden. Zimmermann (2002) empfiehlt für ein gesundheitsorientiertes Krafttraining 15–25 Wiederholungen innerhalb einer Serie (**Tab. 2.4**). Diese Wiederholungszahl entspricht nur 75–80% des individuellen WM, die einzelne Belastungsserie führt dadurch nicht zu einer Ausbelastung. Dieses „weiche" Kraftausdauertraining kann als Übergangsmethode angesehen werden und sollte innerhalb der Trainingsprogression nach und nach durch die normalen Trainingsparameter ersetzt werden.

Tabelle 2.4 Trainingsparameter für ein Kraftausdauertraining (mod. Schmidtbleicher 2005)

Übungen	*Wiederholungen/ Belastungszeit*	*Serien*	*Pause*	*Rhythmus*
4–6 (2–3 Multi-Joint-, 2–3 Single-Joint-Übungen)	15–20 / <= 2 Minuten	3-4	▪ 0,5–1 Minute (Sport) ▪ 1–2 Minuten (Rehabilitation)	2-0-2

2.1.2 Maximalkraft

Maximalkraft ist die größte Kraft, die das neuromuskuläre System willkürlich ausüben kann; statisch gegen einen festen Widerstand, dynamisch innerhalb eines Bewegungsablaufs (bzw. einer Wiederholung, Haas 2001).

Die Maximalkraft ist von der Größe des Muskelquerschnitts und von der intra- und intermuskulären Koordination abhängig. Dementsprechend hat das Maximalkrafttraining zwei Ziele: die Vergrößerung der einzelnen Muskelzellen (Hypertrophie) und die Verbesserung der neuromuskulären Qualitäten.

Adaptionsvorgänge

Hypertrophie

Eine hypertrophe Muskelzelle verbessert ihren Ernährungszustand. Dies betrifft die aktiven bzw. kontraktilen Anteile (Aktin und Myosin) sowie die passiven Strukturproteine (**Abb. 2.3**).

Für das weitere Verständnis sind grundlegende Kenntnisse über Verlauf und Funktion der einzelnen Proteine der Muskelzelle von Bedeutung und werden deshalb in **Tabelle 2.5** zusammengefasst (Horowits 1999, Trinick 1994, Fürst 1999, Billeter und Hoppeler 2003).

Für die Ausbildung einer Hypertrophie sind verschiedene Komponenten von Bedeutung, die im Folgenden behandelt werden.

Hohe Muskelspannung

Nach Fry (2004) wird ein maximaler Massengewinn mit Intensitäten erreicht, die innerhalb von 8-12 Wiederholungen eine Ermüdung herbeiführen. Intensitäten, die darüber oder darunter liegen, haben einen geringeren Effekt.

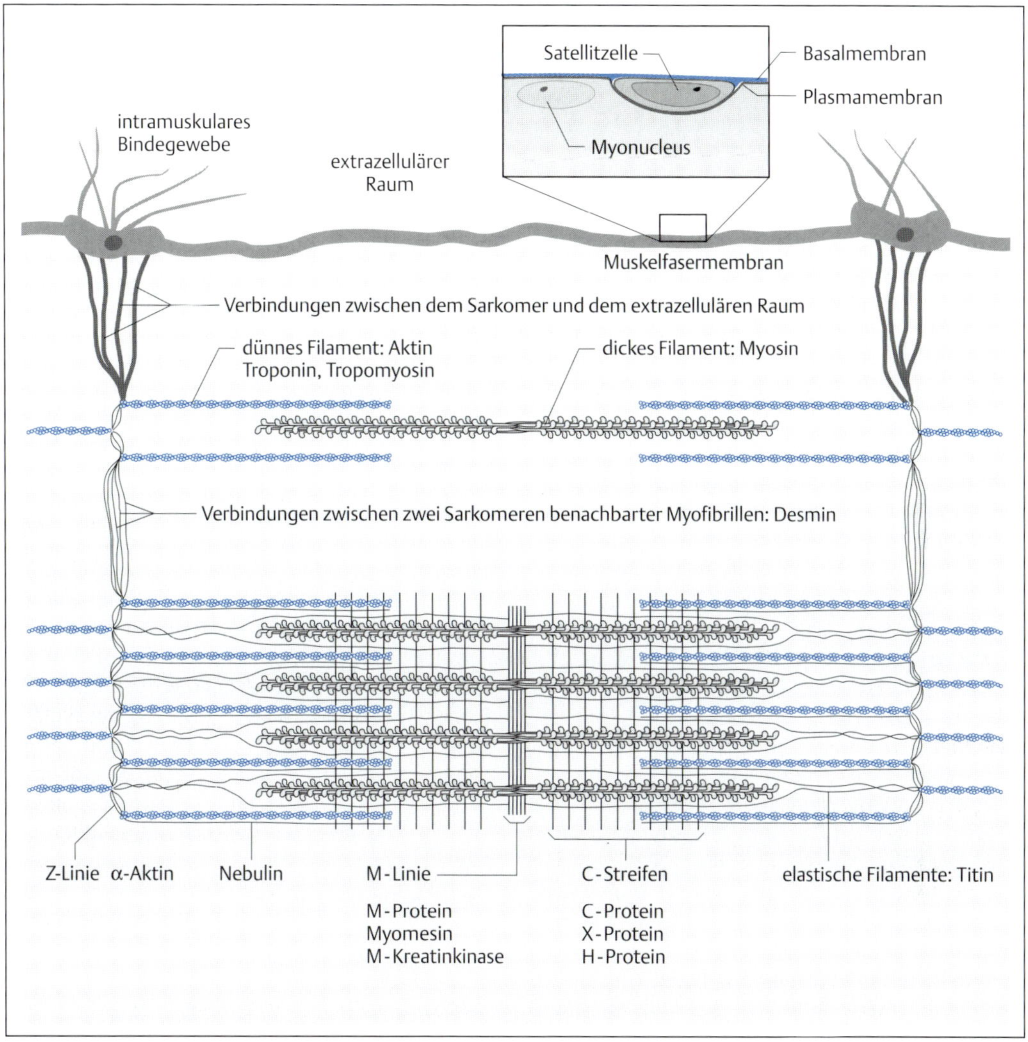

Abb. 2.3 Aktive und passive Bestandteile der Muskelzelle (van den Berg 1999, MacDougal 2003, Roy et al. 2003).

Tabelle 2.5 Die Proteine der Muskelzelle

Protein	***Anatomie***	***Physiologie, Funktion***
Titin	▪ Verbindet die Z-Scheiben eines Sarkomers, verläuft um das Myosinmolekül ▪ Besteht aus einem freien Anteil (nicht mit Myosin verbunden) und einem gebundenen Anteil (fest mit Myosin verbunden)	▪ Proteinruler: das Myosinmolekül wächst so lange, bis das Wachstum durch die „Titinhülle“ limitiert wird ▪ Zentrierung der kontraktilen Einheit ▪ Beitrag zur passiven Ruhespannung des Muskels ▪ Beitrag zur Kontraktionskraft („Loadsharing“, Erklärung im Text) ▪ Determiniert die Stärke der Z-Scheibe
Nebulin	▪ Ist Bestandteil des Aktinfilaments, verläuft in den Zwischenräumen der Aktinhelix	▪ Proteinruler: Das Aktinmolekül wächst so lange, bis das Wachstum durch die „Nebulinhülle“ limitiert wird
Desmin	▪ Verbindet die Sarkomere (Z-Scheiben) in longitudinaler Richtung untereinander und stellt Verbindung zur Muskelmembran her	▪ Überträgt Kontraktionskräfte auf die Muskelmembran und auf die extrazelluläre Matrix

Tabelle 2.5 Fortsetzung

Protein	*Anatomie*	*Physiologie, Funktion*
Costamere	▪ Verbinden die kontraktilen Proteine mit der Muskelmembran und der extrazellulären Matrix	▪ Übertragung von Kontraktionskräften auf den myotendinösen Übergang oder benachbarte Muskelzellen ▪ Sensible Wahrnehmung von externen Kräften
Aktin	▪ Dünne Filamente, die in der Z-Scheibe in der Mitte verankert sind	▪ Querbrückenzyklus
Myosin	▪ Dicke Filamente, die in der M-Linie in der Mitte zusammengehalten werden	▪ Querbrückenzyklus

Betonung der Exzentrik

Eine verlängerte exzentrische Muskelarbeit führt zur Beschädigung der Muskelfaser. Dieser Schaden stellt den initialen Stimulus für die adaptive Proteinsynthese dar (Kraemer et al. 2002).

Neben Schäden an der Plasma- und Basalmembran der Zelle und dem sarkoplasmatischen Retikulum dominieren im Elektronenmikroskop insbesondere Veränderungen an der Z-Scheibe des Aktinmoleküls (Proske und Allen 2005). Dies ist einerseits durch die Übertragung der aktiven Kontraktionskraft auf die Z-Scheibe zu erklären und andererseits durch den zusätzlichen Zug des Titinmoleküls bedingt. Titin verbindet die Z-Scheibe mit der M-Linie des Myosinmoleküls, um sich dann mit der gegenüberliegenden Z-Scheibe zu verbinden. Gerade bei Kontraktionen, die Ursprung und Ansatz voneinander entfernen, werden diese Proteine wie Federn eingesetzt. Die schlechtere Überlappung von Aktin und Myosin kann dadurch kompensiert werden. Horowits (1999) beschreibt diesen Vorgang als Loadsharing (Belastungsverteilung, siehe **Abb. 2.4**).

Letztendlich kommt es durch die mechanische Überlastung und den schrägen Verlauf der Z-Scheibe zu einem „Splitting" in longitudinaler Richtung und die Myofibrille weicht in zwei Tochterfibrillen gespalten auseinander (Goldspink und Harridge 2003, Goldspink 1971, siehe **Abb. 2.5**).

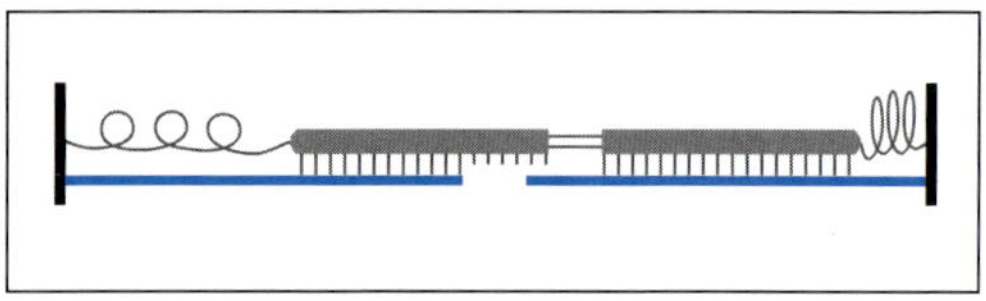

Abb. 2.4 Aktive und passive Bestandteile der Muskelzelle (van den Berg 1999, MacDougal 2003, Roy et al. 2003). Loadsharing nach Horowits (1999). Belastungsverteilung zwischen den aktiven und passiven Anteilen des Muskels bei exzentrischen Kontraktionen. Bei schlechterer Überlappung von Aktin und Myosin kompensiert die „Feder" Titin. Überlappen sich genug Querbrücken, ist die Feder entspannt.

pH-Wert

Ein hoher Laktatspiegel (ein niedriger pH-Wert) scheint eine wichtige Begleiterscheinung für die Hypertrophie von Muskelzellen zu sein (Fröhlich et al. 2002). Dies könnte unter anderem mit dem säurevermittelten Ausstoß von Wachstumshormonen zusammenhängen. Diverse Autoren konnten einen direkten Zusammenhang zwischen der Laktatproduktion und der Höhe des Hormonspiegels direkt nach der Trainingseinheit feststellen (Kraemer und Ratamess 2005, Gotshalk et al. 1997, Gordon et al.

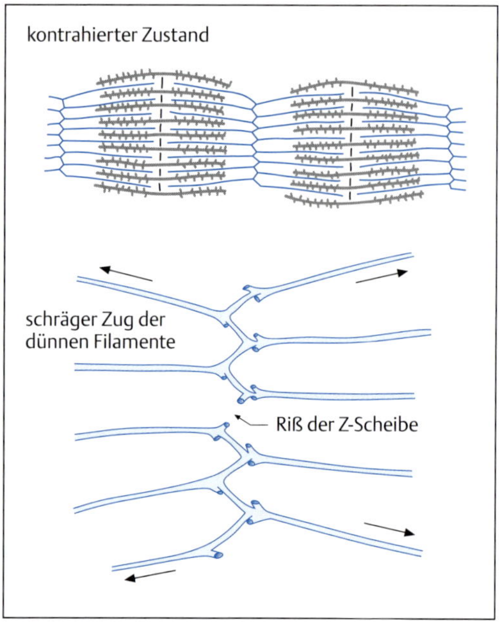

Abb. 2.5 Bildung der Tochterfibrillen. Kontraktionskräfte zerreißen die Z-Scheibe in zwei Teile. Man beachte den schrägen Verlauf der Z-Scheibe.

1994). Die Muskelfaserhypertrophie wiederum ist nach McCall et al. (1999) signifikant mit der Hormonausschüttung korreliert.

Diese Vorgänge verursachen einen Schaden innerhalb der Muskulatur, bei gleichzeitiger Aktivierung des hormonellen Systems. In der nachfolgenden Regenerationsphase soll dieser Schaden wieder ausgeglichen werden. Die Muskelfaser besitzt eine ausreichende Anzahl von Stamm- oder Satellitenzellen, die zwischen der Basal- und Plasmamembran auf ihre Aktivierung warten (siehe **Abb. 2.3a–c**, MacDougall 2003). Satellitenzellen können durch folgende Aktionen mechanisch oder metabolisch aktiviert werden (Vierck et al. 2000, Proske und Allen 2005, Hawke 2005):

- Zerstörung der Plasmamembran
- Zerstörung der extrazellulären Matrix und Lösung dort gebundener Wachstumsfaktoren wie IGF
- Lösung von MGF (Mechano-growth-factor, ist normalerweise an Kreatinkinase in der M-Linie des Myosinmoleküls gebunden)
- Ausschüttung von Neurotransmittern. Unter der neuromuskulären Endplatte ist die Zelldichte erhöht. Aktionspotenziale führen so zu einer Aktivierung von Satellitenzellen

Einmal aktiviert, treten die Satellitenzellen in den Zellzyklus ein und beginnen sich zu teilen. Ein Teil verbleibt in der Peripherie der Muskelzelle, um die Population von Satellitenzellen konstant zu halten und eine neuerliche Aktivierung zu ermöglichen. Andere differenzieren sich zum so genannten Myoblast und emigrieren zum Schaden. Dort verschmelzen sie zur Myotube und beginnen mit der Produktion der aktiven und passiven Proteine. Die Synthese ist schon nach wenigen Stunden erhöht (Kraemer et al. 2002). Trotzdem benötigt ein nach außen sichtbarer Massengewinn 6-8 Wochen, denn zunächst wird der interzelluläre Raum reduziert, ohne dass es zu einer absoluten Querschnittszunahme kommt (Goldspink und Harridge 2003, Staron et al. 1994).

Intramuskuläre Koordination

Ein größerer Muskelquerschnitt hat in der Regel ein höheres Kraftniveau zur Folge. Allerdings muss die Ansteuerung der gebildeten Masse durch ein intramuskuläres Koordinationstraining optimiert werden. Die Anpassungserscheinungen finden dabei insbesondere auf der neurophysiologischen Ebene statt und sind durch folgende Veränderungen charakterisiert (Haas 2001, Sale 2003):

Rekrutierung

Rekrutierung ist die Fähigkeit, möglichst viele motorische Einheiten eines Muskels zu aktivieren. Bei Patienten mit wenig Trainingserfahrung beteiligen sich nur etwa 70% der motorischen Einheiten an der Muskelarbeit.

Frequenzierung

Frequenzierung ist die Fähigkeit, die einzelnen motorischen Einheiten mit der adäquaten Frequenz von Aktionspotenzialen zu aktivieren. Die verschiedenen Muskelfasertypen (langsame bzw. schnelle) besitzen unterschiedliche Reizschwellen. Sollen auch die höher schwelligen Fasern mit angesprochen werden, muss mit der entsprechend hohen Intensität gearbeitet werden.

Synchronisation

Synchronisation ist die Fähigkeit, motorische Einheiten zum gleichen Zeitpunkt (zu Beginn der Kontraktion) zu rekrutieren.

Diese Adaptionen sind insbesondere in den Agonisten und Synergisten der an einer Bewegung beteiligten Muskelgruppen dominant. In den Antagonisten können gegensätzliche Verhältnisse bestehen. Diese werden zur Stabilisierung des Gelenks in einer Größenordnung von ca. 10–15% aktiviert. Das Nettomoment in die zielmotorische Bewegungsrichtung wird dadurch zugunsten der Gelenkstabilität reduziert. Eine Verbesserung des Leistungsniveaus kann schon durch eine verminderte maximale Aktivierung der Antagonisten entstehen. Dieser Mechanismus sorgt insbesondere zu Beginn des Trainings für einen schnellen Trainingserfolg (Sale 2003).

Trainingsmethoden

Hypertrophietraining

Alles in allem passen die oben beschriebenen Vorgänge exakt zu Bodybuilding-Methoden, die mit hohen Intensitäten, einer betonten exzentrischen Phase und einem großen Umfang trainieren. Kurze Erholungspausen zwischen den einzelnen Serien verhindern eine vollständige Regeneration und führen zu einer massiven Übersäuerung. Das Resultat ist eine hohe metabolische Belastung in Kombination mit einem beträchtlichen Schaden innerhalb der trainierten Muskulatur. Als Ergebnis ernten Bodybuilder erwiesenermaßen ausgeprägte Anpassungserscheinungen auf Kosten eines äußerst anstrengenden Trainings. Sätze wie „No pain no gain!“ (ohne Schmerz kein Gewinn!) sind daher nicht verwunderlich.

Fest steht, dass diese Trainingsmethoden effektiv, aber nicht ohne Risiko für den Patienten sind. Inwiefern diese Methoden in der Rehabilitation anzuwenden sind, muss deshalb in Absprache mit dem Patienten und unter Berücksichtigung der Belastbarkeit des Bindegewebes erwogen werden. In den frühen Heilungsphasen (Entzündungsphase und Proliferationsphase) sind sie aufgrund ihrer metabolischen Belastung kontraindiziert. In der Remodellierungsphase dagegen sind sie innerhalb eines methodischen Trainingsaufbaus bei einem geeigneten Patientenklientel (sportlich aktive oder jüngere Patienten) durchaus zu verwenden. Patienten mit geringer Trainingserfahrung profitieren auch von weniger intensiven Methoden. Dabei wird lediglich die Pausenzeit zwischen den einzelnen Serien auf 2–3 Minuten verlängert und die Bewegungsgeschwindigkeit etwas erhöht. Die metabolische Belastung kann dadurch minimiert werden und der Laktatspiegel verbleibt unter der individuellen anaeroben Schwelle (siehe Ausdauer, Kraemer 2002).

Tabelle 2.6 Trainingsparameter für ein Hypertrophietraining (mod. Schmidtbleicher 2005)

Übungen	*Wiederholungen/ Belastungszeit*	*Pause*	*Rhythmus*
4–6 (2–3 Multi-Joint-, 2–3 Single-Joint -Übungen)	8–12 / <=1 Minuten	▪ 0,5–1 Minute (Bodybuilding) ▪ 2–3 Minuten (Rehabilitation)	▪ 3-0-1 (Bodybuilding) ▪ 1-0-1 (Rehabilitation)

Intramuskuläres Koordinationstraining

Obwohl das intramuskuläre Koordinationstraining eine hochintensive Trainingsform darstellt, ist sie bedingt durch die kurze Belastungszeit und die vollständigen Serienpausen metabolisch weniger belastend für den Trainierenden als ein Kraftausdauertraining (Abernethy und Wehr 1997). Die ATP-Resynthese kann in der Regel über den Kreatinphosphat-Speicher abgedeckt werden. Problematisch sind hier also nicht die Stoffwechsel-Endprodukte, sondern eher die hohen mechanischen Kräfte. Auch diese Trainingsmethode kann vom traumatisierten Patienten daher erst in der Remodellierungsphase durchgeführt werden.

Tabelle 2.7 Trainingsparameter für ein intramuskuläres Koordinationstraining (mod. Schmidtbleicher 2005)

Übungen	*Wiederholungen/ Belastungszeit*	*Serien*	*Pause*	*Rhythmus*
4–6 (2–3 Multi-Joint-, 2–3 Single-Joint-Übungen)	1–3 (5)	3–4	5 Minuten	▪ (1-0-1) ▪ (2-0-2)

Bestimmung der Maximalkraft

Wie bereits ausgeführt, ist die Ermittlung der Maximalkraft für die Bestimmung der Trainingsintensität nicht zwingend notwendig. Trotzdem besitzen Kraftwerte einen relativ hohen Stellenwert innerhalb der Verlaufsbeschreibung bzw. Qualitätssicherung rehabilitativer Maßnahmen und im Rahmen der Diagnostik orthopädisch-chirurgischer Beschwerdebilder. Die Aussagekraft der Maximalkraftwerte ist umstritten, denn ein guter Kraftwert lässt noch keine endgültigen Rückschlüsse auf den qualitativen Zustand des zugehörigen Gelenks oder der Bewegungseinheit zu (Mannion 2004). Allerdings gibt es für die Wirbelsäule Referenzwerte gesunder Probanden, die eine Beurteilung des Kraftniveaus und eine entsprechende Einordnung des Patienten in Dekonditionierungsstadien ermöglichen. Auf dieser Basis kann eine saubere Trainingsplanung und Progression erfolgen (Denner 1998). Leider sind die apparativ gewonnenen Daten nicht ohne weiteres auf andere Trainingssituationen zu übertragen. Ein Vergleich ist deshalb nicht zulässig. Ob das reduzierte Kraftniveau Ursache oder Folge einer Pathologie darstellt, ist nicht bekannt.

Ermittlung der individuellen Maximalkraft (1-WM, mod. nach Baechle und Earle 2000)

- Allgemeine Erwärmung
- Spezielle Erwärmung (5–10 Wiederholungen mit einer geringen Last, die Übung entspricht der Zielübung)
- Submaximale Belastung: Der Therapeut schätzt ein Gewicht, mit dem der Patient ca. 3–5 Wiederholungen ausführen kann
- Serienpause ca. 2–4 Minuten
- Maximale Belastung: Das Gewicht wird schrittweise um 5–10 % (obere Extremität) oder 10–20 % (untere Extremität) gesteigert
- Serienpause ca. 2–4 Minuten
- Das Gewicht wird so lange gesteigert, bis nur noch eine Wiederholung durchgeführt werden kann.

Nach höchstens 5 Durchgängen sollte das 1-WM ermittelt werden.

Isokinetische Systeme

Isokinetische Systeme testen die Kraftentwicklung bestimmter Muskelgruppen bei einer konstanten Geschwindigkeit über ein bestimmtes ROM (Felder et al. 1999). Im Kontext Maximalkraftmessung ist sowohl die isometrische als auch die dynamische Messung von Bedeutung.

Bei dynamischen Messungen wird das Drehmoment in Abhängigkeit von der Winkelstellung ermittelt. Dadurch entsteht ein Abbild der individuellen physiologischen Kraftkurve (siehe **Abb. 2.6**).

Man unterscheidet auf- und absteigende Kraftkurven sowie Kraftkurven, die nur auf- oder nur absteigen. Beurteilt werden dabei die Höhe des entwickelten Drehmoments, der Kurvenverlauf und das Verhältnis der Werte antagonistischer Muskulatur. Physiologische Kraftkurven unterliegen einer großen individuellen Variabilität und sind von der Bewegungsgeschwindigkeit, der Kontraktionsform (isometrisch, konzentrisch, exzentrisch), der Ausgangsstellung und der Vordehnung zweigelenkiger Muskulatur abhängig. Nicht zuletzt beeinflussen sportartspezifische Anpassungen die Form der Kraftkurve und das Verhältnis von Agonist und Antagonist. Die Ergebnisse sind deshalb zurückhaltend zu beurteilen und in erster Linie im Vergleich zur gesunden Seite interessant (Hay 1994).

Isometrische Messungen ermitteln das absolute Drehmoment in Abhängigkeit von der Winkelstellung. Die Werte eignen sich für eine Beurteilung im Seitenvergleich und für die Dokumentation des Therapieverlaufs.

2.1.3 Schnellkraft

> *Schnellkraft ist die Fähigkeit, einen möglichst hohen Kraftstoß oder Impuls innerhalb möglichst kurzer Zeit zu entfalten (Haas 2001).*

Die Schnellkraft wird oft als ausschließlich sportartspezifische Kraftvariante angesehen. Dabei wird vergessen, dass scheinbar langsame Alltagsbewegungen hohe Winkelgeschwindigkeiten beinhalten können (**Tab. 2.8**). Beim normalen Gehen oder beim treppab Gehen muss das Körpergewicht in kurzer Zeit gegen die Schwerkraft stabilisiert werden. Der Schnellkraft kommt daher in Rehabilitation und Prävention eine entscheidende Funktion zum Schutz von passiven Strukturen zu.

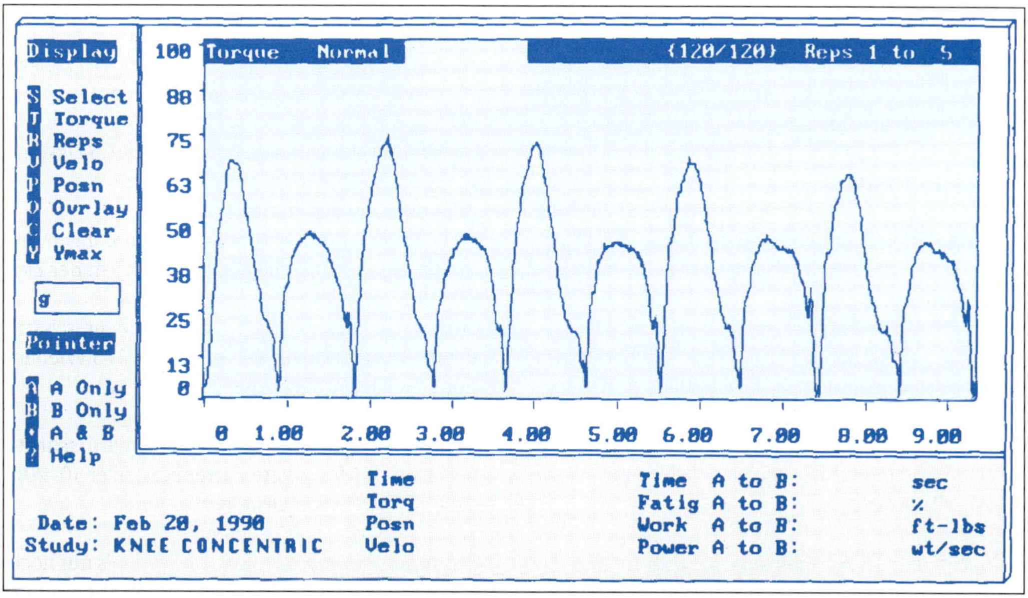

Abb. 2.6 Physiologische Kraftkurve am Beispiel der Knieextensoren und -flexoren (Felder et al. 1999).

Tabelle 2.8 Winkelgeschwindigkeiten bei verschiedenen Alltagsaktivitäten (Eggli 1989)

Aktivität	*Gelenk: Geschwindigkeit [°/s]*
Gehen	▪ Kniegelenk: 233
Laufen	▪ Oberes Sprunggelenk: 270–370 ▪ Kniegelenk: 1100
Reaktion bei fallendem Objekt	▪ Rumpf: 285
Würfe	▪ Schulter: 5730 ▪ Ellenbogen: 1825

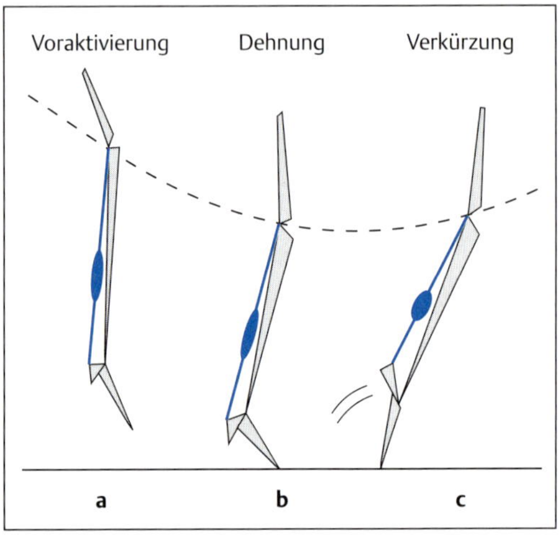

Abb. 2.7 Dehnungsverkürzungszyklus nach Komi (2003).

Es gibt diverse Ausprägungen der Schnellkraft. Mit dem Begriff Startkraft wird die Fähigkeit beschrieben, einen möglichst hohen Kraftimpuls zu Beginn der muskulären Arbeit zu generieren. Die Höhe der Startkraft kann durch den Wert abgeschätzt werden, der nach ca. 30–50ms erreicht wird (Haas 2001, Schmidtbleicher 1989). Wer einen großen Kraftwert innerhalb kurzer Zeit entwickelt, besitzt eine gut entwickelte Explosivkraft. Diese Unterform beschreibt also weniger den Wert zu Beginn der Kontraktion, als den Kraftanstiegsverlauf bis zum jeweiligen Maximum. Sie ist deshalb auch mehr von der Höhe der Maximalkraft abhängig. Die Startkraft dagegen wird insbesondere vom zeitlichen (koordinativen) Muster mitbestimmt.

Finden Schnellkraftleistungen innerhalb eines Dehnungs-Verkürzungs-Zyklus (DVZ) statt, kommt es in der Regel zu einer Kraftpotenzierung. Dieser erhöhte Kraftstoß wird als Reaktivkraft bezeichnet. Auch diese Schnellkraftvariante ist im Alltag häufig zu finden und beschreibt eine exzentrische Dehnung, eine kurze Amortisationsphase und eine darauf folgende schnellstmögliche konzentrische Beschleunigung (**Abb. 2.7**).

Adaptionsvorgänge

Schnellkraftleistungen werden insbesondere durch neuronale und tendomuskuläre Einflussfaktoren bestimmt.

Neuronale Einflussfaktoren

- Zeitprogramme
- Reflexaktivierung
- Kontraktionsgeschwindigkeit

Zeitprogramme

Zeitprogramme sind zentralnervöse Strategien, die das fertige Impulsmuster für explosive Krafteinsätze beinhalten. Sie sind durch eine gute Vorinnervation charakterisiert. Hierbei ist die Aktivität der an der zielmotorischen Bewegung beteiligten Muskulatur schon vor dem eigentlichen Beginn erhöht. Nach Beginn der Kontraktion kommt es zu einem steilen Kraftanstiegsverlauf und einer kurzen Zeit bis zum Gipfel (**Abb. 2.8**). Ein schnelles Zeitprogramm besteht bei kurzen Bodenkontaktzeiten und Hauptaktivitätsphasen von < 170ms. Langsame Zeitprogramme weisen lange Kontaktzeiten und Hauptaktivitätsphasen von > 170ms auf (Weineck 1996).

Reflexaktivierung

Insbesondere reaktive Bewegungen werden durch die Reflexaktivität mitbestimmt. Durch die Vorinnervation kontrahiert der Muskel. Die exzentrische Dehnung zwingt ihn bei Bodenkontakt in eine Verlängerung. Dabei kommt es entweder zu einer Bahnung über die Muskelspindel (Dehnungsreflex) oder zu einer Hemmung durch das Golgi-Sehnenorgan. Welcher dieser beiden Reflexe dominiert, hängt von der einwirkenden Kraft und dem Trainingsstatus ab. Ungewohnte oder zu große Kräfte werden als potenziell schädigend angesehen und durch eine Hemmung beantwortet. Bekannte und moderate Kräfte auf die Muskel-Sehnen-Einheit werden durch die Bahnung der Muskelspindel potenziert. Das Verhältnis zwischen den bahnenden und hemmenden Impulsen ist durch Training beeinflussbar, d. h. die Belastungsgrenze, bei der aktivierende Impulse aus der Muskelspindel überwiegen, lässt sich nach oben verschieben (Komi 1984).

Kontraktionsgeschwindigkeit

Das individuelle Faserspektrum ist maßgeblich an der Entwicklung von Schnellkraftleistungen beteili-

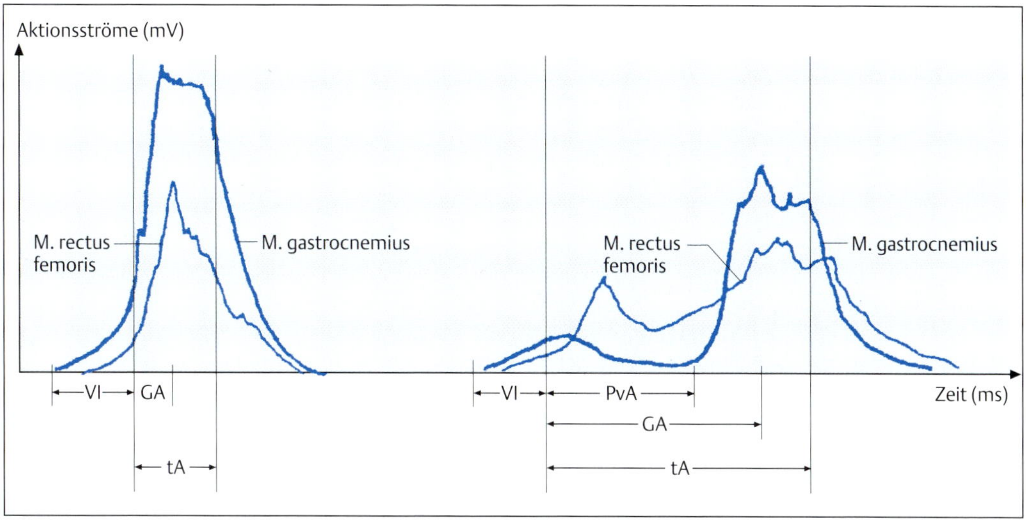

Abb. 2.8 Kurzes und langes Zeitprogramm (Weineck 1996) **VI**: Vorinnervation, **PvA**: Phase verringerter Aktivität, **GA**: Aktivitätszeit bis zum ersten Gipfel, **tA**: Hauptaktivitätsphase.

gt. Besitzt der Trainierende mehr schnelle als langsame Muskelfasern, sind grundsätzlich ein besseres Niveau und eine größere Anpassung zu erwarten. Schnelle Muskelfasern besitzen nicht nur einen schnelleren Querbrückenzyklus, sie sind außerdem in der Lage, eine höhere Frequenz von Querbrückenzyklen hintereinander auszuführen (Billeter und Hoppeler 2003).

Inwiefern eine Veränderung der genetisch vorgegebenen Faserverteilung durch Training möglich ist, wird kontrovers diskutiert. Während Haas (2001) diese Möglichkeit ausschließt, betonen andere Autoren den Einfluss von alltags- und sportartspezifischen Belastungen (Tidow 2005). Grundsätzlich kommt es durch Krafttraining fast immer zu einer Konversion vom schnellsten Fasertyp (2X) in den intermediären Muskelfasertypus (2A). Diese Veränderung kann sich innerhalb weniger Tage vollziehen (Tesch und Alkner 2003, Staron et al. 1994, Fry 2004). Interessanterweise kommt es nach Trainingsende zu einer automatischen Rückführung dieser Veränderung, ohne dass bestimmte mechanische Reize wirken müssen. Allerdings verbleibt eine Art Gedächtnis, die eine neuerliche Umwandlung noch zügiger vonstatten gehen lässt. Zum gleichen Ergebnis kommen Goldspink und Harridge (2003). Sie beobachten eine Expression von schnellen Fasern bei Immobilisation des Muskels in verkürzter Stellung und bei einem verminderten Schwerkrafteinfluss. Eine Tatsache, die den schnellsten Fasern den Terminus „Inaktivitätsfasern“ eingebracht hat (Steinacker et al. 2002). Diesen Daten folgend, scheint es weniger darum zu gehen, neue 2X-Fasern zu bilden, als den Verlust so gering wie möglich zu halten.

In diesem Zusammenhang sollte die gängige niederintensive Trainingspraxis mit älteren Menschen überdacht werden. Diese weisen zwar eine allgemeine Leistungsminderung in allen motorischen Grundeigenschaften auf. Bezüglich der Atrophie der einzelnen Muskelfasertypen kann aber ein eindeutiges Ungleichgewicht zuungunsten der schnellen 2X-Fasern konstatiert werden (Fiatarone und Evans 1990, Deschenes 2004, Häkkinen et al. 2002). Die fatalen Folgen von Stürzen und den daraus resultierenden Frakturen des Schenkelhalses sind bekannt. Ca. 15–20% der Patienten sterben innerhalb eines Jahres (Layne und Nelson 2001). Zu verhindern sind solche Unfälle insbesondere durch den Erhalt der schnellen Fasern. Dadurch wird eine bessere Reaktionsbereitschaft bei unsicherem Gang oder Gleichgewichtsstörungen möglich.

Eine Umwandlung von langsamen Fasern in schnelle Fasern vom Typ 2A wird im Allgemeinen ausgeschlossen (Fry 2004, Tesch und Alkner 2003), auch wenn Steinacker et al. (2002) von einer Zunahme durch ein Krafttraining in Kombination mit explosiven und reaktiven Bewegungen berichten. Dies ist u.a. dadurch zu erklären, dass es den kleinen Motorneuronen unmöglich ist, die entsprechenden Frequenzen von Aktionspotenzialen zu generieren. Außerdem werden sie in Relation zur kurzen Trainingszeit im Alltag über viele Stunden mit niederintensiven Belastungen geschult und erhalten (Tidow 2005). Die Konversion von schnellen Fasern vom

Typ 2A in langsame Fasern wird dagegen häufiger beschrieben, obwohl die wissenschaftlichen Nachweise vergleichsweise gering sind (Goldspink und Harridge 2003). Oftmals wird mit dem hohen Anteil an langsamen Muskelfasern bei Ausdauersportlern argumentiert. Ob dies allerdings eine genetische Prädisposition oder eine trainingsbedingte Anpassung darstellt, ist retrospektiv nicht zu beurteilen. Nach Goldspink und Harridge (2003) führen isometrische Kontraktionen oder Dehnungen zur Expression des langsamen Muskelfasertypus. Steinacker et al. (2002) machen jeglichen Trainingsstress auf zellulärer Ebene für die Ausbildung von langsamen Fasern verantwortlich.

Abschließend kann festgehalten werden, dass eine geringe Modifikation des Faserspektrums durch Training möglich ist. Wie stabil diese Veränderungen sind, ist nicht bekannt. Die genetische Disposition für bestimmte Leistungsmerkmale wie Schnellkraft oder Ausdauerleistungen ist momentan Gegenstand der Forschung. Assoziationen zwischen Genvariationen und der Ausbildung einer hohen Leistungsfähigkeit innerhalb einer motorischen Grundeigenschaft sind vorhanden, müssen aber in aufwendigen Studien abgesichert werden (Wolfarth 2002, Yang et al. 2003).

Tendomuskuläre Einflussfaktoren

- Elastische Eigenschaften von Querbrücken, Zytoskelett, intramuskulärem Bindegewebe, nicht kontraktilen Proteinen (Titin, Nebulin, Desmin), Sehnen und Aponeurosen
- Muskelquerschnitt

Elastische Eigenschaften

Die passiven Elemente der Muskelsehnen-Einheit sind in der Lage, Energie zu speichern. Bei einer schnellen Kopplung von exzentrischer und konzentrischer Muskelarbeit kann diese Energie zu einem erhöhten Kraftstoß führen. Ist die Kopplung zu langsam, geht ein Teil der Energie als Wärme verloren. Dieser Mechanismus führt nicht nur zur Leistungssteigerung, sondern ist ein fundamentales Prinzip der Bewegungsökonomie. Scheinbar passive Strukturen werden in die Bewegung miteinbezogen und wertvolle Energieträger können gespart werden. Neben Titin (siehe **Abb. 2.4**) und dem intramuskulären Bindegewebe (Endo-, Peri- und Epimysium), ist die qualitative und quantitative Struktur der Sehne für die elastischen Eigenschaften entscheidend (Kjaer 2004).

Muskelquerschnitt

Muss eine große Masse beschleunigt werden, gewinnen der Muskelquerschnitt und der damit verbundene Maximalkraftwert an Bedeutung. Dementsprechend beeinflusst die Muskelmasse die Wurfgeschwindigkeit eines Handballs weniger als die eines Diskus.

Trainingsmethoden

Das Training kann entweder als herkömmliches Gerätetraining oder mit diversen Sprungformen durchgeführt werden. Aus dem angloamerikanischen Sprachgebrauch haben sich folgende Begriffe eingebürgert:

- Squat-Jump (SJ): Es wird eine konzentrische Beschleunigung aus normierter Ausgangsstellung ausgeführt. Der Patient versucht, aus einer in Knie- und Hüftgelenk 90° flektierten Stellung möglichst hoch zu springen.
- Counter-Movement-Jump (CMJ): Entspricht einem SJ mit Ausholbewegung, d. h. der Sprung beginnt in Neutral-Null-Stellung (aufrechter Stand). Die Ausführung und die Zielstellung (Sprunghöhe) sind ansonsten identisch. Beim CMJ muss der Körper ohne Niedersprung beschleunigt werden, die Geschwindigkeit ist deshalb moderat (langsamer DVZ)
- Drop-Jump (DJ): Niedersprung von einer Erhöhung mit nur kurzer Bodenkontaktzeit und sofortigem Absprung (entspricht dem schnellen DVZ).

Tabelle 2.9 Trainingsparameter für ein Schnellkraft- oder Reaktivkrafttraining (mod. Schmidtbleicher 2005)

Übungen	*Wiederholungen/ Belastungszeit*	*Serien*	*Pause*	*Rhythmus*
4–6 (2-3 Multi-Joint-, 2–3 Single-Joint-Übungen)	1-6	1–3	1-3 Minuten	explosive Ausführung
CMJ	10–12 (alle 8 Sekunden ein Sprung)	3–5	10 Minuten	explosive Ausführung
DJ	10–12 (alle 6 Sekunden ein Sprung)	3–5	10 Minuten	explosive Ausführung

Bestimmung der Schnellkraft

Mithilfe der oben beschriebenen Sprungformen (SJ und CMJ) kann das Schnellkraftniveau durch einen so genannten „Jump and Reach" oder Differenzsprung bestimmt werden (Weineck 1996).

Ausgangsstellung: Der Patient steht mit gestreckten Beinen und flektiertem Schultergelenk an einer Wand. Die Reichhöhe (der höchste Punkt, den er mit den Fingerspitzen erreicht) wird markiert.

Test: Entsprechend dem SJ springt er so hoch wie möglich und versucht, am höchsten Punkt die Wand zu berühren.

Bewertung: Ermittelt wird die Sprunghöhe, indem von der maximalen Reichhöhe während des Sprungs die Reichhöhe im Stand subtrahiert wird. Nach Weineck (1996) erreichen Sportler unterschiedlicher Disziplinen 50,6–67,8 cm.

Aussagekräftiger wird der Differenzsprung, wenn eine Kraftmessplatte benutzt wird. Zusätzlich können dann die Sprungleistung und die Absprunggeschwindigkeit berechnet werden. Mit so genannten Kontaktmatten kann die Bodenkontaktzeit beim Drop-Jump gemessen werden.

Stufenmodell Kraft

Die Integration der Krafttrainingsmethoden in ein rehabilitatives Stufenmodell wurde z.T. bereits in Kapitel 1 vorgenommen. Den einzelnen Methoden wurden Buchstaben zugeordnet, die an dieser Stelle erläutert werden (**Tab. 2.10**). In den weiteren Kapiteln werden diese Buchstaben ebenfalls verwendet.

Zusammenfassung

- Krafttraining im Rahmen der Medizinischen Trainingstherapie hat das Ziel, krankheitsbedingte Kraftdefizite auszugleichen und Betroffene wieder an ihre normale Leistungsfähigkeit heranzuführen.
- Unter dem Oberbegriff Kraft werden verschiedene Kraftfähigkeiten zusammengefasst: Kraftausdauer, Maximalkraft und Schnellkraft.
- Beim Kraftausdauertraining besteht die Gefahr, dass der Organismus übersäuert, daher sollte in den frühen Heilungsphasen auf ein Kraftausdauertraining verzichtet werden.
- Die Maximalkraft ist von der Größe des Muskelquerschnitts und von der intra- und intermuskulären Koordination abhängig. Dementsprechend sind die Hauptziele eines Maximalkrafttrainings die Vergrößerung der einzelnen Muskelzellen (Hypertrophie) und die Verbesserung der neuromuskulären Qualitäten. Während die Koordination bereits in frühen Wundheilungsphasen verbessert werden kann, ist eine Hypertrophie der Muskulatur erst in der Remodellierungsphase indiziert und muss genau auf den Patienten abgestimmt werden.
- Der Schnellkraft kommt in Rehabilitation und Prävention eine wichtige Funktion zum Schutz passiver Strukturen zu. Schnellkraftleistungen werden insbesondere durch neuronale und tendomuskuläre Einflussfaktoren bestimmt, die nur zum Teil durch das Training beeinflusst werden können. Das Schnellkrafttraining kann entweder als herkömmliches Gerätetraining oder mit diversen Sprungformen durchgeführt werden.

Tabelle 2.10 Übersicht über die einzelnen Trainingsmethoden (mod. Schmidtbleicher 2005)

Parameter	*A: Kraftausdauer*	*B: Hypertrophie*	*C: Maximalkraft (intramuskuläre Koordination*	*D: Schnellkraft*	*E: Reaktivkraft*
Wiederholungen	15–20 (<2 Min.)	8–12 (< 1Min.)	1–3(5)	1–6	10–12
Serien	3–4	3–4	3–4	1–3	3–5
Pause	1–2 Minuten	2–3 Minuten 45 Sekunden	5 Minuten	1–3 Minuten	10 Minuten
Rhythmus	2-0-2	▪ 1-0-1 ▪ 3-0-1	1-0-1	Explosiv	Alle 6–8 Sekunden

2.2 Motorische Hauptbeanspruchungsform Ausdauer

Ausdauertraining ist ein wesentlicher Bestandteil von MTT und Rehabilitation. Durch die Wechselwirkung mit anderen konditionellen Grundeigenschaften kann die Entwicklung von Ausdauerfähigkeiten als Basis für andere Trainingsformen angesehen werden. Bei Patienten kommt es bedingt durch die niederen mechanischen Intensitäten schon in frühen Wundheilungsphasen zur Anwendung.

Ausdauerarten

Ausdauerarten können nach verschiedenen Gesichtspunkten unterteilt werden (Weineck 1996, Zintl und Eisenhut 2001):

- Umfang der beteiligten Muskulatur:
  - Allgemeine Ausdauer – wenn mehr als 1/6 der Gesamtmuskelmasse arbeitet.
  - Lokale Ausdauer – bezieht weniger als 1/6 der Gesamtmuskelmasse mit ein. Andere Autoren ziehen die Grenze für die lokale Muskelausdauer bei 1/3 der Gesamtmuskelmasse.
- Art der Energiebereitstellung:
  - Aerobe Ausdauer – ausreichendes Sauerstoffangebot steht zur Verfügung.
  - Anaerobe Ausdauer – es steht kein Sauerstoff zur Verfügung.
- Arbeitsweise der Skelettmuskulatur:
  - Dynamisch – Wechsel von konzentrischer und exzentrischer Muskelarbeit und Wechsel von Anspannung und Entspannung.
  - Statisch – isometrische Haltearbeit und Daueranspannung.
- Dauer der Beanspruchung:
  - Kurzzeitausdauer: 35 Sekunden-2 Minuten.
  - Mittelzeitausdauer: 2–10 Minuten.
  - Langzeitausdauer: > 10 Minuten.
- Spezifität:
  - Grundlagenausdauer – Basis für verschiedene sportliche Fähigkeiten.
  - Spezielle Ausdauer – Anpassung an die spezielle Belastungsstruktur einer Ausdauerdisziplin.

In der Rehabilitation von orthopädisch-chirurgischen Schadensbildern stehen insbesondere die lokal aerobe dynamische Muskelausdauer und das allgemein aerobe Grundlagenausdauertraining im Mittelpunkt. Diese Ausdauerarten sollen hier intensiver betrachtet werden.

2.2.1 Lokal aerobe dynamische Muskelausdauer (A)

Adaptionsvorgänge

Die lokal aerobe dynamische Muskelausdauer ist die konditionelle Fähigkeit, die am stärksten trainierbar ist. Ihr Ausgangswert kann um mehrere hundert bis tausend Prozent gesteigert werden. Entscheidend für ein gutes Niveau sind weniger kardiopulmonale Faktoren als vielmehr die Kapillarisierung, der Myoglobingehalt, der Enzymbesatz sowie die Phosphat- und Glykogenspeicher der beanspruchten Muskulatur (Zintl und Eisenhut 2001). Übergeordnete Ziele eines Trainings der lokal aeroben dynamischen Ausdauer sind die Verbesserung des aeroben Stoffwechsels und eine Steigerung der peripheren Durchblutung. Neben den hämodynamischen und metabolischen Wirkungen werden der lokal aeroben dynamischen Muskelausdauer weitere positive Effekte gerade bei verletzten Sportlern und Patienten zugesprochen.

Positive Effekte eines Trainings der lokal aeroben dynamischen Muskelausdauer (mod. Haas 2001)

- Adäquate Versorgung des Wundgebiets mit Sauerstoff, Nährstoffen und Baustoffen
- Schnellerer Abtransport von Stoffwechselendprodukten zur Unterstützung der Regeneration
- Temperaturerhöhung infolge der körperlichen Aktivität beeinflusst den Turnover der Bindegewebsstrukturen
- Atrophieprophylaxe
- Koordinative Anpassungen (positive Beeinflussung von neuromuskulären Störungen).
- Positive Wachstumsreize aller belasteten Bindegewebsstrukturen
- Schmerzhemmung durch die Freisetzung von körpereigenen Endorphinen

Die Ausprägung und das Niveau der lokal aeroben dynamischen Muskelausdauer bestimmen weitgehend die Erholungsfähigkeit nach muskulärer Belastung. Deswegen ist sie nicht nur zu Beginn der Therapie wegen ihrer wundheilungsfördernden Wirkung, sondern auch in der Remodellierungsphase innerhalb des Krafttrainings von großer Bedeutung.

Training

Das Training der lokal aeroben dynamischen Muskelausdauer kann mit und ohne Geräte stattfinden. In der Therapie werden oft Übungen ausgewählt, die später im Krafttraining weiterverwendet werden. Übungen mit dem Beincurler oder der Beinpresse für die untere Extremität oder Hantelübungen für den Schultergürtel sind Beispiele hierfür. Insgesamt sollte die beanspruchte Muskelmasse aber weniger als 1/6 der Gesamtmuskelmasse betragen, wenngleich beachtet werden muss, dass bei vielen Übungen zur Körperstabilisierung eine große Anzahl weiterer Muskelgruppen benötigt wird. Es stellt sich daher die Frage, wie realistisch solche Vorgaben sind. Wir sind der Meinung, dass Übungen wie eine Viertel-Kniebeuge (ca. 30–45° Flexion) in sicherer Ausgangsstellung (siehe Übungsteil: „Squat teilbelastet") durch lokale Faktoren limitiert und bestimmt werden, obwohl mehr als 1/6 der Muskelmasse beansprucht wird. Dies deckt sich mit der Einteilung von Saziorski (1987), der die Grenze für die lokale Ausdauer nicht bei 1/6, sondern bei 1/3 der arbeitenden Muskulatur zieht.

Um eine aerobe Energiebereitstellung sicherzustellen, darf die Intensität 25-30% der individuellen Maximalkraft nicht überschreiten. Radlinger et al. (1998) empfehlen Intensitäten unter 15% des individuell realisierbaren Maximalkraftwerts. Bei höheren Intensitäten werden die Gefäße innerhalb der belasteten Muskulatur durch die Kontraktionskraft komprimiert und es muss auf einem gemischt aerob-anaeroben Weg Energie bereitgestellt werden. Dies muss insbesondere in der Proliferationsphase vermieden werden, um eine säurebedingte Hemmung der Proteinsynthese zu verhindern.

Wird das Training der lokal aeroben dynamischen Muskelausdauer mit Krafttrainingsübungen durchgeführt, eignet sich die Intervallmethode. Es werden 40–50 Wiederholungen durchgeführt, die nur durch eine kurze Pause von ca. 30–60 Sekunden unterbrochen werden. Mindestens 3–4 Serien ergeben bei zwei verschiedenen Übungen eine Belastungszeit von ca. 20–25 Minuten (siehe **Tab. 2.11**). Bei Verwendung eines Ergometers (Oberkörper oder untere Extremität) kann auch die Dauermethode angewandt werden. Die Belastungszeit sollte dabei mindestens 20–30 Minuten betragen.

Wird mit den beschriebenen Parametern gearbeitet, kann diese Trainingsmethode täglich ausgeführt werden. Der Patient verspürt eine deutliche Erwärmung der beübten Körperpartie. Es stellen sich aber zu keinem Zeitpunkt objektive (Verlust der Bewegungsqualität) oder subjektive (Brennen innerhalb der Muskulatur) Ermüdungszeichen ein. Selbst bei schlechtem Niveau ist keine Ermüdung, sondern eher eine Detonisierung der beanspruchten Muskulatur zu erwarten.

Tabelle 2.11 Belastungszeiten beim lokalen Ausdauertraining

Übungen	*Wiederholungen/ Belastungszeit*	*Serien*	*Pause*	*Rhythmus*
Mindestens 2	40–50 > 3 Minuten/Serie	3–4	0,5–1 Minute	2-0-2
Ergometrie	20–30 Minuten	1	keine (Dauermethode)	80–90 Umdrehungen/ Minute

2.2.2 Allgemein aerobe Grundlagenausdauer (B)

Adaptionsvorgänge

Arbeitet mehr als 1/6 (bzw. 1/3) der Muskelmasse unter ausreichender Sauerstoffzufuhr, wird die allgemeine aerobe Ausdauer (Grundlagenausdauer) trainiert. Sie wird von der Leistungsfähigkeit des kardiopulmonalen Systems bestimmt. Neben den oben beschriebenen positiven Wirkungen auf lokaler Ebene, z. B. bessere Heilung einer Verletzung, wird dem Training der Grundlagenausdauer eine allgemeine gesundheitsfördernde Wirkung zugesprochen (siehe **Tab. 2.12**).

Tabelle 2.12 Wirkung des Grundlagenausdauertrainings auf den Organismus (nach Neumann et al. 2001)

System	*Wirkung*
Herz-Kreislauf	▪ Herzfrequenz, Herzarbeit und Sauerstoffverbrauch nehmen in Ruhe und bei körperlicher Arbeit ab ▪ Physiologische Hemmung der Blutgerinnung
Hormonelle Regulation	▪ Absenkung des Katecholaminspiegels im Blut ▪ Zunahme der Insulinsekretion ▪ Erhöhung der Insulinempfindlichkeit der Muskelzellen
Fettstoffwechsel	Verbesserung der Fettverbrennung
Stütz- und Bewegungssystem	Positive Wachstumsreize auf Knochen, Sehnen, Ligamente und Knorpel
Immunsystem	Abnahme der Infektanfälligkeit
Leistungsfähigkeit	Zunahme der Lebensqualität bei gleichzeitiger Verlängerung der Lebenserwartung

Tabelle 2.12 Fortsetzung

System	*Wirkung*
Risikofaktoren	Positive Beeinflussung von Risikofaktoren für die Entstehung von Zivilisationskrankheiten wie Diabetes Mellitus, Nierenerkrankungen oder Bluthochdruck

Training

Beim Training der Grundlagenausdauer werden in Abhängigkeit von der Intensität unterschiedliche Trainingsmethoden angewendet. Dabei stehen verschiedene Ziele im Vordergrund (**Tab. 2.13**). Um die positiven Wirkungen auf die Wundheilung und Regeneration optimal nutzen zu können, findet im Rahmen der MTT und Rehabilitation das Training vorrangig im Bereich der niederen bis mittleren Intensitäten statt.

Trainingsintensität

Die Bestimmung der Belastungsintensität kann durch unterschiedliche Kriterien wie den prozentualen Abschlag der maximalen Sauerstoffaufnahme, Laktatwerte oder die Herzfrequenz erfolgen. Im Breitensport und in der Therapie hat sich wegen des geringen Aufwands die Intensitätsbestimmung über die Herzfrequenz (Hf) bewährt. Die Trainingsherzfrequenz (THf) kann durch die Karvonen-Formel berechnet werden. Sie bezieht sowohl die altersbedingte Abnahme der maximalen Herzfrequenz (Hf max) als auch die Ruheherzfrequenz (Ruhe Hf) und die gewünschte Trainingsintensität mit ein.

> *Karvonen-Formel: THf = Ruhe Hf + (Hf max - Ruhe Hf) × Intensität.*

Die maximale Herzfrequenz kann entweder durch eine einfache Rechnung (220 minus Lebensalter) oder durch einen Ausbelastungstest (ansteigende Belastung über mindestens 5 Minuten, z. B. 1500-Meter-Lauf mit maximaler Anstrengung in der letzten Runde) ermittelt werden. Die Ruheherzfrequenz wird durch die morgendliche Messung an fünf aufeinander folgenden Tagen festgestellt.

Fallbeispiel: Ein 45-jähriger Patient soll zur Verbesserung des Stoffwechsels ein begleitendes Grundlagenausdauertraining absolvieren. Die maximale Herzfrequenz beträgt 175 Schläge/Minute, die Ruheherzfrequenz liegt bei 60 Schlägen/Minute. Die gewünschte Trainingsintensität beträgt 70 % der maximalen Leistungsfähigkeit. Daraus ergibt sich nach der Karvonen-Formel eine Trainingsherzfrequenz von ca. 140 Schlägen/Minute:

THf = 60 Schläge/min + (175 Schläge/min – 60 Schläge/min) × 0,7= 140,5 Schläge/min.

Trainingsmethode

Beim Grundlagenausdauertraining kommen sowohl Dauer- als auch Intervallmethoden zur Anwendung. Werden Dauermethoden verwendet, sollte die Belastungszeit mindestens 20-30 Minuten betragen. Bei bestimmten Sportarten (z. B. Marathon) können sich die Arbeitszeiten und das Trainingspensum beträchtlich verlängern. Für den normalen Patienten sind aber kürzere Belastungszeiten ausreichend.

Tabelle 2.13 Trainingsmethoden für die Grundlagenausdauer (nach Neumann et al. 2001, Radlinger et al. 1998)

Trainingsmethode	*Intensität*	*Dauer*	*Trainingsform*	*Ziele*
Kompensation	▪ Niedrig: 60-75 % der Leistungsfähigkeit ▪ Laktat: < 2 mmol/l ▪ 60–70 % der max. O_2-Aufnahme	20–30 Min.	Dauermethode	▪ Verbesserung der Regeneration ▪ Vorbereitung auf kommende Belastungsreize ▪ Moderate Erweiterung der aeroben Kapazität
Grundlagenausdauer 1	▪ Mittel: 75–85 % der Leistungsfähigkeit ▪ Laktat: 2–3 mmol/l ▪ 70-85 % der max. O_2-Aufnahme	30 Min.– mehrere Stunden	▪ Dauermethode ▪ Intervallmethode	Stabilisierung bzw. Erweiterung der aeroben Kapazität
Grundlagenausdauer 2	▪ Hoch: 85-95 % der Leistungsfähigkeit ▪ Laktat: 3–6 mmol/l ▪ 85–95 % der max. Saustoffaufnahme	20 Min.– 3 Stunden	▪ Dauermethode ▪ Intervallmethode	▪ Erweiterung der aeroben Kapazität ▪ Verschiebung der individuellen anaeroben Schwelle

Ist der Patient nicht in der Lage, eine kontinuierliche Belastung durchzuhalten, muss auf Intervallmethoden zurückgegriffen werden, d. h. Intervalle mit hoher und geringer Belastung wechseln sich ab. Sobald der Patient den zuvor bestimmten Herzfrequenzbereich überschreitet, wird die Intensität so weit reduziert, dass der Belastungspuls wieder in den Zielbereich abfällt. Dabei wird nach dem Prinzip der lohnenden Pause gearbeitet. Teilt man die Pause nach einem Belastungsintervall in drei Teile, so ist der größte Abfall der Herzfrequenz im ersten Drittel zu erwarten. Lohnende Pause bedeutet, dass man nur das erste Pausendrittel in Anspruch nimmt und daraufhin die Intensität wieder steigert. Die Pulsfrequenz reduziert sich deshalb auch nicht auf den Ausgangswert (vor dem Training), sondern sinkt nur so weit ab, dass ein neues Belastungsintervall unterhalb der Belastungsgrenze möglich wird. Eine vollständige Erholung würde eine unverhältnismäßig lange Zeit in Anspruch nehmen.

Bestimmung der individuellen Grundlagenausdauer

Nachbelastungspuls: Grobe Werte über die Erholungsfähigkeit und das Niveau der Grundlagenausdauer gewinnt man durch die Bestimmung des Nachbelastungspulses. Dieser Test unterliegt individuellen Einflussfaktoren (Ruhe- und Maximalpuls, emotionale Einflüsse) und dient daher nur der Groborientierung.

Der Patient wärmt sich etwa 5 Minuten lang mit einer Pulsfrequenz von ca. 120–140 Schlägen in der Minute auf. Danach steigert er die Geschwindigkeit und die Pulsfrequenz auf 150 bis 160 Schläge. Abschließend wird für 30 Sekunden der Puls auf über 180 Schläge erhöht. Der Abfall der Pulsfrequenz wird nun im Minutentakt bis 5 Minuten nach Belastungsende gemessen und mit Referenzwerten verglichen (siehe **Tab. 2.14**).

Tabelle 2.14 Referenzwerte für die Beurteilung des Nachbelastungspulses (Zintl und Eisenhut 2001)

Pulsabfall nach 5 Minuten	*Wertung*
< 50	schlecht
50–60	ausreichend
60–65	befriedigend
65–75	gut
75–80	sehr gut
> 80	Hochleistung

Physical Work Capacity (PWC 130/150/170): Die PWC ist ein einfacher Leistungstest, der die Belastungsintensität beim Erreichen einer bestimmten Herzfrequenz (130, 150 bzw. 170 Schläge/Minute) ermittelt. Für die Durchführung ist lediglich ein geeichter Fahrradergometer nötig. Die PWC 150 weist einen Zusammenhang zur aeroben Schwelle auf, die PWC 170 korreliert mit der anaeroben Schwelle (Zintl und Eisenhut 2001).

Der Patient oder Sportler beginnt mit einer niedrigen Belastung von 25 Watt und einer Geschwindigkeit von ca. 80-90 Umdrehungen pro Minute. Ausgehend davon wird die Belastung nach einer definierten Zeiteinheit (z. B. 2 Minuten) schrittweise um 25 Watt gesteigert. Der Abbruch erfolgt bei Erreichen der maximalen Herzfrequenz, also bei 130, 150 bzw. 170 Schlägen/Minute. Die bei dieser Herzfrequenz erreichte Wattzahl wird durch das Körpergewicht des Patienten geteilt. Der Quotient kann dann anhand von Referenzwerten eingeordnet und beurteilt werden (**Tab. 2.15**).

Tabelle 2.15 Referenzwerte der PWC

Leistungsstand	*PWC 130/150 (Männer)*	*PWC 130/150 (Frauen)*
Sehr gut	> 3/> 2,5	> 2,5/> 2
Gut	2,5–3/2–2,5	2–2,5/1,6–2
Befriedigend	2–2,5/1,5–2	1,6–2/1,25–1,6
Unbefriedigend	1,5–2/1–1,5	1,25–1,6/1–1,25
Ungenügend	< 1,5/< 1	< 1,25/< 1

Ermittlung der aeroben und anaeroben Schwelle: Zur genauen Leistungsdiagnostik und Trainingssteuerung werden Laktat-Schwellenwerte ermittelt. Die aerobe Schwelle (AS) stellt die Grenze der rein aeroben Energiebereitstellung dar. Oberhalb dieses Schwellenwertes halten sich Laktatbildung und Laktatabbau die Waage. Es besteht ein so genanntes Laktatgleichgewicht oder „steady state". Die oberste Grenze dieses Bereichs wird durch die anaerobe Schwelle (ANS) repräsentiert. Bei Belastungen oberhalb dieser Grenze übersteigt die Laktatproduktion den Abbau.

Im Allgemeinen werden diesen Schwellenwerten feste Laktatkonzentrationen zugeordnet. Die AS wird bei 2 mmol/l gesetzt, die ANS bei 4 mmol/l. Allerdings entspricht dies oft nicht der Realität. In Abhängigkeit vom Trainingsstatus kann es zu Verschiebungen in beide Richtungen kommen. Untrainierten wird häufig eine niedrige ANS, Trainierten eine höhere ANS nachgesagt. Aus diesem Grund wurde der Begriff individuelle anaerobe Schwelle (IANS) eingeführt, um eventuell bestehende Unterschiede einzubeziehen und den Wert jeweils anzupassen.

Die Ermittlung der Schwellenwerte erfolgt durch Labor- oder Feldtests. Während der stufenförmigen Steigerung der Belastungsintensität unter Kontrolle der Herzfrequenz wird die Laktatkonzentration im Blut gemessen (Blutentnahme z. B. aus dem Ohrläppchen). Die ermittelten Laktatwerte können in Relation zur Herzfrequenz gesetzt werden. So wird eine genaue Steuerung der Belastungsintensität möglich. Im Zusammenhang mit dem Grundlagenausdauertraining findet ein Kompensationstraining auf Höhe oder unter der AS statt, ein Grundlagenausdauertraining 1 im Übergangsbereich zwischen AS und IANS und ein Grundlagenausdauertraining 2 knapp unter oder geringfügig oberhalb der IANS.

2.2.3 Spezielle Ausdauermethoden (C)

Weitere Trainingsmethoden, wie das wettkampfspezifische Ausdauertraining oder das Training der Schnelligkeitsausdauer, sind für die Leistungsentwicklung im Sport essenziell. In der Therapie genießen sie zu Recht einen geringeren Stellenwert. Wir verweisen deshalb auf die entsprechenden Grundlagenwerte (Weineck 1996, Zintl und Eisenhut 2001).

Die Integration der Ausdauertrainingsmethoden in ein rehabilitatives Stufenmodell wurde im Kapitel Wundheilung vorgenommen. Den einzelnen Methoden wurden Buchstaben zugeordnet, die bei Grundlagen und Indikationen weiterverwendet werden.

2.3 Motorische Hauptbeanspruchungsform Koordination

Koordinative Fähigkeiten sind Grundlage jeder menschlichen Bewegung. Sie sind für das Erlernen, Steuern und Anpassen von Bewegungen verantwortlich (Häfelinger 2002) und ermöglichen ein erfolgreiches Bewegungshandeln in unterschiedlichen Situationen und wechselnder Umgebung. Je perfekter das Zusammenspiel von Sinnesorganen, Nervensystem und bewegungsausführenden Organen (Muskulatur, Gelenke etc.) funktioniert, desto effektiver und ökonomischer können Bewegungen im Alltag umgesetzt werden. Aufgrund der zentralen Bedeutung wird dem Training der Koordination im Rahmen der MTT und Rehabilitation immer mehr Aufmerksamkeit geschenkt.

Durch Verletzungen oder Schmerzen wird die Koordination eines Körperabschnitts beeinträchtigt und kann dauerhaft gestört bleiben. So sieht man z. B. häufig bei Patienten mit Hüftendoprothesen ein Duchenne-Hinken oder ein Trendelenburg-Zeichen, obwohl die muskulären Vorraussetzungen dies verhindern könnten. Aufgrund der meist langen Vorgeschichte haben sich Patienten diesen präoperativ schmerzadaptierten Gang angewöhnt und in ihrem Großhirn stabil abgespeichert. Aber ein Verhalten, das vor der Operation erforderlich war, um nicht permanent zu große Schmerzen zu erleiden, ist nach Ersatz der pathologischen Struktur nicht mehr erwünscht und hat für den Patienten keinen Nutzen.

Im Zusammenhang mit dem Koordinationstraining sehen sich Therapeuten mit einem Dilemma konfrontiert, das Freiwald und Engelhardt in einem 2002 veröffentlichten Artikel detailliert beschrieben haben. Sie kritisieren das Vorgehen in der orthopädisch-traumatologischen Rehabilitation und beanstanden, dass viele Annahmen, die Grundlage des Trainings sind, nicht ausreichend begründet werden können (Freiwald, Engelhardt 2002). Wichtige Kritikpunkte sind u.a.:

- Mangel an Forschung, fehlender Praxisbezug der Forscher
- Orientierung an einer idealisierten Norm ohne Anerkennung geeigneter Kompensationsstrategien
- Unzureichende Begründung gestörter Motorik, mangelnde Berücksichtigung personenbezogener Faktoren (Psyche, Motivation)
- Mangelnde Abgrenzung zur natürlichen Heilung, fehlende Bewertung der Selbstheilungskräfte
- Falsche Deutung von Ergebnissen

2.3.1 Komponenten der Koordination

Koordination besteht aus mehreren sich überschneidenden Komponenten, die innerhalb der Therapie bzw. des Sports unterschiedlich bewertet werden. Diese Bereiche können durch bestimmte Übungen mehr oder weniger selektiv verbessert werden, wobei Überlappungen erlaubt und erwünscht sind. Folgende Komponenten sind zu unterscheiden und werden anschließend erläutert:

- Gleichgewichtsfähigkeit
- Orientierungsfähigkeit
- Reaktionsfähigkeit
- Differenzierungsfähigkeit
- Kopplungsfähigkeit
- Rhythmisierungsfähigkeit
- Antizipationsfähigkeit
- Umstellungsfähigkeit

Gleichgewichtsfähigkeit ist die Fähigkeit, den Körper gegen die Schwerkraft über seiner Unterstützungsfläche im Gleichgewicht zu halten (postural control) oder diesen Zustand wiederherzustellen. Gleichgewichtsfähigkeit ist wichtig, um Stürze zu verhindern und nimmt gerade in der Rehabilitation von älteren Menschen einen großen Stellenwert ein. Der Körper besitzt verschiedene Systeme und Strategien, um das Gleichgewicht zu erhalten (**Abb. 2.9**).

Auf diese Fähigkeit werden wir ein besonderes Augenmerk legen, da sie im Alltag einen sehr großen Einfluss auf die Durchführung von Bewegungen bzw. sportlichen Aktivitäten hat.

Orientierungsfähigkeit ist die Fähigkeit, sich im freien Raum zielgerichtet zu bewegen und die Orientierung in Raum und Zeit zu behalten. Dies ist v.a. für ältere Menschen in der Dunkelheit notwendig, da hier die Sturzgefahr sehr groß ist. Die optischen, akustischen und kinästhetischen Systeme werden besonders beansprucht.

Reaktionsfähigkeit ist die Fähigkeit, schnell, zielgerichtet und adäquat auf externe und interne Reize zu reagieren. Hier ist eine gute und schnelle Reizverarbeitung vonnöten, um die Zeit zwischen Reizaufnahme, -verarbeitung und -weiterleitung so gering wie möglich zu halten. Gerade die Reaktionsfähigkeit lässt im Alter deutlich nach.

Differenzierungsfähigkeit ist die Fähigkeit, Bewegungsabläufe sicher, genau und ökonomisch, in Bezug auf die Umwelt und das Verhältnis der Körperabschnitte zueinander, ablaufen zu lassen. Hierzu gehören die richtige Dosierung von Kraft und Geschwindigkeit und die Abschätzung von Distanzen im Raum.

Kopplungsfähigkeit ist die Fähigkeit, Einzelbewegungen oder Bewegungen einzelner Körperabschnitte zu einer komplexen Gesamtbewegung zusammenzusetzen. Dies ist vor allem wichtig, wenn zwei oder mehrere Dinge auf einmal durchgeführt werden sollen (dual oder multiple task).

Rhythmisierungsfähigkeit ist die Fähigkeit, Bewegungsabläufe in dem ihnen entsprechenden Rhythmus durchzuführen. Dies ist vor allem bei gleichmäßigen, aber auch bei ungleichmäßigen Bewe-

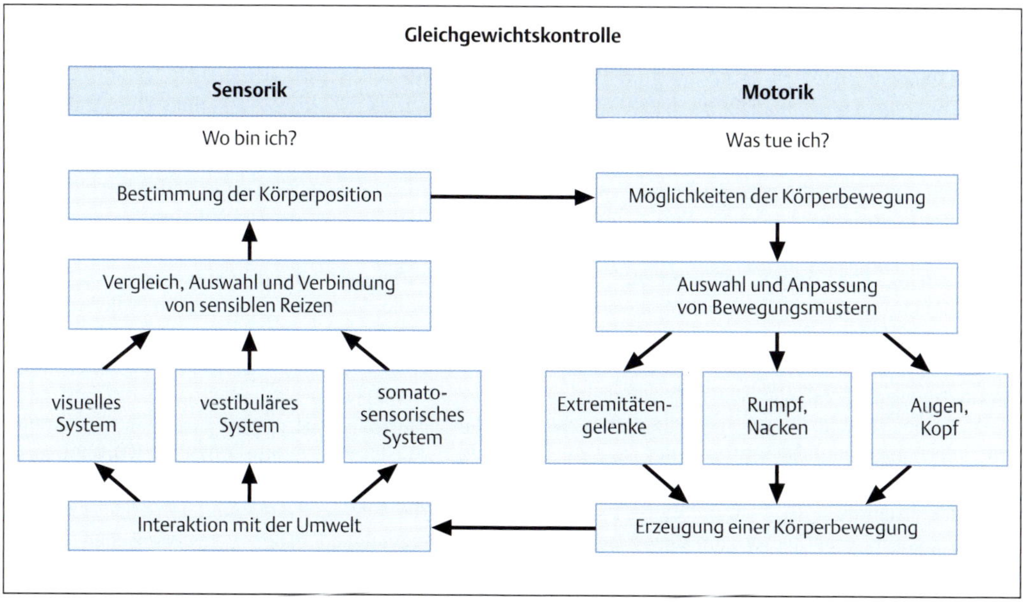

Abb. 2.9 System der Haltungskontrolle.

gungsformen, wie z. B. dem Gehen mit wechselnder Geschwindigkeit, von größter Wichtigkeit. Für das Gehen scheint das Rückenmark eine elementare Rolle zu spielen.

Antizipationsfähigkeit ist die Fähigkeit, die Entwicklung von Situationen vorauszuahnen und die motorische Antwort rechtzeitig auf diese Entwicklung anzupassen.

Umstellungsfähigkeit ist die Fähigkeit, sich möglichst schnell auf neue Situationen und neue Handlungsabläufe einzustellen.

2.3.2 Strategien der motorischen Kontrolle

Der Mensch verfügt über zahlreiche Varianten der motorischen Kontrolle. Dazu gehören sowohl die Mobilität als auch die Stabilität. Um sie herzustellen, werden zwei Hauptmechanismen unterschieden: ein Mechanismus, bei dem das zentrale Nervensystem auf Rückmeldung angewiesen ist (sensorisches Feedback), und ein Mechanismus, bei dem der Körper nicht auf Rückmeldung angewiesen ist bzw. keine Zeit hat, auf dieses Feedback zurückzugreifen.

Closed loop

Findet eine Bewegung innerhalb eines Closed loop statt, wird ständig zwischen Bewegungsplan und Bewegungsoutput verglichen (internes und externes Feedback) und die Bewegung, wenn notwendig und möglich, an den Bewegungsplan angepasst. Closed loop ist ein geschlossener Regelkreis, der ständig wiederholt wird, um Fehler zu vermeiden bzw. zu verringern.

Closed-loop-Mechanismen sind auf verschiedenen Levels vorhanden (Hodges 2003). Auf niedrigstem Niveau ist ein Eigenreflex ein Closed-loop-Mechanismus. Eine Sehne wird gereizt, Rezeptoren melden an das Rückenmark eine Verlängerung. Dieser Reiz wird monosegmental direkt auf die Motoneuronen verschaltet, die wiederum eine Kontraktion zum Schutz auslösen. Auf dieser Ebene ist keine Fehlerkorrektur möglich. Daher sind Reflexmechanismen nicht immer in der Lage, einen Schaden vom Körper abzuwenden. Wenn jemand umknickt, reicht es zeitlich oft nicht aus, die Peronäalmuskulatur zu aktivieren, um die schädigende Inversion zu verhindern.

Auf höherem Niveau – wenn für eine Reaktion mehr Zeit zur Verfügung steht – kommt es zur komplexen Fehleranalyse und Bewegungskorrekturen sind möglich. Verschiedene Rezeptoren melden dem ZNS ständig Veränderungen, die mit dem Plan des Kortex verglichen werden. So ist eine Fehlererkennung und Anpassung möglich. Wenn wir zum Beispiel auf einem Baumstamm balancieren, kommt es ständig zu Anpassungen der Muskelaktivität. Wenn wir Übergewicht zu einer Seite bekommen, versuchen wir durch Aufbau einer Gegenaktivität oder eines Gegengewichts, das Gleichgewicht zu halten. Wir merken, dass wir sonst Gefahr laufen, die Kontrolle über den Körperschwerpunkt zu verlieren. Voraussetzung für die Rückmeldung sind funktionierende Rückmeldesysteme. Wichtig ist in diesem Zusammenhang die Kinästhesie (Tiefensensibilität).

Kinästhesie wird in der Literatur unterschiedlich beschrieben und getestet. Einige Autoren (Kandel 1996) verwenden diesen Begriff synonym mit Propriozeption oder Tiefensensibilität. Die Kinästhesie beschreibt die Fähigkeit, eine Lage bzw. eine Bewegung im Raum zu erkennen und zu reproduzieren. Außerdem kann die benötigte Kraft für eine Bewegung oder Position eingeschätzt werden.

In verschiedenen Studien wurde immer wieder die Bedeutung der Kinästhesie für die optimale Funktion eines Gelenkes dargestellt. Die Feineinstellung der Bewegung und das Erkennen von schädigenden Reizen wird unter anderem über entsprechende Rezeptoren registriert, zentral weitergeleitet und hat adäquate Reaktionen zur Folge (Brumagne 1999 und 2000, Garsden 1999, Taimela 1999).

Open loop

Im Gegensatz dazu sind Bewegungen im Open-loop-Modus nicht mehr durch Rückmeldung beeinflussbar. Die Bewegungen, z. B. ballistische oder repetitive, erfolgen schneller als die Reflexmechanismen zurückmelden können und müssen deswegen von den an der Bewegungsplanung beteiligten Gehirnabschnitten optimal vorbereitet sein. Ansonsten kann es zu Verletzungen oder zu Mikrotraumen kommen.

Beispiele für diese Bewegungen sind Sprünge, Würfe, normales Gehen. Wenn jemand von einer Mauer springt, muss er vorher genügend Aktivität aufgebaut haben, um am Boden stehen bleiben zu können ohne umzuknicken oder umzufallen. Das heißt, die Bewegungsplanung ist sehr stark von der Bewegungserfahrung eines Menschen abhängig. Weiß die Person, was auf sie zukommt, ist die Wahrscheinlichkeit hoch, dass sie antizipatorisch genügend muskuläre Vorspannung aufbaut, um ein Umknicken zu vermeiden.

Auch bei Open-loop-Bewegungen kann, wenn die Kontrolle über die Bewegung oder Haltung ausreichend war, kurz nach der Ausführung noch über einen Closed-loop-Mechanismus nachjustiert werden. Man sieht das zum Beispiel häufig bei Turnern, die einen Sprung landen und kurz danach noch einen kleinen Ausfallschritt oder Ausgleichhüpfer machen, als Reaktion auf ihr sensorisches Feedback. Doch vorher mussten sie genügend Stabilität aufbauen, um überhaupt einen Sturz zu vermeiden. Ein anderes Beispiel wäre eine Person, die während des Gehens einen Stadtplan liest. Tritt eine unvorhergesehene Situation ein, wenn sie z. B. eine Bordsteinkante übersieht, stolpert sie. In diesem Moment muss eine Anpassung der Bewegung erfolgen, damit die Person nicht stürzt. Die Bewegung erfolgt nicht mehr im Open-loop-Modus. Es werden Closed-loop-Mechanismen aktiviert, die ein angepasstes Handeln ermöglichen.

Im Alltag kommt es bei Bewegungen meist zur Vermischung von Open-loop- und Closed-loop-Mechanismen. Dabei sind Open-loop-Bewegungen im Hinblick auf Verletzungen potenziell gefährdender, da bei schnellen Bewegungen höhere Kräfte auftreten.

Je nach Theorieansatz gibt es verschiedene Erklärungen für die Open-loop-Programme, die zentral geplant und eingeleitet werden. Bekannte Theorien besagen unter anderem, dass Bewegungen über den Central Pattern Generator (CPG) ausgelöst werden, was aber für den Menschen noch nicht zweifelsfrei bewiesen ist. Der CPG ist für rhythmische Bewegungen wie z.B das Gehen zuständig. Eine weitere Theorie geht davon aus, dass ein komplexes Programm als ein abstraktes Abbild im Gehirn abgelegt und bei Bedarf abgerufen wird (Schmidt und Lee 2005). Die Dynamic Pattern Theory (Kelso 1984) geht davon aus, dass Grundmuster abgelegt sind, die sich aber an die Umwelt und die Geschwindigkeit der Bewegung anpassen können. So kann ohne Schwierigkeiten ein Wechsel vom Gehen zum Rennen vorgenommen werden.

Kontrolle des Gleichgewichts und der Gelenkstabilität

Jede Bewegung bewirkt eine Veränderung des Schwerpunkts. Der Körper reagiert darauf mit einem komplexen Zusammenspiel von Stabilität und Mobilität. Die Anpassungsreaktionen erfolgen mit der gleichen Kraft wie die auslösende Bewegung in entgegengesetzter Richtung, damit die Stabilität erhalten bleibt (Hodges 2003). Wenn man z. B. den Arm schnell anhebt, muss die Bauchmuskulatur den Rumpf mit der gleichen Kraft stabilisieren, die für das Heben des Armes erforderlich ist.

Die Kontrolle des Rumpfes (z. B. Lenden-Becken-Bereich) erfolgt immer auf drei Ebenen (Hodges 2003):

- Intervertebrale Kontrolle
- Lenden-Becken-Kontrolle
- Gleichgewichtskontrolle

Nur wenn alle drei Ebenen gleichzeitig kontrolliert werden können, ist eine Bewegung erfolgreich. Auf Dauer können Kontrollprobleme hier auch zur Überlastung und Schädigung von Bindegewebsstrukturen führen.

Gleichgewichtskontrolle

Gleichgewichtskontrolle ist die Fähigkeit, den Körperschwerpunkt innerhalb der Unterstützungsfläche zu halten und auf innere und äußere Störungen zu reagieren (Rose 2003). Dies wird über mehrere sehr komplexe Mechanismen gewährleistet. Auf niedrigster Ebene tragen Reflexe zum Erhalt des Gleichgewichts bei. Dies ist jedoch nicht ausreichend, um den Körper im Raum gegen die Schwerkraft zu stabilisieren. Dafür benötigen wir zwei zusätzliche Strategien, die den Erhalt des Gleichgewichts sichern. Eine weitere Strategie schafft eine neue Unterstützungsfläche. Diese Strategien werden unwillkürlich, je nach Handlungsziel und Untergrund, eingesetzt (Horak und Nashner 1986) und sollten beherrscht und gegebenenfalls trainiert werden (**Abb. 2.10a–c**):

- Sprunggelenkstrategie: Die Ausgleichbewegung findet größtenteils im Sprunggelenk statt. Durch Aktivierung der gesamten Fußmuskulatur wird gegen den Verlust des Gleichgewichts gearbeitet. Diese Strategie wird auf ebenem Untergrund bei aufrechtem Stand genutzt.
- Hüftgelenkstrategie: Die Ausgleichbewegungen finden hauptsächlich im Hüftgelenk statt, meist im Sinne einer Abduktion/Adduktion oder einer Extension/Flexion. Diese Strategie wird vor allem auf kleinen Unterstützungsflächen (Balken) genutzt, bei plötzlichen unerwarteten Gleichgewichtsstörungen und wenn die Sprunggelenkstrategie nicht mehr ausreicht, um das Gleichgewicht zu erhalten.
- Schutzschrittstrategie: Erhalt des Gleichgewichts durch einen Ausgleichschritt. Wenn das Gleichgewicht mit den oben genannten Strategien nicht mehr erhalten werden kann, muss der Körper seinen Schwerpunkt über eine neue Unter-

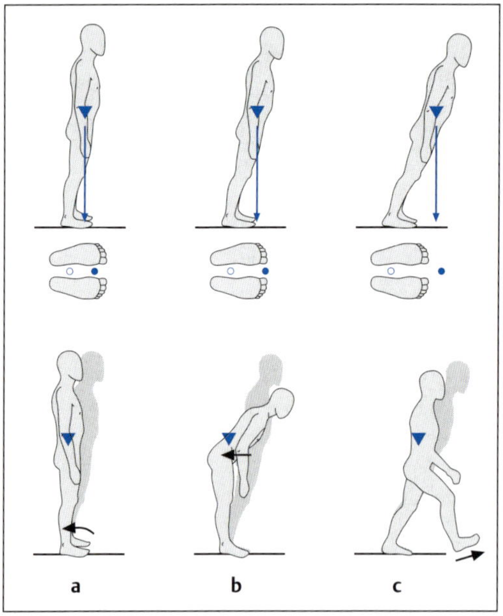

Abb. 2.10a–c Gleichgewichtsstrategien. **a** Sprunggelenkstrategie. **b** Hüftstrategie. **c** Schutzschrittstrategie.

stützungsfläche bringen, indem er einen Schutzschritt durchführt.

Diese Strategien werden über somatosensorische, visuelle und vestibuläre Informationen gewährleistet. Im ruhigen Stand (statische Situation) sind vor allem die somatosensorischen und visuellen Systeme gefragt, da das vestibuläre System nicht sensibel genug ist, kleine Veränderungen zu registrieren. Sobald aber der Körper oder der Kopf im Raum bewegt wird, greift das Vestibularsystem in den Gleichgewichtserhalt ein.

Gelenkstabilität

Stabilität ist ein dynamischer Prozess, der in Abhängigkeit von der funktionellen Anforderung statische Positionen und kontrollierte dynamische Bewegungen ermöglicht (mod. Hodges 2004).

Die Stabilität eines Gelenks wird über das neuronale Kontrollsystem, das aktive System und das passive System gewährleistet. Alle Systeme arbeiten prinzipiell zusammen. Dieses von White und Panjabi (1990) erdachte Modell zur Erklärung von Gelenkstabilität soll helfen, diese komplexen Mechanismen verständlich zu machen.

- Das neuronale System setzt sich aus zentralem und peripherem Nervensystem zusammen und arbeitet in Closed-loop- oder Open-loop-Mechanismen (mit oder ohne Feedback), um ein oder mehrere Gelenke zu stabilisieren. Dieses System muss Muskeln zur richtigen Zeit und in der richtigen Stärke aktivieren oder hemmen.
- Das aktive System besteht aus der Muskulatur, die ein Gelenk stabilisiert oder bewegt (s.u.). Es kann immer nur so gut sein wie das System, das es aktiviert. So hat das neuronale System eine übergeordnete Funktion.
- Das passive System setzt sich aus dem Kapsel-Band-Apparat und den dazugehörigen Rezeptoren zusammen. Prinzipiell trägt das passive System nicht nur wegen seines mechanischen Gewebewiderstands zur Stabilisierung bei, sondern kann aufgrund seiner Rezeptoren über ein sensorisches Feedback durch schnelle und langsame Mechanismen in den stabilisierenden Prozess eingreifen. Das passive System greift weniger in Mittelstellungen der Wirbelsäule oder Gelenke ein, sondern vermehrt zum Ende einer Bewegung (s.u.).

Neutrale und elastische Zone

Das aktive System stabilisiert ein Gelenk oder einen Wirbelsäulenabschnitt um die Neutralstellung herum. Diesen Bereich, in dem ein Gelenk wenig „passive" Stabilität hat und mehr Stabilität über die aktiven Komponenten gewährleistet wird, nennt man auch *neutrale Zone*. Nur das aktive System kann hier ausreichend für die Einstellung und Stabilisierung sorgen. Dies geschieht meist durch Aktivierung der kurzen kleinen Muskeln, die nahe an der Drehachse des Gelenks liegen und somit prädisponiert sind, Kompression auf die Gelenkpartner auszuüben. In dieser Zone wird wenig Kraft benötigt, um eine Bewegung hervorzurufen.

Der Bereich, in dem durch die Vorspannung von passiven Strukturen mehr Stabilität bzw. Zentrierung vorhanden ist, nennt man *elastische Zone*. Hier sind die globalen Muskeln, die passiven Strukturen und knöchernen Anteile für die Stabilität verantwortlich (O'Sullivan 2000). In dieser Zone wird zunehmend mehr Kraft benötigt, um weitere Beweglichkeit zu erlangen (**Abb. 2.11**).

Stabilisatoren und Mobilisatoren

In den letzten Jahren wurde eine neue funktionelle Einteilung für die Muskeln des Achsenskeletts entwickelt. Pionierarbeit leistete in diesem Zusammenhang Bergmark (1989), der in seiner Arbeit die Muskeln der LWS in separate Gruppen einteilt. Verschiedene Forschungsgruppen (O'Sullivan 2000, Gibbons 2001) haben sein Konzept weiterentwickelt, ergänzt und auf andere Gelenke ausgeweitet.

Grundsätzlich wird zwischen Muskeln, die ein Gelenk bewegen können (Mobilisatoren, globale

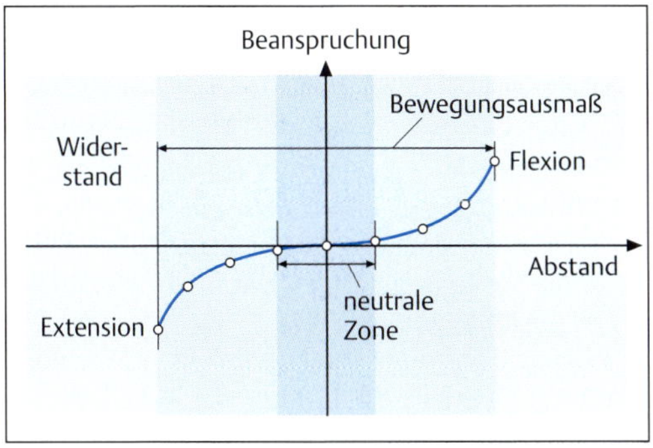

Abb. 2.11 Neutrale und elastische Zone.

Muskulatur), und Muskeln, die für die Gelenkstabilität zuständig sind (Stabilisatoren, lokale Muskulatur), unterschieden (siehe **Tab. 2.16**). Einige Muskelgruppen sind weder den Stabilisatoren noch den Mobilisatoren eindeutig zuzuordnen. Bei Bedarf können sie beide Systeme unterstützen. Ein Beispiel hierfür wäre der lumbale erector spinae.

> *Stabilisatoren bilden die stabile Basis, die vor der Aktivität der Beweger vorhanden sein muss, um schädliche Kräfte zu verhindern.*

Stabilisatoren liegen zumeist nahe am Rotationszentrum (Drehachse). Sie besitzen dadurch einen kurzen Hebelarm und können weder einen großen Bewegungsausschlag noch ein hohes Drehmoment produzieren. Im Gegensatz dazu sind sie optimal angelegt, um Kompression auf ein Gelenk auszuüben, Scherkräfte zu reduzieren und damit die Gelenkstabilität (joint stiffness) zu vergrößern.

Neben der mechanischen Funktion zeichnen sich Stabilisatoren durch ein besonderes Innervationsprogramm aus.

- Antizipation: Die Aktivität der lokalen Muskeln steigt vor der Aktivität der globalen Muskeln an.
- Tonisches Programm: Lokale Muskeln weisen eine annähernd dauerhafte Aktivierung unabhängig von der Richtung der einwirkenden Kraft auf. Insbesondere bei Belastungen gegen die Schwerkraft wird diese Tatsache offensichtlich.
- Geringe Aktivität: Lokale Muskeln zeigen eine nur minimale Aktivität (ca. 10-20% der MVC (maximally volontary contraction – maximale willkürliche Kraft). Für ihre Funktion scheint dies auch nicht vonnöten. Bei alltäglichen Belastungen reicht diese Aktivität für die Stabilisierung des Gelenks aus.

Veränderungen der Gelenkstabilität (klinische Instabilität)

Richardson, Hodges und Hides (2004) konnten in mehreren Studien zeigen, dass signifikant mehr Beschwerden (Schmerzen) bestanden, wenn die lokalen Stabilisatoren eine zeitlich verspätete Aktivierung zeigten (**Abb. 2.12**). Sie konnten im Umkehrschluss auch aufzeigen, dass es bei einer Reaktivie-

Tabelle 2.16 Stabilisatoren (lokale Muskulatur) versus Mobilisatoren (globale Muskulatur)

	Lokale Stabilisatoren	*Globale Stabilisatoren (Antischwerkraftmuskeln)*	*Globale Mobilisatoren*
Funktion	Stabilisation (Kompression ins Gelenk)	▪ Stabilisation (Kompression ins Gelenk) ▪ Aufrichtung gegen die Schwerkraft (Vertikalisation) ▪ Moderate Bewegungsfunktion	Bewegung
Motorische Entwicklung	Stützmotorik	Stütz- und Zielmotorik	Zielmotorik
Zeitpunkt der Aktivierung	Vor der Bewegung aktiv (pre-programming)	Abhängig von der Funktion	Mit der Bewegung aktiv
Dauer der Aktivierung	Tendenziell Dauertonus, nicht richtungsbezogen	Abhängig von der Funktion	Tonus bei Bewegung in Funktionsrichtung
Ausmaß der Aktivierung	Geringe Aktivität (Drehmoment), ca. 10-20% der MVC	Nicht ansteigend mit der Bewegungsgeschwindigkeit und der Intensität	Hohe Aktivität (Drehmoment), bis 100% der MVC möglich
Lage zur Drehachse	Meist nahe an der Drehachse	Meist nahe an der Drehachse	Meist entfernt von der Drehachse
Beispiel LWS	M. transversus abdominis	M. erector spinae (lumbaler Anteil)	M. rectus abdominis

rung dieser Muskeln zu einer Beschwerdeverbesserung kam. In verschiedenen Studien konnten bei schmerzhaften Zuständen Atrophien der lokalen Muskulatur nachgewiesen werden. Dangaria (1998) konnte eine signifikante Reduktion des Muskelquerschnitts des M. psoas major auf Segmenthöhe auf der Seite einer Bandscheibenhernie erkennen. Barker (2004) konnte dies sowohl für die Mm. multifidii und den M. psoas major (posteriorer Anteil) feststellen.

Bis heute ist unklar, wodurch es zu Veränderungen im regulären Ablauf der zeitlichen Aktivierung zur Gelenkstabilisierung kommt. Möglich sind zwei Szenarien. Eine Möglichkeit wäre, dass es zuerst durch eine Verletzung oder Schmerzen zur Hemmung der Muskelaktivität kommt. Schmerzen haben einen hemmenden Einfluss auf die lokale Muskulatur, wie an einem Versuch mittels Injektion von hypertoner Kochsalzlösung in die paraspinale Muskulatur gesehen wurde (Hodges 2001).

Die Auswirkung von Schmerz auf die Muskelkoordination ist Gegenstand intensiver Forschung.

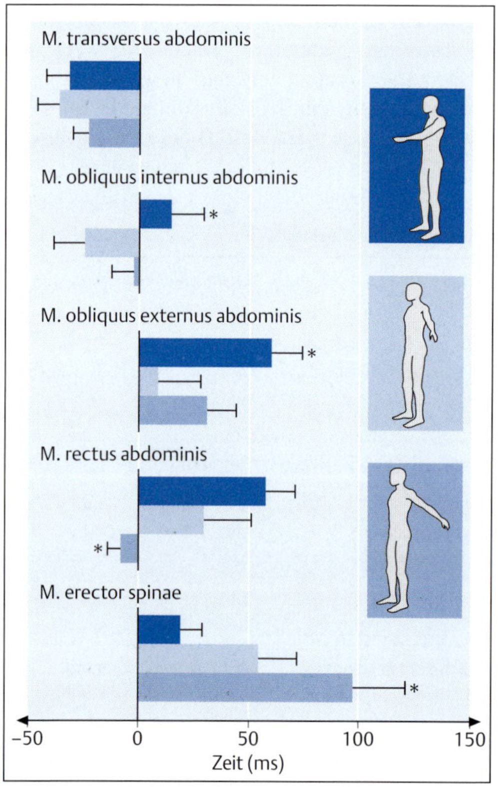

Abb. 2.12 Zeitlich frühere Aktivierung des M. transversus abdominis.

Gegenwärtig werden das Schmerz-Adaptions-Modell und das Schmerz-Spasmus-Schmerz-Modell beschrieben.

- Schmerz-Adaptions-Modell: Die agonistische Muskelaktivität ist reduziert, die antagonistische Aktivität dagegen erhöht. So entsteht auch bei zielmotorischen Bewegungen eine Kokontraktion, die die Bewegungsgeschwindigkeit reduziert und die Mobilität limitiert.
- Schmerz-Spasmus-Schmerz-Modell: Eine erhöhte Muskelspannung erhält durch die Akkumulation von Metaboliten den Hypertonus und verursacht einen Teufelskreis, der sowohl Schmerz als auch Spannung immer weiter erhöht.

Beide Modelle scheinen für die Erklärung der funktionellen Einschränkung beim Patienten zu einfach zu sein und werden teilweise unterstützt, teilweise widerlegt. Vermutlich neigt der Patient dazu, seine Aktivität so zu steuern, dass weder Schmerz noch Instabilität entsteht. So kann in Ruhe die Aktivität erhöht sein (Schmerz-Spasmus-Schmerz), bei Bewegung die agonistische Aktvität reduziert sein (Schmerz-Adaption, Van Dieen, Selen und Cholewicki 2003).

Die pathologischen Anpassungen in den stabilisierenden Systemen sind mannigfaltig: Wir möchten die Veränderungen für die verschiedenen Systeme an dieser Stelle zusammenfassen:

- Atrophie der lokalen Stabilisatoren
- Veränderung des Aktivierungsmusters. Lokale Stabilisatoren bekommen ein mehr phasisches Muster (mehr wechselnde Aktivierung, keine Daueraktivierung mehr).
- Verspätete Aktivierung
- Verstärkte Kokontraktion der globalen Mobilisatoren (schon bei geringen Aktivitäten, Radebold 2000)
- Verstärkte Aktivierung der Flexoren und Hemmung der Extensoren (bei akuten Traumen). Hierbei ist zu erkennen, dass vor allem die lokalen Stabilisatoren mit Muskelfasertyp I betroffen sind.

Beide oben genannten Schmerzursachen führen zu einem Teufelskreis, mit wiederholten Traumatisierungen und erneuter Fehlsteuerung der Muskulatur. In diesen Teufelskreis sollte die Therapie eingreifen. Dazu benötigen wir zuverlässige Tests und eine reliable Therapie. Beides wird mittlerweile ansatzweise praktiziert, wobei in den nächsten Jahren weitere Fortschritte zu erwarten sind.

2.3.3 Aufbau eines Koordinationstrainings

Wir haben versucht, einen methodischen Aufbau zu erarbeiten, der sich an den Untersuchungen der Koordination und Gelenkstabilität orientiert. Die Einteilung erfolgt anhand der Belastung, die auf ein Gelenk oder eine Struktur wirkt, sowie gemäß den Regeln des motorischen Lernens. Zu Beginn wählen wir wenig belastende Übungen, um eine Überforderung der Strukturen zu vermeiden. Außerdem soll die neuronale Komplexität der Übungen im Aufbau des Trainingsprogramms berücksichtigt werden. Während am Anfang Übungen ausgewählt werden, die eine bewusste Bewegungskontrolle erfordern, werden im weiteren Trainingsprozess die sensomotorischen Fähigkeiten eher unbewusst gefördert. Dadurch lassen sich Prozesse der Bewegungskontrolle – und damit koordinative Fähigkeiten – weitgehend automatisieren.

Die vier Stufen der Koordination (A, B-I, B-II, C) sollen dabei helfen, das Training zu strukturieren. Diese Stufen sollen nicht nacheinander abgearbeitet werden, sondern ineinander übergreifend beübt werden. So können leichtere Übungen der Stufe B-II parallel zu schwierigeren der Stufe B-I durchgeführt werden.

Bei Koordinationsübungen sollte der qualitative Aspekt im Vordergrund stehen. Es ist daher wichtig, dem Patienten erreichbare Ziele vorzugeben und ihn nicht durch eine überzogene Zielsetzung zu demotivieren.

Koordinationstraining kann natürlich auch Verbesserungen in anderen motorischen Bereichen bewirken (Kraftsteigerung, Beweglichkeitsverbesserung etc.). Diese Effekte sind jedoch nicht so deutlich wie bei einem spezifischen Training. Ziel aller Maßnahmen sollte es sein, Defizite so effektiv und zielgerichtet wie möglich zu therapieren.

Stufe A

In Stufe A werden die Kinästhesie (Tiefensensibilität) und die lokalen Gelenkstabilisatoren trainiert. Dies hilft, Scherkräfte zu minimieren und bei höheren Geschwindigkeiten eine stabilere und effektivere Gelenkstabilisierung zu erlangen. Beides ist wichtig für hohe Belastungen.

Lokale Stabilisatoren

Test und Training der lokalen Stabilisatoren einzelner Gelenke und Bewegungsabschnitte werden in den entsprechenden Kapiteln dargestellt. Hier werden allgemeine Trainingsaspekte erläutert.

Werden die lokalen Stabilisatoren getestet oder trainiert, erfordert dies in vielen Fällen eine willkürliche Aktivität der entsprechenden Muskulatur. Im Alltag hingegen werden diese Muskeln unwillkürlich angespannt. Daher entsprechen oft weder die Tests noch das Training den Bedingungen im Alltag. Um diesen Kritikpunkt zu entschärfen, möchten wir darauf hinweisen, dass es im Falle fehlender lokaler Stabilisation häufig zu einer Fehlbeanspruchung der Gelenke und der umgebenden Weichteile kommt. Es treten also pathologische Bewegungsmuster auf, die nicht unwillkürlich korrigiert werden können. Hides (1996) z. B. konnte zeigen, dass sich das pathologisch veränderte zeitliche Muster der Muskelaktivität nach dem Auftreten von Rückenschmerzen nicht von alleine wieder zurückbildete. Erst durch gezielte Übungen für die lokalen Stabilisatoren war dies möglich. Für ein Training ist es daher erforderlich, Patienten pathologische Abläufe bewusst zu machen und die Aufmerksamkeit auf die koordinativen Schwächen zu lenken, um weitere Schäden zu verhindern und die gestörten Bewegungsabläufe zu korrigieren.

Erst wenn die bewusste isolierte Aktivierung lokaler Stabilisatoren wieder gelingt, sollte im zweiten Schritt die bewusste Stabilisation vor einer Bewegung geübt werden, indem z. B. vor einer Übung wie dem Latzug die lokalen Stabilisatoren willkürlich aktiviert werden („Machen Sie Ihren Unterbauch flach!"). In einem dritten Schritt sollten Übungen durchgeführt werden, ohne die Aufmerksamkeit auf die Aktivierung der lokalen Stabilisatoren zu legen. Mittels EMG oder Ultraschall sollte überprüft werden, ob diese Muskeln antizipatorisch aktiv sind (Hides 2006). Da aber nur die wenigsten therapeutischen Einrichtungen über die erforderlichen Geräte verfügen, muss die Kontrolle der Bewegung taktil oder optisch erfolgen. Dies ist eine wesentliche Aufgabe der Therapeuten bei allen Koordinationsübungen.

Kinästhesie (Lage-, Bewegungs- und Kraftsinn)

Kinästhesie ist die Wahrnehmung von Bewegung und beinhaltet die Fähigkeit, vorgegebene Gelenkstellungen aktiv oder passiv zu reproduzieren. Manche Autoren unterscheiden zwischen Kinästhesie und Lagesinn (Konradsen 2002). Aus didaktischen Gründen wollen wir dies hier nicht tun und fassen diese Qualitäten unter dem Begriff Kinästhesie zusammen.

Bei der Reproduktion von Gelenkwinkeln sind Abweichungen von mehr als 2-5 ° der zuvor eingestellten Position als pathologisch anzusehen. In der Forschung verwendet man sehr aufwändige und exakte Verfahren, um diese kinästhetische Fähigkeit zu erfassen. Die entsprechenden Geräte stehen normalerweise nicht zur Verfügung. Trotzdem sollte in der Praxis versucht werden, diese Abweichungen darzustellen und wenn notwendig zu therapieren. Deswegen bieten wir hier mittels Laserpointer und Zielscheibe ein alternatives Messverfahren an, dessen Genauigkeit zwar nicht optimal ist, das aber trotzdem die Möglichkeit bietet, Abweichungen zu erkennen (s. **Abb. 2.15**). Außerdem ist dieses Messverfahren günstig und variabel einsetzbar.

Stufe B (Feedback-Mechanismen, statisch)

Stufe B beinhaltet das Wiedererlernen bzw. Verbessern von Feedback-Mechanismen. Feedback-Mechanismen ermöglichen dem Körper eine adäquate Reaktion auf destabilisierende Reize. Das heißt, der Körper hat ausreichend Zeit, um die Anpassung der Gelenk- oder Körperstabilität unbewusst oder bewusst vorzunehmen. Falls der Patient antizipatorisch nicht genügend Muskelaktivität aufbauen kann, um störende Reize auszugleichen, ermöglicht ihm das Training auf der Basis der sensomotorischen Rückkopplung die Wiederherstellung der Stabilität, noch bevor es zu einer Fehlbeanspruchung eines Gelenks oder Bewegungsabschnitts kommt.

Beispiel: Stellen Sie sich auf ein Bein und drehen Sie den Kopf. Sie werden mit Ihrem Fuß oder Ihrem Oberkörper durch Ausgleichreaktionen bzw. Gegenbewegungen versuchen, Ihr Gleichgewicht zu erhalten, da Sie bemerken, dass Ihre Körperstabilität gefährdet ist. Diese unmittelbare Reaktion zur Sicherung des Gleichgewichts beruht auf einem Feedback-Mechanismus.

Training in 2 Stufen

Die Kritik der Wissenschaft an diesem Training mit Hilfsmitteln (s.o.) ist sicherlich berechtigt und sollte Anlass geben, die Dauer und Häufigkeit dieses Trainings zu überdenken. Ein weiterer Kritikpunkt bei einer zu starken Fokussierung auf Feedback-Mechanismen und der Vernachlässigung von Feedforward-Mechanismen ist, dass Patienten langsame Bewegungsmuster lernen und die verletzungsträchtigen schnellen Bewegungen damit verlernen bzw. nicht wieder erlernen könnten (Schmidtbleicher 2005, 2006, persönliche Mitteilung). Das Gleichgewichtstraining ist hierfür ein gutes Beispiel: Es ist offensichtlich, dass nach Verletzungen der unteren Extremität Gleichgewichtsreaktionen oft gestört sind. Allerdings gibt es auch deutliche Hinweise darauf, dass sich Gleichgewichtsreaktionen durch ein geeignetes Training verbessern lassen. Wir sollten uns also bewusst sein, dass es sich beim Gleichgewichtstraining (vor allem auf wackeligen und instabilen Unterlagen) um eine künstliche, in der Therapie hergestellte Situation handelt, die mit dem Alltag des Patienten meist wenig gemeinsam hat. Daher muss es unser Ziel sein, solche Übungen durchzuführen, die realistisch und sehr nahe an den Alltagsbelastungen des Patienten sind.

Aus diesem Grund wollen wir zusätzlich zum klassischen sensomotorischen Training der Stufe B-I (Ziel: statische Stabilität) eine Stufe B-II (Ziel: dynamische Stabilität) hinzufügen, die alle Hantelübungen und Bewegungen aus dem Alltag (z. B. Squat, etwas aufheben, Schuhe anziehen, Hose anziehen etc.) beinhaltet, wobei nur die Dosierung der Intensität im Vergleich zum Krafttraining angepasst wird. Der Aufbau folgt über die Steigerung der Dynamik. Während es in Stufe B-I das Ziel ist, die Ausgangsstellung stabil zu halten, hat Stufe B-II das Ziel, Bewegungen zu stabilisieren. Daher kann es vorkommen, dass in Stufe B-I höhere muskuläre Aktivitäten auftreten als in Stufe B-II. Der Aufbau und die Belastungssteuerung obliegen dem Therapeuten, der anhand von klinischen Parametern (Qualität, Temperatur, Schmerzen etc.) bzw. auf der Grundlage von Tests (s.u.) die Übungsauswahl treffen muss.

Stufe B-I

In der Stufe B-I geht es hauptsächlich darum, die Stabilisation der Beinachse und des Rumpfes zu erlernen. Kriterien einer gut eingestellten Beinachse (bei normalen Verhältnissen) sind:

- Hüftgelenk, Kniegelenk und Sprunggelenk stehen in einer Ebene
- Stabilität des Fußgewölbes (Cave: Kalkaneusstellung)
- Stabilität der Lenden-Becken-Region

Die Beurteilung geschieht angepasst an die individuellen anatomischen Gegebenheiten der Patienten. Bei Torsionen des Unterschenkels, Varus- oder Valgusabweichungen des Kniegelenks oder der Hüfte, Torsionen des Hüftkopfes etc. sind deshalb Ausgangsstellungen oder Übungsausführungen möglich, die im Seitenvergleich und im Vergleich mit der hypothetischen Norm auffällig sind. Hierbei sollte mit Korrekturen sehr sparsam und vorsichtig umgegangen werden. Therapeuten müssen variabel bleiben und erkennen, wann individuelle Abweichungen vorhanden sind, die weder pathogonomisch noch korrigierbar sind. Erkennen müssen sie allerdings auch, wann die Einstellungen von Beinachse oder Rumpf nicht der vorgesehenen Qualität entsprechen und diese Abweichungen eine potenzielle Gefahr für bindegewebige Strukturen darstellen.

Pauschale Beurteilungen sind hierbei nicht möglich, teilweise sogar hinderlich, da die individuelle Anatomie und die Belastungen im Alltag sehr unterschiedlich sind.

Stabilität des Rumpfes ist hier nicht mit einer klassischen Aufrichtung gleichzusetzen. Stabilität des Rumpfes meint hier Stabilität in allen notwendigen Positionen (Extension, Flexion, Rotation etc.).

Der Mensch muss in allen alltäglichen Situationen den Rumpf stabilisieren können. Für einen Rückenpatienten, der sich in der Proliferationsphase befindet, kann dies unter Umständen die lordotische Haltung sein. Es kann aber auch, z. B. bei Stenosepatienten, die flektierte Position sein, in der er keine seiner Symptome zeigt. Wir als Therapeuten sollten uns hier von eindimensionalen Konzepten trennen und uns auf den Patienten mit seiner Pathologie konzentrieren.

Wegen der großen Vielfalt unterschiedlicher Hilfsmittel ist es heute kaum möglich, für Stufe B-I einen klassischen Übungsaufbau vom Leichten zum Schweren zu erstellen. Deswegen möchten wir eine Einteilung vorstellen, die es ermöglichen soll, verschiedene beeinflussende Faktoren zu bestimmen (siehe **Tab. 2.17**). Nicht jeder Patient oder Sportler hat die gleiche Problematik oder die gleichen Ziele. Je nach Defizit kann gezielt das jeweils betroffene System trainiert werden:

- Defizite im vestibulären System benötigen vor allem zusätzliche Kopfbewegungen (die Bewegungsrichtungen können gezielt den Bogengängen zugeordnet werden).
- Defizite im sensorischen System erfordern vor allem instabile Unterlagen und/oder das Schließen der Augen.

Übungsauswahl

Mithilfe der Tabelle ist es möglich, verschiedene Ausgangsstellungen und Unterlagen zu kombinieren und Aufgaben durch verschiedene Manöver zu stören. Daraus ergibt sich eine große Zahl unterschiedlicher Übungen mit spezifischer Zielsetzung. Wir stellen daher kein starres Übungsprogramm vor, sondern möchten Sie ermuntern, das Training von Feedback-Mechanismen auf dieser Stufe entsprechend den Erfordernissen des Patienten so variabel wie möglich zu gestalten. Grundsätzlich sollten dabei folgende Punkte beachtet werden:

- Adäquate, für den Patienten relevante Ausgangsstellung
- Hauptproblem bzw. -ziel festlegen (Sensibilität, Vestibularsystem etc.)
- Feedback ermöglichen (optisch, akustisch, taktil)
- Korrektur von nur maximal 1–2 Problemen
- Keine sofortige Perfektion erwarten, sondern nur das Hauptproblem verbessern

Tabelle 2.17 Aufbau Stufe B-I

Ausgangsstellung	***Unterlage***	***Störmanöver***
Sitz ▪ Beide Füße auf dem Boden ▪ Halbsitz (ein Fuß auf dem Boden) ▪ Freier Sitz (nur Rumpf)	Instabile Unterlagen ▪ Kissen ▪ Trampolin ▪ Weichbodenmatte ▪ Airex-Kissen ▪ Viele weitere Möglichkeiten vorhanden	Augen ▪ Sicht beeinträchtigen (Licht reduzieren, Blick auf die Füße verhindern etc.) ▪ Schließen der Augen
Zweibeinstand (Teilbelastung, Vollbelastung) ▪ Stand ▪ Schrittstellung ▪ Zehenstand ▪ Fersenstand	Mobile Unterlagen ▪ Drehteller ▪ Freeman-Platte ▪ Dotte-Schaukel ▪ Kreisel ▪ Viele weitere Möglichkeiten vorhanden	Kopf ▪ Kopfrotation ▪ Kopfextension/-flexion ▪ Kopfseitneigung ▪ Unterschiedliche Frequenzen
Einbeinstand (Teilbelastung, Vollbelastung) ▪ Stand ▪ Zehenstand ▪ Fersenstand	Der Schweregrad ist sehr unterschiedlich und hier nicht klar zu unterteilen	Motorische Aufgaben ▪ Bewegung der Extremitäten ▪ Fangen, Werfen, Schlagen etc.

- Übung muss an der Grenze des Könnens durchgeführt werden (Unterforderung hemmt die Motivation)
- Fehler sind erlaubt und erwünscht. Ausweichbewegungen sind normal, sonst wäre der Patient unterfordert, aber es muss eine Verbesserung erkennbar sein und die Heilung verletzter Strukturen darf nicht gefährdet werden
- Keine Provokation von Angst
- Nicht zu viele Hilfsmittel einsetzen. Besser ist es, Übungen, die der Patient beherrscht, durch kleine Änderungen zu variieren
- Ziel sollte es sein, Verbesserungen in alltagsrelevanten Situationen zu erreichen und diese über einfache Tests zu dokumentieren (siehe Testung Stufe B-I)

Checkliste Belastungskomponenten Stufe B-I

Belastungsdauer:	1–30 Sekunden
Wiederholungszahl:	1–20 Wiederholungen
Übungsanzahl:	1–6 Übungen
Pause:	Lohnende Pause
Regenerationszeiten:	24–48 Stunden
Subjektives Belastungsgefühl:	nicht ermüdend

- Die großen Unterschiede in den Belastungskomponenten der Stufe B-I kommen durch die sehr unterschiedlichen Anforderungen und Leistungsniveaus zustande. Zeichen neuromuskulärer Ermüdung sollten erkannt werden und mit einer Pause oder einem Abbruch des Trainings belegt werden.

Stufe B-II

Aus den oben genannten Gründe sollten unbedingt Bewegungen und Tätigkeiten aus dem Alltag des Patienten in die Therapie integriert werden. Hierbei müssen Therapeuten anerkennen, dass es sehr unterschiedliche Lösungsstrategien gibt, die interindividuell variieren und trotzdem nicht pathologisch sind. Therapeuten versuchen gerne, allgemeingültige Qualitätsparameter festzulegen und diese dann auf alle Patienten anzuwenden (Freiwald 2002). Wir sollten aber diese Individualität akzeptieren, wenn aufgrund der Belastung keine Gefahr der Traumatisierung besteht. Ziel sollte es sein, dass Patienten eine Bewegung für sich so ökonomisch und effektiv wie möglich ausführen können.

Übungsauswahl
Alle dynamischen Übungen des Krafttrainings können angewendet werden – meist ohne oder mit nur geringem Zusatzgewicht. Der entscheidende Unterschied besteht in der geringeren Intensität ohne Bildung von Laktat, was die Durchführung dieses Trainings in der Proliferationsphase ermöglicht. Beispiele hierfür sind:
- Anheben einer Sprudelkiste vom Boden (Dead Lift).
- Anziehen einer Hose im Stehen.
- Treppensteigen auf- und abwärts (Step up/Step down).
- Weiterhin können Bewegungen und Übungen aus dem Alltag bzw. Sport des Patienten eingesetzt werden.

Checkliste Belastungskomponenten Stufe B-II

Wiederholungszahl:	10–15 Wiederholungen
Rhythmus:	2-0-2 oder 1-0-1
Pause:	30–60 Sekunden
Regenerationszeit:	24–48 Stunden
Subjektives Belastungsgefühl	nicht ermüdend

Stufe C (Feedforward-Mechanismus)

Im koordinativen Training wird das Hauptaugenmerk auf die Qualität und nicht auf die Leistung gelegt. Deswegen sind hier auch leistungsmindernde Störfaktoren, wie z. B. geschlossene Augen, erlaubt. Trotzdem sollte versucht werden, so nahe wie möglich am Alltag oder der Sportart des Patienten zu rehabilitieren.

Trainingsschwerpunkte

Feedforward-Kontrolle
Stufe C enthält schnellere und damit belastendere Bewegungen. Hier soll es zu Beginn der Bewegung zu einer Feedforward-Kontrolle kommen (**Abb. 2.13**). Bei Sprüngen z. B. muss der Patient die entsprechenden Muskeln unbewusst oder bewusst voraktivieren, damit er die Bewegung exzentrisch abbremsen kann. Kann der Patient seine Muskulatur antizipatorisch nicht ausreichend aktivieren,

wird die Qualität der Bewegung unzureichend sein oder die Bewegung kann Mikro- bzw. Makroverletzungen verursachen. Die Qualität eines Sprungs beruht allerdings nur zum Teil auf einem Feedforward-Mechanismus, da anschließend genügend Zeit vorhanden ist, Ausgleichreaktionen durchzuführen.

Beispiel: Stellen Sie sich vor, Sie müssen von einer 50 cm hohen Mauer herunterspringen. Aufgrund Ihrer Bewegungserfahrung wissen Sie in etwa, wie viel Aktivität Sie brauchen, um sicher zu landen. Diese Aktivität werden Sie antizipatorisch aufbauen (Feedforward). Haben Sie sich verschätzt oder sind Sie schon länger keine Mauer heruntergesprungen, besteht die Gefahr, dass Sie sich verletzen, weil die antizipatorisch aufgebaute Muskelaktivität nicht ausreicht, Sie vor einer abnormalen Gelenkstellung zu schützen. Zumindest werden Sie den Muskeleinsatz bei der Landung sehr stark korrigieren müssen – was ein Leistungsverlust und ineffektiv ist. Beide Szenarien sind unerwünscht und können durch Training verhindert werden.

Mentale Trainingsaspekte

Zusätzlich zur höheren Belastung kommt es in dieser Stufe aber darauf an, Patienten psychisch wieder auf ihre zukünftigen Belastungen vorzubereiten und damit mehr Selbstvertrauen in die eigene Leistungsfähigkeit herzustellen. Gerade bei belastenden Tätigkeiten bzw. Sportarten kann es zu Hemmungen der Motorik über das limbische System kommen, welches den gesamten Bewegungsablauf verändert oder sogar unmöglich macht. Dies ist somit ein mindestens ebenso wichtiges Ziel wie die Verbesserung der Geschwindigkeit und Genauigkeit des motorischen Programms.

Qualität der Übungen

Bei allen Übungen sollten Überlastungen vermieden werden. Bei koordinativen Übungen ist dies anhand verschiedener Zeichen zu erkennen. Qualitätskriterien sind:

- Verlust der aktiv stabilisierten Stellung:
  - Fußkontrolle

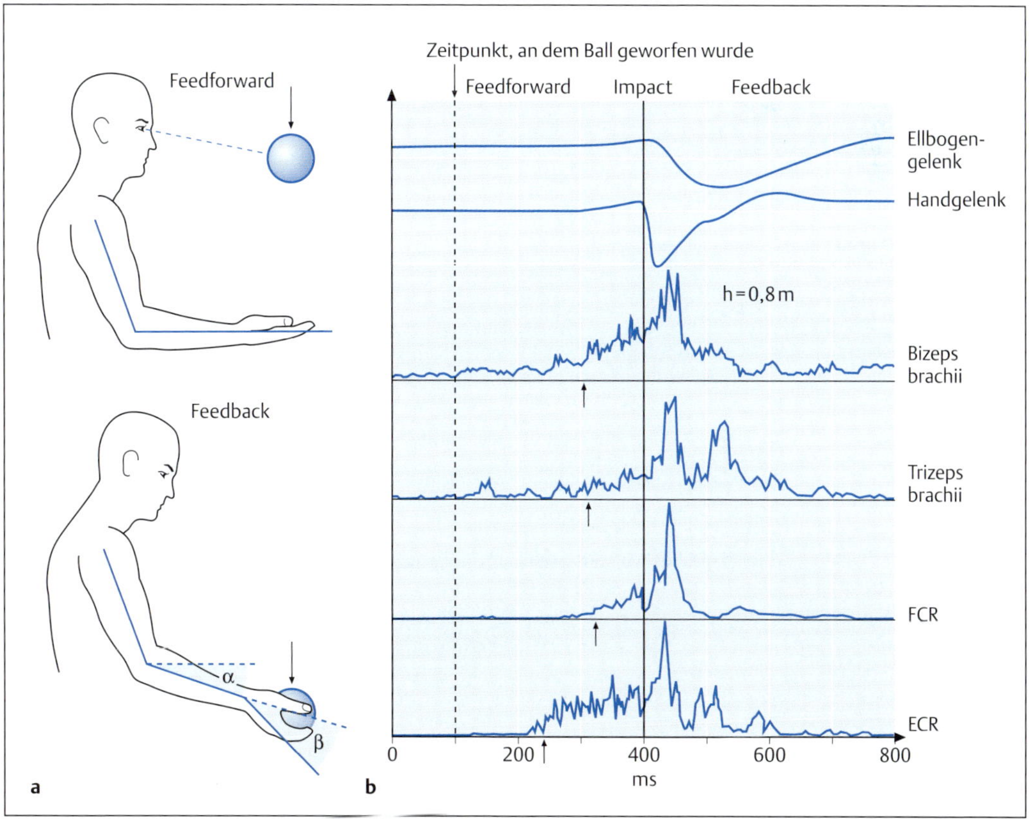

Abb. 2.13 Feedforward (aus: Horst, Motorisches Strategietraining und PNF, Thieme, 2005).

- Beinachsen (Abstand der Kniegelenke im Verhältnis zum Abstand der Hüftgelenke)
- Rumpfstabilität
- Störung des koordinierten Bewegungsablaufs.

Weitere Hinweise, die auf eine Ermüdung oder Überforderung des Patienten schließen lassen, sind:

- Muskelzittern
- Abnahme der Konzentration

Bei nachlassender Qualität wird abgebrochen oder die Pausenzeiten werden verlängert. Wenn die Qualität ausreichend ist, können die Intensität gesteigert und der Schwerpunkt verändert werden. So ist bei vergleichbarer Übungsauswahl z. B. ein Training von Schnell- bzw. Reaktivkraft möglich, bei dem weiterhin die Qualität der Übungsausführung kontrolliert wird. Bevor also Sprünge (z. B. Squat jumps) mit dem Ziel der Verbesserung der Sprunghöhe durchgeführt werden dürfen, müssen die Qualität und die Normwerte (Beinachse, Beckenstabilität etc.) stimmen. Die notwendigen Parameter finden Sie in diesem Kapitel unter Testung Stufe C.

Übungsauswahl

Ähnlich wie beim Training von Schnell- bzw. Reaktivkraft sind hier Sprungvariationen möglich, die wir weiter unten erläutern möchten:

- Hüpfen (hier ist nicht auf die maximale Sprunghöhe zu achten, sondern eher auf die Frequenz und Qualität der Ausführung)
- Sprung-ABC
- Lauf-ABC
- Tiefsprünge
- Tiefsprünge mit anschließendem Hochspringen (Drop jump)

Hüpfen

Üblicherweise beginnt man das Training mit beidbeinigen Sprungvariationen (**Abb. 2.14**):

- Beidbeinig auf der Stelle
- Beidbeinig vorwärts/rückwärts
- Beidbeinig rechts/links
- Beidbeinig Wechselsprünge vorwärts/rückwärts
- Beidbeinig Wechselsprünge rechts/links

Beherrscht der Patient die beidbeinigen Übungen, sollten in jedem Fall auch einbeinige Varianten (s. **Abb. 2.20**) trainiert werden. Je nach Zielsetzung des Trainings und den Erfordernissen des Patienten nehmen diese Hüpfvarianten einen wichtigen Stellenwert innerhalb des Trainings im Hinblick auf die Prävention erneuter Verletzungen ein.

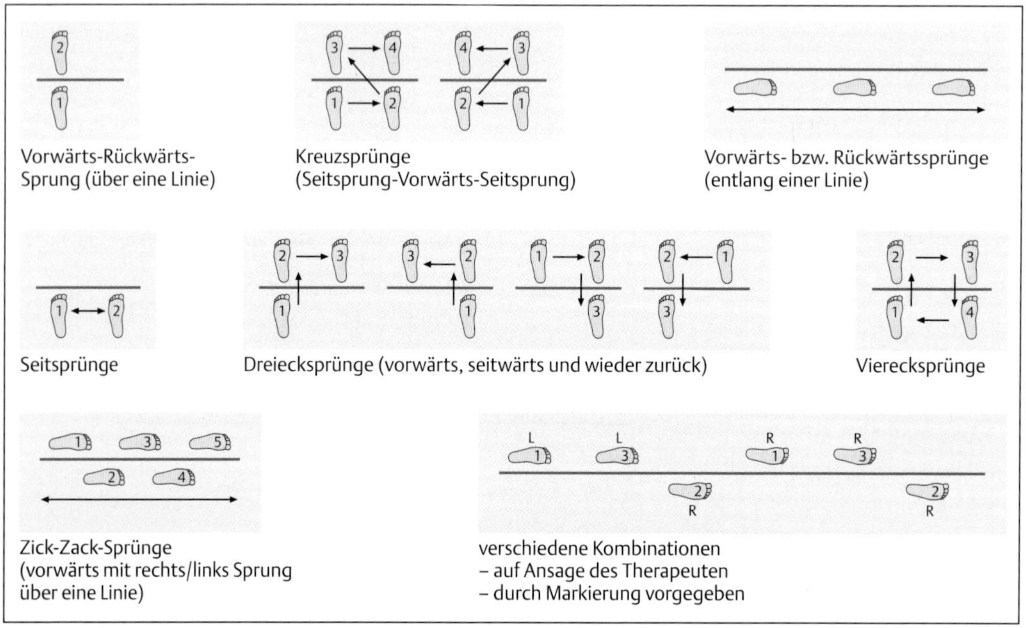

Abb. 2.14 Hüpfvarianten zur Verbesserung der Koordination.

Sprung-ABC

Das Sprung-ABC ist als Vorbereitung für das Joggen und alle weiteren Belastungen der Stufe C zu sehen. Mit dem Sprung-ABC werden einbeinige Sprünge, wie man sie beim Joggen und Laufen benötigt, vorbereitet und simuliert. Die Steigerungen sollten jeweils mindestens bis zur 3. Stufe zwei- und einbeinig durchgeführt werden, bevor der Patient mit dem Joggen beginnen kann. Die weiteren Stufen und Variationen sind fakultativ und können bei Bedarf genutzt werden. Die Sprunghöhe sollte nach und nach gesteigert werden, sofern die Qualität der Übungsausführung steigt. Erschwert werden die Übungen, indem man den Patienten auffordert, sich vor der Ausführung 2- bis 3-mal um die eigene Achse zu drehen und den Kopf schnell hin und her zu drehen (Irritation des Gleichgewichtsorgans). Weiterhin können Sprünge mit Drehungen oder mit Balancestörungen durch den Therapeuten (der dem Patienten im Sprung einen Stoß gibt) durchgeführt werden. Haben Patienten Probleme bei der Umsetzung, kann es hilfreich sein, ihnen mithilfe eines Spiegels oder einer Videoaufnahme visuelles Feedback zu geben.

- Springen – Landen
- Springen – Augen schließen – Landen
- Augen schließen – Springen – Landen
- Irritation des Gleichgewichtsorgans – Sprung – Landen
- Irritation des Gleichgewichtsorgans – Augen zu – Sprung – Landen
- Augen zu – Irritation des Gleichgewichtsorgans – Sprung – Landen
- Variationen:
  - Zweibeinig-einbeinig
  - Sprünge mit einer Drehung (viertel, halbe, ganze Drehung)
  - Sprünge mit Balancestörung
  - Weitere Sprungvarianten sind für Sportler möglich

Lauf-ABC

Das Lauf-ABC stammt aus der Leichtathletik, wo es für die Vorbereitung von Trainingseinheiten eingesetzt wird. Für die MTT ist es sehr gut geeignet, weil im Rahmen des Koordinationstrainings einzelne Abschnitte des Gangzyklus gezielt geübt werden können bzw. der normale Gangzyklus durch Zusatzaufgaben unterbrochen wird, ohne die Fortbewegung zu stören. Im Einzelnen beinhaltet das Lauf-ABC:

- Fußgelenkarbeit: Abrollen der Füße von der Ferse bis zur Großzehe
- Anfersen: mit den Fersen zum Gesäß
- Skipping: Knie ca. 90 ° in der Hüfte flektieren
- Schrittsprünge: Gestrecktes Absprungbein, lange hohe Flugbahn, Knie in die waagrechte Position

Tiefsprünge (Drop-Jumps)

Tiefsprünge sind besonders gut geeignet, die Antizipation (Feedforward-Mechanismus) zu trainieren. Mögliche Variationen ergeben sich durch:

- Veränderung der Sprunghöhe
- Zweibeinige/einbeinige Ausführung
- Training mit Störeinflüssen (Ball fangen, Kopfbewegung etc.)
- Training mit offenen/geschlossenen Augen

Tiefsprünge mit anschließendem Hochspringen

Variationen sind wie bei den Tiefsprüngen möglich

Koordinationstraining in den einzelnen Wundheilungsphasen

Das Koordinationstraining sollte in den verschiedenen Wundheilungsphasen gezielt erfolgen, um Über- und Unterbelastung zu vermeiden. Die Zuordnung der Koordinationsstufen zu den Wundheilungsphasen soll eine grobe Orientierungshilfe sein, um eine Therapieplanung zu erleichtern.

Entzündungsphase

In der Entzündungsphase, mit konstantem Dauer- bzw. Ruhe- und Nachtschmerz, macht es keinen Sinn, die Koordination der gelenkstabilisierenden oder -mobilisierenden Muskulatur zu beüben. Durch den Schmerz, die Ausschüttung von Neurotransmittern und Entzündungsmediatoren kommt es zu einer zentralen und peripheren Hemmung der beteiligten Strukturen. In dieser Phase schützt der Körper sich durch diese funktionell sehr sinnvolle Maßnahme vor übermäßiger Belastung. Jeder zusätzliche mechanische Stress auf die verletzte Struktur wird die Entzündung wieder verstärken.

> *In dieser Phase bedeutet weniger manchmal mehr. Wir als Therapeuten sollten uns davon lösen, in alle physiologischen Prozesse eingreifen zu wollen. Ohne unser mechanisches Eingreifen läuft die Entzündungsreaktion vielleicht sogar besser ab.*

Proliferationsphase

In der zweiten Wundheilungsphase lässt der Wundschmerz nach. Es verbleibt möglicherweise ein Belastungsschmerz. Die Belastbarkeit nimmt sukzessive zu, wobei jedoch der vorherige Stabilitätszustand noch nicht erreicht wird. In dieser Phase sollte das Gewebe nicht überbelastet, aber auch nicht unterbelastet werden. Reize der Stufen A und B sind erlaubt. Dabei muss beachtet werden, dass manche Übungen der Stufe B erst bei einer möglichen Vollbelastung durchgeführt werden dürfen. Weiterhin sollten zunächst endgradige Bewegungen vermieden werden, wobei man sich an der klinischen Symptomatik orientiert. In dieser Phase sollte analog zum Beweglichkeitstraining kein Schmerz provoziert werden. Es darf höchstens an die Spannung des Gewebes herangegangen werden. Ziel des Trainings in der Proliferationsphase ist es, die statische und dynamische Kontrolle über ein Gelenk und die gesamte untere Extremität wiederzuerlangen.

Remodellierungsphase

In der Remodellierungsphase können und sollten Übungen aller Stufen (A, B, C) durchgeführt werden. Stufe A ist nur noch notwendig, wenn die lokalen Stabilisatoren nicht aktivierbar oder noch große Defizite bei der Kinästhesie erkennbar sind. Die Stufen B und C sollten in stetiger Progression (s.o.) aufeinander aufgebaut werden. Vor allem in Stufe C, wo hohe Geschwindigkeiten und maximales Bewegungsausmaß benötigt werden, darf die Steigerung der Belastung nicht zu schnell erfolgen. Die Steigerung der Belastung geschieht auf folgende Weise:

- Steigerung der Geschwindigkeit
- Verkleinerung der Unterstützungsfläche beim Landen
- Größeres Bewegungsausmaß

2.3.4 Koordinationstests

Die Beurteilung der Koordination ist ein wichtiger Punkt innerhalb der Rehabilitation. Problematisch ist es, spezifische Tests zu finden, die wenig Zeit und Geld in Anspruch nehmen, damit sie auch in kleineren Einheiten durchgeführt werden können. Wir haben bewusst versucht, für jede Stufe Tests zu finden, die diesen Ansprüchen gerecht werden und einige validere Messmöglichkeiten weggelassen, die für die meisten Therapeuten aus finanziellen Gründen nicht einsetzbar sind. In einigen Fällen dürfte die Inter- und Intratesterreliabilität durch Erfahrung und Übung verbesserbar sein. Wir hoffen auf die Entwicklung weiterer aussagekräftiger Tests in der Zukunft.

Stufe A

Aktivierung lokaler Stabilisatoren

Für einige Gelenke wurden noch keine Tests der lokalen Stabilisatoren beschrieben. Durchführbare Testprotokolle sind für die Halswirbelsäule, die Lendenwirbelsäule, das SIG, die Schulter und teilweise für das Hüftgelenk vorhanden. Mit Fortschreiten der Forschung werden sicherlich in den nächsten Jahren neue Protokolle vorgestellt. Bei den Tests wird erwartet, dass die lokalen Stabilisatoren aktiviert oder angesteuert werden können, ohne dass es zu einer Bewegung im Gelenk kommt, oder dass es zu einer Gelenkbewegung kommt, die sich nicht auf andere Körperabschnitte fortsetzt. Es handelt sich um qualitative Tests, die ihre Schwäche haben und einer gewissen Subjektivität unterliegen.

Von einer guten Aktivierung der lokalen Stabilisatoren spricht man, wenn die entsprechenden Muskeln 10-mal 10 Sekunden willkürlich in einer guten Qualität rekrutierbar sind. Wiederholungszahl und Dauer stammen von den Autoren der Tests. Diese Parameter scheinen etwas willkürlich gewählt zu sein, sollten aber so übernommen werden, solange keine anderen Studien diesen Vorgaben widersprechen. Die Übungen befinden sich im Praxisteil.

Kinästhesie

Die Bewertung der Kinästhesie beinhaltet das aktive bzw. passive Reproduzieren von Gelenkstellungen (Lagesinn) sowie das Erkennen von Bewegung (Bewegungssinn). Unter aktivem Reproduzieren verstehen wir, dass der Patient die anvisierte Stellung selbstständig einnimmt. Passives Reproduzieren bedeutet, dass der Patient vom Therapeuten oder mithilfe von Geräten in diese Stellung gebracht wird. Es muss uns klar sein, dass es einen Unterschied zwischen dem aktiven und passiven Reproduzieren von Gelenkstellungen gibt. Konradsen (1993) konnte nach einer Sprunggelenkanästhesie eine fehlerhafte passive Reproduktion feststellen. Die aktive Reproduktion war jedoch nicht betroffen. Konradsen erklärt dies mit der unterschiedlichen Aktivierung von Rezeptoren.

Reproduktion von Gelenkstellungen

Die einfachste und störungsanfälligste Testung geschieht über das Spiegeln von Lage und/oder Bewegungen bzw. durch das Wiedereinnehmen von Positionen nach einer Bewegung (Mirroring). Dies sollte aus den oben genannten Gründen (Konradsen 2002) passiv und aktiv durchgeführt werden.

Beispiel: Der Patient steht oder sitzt im Abstand von 1,5 Metern vor einer Wand mit einer Zielscheibe oder einem Spiegel mit einer Skalierung (**Abb. 2.15**). An einer stabilen Stelle wurde ein Laserpointer befestigt, den er als Referenzmarker benutzen kann. Der Patient nimmt selbstständig eine Ausgangsstellung ein oder der Therapeut bzw. eine Maschine stellt die Position ein. Dabei zeigt der Laserpointer auf einen bestimmten Punkt der Zielscheibe. Der Patient führt nun mit geschlossenen Augen eine Bewegung aus, bei der er wieder an den Ausgangspunkt zurückkehrt (z. B. Squatbewegung, Bein anheben etc.). Wenn der Patient das Gefühl hat, an der Ausgangsstellung angelangt zu sein (intrinsisches Feedback), öffnet er die Augen und vergleicht diese Stellung mit der Startposition. Bei einem Abstand von 1,5 Metern vom Orientierungspunkt sollte die Abweichung nicht mehr als 1-2 cm betragen (Revel 1994).

Die Übungen können als eingelenkige oder mehrgelenkige Bewegungen durchgeführt werden. Beginnen sollte man mit eingelenkigen Bewegungen und später zu komplexeren Bewegungen übergehen, bei denen mehrere Gelenke miteinbezogen werden.

Problematisch ist die momentan noch schlechte Reliabilität dieser Testung ohne Hilfsmittel. Mit Geräten wie z. B. einem isokinetischen Trainingsgerät sind die Ergebnisse genauer (Strimpakos 2006)

Erkennen von Bewegung

Bewegung erkennt man am besten mit einem Hilfsmittel (z. B. mit einem Isokineten). Der Patient muss selbst feststellen, ob sich ein Gelenkabschnitt bewegt. Dieser Test scheint der sensibelste zu sein (Deshpande 2003). Eine Testung ohne Hilfsmittel erscheint nicht angebracht, da weder die Unterschiede zwischen rechts und links noch die absolute Abweichung deutlich gemacht werden können.

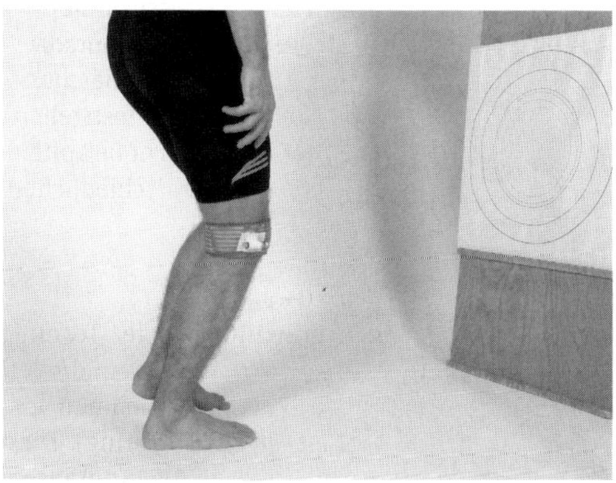

Abb. 2.15 Reproduktion von Gelenkstellungen (Mirroring).

Stufe B

Aktivitäten auf Stufe B können inzwischen mittels Posturographie sehr gut quantifiziert werden. Dabei wird auf einer Kraftmessplatte der Körperschwerpunkt bestimmt und gemessen, um wie viel Grad bzw. Zentimeter dieser sich pro Sekunde bewegt. Je weniger er sich bewegt, umso besser wird diese Aufgabe gelöst. Da den meisten Therapeuten die entsprechenden Geräte nicht zur Verfügung stehen, müssen subjektive Qualitätsmerkmale oder besser objektive Parameter (Zeit in Sekunden, die diese Position gehalten werden kann) zu Hilfe genommen werden, um das Koordinationsvermögen zu testen.

Stufe B-I (Statische Stabilität)

Stehversuche

Stehversuche sind statische Gleichgewichtstests im Stand, die das Stehvermögen mit unterschiedlich großen Unterstützungsflächen prüfen. Nachteile sind die rein statische Testung und die großen Schwankungen des Tests im Tagesverlauf. Ein Vorteil ist die einfache Durchführbarkeit.

Der Patient wird in drei Ausgangsstellungen, jeweils mit offenen und geschlossenen Augen, getestet. Die Durchschnittszeit aus drei Versuchen oder die beste Zeit je Versuch werden notiert (maximal 30 Sekunden je Versuch). Kann der Patient eine Position 30 Sekunden halten, können die Anforderungen beim Üben durch instabile Unterlagen erschwert werden.

Die Ausgangsstellungen sind:

- Füße aneinander (Romberg)
- Füße aneinander, aber versetzt zueinander (halbe Fußlänge, Semi-Romberg)
- Füße direkt voreinander (Tandem-Romberg)
- Einbeinstand

Mittels Posturographie können die Verlagerungen des Schwerpunkts sichtbar und vergleichbar gemacht werden. Durch eine Kraftmessplatte können die Druckveränderungen unter den Füßen grafisch dargestellt werden. Verschiedene Systeme sind hier auf dem Markt.

Stufe B-II (Dynamische Stabilität)

Functional-Reach-Test (Smith 2004, Duncan 1990)

Dieser Test wurde zur schnellen Beurteilung der Balance älterer Menschen entwickelt, bei denen ein Sturzrisiko besteht (Hüft-TEP, Hüftarthrose, Osteoporose). Für Sportler ist dieser Test ungeeignet.

Der Patient nimmt einen stabilen Stand (Füße schulterbreit) ein und soll mit ausgestreckten

Armen (90 ° Flexion) so weit wie möglich nach vorne greifen ohne umzufallen (**Abb. 2.16a–b**). Die Differenz zwischen der Startposition mit ausgestreckten Armen und der erreichten Position wird notiert.

Vorteil dieses Tests ist die einfache und schnelle Durchführbarkeit, Nachteil seine große Beeinflussbarkeit durch Umweltfaktoren. Wenn der Patient näher an der Wand steht, fallen die Werte z. B. besser aus als bei einer Bewegung im freien Raum. Die Werte nehmen mit dem Alter ab. Bei Frauen ist die Reichweite etwas geringer (siehe **Tab. 2.18**).

Tabelle 2.18 Bewertung des Sturzrisikos beim Functional-Reach-Test

Reichweite	*Sturzrisiko*
0 cm	8fach erhöht
1–15 cm	4fach erhöht
16–25 cm	2fach erhöht
> 25 cm	nicht erhöht

Den gleichen Test kann man auch als seitliche Bewegung durchführen (Lateral Reach Test, Brauer 1999). Die Ausgangsstellung bleibt gleich, wobei der Arm nun 90 ° abduziert wird und beim Greifen zur Seite beide Füße am Boden bleiben müssen.

Timed-up-and-go-Test (Ng 2005, Morris 2001, Podsiadlo 1991)

Dieser Test soll schnell und einfach die Mobilität und das Sturzrisiko von älteren Menschen beurteilen. Dies geschieht durch eine Kombination verschiedener Anforderungen. Der Patient soll von einem 44–47 cm hohen Stuhl aufstehen, 3 Meter gehen, sich drehen, wieder zurückgehen und sich hinsetzen. Die benötigte Zeit wird gestoppt und notiert. Der Stuhl sollte immer die gleiche Höhe besitzen. Armlehnen sind erlaubt. Bei Benutzung von Hilfsmitteln wird dies vermerkt.

Die Kraft der unteren Extremität (Knieextensoren, Hüftextensoren) beeinflusst das Ergebnis. Mit zunehmender Kraft verkürzt sich die Zeit (McMeeken 1999, siehe **Tab. 2.19**).

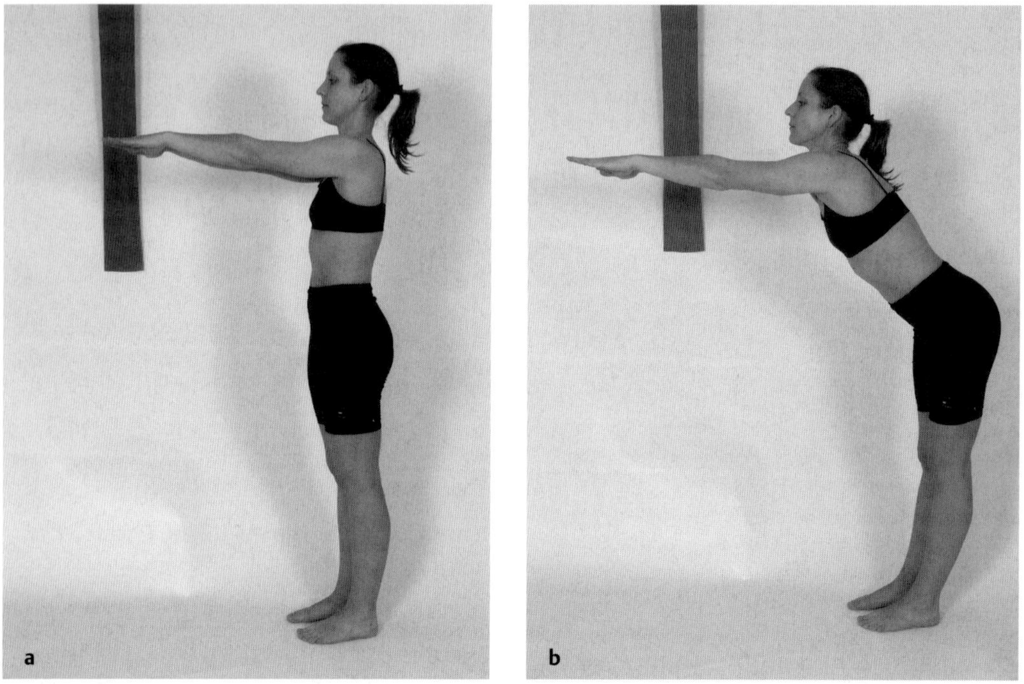

Abb. 2.16a–b Functional-Reach-Test. **a** Startposition. **b** Endposition.

Tabelle 2.19 Bewertung der Mobilität beim Timed-up-and-go-Test

Benötigte Zeit	*Mobilität*
Bis 12 Sekunden	Keinerlei Einschränkungen der Mobilität
13–19 Sekunden	Ausreichende Mobilität für Erfordernisse von ADL
20–29 Sekunden	Deutlich reduzierte Mobilität, Selbstständigkeit bedroht
> 30 Sekunden	Erheblich eingeschränkte Mobilität, die Kompensation durch ein Hilfsmittel erfordert

Star-Excursion-Balance-Test (SEBT; Olmsted 2002, Hertel 2000, Kinzey 1998)

Dies ist ein dynamischer Gleichgewichtstest, der prinzipiell für die gesamte untere Extremität benutzt werden kann, wobei er hauptsächlich für Sprunggelenkprobleme entwickelt wurde. Der Patient steht einbeinig in der Mitte eines Sterns (acht Richtungen, siehe **Abb. 2.17**) und versucht, mit dem Spielbein nacheinander in jede der acht Richtungen soweit wie möglich entfernt von der Mitte aufzusetzen ohne umzufallen. Die erreichte Distanz wird gemessen (Abstand Sternmittelpunkt zum entferntesten Punkt). Das Standbein darf nicht mit der Ferse abheben. Drei Versuche in jede Richtung werden zu einem Mittelwert zusammengerechnet.

Um das Procedere zu vereinfachen, wäre es auch möglich, den besten der drei Versuche zu notieren, was aber eine Veränderung des Originalprotokolls bedeutet. Der Test kann für beide Beine im Vergleich gemacht werden oder nur für die betroffene Extremität, um Veränderungen im Rehabilitationsablauf zu erkennen. Dieser Test ist für Jüngere und Sportler geeignet, wobei keine Referenzwerte angegeben werden, sondern immer das Ergebnis im Seitenvergleich beurteilt wird (max. 5 % Seitendifferenz erlaubt).

Hertel (2006) hat eine Vereinfachung des Tests validiert. Hierbei zeigte die Bewegung nach posteromedial die deutlichsten Unterschiede zwischen betroffener und gesunder Seite auf. Nachfolgend waren Bewegungen nach anteriomedial und medial noch aussagefähig. So kann man diesen Test auf eine bzw. drei Richtungen begrenzen, um eine ausreichende Aussage zu bekommen.

Stufe C

Tests und Beurteilungen der Stufe C gestalten sich etwas schwieriger. Ohne Kraftmessplatten, die unter anderem die Verteilung des Gewichts auf die Beine bestimmen können, ist man auf rein subjektive qualitative Parameter angewiesen. Dies erschwert die Dokumentation des aktuellen Zustands und die Sensibilität für Verbesserungen der Qualität.

Niedersprünge (Drop-Jumps)

Um die antizipatorische Fähigkeit der Muskulatur zu beurteilen, eignen sich Niedersprünge aus etwa 20-40 cm Höhe. Bei der Beurteilung sind hauptsächlich die Qualität der Landung und die Verteilung der Belastung auf beide Beine von Bedeutung. Folgende Punkte sind zu beachten:

- Erhalt der Beinachsen: Hüft-, Knie- und Sprunggelenk stehen übereinander oder bei Einbeinlandungen in einer Linie
- Leichte Flexionsstellung der Hüft-, Knie- und Sprunggelenke
- Leichte Oberkörpervorneigung (Cave: bei bestimmten Sportarten kann es auch anders sein, z. B. bei der Landung unter dem Netz nach einem Schmetterball beim Volleyball)

Nicht erlaubt ist ein medialer Kollaps, bei dem das Kniegelenk, im Verhältnis zum Hüft- und Sprung-

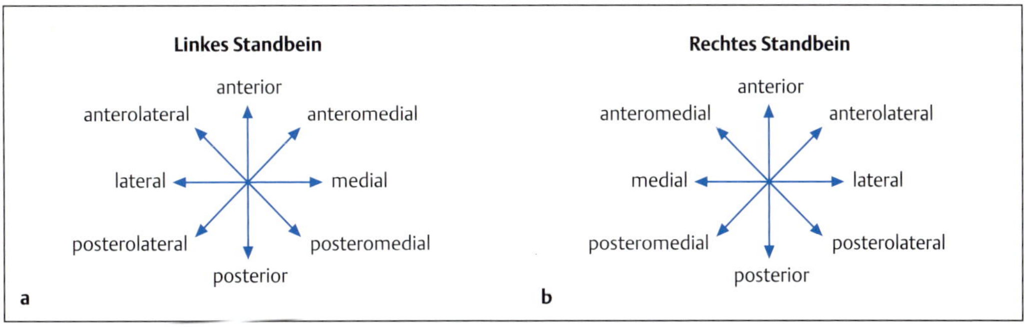

Abb. 2.17 Schema des Star-Excursion-Balance-Tests.

gelenk, wegknickt (**Abb. 2.18**). Die Ursache dafür könnte mangelnde Stabilität des Kniegelenks, der Abduktoren des Hüftgelenks oder ein Verlust der Kontrolle des Fußgewölbes sein. Der Abstand der beiden Kniegelenke zueinander sollte zwischen 61 und 100% des Hüftgelenkabstandes liegen (gemessen vom Gelenkmittelpunkt). Anhand von Tests mit Kindern konnte Barber-Westin (2005) zeigen, dass bei der Landung nach einem Tiefsprung aus ca. 30 cm Höhe mit anschließendem Hochsprung 76% der Jungen und 93% der Mädchen diese Werte aufgrund mangelnder neuromuskulärer Kontrolle nicht erreichen konnten (**Abb. 2.19**). Quatman (2006) stellte fest, dass die Maturation bei Jungen zu verbesserten Sprunghöhen und Bodenreaktionszeiten führten, bei Mädchen aber keine Veränderungen zu erkennen waren. Dies scheint ein Grund für die vermehrte Anzahl von vorderen Kreuzbandrissen bei Frauen zu sein.

Die Kontrolle der Qualität von Sprüngen lässt sich gut anhand von Videoaufnahmen nachvollziehen (Baca 1999).

Uns interessiert im Zusammenhang mit der Koordination vor allem die Voraktivierung der stabilisierenden Muskulatur: Kann der Patient beim Aufprall bzw. bei der Landung genügend Voraktivierung aufbringen, um die Landung qualitativ gut durchzuführen? Ist die Voraktivierung zu gering oder erfolgt die Landung mit einer problematischen Gelenkstellung, kann die stabilisierende Muskulatur nicht mehr entscheidend eingreifen. Beim Inversionstrauma z. B. können die Pronatoren beim Landen mit zu großer Plantarflexion nicht mehr entscheidend eingreifen, um ein Umknicken des Fußes zu verhindern.

Nach der Landung kommt es natürlich zur Anpassung der Muskelaktivität (Feedback-Mechanismus). So sind Feedforward-Bewegungen bzw. -Übungen immer mit einem Anteil Feedback-Mechanismen gekoppelt. Dies ist anders nicht möglich.

Da sich die Anforderungen der Stufe C teilweise mit Anforderungen anderer motorischer Beanspruchungsformen decken (z. B. Reaktivkraft), sind auch Tests aus den entsprechenden Bereichen geeignet, die Feedforward-Mechanismen zu überprüfen. Im Folgenden stellen wir verschiedene Tests mit zunehmender Schwierigkeit vor.

Progression der Testung (Stufe C)

Zweibeinweitsprung (Davies 2002)

Die Testbewegung ist ein beidbeiniger Sprung mit hinter dem Körper verschränkten Armen. Zum Aufwärmen sollen vier Sprünge mit 25, 50, 75 und

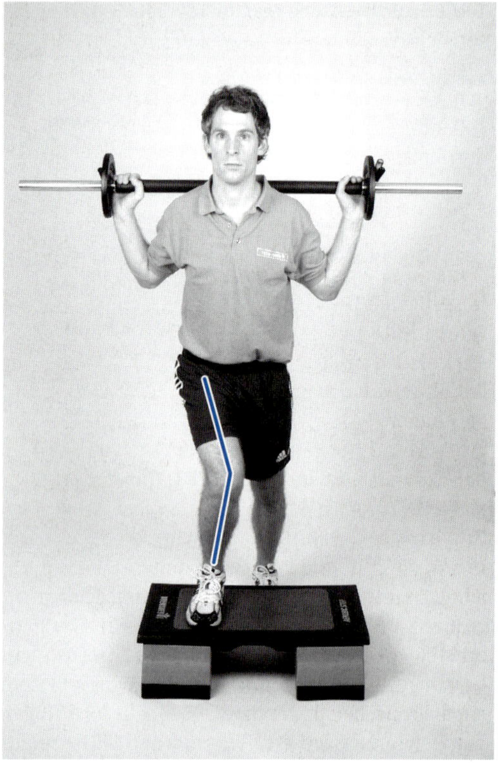

Abb. 2.18 Medialer Kollaps am Beispiel eines Step Up.

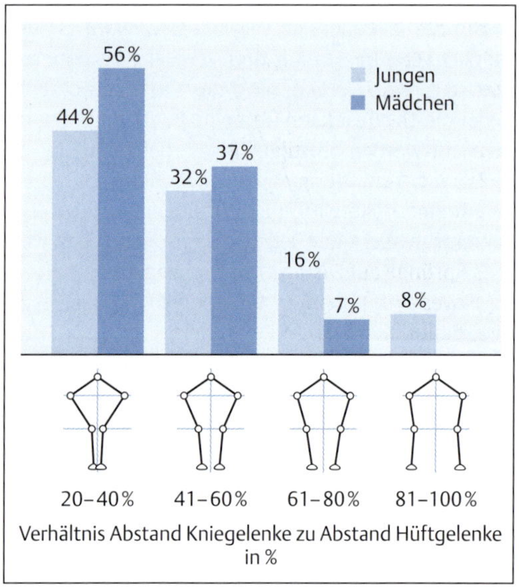

Abb. 2.19 Abstand der Knie in % des Hüftgelenkabstandes bei sporttreibenden Jungen und Mädchen (Barber-Westin 2005).

100% der subjektiven maximalen Leistungsfähigkeit gemacht werden. Die Durchschnittsweite von drei maximalen Sprüngen wird im Verhältnis zur Körpergröße betrachtet. Der Normwert für Männer ist 100% der Körpergröße, für Frauen 90%. Normwerte sollten maximal um 10% unterschritten werden. Erst wenn dies der Fall ist, darf das Training weiter gesteigert werden.

Einbeinweitsprung (Davies und Zillmer 1999)

Absprung und Landung erfolgen mit der betroffenen Seite. Die Arme sind hinter dem Körper verschränkt. Ein Versuch zählt nur, wenn der Patient ohne Ausfallschritt oder Ausgleichsprung auf dem Bein stehen bleiben kann. Die Weite wird mit der Körpergröße verglichen. Zum Aufwärmen macht die Testperson vier Sprünge mit 25, 50, 75 und 100% der subjektiven maximalen Leistungsfähigkeit. Die Durchschnittsweite von drei maximalen Sprüngen wird im Verhältnis zur Körpergröße betrachtet. Für Männer beträgt der Normwert 90% der Körpergröße, für Frauen 80%. Normwerte sollten maximal um 10% unterschritten werden. Die betroffene Seite sollte im Verhältnis zur gesunden Seite 85% erreichen. Wenn beide Kriterien erfüllt werden, kann in der Progression des Trainings vorangegangen werden.

Einbeinsprungtest (Noyes 1991)

Dieser Test besteht aus vier Einzeltests, die gemeinsam oder einzeln durchgeführt werden können (**Abb. 2.20 a-d**). Die Arme werden dabei hinter dem Körper verschränkt. Die Zeit wird mit einer Stoppuhr auf die hundertstel Sekunde genau gemessen. Alle Tests dürfen vorher geübt werden, um das Ergebnis aussagekräftig zu machen. Tests:

- Einbeinweitsprung
- 6 Meter Einbeinsprünge auf Zeit
- 3 Sprünge auf Distanz
- 3 Sprünge auf Distanz mit Kreuzen einer Linie

Noyes (1991) konnte für über 90% einer gesunden Population seitengleiche Werte feststellen. Dies entspricht der Norm. Patienten sollten im Seitenvergleich mit der betroffenen Extremität 85% der Leistung der gesunden Seite erreichen. Dann dürfen sie ihre sportliche Betätigung wieder in vollem Umfang aufnehmen, sofern nicht andere medizinische Gründe dagegen sprechen (z. B. Herz-Kreislauf-Erkrankungen, Nebendiagnosen etc.).

Weitere Sprungtests (Itoh 1998, Docherty 2005)

Diese zweite Testbatterie besteht auch aus vier Einzeltests, wobei hier die Sprungbewegung nicht nur vorwärts, sondern auch seitwärts erfolgt. Um die

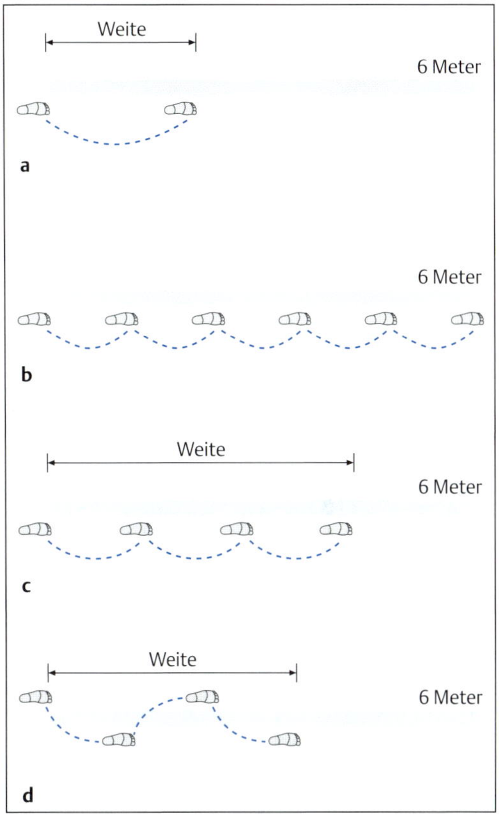

Abb. 2.20 a-d Einbeinsprungtest (Noyes 1991). **a** Einbeinweitsprung. **b** 6 Meter Einbeinsprünge auf Zeit. **c** 3 Sprünge auf Distanz. **d** 3 Sprünge auf Distanz mit Kreuzen einer Linie.

Hilfe der Arme auszuschalten, sollten diese hinter dem Rücken verschränkt werden. Alle Tests werden 4-mal durchgeführt, wobei der beste Versuch zählt. Zuerst wird das gesunde Bein getestet und nach jedem Versuch eine Minute Pause gemacht. Es wird mit einer Stoppuhr auf die hundertstel Sekunde genau gemessen. Referenzwert ist das gesunde Bein. Tests:

- 8er-Sprünge (5m Länge, 2 Durchgänge) auf Zeit
- Up-Down-Sprünge (20 cm Höhe, 10 Wiederholungen) auf Zeit
- Rechts-Links-Sprünge (30 cm Breite, 10 Wiederholungen) auf Zeit
- Einbeinweitsprung auf Distanz

Sportspezifische Tests

Diese Tests müssen auf den Sport des Patienten zugeschnitten sein und sollten in einer realistischen Umgebung stattfinden. Die zu erreichenden Werte sind abhängig von der Sportart, der Position (bei

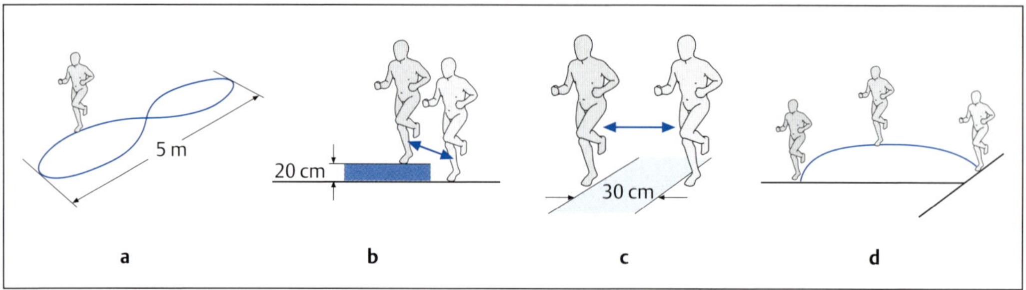

Abb. 2.21 Sprungtests zur Beurteilung der Koordination und Stabilisationsfähigkeit.

Ballspielen) und dem Trainingszustand des Sportlers. Hier verweisen wir auf die weiterführende Fachliteratur (z. B. Davies 2002). Besteht ein Sportler nach einer Verletzung den sportspezifischen Belastungstest, darf er seine Sportart wieder in vollem Umfang ausüben. Eine vorzeitige Sportausübung vor Bestehen der funktionellen Tests erhöht die Gefahr einer Retraumatisierung und sollte möglichst vermieden werden.

Zusammenfassung

- Die Koordination hat einen weitreichenden Einfluss auf andere motorische Grundeigenschaften.
- Dem Gleichgewicht kommt eine Schlüsselrolle zu. Daher sollte es bei auffälligem Befund explizit verbessert werden.
- Koordinationstraining zeigt auch Effekte in anderen Bereichen (Kraft, Schnelligkeit etc.), sollte aber ziel- und alltagsspezifisch erfolgen.
- Koordinationstraining erfolgt in Stufen, die fließend ineinander übergehen. Neben der Kinästhesie werden insbesondere Feedback- und Feedforward-Mechanismen verbessert.

Literatur

Literatur zu Kap. 2.1

Abernethy PJ, Wehr M. Ammonia and lactate response to leg press work at 5 and 15 RM. Journal of Strength and Conditioning Research. 1997;11:40.

Baechle T, Earle R. Essentials of strength training and conditioning. NSCA; 2000.

Billeter R, Hoppeler H. Muscular basis of strength. In: Komi P. Strength and Power in Sports. Blackwell Science; 2003.

Cabri J. Kontraktile Elemente der quergestreiften Muskulatur. In: Van den Berg, F. Angewandte Physiologie. Stuttgart: Thieme; 1999.

Denner A. Analyse und Training der wirbelsäulenstabilisierenden Muskulatur. Heidelberg: Springer; 1998.

Deschenes M. Effects of aging on muscle fibre type and size. Sports Medicine. 2004;34:809.

Eggli D. Maßstab für Kräfte. In: Von Ow D, Hüni G. Muskuläre Rehabilitation. Erlangen: Perimed Fachbuchgesellschaft; 1989.

Escamilla R, Wickham R. Exercise-based conditioning and rehabilitation. In: Kolt G, Snyder-Mackler L. Physical Therapies in Sport and Exercise. Churchill Livingstone; 2003.

Felder H, Deubel G, Merkel M. Ambulante Rehabilitation. Stuttgart: Thieme; 1999.

Fiatarone M, Evans W. Exercise in the oldest old. Topics in Geriatic Rehabilitation. 1990;5:63-77.

Fleck S, Kraemer W. Designing resistance training programs. Human Kinetics. 1997.

Fry A. The Role of resistance exercise intensity on muscle fibre adaptions. Sports Medicine. 2004;34:663.

Fröhlich M, Schmidtbleicher D, Emrich E. Belastungssteuerung im Muskelaufbautraining. Deutsche Zeitschrift für Sportmedizin. 2002;53:79.

Fürst D. Titin, ein molekularer Gigant regiert im quergestreiften Muskel. Deutsche Zeitschrift für Sportmedizin. 1999;50:218.

Glass S, Stanton D. Self-selected resistance training intensity in novice weightlifters. Journal of Strength and Conditioning. 2004;18:324.

Goldspink G. Changes in striated muscle fibres during contraction and growth (with particular reference to myofibril splitting). Journal of Cell Science. 1971;9:123.

Goldspink G, Harridge S. Cellular and molecular aspects of adaptation in skeletal muscle. In: Komi

P. Strength and Power in Sports. Blachwell Science; 2003.

Gordon S, Kraemer W, Vos N et al. Effect of acid base balance on the growth hormone response to acute high-intensity cycle exercise. Journal of Applied Physiology. 1994;76:821.

Gotshalk L, Loebel C, Nindl B et al. Hormonal responses of multiset versus single-set heavy-resistance exercise protocols. Canadian Journal of Applied Physiology. 1997;22:244.

Haas HJ. Medizinische Trainingstherapie. In: Van den Berg F. Angewandte Physiologie. Stuttgart: Thieme; 2001.

Häkkinen K, Kraemer W, Pakarinen A et al. Effects of heavy resistance/power training on maximal strength, muscle morphology, and hormonal response patterns in 60-75-year old men and women. Canadian Journal of Applied Physiology. 2002;27:213.

Hawke T. Muscle stem cells and exercise training. Exercise and Sport Science Reviews. 2005;33:63.

Hay J. Biomechanische Grundlagen der Kraftentwicklung. In: Komi P. Kraft und Schnellkraft im Sport. Köln: Deutscher Ärzte Verlag; 1994.

Horowits R. The physiologic role of titin in striated muscle. Rev. Physiol. Biochem. Pharmacol. 1999;138:57.

Järvinen et al. Muscle injuries. The American Journal of Sports Medicine. 2005;33:745.

Kemmler W, Lauber D, Weineck J et al. Trainingssteuerung im Gesundheitssport. Deutsche Zeitschrift für Sportmedizin. 2005;56:165.

Kjaer M. Anpassung der Sehne an körperliche Belastung. Deutsche Zeitschrift für Sportmedizin. 2004;55:148.

Komi P. Physiological and biomechanical correlates of muscle function: effects of muscle structure and stretch-shortening cycle on force and speed. Exercise and Sport Science Reviews. 1984;12:81.

Komi P. Stretch-shortening cycle. In: Komi P. Strength and Power in Sports. Blackwell Science; 2003

Kraemer W et al. Hormonal and growth factor responses to heavy resistance exercise protocols. Journal of Applied Physiology. 1990;69:1442.

Kraemer W, Häkkinen K. Strength training for sport. Blackwell Science; 2002.

Kraemer W et al. Progression models in resistance training for healthy adults. Medicine and Science in Sports and Exercise. 2002;34:364.

Kraemer W, Ratamess N. Fundamentals of resistance training: progression and exercise prescription. Medicine&Science in Sports&Exercise; 2004. 36: 674.

Kraemer W, Ratamess N. Hormonal responses and adaptions to resistance exercise and training. Sports Medicine. 2005;35:339.

Labeit S, Kolmerer B. Titin: Giant proteins in charge of muscle ultrastructure and elasticity. Science. 1995;270:293.

Layne J, Nelson M. Resistance training for the prevention of osteoporosis. In: Graves J, Franklin B. Resistance training for health and rehabilitation. Human Kinetics; 2001.

Nicol C, Komi P. Stretch-shortening cycle fatigue and its influence on force and power production. In: Komi P. Strength and Power in Sports. Blachwell Science; 2003.

MacDougal D. Hypertropy and Hyperplasia. In: Komi P. Strength and Power in Sports. Blachwell Science; 2003.

Mannion A. Die Bedeutung von Bewegung und körperliche Aktivität als Präventivmaßnahme zur Reduzierung von Rückenschmerzen. In: Wilke H. Ergomechanics. Shaker Verlag; 2004.

Mayhew J, Prinster J, Ware J et al. Muscular endurance repetitions to predict bench press strength in men of different training levels. Journal of sports Medicine and Physical Fitness. 1995;35:108.

McCall G, Byrnes W, Fleck S et al. Acute and chronic hormonal responses to resistance training designed to promote hypertrophy. Canadian Journal of Applied Physiology. 1999;24:96.

McGill S. Low Back Disorders. Human Kinetics; 2002.

Prevost M, Nelson A, Maraj B. The effect of two days of velocity-specific isokinetic training on torque production. Journal of Strength and Conditioning. 1999;13:35.

Proske U, Allen T. Damage to skeletal muscle from eccentric exercise. Exercies and Sport Science Review. 2005;33:98.

Radlinger L, Bachmann W, Homburg J et al. Rehabilitative Trainingslehre. Stuttgart: Thieme; 1998.

Radlinger L, Bachmann W, Homburg J et al. Rehabilitatives Krafttraining. Stuttgart: Thieme; 1998.

Roy R, Monti R, Lai A et al. Skeletal muscle and motor unit architecture: effect on performance. In: Komi P. Strength and Power in Sports. Blachwell Science; 2003.

Sale D. Neural adaption to strength training. In: Komi P. Strength and Power in Sports. Blachwell Science; 2003.

Schlumberger A. Medizinische Trainingstherapie. In: Hildebrandt J et al. Lendenwirbelsäule. Urban&Fischer Verlag; 2005.

Schmidtbleicher D. Motorische Hauptbeanspruchungsform Kraft – Definitionen und Trainierbarkeit. In: Von Ow D, Hüni G. Muskuläre Rehabilitation. Erlangen: Perimed Fachbuchgesellschaft; 1989.

Schmidtbleicher. Lehrgangsskriptum. 2005.

Schmidt R, Thews G. Physiologie des Menschen. Springer-Verlag; 1995.

Staron R, Karapondo D, Kraemer W et al. Skeletal muscle adaptions during early phase of heavy-resistance training in men and women. Journal of Applied Physiology. 1994;76:1247.

Steinacker J, Wang L, Lormes W et al. Strukturanpassungen des Skelettmuskels auf Training. Deutsche Zeitschrift für Sportmedizin. 2002;53:354.

Tesch PA, Alkner BA. Acute and chronic muscle metabolic adaptions to strength training. In: Komi P. Strength and Power in Sports. Blachwell Science; 2003.

Tidow G. Muskelphysiologie. In: Hildebrandt J, Müller G, Pfingsten M et al. Lendenwirbelsäule. Urban&Fischer Verlag; 2005.

Trinick J. Titin and Nebulin: protein rulers in muscle? TIBS. 1994;19:405.

Van den Berg F. Angewandte Physiologie. Stuttgart: Thieme; 1999.

Vierck J, O`Reilly B, Hossner K et al. Satellite cell regulation following myotrauma caused by resistance exercise. Cell Biology International. 2000;24:263.

Walker M, Sussman D, Tamburello M et al. Relationship between maximum strength and relative endurance for the empty-can exercise. Journal of Sport Rehabilitation. 2003;12:31.

Weineck J. Optimales Training. Balingen: Perimed Verlag; 1996.

Wolfarth B. Genetische Polymorphismen bei hochtrainierten Ausdauerathleten – die Genathlete-Studie. Deutsche Zeitschrift für Sportmedizin. 2002;53:338.

Yang N et al. ACTN3 genotype is associated with human elite athletic performance. American Journal of Human Genetics. 2003;73:627.

Zimmermann K. Gesundheitsorientiertes Muskelkrafttraining. Verlag Hofmann Schorndorf; 2002.

Literatur zu Kap. 2.2

Neumann G, Pfützner A, Berbalk A. Optimales Ausdauertraining. Meyer&Meyer Verlag; 2001.

Saziorski V. Biomechanische Grundlagen der Ausdauer. Berlin-Ost: Sportverlag; 1987.

Weineck, J. Optimales Training, 14. Auflage. Balingen: Spitta; 2004

Literatur zu Kap. 2.3

Anderson R, Harrison A, Lyons GM. Accelerometry-based feedback – can it improve movement consistency and performance in rowing? Sports Biomech. 2005;4:179-95.

Baca A. A comparison of methods for analyzing drop jump performance. Med Sci Sports Exerc. 1999;31:437-42.

Barber-Westin SD, Noyes FR, Galloway M. Jump-Land Characteristics and Muscle Strength Development in Young Athletes: A Gender Comparison of 1140 Athletes 9 to 17 Years of Age. Am J Sports Med. 2005; Nov 10 (Epub ahead of print).

Barker KL, Shamley DR, Jackson D. Changes in the Cross-Sectional Area of Multifidus and Psoas in Patients With Unilateral Back Pain. Spine. 2004;29:E515-E519.

Bergmark A. Stability of the lumbar spine. A study in mechanical engineering. Acta Orthopaedica Scandinavica. 1989;203:20-24.

Brauer S, Burns Y, Galley P. Lateral reach: a clinical measure of medio-lateral postural stability. Physiother Res Int. 1999;4:81.

Brumagne S, Lysens R, Spaepen A. Lumbosacral repositioning accuracy in standing posture: a combined electrogoniometric and videographic evaluation. Clin Biomech. 1999;14:361-3.

Brumagne S, Cordo P, Lysens R et al. The role of paraspinal muscle spindles in lumbosacral position sense in individuals with and without low back pain. Spine. 2000;25:989-94.

Burke RE, Degtyarenko AM, Simon ES. Patterns of locomotor drive to motoneurons and last-order interneurons: clues to the structure of the CPG. J Neurophysiol. 2001;86:447-62.

Ghez C, Gordon J, Ghilardi MF. Impairments of reaching movements in patients without proprioception. II. Effects of visual information on accuracy. J Neurophysiol. 1995;73:361-72.

Coker CA. Direction of an approaching stimulus on coincident timing performance of a ballistic striking task. Percept Mot Skills. 2005;100:859-60.

Dangaria TR, Naesh O. Changes in cross-sectional area of psoas major muscle in unilateral sciatica caused by disc herniation. Spine. 1998;23:928-31.

Davies GJ, Zillmer DA. Functionell progression of exercise during rehabilitation. In: Ellenbecker TS. Knee ligament rehabilitation. 1999.

Davies GJ, Matheson JW. Functional testing as the basis for ankle rehabilitation progression. In: Nyska M, Mann G. The unstable ankle. Champaign: Human Kinetics; 2002

Deshpande N, Connelly DM, Culham EG et al. Reliability and validity of ankle proprioceptive measures. Arch Phys Med Rehabil. 2003;84:883-9.

Dite W, Temple VA. A clinical test of stepping and change of direction to identify multiple falling older adults. Arch Phys Med Rehabil. 2002;83:1566-71.

Docherty CL, Arnold BL, Gansneder BM et al. Functional-Performance Deficits in Volunteers With Functional Ankle Instability. J Athl Train. 2005;40:30-34.

Donoghue JP, Hess G, Sanes JN. Substrates and mechanisms for learning in motor cortex. In: Bloedel JR, Ebner TJ, Wise SP et al. The acquisition of motor behavior in vertebrates. Cambridge, Mass.: Massachusetts Institute of Technology Press. 1996;363-86.

Dudel JR, Menzel R, Schmidt RF. Neurowissenschaft. Heidelberg: Springer; 1996.

Duncan PW, Weiner DK, Chandler J et al. Functional reach: A new clinical measure of balance. J Gerontol. 1990; 45:M192-7.

Freiwald J, Engelhardt M. Stand des motorischen Lernens und der Koordination in der orthopädisch-traumatologischen Rehabilitation. Sport-Orthopädie – Sport-Traumatologie. 2002;18:5-10.

Garsden LR, Bullock-Saxton JE. Joint reposition sense in subjects with unilateral osteoarthritis of the knee. Clin Rehabil. 1999;13:148-55.

Gentile AM, Stamm JS. Supplementary cues and delayed-alternation performance of frontal monkeys. J Comp Physiol Psychol. 1972;80:230-7.

Gentile AM, Beheshti Z, Held JM. Enrichment versus exercise effects on motor impairments following cortical removals in rats. Behav Neural Biol. 1987;47:321-32.

Gibbons SGT, Comerford MJ. Strength versus stability Part I; Concepts and terms. Orthopaedic Division Review. 2001;2:21-27.

Gibbons SGT, Comerford MJ. Strength versus stability Part II; Limitations and benefits. Orthopaedic Division Review. 2001;2:28-33.

Gordon J, Ghilardi MF, Ghez C. Impairments of reaching movements in patients without proprioception. I. Spatial errors. J Neurophysiol. 1995;73:347-60.

Guadagnoli MA, Leis B, Van Gemmert AW et al. The relationship between knowledge of results and motor learning in Parkinsonian patients. Parkinsonism Relat Disord. 2002;9:89-95.

Häfelinger U., Schuba V. Koordinationstherapie. Propriozeptives Training. 2. völlig überarbeitete Auflage. Meyer & Meyer Sport. 2003.

Halsband U, Ito N, Tanji J et al. The role of premotor cortex and the supplementary motor area in the temporal control of movement in man. Brain. 1993;116:243-66.

Hertel J. Functional instability following lateral ankle sprain. Sports Med. 2000;29:361-71.

Hertel J, Braham RA, Hale SA, Olmsted-Kramer LC. Simplifying the star excursion balance test: analyses of subjects with and without chronic ankle instability. J Orthop Sports Phys Ther. 2006;36:131.

Hides J, Richardson C, Jull G. Multifidius rehabilitation decreases recurrenc of symptoms following first episode low back pain. Proceeding of the national congress of the Australian Physiotherapy Association. Brisbane. Australia. 1996. 43.

Hides JA, Richardson CA, Jull GA. Multifidus muscle recovery is not automatic after resolution of acute, first-episode low back pain. Spine. 1996 1;21:2763-9.

Hides J, Wilson S, Stanton W, McMahon S, Keto H, McMahon K, Bryant M, Richardson C. An MRI investigation into the function of the transversus abdominis muscle during "drawing-in" of the abdominal wall. Spine. 2006;31:E175-8.

Hodges PW, Moseley GL, Gabrielsson A et al. Experimental muscle pain changes feedforward postural responses of the trunk muscles. Exp Brain Res. 2003;151:262-71.

Hodges PW, Cresswell AG, Thorstensson A. Intra-abdominal pressure response to multidirectional support-surface translation. Gait Posture. 2004;20:163-70.

Hodges P. Lumbopelvic stability: a functional model of the biomechanics and motor control. In: Richardson C, Hodges P, Hides J. Therapeutic exercise for lumbopelvic stabilisation. 2. Auflage. Churcill Livingstone. 2004.

Horak FB, Nashner LM. Central programming of postural movements: adaptation to altered support-surface configurations. J Neurophysiol. 1986;55:1369-81.

Ito M. Movement and thought: identical control mechanism by the cerebellum. Trends Neurosci. 1993;16:448-50.

Itoh H, Kurosaka M, Yoshiya S et al. Evaluation of functional deficits determined by four different hop tests in patients with anterior cruciate ligament deficiency. Knee Surg Sports Traumatol Arthrosc. 1998;6:241-5.

Jeannerod M, Decety J. Mental motor imagery: a window into the representational stages of action. Curr Opin Neurobiol. 1995;5:727-32.

Jenkins IH, Brooks DJ, Nixon PD et al. Motor sequence learning: a study with positron emission tomography (abstract). J Neurosci. 1994;14:3775-90.

Jueptner M, Weller C. A review of differences between basal ganglia and cerebellar control of movements as revealed by functional imaging studies. Brain. 1998;121:1437-49.

Kandel R., Schwartz J, Jessell M. Neurowissenschaften. Eine Einführung. Spektrum Akademischer Verlag. 1996.

Karni A, Meyer G, Jezzard P et al. Functional MRI evidence for adult motor cortex plasticity during motor skill learning. Nature. 1995;377:155-8.

Kelso JA, Tuller B. Converging evidence in support of common dynamical principles for speech and movement coordination. Am J Physiol. 1984;246: R928-35.

Kinzey SJ, Armstrong CW. The reliability of the star-excursion test in assessing dynamic balance. J Orthop Sports Phys Ther. 1998;27:356-60.

Konradsen L, Ravn JB, Sorensen AI. Proprioception at the ankle: the effect of anaesthetic blockade of ligament receptors. J Bone Joint Surg Br. 1993;75:433-6.

Konradsen L. Factors Contributing to Chronic Ankle Instability: Kinesthesia and Joint Position Sense. J Athl Train. 2002;37:381-385.

Matsumoto N, Hanakawa T, Maki S et al. Role of (corrected) nigrostriatal dopamine system in learning to perform sequential motor tasks in a predictive manner. J Neurophysiol. 1999;82:978-98.

Matsumura M, Sadato N, Kochiyama T et al. Role of the cerebellum in implicit motor skill learning: a PET study. Brain Res Bull. 2004;63:471-83.

McMeeken J, Stillman B, Story I et al. The effects of knee extensor and flexor muscle training on the timed-up-and-go test in individuals with rheumatoid arthritis. Physiother Res Int. 1999;4:55-67.

McNevin NH, Wulf G, Carlson C. Effects of attentional focus, self-control, and dyad training on motor learning: implications for physical rehabilitation. Phys Ther. 2000;80:373-85.

Merians A, Winstein CJ, Sullivan KJ et al. Effects of feedback for motor skill learning in older healthy adults and individuals post-stroke. Neuroreport. 1995;19:23-4.

Mizner RL, Snyder-Mackler L. Altered loading during walking and sit-to-stand is affected by quadriceps weakness after total knee arthroplasty. J Orthop Res. 2005;23:1083-90.

Morris S, Morris ME, Iansek R. Reliability of measurements obtained with the Timed «Up & Go» test in people with Parkinson disease. Phys Ther. 2001;81:810-8.

Ng SS, Hui-Chan CW. The timed up & go test: its reliability and association with lower-limb impairments and locomotor capacities in people with chronic stroke. Arch Phys Med Rehabil. 2005;86:1641-7.

Noyes FR, Barber SD, Mangine RE. Abnormal lower limb symmetry determined by function hop tests after anterior cruciate ligament rupture. Am J Sports Med. 1991;19:513-8.

Olmsted LC, Carcia CR, Hertel J et al. Efficacy of the Star Excursion Balance Tests in Detecting Reach Deficits in Subjects With Chronic Ankle Instability. J Athl Train. 2002;37:501-6.

O'Sullivan PB. Lumbar segmental 'instability': clinical presentation and specific stabilizing exercise management. Man Ther. 2000;5:2-12.

Pearson K. Motor systems. Curr Opin Neurobiol. 2000;10:649-54.

Podsiadlo D, Richardson S. The timed «Up & Go»: a test of basic functional mobility for frail elderly persons. J Am Geriatr Soc. 1991;39:142-8.

Quatman CE, Ford KR, Myer GD, Hewett TE. Maturation Leads to Gender Differences in Landing Force and Vertical Jump Performance: A Longitudinal Study. Am J Sports Med. 2006 May;34(5):806-813.

Radebold A, Cholewicki J, Panjabi MM, et al. Muscle response pattern to sudden trunk loading in healthy individuals and in patients with chronic low back pain. Spine. 2000;25:947-54.

Ranson CA, Burnett AF, Kerslake R, et al. An investigation into the use of MR imaging to determine the functional cross sectional area of lumbar paraspinal muscles. Eur Spine J. 2005; (Epub ahead of print).

Revel M, Minguet M, Gregoy P et al. Changes in cervicocephalic kinesthesia after a proprioceptive rehabilitation program in patients with neck pain: a randomized controlled study. Arch Phys Med Rehabil. 1994;75:895-9.

Richardson C, Hodges P, Hides J. Therapeutic exercise for lumbopelvic stabilisation. 2. Auflage. Churcill Livingstone. 2004.

Rose DJ. Fall Proof. Human Kinetics Publishers. 2003.

Schmidt RA, Lee TD. Motor Control and Learning. 4. Auflage. Human Kinetics Publishers. 2005.

Schmidtbleicher D. persönliches Gespräch. 2005 und 2006.

Seitz RJ, Roland PE. Learning of sequential finger movements in man: a combined kinematic and positron emission tomography (PET) study. Eur J Neurosci. 1991;4:154-65.

Shumway-Cook A, Gruber W, Baldwin M et al. The effect of multidimensional exercises on balance, mobility, and fall risk in community-dwelling older adults. Phys Ther. 1997;77:46-57.

Smith PS, Hembree JA, Thompson ME. Berg Balance Scale and Functional Reach: determining the best clinical tool for individuals post acute stroke. Clin Rehabil. 2004;18:811-8.

Strimpakos N, Sakellari V, Gioftsos G et al. Cervical joint position sense: an intra- and inter-examiner reliability study. Gait Posture. 2006;23:22-31.

Swinnen SP, Li Y, Dounskaia N et al. Perception-action coupling during bimanual coordination: the role of visual perception in the coalition of constraints that govern bimanual action. J Mot Behav. 2004;36:394-8.

Taimela S, Kankaanpaa M, Luoto S. The effect of lumbar fatigue on the ability to sense a change in lumbar position. A controlled study. Spine. 1999;24:1322-7.

van Dieen JH, Selen LP, Cholewicki J. Trunk muscle activation in low-back pain patients, an analysis of the literature. J Electromyogr Kinesiol. 2003;13:333-51.

Walker C, Brouwer BJ, Culham EG. Use of Visual Feedback in Retraining Balance Following Acute Stroke. Physical Therapy. 2000;9:886-95.

White AA, Panjabi MM. Clinical Biomechanics of the Spine. 2. Auflage. Lippincott Williams and Wilkins. 1990.

Whitney SL, Wrisley DM, Marchetti GF et al. Clinical measurement of sit-to-stand performance in people with balance disorders: validity of data for the Five-Times-Sit-to-Stand Test. Phys Ther. 2005;85:1034-45.

Woollacott M, Shumway-Cook A. Attention and the control of posture and gait: a review of an emerging area of research. Gait Posture. 2002;16:1-14.

Wulf G, McNevin NH, Fuchs T et al. Attentional focus in complex skill learning. Res Q Exerc Sport. 2000;71:229-39.

Yamaguchi T. The central pattern generator for forelimb locomotion in the cat. Prog Brain Res. 2004;143:115-22.

Yue G, Cole KJJ. Strength increases from the motor program: comparison of training with maximum voluntary and imagined muscle contractions. J Neurophysiol. 1992;67:1114-23.

Zintl F, Eisenhut A. Ausdauertraining. BLV Sportwissen; 2001.

3 Lendenwirbelsäule

3.1 Allgemeine Untersuchung

Die Untersuchung der Lendenwirbelsäule (LWS) ist eine große Herausforderung für den Praktiker: Einerseits besteht die LWS aus sehr vielen Gelenken (Wirbel- und Intervertebralgelenke) und andererseits ist sie mit weiteren, angrenzenden Gelenken funktionell verbunden (Beckenring und Hüftgelenke). Eine Tatsache, die die Differenzialdiagnose erschwert und manchmal unmöglich erscheinen lässt. Folgerichtig hat es sich in den letzten Jahren durchgesetzt, Patienten mit spezifischen und Patienten mit unspezifischen Rückenschmerzen zu unterscheiden (Waddell 2004, Hildebrandt 2004).

Spezifische und unspezifische Rückenschmerzen

Spezifische Rückenschmerzen: Sie sind durch eine klar fassbare und zu anderen Krankheitsbildern der Wirbelsäule eindeutig abzugrenzende Diagnose gekennzeichnet. Unter diesem Begriff werden folgende Krankheitsbilder zusammengefasst:

- Radikuläre Symptomatiken (z. B. durch einen Bandscheibenvorfall oder eine Spondylolisthesis ausgelöst)
- Erkrankungen des rheumatischen Formenkreises
- Frakturen als Folge einer Osteoporose
- Infektionen oder Tumore

Spezifische Rückenschmerzen sind für weniger als 20% aller Rückenschmerzen verantwortlich.

Einige dieser schwer wiegenden Krankheitsbilder fallen anamnestisch durch das Auftreten so genannter „roter Flaggen" auf und bedürfen immer einer genauen ärztlichen Diagnostik (Waddell 2004, **Tab. 3.1**).

Unspezifische Rückenschmerzen: Über 80% der Patienten leiden allerdings an unspezifischen Rückenschmerzen. Unspezifisch bedeutet in diesem Zusammenhang, dass die momentan verfügbaren diagnostischen Methoden für eine genaue Diagnosestellung nicht ausreichen oder die therapeutische Konsequenz für eine spezifische Behandlung trotz klarer Strukturdiagnose unklar ist. Am deutlichsten wird dies am Beispiel Facettengelenk: Auch bei einer erfolgreichen Diagnosestellung steht kein wissenschaftlich erprobter Behandlungsansatz zur Ver-

Tabelle 3.1 Anamnestische Hinweise auf schwer wiegende Pathologien bei Rückenschmerzen (Waddell 2004)

Rote Flaggen			
Allgemein	***Kinder***	***Kauda-Syndrom***	***Entzündliche Erkrankungen***
▪ Alter: < 20 oder > 50 Jahre Trauma innerhalb der Anamnese (z. B. Unfall) ▪ Tumor in der Vergangenheit ▪ Allgemeines Unwohlsein (z. B. Fieber) ▪ Plötzlicher, ungewollter Gewichtsverlust ▪ Immunsuppression (durch HIV oder Transplantation) ▪ Dauerhafter, bewegungsunabhängiger Schmerz (auch nachts) ▪ Strukturelle Deformität ▪ Laborbefund (Senkungsgeschwindigkeit erhöht) und Röntgenbefund (z. B. Fraktur	▪ Alter: < 11 Jahre ▪ Konstanter Schmerz über mehrere Wochen ▪ Schmerz beim Spielen ▪ Inaktivität ▪ Nachtschmerz ▪ Fieber oder erhöhte Senkungsgeschwindigkeit ▪ Strukturelle Deformität durch Muskelspasmus ausgelöst	▪ Miktionsbeschwerden ▪ Tonusverlust der analen Sphinkter ▪ Reithosenanästhesie ▪ Mehrere Nervenwurzeln betroffen (Sensorik und Motorik) ▪ Gangstörungen	▪ Alter: < 40 Jahre ▪ Morgendliche Steifheit ▪ Eingeschränkte Mobilität in alle Richtungen ▪ Periphere Gelenke mit betroffen ▪ Begleitentzündungen (Iritis, Psoriasis, Colitis) ▪ Entzündliche Erkrankungen in der Familie

fügung. Oftmals entsteht durch diese Klassifizierung der Eindruck, dass bei dieser Patientengruppe keine somatische Schmerzursache vorliegen würde. Dies ist nicht der Fall. Nach Bogduk (2004) und Laslett et al. (2005) können 80 bzw. 67% der Patienten mit unspezifischen Rückenschmerzen in klinische Gruppen, wie „diskogener Schmerz", „Facettensyndrom" oder SIG-Schmerz eingeteilt werden. Dies setzt allerdings eine genaue Untersuchung sowie die Verwendung des jeweiligen Goldstandards voraus. Für manche Krankheitsbilder bleiben die Möglichkeiten trotz großer Fortschritte in den letzten Jahren bescheiden. Wir sind uns dieser Tatsache bewusst und beschreiben die Untersuchung der LWS unter trainings- und manualtherapeutischen Gesichtspunkten, wohl wissend dass manche Untersuchungstechniken aus wissenschaftlicher Sicht nur schwer zu vertreten sind.

Die Untersuchung bei Rückenschmerzen ist aufgrund der vielfältigen Schmerzgeneratoren immer als Ausschlussdiagnostik hinsichtlich der beteiligten Gelenke des Lenden-Beckenbereichs zu sehen. Anhand der Anamnese wird der am wahrscheinlichsten betroffene Bereich identifiziert und näher untersucht. Fällt die Funktionsuntersuchung negativ (ohne Befund) aus, werden die angrenzenden Gelenke mit einbezogen. Die für Schmerzen in der LWS verantwortlichen Gelenke und deren beteiligten Strukturen sind (nach Häufigkeit geordnet):

- LWS
- Hüftgelenke
- SIG
- Symphyse

Subjektive Untersuchung

Alter

Jugendliche (15–20 Jahre) mit starken Rückenschmerzen können Deckplattenfrakturen, Stressfrakturen des Wirbelkörpers oder eine Anulusruptur erlitten haben. Hier wird meist ein traumatischer Auslöser in der Anamnese angegeben.

Akute Bandscheibenpathologien werden eher bei Patienten jüngeren oder mittleren Alters erwartet (15–55 Jahre, siehe Abb. 3.16, Kapitel 3.2 Bandscheibe). Die Wahrscheinlichkeit, nach dem 60. Lebensjahr einen akuten Bandscheibenvorfall zu erleiden, nimmt stark ab.

Facettengelenkpathologien und Spinalkanalstenosen werden frühestens ab dem 35. Lebensjahr erwartet. Sie können in vielen Fällen als unmittelbare Folge, der durch eine vorangegangene Bandscheibenpathologie bedingten Veränderung der Biomechanik des Bewegungssegments angesehen werden. Nach Sizer, Phelbs und Matthijs (2001) werden sie deshalb als „sekundär bandscheibenbedingte Pathologien" bezeichnet.

Art der Beschwerden

Es können Schmerzen, Bewegungseinschränkungen, Kraftverlust und Sensibilitätsveränderungen (Parästhesie, Hypästhesie, Anästhesie) auftreten. Die klinische Manifestation ist den jeweiligen Kapiteln zu entnehmen.

Auslöser der Beschwerden

Rückenschmerzepisoden können mit und ohne speziellen Auslöser beginnen. Hebetraumen, Rotationsbewegungen in Kombination mit Beugebelastungen oder andere schnelle Manöver können vor allem bei jüngeren Menschen auf eine Bandscheibenpathologie hinweisen. Der Schmerz kann hier unmittelbar auftreten oder mit einer Latenzzeit von 12–24 h. Schmerzen mit einer zeitlichen Verzögerung sind oft entzündlicher Natur.

Symptomlokalisation

Die Lokalisation der Beschwerden ist nur bedingt hilfreich, da sich der übertragene Schmerz mehrerer Gelenke (siehe oben) überschneidet. Leistenschmerzen können so entweder lokal vom Hüftgelenk, der Symphyse oder dem SIG ausgelöst werden oder von den Gelenken der LWS übertragen werden. Die Lokalisation von Symptomen ist daher nur im Zusammenhang mit der Funktionsuntersuchung zu verwenden.

Schmerzintensität

Zur Bestimmung der Schmerzintensität eignet sich die Visuelle Analog-Skala (VAS).

Flaggen

Neben der Suche nach schwer wiegenden Pathologien (rote Flaggen, siehe oben) liegt ein Hauptaugenmerk auf der Identifikation von Faktoren, die den Krankheitsverlauf negativ beeinflussen und eine Chronifizierung fördern können. Diese verschiedenen Faktoren werden ebenfalls als Flaggen bezeichnet:

- Gelbe Flaggen fassen psychologische Einflussfaktoren zusammen
- Blaue Flaggen beschreiben die Situation am Arbeitsplatz
- Schwarze Flaggen umfassen die sozialrechtliche Situation (**Tab. 3.2**, Waddell 2004, Main und Spanswick 2000, Müller und Strube 2005)

Fallen in der Anamnese mehrere dieser Flaggen auf, so kann es insbesondere bei Therapieresistenz rat-

Tabelle 3.2 Weitere anamnestische Besonderheiten bei Patienten mit Rückenschmerzen

Gelbe Flaggen	*Blaue Flaggen*	*Schwarze Flaggen*
▪ „Rückenschmerz ist gefährlich“ ▪ Angst-Vermeidungs-Verhalten, Katastrophieren ▪ Soziale Isolation, depressive Verstimmung ▪ Passiver Copingstil ▪ Familiäre Konflikte	▪ Unzufriedenheit am Arbeitsplatz ▪ Subjektiv wahrgenommener (Zeit-)-Druck ▪ Keine Unterstützung von Kollegen ▪ Schwere körperliche Arbeit ▪ Firmenpolitik (Personalabbau)	▪ Finanzielle Absicherung im Krankheitsfall ▪ Anerkennung von Berufserkrankungen ▪ Berentung

sam sein, andere Professionen (z. B. Psychologen) hinzuzuziehen. Die Verwendung von speziellen Fragebögen hat sich bewährt, sie sind im Abschnitt Scores erwähnt (siehe S. 117).

Objektive Untersuchung

Inspektion

Bei der Inspektion werden Abweichungen in allen Ebenen notiert. Seitengleiche oder symmetrische Verhältnisse sind aber selbst bei beschwerdefreien Personen nicht zu erwarten. Die Befunde sind daher immer bei der Funktionsuntersuchung zu überprüfen. Behandlungsrelevanz zeigt insbesondere der akute Shift oder die schmerzbedingte Beugehaltung. Beide „Schonhaltungen“ deuten auf ein diskogenes Problem.

Palpation

Die Palpation ist ein Teil der Befunderhebung, der isoliert betrachtet nur eine geringe Aussagekraft besitzt. Aus der Stellung der Dornfortsätze diagnostische Schlüsse zu ziehen, ist nicht ratsam, da durch die individuelle Anatomie eine große Variationsbreite gegeben ist (Bogduk 2000). Mitunter ist es dem erfahrenen Therapeuten möglich, eine Stufenbildung wahrzunehmen und instabile Segmente zu identifizieren (Avery 1996).

Die Palpation muskulärer Strukturen kann auf den Schmerzgenerator hinweisen. Aus den Untersuchungen von Indahl et al. (1997) kann abgeleitet werden, dass Bandscheibenpathologien einen bilateralen plurisegmentalen Hartspann des M. erector spinae verursachen. Facettengelenkpathologien dagegen, zeigen nur eine segmentale unilaterale Reaktion. Bei Funktionsstörungen des SIG sind muskuläre Veränderungen an den gleichseitigen Mm. glutaeus maximus, quadratus lumborum und dem kaudalsten multifidus zu erwarten (Indahl et al. 1999).

Thermodiagnostik

Bei entzündlichen Pathologien (aktivierte Arthrose des Facettengelenks, interne Bandscheibenruptur, akuter Bandscheibenvorfall, SIG-Arthritis) kommt es zu einer umschriebenen Erwärmung der Haut über dem betroffenen Gelenk. Radikuläre Symptomatiken lassen sich auf der Haut auch im entsprechenden Dermatom nachweisen. Bei einer Reizung der Nervenwurzel ist das Dermatom, bedingt durch eine sympathikusgesteuerte Vasokonstriktion kühler. Bei einem kompletten Ausfall der Nervenwurzel ist das Dermatom durch die entstehende Vasodilatation wärmer. Reversible Funktionsstörungen (Blockierungen) gehen mit einer verminderten Hauttemperatur über dem betroffenen Gelenk einher (Engel 1980).

Funktionsuntersuchung

Die Funktionsuntersuchung umfasst zunächst die globalen Bewegungen der LWS. Beurteilt wird neben der Schmerzreaktion des Patienten die Bewegungsreichweite. Da es sich immer um Komplexbewegungen handelt, an denen die gelenkigen Verbindungen der Wirbelsäule, die Hüftgelenke und die Gelenke des Beckenringes beteiligt sind, ist weniger die absolute Reichweite interessant, sondern eher die Einschränkung, die sich aus den aktuellen Schmerzen entwickelt.

- Extension im Stehen.
- Flexion im Stehen.
- Lateralflexion nach rechts und links.

Die Bewegungstests sollten nach einer einmaligen Bestimmung des Bewegungsausmaßes wiederholt (10x) durchgeführt werden. Danach wird eine Neubewertung der Schmerzintensität, der Symptomlokalisation und der Bewegungsreichweite vorgenommen. Schnelle klinische Veränderungen sind deutliche Hinweise auf Bandscheibenpathologien und können durch das so genannte Zentralisationsphänomen offensichtlich werden. Eine genaue Beschreibung dieses Phänomens erfolgt im nächsten Kapitel.

Eine neurologische Untersuchung ist durchzuführen, wenn der Patient Beinschmerzen oder Sensibilitätsveränderungen und motorische Ausfälle angibt bzw. Veränderungen im motorischen Stereotyp auftreten (z. B. Fußheberschwäche während des Gehens, Becker et al. 2004, McKenzie und May 2003):

- 10 x Einbeiniger Zehenstand (Nervenwurzel S1)
- Fersengang (Nervenwurzel L5)
- Widerstandstest für M. tibialis anterior (Nervenwurzel L4)
- Widerstandstest für M. extensor hallucis longus (Nervenwurzel L5)
- Slump Test
- Nervendehnung (SLR und N. femoralis)
- Reflexe (Babinsiki, Patellarsehne, Achillsehne)
- Sensibilitätsüberprüfung (L4/L5/S1)

Um die Mitbeteiligung angrenzender Gelenke zu überprüfen, kann ein Schnelltest der Hüftgelenke und eine SIG-Provokation durchgeführt werden. Große Einschränkungen im Hüftgelenk können unter Umständen LWS-Pathologien aufrechterhalten. Eine Bestimmung des Bewegungsausmaßes ist daher sinnvoll (Hodges 2004). SIG-Provokationen können bei einer LWS-Pathologie falsch positiv sein. Der Befund des Schnelltests ist daher nur bei unklarem Beschwerdebild interessant.

- SIG-Provokationstest (Östgaard-Test siehe SIG)
- Flexion im Hüftgelenk (siehe Kap. 5)
- Innenrotation im Hüftgelenk (siehe Kap. 5)
- Außenrotation im Hüftgelenk (siehe Kap. 5)

Ziel der Funktionsuntersuchung ist es, erste Hinweise auf die betroffene Struktur zu gewinnen. Dieser Befund wird im Weiteren durch Zusatztests verifiziert.

Zusatztests / Zusatzuntersuchungen

Die Zusatztests für die verschiedenen Pathologien werden in den einzelnen Kapiteln besprochen. Zusatzuntersuchungen können bei Bedarf nach der Basisuntersuchung durchgeführt werden. Im Allgemeinen sind sie bei unspezifischen Rückenschmerzen nicht notwendig. Bei Therapieresistenz oder schwer wiegenden Befunden kommen bildgebende Verfahren wie Röntgen, MRT und CT zur Anwendung. Weniger häufig angewandte Methoden sind die provokative Diskographie oder ein Szintigramm. Um eine Nervenwurzel- oder Rückenmarksbeteiligung zu objektivieren, eignet sich die Messung der Nervenleitgeschwindigkeit oder das EMG. In seltenen Fällen kann zur Abklärung einer Mypopathie eine Muskelbiopsie notwendig werden. Systemische Erkrankungen können über Blutuntersuchungen genauer diagnostiziert werden.

Scores

Für das Phänomen Rückenschmerz werden eine Vielzahl von Fragebögen beschrieben. Folgende Verfahren können aufgrund ihrer leichten Handhabung empfohlen werden:

- *Roland & Morris Disability Questionnaire (Roland und Morris 1983):* Bezieht sich auf Funktionseinschränkungen und verändertes Verhalten ausgelöst durch Rückenschmerzen. Dieser Fragebogen liefert reliable und valide Werte und lässt sich sowohl innerhalb der Befunderhebung als auch zur Therapiekontrolle einsetzen.
- *Funktionsfragebogen Hannover – Rücken (Kohlmann und Raspe 1994):* Beschreibt die subjektiv erlebte Beeinträchtigung bei körperlichen Aktivitäten im Alltag.
- *Coping Strategies Questionnaire* (*Luka-Krausgrill, Wurmthaler und Becker 1994*): Bezieht sich auf allgemeine Schmerzbewältigungsstrategien.

3.2 Bandscheibe

„Where is the pain coming from?“ fragte 1987 Vert Mooney in der amerikanischen Wirbelsäulenzeitschrift Spine und diskutierte diverse Thesen zu den Ursachen von Rückenschmerzen. Seine Schlussfolgerung ist eindeutig und bis heute gültig geblieben: „I believe it's source, ultimately is in the disc“ („Ich glaube der Ursprung ist letztendlich innerhalb der Bandscheibe“, Mooney 1987, S. 759).

Selbstverständlich ist der Diskus nicht für alle Rückenschmerzen verantwortlich. Trotzdem scheint er bei einer großen Patientengruppe als Schmerzgenerator in Frage zu kommen. Schwarzer et al. (1994) ermittelten die relative Häufigkeit von symptomatischen Bandscheiben in einer Gruppe von chronischen Rückenpatienten. Bei 39% konnte durch eine Diskographie exakt der Schmerz reproduziert werden. Kuslich, Ulstrom und Michael (1991) konnten intraoperativ das große Schmerzpotenzial der Bandscheibe nachweisen. In ihrer Studie evaluierten sie durch sukzessive Anästhesie die schmerzauslösende Struktur bei stenotischen und Bandscheibenpatienten. Der Rückenschmerz der Patienten wurde am häufigsten von der Bandscheibe selbst produziert. Diese Ergebnisse verdeutlichen den hohen Stellenwert der Bandscheibe in der Therapie.

3.2.1 Anatomie

Makroskopisch betrachtet, besteht die Bandscheibe aus folgenden Strukturen:

- Nucleus pulposus (NP)
- Anulus fibrosus (AF)
- Vertebrale Endplatte (VEP)

Nucleus pulposus

Der Nucleus pulposus ist eine zähflüssige Masse, die nur in jungen Jahren klar von den äußeren Anteilen der Bandscheibe abzugrenzen ist. Später ist er fest mit ihnen verwachsen und der Übergang ist fließend. Nach extern schließt sich der innere Anulus fibrosus an. Er verbindet die beiden vertebralen Endplatten und seine kollagenen Fasern lassen sich in ihnen weiter verfolgen. Dadurch umschließt er den Nucleus pulposus annähernd wie eine Kapsel. Der äußere Anulus fibrosus bildet die Umrandung der Bandscheibe und verläuft zwischen den Epiphysenringen des Wirbelkörpers. Er weist keine Verbindung zur vertebralen Endplatte auf (Adams et al. 2002, **Abb. 3.1**).

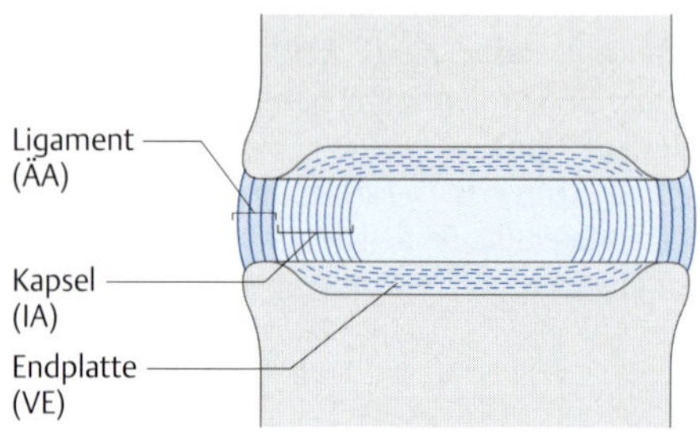

Abb. 3.1 Bestandteile des Diskus (Adams et al. 2002): Der äußere Anulus (ÄA) verbindet beide Epiphysenringe. Der innere Anulus (IA) verbindet beide VE und umschließt den Nukleus annähernd wie eine Kapsel. Die vertebrale Endplatte liegt dem Nucleus pulposus oben und unten auf, weist keine Verbindung zum ÄA auf.

Anulus fibrosus

Der Anulus fibrosus besteht aus ca. 15–25 Lamellen, die fast zirkulär um den Nucleus pulposus angeordnet sind. Deren Verlaufsrichtung wechselt in jeder 2. Lamelle. Die Winkel zwischen den Lamellen und der Vertikalen betragen ca. 65 °, sind aber großen individuellen Variationen unterworfen (Bogduk 2000). So können in Abhängigkeit von der Lokalisation der Lamellen und der Struktur (komplette oder inkomplette Lamellen) Winkel zwischen 0–90 ° gefunden werden (Marchand und Ahmed 1990). Die Fasern des inneren Anulus verlaufen dabei etwas steiler als die des äußeren Anulus (Gracovetsky, Farfan und Helleur 1985).

Der ventrale Anulus fibrosus ist deutlich stärker ausgeprägt als der dorsale, was entweder mit einer funktionellen Adaption oder schlicht mit anatomischen Gegebenheiten zu erklären ist. Putz (2005) verweist auf die anfallenden Scherkräfte bei Rotationsbewegungen. Das Drehzentrum liegt im dorsalen Teil der Bandscheibe, dadurch ist der ventrale Anulus fibrosus deutlich größeren translatorischen Kräften ausgesetzt. Um diese zu widerlagern, stellt die größere Gewebemasse eine sinnvolle Adaption dar. Marchand und Ahmed (1990) hingegen, machen die laminare Struktur des Anulus fibrosus dafür verantwortlich. Im posterolateralen Bereich kommt es zur Bifurkation von Anuluslamellen, die nach dorsal „einblättrig“ und nach ventral „zweiblättrig“ verlaufen. Die absolute Lamellenzahl ist dementsprechend in den anterioren und anteriolateralen Anteilen höher als im posterioren Anteil des Anulus fibrosus.

Vertebrale Endplatte

Die vertebrale Endplatte besteht aus einer 0,6–1 mm breiten Knorpelschicht. Während in jungen Jahren noch hyaline Anteile nachzuweisen sind, bestehen die vertebralen Endplatten bei Erwachsenen nur noch aus Faserknorpel. Die Verbindung der vertebralen Endplatte zur Bandscheibe ist stabiler als die Verbindung zum darüber oder darunter liegenden Wirbelkörper. Sie wird deshalb der Bandscheibe zugerechnet. Analog zum hyalinen Gelenkknorpel wird der Knochen, an dem die vertebrale Endplatte befestigt ist, als „subchondral“ bezeichnet (Bogduk 2000). Er weist multiple Kanäle auf, die die Ernährung der Bandscheibe ermöglichen (Urban, Stanton und Fairbank 2004).

Vergleich des Bandscheibengewebes

Vergleicht man die einzelnen Bestandteile der Bandscheibe mit anderen Geweben unseres Körpers, so ist der Nucleus pulposus dem Knorpelgewebe und der äußere Anulus fibrosus den Ligamenten zuzuordnen. Der innere Anulus fibrosus ist dagegen ein Mischgewebe. Dementsprechend enthält der Nucleus pulposus mehr Proteoglykane, speichert mehr Wasser und enthält weniger kollagene Fasern, die außerdem eher chaotisch ausgerichtet sind. Neben elastischen Fasern und Verbindungsproteinen dominieren hier kollagene Fasern vom Typ 2, die charakteristisch für Knorpelgewebe sind. Diese Matrixmoleküle werden von Chondroblasten produziert. Gegensätzliche Verhältnisse bestehen insbesondere im äußeren Anulus fibrosus. Hier dominieren kollagene Fasern vom Typ 1, die straff und geordnet verlaufen. Die Wasserbindung ist reduziert aufgrund des geringeren Gehalts an Grundsubstanz. Die einzelnen Matrixkomponenten werden von Fibroblasten synthetisiert. Die relative Zusammensetzung ist der **Tab. 3.3** zu entnehmen.

Tabelle 3.3 Einzelne Bestandteile der Bandscheibe (Bogduk 2000, Stokes und Iatridis 2005)

	Nukleus Pulposus	*Innerer Anulus fibrosus*	*Äußerer Anulus fibrosus*
Zelltyp	Chondroblasten	Chondroblasten/ Fibroblasten	Fibroblasten
Proteoglykane	<=65% (TG)	20–35%	10–20%
Kollagen	15–25% (TG)	40–75% (TG)	50–90% (TG)
Elastin	10% (TG)		10% (TG)
Wasser	75–90%	75–80%	60–75%
Gewebe	Faserknorpel	Mischgewebe	Ligamente

TG = Trockengewicht

Ligamente und Muskulatur

Auf der ventralen und dorsalen Seite stehen die Bandscheiben mit ligamentären Strukturen in Verbindung.

Lig. longitudinale anterius (LLA): Das LLA verbindet durch kurze Fasern die einzelnen Wirbelkörper miteinander. Längere Fasern ziehen auf der Vorderseite bis zum Sakrum (Leonhardt et al. 1987). Diese Fasern sind verschmolzen mit den sehnigen Ausläufern des Zwerchfells, die im thorakalen Übergang beginnen und sich nach kaudal fortsetzen (Adams et al. 2002).

Lig. longitudinale posterius (LLP): Dorsal befindet sich das LLP, welches schwächer und schmaler als das vordere ist. Im Bereich der Lendenwirbelsäule hat es eine rhombenförmige Gestalt, d. h. es dehnt sich auf Höhe der Bandscheiben nach lateral aus. Das LLP ist fest mit dem Anulus fibrosus verbunden und kann als dessen Verstärkung angesehen werden. Im Bereich der Wirbelkörper fehlt eine Verankerung am Knochen. Der Spalt wird von einem Venengeflecht ausgefüllt.

M. psoas major: Lateral inseriert der M. psoas major mit seinen Ursprungssehnen sowohl an den Seitenflächen der Wirbelkörper als auch direkt am Anulus fibrosus. Zwischen den beiden Anteilen des Muskels liegt der Plexus lumbalis eingebettet (Leonhart et al. 1987, Travell und Simons 2000).

Innervation

Nachdem die Innervation der Bandscheibe lange angezweifelt wurde, besteht mittlerweile kein Zweifel mehr, dass zumindest Anteile des Anulus fibrosus eine reichhaltige Nervenversorgung aufweisen.

Posterior dringen die Nerven ca. drei Lamellen tief in den Diskus ein. Auf der Vorderseite reicht die Innervation bis zur vierten bis siebten Lamelle (Fagan et al. 2003). Der Nucleus pulposus und der innere Anulus fibrosus bleiben dagegen aneural. Neben freien Nervenendigungen wurden auch komplexe Sensoren nachgewiesen, die den normalerweise vorhandenen Golgi-Organen oder Ruffini- und Pacini-Körperchen gleichen (Roberts et al. 1995, Cavanaugh 1995). Auch die vertebrale Endplatte ist innerviert. Sie erhält ihre Äste vom gut versorgten Knochen aus. Zusammen mit den Arterien bahnen sie sich ihren Weg durch den Knochen, um in der vertebralen Endplatte zu enden (Brown et al. 1997). Im Zentrum der Endplatte ist die Rezeptorendichte höher als in der Peripherie (Fagan et al. 2003). Ein großer Teil der Nervenendigungen wird bei normalen Bewegungen nicht aktiviert. Sie werden „silent Receptors" (schlafende Rezeptoren) genannt und werden erst durch die Ausschüttung von Entzündungsmediatoren wie Substanz P oder Phospholipase A2 aktiv (Cavanaugh et al. 1997). Die Afferenzen werden durch drei verschiedene Nervengeflechte ins Zentrum weitergeleitet (**Abb. 3.2**).

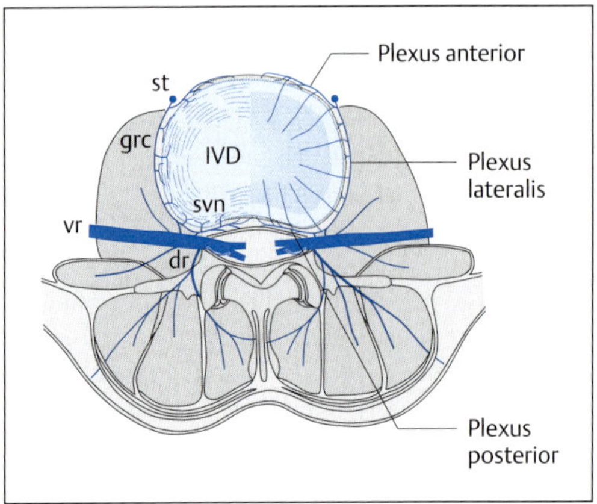

Abb. 3.2 Neurale Elemente der LWS im Querschnitt (Bogduk 2000): Truncus sympathicus (st), Intervertebral Disc (IVD, Bandscheibe), Ramus communicans griseus (grc), Ramus ventralis des Spinalnerven (vr), Sinuvertebralnerv (svn), Ramus dorsalis des Spinalnerven (dr).

Plexus anterior: Der Plexus anterior wird direkt von Fasern aus dem Truncus sympathicus sowie von wenigen Ästen des R. communicans griseus und der Rr. ventralis der Spinalnerven gespeist. Die Anteile beider Seiten verschmelzen auf dem Lig. longitudinale anterior zu einem dichten Nervengeflecht und penetrieren von dort die Bandscheibe (Stolker et al. 2005).

Plexus lateralis: Der laterale Teil der Bandscheibe wird größtenteils durch Abzweigungen aus dem R. communicans griseus versorgt. Diese ziehen vom Truncus sympathicus um die Konkavität des Wirbelkörpers (unter den Insertionen des M. psoas major) zum R. ventralis des Spinalnerven. Des Weiteren kommen direkte Äste aus den Rr. ventralis (Bogduk 2000).

Plexus posterior. Der Plexus posterior wird insbesondere durch den N. sinuvertebralis repräsentiert. Dieser Nerv wird ausführlich in der Literatur beschrieben und auch als R. von Luschka, R. meningeus oder R. recurrens bezeichnet. Er besteht aus Anteilen des R. ventralis und R. communicans griseus und zieht durch das Foramen intervertebrale in den Wirbelkanal zum Lig. longitudinale posterior (Faustmann 2004). Dort verbindet er sich mit den Ästen der kontralateralen Seite und bildet ein oberflächliches System, das deszendierende und aszendierende Äste aufweist. Es erstreckt sich so über mehrere Segmente. Ein tiefes System zieht durch das Lig. longitudinale posterior in den äußeren Anulus.

Die meisten Autoren beschreiben eine plurisegmentale Weiterleitung der Afferenzen aus der Bandscheibe (Ohtori et al. 2001, Solomonow et al. 1998). Imai, Hukuda und Maeda (1995) fanden dagegen für den posterioren Bereich der Bandscheibe ein „duales Netzwerk" im Lig. longitudinale posterior. Demnach wird nur das peridiskale Gewebe plurisegmental innerviert. Der posteriore äußere Anulus wird eher monosegmental versorgt. Konsequenterweise würde der referred Pain von diesem Areal auch nur in ein Dermatom übertragen werden, was für die Schmerzanamnese von Bedeutung wäre.

Sympathikus: Die Ursprungssegmente des sympathischen Nervensystems liegen im Rückenmark im Bereich des thorakolumbalen Übergangs. Bandscheibenläsionen in der unteren Lendenwirbelsäule können durch diese Verbindung einen übertragenen Schmerz in den Dermatomen L1–L2 auslösen (Yukawa et al. 1997).

Propriozeptive Reflexe: Indahl et al. (1997) stimulierten im Tierversuch die posterolaterale Bandscheibe L3-L4 und evaluierten die Reaktion der Mm. multifidi und longissimus bis L5. Afferenzen führten auch unterhalb L4 zu einer ausgeprägten Aktivierung dieser Muskeln. Diese Ergebnisse belegen, dass die Bandscheibe nicht nur in die Generierung einer schmerzhaften Schutzspannung involviert ist, sondern auch via propriozeptiver Reflexe in die Bewegungskoordination mit eingebunden ist.

3.2.2 Physiologie

Gefäßversorgung

Die Bandscheibe des Erwachsenen besitzt demnach neurale Elemente, ist jedoch so gut wie nicht mehr vaskularisiert. Bogduk (2000) beschreibt zwar kleine Äste aus den Metaphysialarterien des Wirbelkörpers, die in die äußerste Randzone des Anulus fibrosus eintreten, trotzdem gilt der Diskus spätestens ab dem 30. Lebensjahr als avaskulär. Ab dem 40.–50. Lebensjahr kommt es im Zuge fortschreitender Degeneration zur Revaskularisierung. Dieser Prozess verbessert zwar die Versorgung der Bandscheibe, verursacht aber durch die gefäßinnervierenden Nerven auch eine vermehrte Schmerzwahrnehmung (Sizer, Matthijs und Phelbs 2000).

Versorgung durch Diffusionsprozesse

Die Gefäße im subchondralen Knochen des Wirbelkörpers, die sich in direkter Nachbarschaft zur vertebralen Endplatte befinden, und die Durchblutung des peridiskalen Gewebes (z. B. M. psoas major), stellen somit für die physiologische Bandscheibe die einzige Nährstoffquelle dar. Von dort aus kommt es durch Diffusionsprozesse oder Flüssigkeitsverschiebungen zum Nahrungstransport (Nachemson et al. 1970, Rajasekaran et al. 2004, Selard, Shirazi-Adl und Urban 2003).

Kleinere Moleküle, wie Sauerstoff und Glukose, treten insbesondere durch Diffusion in die Bandscheibe ein, Metabolite, wie Laktat, verlassen sie auf diesem Weg. Ob und mit welcher Geschwindigkeit dies gelingt, hängt von diversen Einflussfaktoren ab (siehe Checkliste).

Checkliste

Einflussfaktoren der Diffusionsprozesse nach Bogduk (2000) und Adams et al. (2002)

- Konzentrationsgradient
- Widerstand der vertebralen Endplatte
- Widerstand Nucleus pulposus und Anulus fibrosus
- Länge der Diffusionsstrecke

Konzentrationsgradient

Teilchenbewegungen durch Diffusion sind nur entlang eines Konzentrationsgradienten möglich. Es kommt zu einer zielgerichteten Bewegung vom Ort der hohen Konzentration zum Ort der niedrigen Konzentration (Schmidt und Thews 1995). Dadurch kommt der Durchblutung der peridiskalen Gefäße und damit der Lendenwirbelsäule insgesamt eine Schlüsselposition zu. Besteht keine suffiziente Mikrozirkulation, oder sind dort keine Nährstoffe gelöst, entsteht kein Gradient und somit erfolgt kein Transport. Arteriosklerotische Veränderungen, Nikotinabusus und Vibrationen führen zu einer Einengung des Lumens der blutzuführenden Gefäße. Eine Assoziation zwischen diesen Faktoren und der Entwicklung von Rückenschmerz oder frühen Degenerationen ist daher nicht verwunderlich (Akmal et al. 2004, Urban 2002).

Ein allgemeines Ausdauertraining führt dagegen zu einer gesteigerten Mikrozirkulation im Bereich der VEP und der angrenzenden Muskulatur. Allerdings kommt es nur bei regelmäßiger und andauernder Belastung (>3 Monate) zu einer Adaption (Holm und Nachemson 1983).

Widerstand

Ein weiterer Widerstand entsteht durch die physiologische Ladung der einzelnen Matrixmoleküle (siehe Kap. 3.2.1). Die stark negativ geladenen Proteoglykane ziehen positiv geladene Moleküle wie Sauerstoff und Glukose an. Der Eintritt und Transport findet beschleunigt statt. Negativ geladene Chlorid- oder Sulfationen müssen dagegen einen weitaus höheren Widerstand überwinden und wählen daher den Weg über den weniger stark negativ geladenen Anulus fibrosus (Adams et al. 2002, Bogduk 2000).

Länge der Diffusionsstrecke

Über die Veränderung der Länge der Diffusionsstrecke nimmt die anguläre Stellung der Lendenwirbelsäule Einfluss auf die Ernährung. Flektiert sich ein Bewegungssegment, wird der posteriore Anulus fibrosus gedehnt, der anteriore komprimiert. Durch die Elongation verringert sich der radiale Durchmesser um 37% (Adams und Hutton 1986). Der Diffusionsweg verkürzt sich dadurch. Für die Extension bestehen umgekehrte Verhältnisse (**Abb. 3.3**, Adams et al. 2002).

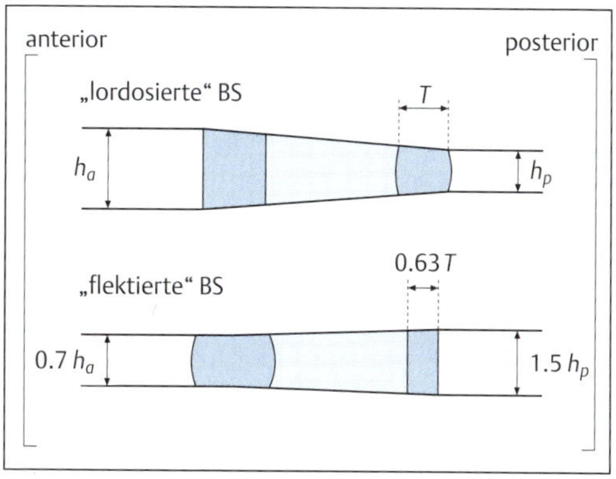

Abb. 3.3 Veränderung der Diffusionsstrecke durch anguläre Bewegung: In der Lordose wird der posteriore Anulus fibrosus komprimiert, der anteriore gedehnt. Die Kompression führt zu einer radialen Ausdehnung und damit zu einer Verlängerung der Diffusionsstrecke. In Flexion bestehen umgekehrte Verhältnisse. Länge der Diffusionsstrecke (T).

> *Alternierende Flexions- und Extensionsbewegungen (sprich die normale anguläre Bewegung der Lendenwirbelsäule) sind daher für optimale Diffusionsprozesse essenziell.*

Wasserbindungsfähigkeit und Flüssigkeitsverschiebungen

Große Matrixmoleküle oder Wachstumsfaktoren können die Bandscheibe durch einfache Diffusion nicht passieren. Sie benötigen Flüssigkeitsverschiebungen, um transportiert zu werden. Ob überhaupt und in welche Richtung sich Flüssigkeit verschiebt, hängt von folgenden Faktoren ab (siehe Checkliste).

Checkliste

Einflussfaktoren von Flüssigkeitsverschiebungen (Adams und Hutton 1983, Matthijs 2001, Adams et al. 2002)

- Mechanische Belastung (insbesondere Kompression)
- Status des „Dichtungsringes" Anulus fibrosus
- Wasseranziehungskraft der Grundsubstanz

Kompressionskräfte ausgelöst durch das Körpergewicht, zusätzliche Lasten und Muskelkontraktionen führen zu einer Flüssigkeitsverschiebung nach extern, wenn die Wasserbindung der Grundsubstanz und der „Dichtungsring" Anulus fibrosus überwunden werden. Welche Kräfte demnach eine Wasserverdrängung oder einen Rückfluss von Flüssigkeit bewirken, ist somit pauschal nicht zu beantworten, sondern vielmehr von der Zusammensetzung und qualitativen Struktur der Matrix des Individuums abhängig.

Die Wasserbindungsfähigkeit der Bandscheibe wird durch den Grundsubstanzgehalt determiniert. Da die Dichte von Proteoglykanen im Nucleus pulposus und im inneren Anulus fibrosus höher als im äußeren ist, kann dort, bedingt durch die elektrochemischen Anziehungskräfte (negative Ladung), auch mehr Wasser gebunden werden. Bei ausreichendem Wasserangebot führt diese physikalische Eigenschaft zu einem starken Schwellungsdruck, der durch den äußeren Anulus fibrosus begrenzt wird. Dieser ist als eine Art Dichtungsring zu sehen, der den Flüssigkeitsein- und ausstrom kontrolliert. Ein intakter Anulus fibrosus, der keine oder nur wenige Fissuren aufweist und der durch ein optimales Verhältnis von Kollagen und Grundsubstanz ein dichtes Netzwerk darstellt, verliert erstens langsamer und zweitens weniger Wasser. Ist das Netzwerk beschädigt oder weist einen Matrixverlust auf (zum Beispiel Immobilisation), kommt es schon nach kurzer Zeit zum Flüssigkeitsverlust. Adams et al. (1996) untersuchten den Flüssigkeitsverlust nach vierstündiger Belastung. **Tab. 3.4** zeigt die Ergebnisse.

Tabelle 3.4 Flüssigkeitsverlust von Bandscheiben nach 4 Std. Belastung (Adams et al. 1996)

Zustand der Bandscheiben	*Flüssigkeitsverlust (%)*
Gesund	12
Gealtert	15–20
Moderat degeneriert	25
Ausgeprägt degeneriert	80

Therapeutische Beeinflussung des Wassergehaltes

Fokussiert auf die Ernährung der Bandscheibe, ist ein Flüssigkeitsverlust positiv zu werten, wenn er von einem Flüssigkeitseinstrom gefolgt wird. Dieser wird von der Entlastung (Entfernung der externen Kompression) und der Anziehung der Matrix gesteuert. Beide Komponenten sind von eminenter Bedeutung und dürfen nicht getrennt voneinander betrachtet werden. Eine Entlastung bewirkt jedoch nicht immer einen Flüssigkeitseinstrom, insbesondere dann nicht, wenn die Matrixsynthese durch einen dauerhaften Bewegungsmangel so weit reduziert ist, dass die Anziehung für einen Flüssigkeitseinstrom nicht mehr ausreicht. Davon ausgehend kommen für eine dehydrierte Bandscheibe zwei unterschiedliche Mechanismen in Frage:

- Dauerhaft auftretende externe Kompressionsbelastungen verhindern eine Wasseraufnahme und führen zu einer Dehydrierung.
- Dauerhafter Bewegungsmangel reduziert die Matrixsynthese in der Bandscheibe und führt sekundär zu einer reduzierten Ansaugkraft und Dehydrierung.

In den letzten Jahrzehnten orientierten sich viele Therapieempfehlungen leider nur an der ersten These, d. h. durch entlastende Maßnahmen eine Flüssigkeitsaufnahme zu ermöglichen. Dass dies nicht immer gelingt, belegten Terahata et al. (1994). Unter Traktion kam es in ihrer Untersuchung im inneren Anulus fibrosus zu einem Flüssigkeitsverlust und zu einer verminderten Diffusion von Nährstoffen in den Nucleus pulposus.

Hupli, Heinonen und Vanharanta konnten 1997 indirekt den Nachweis für die zweite These erbringen. Sie führten mit chronischen Rückenschmerzpatienten ein intensives Trainingsprogramm durch, bestehend aus Krafttraining, Dehnen und arbeitsplatzbezogenen Maßnahmen. Die Trainingsdauer betrug 9 Wochen, ca. 5–6 h pro Tag und beinhaltete eine 4-wöchige stationäre Periode, während der die Veränderung der morgendlichen Körpergröße ermittelt wurde. Die Körperlängenmessung ist bei korrekter Durchführung ein verlässlicher Parameter für die Bestimmung der Höhe des Zwischenwirbelraumes. Nach 2,5 Wochen stationären Aufenthalts kam es im Mittel zu einer Höhenzunahme von 7,2 mm. Interessanterweise blieb der Wasserverlust über den Tag verteilt gleich und war abhängig von der Trainingsintensität. Die Wasseraufnahme nach dem Training veränderte sich dagegen. Offensichtlich bewirkten die Belastungsreize eine gesteigerte Matrixsynthese und damit eine höhere Wasserbindung.

Gelingt es nicht, die physiologischen Flüssigkeitsverschiebungen und Diffusionsprozesse zu ermöglichen, nehmen der Sauerstoffgehalt und die Glukosekonzentration ab. Die Laktatkonzentration steigt und das chemische Milieu wird immer saurer (pH-Wert sinkt). Abbauprodukte der Matrix können nicht mehr entfernt werden und anabole Stoffe wie Wachstumsfaktoren gelangen nicht mehr nach intern. Zunächst kommt es zu einem Funktionsverlust, d. h. die Matrixsynthese wird reduziert. In gleichem Maße werden Matrix degradierende Enzyme freigesetzt und der Grundsubstanzabbau setzt ein. Im schlimmsten Falle kommt es durch die metabolische Überlastung zum Zelltod, zur so genannten Apoptose (Bibby und Urban 2004, Urban, Stanton und Fairbank 2004).

Zusammenfassung

- *Diffusionsprozesse* in die Bandscheibe können durch folgende Maßnahmen optimiert werden:
  - Grundlagenausdauertraining (verbessert die Durchblutungs- und Ernährungssituation in und um die Bandscheibe und schafft dadurch einen Konzentrationsgradienten).
  - Minimierung von Risikofaktoren wie Rauchen.
  - Mobilisation in allen Ebenen (ermöglicht durch kurze Diffusionswege einen gleichmäßigen Nährstoffeintritt in die Bandscheibe).
- *Transport* durch Flüssigkeitsverschiebungen:
  - Grundsätzlich benötigt die Bandscheibe Flüssigkeitsverschiebungen nach extern und einen darauf folgenden Flüssigkeitseinstrom. Gelöste Nährstoffe und Wachstumsfaktoren werden dadurch in die Bandscheibe hineintransportiert, Metabolite und Debris aus der Bandscheibe herausbefördert.
  - Dehydrierte Bandscheiben (zu geringer Flüssigkeitseinstrom) können durch zu viel Belastung und durch zu wenig Belastung entstehen.
  - Patienten mit hohen Belastungen (arbeitsbedingt oder sportartspezifisch) sollten mehrmals täglich entlastende Stellungen einnehmen. Die Hyperextension in Bauchlage hat sich dabei in diversen Studien als optimale Position für eine schnelle Flüssigkeitsaufnahme herausgestellt (siehe Kap. 3.3.2, Stadiometrie, siehe Extensionsmobilisation der Lendenwirbelsäule, Magnusson et al. 1996, Magnusson, Pope und Hansson 1995). Je größer die Extensionsstellung des Segments desto schneller und höher ist auch der Flüssigkeitseinstrom. Die Extension kann sowohl gehalten (statisch, eventuell auch mit Unterlagerung) oder dynamisch (von der Nullstellung in Bauchlage in die Hyperextension) ausgeführt werden. Die Dauer der Übung sollte mindestens 5 Minuten betragen.
  - Patienten, die durch Entlastung und Bewegungsmangel eine dehydrierte Bandscheibe haben, müssen den „Pumpmechanismus" durch intensives Training wieder aktivieren. Es eignen sich sowohl intensive aerobe Belastungen wie Aerobic oder Jogging als auch ein Krafttraining mit und ohne Gerät. Der Trainingsbelastung sollten Entlastungsstellungen wie oben beschrieben folgen.

3.2.3 Biomechanik

Seit den ersten intradiskalen Druckmessungen an der Lendenwirbelsäule in den 60er Jahren sind Belastungsuntersuchungen in aller Munde (Nachemson 1960). Die Interpretation der Messergebnisse führte zu einschneidenden Veränderungen in der Nachbehandlung von Bandscheibenpatienten. Sitzverbote und Stehtische hielten Einzug in ihren Therapiealltag. Neue Untersuchungen brachten zum Teil konträre Ergebnisse im Vergleich zu den ursprünglichen und führen nun dazu, dass die gängige Praxis zumindest überdacht und gegebenenfalls neu bewertet werden sollte. Die Einordnung der Messergebnisse wird durch die zum Teil sehr unterschiedlichen Untersuchungsdesigns erschwert.

In der Vergangenheit wurden folgende Verfahren zur Belastungsuntersuchung an der Lendenwirbelsäule herangezogen (Wilke 2004):

- **Intradiskale Druckmessungen:** Ein Messsensor wird in die Bandscheibe eingeführt und der einwirkende Druck wird aufgenommen. In seltenen Fällen wurden die Versuche invivo durchgeführt (Sato, Kikuchi und Yonezawa 1999, Wilke et al. 1999, Örtengren, Andersson, Nachemson 1981), was aus ethischen Gründen verständlich ist. In-vitro-Versuche haben den Vorteil, dass eine große Anzahl von Präparaten untersucht werden kann (Adams et al. 2002, Panjabi et al. 1988).
- **Stadiometrie:** Genaue Längenmessung eines Wirbelsäulenabschnitts, bedingt durch die viskösen Eigenschaften der Gewebe. Insbesondere der Flüssigkeitsein- und ausstrom (De- und Rehydratation) bestimmen die Höhe der einzelnen Segmente.
- **Messungen mit Implantaten:** Messsensoren werden zum Beispiel an einem Fixateur externe oder

Fixateur interne angebracht und Belastungen indirekt aufgenommen.

- **Rechenmodelle:** Oftmals vereinfachte mathematische Berechnungen, deren Gültigkeit beschränkt ist. Die Ergebnisse sollten deswegen immer mit anderen Daten verglichen werden. Mittlerweile unterstützen EMG-Ableitungen der Muskulatur die Annahmen über muskuläre Kräfte. Zur Bestimmung der Verformung der Bandscheibe werden Finite-Elemente-Modelle benützt.

Intradiskale Druckmessungen

Um die Untersuchungsergebnisse besser einordnen zu können, empfiehlt es sich, zunächst zu klären, welche Komponenten die Druckhöhe beeinflussen können.

Checkliste

Faktoren des intradiskalen Drucks (mod. nach Matthjis 2001)

- Hydrostatischer Druck
- Körpergewicht
- Zusätzliche Lasten
- Muskelkräfte
- Anguläre Stellung des Segments
- Degeneration
- Matrixverlust durch Operation oder Immobilisation

Hydrostatischer Druck

Der intradiskale Druck wird zunächst von der Struktur der Bandscheibe selbst beeinflusst. Jede Flüssigkeit hat eine bestimmte Dichte und dementsprechendes Gewicht. Selbst bei völliger Entspannung der umliegenden Muskulatur oder Eliminierung des Körpergewichts wäre dieser hydrostatische Druck also nie bei null. Dies hat außerdem zur Folge, dass der Druck bei einer Flüssigkeitsaufnahme stark zunimmt. Wilke et al. (1999) konnten während einer siebenstündigen Nachtruhe eine Steigerung von ca. 140% im Vergleich zu den abendlichen Werten ermitteln.

Körpergewicht, zusätzliche Lasten und Muskelkräfte

Verstärkt werden diese „Ausgangswerte“ durch Lasten (Ekström et al. 2004): entweder durch das Gewicht unseres Körpers oberhalb des betreffenden Segments oder durch zusätzliche Gewichte wie eine Einkaufstasche, aber auch durch ein Trainingsgerät (zum Beispiel: Hantel). Ein Großteil der Druckkräfte wird durch die aktivierte Muskulatur generiert. Dies bedeutet, dass in entspannten Positionen, wie im angelehnten Sitz, der Druck in der Bandscheibe relativ gering ist, da Gleichgewichtsreaktionen minimiert sind und ein Teil des Körpergewichts an die Lehne abgegeben werden kann (insbesondere bei nach hinten geneigter Lehne). Demgegenüber produziert das rückenschulmäßige Sitzen durch die höhere Muskelaktivierung höhere Werte. Spitzenwerte treten während Aktivitäten auf, die eine intensive Muskelspannung erfordern. Beispiele hierfür sind das Tragen einer Getränkekiste oder Krafttraining (Caimi 1999, Wilke et al. 1999).

Anguläre Segmentstellung

Der Einfluss der angulären Stellung des Segmentes wurde insbesondere in der sagittalen Ebene untersucht. Flektiert sich das Bewegungssegment, werden sukzessive die dorsalen Anulusfasern und die übrigen passiven und aktiven Weichteile gedehnt. Neben einer Scherkraftkomponente entsteht dadurch eine Kompression der Bandscheibe und eine Erhöhung des intradiskalen Drucks (Wilke et al. 1999, Brinckmann, Frobin und Leivseth 2000). Interessanterweise gilt dies insbesondere für passive Bewegungen. Unter muskulärer Kontrolle war die Druckentwicklung unabhängig vom Flexionswinkel bei gleicher Kraftentwicklung der Muskulatur identisch (Wilke 1999, 2003, **Abb. 3.4**). Offensichtlich werden Scher- und Biegemomente von der die Wirbelsäule stabilisierenden Muskulatur in axiale Kompressionskräfte umgewandelt und der Einfluss der Flexion fällt geringer aus.

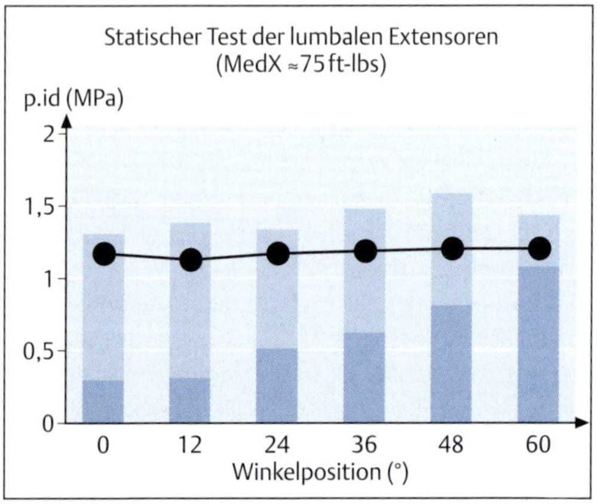

Abb. 3.4 Intradiskaler Druck mit und ohne muskulärer Kontrolle (Wilke et al. 1999): heller Säulenteil = intradiskaler Druck unter muskulärer Kontrolle, dunkler Säulenteil = intradiskaler Druck ohne muskuläre Kontrolle (passive Flexion), schwarze Punkte = willkürliche Kraftentwicklung (75 ft-lbs).

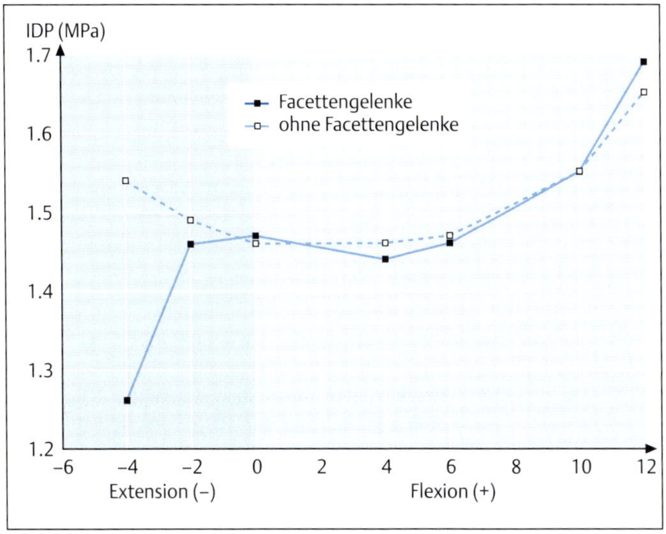

Abb. 3.5 Intradiskaler Druck in Abhängigkeit von der Gelenkstellung (Adams et al. 2002): In Extension reduziert sich der Druck durch die Gewichtsübernahme der Facettengelenke (dunkle Vierecke). Werden die Facettengelenke entfernt, steigt der Druck genauso an wie in Flexion durch die Elongation der ventralen Ligg. (helle Vierecke).

In Extension kommt es zu einer Gewichtsübernahme durch die Facettengelenke (Magnusson, Pope und Hansson 1995, Adams und Hutton 1980, Magnusson und Hansson 1994). Dies bedeutet nicht, dass die Kompressionsbelastung insgesamt reduziert wäre. Lediglich die druckaufnehmende Fläche vergrößert sich durch den Kontakt des Proc. articularis inferior auf dem Proc. articularis superior. Entscheidend für die Druckübernahme ist dabei die Bandscheibenhöhe (je geringer, desto größer ist die Übernahme) und das Ausmaß der Lordose. In moderater Extension ist keine Entlastung zu erwarten (Yang und King 1984, Adams 2002 et al., **Abb. 3.5**).

Die bis jetzt beschriebenen Untersuchungsergebnisse beziehen sich allesamt auf den Druck im Zentrum der Bandscheibe. Eine Aussage über die Druckverteilung innerhalb der einzelnen Komponenten oder über die Druckspitzen im vorderen und hinteren Teil lassen sie nicht zu. In einer gesunden Bandscheibe ist das Druckverteilungsdiagramm durch einen breiten funktionellen Nucleus pulposus geprägt. Dies bedeutet, dass der Druck im Zentrum gleichmäßig über die gesamte Masse des Nucleus pulposus verteilt wird. Im angrenzenden inneren Anulus fibrosus besteht das Druckmaximum, der äußere Anulus fibrosus ist normalerweise ohne Druckbelastung. Davon ausgehend ist der Druck in moderater Flexion des Bewegungssegments (Wirbelkörper stehen gerade übereinander) zwischen dem inneren Anulus fibrosus und dem Nucleus pulposus am besten ausgeglichen. In Extension nähern sich die dorsalen Anteile des Wirbelkörpers bedingt durch die Konkavität der Lordose an und der posteriore Anulus wird vermehrt belastet (Adams et al. 2002, **Abb. 3.6a–b**).

Degeneration

Degenerierte Bandscheiben weisen im Zentrum einen stark reduzierten Druck auf. Matrix- und Wasserverlust führen dazu, dass die Kompressionsbelastung nicht mehr durch die flüssigen Anteile des Nucleus pulposus und des inneren Anulus fibrosus aufgenommen werden, sondern sofort der äußere Anulus fibrosus mit einbezogen wird. Die flüssige Phase ist insgesamt reduziert und die Belastung wird weniger durch das Flüssigkeitspolster, sondern früher über die festen Matrixbestandteile übertragen (solide Phase). Einzelne Anteile des Anulus werden dadurch abhängig vom Degenerationsgrad punktuell belastet (siehe kleine Pfeile in **Abb. 3.6a–b**, Adams et al. 1993, McNally et al. 1996, Lee et al. 2004).

Matrixverlust durch Operationen

Das gleiche Phänomen kann nach Diskektomien beobachtet werden. Werden Anteile des Nucleus pulposus entfernt, sinkt der Druck proportional zur Menge des entfernten Gewebes. In gleichem Maße nimmt aber die Belastung des Anulus fibrosus zu, d. h. die auftretenden Kompressionskräfte werden innerhalb des Segmentes anders verteilt (Brinck-

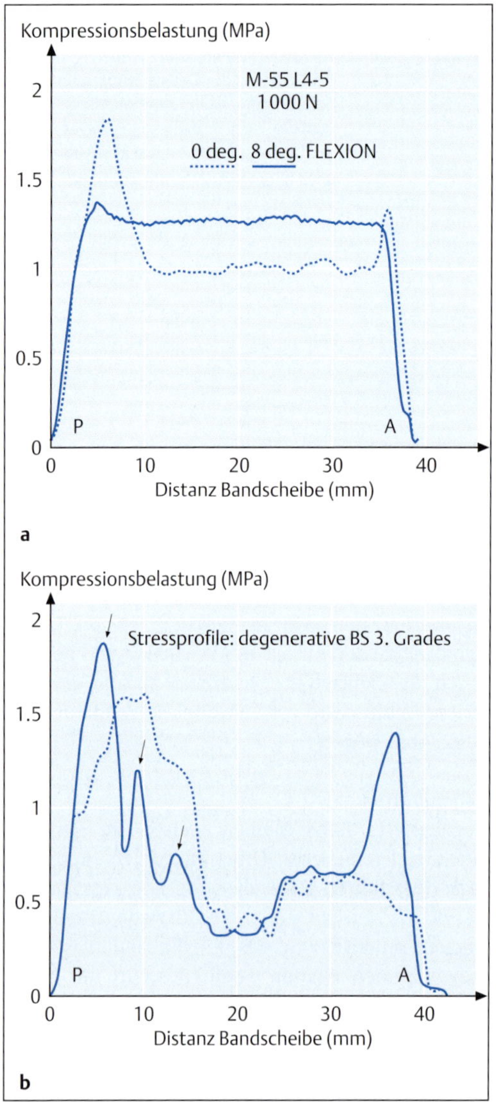

Abb. 3.6a–b Intradiskale Druckverteilung innerhalb einer Bandscheibe. **a** In Flexion besteht eine ausgeglichene Druckverteilung, in Extension bestehen Druckspitzen insbesondere am posterioren (p) Anulus. **b** Degeneration führt zu einer gestörten Druckverteilung innerhalb der Bandscheibe. Die Belastungsübernahme auf den Nucleus pulposus ist vermindert, der Anulus trägt die Kompressionskräfte.

mann und Grootenboer 1991, Castro, Jerosch und Brinckmann 1992, Zöllner et al. 1999a).

Zusammenfassend kann festgehalten werden, dass der intradiskale Druck eine Messgröße darstellt, die durch mehrere Komponenten beeinflusst wird. Die Höhe des Drucks allein ist noch kein Parameter für die Schädlichkeit einer Belastung (Caimi 1999). Ganz im Gegenteil, ein niedriger zentraler Bandscheibendruck stellt geradezu ein pathologisches Merkmal degenerierter oder operierter Bandscheiben dar (Brinckmann und Grootenboer 1991). Die muskuläre Komponente bei der Druckgeneration ist dabei nicht hoch genug zu bewerten und diverse Autoren betrachten den intradiskalen Druck lediglich als Beiwerk stabilisierender Kräfte. „Ein durch Muskelkraft erzeugter Druck repräsentiert die Stabilität des Bewegungssegments" (Neef, Wilke und Caimi 1999, S. 283).

Leider wurden die Messergebnisse in der Vergangenheit geradezu missbraucht. Hohe Druckwerte wurden automatisch mit bionegativen Reizen gleichgesetzt. Empfehlungen wurden fast ausschließlich für Belastungen ausgesprochen, die niedrige Druckwerte produzieren. Problematisch wird diese Interpretation insbesondere dann, wenn ein „heilendes" Krafttraining die gleichen Druckwerte produziert wie ein „potenziell schädigender" Hebevorgang. Diese Tatsache ist weder rational noch mit biomechanischen Berechnungen zu erklären.

Die maximalen Belastbarkeitsgrenzen für Kompressions- und Scherkräfte des Bewegungssegments unterscheiden sich deutlich. Offensichtlich ist die Bandscheibe geradezu prädestiniert, Kompressionskräfte zu absorbieren. Scherkräfte dagegen produzieren schon bei geringen Werten bionegative Belastungen. Aus diesem Grund wird folgende Schlussfolgerung gezogen:

> *Muskulär produzierte Kompressionskräfte produzieren einen hohen intradiskalen Druck. Dadurch nimmt die Steifheit des Bewegungssegments zu und es entsteht ein stabileres Segment bei geringeren Scherkräften.*

Dem schließen sich Gracovetsky et al. an: „The criterion of action is still the desire to minimize the shear at the intervertebral joint." Das Hauptkriterium bei Tätigkeiten ist noch immer der Wunsch, die Scherkräfte auf das Intervertebralgelenk zu minimieren, Gracovetsky, Farfan und Helleur 1980, S. 320).

Stadiometrie

Flüssigkeitsverschiebungen aus der und in die Bandscheibe verändern die Körperlänge. Ob und in welchen Zeiteinheiten sich Flüssigkeit bewegt, bestimmen:

- (Kompressions-) Kräfte, die auf das Bewegungssegment einwirken
- Ansaugkraft der Matrix.
- Zustand des Dichtungsrings Anulus fibrosus (siehe Kap. 3.2.2 Ernährung)

Dieses Phänomen wurde über den Tag verteilt und im Zusammenhang mit verschiedenen Aktivitäten untersucht. Im Allgemeinen wird folgender Ansatz verfolgt:

Je größer die Belastung, desto größer der Flüssigkeitsverlust und die Verformung der Bandscheibe.

Dieser zugegebenermaßen relativ einfache Ansatz wird durch die Untersuchungsergebnisse unterstützt. Althoff et al. (1992) verglichen die Veränderung der Körperlänge im Stand mit verschiedenen Sitzpositionen. Grundsätzlich war eine Längenzunahme im Sitzen unabhängig von der Sitzhaltung zu beobachten (**Abb. 3.7**).

Diese Ergebnisse belegen, dass der wichtigste Einflussfaktor für eine Verdrängung von Flüssigkeit die muskuläre Aktivität ist (neben der Last durch das Körpergewicht). Wird das Körpergewicht an eine nach hinten geneigte Lehne abgegeben, sinkt nicht nur die Last, sondern auch die Aktivierung der stabilisierenden Muskulatur. Die Zunahme der Körpergröße ist dementsprechend am stärksten ausgeprägt.

Scheinbar konträre Ergebnisse ermittelten Magnusson und Hansson (1994), Magnusson et al. (1996) und Magnusson und Pope (1997). In ihren Untersuchungen nahm die Körperlänge im Sitzen grundsätzlich ab. Dies ist nicht im Widerspruch zu Althoff et al. (1992) zu sehen, sondern lediglich durch ein anderes Untersuchungsdesign zu erklären. Ihre Patienten konnten sich vor der Präzisionsmessung eine gewisse Zeit hinlegen und dadurch Flüssigkeit aufnehmen. Diese wurde im anschließenden Sitzen wieder verdrängt. Beide Ergebnisse zusammen bestätigen die oben aufgestellte Formel. Für alltägliche Aktivitäten bedeutet dies eine zunehmende Belastung vom Liegen über das Sitzen zum Stehen.

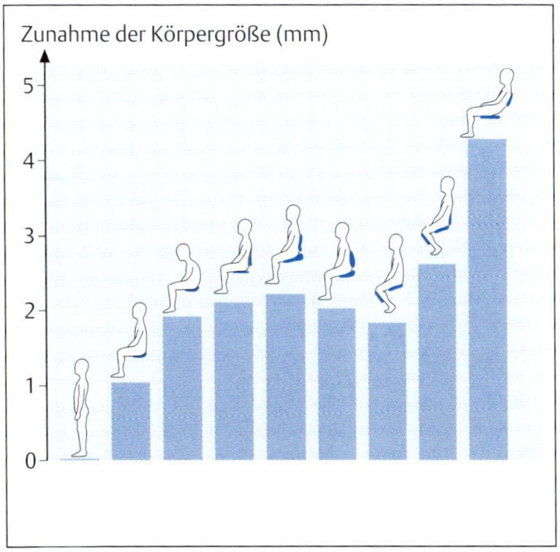

Abb. 3.7 Zunahme der Körpergröße in Abhängigkeit von der Sitzposition: Die Werte wurden im Vergleich zum aufrechten Stand ermittelt. Je größer die Unterstützungsfläche (z. B. durch eine Lehne oder Fußstütze) und je geringer die muskuläre Aktivität, desto größer ist der Längengewinn (Brinckmann Frobin und Leivseth 2000, nach Althoff et al. 1992).

Eingeschränkte Beweglichkeit und Traumagefahr durch gut hydrierte Bandscheiben

Ob eine Längenzunahme klinisch und biomechanisch immer positive Wirkung verursacht, muss aber bezweifelt werden und hängt primär von der Pathologie und dem Wassergehalt der Bandscheibe ab. Eine gut hydrierte Bandscheibe mit einem intakten Dichtungsring hält das gesamte Bewegungssegment auf Vorspannung und drückt die beiden vertebralen Endplatten förmlich auseinander (**Abb. 3.8**).

Die Vorspannung verursacht eine erhöhte Steifheit und damit eine Bewegungseinschränkung in allen Ebenen. Die Bewegungsamplitude in die Flexion verringert sich um 2–3 ° pro Segment im Vergleich zur abendlichen Mobilität (Adams et al. 1990). Durch den Flüssigkeitseinstrom verringert sich nicht nur die Beweglichkeit, sondern es erhöht sich auch der intradiskale Druck. Sensibilisierte freie Nervenendigungen im Anulus fibrosus oder der vertebralen Endplatte könnten dadurch aktiviert werden. Dies könnte die morgendliche Schmerzzunahme mancher Bandscheibenpatienten erklären.

Des Weiteren sind gut hydrierte Bandscheiben gerade bei hohen Kompressionsbelastungen in Kombination mit angulären Bewegungen anfälliger für akute Traumen. Adams et al. (1990) konnten bei fast 50% ihrer Präparate akute Bandscheibenvorfälle erzeugen. Nach einer längeren Belastung und einem dementsprechenden Flüssigkeits- und Höhenverlust war dies nur noch vereinzelt möglich. In einer prospektiven Studie, in der in den ersten zwei Stunden nach dem Aufstehen Beugebelastungen stark reduziert wurden, sank die Anzahl der Schmerztage und die Schmerzintensität im Vergleich zur Kontrollgruppe signifikant (Snook, Webster und Gorry 2002).

Trotz dieser Einschränkungen ist ein gut hydrierter Nucleus pulposus grundsätzlich anzustreben, da nur so Kompressionskräfte vom Nucleus pulposus aufgenommen werden können und in Dehnungskräfte auf den Anulus fibrosus übertragen werden. Des Weiteren werden die Facettengelenke vor überproportionalen Belastungen bewahrt.

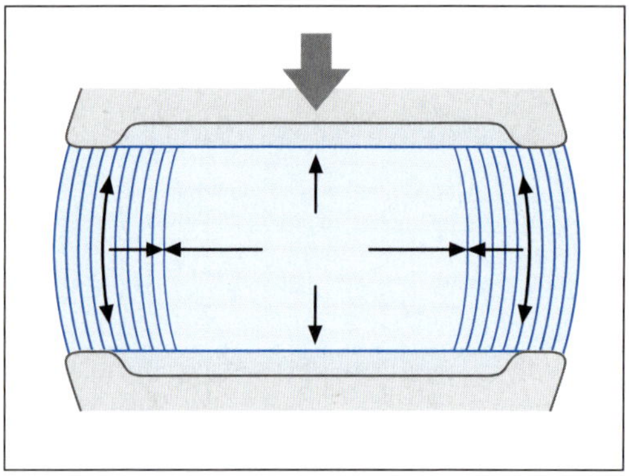

Abb. 3.8 Longitudinale Mechanik der Bandscheibe: Kompressionskräfte werden über die vertebrale Endplatte auf den Nucleus pulposus übertragen. Der Nucleus pulposus und die gebundene Flüssigkeit möchten sich nach allen Seiten ausdehnen. Die Anulusufasern verhindern eine Ausdehnung des Nucleus pulposus und bilden ein Widerlager. Dadurch entsteht eine,die Wirbelkörper separierende Kraft, welche die Höhe des Zwischenwirbelraums erhält.

Messung an Implantaten und Rechenmodelle

Die Messergebnisse dieser Methode decken sich im Wesentlichen mit denen der intradiskalen Druckmessung und werden aus diesem Grund hier nicht weiter diskutiert (Rohlmann 2004). Die Rechenmodelle werden aus den bereits genannten Gründen ebenfalls nicht weiter ausgeführt (siehe S. 124).

Zusammenfassung

- Die beschriebenen Methoden sind für die Belastungsbestimmung der Bandscheibe geeignet und liefern verlässliche Werte.
- Der intradiskale Druck wird von diversen Einflussfaktoren bestimmt (siehe oben). Die Höhe des Drucks liefert keine Informationen über die Schädlichkeit einer Belastung. Bei stabilisierenden Maßnahmen und einer Flüssigkeitsaufnahme steigt der intradiskale Druck, im Gegensatz dazu sinkt er durch Immobilisation, Degeneration, Flüssigkeitsverlust und verminderte Belastung. Die Druckwerte sind nicht grundsätzlich mit einer Wertung zu belegen, sondern indikationsspezifisch auf den Patienten anzuwenden (**Abb. 3.9**)
- Übersteigen externe und interne Kräfte die Anziehungskraft der Matrix und den Dichtungsring Anulus fibrosus wird Flüssigkeit verdrängt und die Bandscheibe verformt sich viskoelastisch. Wirken niedrige Kompressionskräfte auf das Segment, bewegt sich Flüssigkeit nach intern. Beide Prozesse sind für die Ernährung, Stabilität und Mobilität essenziell und indikationsspezifisch zu induzieren (**Abb. 3.10**).

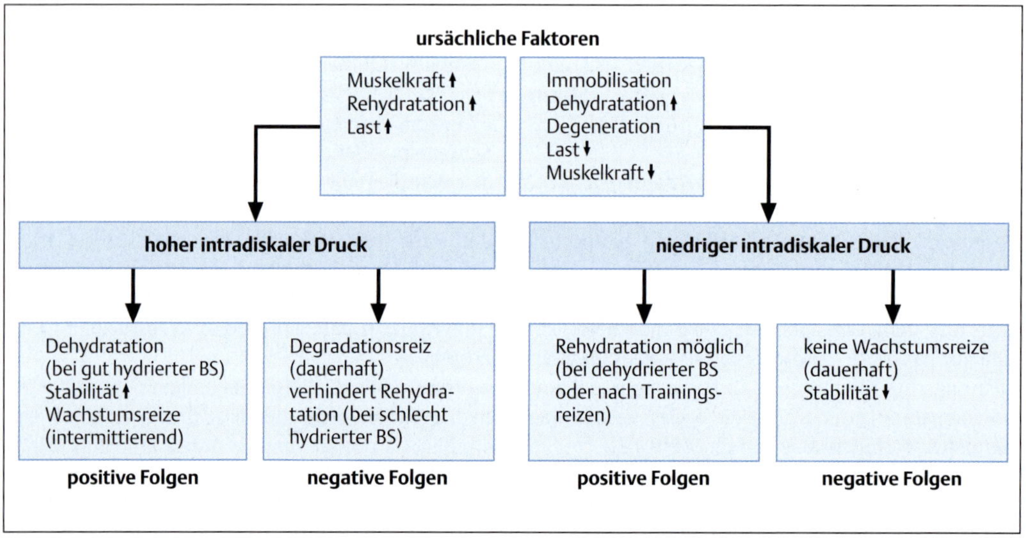

Abb. 3.9 Intradiskaler Druck.

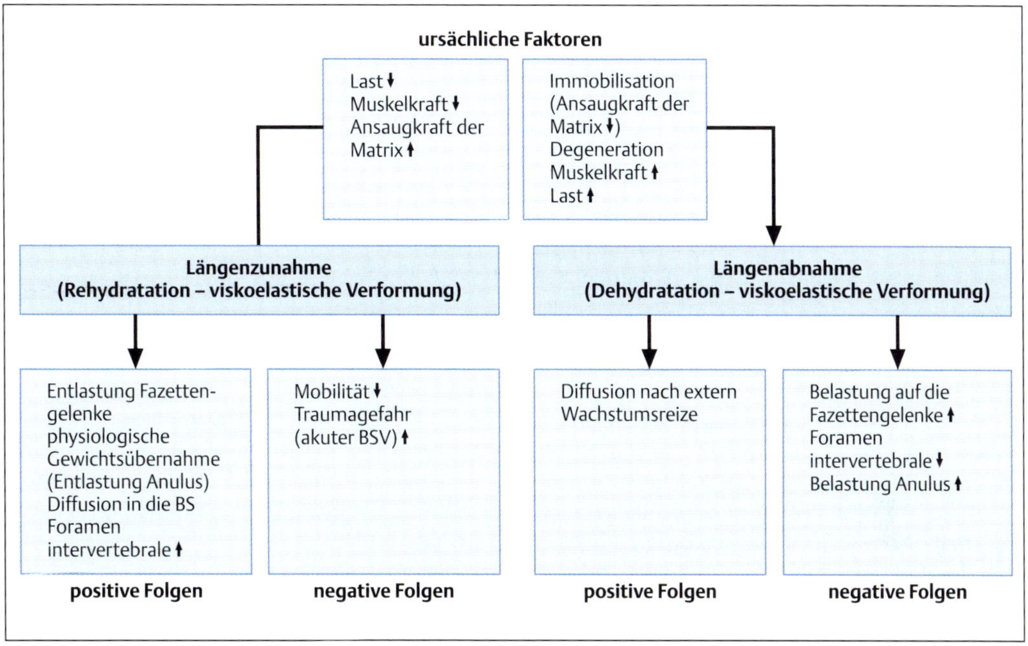

Abb. 3.10 Re- und Dehydratation.

3.2.4 Physiologisches Altern versus Degeneration

Die Trennung zwischen diesen beiden Begriffen fällt schwer, da sie in der Literatur selten vollzogen wird. Trotzdem ist eine Unterscheidung wichtig, denn während der „normale" Alterungsprozess kaum mit Rückenschmerzen korreliert, werden moderate bis deutliche Assoziationen von Degeneration und Rückenschmerz bzw. Ischialgien beschrieben (Urban und Roberts 2003, Videman et al. 2003).

Altersbedingte Veränderungen

Im Nucleus pulposus kommt es zu einer reduzierten Matrixsynthese. Es werden weniger und kleinere Proteoglykane produziert. Die Wasserbindungsfähigkeit und der Wassergehalt verringern sich dadurch. Des Weiteren nimmt die Synthese von Kollagen Typ 2 ab, was von einer vermehrten Produktion des Kollagens Typ 1 kompensiert wird. Im Anulus fibrosus dagegen nimmt der Kollagengehalt zu oder bleibt zumindest konstant. Die einzelnen Fasern werden dicker und sind durch zusätzliche Cross-links besser stabilisiert (Roughley 2004, Urban und Roberts 2003, Ito, Aebi und Alini 2002). Insgesamt wird der Diskus steifer, trockener und fibröser, die Fähigkeit einen suffizienten intradiskalen Druck zu produzieren ist reduziert und die maximalen Belastbarkeitsgrenzen sinken (Iatridis et al. 1997). Trotz dieser Veränderungen ist der Nucleus pulposus sehr wohl in der Lage, Kompressionskräfte aufzunehmen und in Dehnungskräfte auf den Anulus Fibrosus zu übertragen. Die grundsätzliche biomechanische Funktion bleibt also erhalten und ist lediglich in ihrer Quantität reduziert (Adams et al. 2002).

Getriggert wird die verringerte Syntheseleistung der Bandscheibenzellen möglicherweise durch Veränderungen in der vertebralen Endplatte. Die Kanäle, welche die Ernährung der inneren Bandscheibenregion gewährleisten, kalzifizieren und obliterieren zusehends (Ito, Aebi und Alini 2002).

Die Nährstoffversorgung ist dadurch herabgesetzt und neben den mechanischen Veränderungen ist die Bandscheibe nun einer chemischen Belastung ausgesetzt. Die Zellen werden gezwungen, mit weniger Sauerstoff auszukommen und eine Akkumulation von Metaboliten ist unvermeidbar. Der pH-Wert nimmt ab und eine Übersäuerung des Gewebes ist die Folge. Ein Zelluntergang (Apoptose) ist in diesem Zusammenhang nicht auszuschließen (Bibby und Urban 2004).

Altersbedingte Veränderungen resultieren in einer verringerten mechanischen Belastbarkeit und einer reduzierten metabolischen Reaktionsbereitschaft auf Mikrotraumatisierung. Die Degeneration der Bandscheibe kann dadurch begünstigt werden, muss aber nicht zwangsläufig aus ihnen entstehen. Altersbedingte Veränderungen können als Prädisposition für die Degeneration angesehen werden.

Degeneration

Frakturen des subchondralen Knochens oder Veränderungen am hyalinen Knorpel der vertebralen Endplatte selbst stellen die ersten Anzeichen einer Degeneration dar (Weißkopf et al. 2004). Dieser Umstand hat für die Bandscheibe sowohl chemische als auch mechanische Folgen.

Die Einblutung in den Bandscheibenraum verursacht eine Autoimmunreaktion, die im besten Fall einen Funktionsverlust der Zellen verursacht. Im schlimmsten Fall kommt es zum Zelluntergang. Die Ernährung der Bandscheibe wird empfindlich gestört, da der Hauptdiffusionsweg zunächst blockiert ist. Es ist nicht mit einer vollständigen Regeneration zu rechnen, sondern mit einer Defektheilung und somit muss eine dauerhafte Minderversorgung der Bandscheibe in Kauf genommen werden. Die dadurch ausgelöste metabolische Belastung (Azidose) hemmt die Synthese und fördert den Abbau.

Beide Faktoren führen zu einem ausgeprägten Matrixverlust, der die Wasserbindung reduziert. Der Nucleus pulposus verliert so seine Fähigkeit, Kompressionskräfte aufzunehmen und der Anulus fibrosus wird immer mehr als gewichtstragende Struktur miteinbezogen. Die reduzierte Belastung im Nucleus pulposus einerseits und die ungewohnte überproportional hohe Kompressionsbelastung im Anulus fibrosus andererseits bewirken einen weiteren Matrixabbau. Während im Zentrum eine durch fehlende Belastungsreize induzierte Hemmung des anabolen Systems vorherrscht, dominiert in der Peripherie eine durch die Überbelastung verursachte Aktivierung des katabolen Systems. Die Anulusfasern halten der ungewohnten Belastung nicht Stand, kollabieren und beugen sich nicht wie gewohnt nach außen, sondern nach innen (**Abb. 3.11b**, Adams et al. 2002).

Es kommt dabei zu traumatischen Verletzungen im inneren und äußeren Anulus fibrosus, zu so genannten Fissuren. Entsprechend der Lokalisation werden unterschieden:

- Zirkumferenzielle Fissuren („Delamination“: Spaltung der Lamellen des Anulus fibrosus in der transversalen Ebene ohne Kontakt zum Nucleus pulposus).
- Randfissuren (Avulsion des Anulus fibrosus am Wirbelkörper).

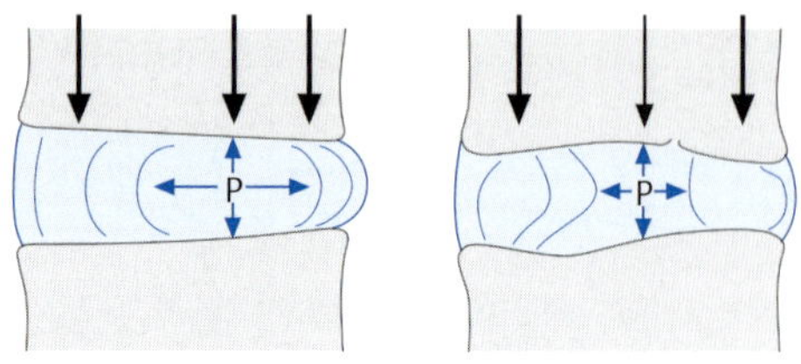

Abb. 3.11 **a** Physiologische Neigung der Anulusfasern. **b** Kollaps der Anulusfasern beim degenerierten Diskus (Grad 3, Adams et al. 2002). Die nach innen kollabierten Fasern sind deutlich zu erkennen.

- Radiale Fissuren (vom inneren Anulus fibrosus beginnend, bahnen sie sich ihren Weg in die Peripherie und ermöglichen eine Verlagerung von Nukleusmaterial).

Die Heilungstendenzen sind im inneren Anteil minimal. Entlang der verbleibenden Fissuren kommt es zu einer neuralen und vaskulären Invasion bis ins Zentrum (Coppes et al. 1997, Moore et al. 1996). Im äußeren Anteil kommt es zu einer suffizienten Versiegelung mit einem stabilen Narbengewebe (Hampton et al. 1989, siehe Kap. Wundheilung Bandscheibe). Auch im Bereich der vertebralen Endplatte führt der Heilungsvorgang zu einer verstärkten Vaskularisation. Die Endothelwände sind gut innerviert und beinhalten schmerzempfindliche Neurotransmitter (Weisskopf et al. 2004, Brown et al. 1997). Alles in allem entwickelt sich die Bandscheibe zu einer überproportional gut vaskularisierten und innervierten Struktur und wird als Schmerzgenerator immer wahrscheinlicher. Für Aufsehen sorgte die Studie von Boos et al. (2002), die die degenerativen Veränderungen in Abhängigkeit vom Lebensalter untersuchten. Schon in der ersten Lebensdekade konnten sie zum Teil erhebliche Veränderungen feststellen, die immer durch eine reduzierte Versorgungslage eingeleitet wurden. Die degenerativen Veränderungen in der Bandscheibe sind schematisch in **Abb. 3.12** zusammengefasst.

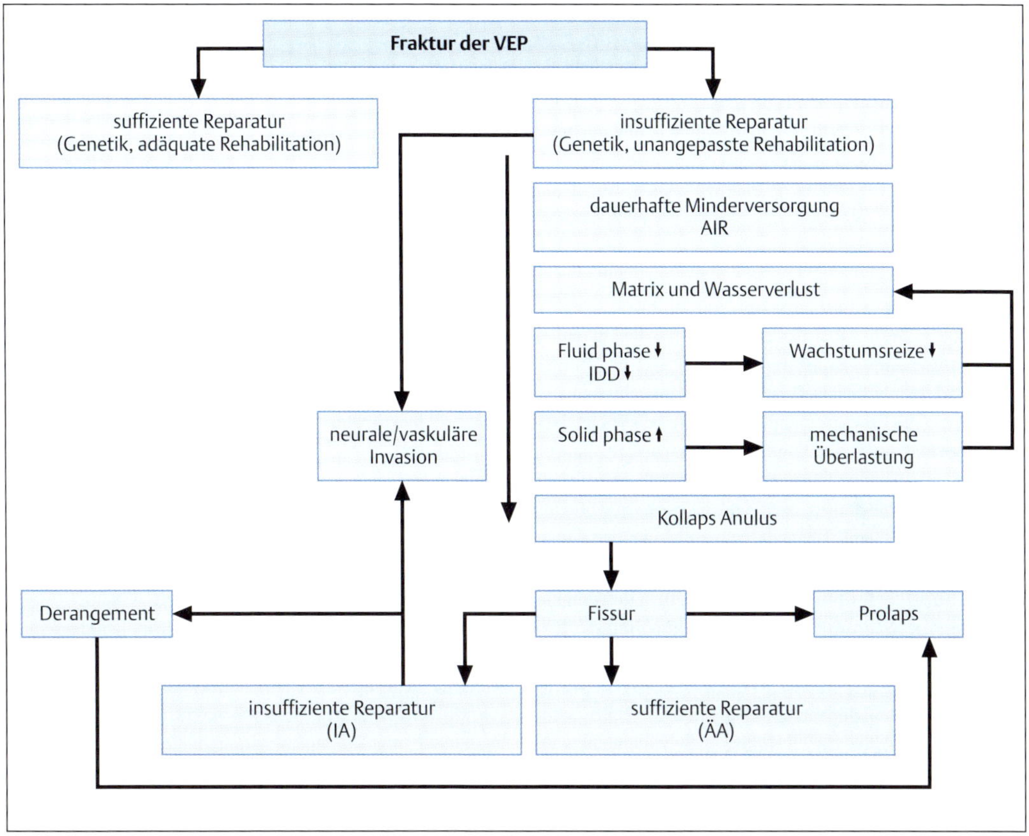

Abb. 3.12 Schematischer Ablauf degenerativer Veränderungen der Bandscheibe. AIR = Autoimmunreaktion, IA = innerer Anulus, ÄA = äußerer Anulus.

Risikofaktoren der beschleunigten Degeneration

Verzweifelt versuchte man in den letzten Jahrzehnten Arbeiten, Haltungen oder sportliche Belastungen zu identifizieren, die in einer beschleunigten Degeneration resultieren. Die Ergebnisse waren uneinheitlich und entmutigend zugleich. Erst durch die immensen Fortschritte in der Gentechnologie konnte in den letzten Jahren der wichtigste Risikofaktor überhaupt evaluiert werden. Demnach können bis zu 70% der degenerativen Bandscheibenprozesse durch genetische Faktoren erklärt werden (Adams et al. 2002). Insbesondere Veränderungen und Mutationen folgender Gene sind mit einer beschleunigten Degeneration assoziiert:

- Vitamin-D-Rezeptor-Gen
- Kollagen-Gen Typ 1, 2, 9
- Aggrekan-Gen
- Gene, die am enzymatischen Abbau der Bandscheibenmatrix beteiligt sind (Battie und Videman 2004, Urban und Roberts 2003, Roughley 2004)

Diese Prädisposition wird zu einem gewissen Maß von mechanischen und chemischen Faktoren moduliert. Chemische Einflussfaktoren beziehen sich auf:

- Lebensstil (Rauchen, Ernährung)
- Erkrankungen des Herz-KreislaufsSystems (Arteriosklerose).
- Bindegewebserkrankungen, die allesamt in der Lage sind, die Ernährung oder die Durchblutungssituation in und um die Bandscheibe herum zu verändern

Die Auswirkungen einer Minderversorgung sind im Kapitel 3.2.2 beschrieben und werden deshalb hier nicht weiter diskutiert. Mechanische Faktoren umfassen:

- Arbeitsbezogene Belastungen wie Heben Tragen, Sitzen mit oder ohne Zwangshaltung
- Vibrationen

Des Weiteren sollten sportartspezifische Bewegungsmuster in diesem Kontext erwähnt werden.

Paradoxerweise werden Belastungen, die man in der Freizeit freiwillig auf sich nimmt, als nützlich und vor einer Degeneration schützend empfunden. Im Gegensatz dazu werden Arbeiten grundsätzlich als belastend und potenziell schädigend angesehen (Morlock 2005). Ein Umstand, der sich durch Berechnungen nicht erklären lässt, denn die Beanspruchung der Bandscheibe ist im Fitness-Studio sicherlich nicht geringer als bei einer sitzenden Tätigkeit im Büro.

Dementsprechend gibt es nach Eliminierung des genetischen Einflussfaktors auch nur geringe Zusammenhänge zwischen mechanischer Belastung und Degeneration. So ermittelten Battie und Videman (2005) für berufsbedingte Gewichtsbelastungen 7% und für Gewichtsbelastungen in der Freizeit 2%, um die Unterschiede in den Summenwerten der degenerativen Bandscheibenveränderungen zu erklären. Die Autoren betonen an anderer Stelle, dass die mechanische Belastung per se keinen absoluten Risikofaktor darstellt. Das Einsetzen einer beschleunigten Degeneration hängt vielmehr von der Adaptionsfähigkeit des Individuums, den Regenerationszeiten und dem Ausgangszustand ab (Battie und Videman 2004). Auch deshalb werden mittlerweile zur Belastungsbestimmung an Arbeitsplätzen nicht mehr nur Maximalwertmethoden herangezogen, sondern so genannte Intervallmodelle berücksichtigt. Innerhalb des Intervallmodells wird insbesondere der Veränderung und nicht nur der Höhe der mechanischen Belastung Bedeutung beigemessen. Demnach bergen dauerhaft hohe Belastungen möglicherweise ein niedrigeres Verletzungsrisiko als hohe Belastungsperioden, die auf niedrige Belastungsperioden folgen (Morlock 2005). Dies wäre nur durch die trainingsbedingte Anpassungsfähigkeit unserer Bindegewebe zu erklären. Eine Tatsache, die in mechanischen Modellen und Berechnungen oft nicht berücksichtigt wird.

Zusammenfassung

- Es gibt so genannte Risikopatienten mit einer genetisch determinierten Prädisposition für beschleunigte Degenerationsprozesse. Auf diese Personengruppe haben chemische und mechanische Einflussfaktoren einen größeren Einfluss (Leboeuf-Yde 2004).
- Um eine funktionierende Bandscheibe zu erhalten, müssen diese Personen nicht weniger sondern mehr tun.

3.2.5 Interne Bandscheibenruptur – Derangement

Die interne Bandscheibenruptur (IBR) ist eine traumatische Verletzung der inneren und/oder äußeren Anulusanteile. Die äußersten Faserlamellen bleiben intakt. Zusätzlich kann es zu einer Verschiebung von Flüssigkeit oder Bandscheibenmaterial im inneren des Diskus kommen.

Die Verschiebung wird im Weiteren als *Derangement* bezeichnet. Wie im Kapitel 3.2.4 beschrieben, kommt es im Zuge des Degenerationsprozesses unter Umständen zu einer Fissurbildung in verschiedenen Ebenen. Die radiale Fissur (**Abb. 3.13**) ist dabei die wichtigste, da ihre Existenz unabhängig vom Alter auftritt und oft mit diskogenen Schmerzen korreliert.

Kniesel (2004) empfiehlt deshalb, die radiale Fissur als eigenständiges Krankheitsbild anzusehen. Im Gegensatz zu zirkumferenziellen und horizontalen Verletzungen, bewirkt die radiale Fissur, durch ihre Verbindung ins Zentrum, eine Verschiebung von Nukleus-pulposus-Material nach extern. Dadurch kann sie als Voraussetzung für Protrusionen und Bandscheibenhernien angesehen werden.

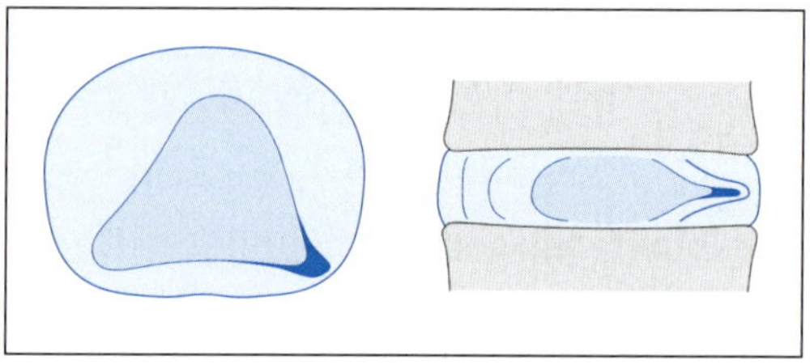

Abb. 3.13 Die radiale Fissur beginnt oft am Übergang zwischen dem Nucleus pulposus und innerem Anulus und ist häufig im posterolateralen Anteil lokalisiert (Adams et al. 2002).

Pathogenese

Die Entstehungsgeschichte einer internen Bandscheibenruptur kann degenerativer oder traumatischer Natur sein und ist abhängig von der einwirkenden Kraft. Axiale Kompressionskräfte verletzen zunächst immer die vertebrale Endplatte bevor der Anulus traumatisiert wird (Adams et al. 2002, Stokes und Iatridis 2004, Gordon et al. 1991). Durch die dadurch ausgelöste Dekomprimierung des Nucleus pulposus und den „Shift“ der Kompressionskräfte auf den Anulus wird dann die in **Abb. 3.13** schematisch beschriebene degenerative Kaskade gestartet, an deren Ende eine traumatische Fissur stehen kann (Kniesel 2004, Weisskopf et al. 2004, Bogduk 2004). Ist der Nucleus pulposus einmal dekomprimiert, haben Kompressions- und insbesondere Scherkräfte einen potenziell schädigenden Charakter (Moore et al. 1996).

Um den Diskus direkt zu traumatisieren, werden Kompressionskräfte in Kombination mit einem Beugemoment benötigt. Ist die Krafteinwirkung groß genug, kann dies zu einer sofortigen Verletzung führen. Zyklische Belastungen über einen langen Zeitraum ausgeführt, senken die maximale Belastbarkeitsgrenze und können so ein Ermüdungsversagen verursachen. Dieses Versagen ist durch eine große posterolaterale Fissur charakterisiert (Adams und Hutton 1985).

In diese Fissuren können sich nun bewegungsabhängig flüssige und feste Bestandteile des Nucleus pulposus verlagern. Donelson et al. (1997) sprechen treffend von einer abnormalen Migration, die letztendlich zu einer mechanischen und chemischen Stimulation von Nozisensoren im äußeren Anulus fibrosus führt. McKenzie bezeichnet diesen Prozess als Derangement (McKenzie und May 2003).

Disken, die schon durch eine ausgeprägte Degeneration gekennzeichnet sind, können durch die neurale und vaskuläre Invasion auch im inneren Anulus fibrosus oder Nucleus pulposus Schmerz melden. Da das Heilungspotenzial von dieser Art von Verletzung minimal ist (Hampton et al. 1989), bleibt die grundsätzliche Möglichkeit einer Verschiebung von Bandscheibenmaterial bestehen.

Klinik

Symptome

Subjektiv

- Schmerz: Es entsteht ein lokaler, oft zentraler lumbaler Rückenschmerz, der mit oder ohne Ausstrahlung bestehen kann. Intraoperativ konnten Kuslich, Ulstrom und Michael (1991) den Anulus fibrosus in über 60% ihrer Patienten als Schmerzursache für den Rückenschmerz identifizieren. Diverse Untersuchungen belegen jedoch die häufige Existenz von Ausstrahlungen in die gesamte untere Extremität. Ohnmeiss, Vanharanta und Ekholm (1997) konnten in Abhängigkeit vom Degenerationsstadium (Ausdehnung des Kontrastmittels während der Diskographie, die in **Tab. 3.5** beschriebenen Schmerzmuster) ermitteln. Distale Ausstrahlungen, die bis unterhalb des Kniegelenks reichen, müssen demnach nicht mit einer äußeren Deformation des Anulus fibrosus oder einer Nervenwurzelbeteiligung einhergehen (O'Neill et al. 2002, Milette et al. 1999). Der übertragene Schmerz aus dem Diskus ist durch die plurisegmentale Innervation nicht auf ein Dermatom begrenzt. Wie aus Kapitel 3.2.1. hervorgeht, sind immer mindestens drei Nervenwurzeln an der Versorgung einer Bandscheibe beteiligt. Berücksichtigt man die vegetative Komponente und setzt eine Sensibilisierung der peripheren und zentralen Neuronen voraus, so können selbst im thorakolumbalen Übergang noch Schmerzen bei tieflumbalen Läsionen empfunden werden (Ohtori et al. 2001, Yukawa et al. 1997).

Tabelle 3.5 Schmerzverteilung bei insgesamt 187 Rücken-Patienten, deren Schmerz hauptsächlich durch eine Diskografie reproduziert wurde (Ohnmeiss, Vanharanta und Ekholm 1997)

Degenerationsgrad / Schmerzlokalisation	*Grad 0/1 (n=36)*	*Grad 2 (n=37)*	*Grad 3 (n=60)*	*Grad 2/3 (n=11)*
LBP/Po	38,9	8,1	8,3	18,2
Bis Knie	27,8	29,7	30,0	9,1
Distal Knie	33,3	62,2	61,7	72,7

- Neurologie: Obwohl das Trauma auf den internen Raum der Bandscheibe begrenzt ist, kann eine Nervenwurzelbeteiligung nicht grundsätzlich ausgeschlossen werden. Durch die Verletzung werden Entzündungstransmitter freigesetzt, die durch Diffusion und Flüssigkeitsverschiebungen bis zur Nervenwurzel gelangen können (Hampton et al. 1989, Kang et al. 1997). Dort kommt es zu Reaktionen mit der Zellmembran und Myelinscheide, die eine regelrechte Verletzung des Axons verursachen können. Dadurch, dass normalerweise kein Nukleus-pulposus-Material nach extern gelangt, ist die Immunantwort und Entzündungsreaktion im Vergleich zu einer Extrusion deutlich geringer und begrenzter (Saal 1995, Burke et al. 2002, O'Donnel und O'Donnel 1996). Ein positiver neurologischer Befund ist daher möglich, für den Bandscheibenvorfall aber wahrscheinlicher.

Objektiv

- Mobilität: Die Beweglichkeit in eine oder mehrere Richtungen ist schmerzhaft eingeschränkt. Häufig ist der Patient in einer Zwangshaltung fixiert, d. h. die Körpersegmente stehen nicht mehr im Lot übereinander. Abweichungen in der Frontalebene werden als *shift* bezeichnet. Der Schultergürtel steht dann im Verhältnis zum Becken weiter lateral. In der sagittalen Ebene kommt es häufig zu einer Blockierung in Flexion (Kyphosierung). Seltener tritt eine Fixierung in Lordose auf.

- Hauttemperatur: Über dem betroffenen Segment kann die Hauttemperatur deutlich erhöht sein.
- Bildgebende Verfahren: Im MRT-Bild fällt die interne Bandscheibenruptur durch eine hellere („high intensity") Zone auf. Sie entsteht durch flüssiges oder muköses Nukleus-pulposus-Material sowie Granulationsgewebe und einwachsende Nerven und Gefäße. Sind diese Veränderungen zu sehen, stellt das betroffene Segment häufig die Schmerzursache dar (Kniesel 2004). Trotzdem bleiben diverse Fissuren unentdeckt. Milette et al. (1999) konnte in 13% der unauffälligen MRT-Aufnahmen tiefe Fissuren feststellen.
- Provokative Diskographie: Sie gilt als sicherste Untersuchungsmethode, um schmerzhafte Disken zu ermitteln. Um falsch-positive Ergebnisse zu vermeiden, empfiehlt es sich allerdings, mehrere Kriterien zu berücksichtigen (siehe Checkliste).

Checkliste

Kriterien der internen Diskusruptur bzw. diskogener Schmerzen (Kniesel 2004, Derby et al. 2005)

- Stimulation einer Bandscheibe erzeugt den konkordanten Schmerz
- Stimulation der benachbarten Bandscheibe erzeugt keinen Schmerz
- Schmerzintensität beträgt mindestens 7 (VAS 1-10)
- Schmerzen werden bei einem Druck <=50 psi reproduziert
- Im CT ist eine Fissur Grad 3–4 sichtbar

Spezialisierungtests

Zentralisation: Das wichtigste nicht invasive Werkzeug, um Diskusschmerzen zu erkennen, stellt das so genannte *Zentralisationsphänomen* dar. Bei vorhandener Zentralisation lässt sich der Schmerz durch wiederholtes Bewegen in die bevorzugte Richtung entweder aus der Extremität zur Lendenwirbelsäule verlagern oder bei ausschließlich lokalen Schmerzen im Zentrum reduzieren. Wandert der Schmerz von der Lendenwirbelsäule aus in die Extremität, spricht man von *Peripheralisierung* (**Abb. 3.14**).

Um eine Zentralisation zu erreichen, muss wiederholt bewegt werden, d. h. die Testbewegungen Flexion/Extension und Lateralflexion rechts/links werden jeweils 10-mal ausgeführt. Der Fokus liegt dabei auf der *Veränderung* der Schmerzsymptomatik und -lokalisation sowie auf der *Veränderung* der Mobilität. Oftmals kann so der Patient seinen typischen distalsten Schmerz in eine Richtung provozieren und in entgegengesetzter Richtung wieder reduzieren.

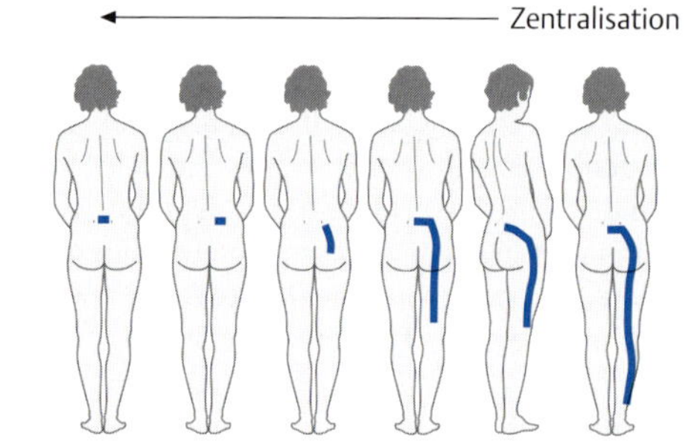

Abb. 3.14 *Zentralisation:* Der distale Schmerz verlagert sich zur LWS hin. *Peripheralisation:* Der Schmerz verlagert sich in Richtung der Extremität.

In der Schmerzanamnese dominiert durch diesen Umstand häufig ein bestimmtes Muster. Beugende Belastungen provozieren den Schmerz, wie z. B.:

- Sitzen
- Auto fahren
- Etwas vom Boden aufheben.

Extensorische Belastungen reduzieren ihn, wie z. B.:

- Stehen
- Gehen
- Auf dem Bauch liegen

Die Extension wirkt im Vergleich zur Flexion und zu Bewegungen in der Frontalebene häufiger schmerzreduzierend. In der Studie von Long, Donelson und Fu (2004) zentralisierten von 230 Patienten 191 (83%) durch Extension, 16 (7%) durch Flexion und 23 (10%) durch Lateralflexion. Donelson et al. (1991, 1997) kommen in mehreren Untersuchungen zu ähnlichen Ergebnissen.

Der „patho"-physiologische Mechanismus, der der Zentralisation zugrunde liegt, ist nach wie vor nicht eindeutig fassbar. Diskutiert werden folgende Hypothesen:

- *Flüssigkeits- oder Massenverschiebungen innerhalb der Bandscheibe:* Durch anguläre Bewegungen kommt es zu einer Verlagerung der festen und flüssigen Bestandteile innerhalb des Diskus. In Extension nimmt der Druck in den dorsalen Anteilen zu und der Nucleus pulposus weicht nach ventral aus (Fennel, Jones und Hukins 1996, Adams et al. 2000). Bei Flexion bestehen umgekehrte Verhältnisse (Krag et al. 1987). Möglicherweise kann so abnormal verlagertes Bandscheibenmaterial wieder zentralisiert werden. Die mechanische Stimulation der Nozisensoren wird reduziert. Die klare Vorhersagbarkeit der Nukleus-pulposus-Migration ist allerdings nur bei degenerationsfreien Disken gegeben (Fennel, Jones und Hukins 1996). Durchziehen multiple Fissuren die Bandscheibe, kommt es zu paradoxen Bewegungen des Nucleus pulposus, die nicht mehr diesem relativ einfachen und druckabhängigen Muster folgen. Trotz dieser Einschränkung ist die Vorstellung über Massenverschiebung denkbar.

- *De- und Rehydratation:* Wie in Kapitel 3.2.3. bereits ausführlich diskutiert, verändern Flüssigkeitsaufnahme und -abgabe, die Druck- und Belastungsverhältnisse in der Bandscheibe. Es ist durchaus vorstellbar, dass Belastungen mit geringen externen und internen Kräften eine Wasseraufnahme bewirken, welche die Kompressionskräfte auf den Anulus reduzieren und im Nucleus pulposus erhöhen. Umgekehrt führen aktive, über Muskelkraft ausgeführte Bewegungen zum Flüssigkeitsverlust und zur Mehrbelastung des Anulus fibrosus bei gleichzeitiger intradiskaler Drucksenkung im Nucleus pulposus (bezüglich Kompressionskräfte). Abhängig von der Lokalisation der Läsion kann so eine relative mechanische Entlastung erfolgen. Durch die Flüssigkeitsverschiebungen ist auch eine Verbesserung des chemischen Milieus nicht auszuschließen. Entzündungstransmitter werden nach extern „gespült“, was einer weiteren Sensibilisierung der Nozisensoren entgegen wirkt.

Eine Zentralisation kann innerhalb eines Tages (einer Behandlungseinheit) gelingen oder sich über mehrere Einheiten hinziehen. Spätestens nach der fünften Einheit sollte eine Beurteilung (zentralisierbar oder nicht) möglich sein.

Neurologischer Befund: Eine neurologische Untersuchung wird nicht grundsätzlich innerhalb der allgemeinen Untersuchung, sondern nur bei Bedarf durchgeführt. Folgende Symptome erfordern eine genauere Abklärung (McKenzie und May 2003):

- Parästhesien oder Schwäche im Bein.
- Symptome im Bein auf ein einzelnes Dermatom begrenzt (radikulär).

Die neurologische Untersuchung umfasst Tests der

- Sensibilität
- Muskelkraft
- Reflexe
- Nervendehntests

Die Nervenwurzeln L4–S1 sind am häufigsten betroffen. Die entstehenden Symptome sind in **Tab. 3.6** zusammengefasst.

Tabelle 3.6 Symptome bei einer Nervenwurzelbeteiligung L4-S1 (McKenzie und May 2003)

Nervenwurzel / Symptom	*L4*	*L5*	*S1*
Sensorischer Ausfall	Medialer Unterschenkel	Großzehe (insbesondere dorsal)	Lateraler Fußrand
Motorischer Ausfall	Extension im Kniegelenk Dorsalextension	Zehenextension	Plantarflexion Eversion
Reflexausfall	Patellarsehnenreflex		Achillessehnenreflex

Nervendehntests: Für die unteren Segmente der Lendenwirbelsäule wird der Straight Leg Raise (SLR), für die mittleren Lendensegmente die passive Knieflexion (PKB) in Bauch- oder Seitenlage ausgeführt (**Abb. 3.15a–b**).

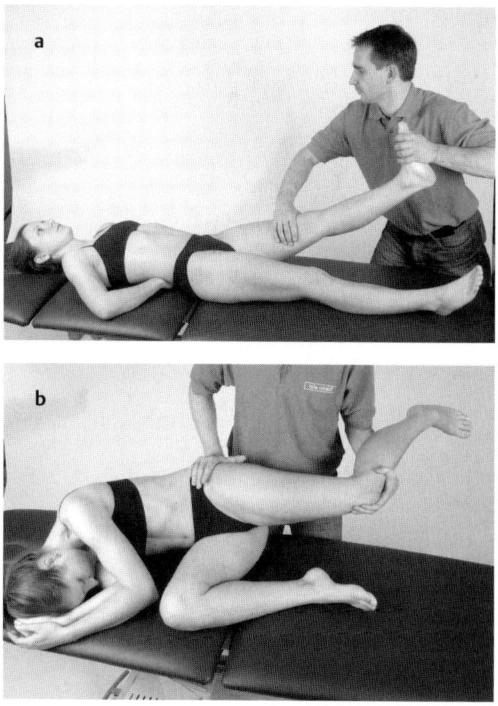

Abb. 3.15a–b Nervendehnung für die mittlere und untere Lendenwirbelsäule. **a** SLR: Patient liegt mit gerader WS auf dem Rücken. Der Therapeut hebt das im Kniegelenk gestreckte Bein nach oben (rotationsneutrale Flexion im Hüftgelenk). **b** PKB: Patient liegt in stabiler Seitenlage. Der Therapeut führt eine Knieflexion bei gleichzeitiger Hüftextension aus.

Zu einer positiven Testbewertung führen:

- Schmerzbedingte Ausweichbewegungen
- Genaue Reproduktion der Symptomatik des Patienten
- Ausgeprägte Seitendifferenzen (Brötz und Weller 2004)

Zur Differenzierung zwischen einem Nervendehnungs- und einem Muskeldehnungsschmerz werden für den SLR, die Bewegungskomponenten Innenrotation bzw. Adduktion im Hüftgelenk, Plantarflexion im Sprunggelenk oder eine Flexion der HWS hinzugefügt, für den PKB eine HWS-Flexion ausgeführt (Butler 1995).

Slumptest: Um die Mobilität der Rückenmarkshaut mit zu testen, kann der so genannte Slumptest durchgeführt werden. Dieser Test stellt eine Kombination des SLR und der Flexion der gesamten Wirbelsäule dar. Das Nervensystem muss sich dabei komplett entfalten und reagiert bei einer Nerven- oder Durairritation besonders sensibel.

Durchführung: Der Patient sitzt auf der Untersuchungsbank. Die Kniegelenke sind gebeugt, die Wirbelsäule befindet sich in neutraler Position. Zuerst wird die Brust- und Lendenwirbelsäule, daraufhin die Halswirbelsäule („Kinn zur Brust") gebeugt. Diese Position wird vom Untersucher fixiert. Daraufhin folgt die aktive Kniestreckung und schließlich die Dorsalextension im oberen Sprunggelenk.

Beurteilung: Nach jeder Bewegungskomponente wird die klinische Reaktion neu bewertet. Der Test ist dann positiv, wenn ausgeprägte Seitendifferenzen in der Mobilität bestehen und der spezifische Schmerz des Patienten reproduziert wird. Zur Differenzialdiagnose wird die HWS-Flexion oder die Dorsalextension im Sprunggelenk aufgegeben.

Differenzialdiagnose

Folgende Pathologien sollten bei Unklarheit ausgeschlossen bzw. verifiziert werden:

- Blockierung oder Arthritis des SIG
- Blockierung oder Arthritis des Facettengelenks
- Pathologien der Hüfte und der Symphyse

Therapie

Nachbehandlungschemata siehe S. 141 (Therapie nicht zentralisierbare Bandscheibenprobleme).

3.2.6 Bandscheibenprolaps - Derangement

Bandscheibenvorfall: Relative Verlagerung von Bandscheibengewebe (Derangement), die mit einer Konturveränderung der Diskusoberfläche einhergeht.

Adams et al. (2002) unterscheiden drei verschiedene Formen des Bandscheibenvorfalls:

- **Protrusion**: sichtbare Auswölbung des Anulus fibrosus ohne Ruptur der äußeren Anteile des Anulus fibrosus.
- **Extrusion**: Ruptur der äußeren Anteile des Anulus fibrosus bei gleichzeitigem Austritt von Bandscheibengewebe. Es besteht noch keine Kontinuitätsunterbrechung zwischen dem ausgetretenen Gewebe und der Bandscheibe.
- **Sequester**: Ruptur des Anulus fibrosus in Kombination mit einem kompletten Austritt von Bandscheibengewebe. Das ausgetretene Gewebe ist nicht mehr mit der Bandscheibe verbunden.

Pathogenese

Betrachtet man die Altersverteilung von Patienten mit Bandscheibenvorfällen im Säulendiagramm, so fällt eine „Hochzeit" in den mittleren Lebensdekaden auf (**Abb. 3.16**). Menschen zwischen dem 31.

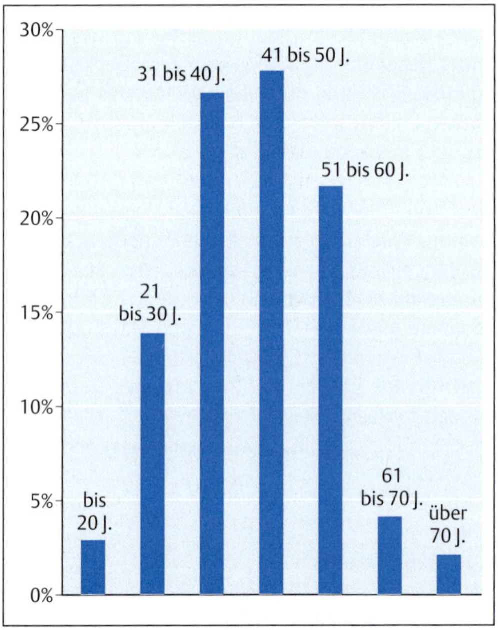

Abb. 3.16 Bandscheibenvorfälle in Abhängigkeit vom Lebensalter (Weigand 2000).

und 50. Lebensjahr sind überproportional oft betroffen (Weigand 2000).

Jenseits von dieser Häufung nimmt die Wahrscheinlichkeit, einen Bandscheibenvorfall zu bekommen stark ab. Dementsprechend gibt es Hernien, die mit degenerativen Veränderungen assoziiert sind und lediglich das Kontinuum der in **Abb. 3.12** beschriebenen Kaskade darstellen (Pope 2002). Bestätigt wird diese These von Moore et al. (1996). Sie führten histologische Untersuchungen von prolabiertem Gewebe durch und konnten bei 89% eine reichhaltige Gefäßversorgung feststellen, was als Degenerationszeichen gewertet werden kann.

Demgegenüber stehen insbesondere traumatische Bandscheibenvorfälle in jüngeren Jahren, die nicht mit einer vorher abgelaufenen Degeneration begründet werden können (Gordon et al. 1991). Jenseits der 6. Lebensdekade kann das Risiko, einen Bandscheibenvorfall zu bekommen, durch die zunehmende Fibrosierung und Dehydrierung als sehr gering eingeschätzt werden.

Mechanisch gesehen arbeitet sich Bandscheibengewebe durch vorher bestehende oder traumatisch entstandene Fissuren nach extern. Sind die einwirkenden Kräfte hochfrequent und/oder intensiv genug, so kommt es zu Protrusionen oder einer Ruptur des äußeren Anulus und Gewebe tritt aus. In vitro konnten Gordon et al. (1991) und Adams und Hutton (1982) durch anguläre Bewegung (insbesondere Flexion) in Kombination mit starken Kompressionskräften genau diesen Vorgang nachvollziehen.

Bei prolabiertem Gewebe handelt es sich überwiegend um die Grundsubstanz des Nucleus pulposus. Des Weiteren enthält der Vorfall degradierte Anteile der vertebralen Endplatte und des Anulus fibrosus. Nicht zuletzt trägt auch die hypertrophe Narbe des äußersten Anulus zu den Gewebemassen bei (**Tab. 3.7**, Moore et al. 1996).

Tabelle 3.7 Histologische Struktur von 120 Vorfällen (nach Moore et al. 1996)

Anteil (%)	*Material*
34	Ausschließlich Nucleus pulposus
14	Nucleus pulposus und Anulus
19	Nucleus pulposus, Anulus und vertebrale Endplatte
< 1	Hypertrophes Narbengewebe

Betroffen sind insbesondere die untersten zwei Segmente der Lendenwirbelsäule. Nach Weigand (2000) zeigt sich das Segment L4–5 in über 70% als betroffenes Bandscheibenfach. Gefolgt vom Segment L5–S1, welches in ca. 20% der Fälle den Ort der Pathologie darstellt. Matzen et al. (2000) operierten in 169 Fällen (45,9%) das Segment L4–5, in 156 Fällen (42,4%) das Segment L5–S1.

Klinik

Symptome

Subjektiv

- Schmerz: Traumatische Verletzungen der Bandscheibe verursachen einen plötzlich einsetzenden Schmerz. Analog zur internen Bandscheibenruptur kann sowohl ein lokaler Rückenschmerz als auch eine Ausstrahlung in die untere Extremität auftreten. Im Allgemeinen wird angenommen, dass distale Ausstrahlungen, die bis unterhalb des Kniegelenks reichen, eher auf einen Bandscheibenprolaps hindeuten. Die Untersuchungen von Ohnmeiss et al. (1997) und O'Neill et al. (2002) belegen jedoch, dass bezüglich des übertragenen diskogenen Schmerzes keine Veränderungen des äußeren Anulus fibrosus notwendig sind. So kann nur aufgrund der Schmerzlokalisation nicht zwischen einer IBR oder einem wirklichen Vorfall unterschieden werden.
- Neurologie: Die Verletzung der äußeren Anulusfasern induziert eine massive Entzündungsreaktion, die mit einer Freisetzung von Botenstoffen, wie Phospholipase A2 oder Prostaglandin E2 aus Makrophagen und Bandscheibenzellen einhergeht (Saal et al. 1990, Burke et al. 2002, Haro et al. 2005). Kommen diese Mediatoren mit neuralen Strukturen in Kontakt, kann dies zu einer Entzündungsreaktion mit lokalen Ödemen, ischämischen Prozessen und im weiteren Verlauf zu einer Verletzung des Nervs führen. Saal (1995) beschreibt diesen Vorgang als Demyelination des Axons. Murata et al. (2006) konnten durch experimentell verursachte Bandscheibenhernien schon nach 24 h einen Zelluntergang im dorsalen Ganglion der Nervenwurzel nachweisen. Diese chemische Sensibilisierung des Nervs kann durch eine mechanische Kompression durch ausgetretenes Bandscheibengewebe verstärkt werden. Zunächst ist eine Nervenwurzel mechanisch unsensibel (Kuslich, Ulstrom und Michael 1991). Es ist daher wahrscheinlich, dass der mechanischen Empfindlichkeit eine chemische Irritation vorausgeht (Urban und Roberts 2003). Die Aktivität der Entzündungsmediatoren steigt mit der Größe des Traumas. Eine Nervenwurzelbeteiligung ist daher bei Prolapspatienten häufiger zu finden als bei

Patienten mit einem inneren Derangement oder einer IBR (Test siehe S. 135).

Objektiv

- Mobilität: siehe S. 133.
- Temperatur: Die Hauttemperatur über dem betroffenen Segment kann deutlich erhöht sein. Das Dermatom ist bei einer Nervenirritation im Seitenvergleich kühler. Bei einem kompletten Ausfall der Nervenfunktion ist die Hauttemperatur erhöht.
- Bildgebende Verfahren: Die Unterscheidung von inneren Derangements, Protrusion und Extrusion ist schwierig und sollte immer im Zusammenhang mit der klinischen Anamnese erfolgen. Im CT oder MRT fällt der Prolaps als eine asymmetrische Struktur mit unregelmäßiger Oberfläche auf, die sich nach kaudal oder kranial ausdehnen kann. Es liegt eine Verdrängung der Nervenwurzel oder Dura vor. Bei unsachgemäßer Lagerung des Patienten kommt es häufig zu einer Übertreibung des Befunds. Werden Aufnahmen in ausgeprägter Lordose angefertigt, kann die Kompression der Hinterkanten der Wirbelkörper zu einer scheinbaren Vergrößerung der Verschiebung führen.
- Während der Diskographie kommt es bei der Extrusion und dem Sequester zum Abfluss des Kontrastmittels in den Spinalkanal, der benötigte Injektionsdruck ist im Vergleich zum intakten Anulus fibrosus stark reduziert (Grifka und Anders 2000).

Spezialisierungstests

Zentralisation: Ob es bei einem BSV zu einer Zentralisation kommen kann, wird kontrovers diskutiert. McKenzie betont, dass traumatische Verletzungen der Bandscheibe durch einen chemischen Dauerschmerz gekennzeichnet sind. „So besteht in diesem Stadium ein konstanter Schmerz, eventuell auch nur schwache Beschwerden, welche wohl gesteigert, aber durch Korrektur oder Bewegung nie reduziert oder zum Verschwinden gebracht werden können" (McKenzie 1986, S. 12).

Des Weiteren ist das typische Zentralisationsphänomen eng mit der Unversehrtheit der äußersten Anuluslamellen verbunden. Nur dann besteht ein annähernd physiologisches hydrostatisches System und Bandscheibengewebe kann zurückverlagert werden.

Demgegenüber steht die klinische Erfahrung mancher Therapeuten, die durch wiederholte Bewegungen trotz der gesicherten Diagnose BSV eine Reduktion der Beschwerden oder gar eine Zentralisation erreichen (Brötz und Weller 2004). Für eine schnelle Verbesserung der Symptomatik können folgende Prozesse in Frage kommen:

- *Physiologische Resorption des prolabierten Gewebes*: Die oben beschriebene Entzündungsreaktion tangiert nicht nur die umliegenden nervalen Strukturen, sondern entfernt auch das verlagerte Gewebe so schnell wie möglich. Zu diesem Zweck werden Proteasen von Makrophagen freigesetzt, die einerseits mit der Auflösung des Vorfalls beginnen und andererseits die Bandscheibenzellen selbst zur Produktion von matrixauflösenden Enzymen anregen (Haro et al. 2005). Die entzündliche Reaktionskaskade kann also bezüglich des Resorptionsprozesses sehr nützlich sein und die medikamentöse Beeinflussung sollte anhand der Schmerzsituation des Patienten abgewogen werden (Urban und Roberts 2003).
- *Dehydratation*: Die Kompression einer Nervenwurzel könnte ein reversibles Phänomen darstellen, welches durch eine starke Wasserbindung des prolabierten Gewebes ausgelöst (Schwellungsdruck der Proteoglykane) und durch eine mechanisch vermittelte Wasserabgabe vermindert wird (Saal und Saal 1989). Hemni et al. (2002) untersuchten die Hydratation von 10 konservativ versorgten Bandscheibenvorfällen. Sie ermittelten für große Vorfälle mit einer ursprünglich ausgeprägten Wasserbindung eine bessere Reduzierung und eine bessere Prognose für ein konservatives Management. Möglicherweise bewirken Bewegungen eine Kompression des prolabierten Gewebes, was in einer Wasserabgabe resultiert und dadurch das Volumen des Vorfalls und den raumfordernden Prozess reduziert. Sensibilisierte Strukturen könnten dadurch entlastet werden.
- *Massenverschiebung*: Eine Zurückverlagerung von Bandscheibengewebe ist bei rupturiertem äußerem Anulus fibrosus nur schwer vorstellbar (Donelson et al. 1997), kann aber solange noch Kontakt zur Bandscheibe besteht nicht gänzlich ausgeschlossen werden (Slavin 2001).

Welche dieser Prozesse letztendlich eine Verbesserung der Symptomatik bewirken und ob dies als Zentralisation bezeichnet werden kann, ist momentan Gegenstand intensiver Diskussion. Unserer Meinung nach, scheint eine mechanische Beeinflussung des BSV teilweise möglich, das typische Zentralisationsphänomen bleibt häufig Bandscheiben mit intakten äußeren Faserlamellen vorbehalten.

Neurologischer Befund: Sensorische und motorische Ausfallerscheinungen sowie positive Nervendehnungstests sind beim akuten Bandscheibenvorfall häufiger als bei einer IBR bzw. einem inneren Derangement zu finden.

Differenzialdiagnose

Siehe oben.

Therapie

Konservativ

Aus den vorherigen Kapiteln geht hervor, dass sich die verschiedenen Bandscheiben-Pathologien durch eine genaue klinische Anamnese in Kombination mit bildgebenden Verfahren unterscheiden lassen. Bezüglich der therapeutischen Intervention sollte allerdings nicht zwischen den einzelnen Läsionen unterschieden werden, sondern lediglich die Reaktion oder die Veränderung der Symptome auf mechanische Reize beurteilt werden. Dies führt den Therapeuten zunächst nur zur Differenzierung von reduzierbaren bzw. zentralisierbaren Bandscheibenproblemen oder Pathologien, die aufgrund des entzündlichen Charakters mechanisch zunächst nicht zu beeinflussen sind (**Abb. 3.17**).

Zentralisierbare Bandscheibenprobleme

Zentralisations-Reduktions-Phase: Erreicht man innerhalb der Befundaufnahme eine Zentralisation, nutzt der Patient die entsprechende Bewegung zur Automobilisation. Hinweise zur Durchführung der Mobilisationsübungen sind dem Kapitel 8.1.1 Automobilisation LWS zu entnehmen. Zur Verfügung stehen:

- Lateralflexionsmobilisation: Shiftkorrektur, Extension im Liegen mit Lateralflexion
- Flexionsmobilisation: Flexion im Liegen, Sitzen oder Stehen
- Extensionsmobilisation: Extension im Liegen oder Stehen

Diese muss er regelmäßig, 10-mal pro Stunde, über den Tag verteilt ausführen. Bewegungsmuster, die den Schmerz peripheralisieren, sollten über einen gewissen Zeitraum limitiert werden. Hilfsmittel, wie Keil- oder Lordosekissen und Informationen zum Heben/Tragen verhindern, dass der Patient den Behandlungserfolg durch abnormale Massenverschiebungen gefährdet.

Liegen keine Deformierungen der Lendenwirbelsäule vor (Shift in der Frontalebene oder Kyphosierung) kann der Patient mit der Stabilisierung beginnen (Stufe 1, Aktivierung der lokalen Stabilisatoren, siehe Kap. 3.4, Stufenmodell Koordination A). Bei bestehenden Deformationen ist auf die durch die Muskelkontraktion induzierten Kompressions- und Verschiebekräfte zu verzichten. Stabilisierende Maßnahmen sollten dann zurückgestellt werden. In diesem Zusammenhang ist auch die an vielen Ausbildungsstätten vermittelte Regel „Stabilisation vor Mobilisation" kritisch zu hinterfragen. Diese grundsätzlichen und einfachen Rezepte sind nicht nur nicht mehr zeitgemäß, sondern auch gefährlich. Möglicherweise wird die Massenverschiebung durch die Muskelkräfte gerade bei größeren Derangements noch verstärkt (**Abb. 3.18**).

Wie lange Schmerzreduktion und Zentralisierung benötigen, hängt vom Ausmaß der Verschiebung sowie der Compliance des Patienten ab und kann nicht vorab bestimmt werden.

Stabilisationsphase: Eine komplett erfolgte Reduktion ist durch Schmerzfreiheit gekennzeichnet. Durch die vorübergehende Limitierung einzelner, schmerzverstärkender Bewegungsrichtungen ist oft

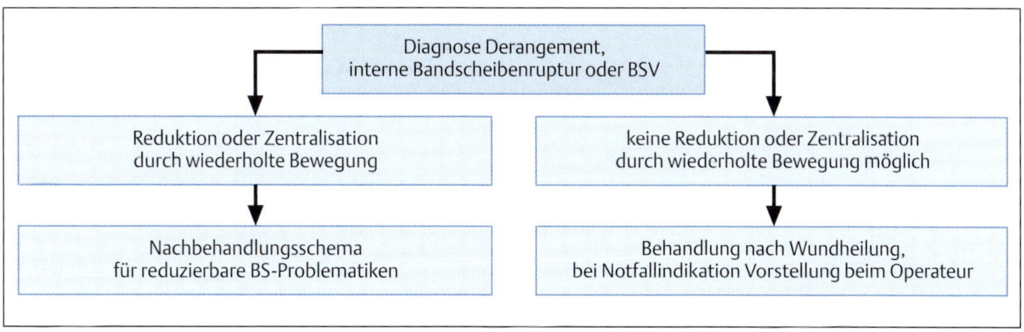

Abb. 3.17 Flussschema für die Behandlung von Bandscheibenläsionen. Lassen sich die Symptome mechanisch beeinflussen, kann die Nachbehandlung des Bandscheibenvorfalls der Nachbehandlung eines inneren Derangements entsprechen.

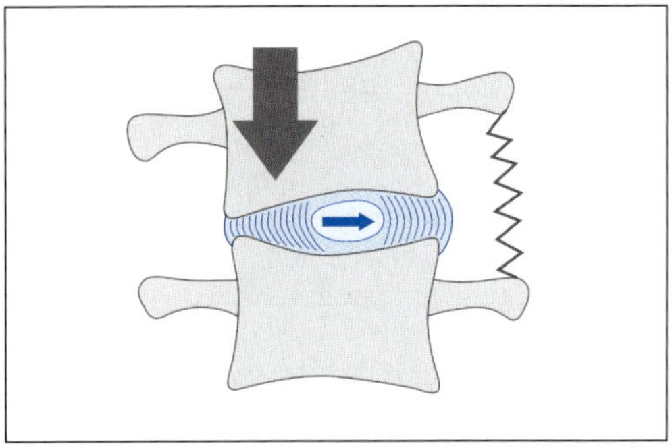

Abb. 3.18 Mögliche Wirkung von Muskelkräften auf ein Derangement: Durch muskuläre Kompressionskräfte kann eine Verschiebung innerhalb der Bandscheibe verstärkt werden. Insbesondere dann, wenn die Wirbelkörper des betroffenen Segments durch die Massenverschiebung nicht axial aufeinander stehen.

eine Funktionsherstellung nötig. Der Patient darf in *alle* eingeschränkten Bewegungsrichtungen mobilisieren. Bei keiner Mobilisation darf sich der Schmerz peripheralisieren oder nach der Übung bestehen bleiben. Des Weiteren dürfen Mobilisationen keine Massenverschiebung verursachen.

Fallbeispiel: Bei einem Patienten mit posteriorem Derangement peripheralisieren und verstärken flektorische Bewegungsmuster den Schmerz, die Extensionsmobilisation zentralisiert und reduziert den Schmerz. Nach erfolgter Reduktion muss auch die Flexion im Sinne einer Funktionsherstellung wieder hergestellt werden und der Patient führt zu diesem Zweck eine Automobilisation in Flexion aus (z. B. Flexion im Liegen). Nach der Flexionsmobilisation testet der Patient sofort die Mobilität in die Extension. Bleibt diese unverändert frei beweglich und schmerzfrei, scheint das Derangement stabil genug zu sein und eine Mobilisation in die Flexion verursacht keinen „Rückfall". Verspürt der Patient einen Schmerz und eine Einschränkung in die Extension, besteht noch ein instabiles Derangement und die Funktionsherstellung ist noch zurückzustellen.

Stabile Derangements dürfen progressiv weiter behandelt werden. Neben den Übungen aus der Stufe 1 werden Übungen der Stufe 2 und 3 hinzugefügt (siehe Kap. 3.4 Stabilisierung der LWS). Insbesondere bei den dynamischen Bewegungen ist auf ein schmerzfreies ROM zu achten. Die Intensität orientiert sich entweder an den Krafttrainings- (Stufenmodell Kraft A, B) oder an den Ausdauertrainingsparametern (Stufenmodell Ausdauer A, B). Übungen, die das Feedback-System schulen (Stufenmodell Koordination B) runden das Programm in dieser Phase ab.

Prävention: Ist der Patient schmerzfrei und weist eine volle Beweglichkeit in alle Richtungen auf, sollten explosive und reaktive Übungen integriert werden (Stufe 4 Stabilisierung LWS, Stufenmodell Koordination C). Während sich die Primärprävention im Moment noch als unrealistisches Ziel darstellt (Burton et al. 2004), gibt es Hinweise, dass eine allgemeine Fitness und eine gute Ansteuerung der stabilisierenden Muskeln sekundärpräventiv wirksam sind (Hides, Richardson und Jull 1996). Ein weiterführendes Training ist deshalb zu empfehlen. **Tab. 3.8** fasst das therapeutische Vorgehen bei zentralisierbaren bzw. reduzierbaren Bandscheibenproblemen zusammen.

Tabelle 3.8 Reduzierbare Bandscheibenprobleme

	Reduktionsphase	***Stabilisationsphase***	***Präventionsphase***
Beweglichkeit (Bindegewebe)	Automobilisation in Zentralisationsrichtung	▪ Funktionsherstellung (keine Peripheralisation oder Massenverschiebung provozieren) ▪ Automobilisation in alle eingeschränkten Richtungen	Automobilisation wenn nötig
Kraft	Kein Krafttraining	▪ A, B (Stufenmodell Stabilisation: Übungen Stufe 2 und 3) ▪ Schmerzfreies ROM beachten	A, B, C, D, E (Stufenmodell Stabilisation: Übungen aus Stufe 2-4)
Koordination	A (nur wenn keine Deformation vorhanden!)	▪ B (Feedback-Prozesse)	A, B, C
Ausdauer	Kein Ausdauertraining	▪ A, B(Stufenmodell Stabilisation: Übungen aus Stufe 2 und 3)	A, B, C

Nicht zentralisierbare Bandscheibenprobleme

Gelingt innerhalb der ersten Behandlungseinheiten keine Reduktion oder Zentralisation der Beschwerden, ist das hydrostatische System Bandscheibe so sehr gestört, dass keine Verlagerung von Gewebe mehr möglich ist. Durch den massiven Schaden besteht eine chemische Entzündungsreaktion, die auf eine mechanische Therapie zunächst nicht anspricht. Folgende klinischen Zeichen sind typisch für nicht reduzierbare Bandscheibenschäden (McKenzie und May 2003b):

- Konstante Symptome bis zum Fuß
- Konstante Parästhesien oder Taubheit (dermatombezogen)
- Beinschmerz ohne Rückenschmerz
- Keine Schmerzreduktion durch Mechanik möglich (Haltungen oder Bewegungen verursachen Peripheralisierung)
- Abnehmender Rückenschmerz bei einsetzendem Beinschmerz
- Starke Bewegungseinschränkung in alle Richtungen und Deformierung

Die Nachbehandlung orientiert sich nun primär an den einzelnen Wundheilungsphasen und sekundär an funktionellen Parametern (siehe Kap. 1.2.2, Wundheilung der Bandscheibe).

Entzündungsphase

In dieser Phase steht die Schmerzlinderung im Vordergrund. In der Vergangenheit galt die apparative oder manuelle Traktion als weit verbreitete Behandlungsmaßnahme. Matthews (1968) und Hidayet et al. (2004) belegen die Wirkung auf das Bewegungssegment. Es kommt zu einer Abnahme von Protrusionen, zur Separation der einzelnen Wirbelkörper und zur Vergrößerung des Foramen intervertebrale. Der klinische Wert dieser Behandlungsmethode bleibt aber umstritten und muss zumindest bezweifelt werden. Studien, welche die Traktion mit einer „Plazebo-Traktion" vergleichen, können oft keinen klinischen Vorteil für die korrekt ausgeführte Traktion ermitteln (Pal et al. 1986, Weber, Ljunggren und Walker 1984). Mehrere Meta-Analysen kommen einheitlich zu dem Ergebnis, dass Nachweise für die Effektivität der Traktionsbehandlung nach wie vor fehlen (van der Heijden et al. 1995, Harte et al. 2003, van Tulder und Waddel 2000). Eine obligate Empfehlung, wie sie in vielen Ausbildungsstätten für die Behandlung von Bandscheibenpatienten erteilt wird, ist deshalb in jedem Fall abzulehnen. Im Einzelfall kann es dennoch zu einer Schmerzreduktion kommen. Leider scheint es keine Untersuchungstechniken zu geben, die es Therapeuten ermöglichen, einen positiven „Responder" zu erkennen. Dementsprechend ist auch hier die Erfahrung des Therapeuten gefragt und letztendlich ein Versuchs-Irrtums-Prozess nicht zu vermeiden. Die Durchführungsparameter für die Traktionsbehandlung, wie Dauer, Intensität und Häufigkeit, sind wissenschaftlich nicht belegt und sind anhand der Schmerzreaktion mit dem Patienten abzustimmen.

Neben dem grundsätzlichen Entzündungsmanagement ist eine medikamentöse Therapie oft nicht zu vermeiden. Trotzdem sollte bedacht werden, dass eine vollständige Unterbindung der Entzündungsreaktion eine reduzierte Resorption des prolabierten Gewebes zur Folge haben kann. Auch hier ist deshalb eine individuelle Entscheidung wünschenswert (Urban und Roberts 2003).

Proliferationsphase

Der Übergang von der Entzündungs- in die Proliferationsphase ist gerade bei einer Nervenwurzelbeteiligung schwer zu erkennen. Während der diskogene Schmerz durch die Verletzung des Anulus fibrosus abnehmend ist, dauert die Regeneration des nervalen Gewebes deutlich länger. In Abhängigkeit vom Ausmaß der Schädigung kann eine Verbesserung der neurologischen Symptomatik bis zu ein Jahr in Anspruch nehmen (McKenzie und May 2003, **Tab. 3.9**).

Entscheidend für die Aufnahme des Trainings ist zunächst der intermittierende diskogene Schmerz. Des Weiteren ist darauf zu achten, dass der neurologische Befund nicht negativ beeinflusst wird.

Die Lendenwirbelsäule darf in alle Bewegungsrichtungen unterhalb der Schmerz- und Dehngrenze mobilisiert werden. Es empfiehlt sich, in entlasteter Ausgangsstellung, wie zum Beispiel Seitenlage zu beginnen. Dort können alle Bewegungsrichtungen schonend und kontrolliert geübt werden. Darauf folgen Übungen im Sitz und schließlich im Stand. Eine Limitierung einzelner Bewegungsrichtungen oder Sitzverbote sind unserer Meinung nach nicht notwendig. Folgende Automobilisationen stehen in dieser Phase zur Verfügung (siehe Kapitel 8.1.1.):

- Flexionsmobilisation: Flexion im Liegen, Sitzen oder Stehen
- Extensionsmobilisation: Extension im Liegen oder Stehen
- Lateralflexionsmobilisation: Extension im Liegen mit Lateralflexion
- Dreidimensionale Mobilisationen: in Seitlage

Übungen zur Nervenmobilisation werden unterschiedlich und teilweise kritisch beurteilt. Scrimshaw und Maher (2001) konnten bei operierten Pati-

Tabelle 3.9 Regenerationszeiten verschiedener Nervenschädigungen (mod. nach McKenzie und May 2003, Pschyrembel 1990)

Pathologie	*Befund*	*Regenerationszeit*
▪ Neuropraxie (reversible Verletzung der Myelinscheide)	▪ Leichter sensorischer Ausfall ▪ Mit oder ohne motorischem Ausfall	6-12 Wochen
▪ Moderate Axonotmesis ▪ (Schädigung des Endoneuriums und des Axons bei intakter Nervenhülle)	▪ Reflexausfall ▪ Moderate motorische Schwäche ▪ Taubheit	3-6 Monate
▪ Starke Axonotmesis (siehe oben)	▪ Reflexausfall ▪ Ausgeprägte motorische Schwäche ▪ Taubheit	▪ Bis zu einem Jahr ▪ Eventuell keine vollständige Regeneration
▪ Neurotmesis (vollständige Kontinuitätsunterbrechung)	▪ Reflexausfall ▪ Lähmung ▪ Taubheit	Keine Regeneration

enten (Diskektomien, Laminektomien oder Fusionen) tendenziell eher einen negativen Effekt bezüglich der Schmerzreduktion durch Nervenmobilisationen feststellen. Auf der anderen Seite besteht gerade bei immobilisierten oder ängstlichen Patienten, die zusätzlich durch lange Flexionsverbote limitiert werden, die Gefahr einer Adhäsion nervaler Strukturen mit dem umliegenden peridiskalen Gewebe (McKenzie und May 2003b). Aus unserer Sicht macht eine endgradige Dehnung einer verletzten Struktur keinen Sinn. Die Regeneration des Nervs benötigt eine adäquate Sauerstoff- und Nährstoffversorgung. Wird der Nerv aber wiederholt gedehnt, verringert sich das Lumen der blutzuführenden Gefäße, was zu einer reduzierten Versorgungslage führt. Möglicherweise sind so auch die negativen Ergebnisse von Scrimshaw und Maher (2001) zu erklären. Im Gegensatz dazu ist eine Bewegung des Nervs zu den umliegenden Strukturen essenziell, um Bewegungseinschränkungen vorzubeugen. Dementsprechend müssen neurale Mobilisationstechniken nicht grundlegender Bestandteil der Nachbehandlung sein. Sie bleiben „Risikopatienten" vorbehalten, die aufgrund von längerer Immobilisation und Bewegungslimitierungen (Flexions- oder Sitzverbot) eine Prädisposition für Adhäsionen aufweisen.

Zur Stabilisierung des verletzten Bereichs werden die lokalen Stabilisatoren angebahnt (siehe Kap. 3.4, Stufenmodell Koordination A). Feedback-Prozesse sind ebenfalls möglich (Stufenmodell Koordination B). Übungen aus Stufe 2 und 3 (siehe Stabilisation der LWS) werden im Sinne eines lokalen Ausdauertrainings hinzugefügt. Ein allgemein aerobes Grundlagenausdauertraining (z. B. Fahrradergometrie oder Walking) runden das Programm ab (**Tab. 3.10**).

Remodellierungsphase

Die letzte Wundheilungsphase beginnt im günstigsten Fall ca. nach der 6. Woche. Das Narbengewebe

Tabelle 3.10 Nicht reduzierbare Bandscheibenprobleme

	Entzündungsphase	*Proliferationsphase (<= 6. Woche)*	*Remodellierungsphase (>= 6. Woche)*
Beweglichkeit (Bindegewebe)	Funktionelle Immobilisation, evtl. Traktion	Mobilisation in alle Bewegungsrichtungen (SL, Sitz, Stand)	Mobilisation in alle Bewegungsrichtungen (bei Bedarf)
Kraft	Kein Training möglich	Kein Training möglich	A, B, C, D, E (mit Übungen aus Stufe 2, 3, 4)
Koordination	Kein Training möglich	A, B	A, B, C
Ausdauer	Kein Training möglich	▪ A, B ▪ Lokale Ausdauer mit Übungen aus Stufe 2 (Stabilisation der LWS)	A, B, C

„versiegelt" die Bandscheibe und es besteht ein nur moderat belastbares aber intaktes hydrostatisches System.

Sollten in dieser Phase noch Hypomobilitäten bestehen, dürfen endgradige Bewegungen hinzugefügt werden. Es dürfen nun auch Dehnschmerzen bei der Mobilisation auftreten. Die Intensität bei den Stabilisationsübungen kann gesteigert werden. Ein Krafttraining mit Übungen aus Stufe 2 und 3 ist möglich. Besitzt der Patient ein adäquates Niveau, wird der Patient mit Feed-forward-Prozessen und Übungen aus Stufe 4 auf den Alltag vorbereitet.

Therapie

Operativ

Unter Umständen muss eine operative Behandlung in Betracht gezogen werden. Notfallindikationen bestehen beim so genannten Cauda-equina- oder Conus-Syndrom. Sie stellen einen Komplex aus klinischen Symptomen dar, die sich zusammensetzen aus

- Rückenschmerzen,
- ein- oder beidseitiger Ischialgie,
- motorischen Schwächen,
- Reithosenanästhesie,
- viszeraler Funktionsstörung (Blasen-Mastdarm-Lähmung).

Sie entstehen durch die Kompression des Conus medullaris (distaler Teil des Rückenmarks, Segmente S3–S5) auf Höhe L1–L2 und der Cauda equina (Nervenwurzelverlauf unterhalb des Rückenmarks) distal von L2 (Quante, Paulus und Müller 2005). Als weitere absolute OP-Indikation gilt ein progressiv voranschreitendes neurologisches Defizit, wobei der Grad der Parese allein noch kein Kriterium für eine Operation darstellt. Die Beeinträchtigung der Patienten und deren subjektive Empfindung spielen ebenfalls eine Rolle. Ansonsten wird zunächst ein konservatives Management angestrebt. Tritt auch nach 6–12 Wochen keine Besserung der Symptomatik ein, kann eine relative Operationsindikation bestehen und das weitere Vorgehen muss neu bewertet werden (Brandt 2003).

Bei bestehender Operationsindikation stehen folgende Vorgehensweisen zur Verfügung:

Standard- oder Mikrodiskektomien: Entfernung des Bandscheibenvorfalls durch eine Fasszange über einen interlaminären Zugang. Die Resektion des Lig. flavum und der angrenzenden Wirbelbögen wird so gering wie möglich gehalten. Diese Technik kommt bei allen Formen des BSV zur Anwendung. Die Ergebnisse sind überwiegend gut und werden mit einer Erfolgsquote von 75–90% angegeben (Mayer 2005, Brandt 2003).

Perkutane (endoskopische) Diskektomie: Unter Bildwandlerkontrolle werden Arbeitshülsen in den Bandscheibenraum (Dekompression innerhalb der Bandscheibe) oder in das Foramen intervertebrale (Entfernung von Extrusionen und Sequestern) eingebracht. Eignet sich eher für kleinere BSV oder Protrusionen und ist bei optimaler Indikation ähnlich erfolgreich wie die Mikrodiskektomien, aber durch eine deutlich höhere Rezidivrate gekennzeichnet (Mayer 2005).

Chemonukleolyse: Zerstörung der Bandscheibengrundsubstanz (Proteoglykane) durch Injektion der Protease Chymopapain. Es kommt dadurch zu einer reduzierten Wasserbindung und einer Druckreduktion innerhalb der Bandscheibe. Diese Technik wird nur bei intaktem äußerem Anulus fibrosus durchgeführt und eignet sich daher für Protrusionen. Als Folge des Matrixverlusts entsteht insbesondere in den ersten Wochen nach der Applikation eine Segmentinstabilität in Flexion, Torsion und Translation. Nach mehreren Monaten soll es zu einer Regeneration der Bandscheibe kommen. Die Ergebnisse sind bei korrekter Indikation in 75–80% positiv. Dennoch kam es in der Vergangenheit durch die Entwicklung mirkochirurgischer Verfahren zu einer Reduktion der Anwendung (Anders und Venbrocks 2000, Steffen, Bremen-Kühne und Wittenberg 2003).

Laserdiskusdekompression: Durch Laserbeschuss kommt es zu einer Entfernung von Bandscheibengewebe, zu einem hitzebedingtem Shrinking-Effekt (Schrumpfung der Kollagenfibrillen), zu einer Zerstörung von Nozizeptoren und zu einer Denaturierung von Chemokininen. Es kommt dadurch zu einer Reduktion des intradiskalen Drucks bei gleichzeitiger Denervation schmerzhafter Bandscheibenabschnitte. Diese Methode wird bei diskogenen Schmerzen, Protrusionen und kleineren Extrusionen angewendet. Die Ergebnisse sind mit denen der Mikrodiskektomie vergleichbar (Hellinger 2003).

IDET (intradiscal electrothermal therapy) – intradiskale Thermoläsion: Erhitzung des Anulus fibrosus durch einen Thermokatheter. Die Kollagendenaturierung verursacht eine Art Versiegelung von Fissuren innerhalb der Bandscheibe und Nozizeptoren werden ausgeschaltet. Typischerweise werden diskogene Schmerzen, ausgelöst durch degenerative und traumatische Bandscheibenrupturen, mit dieser Methode behandelt. Neueren Untersuchungen zur Folge scheint diese Behandlungsmethode nur begrenzt wirksam zu sein. Die Indikation ist entsprechend vorsichtig zu stellen (Chou et al. 2005, Freeman et al. 2005).

Bandscheibenprothesen: Seit ca. zwei Jahrzehnten wird die Bandscheibenrekonstruktion durchgeführt. Unterschieden werden dabei Verfahren, die sich selektiv auf den Nucleus pulposus beziehen und bei intaktem Anulus fibrosus und Deckplatten eingesetzt werden und der Bandscheibentotalersatz. Mittlerweile erreichen die Totalprothesen aufgrund ihrer mechanischen Eigenschaften annähernd die Mobilität des Bewegungssegments. In Abhängigkeit vom Ausmaß der Schädigung werden deshalb Teile oder das gesamte Intervertebralgelenk mit Nucleus pulposus, Anulus fibrosus und vertebraler Endplatte ersetzt. Die kurzfristigen Ergebnisse sind in 74–92% als gut zu betrachten, wenngleich noch keine Langzeitstudien verfügbar sind (Mayer 2005).

Fusionen: Bei therapieresistenten Bandscheibenproblematiken ist im Endstadium die Versteifung des Bewegungssegments notwendig. Nach der partiellen Entfernung der Bandscheibe wird Knochenmaterial in Verbindung mit so genannten „Cages" in den Zwischenwirbelraum eingeführt und mit Pedikelschrauben fixiert (interkorporelle Fusion). In manchen Fällen findet nur eine Stabilisierung der hinteren Säule (Facettengelenke, Laminae, Querfortsätze) durch Anlagerung von Spongiosa statt (Mayer 2005).

Die trainingstherapeutische Nachbehandlung nach Operationen an der Lendenwirbelsäule ist analog zu vielen anderen Krankheitsbildern nicht einheitlich geregelt. Unserer Meinung nach kann man sich bei den operativen Verfahren 1–5 am Nachbehandlungsschema für nicht reduzierbare Bandscheibenproblematiken orientieren. Die Literaturstudie von Goerttler (2004) und die Einschätzung von Richter und Hille (2005) unterstützen dies.

Bandscheibenprothesen und Fusionsoperationen sind neben der verletzten Bandscheibe insbesondere von der Einheilung von verwendeten Schrauben, Haken oder Finnen oder der knöchernen Integration durch Knochenanlagerung abhängig. Die knöcherne Heilung kann 3–6 Monate in Anspruch nehmen (Ahrens et al. 2003, Mayer 2005). Ein für alle Patienten gleich gültiges Therapieschema ist deshalb unter der Überschrift „Bandscheibenprothese" oder „Fusionen" nicht realistisch. Die enge Zusammenarbeit mit dem Operateur und damit die genaue Kenntnis des intraoperativen Befundes sind daher grundlegende Voraussetzungen für das postoperative Prozedere.

Postdiskotomiesyndrom

Eine schwer wiegende Komplikation nach Operationen an der Bandscheibe stellt das Postdiskotomiesyndrom (PDS) dar. Nach einem beschwerdefreien Intervall stellen sich beim PDS neuerliche Symptome ein, die entweder vom operierten Bereich selbst oder von angrenzenden Segmenten ausgehen. Die Häufigkeit beträgt nach Brandt (2003):

- Erstmalige Operation:
  - Mikrochirurgische Verfahren 2–12%
  - Makrochirurgische Verfahren 5–30%
- Nach Revisionsoperationen kann die Inzidenz auf bis zu 70% ansteigen

Die Ursachen für ein Postdiskotomiesyndrom sind vielschichtig und werden in **Tab. 3.11** zusammengefasst.

Tabelle 3.11 Ursachen des Postdiskotomiesyndroms (mod. nach Richter und Hille 2005)

Ursache	*Beschreibung*
Diszitis	Bakterielle Infektion der Bandscheibe
Arachnoiditis	Entzündung der Arachnoidea im Bereich des Myelons und der Cauda equina
Epidurale Fibrose	Hypertrophe Narbenbildung nach abgelaufener Arachnoiditis
Rezidivprolaps	Erneuter BSV auf gleicher oder benachbarter Segmenthöhe
Instabilität	Aufgrund einer Höhenminderung des Bandscheibenraumes
Degeneration/ Stenosen	Beschleunigte Abnützung der Facettengelenke mit Facettenhypertrophie

Therapie

Die therapeutischen Maßnahmen richten sich nach der Schmerzursache, sind aber meistens Teil eines multidisziplinären Behandlungsansatzes bestehend aus:

- Medikamentöse Behandlung
- Überwiegend aktiver Trainings- oder Physiotherapie
- Verhaltenstherapeutische Maßnahmen (Grifka und Broll-Zeitvogel 2000)

3.3 Facettengelenk

„Mythos Facettengelenk“: Ein Schwerpunkt der Manuellen Therapie ist die Behandlung des Facettengelenks. Mobilisationen und Manipulationen des Gelenks werden beschrieben und ständig angewandt. Eine erstaunliche Tatsache wenn man bedenkt, dass das klinische Erscheinungsbild des Facettenschmerzes mehr oder weniger unbekannt ist. Während die Diagnosestellung noch in den Kinderschuhen steckt, steht außer Frage, dass das Facettengelenk eine potenzielle Schmerzquelle darstellt. Die Angaben über den Anteil des Facettenschmerzes am Gesamtrückenschmerz variieren sehr stark und schwanken, abhängig vom Alter und von den Begleiterkrankungen (zum Bespiel Rheuma) der Patienten, zwischen 6–94%. Schwarzer et al. (1994) erreichten bei 15% ihrer chronischen Rückenpatienten eine deutliche Schmerzreduktion mit Facetteninjektionen. Eine Zahl, die im Verhältnis zum Diskus- oder SIG-Schmerz durchaus realistisch erscheint. In einer älteren Patientenkohorte kann sich dieser Wert auf ca. 40% erhöhen (Bogduk 2004).

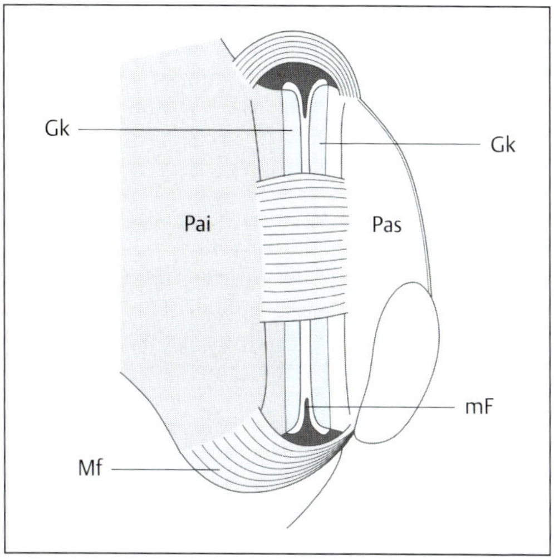

Abb. 3.19 Bestandteile des Facettengelenks im Frontalschnitt (Adams et al. 2002): Gelenkknorpel (Gk), Proc. articularis inferior (Pai), Proc. articularis superior (Pas), meniskoide Falten der Membrana synovialis (mF), Membrana fibrosa der Gelenkkapsel (Mf).

3.3.1 Anatomie

Das Facettengelenk ist ein echtes Gelenk mit allen entsprechenden Komponenten. Knöchern besteht es aus den Gelenkfortsätzen, den Procc. articularis. Der Proc. articularis superior des unteren Wirbels ragt nach kranial und geht mit dem Proc. articularis inferior des oberen Wirbels eine gelenkige Verbindung ein. Dabei endet der obere Gelenkfortsatz lateral vor dem unteren (**Abb. 3.19,** Adams et al. 2002).

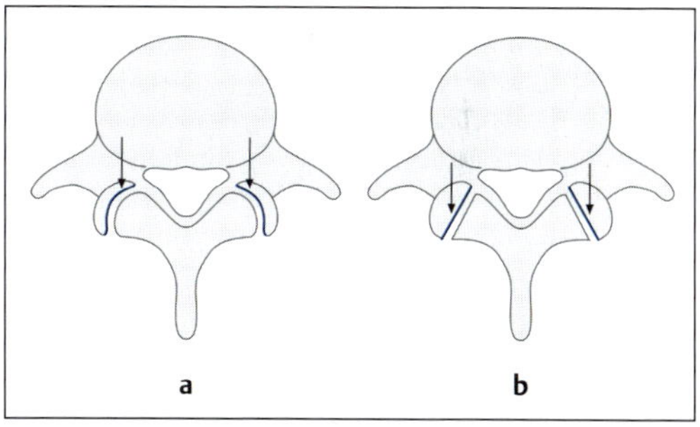

Abb. 3.20a–b Gelenkflächen der Facettengelenke. **a** Gebogene, C-förmige Gelenkflächen. **b** Plane, fast in der Sagittalebene stehende Gelenkfläche.

Gelenkflächen

Auf den Facetten befindet sich eine 2–4 mm dicke hyaline Knorpelschicht, die sich an die Form des Knochens anpasst. Der Aufbau der Knorpelschicht entspricht dem eines normalen Gelenkknorpels und lässt unabhängig von der genauen Ausrichtung der Facetten die Existenz von Kompressionskräften vermuten. Die Form der Facettengelenke kann entweder plan oder gebogen sein. Plane Gelenkflächen weisen einen geraden Verlauf auf. Gebogene besitzen konkave bzw. konvexe Anteile, so dass sie „C“- oder „J“-förmig erscheinen (**Abb. 3.20a–b**).

Während im Säuglings- oder Kindesalter noch häufig plane Gelenkflächen zu finden sind, überwiegen im Erwachsenenalter gebogene Gelenkflächen. Letzteres gilt insbesondere für die Facettengelenke der LWS. Diese entwickeln sich durch das Wachstum der lateralen Gelenkanteile. Der vordere, plane Gelenkanteil bleibt bestehen und wird durch einen eher sagittal gestellten Anteil ergänzt. Beide zusammen ergeben den häufig bestehenden gebogenen Gelenktyp (Twomey und Taylor 2000).

Die Stellung der Gelenkflächen ist sowohl von der Höhe des betrachteten Segments als auch von der individuellen Anatomie abhängig. Im Allgemeinen sind die Facettengelenke in der oberen LWS eher in der sagittalen Ebene positioniert und wandern in den unteren Segmenten der LWS zusehends in die frontale Ebene (Twomey und Taylor 2000, White und Panjabi 1990).

Trotzdem kann nicht grundsätzlich von dieser Ausrichtung ausgegangen werden, da beträchtliche Unterschiede zwischen rechtem und linkem Facettengelenk sowie zwischen den einzelnen Individuen beschrieben werden. Diese Variabilität der Anatomie stellt eher die Regel als die Ausnahme dar und wird als so genannter *Facettentropismus* bezeichnet (Bogduk 2000). Die palpatorische Beurteilung von Form und Funktion der Facettengelenke wird dadurch erschwert. In der Untersuchung muss diesen individuellen Variationen der Patienten Rechnung getragen werden. Funktion und Belastung der Facettengelenke werden im Kapitel 3.3.2 Biomechanik genauer erläutert.

Membrana fibrosa

Die äußerste kraniokaudale sowie dorsale Begrenzung der Facettengelenke bildet die Membrana fibrosa der Gelenkkapsel. Sie besteht aus parallel angeordneten kollagenen Fasern, die im unteren Bereich prinzipiell länger sind als im oberen Bereich. Die dorsale Kapsel wird durch Fasern der Mm. multifidi verstärkt, die direkt an ihr inserieren. Eigentlich würde das Gelenk auf der Dorsalseite durch die laxe Kapsel aufklappen. Dies wird durch die Dynamisierung der Mm. multifidi verhindert. Am hinteren Gelenkrand geht die Kapsel direkt in den hyalinen Knorpel über. Dehnungskräfte, ausgelöst durch anguläre Bewegung bzw. muskuläre Kontraktion, können dadurch direkt als Scherkräfte auf den Knorpel übertragen werden (Taylor und Twomey 1986). Auf der Ventralseite ersetzen Fasern des Lig. flavum die Gelenkkapsel.

Membrana synovialis

Nach innen schließt sich die Membrana synovialis an. Sie inseriert an der Knochen-Knorpel-Grenze und kleidet die Membran fibrosa sowie das Lig. flavum aus. Zwischen den beiden Kapselhäuten befindet sich ein Fettpolster, das den intrakapsulären Raum ausfüllt und durch kleine Kanäle in der Membrana fibrosa auch in den extrakapsulären Bereich gelangen kann (Putz 1981, Bogduk 2000, Adams et al. 2002).

Meniskoide Falten

Zusätzlich zu den kapsulären Strukturen enthält das Facettengelenk so genannte meniskoide Falten. Sie bestehen überwiegend aus Fett und kollagenem Bindegewebe und z.T. auch aus Blutgefäßen. Entsprechend der Lokalisation und Größe, werden drei verschiedene Formen unterschieden (**Abb. 3.21**, Bogduk 2000).

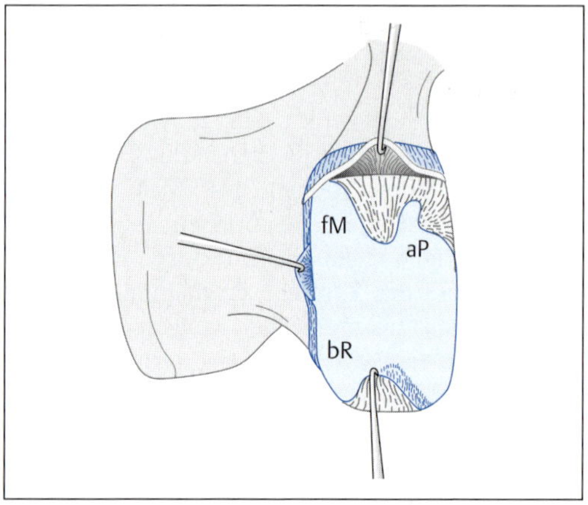

Abb. 3.21 Drei Arten von Meniskoiden im Sagittalschnitt (Bogduk 2000): bindegewebiger Rand (bR), adipöses Polster (aP) und fibroadipöser Meniskus (fM).

- Bindegewebiger Rand: keilförmige Verdickung der ventralen und dorsalen Membrana synovialis
- Adipöses Polster: überwiegend im oberen und unteren Bereich zu finden. Es ragt ca. 2 mm in den Gelenkraum
- Fibroadipöser Meniskus: von der oberen und unteren Kapsel kommend in den Gelenkraum hinein verlaufend (ca. 5 mm)

Funktion und Bedeutung der meniskoiden Falten sind nach wie vor nicht eindeutig bestimmt. Lewit (1997), Twomey und Taylor (2000) und Hildebrandt (2005a) bezeichnen sie als „adaptive Füllkörper“, die bei Bewegung in den Gelenkraum gepresst werden, um dort Unebenheiten auszugleichen oder die druckaufnehmende Fläche zu vergrößern. Dementsprechend hätten sie eine wichtige Funktion bei der Lastenübertragung. Bogduk (2000) dagegen sieht sie als Schutz der Knorpeloberfläche, wenn bei angulärer Bewegung Anteile der Facetten durch den Gleitvorgang freigelegt werden. Dadurch wird immer eine dünne Gewebeschicht auf dem Knorpel aufrechterhalten und ein steigender Reibungskoeffizient wird vermieden. Mit steigendem Lebensalter werden die Meniskoide unflexibler und rigide, ein Funktionsverlust ist daher anzunehmen (Twomey und Taylor 2000).

Inwiefern ein Zusammenhang zwischen den klinisch häufig gesehenen „Blockierungsphänomenen“ besteht, muss ebenfalls offen bleiben. Es ist zwar grundsätzlich vorstellbar, dass sich die bindegewebigen Anteile zwischen den beiden Gelenkpartnern verkeilen können, die Nachweise hierfür fehlen aber nach wie vor.

Innervation

Die Kapseln der Facettengelenke sind sowohl mit Propriosensoren als auch mit Nozisensoren versorgt. Die Propriosensoren sind rar und weisen ein großes rezeptives Feld auf. Wenngleich bestimmte strukturelle Unterschiede auszumachen sind, gleichen sie den von Freeman und Wyke (1967) beschriebenen Sensorentypen. Häufiger sind freie Nervenendigungen zu finden, die entweder in Ruhe (schlafende Rezeptoren) oder in einem normalen Aktivitätsstatus vorliegen. „Schlafende Rezeptoren" müssen erst durch chemische Substanzen sensibilisiert werden, bevor sie in die neurophysiologischen Prozesse eingreifen (Bogduk 2000, Cavanaugh et al. 1996, McLain und Pickar 1998). Nur wenige Autoren (z. B. Giles und Cockson 1986) beschreiben die Existenz von Nerven in den meniskoiden Falten. Ob diese zur Bewegungssteuerung beitragen oder zur Schmerzgeneration fähig sind bleibt deshalb ungeklärt.

Die Weiterleitung zum Rückenmark wird über die Rr. dorsalis des Spinalnerven gewährleistet. Diese teilen sich außerhalb des Foramen intervertebrale in einen medialen, intermedialen und lateralen Anteil. Für die Innervation des Facettengelenkes ist der medialste Anteil von zentraler Bedeutung (Abb. 3.2). Er versorgt nicht nur die kapsuloligamentären Strukturen, sondern auch den zugehörigen Anteil der Mm. multifidi. Dadurch entsteht ein neurophysiologischer Regelkreis, d. h. Afferenzen aus der Kapsel werden ins Rückenmark übertragen und dort in den Neuronenpool für die Aktivierung der Alpha- und Gamma-Motoneurone eingespeist. Nach Indahl et al. (1997) und Holm, Indahl und Solomonow (2002) stellen das Facettengelenk und seine physiologischen Dehnungsafferenzen der Kapsel eine Schaltstelle dar, welche die primär aktivierenden Reize aus den dorsalen Ligamenten (Lig. supraspinale) und der Bandscheibe modulieren und mit einer sofortigen, einer zeitlich verzögerten oder einer zeitlich ansteigenden Hemmung beantworten. Die Reizstärke (Afferenz) entscheidet dabei, wie die Antwort (Efferenz) der stabilisierenden Muskulatur ausfällt. Ein Vergleich mit der Rotatorenmanschette ist aufgrund dieser Tatsachen berechtigt (Twomey und Taylor 2000).

Das Facettengelenk wird plurisegmental versorgt, es sind immer mindestens zwei Rr. dorsalis an der Innervation eines Facettengelenkes beteiligt. Informationen werden so auf mehrere Rückenmarksegmente übertragen. In seltenen Fällen können auf der Ventralseite Anteile des N. sinuvertebralis an der Innervation des Facettengelenkes beteiligt sein (Putz 1981).

3.3.2 Biomechanik

Die Fähigkeit, Kräfte zu absorbieren, ist von der anatomischen Ausrichtung der Facettengelenke abhängig. Durch den oben beschriebenen Tropismus ist eine allgemeingültige Analyse schwierig. Im Weiteren wird die Funktion der Facettengelenke bezüglich der Übertragung von Kompressionskräften oder der Widerlagerung von Scher- und Torsionskräften gesondert betrachtet.

Kompressionskräfte

Betrachtet man die Ausrichtung der Facettengelenke im Transversalschnitt, so fällt auf, dass sie in neutraler Wirbelsäulenposition keine Struktur besitzen, die in der Lage wäre, Kompressionskräfte aufzunehmen. Die Gelenkflächen verlaufen sowohl in der Frontal- als auch in der Sagittalebene von oben nach unten (s. **Abb. 3.21**). Bogduk bemerkt dementsprechend: „Wird das Zwischenwirbelgelenk axial komprimiert, rutschen die Gelenkflächen der Zygapophysialgelenke aneinander vorbei" (Bogduk 2000, S.117, **Abb. 3.22**).

Um die Facettengelenke an der axialen Gewichtsübernahme zu beteiligen, muss die anguläre Stellung des Bewegungssegments in Richtung Extension verändert oder die Bandscheibenhöhe vermindert werden. In Extension greift der Proc. articularis inferior in die unteren Anteile des Proc. articularis superior und es kommt zu einer relativen Entlastung des Diskus von bis zu 16 %. In Flexion dagegen

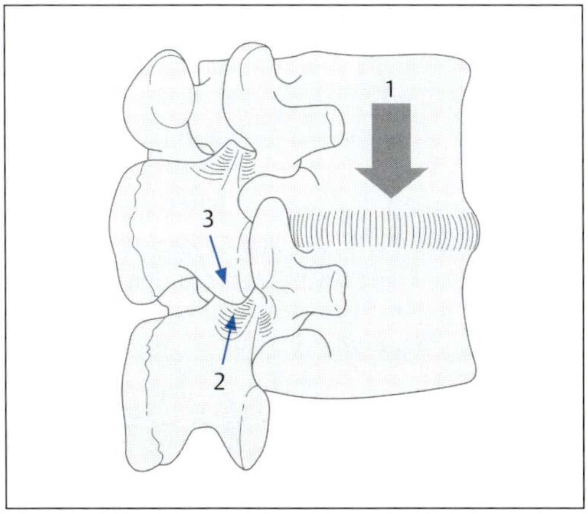

Abb. 3.22 Belastung der Facettengelenke bei axialer Kompression: axiale Kompressionskraft (1), Lamina des unteren Wirbels (2), Proc. articularis inferior des oberen Wirbels (3). Bei einer axialen Kompression gleiten die Gelenkflächen aneinander vorbei, bis der Proc. articularis inferior in Kontakt mit der Lamina kommt und dadurch gebremst wird (Bogduk 2000).

weichen die Procc. auseinander und eine Gewichtsübernahme ist unmöglich (Adams und Hutton 1980, Dunlop, Adams und Hutton 1984, El-Bohy, Yang und King 1989).

Verringert sich die Höhe der Bandscheibe, nähert sich der Proc. articularis inferior der Lamina des unteren Wirbels an. Nun kann es zu einem direkten knöchernen Kontakt und zu einer Gewichtsübernahme kommen. Selbst gesunde Bandscheiben verlieren durch mechanische Belastung Wasser. Insbesondere in den Morgenstunden wird ein großer Teil der in der Nacht gebundenen Flüssigkeit wieder verdrängt. Nach großen Druckbelastungen und durch eine verminderte Wasserbindungsfähigkeit der Bandscheibenmatrix steigt daher die Belastung auf die Facettengelenke während des Tages an (Adams et al. 1990). Bei gesunden Bandscheiben ist der Höhenverlust reversibel, bei fortgeschrittener Degeneration des Intervertebralgelenks entsteht durch eine dauerhafte Höhenminderung eine dementsprechend vergrößerte Druckbelastung der Facettengelenke. Abhängig von der individuellen Anatomie kann der Anteil an der axialen Gewichtsübernahme zwischen 47–70% betragen (Adams und Hutton 1980, Yang und King 1984).

Scherkräfte

Wird ein Lendenwirbel translatorisch nach ventral verschoben, so greift der Proc. articularis inferior in den darunter liegenden Proc. articularis superior und wird dadurch gebremst. Facettengelenke, die eher in der Frontalebene ausgerichtet sind, oder Facettengelenke mit gebogenen Gelenkflächen, die einen ausgeprägten frontalen Anteil besitzen, sind daher prädestiniert, diese Kräfte zu widerlagern. Sagittal gestellte Facettengelenke bieten der Translation kaum Widerstand und die übrigen passiven und aktiven Strukturen werden belastet.

Ventrale Scherkräfte werden unter anderem verursacht durch:

- Form der Lendenlordose
- Lokalisation des Körperschwerpunktes
- Anguläre Bewegung der Lendensegmente
- Muskulatur

Schon aufgrund der physiologischen Lordose verursacht das Gewicht des Rumpfes über dem betroffenen Segment neben einer Kompressions- auch eine Scherkraftkomponente (Porterfield und DeRosa 1998). Flektorische Bewegungen bringen den Körperschwerpunkt weiter nach vorne und sind durch eine Kippbewegung und Translation nach ventral charakterisiert. Der Wirbelkörper würde dadurch nach ventral abrutschen und wird insbesondere durch die Facettengelenke gebremst. Durch die zusätzliche Gleitbewegung des Wirbels nach oben wird nicht die gesamte Gelenkfläche belastet. Am Proc. articularis inferior des oberen Wirbels werden eher die unteren Anteile, am Proc. articularis superior des unteren Wirbels eher die oberen Anteile komprimiert. Dort sind auch die meisten degenerativen Veränderungen lokalisiert, was den Schluss zulässt, dass die Facettengelenke als ventrale „Translationsbremse“ während der Flexion eine wichtige Funktion erfüllen (Swanepoel, Adams und Smeathers 1995, Dunlop, Adams und Hutton 1984, **Abb. 3.23**).

> *Die maximale Belastbarkeitsgrenze liegt bei ca. 2000 N. Repetitive Translationen können aber schon bei 380–760 N zu Schädigungen führen (Adams et al. 2002).*

Bei extensorischen Bewegungen kommt es neben dem Kippen auch zu einer Translation des Wirbelkörpers nach posterior. Durch die Ausrichtung der Gelenkflächen können hier die Facettengelenke nur bedingt stabilisierend eingreifen. Gebremst wird die Extension entweder durch den interspinösen Kontakt oder durch die Kompression des Proc. articularis inferior auf der Lamina des unteren Wirbels. Unter Umständen verlagert sich die Drehachse auf deren Kontaktpunkt, wirkt so als Hypomochlion und verursacht eine weitere Rotation nach posterior. Dadurch kommt es zu einem Klaffen des oberen Gelenkpols mit hoher Kapselspannung (Yang und King 1984, Krämer 1997, Bogduk 2000).

Neben den oben genannten Faktoren haben fast alle Muskelgruppen, die die Bewegungssegmente kreuzen bzw. überziehen, einen signifikanten Ein-

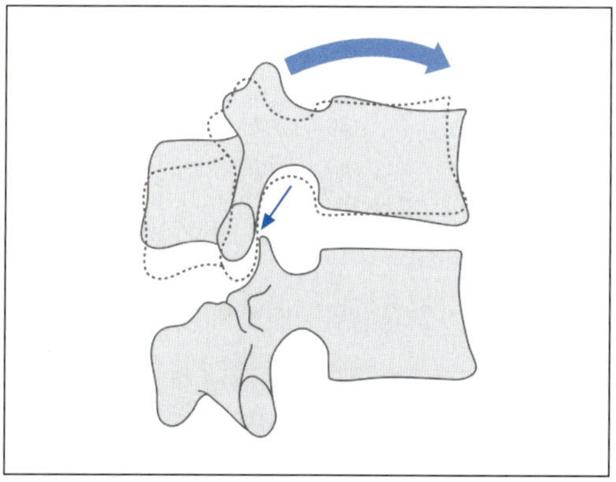

Abb. 3.23 Flexion im Bewegungssegment: Der gepunktete Wirbel stellt die Ausgangsstellung dar, die durchgezogenen Linie die Endstellung. Flexion ist durch ein Kippen und Gleiten nach ventral gekennzeichnet (oberer Pfeil). Die Kippbewegung produziert ein Gleiten der Gelenkflächen nach kranial (unterer Pfeil).

fluss auf die Neutralisation oder Generierung von Scherkräften. Die wichtigsten Muskeln und deren mechanische Wirkung werden im Kapitel 3.4. Instabilität beschrieben.

Torsionskräfte

Axiale Drehbewegungen finden um eine Achse statt, die im dorsalen Wirbelkörper lokalisiert ist (Porterfield und DeRosa 1998). Gebremst wird die Rotation durch die Anspannung der kollagenen Fasern des Anulus fibrosus einerseits und durch den Kontakt der Gelenkfortsätze andererseits. Schon nach minimalen Bewegungsausschlägen wird das abgewandte Facettengelenk komprimiert (bei Rotation nach links kommt es zur Komprimierung des rechten Facettengelenkes, **Abb. 3.24**, Bogduk 2000).

Eine weitere Rotation ist nur durch eine Verformung der Knorpelschicht möglich. Berechnungen ergeben, dass eine segmentale Rotation über 3 ° nur möglich ist, wenn sich der Knorpel auf ca. 62% seiner ursprünglichen Dicke (in Ruhe) komprimieren lassen würde (Bogduk 2000). Diese immense Deformation scheint in Anbetracht der Untersuchungsergebnisse über die Verformung des Kniegelenkknorpels von Eckstein et al. (2005) unmöglich zu sein. Dem Facettengelenk kommt dadurch in der Limitierung der axialen Rotation und somit als Schutz des Anulus fibrosus eine Schlüsselrolle zu.

Wirken gewaltige Torsionskräfte auf das Bewegungssegment, verlagert sich die Drehachse in das komprimierte Facettengelenk hinein. Die Bandscheibe dreht nun um die weiter nach dorsal verlagerte Achse und ist großen Scherkräften ausgesetzt. Gleichzeitig wird die Kapsel des ipsilateralen Facettengelenkes gedehnt. Sind die Rotationskräfte stark genug, kann es zu Anulus- oder Kapselrupturen und im schlimmsten Fall zur knöchernen Fraktur kommen (Bogduk 2000).

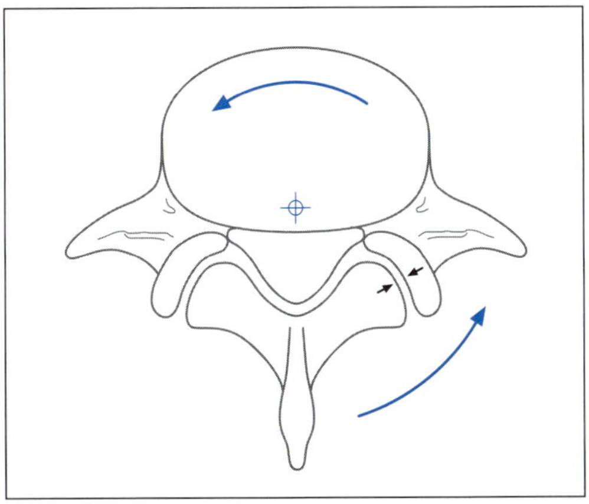

Abb. 3.24 Axiale Rotation nach links im transversalen Schnitt: Alle Strukturen, die sich ventral der Drehachse befinden, drehen sich mit nach links. Strukturen, die hinter der Drehachse lokalisiert sind, drehen nach rechts. Dadurch wird bei der Linksrotation das rechte Facettengelenk komprimiert. Findet eine weitere Rotation statt, kann diese nur noch unter großer Schubbelastung der BS bewerkstelligt werden (Bogduk 2000).

Die eben beschriebenen Mechanismen ermöglichen in gesunden Lendensegmenten eine axiale Rotation von ca. 1–2 ° zu jeder Seite. Erst wenn die Knorpelschicht, bedingt durch degenerative Veränderungen abnimmt, vergrößert sich das ROM und kann bis zu 8 ° betragen.

Quantitative Analysen ermitteln für das Facettengelenk und die dorsalen Ligamente ca. 50% des Torsionswiderstands. Die Bandscheibe steuert die fehlenden 50% hinzu (Krismer, Haid und Rabl 1996, Bogduk 2000).

Die maximalen Belastbarkeitsgrenzen sind im Vergleich zu ventralen Scherkräften deutlich geringer. Schädigungen im komprimierten Facettengelenk treten schon bei 250–500 N auf und betreffen den Knorpel oder subchondralen Knochen (Adams et al. 2002).

Bewegungskopplung der LWS

Viele manualtherapeutische Konzepte behandeln die Lendenwirbelsäulensegmente nach bestimmten biomechanischen Gesetzmäßigkeiten. Diese beschreiben Bewegungskombinationen in allen Ebenen und werden als gekoppelte Bewegungen bezeichnet.

Unter gekoppelten Bewegungen versteht man automatische Begleitrotationen oder Translationen, die bei einer Bewegung in eine unerwartete Richtung stattfinden.

So ist es zum Beispiel nicht möglich, eine Flexion oder Extension auszuführen ohne eine begleitende Translation in ap-Richtung. Eine Rotation in der Transversalebene zieht fast immer eine Bewegung in der Frontalebene nach sich. In welche Richtung diese Begleitbewegungen stattfinden, ist sowohl beim beschwerdefreien als auch beim chronischen Rückenpatienten sehr variabel (Steffen et al. 1997, Lund et al. 2002). Wenn überhaupt, lassen sich eigentlich nur Begleitrotationen und Translationen für Bewegungen in der sagittalen Ebene vorhersagen. Die Flexion des Segmentes ist durch eine Rotation und eine Translation nach anterior, die Extension durch eine Rotation und eine Translation nach posterior gekennzeichnet.

Nach Bogduk (2000) sind die oberen drei Lumbalgelenke bei einer axialen Rotation mit einer gegensinnigen Lateralflexion gekoppelt. Das Segment L4–L5 ist äußerst variabel und lässt sich mit keinem regelmäßigen Muster beschreiben. Das Segment L5–S1 ist meistens gleichsinnig gekoppelt. Leider kann man nicht grundsätzlich von diesen Bewegungskombinationen ausgehen. Einen signifikanten Einfluss auf das Kopplungsverhalten haben (Müller 2000):

- Alter
- Degenerationsstatus
- Verletzungen
- Form und Ausmaß der Lordose
- Ausgangsstellung
- Muskuläre Aktivierung

Möchte man mit diesen Gesetzen arbeiten, müsste also folgerichtig die Kopplung für jeden Patienten individuell bestimmt werden. Dies scheint uns in der medizinischen Trainingstherapie ein unrealistischer Ansatz zu sein. Wir möchten deshalb auf allgemeine, für alle Patienten gültige Empfehlungen bei der Mobilisation verzichten. Betrachtet man die unterschiedliche Verwendung dieser Gesetzmäßigkeiten in den einzelnen manualtherapeutischen Konzepten, stellt sich in der Tat die Frage, wie wichtig sie für ein gutes therapeutisches Ergebnis sind.

Zusammenfassung

- In neutraler Stellung werden keine Kompressionskräfte über die Facettengelenke übertragen. Extension im Bewegungssegment sowie ein durch mechanische Belastung oder Degeneration verursachter Höhenverlust beziehen das Facettengelenk in die axiale Lastenübertragung mit ein.
- Der frontale Teil der Fazette ist der primäre Stabilisator für ventrale Scherkräfte. Ventrale Scherkräfte treten automatisch bei vertikalisierten Belastungen und bei mittlerer bis endgradiger Flexion auf.
- Torsionsbelastungen werden zu ca. 50% durch die Facettengelenke gebremst. Erst bei ausgeprägten Degenerationen kommt es zu einem größeren ROM in die Rotation.
- Jede Bewegung eines Lendenwirbels zieht eine Translation oder Rotation in einer anderen Ebene nach sich. Die Richtung, in der diese Begleitbewegung stattfindet, ist variabel und unterliegt individuellen Einflussfaktoren (Alter, Degenerationsstatus, muskuläre Aktivierung, Ausgangsstellung).

3.3.3 Degeneration

Mechanische Überlastungen führen zu strukturellen Veränderungen im Facettengelenk. Allerdings werden für die frontalen und sagittalen Gelenkanteile unterschiedliche Reaktionen beschrieben (**Abb. 3.25**, Twomey und Taylor 1986).

Die degenerativen Veränderungen treten im horizontalen Teil früher auf als im sagittalen. Sie sind durch vertikale Fissuren der Knorpelschicht und eine subchondrale Sklerose charakterisiert. Sie werden vermutlich durch die hohen Kompressionskräfte ausgelöst, die in diesem Areal wirken. Die Veränderungen sind nicht homogen über die gesamte Knorpelfläche verteilt. Sie sind insbesondere im unteren Quadranten des Proc. articularis inferior und im oberen Quadranten des Proc. articularis superior lokalisiert (Swanepoel, Adams und Smeathers 1995).

Im sagittalen Teil bestehen eher zum Gelenkspalt parallele Fissuren, wie sie auch im patellofemoralen Gelenk vorgefunden werden. Es ist vorstellbar, dass wiederholte rotatorische Momente sukzessive den Knorpel abscheren. Die Fragmente sind überwiegend über beschädigten Knorpelbereichen zu finden und haben randständig noch Verbindung zur Kapsel.

Nach Sizer, Phelbs und Matthijs (2001) tritt eine Facettendegeneration in der Regel in Folge einer Bandscheibendegeneration auf. Es kann daher angenommen werden, dass Symptome, die durch eine

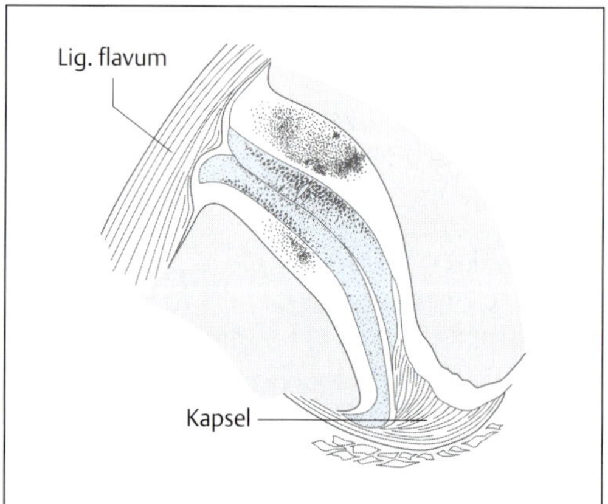

Abb. 3.25 Degeneration des Facettengelenkes im Transversalschnitt (Twomey und Taylor 2000): Anteriormedialer Gelenkanteil mit vertikalen Fissuren des Knorpels in Kombination mit subchondraler Sklerose, posterolateraler Gelenkanteil mit parallelen Fissuren (auf den Gelenkspalt bezogen) mit Bildung von Knorpelfragmenten, die traumatisierte Knorpelareale bedecken und randständig noch mit der Kapsel verbunden sind.

Facettendegenerationen ausgelöst werden, eher bei älteren Patienten vorkommen. Im Gegensatz dazu ist die „Hochzeit“ von Bandscheibenvorfällen in mittleren Lebensdekaden zu finden.

3.3.4 Facettensyndrom

Durch arthrotische Veränderungen oder traumatische Entzündungen in Facettengelenken ausgelöste Schmerzen.

Pathogenese

Das Facettensyndrom tritt überwiegend bei älteren Patienten auf (Revel et al. 1998, Jackson 1992). Es ist daher anzunehmen, dass degenerative Veränderungen (z. B. aktivierte Arthrose) eine wichtige Rolle für die Schmerzgeneration spielen. Trotzdem sind auffällige Befunde in bildgebenden Verfahren nicht bei allen Patienten vorhanden. Möglicherweise sind Mikrotraumen und dadurch ausgelöste Entzündungen der Membrana synovialis bei einer kleineren Patientengruppe für das Beschwerdebild verantwortlich.

Klinik

Symptome

Subjektiv

- Schmerz: Der plurisegmentalen Innervation entsprechend ist mit diffus ausstrahlenden Schmerzen zu rechnen, die nicht auf ein Dermatom begrenzt sind. Studien, die durch die intraartikuläre Injektion eine Schmerzprovokation erreichen, kommen bezüglich der Ausdehnung der Ausstrahlung zu unterschiedlichen Ergebnissen. McCall, Park und O'Brien (1979) und Fukui et al. 1997 beschreiben eine proximal verbleibende Schmerzlokalisation (Gesäß und Oberschenkel). Mooney und Robertson (1979), Young und Aprill (2000) und Schwarzer et al. (1994a) ermitteln Schmerzmuster, die bis in den Unterschenkel reichen. Insgesamt werden diese Untersuchungen kritisch beurteilt, da das Facettengelenk nur eine kleine Flüssigkeitsmenge aufnehmen kann. Werden größere Flüssigkeitsmengen injiziert, können angrenzende Strukturen gereizt werden und die Schmerzursache bleibt dadurch nicht ausschließlich auf das Facettengelenk begrenzt (Jackson 1992). Nach Schwarzer et al. (1994a) beginnt der Schmerz immer lateral von der LWS. Zentrale (mittige) Schmerzen sind für ein symptomatisches Facettengelenk untypisch.
  - Die Schmerzen nehmen, bedingt durch den Wasserverlust der Bandscheibe, am Nachmittag oder Abend zu (Sizer, Phelbs und Matthijs 2001, Krämer 1997).
- Revel-Kriterien: Nach Dreyfuss, Dreyer und Herring (1995) sowie Schwarzer et al. (1994b) gibt es keine typischen klinischen Zeichen, die auf ein Facettensyndrom schließen lassen. Revel et al. (1998) ermittelten dagegen in einer vorselektierten Patientengruppe (Bandscheibenpathologien und SIG-Schmerzen wurden vorher ausgeschlossen) folgende 7 Kriterien:
  - Alter des Patienten über 65 Jahre
  - Kein Schmerz beim Husten
  - Schmerzreduktion in Rückenlage
  - Kein Schmerz bei Flexion
  - Kein Schmerz beim Aufrichten aus der Flexion
  - Kein Schmerz bei Extension
  - Kein Schmerz bei Extension-Rotation
- Trafen mindestens 5 von diesen 7 Kriterien zu, so war die Wahrscheinlichkeit sehr groß, dass der betreffende Patient von einer Facettenanästhesie profitieren würde. Diese sehr guten Ergebnisse konnten von anderen Autoren nicht bestätigt werden. Laslett et al. (2004) konnten durch die Verwendung der Kriterien keinen diagnostischen Nutzen ermitteln.
- Insgesamt wird der Wert dieser Kriterien kritisch beurteilt. Hildebrand (2005c) lehnt ihre Verwendung innerhalb der klinischen Untersuchung ab. Bogduk (2005) bemerkt korrekterweise, dass die beschriebenen Zeichen für den Facettenschmerz eher untypisch sind. Konkrete Hinweise, bei welchen Bewegungen der Patient nun tatsächlich Schmerzen provozieren kann, entstehen dadurch aber nicht. Selbstverständlich dürfen die Revel-Kriterien nicht isoliert verwendet werden. Sie sind als ein Baustein im klinischen Prozess der Diagnosefindung zu sehen. Wir sind der Meinung, dass nach dem Ausschluss anderer und häufigerer Krankheitsbilder (z. B. Bandscheibenproblematiken) und im Kontext einer vollständigen Funktionsuntersuchung durch die Revel-Kriterien Hinweise auf ein schmerzhaftes Facettengelenk entstehen können.

Objektiv

Auch bei den objektiven Untersuchungskriterien gibt es keine klaren Zeichen, die auf ein Facettensyndrom hindeuten. Es empfiehlt sich daher, andere Pathologien und deren klinische Bilder auszuschließen.

- Beweglichkeit: Die Patienten können hypomobil sein. Im Verlauf der Funktionsuntersuchung (wiederholte Bewegungen) bleibt diese Einschränkung aber weitestgehend bestehen (Young und Aprill 2000).
- Schmerzen: Klinische Phänomene wie Zentralisation oder Peripheralisation treten normalerweise nicht auf.
- Hauttemperatur: Die Hauttemperatur kann lokal über dem Gelenk erhöht sein.
- Facettengelenkblockade: Bei dieser invasiven diagnostischen Maßnahme wird unter CT- oder Bildwandlerkontrolle das Facettengelenk mittels eines Lokalanästhetikums anästhesiert. Ein positives Ergebnis besteht, wenn sich die Schmerzreaktion während der Bewegungstestung und Provokation um mindestens 75% (Revel et al. 1998) bis 90% reduziert (Hildebrandt 2005b). Reagieren Patienten mit einer deutlichen Verbesserung der klinischen Symptomatik, sollte eine zweite Blockade mit einem anderen Medikament und einer unterschiedlich langen Wirkungsdauer den Befund überprüfen und die Diagnose bestätigen („Doppelblock"). Unabhängig von der technischen Durchführung dieser Untersuchungsmethode wird ihr Wert aufgrund der durchschnittlichen Spezifität mittlerweile stark in Frage gestellt (Hildebrandt 2005b).

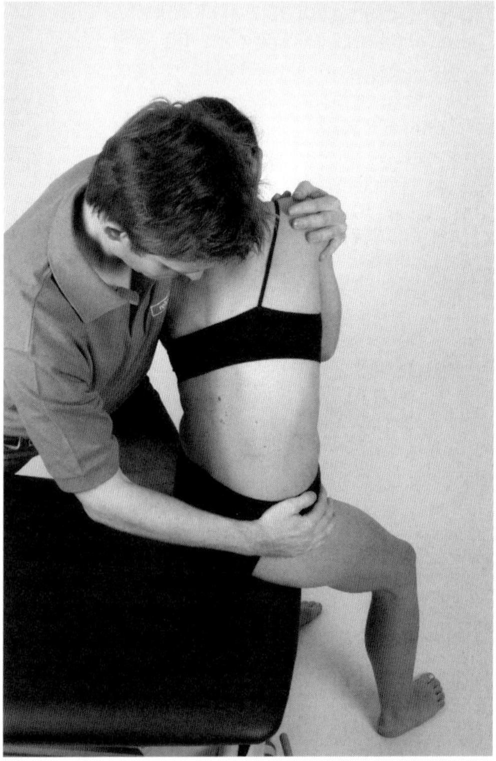

Abb. 3.26 Provokationstest in Flexion, Lateralflexion und Rotation links.

Spezialisierungstests

Betrachtet man die Bewegungskombinationen, die in der Untersuchung von Revel et al. (1998) verwendet wurden, so fällt auf, dass dreidimensionale Bewegungskombinationen nicht bedacht wurden. Manche manuellen Therapiekonzepte empfehlen daher die Durchführung von 3-dimensionalen Provokationstests für die LWS (IAOM-Skriptum 2004), wenngleich dieses Vorgehen nicht durch Untersuchungen gestützt wird.

Bei den Provokationstests werden nacheinander alle Bewegungskombinationen an der LWS durchgeführt (**Abb. 3.26**):

- Extension, Lateralflexion und Rotation gleichsinnig und gegensinnig nach links und rechts.
- Flexion, Lateralflexion, Rotation gleichsinnig und gegensinnig nach links und rechts.
- Am Ende der physiologischen Bewegungsamplitude führt der Therapeut einen impulsartigen Überdruck aus.

Ein positives Testergebnis besteht dann, wenn der spezifische Schmerz des Patienten reproduziert wird. Die Schmerzintensität sollte bei dreidimensionaler Provokation stärker sein als bei der eindimensionalen Funktionsuntersuchung. Des Weiteren wird die Bewegungsamplitude im Seitenvergleich beurteilt. Eine Strukturdiagnose (Kapsel oder Knorpel als schmerzauslösende Struktur) ist durch die Provokationstests nicht möglich, obwohl häufig nur eine Bewegungsrichtung eindeutig Schmerz verstärkend wirkt.

Die selektive Verwendung der subjektiven und objektiven Zeichen sowie die Durchführung von Provokationstests führen sicherlich nicht zu einem erfolgreichen Screening von Patienten, die an einem Facettensyndrom leiden. In Kombination mit anderen Untersuchungsverfahren und durch Ausschluss anderer Krankheitsbilder (Bandscheiben- oder SIG-Pathologien) entstehen aber zumindest Hinweise auf die Pathologie.

Differenzialdiagnose

- Pathologien der Bandscheibe
- Segmentale Instabilität
- Pathologien der Beckengelenke (Instabilität und/oder Blockierung des SIG bzw. der Symphyse)

Therapie

Konservativ

Entzündungsphase

Symptomatische Facettengelenke können moderate bis starke Schmerzen verursachen. Bei Dauer-, Ruhe- oder Nachtschmerzen kann die medikamentöse Behandlung in Betracht gezogen werden.

Bei erträglicher Schmerzsituation können intermittierende Mobilisationstechniken des betroffenen Facettengelenkes zur Schmerzhemmung und Stoffwechselförderung durchgeführt werden. Allerdings sind isolierte Mobilisationen, die nur eine segmentale Ebene betreffen unserer Meinung nach dem Manualtherapeuten vorbehalten. Sie sind durch eine Automobilisation nur schwer zu realisieren.

Die Alltagsaktivität und das Bewegungsausmaß sollten soweit angepasst werden, dass die Entzündungsreaktion abklingen kann. Manchmal bekommt der Therapeut durch die Provokationstests Hinweise, welche Bewegungsrichtungen problematisch sind und über einen kurzen Zeitraum limitiert werden sollten.

Proliferationsphase

Besteht eine schmerzfreie Bewegungsamplitude, können Automobilisationen durchgeführt werden. Es empfiehlt sich mit unbelasteten, eindimensionalen Mobilisationen zu beginnen und sich schrittweise in belastete dreidimensionale Mobilisationen vorzuarbeiten:

Bei schmerzfreier Flexion ist z. B. folgender Aufbau möglich (siehe Kapitel 8.1.1.):

- Flexion im Liegen
- Flexion im Sitzen
- Flexion im Sitzen mit Lateralflexion und Rotation
- Flexion im Stehen

Bei schmerzfreier Extension ist z. B. folgender Aufbau möglich:

- Statische Bauchlage
- Extension im Liegen, das ROM in die Extension wird dabei über die Position der Hände gesteuert. Je weiter die Hände vor dem Kopf platziert werden, desto geringer ist das ROM in die Extension. Werden die Hände direkt unter der Schulter platziert, vergrößert sich das ROM
- Extension im Liegen und Lateralflexion
- Extension im Stehen und Lateralflexion

Die methodische Reihe wird durch die Kombination von flektorischen und extensorischen Bewegungsmustern fortgeführt. Sie sind bezüglich der Bewegungsausführung deutlich anspruchsvoller und wirken daher nicht nur mobilisierend sondern erfüllen auch koordinative Ziele.

Die Stabilisierung des Segmentes ist grundlegender Bestandteil der Behandlung in der Proliferationsphase. In dieser Phase liegt dabei der Schwerpunkt zunächst auf den koordinativen Maßnahmen (A und B Stufenmodell Koordination). Gerade den Mm. multifidi kann durch ihre Insertion an der Kapsel des Facettengelenkes eine besondere Bedeutung beigemessen werden. Bei Kontraktion dynamisieren sie die Kapsel und verbessern dadurch den Gelenkschluss. Die dadurch ausgelösten Afferenzen werden auf Rückenmarksebene verrechnet und schließlich wieder auf die Mm. multifidi übertragen. Es entsteht so ein sich selbst kontrollierender Regelkreis, der die lokale Gelenkstabilität entscheidend beeinflusst. Bei einem adäquaten Niveau wird der Patient durch statische und dynamische Übungen progressiv weiter belastet. Ein allgemein aerobes und lokales Ausdauertraining komplettieren den Trainingsplan.

Remodellierungsphase

In der letzten Phase dürfen die Automobilisationsübungen intensiver ausgeführt werden. Es wird bewusst bis in den Dehnschmerz hinein gearbeitet. Nach der Mobilisation sollte der Schmerz aber sofort wieder aufhören.

> *Harte Widerstände könnten durch Osteophyten entstanden sein und vermindern das Bewegungsausmaß auf ein Minimum. Sie sollten deshalb respektiert werden.*

Der Patient wird innerhalb der Stufenmodelle weiter geführt. Schnelle Feed-forward Bewegungen (Koordination C) und ein Krafttraining bestimmen nun den Trainingsalltag (**Tab. 3.12**).

Tabelle 3.12 Therapieverlauf beim Facettensyndrom

	Entzündungsphase	***Proliferationsphase***	***Remodellierungsphase***
Beweglichkeit	▪ segmentale Mobilisation ▪ schmerzfreie Mobilisation ▪ funktionelle Immobilisation	▪ schmerzfreie Mobilisation ▪ ein-dreidimensional ▪ belastet – unbelastet	▪ frei, Dehnschmerz erlaubt ▪ individuelle Grenzen beachten
Kraft	kein Training möglich	kein Training möglich	A, B, C, D, E
Koordination	kein Training möglich	▪ A: lokale Stabilität ▪ B: Feedback	A, B, C
Ausdauer	kein Training möglich	A, B	A, B, C

Stellt sich auch bei intensiver, konservativer Therapie kein Erfolg ein, kann die Anwendung von invasiven Maßnahmen in Betracht gezogen werden.

Therapeutische Facettengelenkblockaden: Die Facettengelenke werden unter Röntgenkontrolle mit Kortikosteroiden anästhesiert. Der Wert dieser Behandlungsmethode ist zumindest als sehr zweifelhaft zu betrachten. Bogduk (2005) kann in seiner Übersichtsarbeit keinen Vorteil gegenüber Plazeboinjektionen feststellen und empfiehlt die Einstellung dieses Verfahrens.

Facettendenervation: Bei der Denervation werden die an der Innervation des Facettengelenkes beteiligten Rr. dorsalis zerstört. Dabei kommt Radiofrequenz- oder Hochfrequenzstrom, Kälte oder Alkohol zum Einsatz. Durch die plurisegmentale Innervation der Facettengelenke müssen immer mehrere Rr. dorsalis behandelt werden. Die Ergebnisse dieser Methode sind in Abhängigkeit von der technischen Durchführung mäßig bis gut (Hildebrandt 2005c).

Operativ

Bei persistierenden Schmerzzuständen und erfolglosen konservativen (nicht invasiven und invasiven) Therapieversuchen kann letztendlich die Fazettektomie mit anschließender Fusion der Segmente erfolgen. Selbstverständlich stellt diese Therapieoption den letzten Schritt innerhalb des therapeutischen Spektrums dar. Die Nachbehandlung kann dem Kapitel operative Nachbehandlung Instabilität entnommen werden.

3.3.5 Facettengelenkblockierung

> *Reversible Funktionsstörung eines Gelenkes im Sinne der Bewegungseinschränkung (Neuman 1995).*

Wirbelgelenkblockierungen werden seit bestehen der Manuellen Therapie beschrieben. Trotz der weiten Verbreitung dieses Krankheitsbildes fehlen nach wie vor eindeutige wissenschaftliche Nachweise über das Substrat der Blockierung und das klinische Erscheinungsbild. So ist man auch heute noch überwiegend von Expertenmeinungen abhängig, wenn man das Phänomen Blockierung beschreiben möchte.

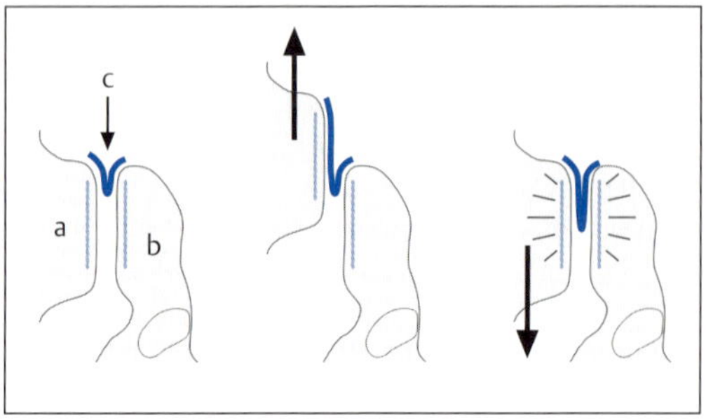

Abb. 3.27 Hypothetische Darstellung des Blockierungsvorgangs im Frontalschnitt: Proc. articularis inferior (**a**), Proc. articularis superior (**b**), meniskoide Falte (**c**) (Sizer, Phelbs und Matthijs 2001).

Pathogenese

Eine gängige Hypothese bezieht sich auf die im Kapitel Anatomie beschriebenen meniskoiden Falten. Diese könnten bei Gelenkbewegungen „eingeklemmt" werden und ein mechanisches Hindernis darstellen (**Abb. 3.27**, Bogduk 2000, Sizer, Phelbs und Matthijs 2001). Die beiden Gelenkflächen müssen dadurch auseinander weichen und die Gelenkkapsel wird gedehnt. Potenzielle Schmerzquelle sind also die meniskoiden Falten an sich oder die gedehnte Kapsel. Auch reflektorische Einflüsse der angrenzenden Muskulatur können Schmerzen verursachen.

Andere, weitaus seltener diskutierte Thesen beziehen sich auf eine Subluxation (abnormale Verschiebung zweier Wirbel zueinander), eine Verschiebung der Bandscheibe oder eine umgeschlagene Chondrosynovialmembran (Lewit 1997, Neumann 1995). Blockierungen treten in der Regel ohne degenerative Veränderungen auf und werden daher von den meisten manuellen Gesellschaften als *reversible Funktionsstörung* eines Gelenkes bezeichnet.

Klinik

Symptome

Subjektiv

- Schmerzlokalisation: siehe oben
- Von der Tageszeit unabhängig auftretender Schmerz
- Häufig plötzlich einsetzender Schmerz (z. B. beim Aufrichten aus flektierter Wirbelsäulenhaltung, Bogduk 2000)

Objektiv

- In eine oder mehrere Richtungen eingeschränkte Beweglichkeit

- Hypertonus der zugehörigen (segmentalen) Muskulatur
- Über dem betroffenen Gelenk ist die Hauttemperatur im Seitenvergleich reduziert. Bei dauerhafter Stimulation der Gelenkkapsel kann es zu einer neurogenen Entzündung kommen, die eine dementsprechende Temperaturerhöhung produziert
- Klinische Phänomene wie Zentralisation oder Peripheralisation treten normalerweise nicht auf

Spezialisierungstests

- Das Kardinalsymptom der Blockierung ist die eingeschränkte Beweglichkeit. Daher wird neben der Verwendung von Provokationstests auch die Bestimmung der segmentalen Mobilität mittels Palpation empfohlen. Die palpatorische Erfassung des Gelenkspiels ist umstritten und hängt überwiegend von der Qualität des ausführenden Therapeuten ab. Eine gute Inter- oder Intratester-Reliabilität ist unabhängig davon nicht zu erwarten.

Differenzialdiagnose

- Pathologien der Bandscheibe
- Segmentale Instabilität
- Pathologien der Beckengelenke (Instabilität und oder Blockierung des SIG bzw. der Symphyse)

Therapie

Konservativ

Bedenkt man, dass das histologische Korrelat einer Blockierung nach wie vor nicht genau bestimmt werden konnte, überrascht es doch ein wenig wie selbstverständlich Manipulationen oder Mobilisationen des Facettengelenkes beschrieben und propagiert werden. Allerdings berichten viele Patienten von einer deutlichen Schmerzreduktion und einer spontanen Verbesserung der Mobilität des betroffenen Wirbelsäulenabschnitts. Vom wissenschaftlichen Standpunkt aus können insbesondere beim akuten Kreuzschmerz manuelle Mobilisationen zur Schmerzreduktion empfohlen werden (van Tulder und Waddell 2000). Diverse Autoren versuchten in den letzten Jahren, die Wirkungsweise von Mobilisationen (mit und ohne Impuls) zu ergründen. Dabei kommen sowohl mechanische als auch neurophysiologische Erklärungsversuche in Frage.

Mechanische Wirkung

Die Stellung der LWS-Segmente verändert sich während und nach der Mobilisation. Es können Translationsamplituden von 0,4–2,6 mm und Rotationen von 0,4–1,4° von einzelnen Wirbeln gemessen werden (Sung, Kang und Pickar 2005). Cramer et al. (2002) bestimmten vor und nach Manipulationen die Größe des Gelenkraumes. Durch die Behandlung kam es zu einer Vergrößerung von ca. 0,7 mm durch ein „Gapping“ der beiden Gelenkfortsätze. Interessanterweise blieb diese Stellungsveränderung auch nach der Manipulation bestehen. Vor diesem Hintergrund sind eine mechanische Beeinflussung von intraartikulären Strukturen und die damit verbundene Schmerzreduktion anzunehmen.

Neurophysiologische Wirkung

Diverse Autoren überprüften die Wirkung von manuellen Mobilisationen auf den Spannungszustand der Wirbelsäulen- und Extremitätenmuskulatur. Herzog, Scheele und Conway (1998) führten an allen Wirbelsäulenabschnitten und am SIG Manipulationen durch. Es kam nicht nur zu ausgeprägten Reaktionen auf Höhe des behandelten Wirbelsäulenabschnitts, sondern auch auf der kontralateralen Seite sowie kranial und kaudal davon. So zeigten Manipulationen der oberen BWS Veränderungen der EMG-Amplitude der HWS-Extensoren und des M. deltoideus des Schultergelenks. Behandlungen der unteren BWS hatten eine elektrische Reaktion der LWS-Extensoren und des M. glutaeus maximus zur Folge. Patienten, die vor der Behandlung einen Hypertonus aufwiesen, reagierten während des Impulses mit einer kurzfristigen Aktivierung und einer nachfolgenden Hemmung der stabilisierenden Muskulatur. Zu ähnlichen Ergebnissen kamen Colloca und Keller (2001) sowie Sung, Kang und Pickar (2005). Darüber hinaus konnten sie eine Korrelation der Geschwindigkeit der Mobilisation und der Veränderung der EMG-Amplitude feststellen: je schneller, desto heftiger. Des Weiteren zeigten Patienten mit einer hohen Schmerzintensität eine ausgeprägtere Reaktion als Patienten mit geringeren Schmerzintensitäten.

Insgesamt kommt es durch Mobilisationen (mit und ohne Impuls) zu einer Beeinflussung des Muskeltonus von lokaler und entfernter Muskulatur. Durch den verminderten Spannungszustand kann so eine Schmerzreduktion durch die Detonisierung des Muskels selbst oder durch die damit verbundene Entlastung des Gelenkes erfolgen. Offensichtlich können auch Mobilisationen von entfernten, nicht betroffenen Strukturen zur Schmerzhemmung genutzt werden. Dies würde die fast schon wundersamen Therapieerfolge mancher Manualtherapeuten erklären, bei denen kein biomechanischer Zusammenhang zwischen behandeltem Gelenk und dem Ort der Schmerzreduktion besteht. Neben der muskulären Detonisierung könnte auch eine Freisetzung von Neurotransmittern auf segmentaler Ebene für die Schmerzhemmung verantwortlich sein.

Die trainingstherapeutischen Maßnahmen bei einer Blockierung des Facettengelenks unterscheiden sich nur unwesentlich von denen des Facettensyndroms. Besteht aufgrund der mechanischen Stimulation eine neurogene Entzündung, beginnt die Therapie mit den Interventionen der Entzündungsphase. Bei intermittierendem, nicht entzündlichem Beschwerdebild kann sofort mit der Mobilisation begonnen werden (siehe Proliferationsphase).

Zusammenfassung

- Das Facettengelenk ist ein echtes Gelenk, es ist an der Begrenzung und Steuerung von Bewegungen beteiligt.
- Die Degeneration des Facettengelenkes ist vermutlich eine Folge der Bandscheibendegeneration und trifft dementsprechend eher ältere Patienten.
- Das klinische Bild des Facettensyndroms ist unklar.
- Das histologische Korrelat der Facettengelenkblockierung ist nicht bekannt.
- Mobilisationen (mit und ohne Impuls) haben einen detonisierenden und schmerzhemmenden Effekt.

3.4 Instabilität

Instabilitäten der Wirbelsäule werden regelmäßig beschrieben und behandelt. Bei genauer Durchsicht der Literatur fällt allerdings auf, dass es bis heute keinen Goldstandard für die Diagnosestellung gibt. Die meisten Quellen beziehen sich daher auf das von Panjabi (1992) aufgestellte Modell der Instabilität. Dieses wurde im Kapitel Koordination ausführlich beschrieben (siehe S. 92 ff) und ist grundsätzlich auf alle Gelenke zu übertragen. Folgt man diesem Modell, so empfiehlt es sich, zunächst die stabilisierenden Systeme genauer zu betrachten, um Behandlungsschwerpunkte zu setzen.

3.4.1 Stabilität der LWS

> *Stabilität ist ein dynamischer Prozess, der in Abhängigkeit von der funktionellen Anforderung statische Positionen und kontrollierte dynamische Bewegungen ermöglicht (Hodges 2004a).*

Im Kontext LWS kann der Terminus Stabilität auf verschiedenen Ebenen definiert werden.

- Die segmentale Ebene bezieht sich auf die Kontrolle der Translations- und Rotationsbewegungen in einem Segment und wird durch die lokalen Stabilisatoren gewährleistet.
- Die nächste, höhere Ebene bezieht sich auf die Kontrolle der Stellung der Lendenwirbelsäule (Lordose – Kyphose) und der Stellung des Beckens auf den Femurköpfen. Muskeln, die mit den Lendenwirbelkörpern verbunden sind, aber über mehrere Segmente ziehen, eignen sich zusammen mit den lokalen Stabilisatoren für diese Aufgabe.
- Auf der höchsten Ebene muss das gesamte Achsenskelett bei alltags- bzw. sportartspezifischen Bewegungsmustern gegen die Schwerkraft stabilisiert werden. Sie erfordert neben der segmentalen Kontrolle, der Lordose und Beckenstabilität ein suffizientes, globales Muskelsystem.

Lokale Stabilisatoren

M. multifidus

Die Mm. multifidi ersetzen in der LWS die kleinen Rotatores (Willard 1997, Bogduk 2000). Er besteht aus 6 verschiedenen Faszikeln, die sowohl über ein als auch über mehrere Segmente ziehen (**Abb. 3.28a–f**). Die kürzesten Fasern entspringen an der Lamina arcus vertebrae, um am übernächsten Proc. mamillaris zu inserieren. Wenige Anteile sind direkt an der Kapsel des Facettengelenks befestigt und dynamisieren sie bei Anspannung (Twomey und Taylor 2000). Etwas oberflächlicher verlaufen 5 längere Faszikel, die jeden Proc. spinosus mit dem 2–4 Wirbel darunter liegenden Proc. mamillaris verbinden. Weiter kaudal inserieren die einzelnen Fasern sowohl am Sakrum als auch am Ilium und verbinden sich mit den internen Ligamenten des Beckens (**Abb. 3.28** siehe Kap. 4 SIG). Der Querschnitt der Mm. multifidi nimmt nach kranial ab. Über den Segmenten L4–S1 ist er am größten (Hides 2004a, Brinckmann 2000).

Anguläre Funktion

Die Funktion des Muskels kann am besten beurteilt werden, wenn man seine Lage zu den Drehachsen der LWS genau analysiert. Dabei wird klar, dass die Mm.

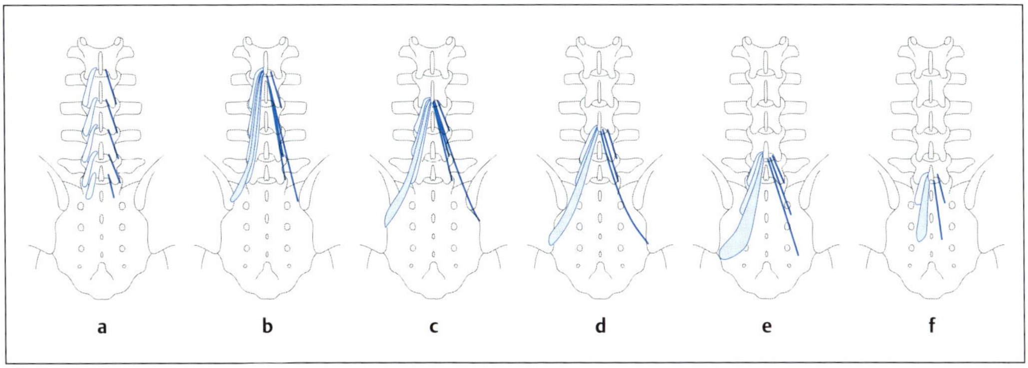

Abb. 3.28a–f Verschiedene Faszikel der Mm. multifidi (Bogduk 2000).

multifidi durch ihren longitudinalen Verlauf ausschließlich extensorisch wirken können (Putz 1981, Bogduk 2000, De Alencar Bojadsen 1998). Eine Rotation kann allenfalls verhindert aber nicht ausgeführt werden. Des Weiteren könnte das durch die Rotatoren (Mm. obliqui abdominis) entstehende flektorische Drehmoment neutralisiert werden (Hides 2004a). Die Bezeichnung „Rotatores" ist daher irreführend und zu vermeiden. Die medialsten Anteile des Muskels besitzen einen minimalen Hebelarm für die Lateralflexion. Die lateralen und oberflächlichen Fasern sind diesbezüglich effektiver.

Neutralisation bzw. Produktion von Scher- und Kompressionskräften

In physiologischer Lordose verlaufen die resultierenden Kraftvektoren der Mm. multifidi in der sagittalen Ebene entweder senkrecht nach kaudal (Bogduk 2000) oder etwas nach ventralokaudal (Wilke et al. 1995, Twomey und Taylor 2000). Neben einer komprimierenden Teilkomponente kommt es dadurch zu einer Scherkraftkomponente. In welche Richtung diese translatorische Kraft wirkt, ist von der Segmenthöhe und der angulären Stellung der LWS abhängig. MacIntosh, Bogduk und Pearcy (1993) ermittelten für alle Faszikel der lumbalen Streckmuskeln in Flexion und Extension die Richtung dieser Scherkraftkomponente (**Tab. 3.13**).

Tabelle 3.13 Zusammenhang zwischen Scherkraftkomponente und angulärer Stellung des Segments (MacIntosh et al. 1993)

Segment	*Extension*	*Flexion*
L1/L2	Posterior	Anterior
L3/L4	Posterior	Posterior
L5	Anterior	Posterior

Auffällig ist, dass in Abhängigkeit von der Stellung der LWS die Scherkraftkomponente gegensätzliche Richtungen aufweisen kann. So wirken im untersten Lendensegment in lordotischer Position durch muskuläre Kontraktion der Extensoren anteriore Scherkräfte. Diese kehren sich in Flexion um. Zieht man in Betracht, welche große Bedeutung der anterioren Komponente des M. psoas major beigemessen wird, überrascht es doch ein wenig, dass den Extensoren eine grundsätzlich schützende Wirkung der passiven Strukturen nachgesagt wird.

Innervationsprogramm

Neben diesen rein mechanischen Funktionen haben in den letzten Jahren Untersuchungen über das Innervationsprogramm der Mm. multfidii für Aufsehen gesorgt. Moseley, Hodges und Gandevia (2002) untersuchten mittels Nadelelektroden die tiefen segmentalen und die oberflächlichen Anteile dieses Muskels und stellten signifikante Unterschiede fest:

- *Tiefe Anteile*: Die tiefen Fasern wurden unabhängig von der Bewegungsrichtung und der von außen einwirkenden Kraft aktiviert. Bei Armbewegungen waren sie antizipatorisch noch vor dem armbewegenden Muskel (M. deltoideus, posteriorer Anteil) aktiv.
- *Oberflächliche Anteile*: Diese Anteile des Muskels wiesen dagegen ein eher richtungsspezifisches Muster auf, d. h. sie wurden bei manchen Armbewegungen vor den Schultermuskeln, bei anderen Armbewegungen nach den Schultermuskeln aktiviert.

Diese Daten belegen, dass die Mm. multifidi nicht als Einheit gesehen werden dürfen.

- *Tiefe Anteile*: Die tiefen Fasern sind den lokalen Stabilisatoren zuzuordnen und für die segmentale Kontrolle von Torsions- und Scherkräften verantwortlich. Durch ihre Lokalisation nahe den Dreh-

achsen haben sie nur eine minimale Bewegungsfunktion und generieren ein geringes Drehmoment. Sie komprimieren vielmehr das Segment, ohne die Flexibilität grundsätzlich einzuschränken.
- *Oberflächliche Anteile*: Die oberflächlichen Fasern, haben selbstverständlich eine stabilisierende Komponente, die sich aber weniger auf die segmentale Ebene bezieht, sondern eher auf die Kontrolle der Lordose.

Diese Ergebnisse werden indirekt durch Wilke et al. (1995) bestätigt. Sie untersuchten die extensorische Muskulatur bezüglich ihrer Fähigkeit, die neutrale Zone zu stabilisieren. Zwei Drittel der Gesamtwirkung konnte den Mm. multifidi zugeschrieben werden.

Dem lokalen System werden außerdem folgende Muskeln zugeordnet:
- M. interspinali
- M. intertransversarii
- M. iliocostalis lumborum
- M. longissimus thoracis pars lumborum

Den intersegmentalen Muskeln kommt durch ihre hohe Muskelspindeldichte eine überwiegend propriozeptive Funktion zu (Bogduk 2000). Die längeren Extensoren werden nur anatomisch (durch ihre Verbindung zu den einzelnen Lendenwirbelkörpern) zum lokalen System gezählt (Bergmark 1989), ihre Fähigkeit die LWS zu extendieren und ein großes Drehmoment zu entwickeln, macht sie funktionell eher zu globalen Muskeln (Hides 2004a).

Fascia thoracolumbalis

Die Mm. multifidi sind zusammen mit den oberflächlichen Extensoren in einer osteofibrösen Röhre eingeschlossen. Diese besteht aus den Procc. spinosi, Procc. costales und den Laminae arcus vertebrae sowie der Fascia thoracolumbalis (FTL) (**Abb. 3.29**).

Bei der Fascia thoracolumbalis kann ein oberflächliches (nach dorsal gerichtet) und ein tiefes Blatt (dorsal vom M. quadratus lumborum) unterschieden werden. In manchen Büchern wird die ventrale Faszie des M. quadratus lumborum als tiefste Schicht bezeichnet, die dorsale Faszie als mittlere Schicht (Bogduk 2000). Wir beschränken uns in diesem Kapitel auf ein oberflächliches und ein tiefes Blatt.

Oberflächliches Blatt

Das oberflächliche Blatt inseriert medial am Proc. spinosus und an den supra- und interspinalen Ligamenten und verbindet sich lateral mit dem tiefen Blatt in der so genannten „Lateral Raphe" (äußerer Rand). Kaudal verschmilzt das Blatt mit der Aponeurose des M. erector spinae auf dem Sakrum, kranial reichen die Fasern bis zu den Mm. splenius, trapezius und rhomboideii (Barker und Briggs 1999, Willard 1997).

Das oberflächliche Blatt der Fascia thoracolumbalis kann in eine oberflächliche und tiefe Lamina unterteilt werden (**Abb. 3.30a–b**).
- *Lamina superficialis*: Sie wird von den absteigenden Fasern des M. latissimus dorsi gebildet. Die Fasern sind nach kaudal-medial ausgerichtet (Abb. 3.30a).

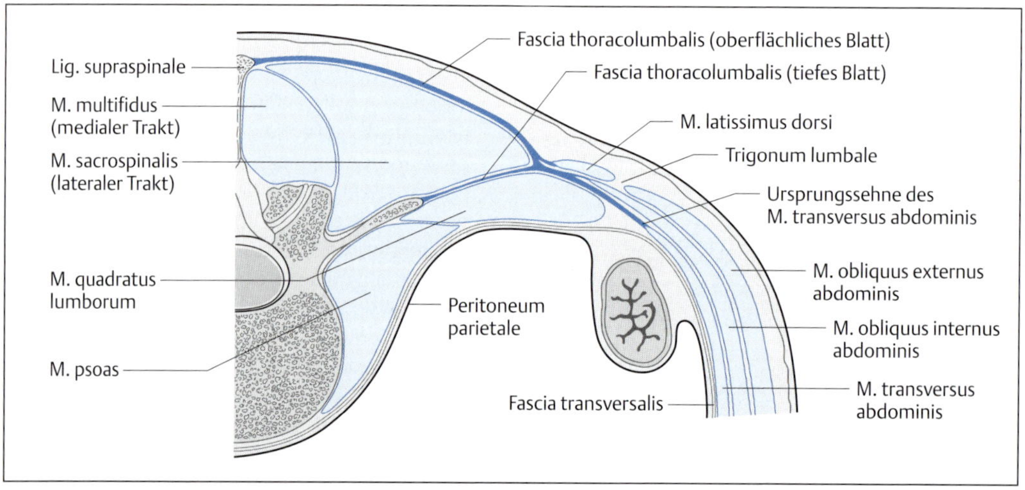

Abb. 3.29 Querschnitt auf Höhe der LWS mit Darstellung der Fascia thoracolumbalis (Leonhart et al. 1987).

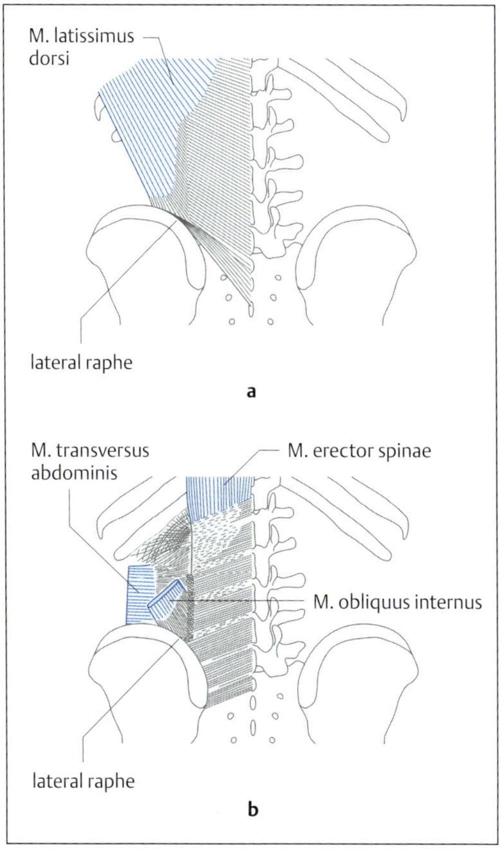

Abb. 3.30a–b Oberflächliches Blatt der Fascia thoracolumbalis. **a** Lamina superficialis. **b** Lamina profunda.

- *Lamina profunda*: Sie besteht aus Fasern, die nach kaudal-lateral verlaufen. In der oberen LWS (L1–3) haben die Fasern Verbindung zur Lateral Raphe (insbesondere M. transversus abdominis, inkonstant M. obliquus abdominis internus). In der unteren LWS (L4–S1) enden die Fasern am Ilium. Die Faserausrichtung entspricht der des M. glutaeus maximus (Snijders 1998, **Abb. 3.30b**).

Durch die gegensätzlichen Faserausrichtungen der beiden Laminae entstehen Vektoren, die extensorisch in der LWS wirken können (siehe unten).

Tiefes Blatt

Das tiefe Blatt inseriert medial an den Spitzen der Procc. costales, vereinigt sich weiter außen in der Lateral Raphe mit dem oberflächlichen Blatt und dient dem M. transversus abdominis als Ursprung.

Das tiefe Blatt der Fascia thoracolumbalis entspricht bezüglich der kollagenen Faserausrichtung dem oberflächlichen Blatt.

Die Fascia thoracolumbalis kann durch unterschiedliche Mechanismen stabilisierend auf die Lendenwirbelsäule einwirken.

Hydraulic Amplifier System

Kontrahiert sich ein Muskel, verkürzt er sich in longitudinaler Richtung und vergrößert seinen radialen Durchmesser. Dadurch, dass der M. erektor spinae in der osteofibrösen Röhre eingeschlossen ist, wird diese Ausdehnung verhindert. Der Druck in der Röhre vergrößert sich, und es entsteht ein starres Gebilde, vergleichbar mit einem Stab.

Das zusätzliche Extensionsmoment, das durch diesen Mechanismus entsteht, kann nur abgeschätzt werden. Hukins, Aspden und Hickey (1990) beziffern es auf ca. 30%. Eine Zahl, die zu hoch erscheint und von anderen Autoren bezweifelt wird (McGill und Norman 1987). Eine genaue Quantifizierung ist bis heute nicht gelungen, eine Steigerung des Extensionsmoments von wenigen Prozent scheint aber realistisch zu sein. Gracovetsky, Farfan und Helleur (1980) bezeichnen diesen Vorgang als „Hydraulic Amplifier Aystem" (hydraulisches Verstärkersystem).

Dynamisierung

Eine weitere Möglichkeit zur Stabilisation ist die Dynamisierung der Faszie durch Muskeln. Folgende Muskeln sind mit der Fascia thoracolumbalis verbunden:

- M. transversus abdominis
- M. latissimus dorsi
- M. glutaeus maximus
- M. trapezius pars ascendens
- Mm. rhomboideii
- M. biceps femoris: Er ist durch das Lig. sacrotuberale und die Aponeurose des M. erector spinae mit der Faszie verbunden.

Immer, wenn diese Muskeln aktiviert werden, wird die Kontraktionskraft auf die „passive" Struktur übertragen. Das oberflächliche Blatt wird so zu einem funktionellen Strecker der LWS (**Abb. 3.32a**) mit dem längsten Kraftarm aller Extensoren (Adams et al. 2002). Dieser Effekt ist bei flektorisch eingestellter LWS noch ausgeprägter, da zur Dynamisierung die passive Vordehnung hinzu addiert werden kann. Barker et al. (2006) konnten diesen Wirkungsmechanismus eindrucksvoll demonstrieren. Die Dynamisierung der Faszie scheint insbesondere im Bereich der neutralen Zone mechanisch wirksam zu sein und einen protektiven Effekt für die Lendenwirbelsegmente zu entwickeln. Das tiefe Blatt stabilisiert in der Frontal- und Transversalebene (**Abb. 3.32b**).

Faszienkontraktion

Möglicherweise könnte die Faszie selbst kontraktile Eigenschaften besitzen. Yahia, Pigeon und DesRosiers (1999) konnten bei ihren Versuchen mit der Fascia thoracolumbalis nach einer Dehnung keinen Dehnungsrückstand beobachten, sondern die Faszie verblieb zunächst in einem steiferen Zustand. Glatte Muskelzellen oder Myofibroblasten bewirken diese Kontraktionskraft. Eine Tatsache, die für die Fascia cruris am Unterschenkel und die Fascia thoracolumbalis bereits nachgewiesen ist (Staubesand und Li 1996, Schleip, Klinger und Lehmann-Horn 2004). Berechnungen für die mechanische Effektivität der Fascia thoracolumbalis ergeben in Abhängigkeit von der Zelldichte und des langen Hebelarms ein erhebliches Extensionsmoment (Schleip et al. 2006).

M. transversus abdominis

Der M. transversus abdominis (TA) entspringt an der Innenfläche der Knorpel der 7.-12. Rippe (oberer Anteil), verbindet sich mit dem lateralen Rand („lateral raphe") und dem tiefen Blatt der Fascia thoracolumbalis (mittlerer Anteil) und ist außerdem mit der Crista iliaca und dem Leistenband verbunden (tiefer Anteil). Seine Fasern verlaufen annähernd horizontal nach medial und gehen als Linea semilunaris in die Aponeurose über. Durch die Verbindung mit der Fascia thoracolumbalis bekommt der M. transversus abdominis Kontakt mit den mittleren und oberen Segmenten der LWS (**Abb. 3.31**).

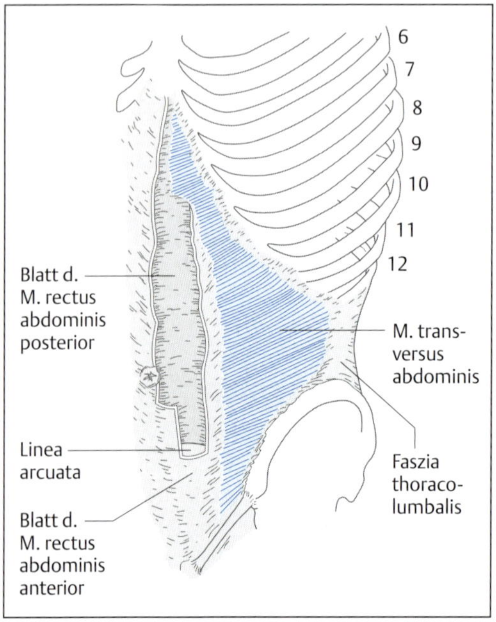

Abb. 3.31 Anatomie des M. transversus abdominis (Travell und Simons 1998).

Der M. transversus abdominis entfaltet seine stabilisierende Wirkung durch verschiedene Mechanismen:

- Erhöhung des intraabdominellen Drucks
- Stabilisierung der inneren Organe
- Dynamisierung der Fascia thoracolumbalis
- Innervationsprogramm

Erhöhung des intraabdominellen Drucks

Der M. transversus abdominis bildet zusammen mit dem Zwerchfell, dem knöchernen Becken und der Beckenbodenmuskulatur sowie der Rückenmuskulatur einen abgeschlossenen Raum. Innerhalb dieses Raumes befinden sich die viszeralen Organe. Bei Kontraktion des Systems entsteht ein starrer Körper vor der Wirbelsäule, dem ein extensorisches Moment nachgesagt wird. Nach Kapandji (1992) kann die Leistung der LWS-Extensoren dadurch reduziert werden, die Kompressionsbelastung lässt nach, der intradiskale Druck ebenfalls. Dieser entlastende Effekt ist eher theoretischer Natur, denn er lässt sich nur nachweisen, wenn ausschließlich horizontal (> 55° geneigt von der Longitudinalen) verlaufende Muskeln, wie der M. transversus abdominis aktiviert werden (Daggfeldt und Thorstensson 1997, Hodges et al. 2001). Gerade bei schweren Lasten werden aber nicht nur lokale Muskeln aktiviert sondern zusätzlich globale Muskeln. Diese weisen eher einen longitudinalen Verlauf auf und besitzen so immer eine komprimierende Teilkomponente. Zusätzlich generieren die globalen Bauchmuskeln ein Flexionsmoment, dem die Extensoren stabilisierend entgegenwirken müssen (Cholewicki, Juluru und McGill 1999, Nachemson, Andersson und Schultz 1985, Brinckmann 2000). Insgesamt entsteht so eine Kokontraktion, die die Stabilität der LBH-Region deutlich steigert. Dieser positive Effekt kann aber nur auf Kosten einer erhöhten Kompressionsbelastung stattfinden. So verwundert es nicht, dass diverse Autoren einen annähernd linearen Zusammenhang zwischen dem intradiskalen Druck und der Aktivität der Rumpfmuskulatur ermitteln (Davis 1981, Örtengren, Andersson und Nachemson 1981, Wilke et al. 1999). Klinisch ist dieses Phänomen seit Jahrzehnten bekannt. Aktionen, die mit einer hohen Muskelaktivierung einhergehen, wie Husten, Lachen oder Niesen, führen nicht zu einer Entlastung oder Schmerzreduktion sondern meistens zu einer Provokation.

Während die Kompressionskräfte also vermutlich ansteigen, wird eine Entlastung in der Transversal- und Horizontalebene diskutiert. Es ist durchaus vorstellbar, dass z. B. Scherkräfte durch den erhöhten Druck abnehmen, was von diversen Autoren als das vorrangige Ziel dieses Systems herausgestellt wird (Gracovetsky, Farfan und Helleur 1980).

Stabilisierung der inneren Organe

Kontrahiert der M. transversus abdominis werden die Organe vergleichbar mit einem Gürtel stabilisiert und nach dorsal gegen die Lendenwirbelkörper gedrückt. Auch hier ist eine Reduktion anteriorer Scherkräfte vorstellbar. Diesbezüglich lassen sich keine Studien finden, obwohl der Effekt positiv beurteilt und regelmäßig diskutiert wird (Schomacher 2005).

Dynamisierung der Fascia thoracolumbalis

Den vermutlich wichtigsten Effekt entfaltet der M. transversus abdominis auf die LWS über seine Insertion an der Fascia thoracolumbalis. Bei beidseitiger Kontraktion strafft der Muskel die Faszie und wirkt so einerseits in der Frontalebene über das tiefe Blatt der Fascia thoracolumbalis und andererseits in der sagittalen Ebene über das oberflächliche Blatt der Fascia thoracolumbalis (Barker et al. 2006). In **Abb. 3.32a–b** ist dieser Effekt schematisch dargestellt.

Innervationsprogramm

Der M. transversus abdominis ist genauso wie die tiefen Anteile der Mm. multifidi in eine Feed-forward-Schleife eingebunden. Er wird bei Extremitätenbewegungen vor den eigentlich bewegenden Muskeln aktiviert und bildet so eine segmentale und stützmotorische Basis (Hodges und Richardson 1997, Moseley, Hodges und Gandevia 2002). Die Aktivierung ist bei Vertikalisierung und in einer physiologischen Lordose verstärkt (Snjiders 1998, Sapsford 2003).

Außerdem besteht eine negative Korrelation zwischen Beckenbewegungen und der Aktivierung des M. transversus abdominis, d. h. Flexion/Extension in den Hüftgelenken vom proximalen Hebel aus (so genanntes Beckenkippen bzw. Aufrichten) bahnen nicht den M. transversus abdominis, sondern aktivieren eher die oberflächlichen Bauchmuskeln. Für eine isolierte Anspannung des M. transversus abdominis hat sich die Rückenlage mit Feedback bewährt (siehe S. 459, Übungsteil, Urquhart, Hodges und Story 2005a, Urquhart et al. 2005b).

Neuere Studien konnten erhebliche Unterschiede innerhalb der einzelnen Anteile des Muskels feststellen. So scheinen die oberen Anteile des M. transversus abdominis später als die mittleren und tiefen Anteile aktiviert zu werden. Urquhart, Hodges und Story (2005a) teilen den Muskel folgerichtig in drei Funktionseinheiten ein:

- *Oberer Anteil*: stabilisiert den unteren Thorax bei Rumpfrotation und zentralisiert die Linea alba.
- *Mittlerer Anteil*: dynamisiert die Fascia thoracolumbalis und produziert zusammen mit anderen Muskeln den intraabdominellen Druck.

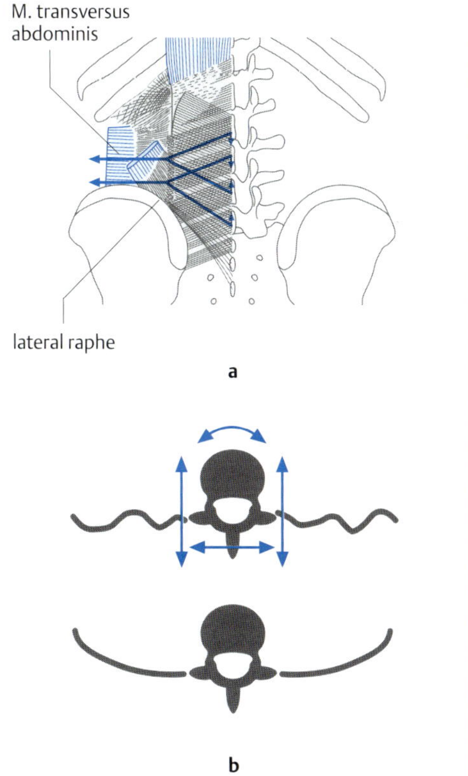

Abb. 3.32a–b Dynamisierung der Fascia thoracolumbalis. **a** Oberflächliches Blatt: Durch die scherengitterartige Anordnung der Fasern entstehen am Proc. spinosus eine horizontale und eine logitudinale Komponente. Während sich die horizontale Komponente bei beidseitiger Kontraktion neutralisiert, addieren sich die longitudinalen Komponenten und ziehen die Procc. spinosi zweier benachbarter Wirbel zueinander. Dies entspricht einer segmentalen Extension (Gracovetsky, Farfan und Helleur 1980, Macintosh, Bogduk und Gracovetsky 1987, Bogduk 2000). **b** Durch das tiefe Blatt können aufgrund der Insertion an den Procc. costales Rotations- und Translationsbewegungen limitiert werden (Hodges 2004a).

- *Unterer Anteil*: komprimiert die SIG-Gelenkflächen (siehe Kapitel SIG, Abb. 4.12, S. 198).

Zwerchfell

Das Zwerchfell besitzt drei muskuläre Anteile mit folgenden Ursprüngen:
- Pars sternalis: an der Innenfläche des Processus xiphoideus
- Pars costalis: an der Innenseite der Rippenknorpel 7–12
- Pars lumbalis: in zwei separaten Ursprüngen ventral an den Lendenwirbelkörpern bis ca. L4

Alle muskulären Anteile verbinden sich in der zentralen Ansatzsehne (Sehnenplatte), dem Centrum tendineum.

Stabilisationsfunktion

Die Pars lumbalis hat direkte Verbindung mit den Lendenwirbelkörpern, L1–L4. Bei aktiver Kontraktion ist daher eine direkte Wirkung auf die Insertion zu erwarten. Durch die Nähe zu den Drehachsen ist allerdings kein großer Bewegungsausschlag bzw. kein großes Drehmoment möglich. Vielmehr entsteht eine Kompression des Bewegungssegments.

Bei genauer anatomischer Betrachtung ist die Pars lumbalis somit ein Synergist der Mm. multifidi und besitzt ähnliche mechanische Funktionen. Hodges et al. (2003, 2005) überprüften diese These und stimulierten das Zwerchfell ohne eine begleitende Kontraktion der Bauch- und Rückenmuskulatur. Gemessen wurde die Steifheit verschiedener Bewegungssegmente. Es kam zu einer signifikanten Erhöhung von 8–31%. In der oberen LWS (L2) war dieser Effekt ausgeprägter als in der unteren LWS (L4), was durch die stabilere Verankerung des Zwerchfells in der oberen LWS erklärbar ist.

Erhöhung des intraabdominellen Drucks

Bei aktiver Arbeit senkt sich die Zwerchfellkuppel (Pars costalis und sternalis) nach unten und komprimiert die Organe des Bauchraumes. Wenn der Druck nicht entweichen kann (z. B. durch einen insuffizienten Beckenboden oder M. transversus abdominis), kommt es zu einer deutlichen Erhöhung des intraabdominellen Drucks und einer Stabilisation der LBH-Region (siehe oben, Hodges et al. 2005).

Homöostasefunktion

Das Zwerchfell besitzt nicht nur mechanische Funktionen, sondern ist als Atemhilfsmuskel für die Respiration eminent wichtig. Wenn die Anforderung an die Atmung bei körperlicher Belastung ansteigt, wird dadurch die stabilisierende Funktion in den Hintergrund gedrängt. Patienten mit Rückenschmerzen, die zusätzlich Erkrankungen im respiratorischen Trakt aufweisen (z. B. Asthma), haben häufigere und längere Schmerzattacken, was möglicherweise dadurch zu erklären ist, dass das Zwerchfell seine stabilisierende Funktion nicht in vollem Maße ausführen kann (Grimstone und Hodges 2003, Hodges et al. 2005).

Innervationsprogramm

Die Aktivierung des Zwerchfells findet analog zu allen anderen lokalen Stabilisatoren in einer Feedforward-Schleife statt. Der Muskel entfaltet seine mechanische Wirkung, bevor eine Gleichgewichtsstörung durch Extremitätenbewegungen erfolgt (Hodges et al. 1997).

Beckenboden

Die einzelnen Beckenbodenmuskeln besitzen keinen direkten Ansatz an den Lendenwirbeln und können deshalb nur indirekt Einfluss nehmen. Trotzdem sind sie wichtiger Bestandteil des stabilisierenden Systems der LWS.

Erhöhung des intraabdominellen Drucks

Ein suffizienter intraabdomineller Druck kann nur produziert werden, wenn das System der lokalen Stabilisatoren intakt ist. Fällt ein Muskel aus, entweicht der Druck am schwächsten Punkt. Der Beitrag des Beckenbodens in der Produktion des Drucks ist sicherlich sehr gering. Bei der Erhaltung des Drucks übernimmt der Beckenboden aber einen entscheidenden Anteil.

Feineinstellung Sakrum, Stabilisierung der Organe

Der Beckenboden steuert zusammen mit den Mm. multifidi die Sakrumstellung und somit die Basis für das Segment L5–S1. Des Weiteren ruhen auf dem Beckenboden die Organe des kleinen Beckens, diese werden durch ihn stabilisiert (siehe Kapitel SIG, Abb. 4.13, S. 199).

Homöostasefunktion

Analog zum Zwerchfell ist der Beckenboden nicht nur in das stabilisierende System mit eingebunden, sondern er reguliert die Miktion (Wasserlassen) und unterstützt die Kontinenz (Urinsammelphase). Funktionsstörungen im Urogenitaltrakt sind daher häufig mit Schmerzen im Becken oder der LWS verbunden (Hodges 2004b).

Innervationsprogramm
Die Aktivität des Beckenbodens ist mit der des M. transversus abdominis gekoppelt (siehe oben) und erfolgt somit antizipatorisch, um die LBH-Region zu stabilisieren. Nach Entbindungen oder Operationen kommt es, bedingt durch eine Denervation des M. pubococcygeus, zunächst zu einem Funktionsverlust. Die anschließende Reinnervation in Kombination mit einem funktionellen Training führt zur Wiederherstellung des motorischen Programms (Sapsford 2003).

M. psoas major und M. quadratus lumborum

Beiden Muskeln wurde jahrzehntelang lediglich eine pathogene Rolle bei Erkrankungen der LWS zugeschrieben. In der physio- und trainingstherapeutischen Praxis wurde viel Wert auf die Detonisierung dieser Muskeln gelegt. Dieses Vorgehen wird unterstützt durch die in der Tat häufig vorkommenden Triggerpunkte.

Neuerdings werden beide Muskeln entsprechend ihrer unterschiedlichen anatomischen Anteile differenzierter beurteilt. So werden den hinteren Anteilen des M. psoas major und den medialen Anteilen des M. quadratus lumborum stabilisierende Funktionen zugesprochen. Eine Tatsache, die logisch erscheint, da beide Muskeln segmentale Verbindungen zu allen Segmenten der LWS haben. Durch ihre Nähe zu den Drehachsen und den annähernd vertikalen Verlauf komprimieren Kontraktionen die Wirbelkörper. Die LWS wird somit stabilisiert (Santaguida und McGill 1995, Bogduk 2000). Durch die Korrelation von Rückenschmerzen und Dysfunktionen dieser Muskeln erscheint es gerechtfertigt, bei beiden von lokalen Stabilisatoren zu sprechen, die entsprechend trainiert und behandelt werden sollten.

Dysfunktion des lokalen Systems

In diversen Arbeiten wurde eine direkte Verbindung von Rückenschmerz und Funktionsverlust im lokalen System festgestellt. Dieser bedingt sekundär morphologische Veränderungen der Muskelstruktur.

Innervationsprogramm
Für nahezu alle lokalen Stabilisatoren liegen deutliche Nachweise dafür vor, dass Patienten mit Rückenschmerzen ein verändertes motorisches Programm dieser Muskeln aufweisen:

- Die Aktivität der Mm. multifidi bei Extensionsbewegungen ist reduziert (Shivonen et al. 1991) und die Reaktionszeit bei nicht visuell kontrollierbaren motorischen Aufgaben ist verlängert (Leinonen et al. 2001, 2003).
- Die Aktivität des M. transversus abdominis erfolgt verspätet, besitzt eine höhere Reizschwelle (er reagiert erst bei intensiveren bzw. schnelleren Reizen) und ist nicht mehr tonisch (Hodges 2004b). Die Kontraktion im Ultraschall ist abgeschwächt (Ferreira, Ferreira und Hodges 2004).
- Die Beckenbodenmuskulatur ist hyper- oder hypoaktiv.

Homöostasefunktion
Patienten mit zusätzlichen Beschwerden im respiratorischen oder urogenitalen System haben tendenziell häufiger Rezidive und benötigen eine längere Zeiteinheit bis zur Schmerzreduktion.

Atrophie

- Der Muskelquerschnitt der Mm. multifidi ist signifikant reduziert. Kader, Ferreira und Hodges (2000) konnten bei 80% ihrer chronischen Rückenpatienten eine makroskopische Degeneration der Mm. multifidi insbesondere in den unteren zwei Segmenten der LWS feststellen. Die Atrophie korreliert mit Beinschmerzen.
- Hides (2004b) beschreibt segmentale Atrophien (auf Höhe der Pathologie) von bis zu 31%. Die Atrophie betrifft sowohl Typ-1- als auch Typ-2-Fasern. Interessanterweise korrelieren insbesondere Veränderungen in den ausdauernden Typ-1-Fasern mit klinischen Symptomen. Sie sind für das Behandlungsergebnis entscheidend.
- In bildgebenden Verfahren (MRT) dominieren weißliche Verfärbungen innerhalb der Fascia thoracolumbalis, die auf eine Umwandlung von Muskel- in Fett- und Bindegewebe schließen lassen (Hides 2004b). Beim Erwachsenen Rückenpatienten korrelieren diese Veränderungen mit Schmerz (Kjaer et al. 2004).
- Die Rezeptoren der Fascia thoracolumbalis sind reduziert. Während die physiologische Fascia thoracolumbalis ausreichend mit Schmerz- und Propriosensoren versorgt ist (Yahia et al. 1992), weist die Fascia thoracolumbalis von Rückenpatienten kaum noch neurale Elemente auf. Zusätzlich bestehen ischämische Zellnekrosen, die auch bei Krankheitsbildern wie z. B. Diabetes mellitus zu finden sind (Bednar, Orr und Simon 1995).
- Der M. psoas major weist auf der betroffenen Seite eine Reduktion des Querschnitts von ca. 6,9–8,6% auf. In vielen Fällen ist die Atrophie auf Höhe des Segmentes am ausgeprägtesten. Des Weiteren korreliert die Länge der Symptome mit dem Aus-

maß des Massenverlustes (Dangaria und Nash 1998, Whelan und Gibbons 2002, Barker, Shamley und Jackson 2004).

Zusammenfassung

- Lokale Stabilisatoren stabilisieren die LWS:
  - Mm. multifidi (tiefer, segmentaler Anteil).
  - M. transversus abdominis.
  - Zwerchfell.
  - M. psoas major (hinterer Anteil).
  - M. quadratus lumborum (medialer Anteil).
  - Beckenboden.
- Sie entfalten ihre mechanische Wirkung entweder direkt, durch moderate Kompression des Bewegungssegments, oder indirekt über eine Erhöhung des intraabdominellen Drucks sowie die Dynamisierung der Fascia thoracolumbalis.
- Die lokalen Stabilisatoren sind dadurch charakterisiert, dass sie dauerhaft (tonisch) und unabhängig von der Bewegungsrichtung der einwirkenden Kraft aktiviert werden.
- Bei Patienten mit Rückenschmerzen kommt es zu umschriebenen Atrophien und zu einer Koordinationsstörung der lokalen Stabilisatoren (Verlust der Feed-forward-Kontrolle).

Globales System

LWS-Extensoren/-Flexoren

Das globale System wird durch oberflächliche Muskeln repräsentiert. Beispiele hierfür sind die Mm. rectus abdominis, obliquus abdominis externus, iliocostalis lumborum pars thoracis und longissimus thoracis pars thoracis. Die Mm obliquus abdominis internus, multifidi (äußerer Anteil), iliocostalis lumborum pars lumborum und longissimus thoracis pars lumborum sind durch ihre segmentalen Verbindungen zu den Lendenwirbeln als Zwischentypen anzusehen. Bezüglich ihrer anatomischen Lage haben globale Mobilisatoren eines gemeinsam: Sie liegen weiter entfernt von der Drehachse und produzieren dadurch ein großes Drehmoment und einen großen Bewegungssauschlag. Diese Muskeln kommen also zum Einsatz, wenn große Kraftleistungen und Bewegungen benötigt werden.

Kraft

Die oberflächlichen Extensoren generieren 80% des Gesamt-Extensionsdrehmoments, die restlichen 20% produzieren die Mm. multifidi. Von den genannten 80% übernimmt der thorakale M. erector spinae 50% und somit den größten Anteil. Die weiteren 30% werden durch die lumbalen Strecker (z. B. M. iliocostalis pars lumborum) übernommen (Hides 2004a). Die Größe des Drehmoments ist von der Gelenkstellung abhängig. Für die Rumpfextensoren entsteht eine aufsteigende Kraftkurve, d. h. die Kraft nimmt mit steigender Flexion zu (Smidt, Shamley und Jackson 1980, Denner 1998, **Abb. 3.33**).

Dies kann einerseits durch den passiven Beitrag der hinter der Drehachse liegenden Weichteile (Ligg. supraspinale, interspinale, Fascia thoracolumbalis, intramuskuläres Bindegewebe) erklärt werden und ist andererseits durch eine Verschiebung der Drehachse bei Flexion nach anterior bedingt. Der Kraftarm der Extensoren steigt dadurch beträchtlich an (Denner 1998).

Für die Rumpfflexoren besteht eine absteigende Kraftkurve, d. h. die Kraft nimmt mit steigender Flexion ab (**Abb. 3.33**). Insgesamt sind die Extensoren stärker als die Flexoren, was durch den 3-mal so großen Muskelquerschnitt des gesamten M. erector spinae im Vergleich zum M. rectus abdominis begründet ist.

Die Rumpfrotation wird hauptsächlich durch die schräge Bauchmuskulatur (Mm. obliquus abdominis internus und externus) induziert, die Extensoren können hierzu nur einen minimalen Beitrag leisten (siehe oben). Für die Lateralflexion bestehen insbesondere für die Mm. obliquii, die anteri-

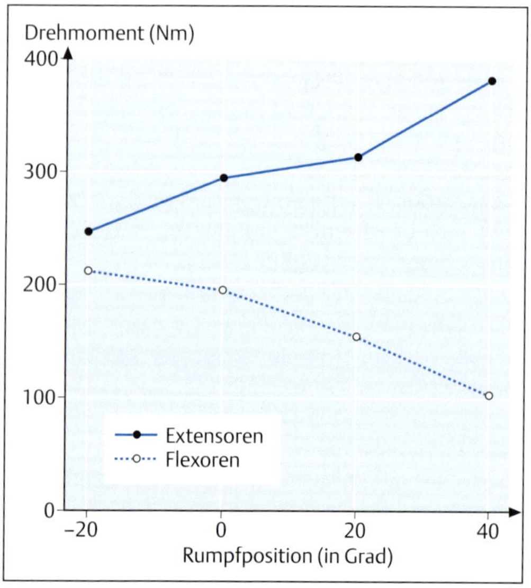

Abb. 3.33 Physiologische Kraftkurve der Rumpfextensoren und Rumpfflexoren (Denner 1998).

oren Anteile des M. psoas major und den lateralen Anteil des M. quadratus lumborum günstige mechanische Bedingungen. Auch hier ist der Kraftarm des M. erector spinae schon relativ kurz (Nemeth und Ohlsen 1986).

Stabilität

Globale Muskeln können dann zur LWS-Stabilität beitragen, wenn vorher eine „segmentale Basis" durch das lokale System geschaffen wurde (Cholewicki und McGill 1996). Gerade bei hohen externen Kräften wie im Sport oder bei körperlichen Arbeiten können die oberflächlichen Muskeln dann zur Stabilisierung genutzt werden. Um diesen Effekt zu erzielen, müssen jedoch hohe Kompressionskräfte in Kauf genommen werden. Diese Kompressionskräfte sind nicht grundsätzlich negativ zu werten, sondern sollten als Beiwerk stabilisierender Kräfte angesehen werden.

Innervationsprogramm

In den meisten oben genannten Untersuchungen werden die oberflächlichen Muskeln ebenfalls durch ein Feed-forward-Programm aktiviert. Dennoch entfalten sie ihr Potenzial meistens später als die lokalen Stabilisatoren (Hodges und Richardson 1997, Urquhart, Hodges und Story 2005). Ihre Aktivität ist außerdem abhängig von der Richtung der einwirkenden Kraft, d. h. zum Beispiel bei zyklischen Flexions- und Extensionsbewegungen verändert sich das EMG-Potenzial entsprechend der Gleichgewichtsstörung. Die Aktivität ist nicht gleichförmig und tonisch, sondern weist in eine Bewegungsrichtung Aktivitätsspitzen, in die andere Bewegungsrichtung eine Reduktion der Amplitude auf (phasisch) (Moseley, Hodges und Gandevia 2002).

Oberflächliche Rumpfmuskeln

Die Insertion an der Fascia thoracolumbalis ermöglicht auch oberflächlichen Rumpfmuskeln wie den Mm. latissimus dorsi, glutaeus maximus und trapezius (unterer Anteil) eine stabilisierende Funktion. Durch ihr eher phasisches Innervationsprogramm ist diese aber auf bestimmte Aktionen beschränkt.

Zusammen mit dem Quadrizeps sind sie integrativer Bestandteil der funktionellen Streckkette (siehe Kap. 4, Abb. 4.5) und haben beim Hebevorgang eine wichtige Funktion. Auch während des Gehens kann durch die reziproke Aktivierung Stabilität in der Diagonalen entstehen: Die Aktivität des rechten M. latissimus dorsi ist mit dem linken M. glutaeus maximus gekoppelt und umgekehrt (siehe Kap. 4, Abb. 4.14).

Dysfunktion des globalen Systems

Kraft

Patienten mit Rückenschmerzen weisen in vielen Fällen ein deutliches Kraftdefizit auf. Herauszuheben sind in diesem Zusammenhang die Arbeiten von Denner (1998), der durch die Messung von vielen tausenden Probanden Referenzwerte ermitteln konnte. Er konnte zeigen, dass schmerzfreie Personen in Abhängigkeit von Alter und Geschlecht ein gewisses Drehmoment in die verschiedenen Bewegungsrichtungen der LWS (Flexion/Extension, Lateralflexion links/rechts, Rotation links/rechts) produzieren können (**Abb. 3.34**).

Patienten mit Rückenschmerzen zeigen dagegen entweder ein vermindertes absolutes Drehmoment oder ein gestörtes Verhältnis zwischen den einzelnen Bewegungsrichtungen. Inwiefern dieses Defizit diagnostisch genutzt werden kann, wird unterschiedlich beurteilt. Manche Autoren gehen von einem ursächlichen Einfluss auf die Entstehung von Rückenschmerzen aus (Sjölie und Ljunggren 2001) und ermitteln eine positive Korrelation zwischen Schmerzabnahme und Kraftgewinn der Extensoren nach einem Trainingsprogramm (Biggoer et al. 1997, Weishaupt 1999). Andere betrachten die Kraftreduktion als Symptom des Rückenschmerzes, das für den Behandlungserfolg keinen prognostischen Nutzen hat (Pfingsten, Hildebrandt und Müller 2005, Mannion 2004).

Da nach wie vor die Versuche, eine effektive Primärprävention zu betreiben, relativ erfolglos sind, scheint ein monokausaler Ansatz („weniger Kraft verursacht Schmerz") eher unwahrscheinlich zu sein (Burton et al. 2004). Trotzdem ist ein Krafttraining in höchstem Maße wirksam, wenngleich es im Vergleich zu anderen aktiven Interventionen nicht besser abschneidet. Zu beachten ist außerdem, dass trotz guter Kraftwerte keine Aussage über die Funktionstüchtigkeit der lokalen Muskeln möglich ist (Schlumberger 2005).

Kraftausdauer

Patienten mit Rückenschmerzen weisen im Vergleich zu beschwerdefreien Kontrollprobanden eine schlechtere absolute oder relative Kraftausdauerleistungsfähigkeit auf (Denner 1998, McGill 2002):

- *Absolute Kraftausdauerleistungsfähigkeit*: Die Haltezeit gegen einen definierten Widerstand ist reduziert, oder bei dynamischer Belastung ist eine geringere Wiederholungszahl möglich.
- *Relative Kraftausdauerleistungsfähigkeit*: Das Verhältnis zwischen den einzelnen Muskelgruppen bzw. Bewegungsrichtungen ist gestört. Bsp.: Die

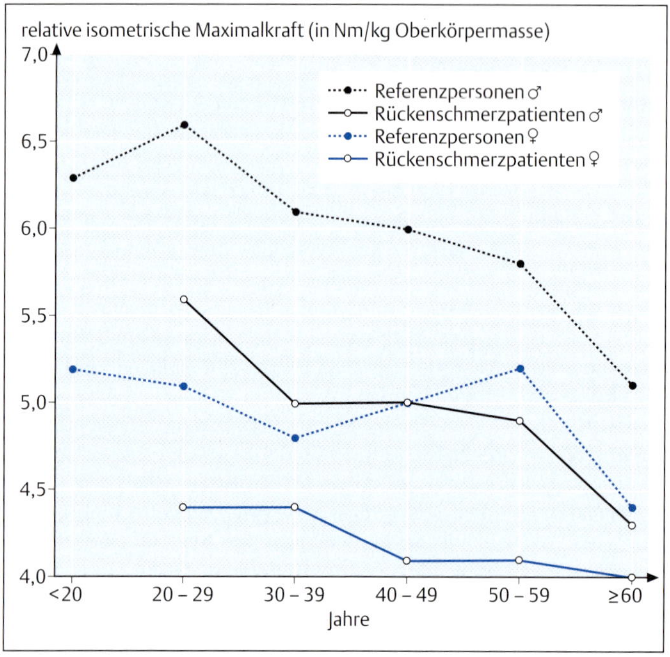

Abb. 3.34 Extensionsdrehmoment von Patienten mit Rückenschmerzen und schmerzfreien Personen in Abhängigkeit von Alter und Geschlecht (Denner 1998).

Kraft der Flexoren ist im Vergleich zu den Extensoren vermindert, oder die Lateralflexion nach rechts ist besser als nach links.

Möglicherweise ist diese Tatsache durch einen Shift des Muskelfaserspektrums zu Gunsten der schnellen 2X-Fasern begründet (Mannion et al. 2000). Vor diesem Hintergrund hat sich eine Reihe von Kraftausdauertests entwickelt. Vorteil dieser Tests ist, dass sie ohne Gerätschaften durchführbar sind und reliable und aussagekräftige Werte liefern.

Kraftausdauertests nach McGill

Dieser Test setzt sich aus einem Extensions-, Flexions- und Lateralflexionstest zusammen (McGill 2002, **Abb. 3.35**).

- *Extensionstest*: Der Patient befindet sich im Überhang, wobei die Spina iliaca anterior superior noch Kontakt zur Unterlage hat. Die Arme sind vor der Brust verschränkt. Sobald der Patient die Horizontale nicht mehr halten kann, wird der Test beendet.
- *Flexionstest*: Der Patient nimmt die Sit-up-Position ein (30° aus der Vertikalen nach hinten geneigt, Knie- und Hüftgelenke sind in 90° Flexion eingestellt). Sobald der Patient diesen Winkel nicht mehr stabilisieren kann, wird der Test abgebrochen.
- *Lateralflexionstest*: Der Patient befindet sich in einer Seitstützposition, beide Füße haben Bodenkontakt, der freie Arm ist auf der unteren Schulter oder der oben liegenden Hüfte abgelegt. Nähert sich die untere Hüfte der Behandlungsbank an, wird der Test abgebrochen.
- *Beurteilung*: Bei allen drei Tests wird die maximale Zeit gemessen, in der der Patient die definierte Position halten kann. Aussagekräftig ist, neben den absoluten Zeiten (Referenzwerte **Tab. 3.14**), insbesondere das Verhältnis zwischen den einzelnen Tests. Gerade bei Patienten mit Rücken-

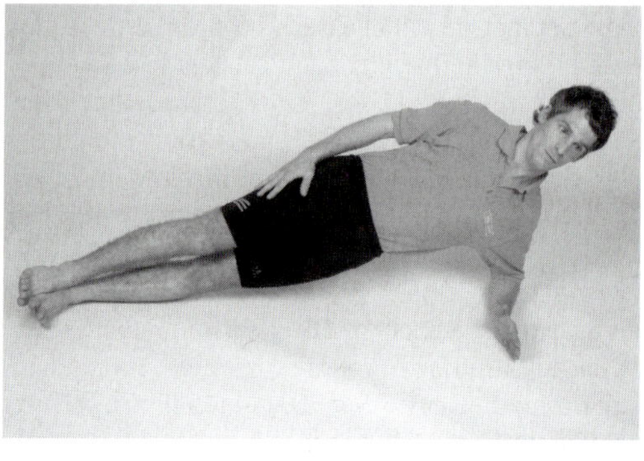

Abb. 3.35 Kraftausdauertest nach McGill. Das Foto zeigt die Endstellung des Lateralflexionstest.

Tabelle 3.14 Werte Kraftausdauertest nach McGill

		Extension (sec)	*Flexion (sec)*	*Lateralflexion links (sec)*	*Lateralflexion rechts (sec)*
Referenzwerte 21-jähriger Jungen	Mittel	161	136	95	99
	Standardabweichung	61	66	32	37
	Verhältnis in Relation zum Extensionstest	1,0	0,84	0,59	0,61
Referenzwerte 21-jähriger Mädchen	Mittel	185	134	75	78
	Standardabweichung	60	81	32	32
	Verhältnis in Relation zum Extensionstest	1,0	0,72	0,4	0,42
Durchschnittswerte	Mittel	173	134	83	86
	Standardabweichung	62	76	33	36
	Verhältnis in Relation zum Extensionstest	1,0	0,77	048	0,5

schmerzen treten hier auffällige Dysbalancen auf. Von einer Dysbalance wird gesprochen, wenn folgende Verhältnisse bestehen:
- Seitstütz rechts/links: > 0,05.
- Flexion/Extension: > 1.
- Seitstütz rechts oder Seitstütz links/Extension: > 0,75.

Innervationsprogramm

Das Innervationsprogramm der globalen Muskeln bleibt bei Patienten mit Rückenschmerzen weitestgehend erhalten (Arokoski et al. 2004, Hodges 2004b). Im Gegensatz zu den lokalen Stabilisatoren kommt es tendenziell sogar eher zu einer vermehrten Aktivierung als zu einer Hemmung. Deutlich wird dies beim fehlenden Flexions-Relaxations-Phänomen. Normalerweise kommt es bei der so genannten „Rumpfvorbeuge" kurz vor der Endstellung zu einer deutlichen Reduktion der EMG-Amplitude. Bei Patienten mit Rückenschmerzen bleibt dieses Phänomen aus (Neblett et al. 2003, van Dieen, Selen und Cholewicki 2003).

Radebold et al. (2000) konnten dies in einem anderen Experiment bestätigen. Sie stellten unter EMG-Kontrolle eine vermehrte Kokontraktion der globalen Rumpfmuskeln bei plötzlichen Lastveränderungen fest. Immer wieder werden diese Veränderungen als Kompensationsmechanismen der globalen Muskeln auf einen Ausfall der lokalen Muskeln interpretiert. Entsprechend des Schmerz-Adaptions-Modells (siehe S. 94, Koordination) versucht der Patient offensichtlich, durch eine gesteigerte Kokontraktion den betroffenen Wirbelsäulenabschnitt zu versteifen und zu stabilisieren (van Dieen, Selen und Cholewicki 2003).

Koordination

Durch das veränderte Innervationsprogramm der lokalen und globalen Muskulatur, der verminderten Versorgung mit Propriosensoren und weitere Faktoren wie z. B. Schmerz, zeigt der Patient sichtbare koordinative Defizite im Bewegungsverhalten (**Abb. 3.36a–b**). Diese können wie folgt zusammengefasst werden:
- Die Fähigkeit, Gelenkwinkel zu reproduzieren ist gestört (Gill und Callaghan 1998, O'Sullivan 2003)
- Die Beckenkoordination ist gestört (z. B. eine größere Abweichung beim Klötzchenspiel, Hamilton 1998)
- Die Gleichgewichtssicherung ist herabgesetzt. Die Auswahl der Gleichgewichtsstrategien (Hüft- oder Sprunggelenksstrategie) ist verändert (Mok, Brauer und Hodges 2004)

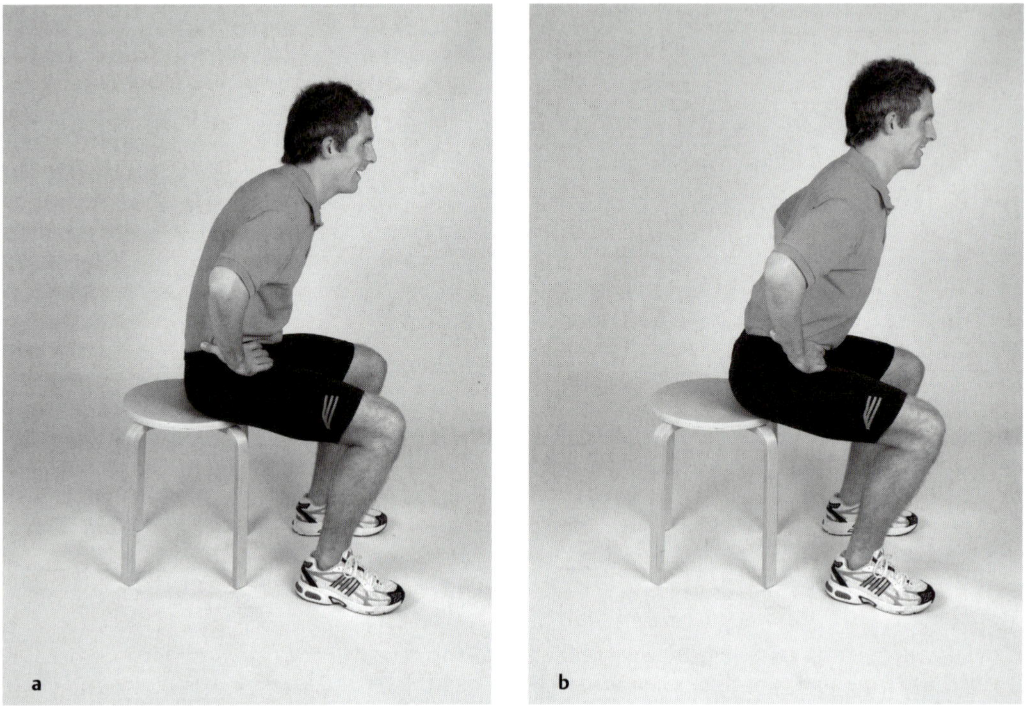

Abb. 3.36a–b Klötzchenspiel. **a** Patienten mit Rückenschmerzen sind nicht in der Lage, die Lordose stabil zu halten und die gesamte Lenden-Becken-Region nach vorne zu neigen (Drehpunkt Hüftgelenk). Der Lordoseverlust setzt im Vergleich zu beschwerdefreien Kontrollprobanden früher ein und ist doppelt so hoch (Hamilton 1998). **b** Korrekte Ausführung mit stabiler Lordose.

Zusammenfassung

- Das globale System wird von oberflächlichen Muskeln repräsentiert, die bedingt durch ihre Lage ein großes Drehmoment produzieren und einen großen Bewegungssauschlag verursachen.
- Globale Muskeln werden eher phasisch, in Abhängigkeit der einwirkenden Kraft und des Bewegungszieles aktiviert.
- Bei Rückenschmerzen kommt es häufig zu einer vermehrten Aktivierung, die den Ausfall des lokalen Systems kompensieren soll. Trotzdem ist der Patient durch eine schlechtere Leistungsfähigkeit (verminderte Maximalkraft und Kraftausdauer) gekennzeichnet.
- Eine Störung in den muskulären Systemen verursacht koordinative Defizite (Winkelreproduktion, Beckenkoordination und Gleichgewichtssicherung sind gestört).

Hebetechniken

Die Diskussion über die korrekte Hebetechnik polarisiert seit Jahren Therapeuten und Patienten in gleichem Maße. Genährt werden diese Diskussionen durch epidemiologische Studien, die hochfrequente und hochintensive Hebemanöver in Kombination mit Rotationen als Risikofaktor für Rückenschmerzen ermitteln (Waddell 2004). Während Zusammenhänge zwischen Hebebelastungen und Rückenbeschwerden zumindest anzunehmen sind, gibt es überraschenderweise überhaupt keine Hinweise darauf, dass:

- eine Intervention am Arbeitsplatz (z. B. Training korrekter Hebetechniken) die Prävalenz von Rückenschmerzen verändern könnte,
- es überhaupt eine korrekte oder biomechanisch überlegene Hebetechnik gibt (Straker 2003).

Nach Durchsicht der verfügbaren Literatur ist es schwierig, eine allgemeingültige Empfehlung für das Heben zu geben. Wir möchten deshalb Für und Wider abwägen und abschließend zusammenfassende Empfehlungen geben.

Gelenkstellung

In den meisten Rückenschulen wird eine neutral gestellte LWS (Lordose) empfohlen. Betrachtet man die biomechanischen Eigenschaften der LWS, kann dieser Empfehlung nicht grundsätzlich zugestimmt werden. Wir halten sowohl eine flektierte als auch eine lordosierte Stellung der LWS für möglich.

Eine moderate Flexion der LWS während des Hebens hat folgende Vorteile:

- Die Kompressionsstabilität ist erhöht, die Druckverteilung im Diskus ist gleichmäßig, der häufig betroffene posteriore Anulus wird dadurch entlastet (Adams et al. 1994).
- In Flexion vergrößert sich das Foramen intervertebrale. Bei stenotischen Patienten ist so ein Hebevorgang ohne weitere Reizung des Nervs möglich.
- In Flexion verlagert sich die Flexions-Extensions-Drehachse etwas nach ventral. Der Kraftarm der aktiven und passiven Weichteile (Fascia thoracolumbalis) steigt an. Ein höheres Kraftmoment wird dadurch möglich (Denner 1995, Gracovetsky 1980).
- Durch die Flexion werden die passiven dorsalen Weichteile vorgedehnt (Fascia thoracolumbalis). Sie können dadurch am Hebevorgang beteiligt werden und Energie speichern (Gracovetsky 1980, Dolan, Mannion und Adams 1994).
- Durch die Beckenaufrichtung entstehen Bewegungstoleranzen in den Hüftgelenken (Voraussetzung für tiefe Hebemanöver) und die Hangabtriebskraft (anteriore Scherkräfte) auf die unteren Lendensegmente reduziert sich (**Abb. 3.37a–b**).
- Entgegen vieler Annahmen und Empfehlungen ist es definitiv nicht möglich, etwas vom Boden aufzuheben ohne einen Teil der Lordose aufzugeben. Wenn die Bewegungsamplitude in den Hüftgelenken ausgeschöpft ist, kommt es zu weiterlaufenden Bewegungen auf die Gelenke des Beckenringes und die LWS. Selbst wenn Patienten die Lordose stabil halten sollen, kommt es zu einer Beugung der LWS von ca. 57,5% der aktiven Flexionsamplitude. Dieser Wert entspricht ca. 40% der passiven Flexionsamplitude (Dolan, Mannion und Adams 1994). Da also der Erhalt der Lordose kein realistisches Ziel ist, kann man bei tiefen Hebemanövern von vornherein die Patienten zur Entlordosierung der LWS anleiten.
- Viele Therapeuten berufen sich auf die Hebetechnik von „Power-Liftern", bei denen trotz hoher Lasten im Durchschnitt genauso oft Rückenschmerzen auftreten wie bei normalen Kontrollprobanden. Interessanterweise nehmen „Power-Lifter" automatisch eine moderate Flexion ein. Sie versteifen die LWS in einer „geraden" Position.

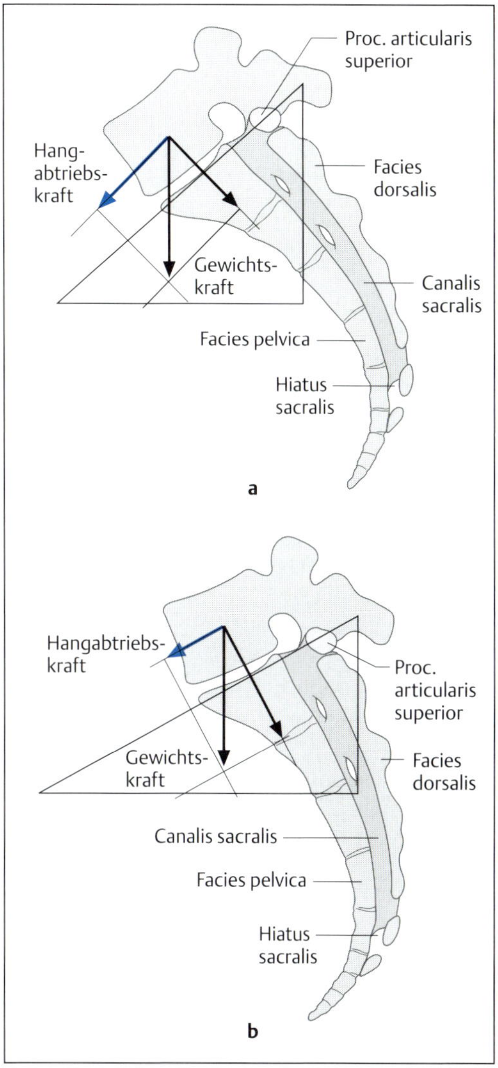

Abb. 3.37a–b Ventrale Scherkräfte durch Hangabtriebskraft in Abhängigkeit von der Becken- bzw. Sakrumstellung. **a** In den Hüftgelenken flektiertes Becken. **b** Scherkräfte bei vermehrter Extension in den Hüftgelenken.

Nach Cholewicki und McGill (1992) und McGill (1997) sind die Segmente ca. 2–4,6° entfernt von der maximalen Flexion.

Eine lordosierte LWS während des Hebens hat folgende Vorteile:

- Die normalen Krümmungen der WS stellen eine Art Federsystem dar, welches insbesondere in der Dynamik Kräfte absorbieren kann. Diese Fähigkeit geht bei einer geraden (flektierten LWS) verloren.

- Wiederholte oder dauerhafte Flexionsbelastungen führen zu einer Verlängerung der dorsalen Weichteile (Creep). Das Bewegungssegment wird dadurch mobiler und es entsteht eine deutlich größere anguläre Bewegungsamplitude (Solomonow et al. 1999).
- Während bei kurzen Flexionsbewegungen zunächst eine neurophysiologische Bahnung der stabilisierenden Muskulatur festzustellen ist (Solomonow et al. 1998), entstehen durch wiederholte oder dauerhafte Flexionsbelastungen neurophysiologische Störungen dieser Reflexbahnen. Nach wenigen Minuten kommt es zu einer fast vollständigen Hemmung der Mm. multifidi gefolgt von einem Spasmus der tiefen und insbesondere der oberflächlichen Streckmuskeln (Solomonow et al. 1999, LaBry et al. 2004, Williams et al. 2000).
- In Lordose sind die interspinalen Ligamente entspannt (Cholewicki und McGill 1992). Da diesen Ligamenten bei Anspannung eine potenziell schädigende anteriore Scherkraftkomponente nachgesagt wird, ist eine maximale Flexion deshalb zu vermeiden (McGill 1997).
- Durch die Lordose können die Facettengelenke als gewichtstragende Struktur miteinbezogen werden. Der Diskus könnte eine relative Entlastung erfahren (siehe Kapitel 3.3).

Stabilität

Unabhängig von der angulären Stellung der LWS sollte bei Beschleunigung der Masse keine segmentale Bewegung stattfinden, d. h. die gesamte Wirbelsäule wird wie ein Schiffsmast durch lokale und globale Muskeln stabilisiert. Cholewicki und McGill (1992) konnten unter Röntgenkontrolle eine Rückenschmerzattacke beim Heben beobachten. Das „segmentale Korrelat" bestand aus einem Wirbel, der sich nicht ausreichend stabilisiert in eine endgradige Flexion bewegte. Es scheint also weniger die grundsätzliche Stellung des Segments (Flexion/Extension), sondern vielmehr die Stabilität während der Beschleunigung entscheidend zu sein.

Lastmoment

Es besteht Einigkeit darüber, dass das zu tragende oder hebende Gewicht so nah wie möglich an das Achsenskelett herangebracht werden sollte, um den Lastarm kurz zu halten. Leider ist diese Forderung in vielen Fällen unrealistisch. Eigenen Erfahrungen zufolge ist das Ausladen aus dem Kofferraum bei bestimmten Automarken nur mit einem langen Lastarm möglich. Das Gleiche gilt für viele Arbeitsplätze.

Der Therapeut sollte daher zwar versuchen, in frühen Heilungsphasen das Lastmoment so gering wie möglich zu halten. Das Hebetraining sollte aber spätestens in der Wiedereingliederung an die realen Umweltfaktoren angepasst werden. Dadurch können Techniken entstehen, die zwar nicht dem therapeutischen Idealbild aber den alltagsspezifischen Anforderungen des Patienten entsprechen.

Bei geringen oder minimalen Lasten sollte man von grundsätzlichen Empfehlungen absehen und den individuellen Hebevorgang belassen. Viele Patienten benützen instinktiv ökonomische Varianten, wie zum Beispiel den „Golfer Swing" (**Abb. 3.38**, McGill 2002).

Individualität

Hebetechniken sollten immer an das Individuum und seine aktuelle Pathologie angepasst werden. So bleibt einem Patienten mit Kniegelenksarthrose nichts anderes übrig, als „aus dem Rücken heraus" zu heben, d. h. mit extendierten Kniegelenken die Last zu beschleunigen. Patienten mit folgenden

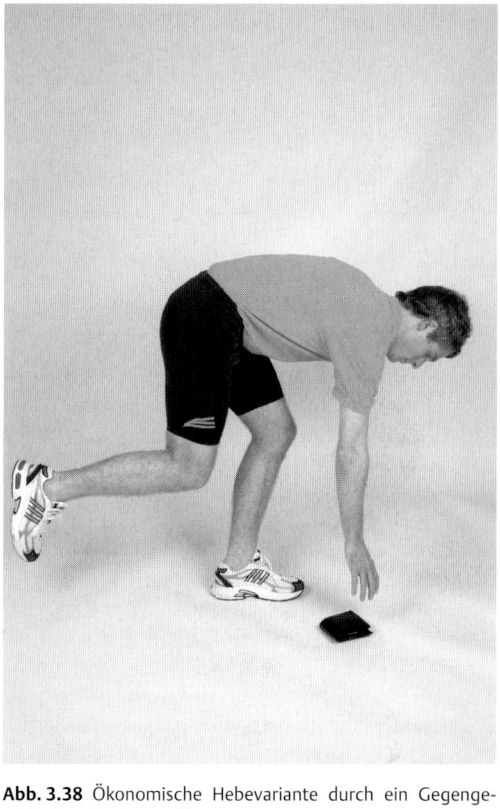

Abb. 3.38 Ökonomische Hebevariante durch ein Gegengewicht (Bein) beim „Golfer Swing".

Diagnosen profitieren eher von einer flektorischen Position:

- Rückenbeschwerden mit Schmerzen im hinteren Anulus fibrosus
- Aktivierten Arthrosen der Facettengelenke

Dagegen gehen Patienten mit Osteoporose bei belasteter Flexion ein Risiko durch hohe Biegespannungen ein.

Variabilität

Die oben beschriebenen Ausführungen belegen, dass es nicht eine sondern viele verschiedene Hebetechniken gibt. Gerade Personen, die häufig (durch den Arbeitsplatz bedingt) heben müssen, sollten daher zur Vermeidung einseitiger Belastungen verschiedene Möglichkeiten angeboten und trainiert werden.

Praktische Empfehlungen

Im Jahre 2003 erarbeitete eine Expertenkommission in Edinburgh ein Standortpapier und Empfehlungen zum „korrekten" Heben aus. Wir möchten uns diesen Empfehlungen anschließen und fügen unsere eigenen hinzu. Diese Empfehlungen beziehen sich nur auf Hebevorgänge mit höheren Lasten (Graveling et al. 2003). In **Abb. 3.39** ist ein möglicher Hebevorgang abgebildet.

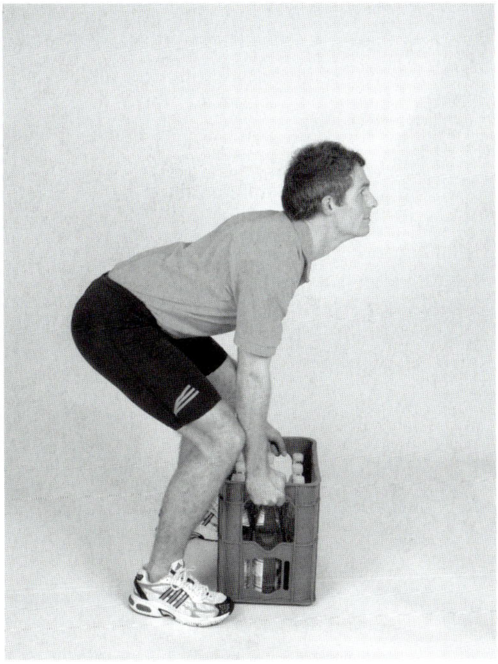

Abb. 3.39 Möglicher Hebevorgang.

Checkliste

Empfehlungen für Hebetechniken (mod. nach Graveland et al. 2003)

- Realistisch, variabel und individuell bleiben (in Abhängigkeit von der Pathologie, dem verfügbaren ROM und dem Arbeitsplatz)
- Stabile Ausgangsposition
- Lastarm so kurz wie möglich halten
- Konzentration
- Moderate Flexion in allen Gelenken (Kniegelenke, Hüftgelenke, LWS)
- Bei der Beschleunigung keine segmentale Bewegung (in allen Ebenen) zulassen
- Der Hebevorgang wird durch eine Extension der HWS und BWS eingeleitet (Bahnung der Streckkette)

3.4.2 Instabilität der LWS

Reduzierte Fähigkeit des stabilisierenden Systems, die neutrale Zone innerhalb physiologischer Grenzen zu halten, sodass keine makroskopische Deformität, Schmerz oder ein neurologisches Defizit entstehen (Panjabi 1992).

Pope, Ogon und Okawa (1999) gehen davon aus, dass ca. 25% der Rückenschmerzen durch Instabilitäten bedingt sind.

Pathogenese

Die Ursachen für eine Instabilität sind mannigfaltig und umfassen nach van Akkerveeken (1999) unter anderem Frakturen, Infektionen der vorderen Gelenksäule, Neoplasmen und Spondylolysthesis. Die wichtigste Form im klinischen Alltag stellt die ***degenerative Instabilität*** dar. Diese Form soll deshalb hier im Mittelpunkt stehen.

Degenerative Instabilitäten entstehen primär durch die Degeneration der Bandscheibe und sekundär nach postoperativen Eingriffen am Intervertebralgelenk (z. B. Laminektomie, Bandscheibenexzision, nach einer Fusion zweier benachbarter Segmente, nach einer Chemonukleolyse).

Nach Sizer, Phelbs und Matthijs (2001) sowie Pope, Ogon und Okawa (1999) gehen der Instabilität Pathologien der Bandscheibe, wie z. B. eine interne Bandscheibenruptur, voraus. Die dadurch bedingte Dekompression des Nucleus pulposus führt zu einer Umverteilung der Kompressionskräfte innerhalb der Bandscheibe und begünstigt einen beschleunigten Matrixabbau. Der Massenverlust und die damit verbundene Höhenminderung führen zu einer geringeren mechanischen Vorspannung des passiven Systems (z. B. interspinale oder supraspinale Ligamente) und zu reduzierten Afferenzen an die stabilisierende Muskulatur. Solomonow et al. (1998) konnten in diesem Zusammenhang eindeutige Nachweise für die bahnende Wirkung der Afferenzen auf die Mm. multifidi erbringen. Dieses neurophysiologische Defizit kann unter Umständen durch eine wirkliche Denervation der Extensoren verstärkt werden. Zoidl et al. (2003) untersuchten intraoperativ die Konzentration neuronaler Marker innerhalb der Muskelbäuche der Extensoren und konnten eine reduzierte Innervation feststellen.

Beide Mechanismen führen zu einer Dysfunktion des lokalen und globalen Systems. Die neutrale Zone kann nicht mehr ausreichend stabilisiert werden und die Vulnerabilität des Bewegungssegmentes nimmt zu. Der Körper versucht nun die passive Stabilität zu erhöhen: Es bilden sich knöcherne Anbauten (Randzacken) an den Wirbelkörpern. Der Diskus selber fibrosiert zusehends. In bildgebenden Verfahren sind diese Veränderungen als Vakuumphänomen oder „Traction Spurs" (Randzacken) zu sehen. Die letzte Stufe der Instabilität ist die Restabilisierung durch die Verbindung der Randzacken, eine physiologische Versteifung des Segments (Pope Ogon und Okawa 1999, Sizer, Phelbs und Matthijs 2001).

Klinik

Symptome

Subjektiv

- Durch die vergrößerte neutrale Zone werden alle passiven Strukturen des Segments gereizt und können schmerzauslösend sein. Vermutlich ist in vielen Fällen die Bandscheibe für den Schmerz verantwortlich, da häufig ein zentraler Rückenschmerz angegeben wird (O'Sullivan 2000).
- Bei massiven Instabilitäten kann die Nervenwurzel oder das Rückenmark komprimiert werden und eine neurologische Symptomatik auslösen.
- 50% der Patienten geben einen plötzlichen Beginn der Beschwerden durch ein traumatisches Erlebnis an. Die andere Hälfte berichtet von zyklischen Belastungen, die Beschwerde auslösend sind (O'Sullivan 2000).
- Meistens sind länger andauernde, gleichförmige Aktivitäten für den Patienten problematisch.
- Oftmals besteht eine lange Anamnese mit wiederkehrenden Schmerzattacken (Mulholland 1999).

Objektiv

- Bei der Inspektion ist manchmal eine Stufenbildung auf Höhe des instabilen Segments oder eine charakteristische Hautfalte sichtbar.
- Die Stufenbildung kann von erfahrenen Manualtherapeuten bei der Bewegungspalpation als das instabile Segment identifiziert werden (Avery 1996).
- Bei der Funktionsuntersuchung tritt kein Zentralisationsphänomen auf.
- Grundsätzlich ist die Mobilität des Patienten nur gering eingeschränkt. In Abhängigkeit vom Muster der Instabilität kann der Patient trotzdem eine Einschränkung in eine bestimmte Richtung zeigen. O'Sullivan (2000) beschreibt diesbezüglich verschiedene Instabilitätsrichtungen:
  - *Flexionsmuster:* Die Lordose ist aufgehoben und schmerzhaft eingeschränkt. Bei diesem Muster nimmt der Patient automatisch eine kyphotische Haltung ein. Trotz dieser bevorzugten Haltung gibt der Patient verstärkte Beschwerden bei flektorischen Mustern an.
  - *Extensionsmuster:* Die Flexion ist schmerzhaft eingeschränkt, der Patient nimmt automatisch eine lordotische Position ein. Eine Beschwerdeverstärkung erfolgt bei extensorischen Belastungen.
  - *Lateralflexionsmuster:* Im betroffenen Segment ist die Lordose aufgehoben, wird durch einen Shift zur betroffenen Seite kompensiert. Bei sagittalen Bewegungen kann sich der Shift verstärken. Rotation oder Lateralflexionsbewegungen produzieren einen unilateralen Schmerz.
  - *Multidirektional*: Alle beschriebenen Muster können kombiniert auftreten.
- Während der Funktionsprüfung ist der Patient nicht in der Lage, sich ohne unterstützenden Handeinsatz aufzurichten. In der englischsprachigen Literatur ist dieses Phänomen als „Catching up the Legs" bekannt. Des Weiteren beugt der Patient kompensatorisch die Kniegelenke (Eisenstein 1999).
- Bildgebende Verfahren: Eine Translation in der Sagittalebene von mehr als 4,5 mm oder mehr als 15% des angrenzenden Wirbelkörperquerschnitts ist als abnorm anzusehen. Bei dynamischen Flexions-/Extensionsaufnahmen sollte die anguläre Mobilität in den Segmenten L1–L4 15° pro Segment nicht überschreiten. Die Grenzwerte für L4–L5 liegen bei 20°, für L5–S1 bei 25° (White, Bernhardt und Panjabi 1999). Knöcherne Ausziehungen (Traction Spurs) sind weitere Hinwei-

se auf eine Instabilität (Pope, Ogon und Okawa 1999).
- Es besteht eine Dysfunktion im lokalen und globalen System (Barr, Griggs und Cadby 2005).

Spezialisierungstests

Dorsoventrale Provokation

Der Patient befindet sich im Ellenbogenstütz auf der Behandlungsbank. Der Therapeut schiebt mit der ulnaren Handkante die Segmente der LWS über den Proc. spinosus nacheinander nach ventral. Wird der spezifische Schmerz des Patienten provoziert, ist der Test positiv.

Rosettentest

Der Patient befindet sich in Bauchlage. Der Therapeut stabilisiert das unten liegende Segment über dem Proc. spinosus von lateral in neutraler Rotation. Mit der anderen Hand wird das oben liegende Segment federnd in Rotation bewegt. Anschließend wird das nächste Segment gestestet.

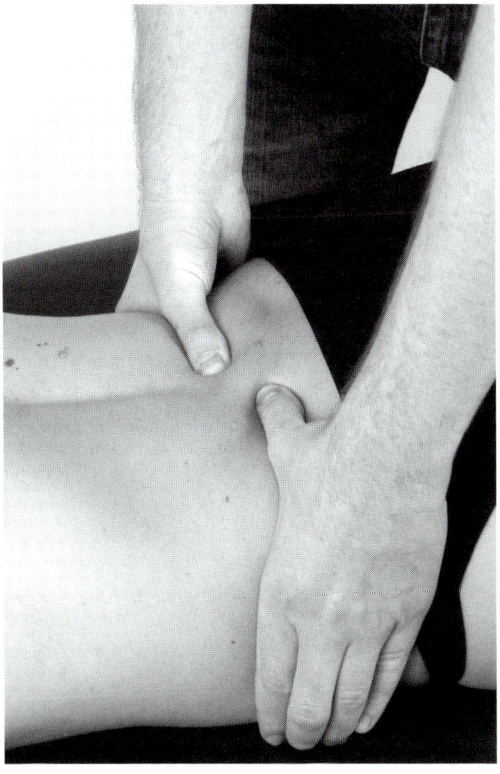

Abb. 3.40 Rosettentest.

Wird der spezifische Schmerz des Patienten provoziert, ist der Test positiv. Zwischen Th12–L5 darf kein Bewegungsspiel vorhanden sein. Zwischen L5–S1 ist etwas mehr Mobilität physiologisch.

Erst kürzlich einigten sich in einer Expertenrunde amerikanische Physiotherapeuten auf eine Anzahl von subjektiven und objektiven Kardinalsymptomen einer segmentalen Instabilität. Die entstandene Sammlung von klinischen Zeichen kann als Leitlinie zur Erkennung der segmentalen Instabilität angesehen werden (Cook, Brismee und Sizer 2006).

Checkliste

Klinik der segmentalen Instabilität (mod. nach Cook, Brismee und Sizer 2006)

- Unsicherheitsgefühl (giving way)
- „Self-Manipulator" (Patient muss sich ständig selbst einrenken)
- Regelmäßige Schmerzattacken, mit immer kürzer werdenden Abständen und progressivem Verlauf
- Schmerz und Blockierungsgefühl beim Aufrichten aus flektierter Position und bei schnelleren Bewegungen mit geringer Intensität
- Schlechte Koordination der LBH-Region, verminderte Propriozeption
- Dysfunktion des lokalen und globalen Systems
- Positive Provokationstests
- Hyper- und hypomobile Segmente in unmittelbarer Nachbarschaft
- Stabilisation (aktiv und passiv) bringt Erleichterung

Therapie

Konservativ

Die Nachbehandlung von Instabilitäten kann sehr langwierig sein und erfordert vom Patienten eine gute Compliance. Nur durch ein intaktes Muskelkorsett kann die funktionelle Stabilität wiedererlangt werden. Ziel ist es, die neutrale Zone in physiologischen Grenzen zu halten. Durch den physiologischen Turnover der kapsuloligamentären Strukturen könnte es unter Umständen zu einer Restabilisierung kommen. Es empfiehlt sich auch hier ein methodisches Vorgehen innerhalb eines Stufenplans (siehe Tabelle 3.15).

Entzündungs-/Akutphase: In der Akutphase steht die Schmerzbehandlung im Vordergrund. Symptomauslösende Bewegungsmuster (siehe oben Flexions-, Extensions-, Lateralflexions- oder multidirektionale Muster) sollten über einen kurzen Zeitraum limitiert werden. Bei intensiver Schmerzreaktion kann eine medikamentöse Behandlung in Betracht gezogen werden. Manche Patienten profitieren von externen Stabilisationshilfen, zum Beispiel von einem Gurt.

Proliferationsphase: nicht vorhanden.

Redmodellierungsphase: Die erforderlichen Trainingsstufen zur Stabilisierung der LWS zeigt **Tab. 3.15.**

Tabelle* 3.15 *Stabilisierung LWS

Stabilisierung LWS Stufe	*Charakteristika*
Stufe 1	Aktivierung ausgefallener Schlüsselmuskeln (lokale Stabilisatoren)
Stufe 2	Statische Stabilität (Stabilisierung in physiologischer Lordose, ohne segmentale Bewegung)
Stufe 3	Dynamische Stabilität (segmentale Bewegung in allen Ebenen ist erwünscht)
Stufe 4	High impact (reaktive und „explosive" Bewegungsmuster mit und ohne segmentale Bewegung)

Stufe 1: Aktivierung ausgefallener Schlüsselmuskeln

Zu Beginn der Therapie muss die Primärstabilität des betroffenen Segments wieder hergestellt werden. Zu diesem Zweck werden den Trainingsmethoden, die morphologische Anpassungserscheinungen zum Ziel haben, koordinative Methoden vorgeschaltet (Schlumberger 2005). Entsprechend der oben beschriebenen Ausführungen sollte zunächst das lokale System überprüft und gegebenenfalls trainiert werden (Stufenmodell Koordination A). Für folgende Muskeln bestehen Test- und Trainingsprotokolle:

- M. multifidus (Hides, Richardson und Hodges 2004)
- M. transversus abdominis (Hides, Richardson und Hodges 2004)
- M. psoas major (Whelan und Gibbons 2002)
- Beckenboden (Sapsford 2003)

Die praktische Realisation ist Kapitel 8.2 zu entnehmen. Die Sensitivität dieser Testverfahren wurde in diversen Untersuchungen überprüft. Können die Übungen nicht durchgeführt werden, sind meistens Rückenschmerzen und ein verzögerter Ablauf des motorischen Programms die Ursachen. Eine bessere Koordination führt dann konsequenterweise auch zu einer Schmerzreduktion bzw. zu einer verminderten Rezidivrate (Hides 2004b). Um die nächste Stufe zu erreichen, sollten Schmerzfreiheit und ein ausreichendes Niveau der lokalen Stabilisatoren vorhanden sein. Dies besteht dann, wenn das lokale System isoliert vom globalen System kontrolliert werden kann und die einzelnen Muskeln über ein Intervall von 10 Sekunden ohne Kompensation angespannt werden können.

Stufe 2: statische Stabilität

Im Mittelpunkt der zweiten Stufe steht die statische Kontrolle der LWS-Lordose bei optimaler segmentaler Stabilität unter erschwerten Bedingungen. Primär stehen auch hier die koordinativen Ziele im Vordergrund (Koordination Stufe B). Sekundär kann durch die Erhöhung der Wiederholungszahl ein Ausdauerreiz (Stufenmodell Ausdauer A, B) oder durch die Steigerung der Last mittels Trainingsgeräten (Hantel, Seilzug, Maschinen) ein Kraftreiz (Stufenmodell Kraft A) gesetzt werden.

Die Beckenkoordination stellt in dieser Phase eine Grundvoraussetzung dar. Trainingsgeräte können nur dann eingesetzt werden, wenn der Patient in der Lage ist, sein Becken in physiologischer Position zu stabilisieren. Das Klötzchenspiel eignet sich dabei nicht nur als hervorragender Test, um Defizite zu bestimmen (siehe oben), sondern ist ein adäquates Mittel, um die Beckenkoordination zu fördern. Ein Aufbau mit kontinuierlich steigenden Anforderungen für die Beckenkoordination könnte folgende Übungen beinhalten:

- Klötzchenspiel
- Aufstehen und Hinsetzen
- Stabilisation in verschiedenen Winkelgraden über die Arme
- Squat mit Hilfe (teilbelastet)

Zusätzliche Hilfsmittel, wie Therapiekreisel oder die Dotte-Schaukel, können ergänzend zur Reizsteigerung benütz werden.

Das (Kraft-) Ausdauertraining kann in dieser Phase mit funktionsgymnastischen Übungen, wie z. B. Bridging, Bein abheben oder „diagonalem Aufspannen" im Vierfüßlerstand beginnen. Diese Übungen werden wegen ihrer moderaten Aktivierung der Extensoren oft belächelt und als nicht effektiv angesehen. In der Tat weisen diverse Autoren eine nur geringe Aktivität der Rückenextensoren bei diesen Übungen von ca. 20–35% der MVC nach (Callaghan, Gunning, McGill 1998, Kavcic, Grenier und McGill 2004, Arokoski et al. 1999). Dies mag für einen Hypertrophiereiz nicht ausreichen. Nimmt man aber die Anforderungen zum Maßstab, die für die segmentale Stabilität benötigt werden (5–15% der MVC), sind diese Aktivitäten geradezu als optimal anzusehen. Denn sie sind so hoch, dass eine ausreichende Gelenkstabilität entsteht, aber so niedrig, dass die LWS nicht mit überproportional großen Kompressions- und Scherkräften belastet wird. Nach Callaghan, Gunning und McGill (1998) und Kavcic, Grenier und McGill (2004) kommt es trotz diesen moderaten Aktivitäten schon zu resultierenden Kompressionskräften von bis zu 3000 N.

Seilzüge: sind gerade in der WS-Rehabilitation beliebte Trainingsgeräte. Durch sie lassen sich in Abhängigkeit von der Dosierung des Widerstands die oben beschriebenen Ziele erreichen. Im Folgenden ein beispielhafter Aufbau mit kontinuierlichen Steigerungen:

- *Vom Sitzen zum Stehen*: Durch die größere Unterstützungsfläche fällt vielen Patienten der Beginn im Sitzen leichter. Es ist auf eine ausreichend hohe Sitzposition zu achten, sodass der Patient seine physiologische LWS-Lordose einstellen kann. Oftmals kommt es schon bei 80° Flexion in den Hüftgelenken zu einer weiterlaufenden Bewegung auf die LWS. Zusätzlich wird eine moderate Rumpfvorneigung (Drehpunkt Hüftgelenk) angeleitet. Die LWS Extensoren arbeiten dann fallverhindernd. Durch leichten Druck der Füße in den Boden werden die Extensoren der Hüftgelenke miteinbezogen. Die Zugrichtung Extension, Adduktion und Innenrotation bahnt den M. latissimus dorsi. Durch diese Kombination sind alle Stabilisatoren der LWS gleichzeitig aktiv und gewährleisten eine maximale Stabilität. Im Stehen ist ebenfalls eine leichte Rumpfflexion (Drehpunkt Hüftgelenk) einzustellen, um die Extensoren automatisch zu aktivieren.
- *Von eindimensionalen zu mehrdimensionalen Übungen* (bzw. von beidarmigen zu einarmigen Übungen): Werden beide Arme gleichzeitig benützt, entstehen Drehmomente in einer Ebene der WS (oft in der sagittalen). Bei einarmigen Bewegungen entstehen durch das rotatorische Moment eher dreidimensionale Komponenten.

Freihanteltraining: Dem Freihantel-Training stehen viele Therapeuten kritisch und ängstlich gegenüber. Eine unverständliche Tatsache, wenn man bedenkt, dass ein erhöhtes Verletzungsrisiko wissenschaftlich bisher nicht nachgewiesen ist (Schlumberger 2005). Häufig wird mit einem größeren Betreuungsaufwand argumentiert. Dabei wird von vornherein angenommen, dass die Bewegungsqualität in geführten Geräten oder am Seilzug automatisch besser sei. Eine Annahme, die sich nicht mit unseren Erfahrungen deckt. Bewegungsqualität ist unserer Meinung nach unabhängig von den benützten Geräten und kann sowohl bei geführten als auch bei freien Geräten funktionell oder unfunktionell sein.

Die meisten Freihantelübungen eignen sich in hervorragender Weise, um die WS zu stabilisieren. Aus eigener Erfahrung können insbesondere folgende Übungen empfohlen werden:

- Squat (und Varianten)
- Dead Lift
- Good Morning
- Rudern
- Barbell Rotation

Die Belastung mit freien Gewichten wird durch die Höhe der Last und die Länge des Lastarms gesteuert. Ein gewisses mechanisches Verständnis ist daher für ein gefahrloses Arbeiten unabdingbar. Eine Kniebeuge könnte so zu Therapiebeginn mit vertikaler Oberkörperlängsachse ausgeführt werden (kurzer Lastarm, siehe Abb. 6.14, S. 289). Später wird die Rumpfvorneigung sukzessive gesteigert (langer Lastarm, siehe Abb. 6.6, S. 273).

Stufe 3: dynamische Stabilität

Ausschließlich statische Belastungen der WS reichen für morphologische Anpassungen im Sinne einer Hypertrophie nicht aus (Danneels et al. 2001). Diverse Autoren empfehlen deshalb eine dynamische Belastung der entsprechenden Muskelgruppen über ein vollständiges ROM. Die LWS soll und darf sich dabei segmental in allen Ebenen bewegen. Insbesondere die Isolation der zu trainierenden Muskelgruppen hat sich als erfolgreiches Konzept etabliert. Dabei werden über spezielle Apparaturen

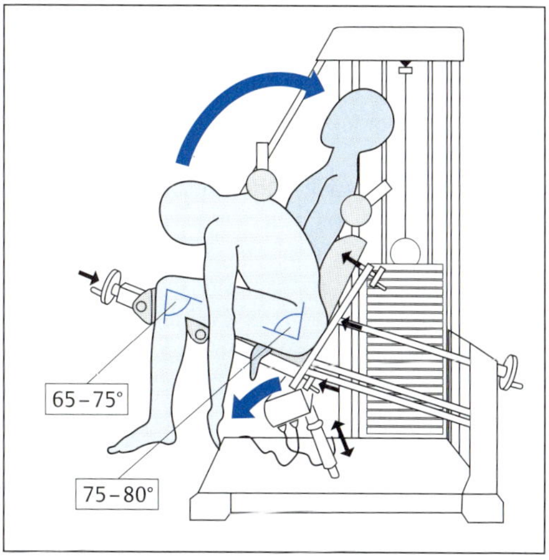

Abb. 3.41 Training der Rückenextensoren durch spezielle Trainingsgeräte.

Hüft- und Kniegelenke in mechanisch ungünstigen Winkelgraden fixiert, um eine annähernd isolierte Kontraktion der Zielmuskulatur zu erreichen (**Abb. 3.41**, Denner 1998).

Nach Konrad et al. (2001) ist dieses Prinzip insbesondere für die LWS-Extensoren wichtig. Für das Training der Flexoren sind dagegen keine speziellen Trainingsgeräte notwendig. Die Aktivität ist bei funktionsgymnastischen Übungen und einfachen Trainingsgeräten, wie z. B. dem „Ab Slide" für morphologische Anpassungserscheinungen hoch genug (Escamilla et al 2006). Die Anschaffungskosten und räumlichen Voraussetzungen solcher Trainingssysteme sind immens. Ob sich dieser Aufwand lohnt bzw. ob sie anderen (kostengünstigeren) Systemen hinsichtlich der Schmerzreduktion oder Senkung der Rezidivrate überlegen sind, ist momentan fraglich. In jedem Fall stellen sie aber eine äußerst professionelle Möglichkeit für das Training der wirbelsäulestabilisierenden Muskulatur dar.

Neben aufwendigen Apparaturen besteht auch in dieser Stufe die Möglichkeit, mit Seilzügen, dem Rumpfheber und freien Gewichten zu arbeiten. Empfehlenswert sind folgende Übungen:
- Barbell Rotation mit Rumpfrotation
- Squat mit Rotation
- Rudern mit Flexion und Rotation
- Extension im Rumpfheber (Variationen mit Kombinationsbewegungen)

Das Training der Rumpfflexoren kann durch funktionsgymnastische Übungen, wie Seitstütz, Crunch, Sit Ups oder Russian Twist erfolgen. Gerade die letzten Varianten galten in der Vergangenheit durch die Mitbeteiligung des M. psoas major in der Therapie als strikt verboten. Des Weiteren wurde durch eine antagonistische Aktivität der Hüftextensoren versucht, diesen Muskel auszuschalten. Paradoxerweise kommt es durch das antagonistische Drehmoment nicht zu einer Reduktion sondern zu einer Bahnung des M. psoas major (Juker et al. 1998, Mc Gill 2002). Aus den oben beschriebenen funktionellen und neurophysiologischen Aspekten scheint eine gezielte Ausschaltung dieses Muskels auch weniger angebracht zu sein. Vielmehr sollte er innerhalb der Trainingsmethodik als LWS-Stabilisator gezielt in das Rumpfflexorentraining integriert werden. Folgender Aufbau gewährleistet zu Beginn eine gute Aktivierung der schrägen oder geraden Bauchmuskulatur bei moderater Psoasaktivität (Seitstütz oder Crunch) und relativ geringen Kompressionskräften. Später steigt mit der Anforderung an die Muskulatur auch die Kompressionsbelastung (Sit Ups, Russian Twist):
- Seitstütz (statisch, kurzer Hebel, Kniegelenke stützen)
- Seitstütz (statisch, langer Hebel, Füße stützen)
- Crunch
- Sit Ups
- Russian Twist

Stufe 4: high Impact

Die letzte Stufe beinhaltet reaktive und schnelle Belastungsformen (Stufenmodell Koordination C, Stufenmodell Kraft D, E). Sprung- und Wurfformen bestimmen nun den Trainingsalltag. Gerade durch Werfen und Fangen können reaktiv bestimmte Bewegungsmuster vom Patienten gefordert werden.

Fallbeispiel: Der Patient wird aufgefordert, einen Ball mit beiden Armen zu fangen. Wird der Ball auf Brusthöhe geworfen, muss der Patient in einer statischen und neutralen WS-Stellung reagieren. Wird der Ball nach links unten oder links oben geworfen, muss der Patient in einer dreidimensionalen WS-Stellung reagieren (Flexion mit Linksrotation bzw. in Extension mit Linksrotation). Dementsprechend können alle Bewegungskombinationen angesprochen werden.

Weitere Möglichkeiten entstehen durch den Seilzug. Der Patient muss dabei ein plötzlich losgelassenes Gewicht abfangen und stabilisieren (**Tab. 3.16**).

Tabelle 3.16 Therapieverlauf bei LWS-Instabilität

	Entzündungs-Akutphase	*Proliferationsphase (nicht vorhanden)*	*Remodellierungsphase (> 6 Monate)*
Beweglichkeit	Funktionelle Immobilisation ▪ Reduktion des ROM ▪ Schmerzabhängig		ROM frei
Kraft	Kein Training möglich		A,B,C,D,E Übungen der Stufen 1-4
Koordination	Kein Training möglich		A,B,C
Ausdauer	Kein Training möglich		A,B,C

Operativ

Bei der operativen Behandlung der Instabilität kommen unterschiedliche Verfahren zur Anwendung.

Nach Mayer (2005) werden neben den Bandscheibenoperationen (siehe Kap. 3.2) folgende Verfahren unterschieden:

Ligamentäre Augmentationsverfahren

Der Bandscheibenraum bleibt weitestgehend erhalten. Die dorsale Gelenksäule wird durch nicht elastische Bänder und Pedikelschrauben (Graf-Ligamentoplastik), Polyurethanzylinder und Pedikelschrauben (dynamisches Neutralisationssystem) oder interspinöse Spacer oder Shock-Absorber fixiert.

Fusionsoperationen

- *Posterolaterale Fusion*: Bei der posterolateralen Fusion werden über einen dorsalen Zugang die Weichteile von den Wirbelgelenken, Wirbelbögen und Querfortsätzen entfernt und eine Dekortikation der Knochenoberfläche durchgeführt. Anschließend wird das betroffene Segment mit autologem Knochengewebe überbrückt. Zusätzlich gewährleisten Pedikelschrauben eine Primärstabilität.
- *Interkorporelle Fusion*: Die Bandscheibe wird durch autologen Knochen in Kombination mit Cages ersetzt und anschließend das Bewegungssegment durch Pedikelschrauben stabilisiert.

Prinzipiell kann man sich bei der Nachbehandlung am oben beschriebenen Stufenmodell orientieren. Allerdings sollte der Patient bis zur Stabilisierung des überbrückten Segments in den Stufen 1 und 2 bewegen. Automobilisationen und die Stufen 3 und 4 sind in Abhängigkeit von der Operationsmethode und der Schmerzreaktion des Patienten mit dem Operateur abzustimmen.

Zusammenfassung

- Es besteht kein Goldstandard für die Pathologie Instabilität.
- Degenerative Instabilitäten treten in Folge von Schädigungen oder Degenerationen der Bandscheiben auf.
- Sie sind durch eine Veränderung im passiven System (vergrößerte Neutrale Zone), eine Dysfunktion der muskulären Systeme (Atrophie und Funktionsverlust) und koordinative Störungen (Verlust von Feed-forward im lokalen System, erhöhte Kokontraktion im globalen System) charakterisiert.
- Die Stabilisierung orientiert sich am Defizit und beginnt mit der Herstellung des motorischen Programms. Im Weiteren werden morphologische und funktionelle Anpassungserscheinungen bis hin zur vollständigen individuellen Rehabilitation induziert (Stufen 1–4).

Literatur

Adams A, McNally D, Wagstaff J, Goodship A. Abnormal stress concentrations in lumbar intervertebral discs following damage to the vertebral bodies: a cause of disc failure. European Spine Journal.1993; 1:214.

Adams M, Bogduk N, Burton K. The Biomechanics of Back Pain. London, UK: London, UK: Churchill Livingstone; 2002.

Adams M, Bogduk N, Burton K, Dolan P. Biology of spinal tissues – Metabolism of the intervertebral disc – The Biomechanics of Back Pain. London, UK: London, UK: Churchill Livingstone; 2002.

Adams M, Dolan P, Hutton W, Porter R. Diurnal changes in spinal mechanics and their clinical significance. The Journal of Bone and Joint Surgery.1990; 72-B: 266.

Adams M, Dolan P. Passive tissues help the back muscles to generate extensor moments during lifting. Journal of Biomechanics. 1994; 8: 1077–1085.

Adams M, Hutton W. Gradual disc prolapse. Spine. 1985; 10: 524.

Adams M, Hutton W. Prolapsed intervertebral disc. A hyperflexion injury. Spine. 1982; 7: 184.

Adams M, Hutton W. The effect of posture on diffusion into lumbar intervertebral discs. Journal of Anatomy. 1986; 147: 121.

Adams M, Hutton W. The effect of posture on the fluid content of lumbar intervertebral discs. Spine.1983; 8: 665.

Adams M, Hutton W. The effect of posture on the role of the apophysial joints in resisting intervertebral copmressive force. The Journal of Bone and Joint surgery. 1980; 62-B: 359.

Adams M, Hutton W. The mechanical function of the lumbar apophyseal joint.Spine. 1983; 8: 327.

Adams M, May S, Freeman B, Morrison H, Dolan P. Effects of backward bending on lumbar intervertebral discs. Spine. 2000; 25: 431.

Ahrens M, Niemeyer T, Fekete Z, Halm H. Bandscheibenprothese. In: Breitenfelder J, Haaker R. Der lumbale Bandscheibenvorfall. Darmstadt: Steikopf; 2003.

Akmal M, Kesani A, Anand B, Singh A, Wiseman M, Goodship A. Effect of nicotine on spinal disc cells: a cellular mechanism for disk degeneration. Spine. 2004; 29: 568.

Althoff I, Brinckmann P, Frobin W, Sandover J, Burton K. An improved method of stature measurement for quantitative determination of spinal loading. Spine. 1992; 17: 682.

Anders J, Venbrocks R. Prinzipien der operativen Behandlung des lumbalen Bandscheibenvorfalls. In: Reichel H, Zwipp H, Hein W. Wirbelsäulenchirurgie – Standortbestimmung und Trends. Darmstadt: Steinkopf; 2000.

Arokoski JPA, Kankaanpää M, Valta T. Back and hip extensor muscle function during therapeutic exercises. Archives of Physical Medicine and Rehabilitation. 1999; 80: 842.

Arokoski JPA, Valta T, Kankaanpää M. Activation of lumbar paraspinal and abdominal muscles during therapeutic exercises in chronic low back pain patients. Archives of Physical Medicine and Rehabilitation. 2004; 85: 823.

Avery A. The reliability of manual physiotherapy palpation techniques in the diagnosis of bilateral pars defects in subjects with chronic low back pain. Master of Science Thesis, Curtin University of Technology, Western Australia; 1996.

Barker KL, Shamley DR, Jackson D. Changes in the cross-sectional area of multifidus and psoas in patients with unilateral back pain: the relationship to pain and disability. Spine. 2004; november: E515.

Barker PJ, Guggenheimer KT, Grkovic I. Effects of tensioning the lumbar fasciae on segmental stiffness during flexion and extension. Spine. 2006; 31: 397.

Barr KP, Griggs M, Cadby T. Lumbar stabilization. American Journal of Physical Medicine and Rehabilitation. 2005; 84: 473.

Battie M, Videman T, Parent E. Lumbar disc degeneration. Spine. 2004; 29: 2679.

Battie M, Videman T. Genetik häufiger Wirbelsäulenerkrankungen. In: Hildebrandt J, Müller G, Pfingsten M. Lendenwirbelsäule. München: Urban & Fischer; 2005.

Becker A, Chenot JF, Niebling W. Leitlinie „Kreuzschmerzen" – Eine evidenzbasierte Leitlinie der Deutschen Gesellschaft für Allgemeinmedizin und Familienmedizin. Zeitschrift für Orthopädie. 2004; 142: 716.

Bednar DA, Orr FW, Simon GT. Observations o the pathomorphology of the thoracolumbar fascia in chronic mechanical back pain. Spine. 1995; 20: 1161.

Bergmark A. Stability of the lumbar spine. A study in mechanical engineering. Acta Orthopaedica Scandinavica. 1989; 230 (supplement): 20.

Bibby S, Urban J. Effect of nutrient deprivation on the viability of intervertebral disc cells. European Spine Journal. 2004; 13: 695.

Biggoer R et al. Kräftigere Rückenschmerzen bedeuten weniger Schmerzen. Deutsche Zeitschrift für Sportmedizin. 1997; 48: 73.

Bogduk N, Tynan W, Wilson A. The nerve supply to the human lumbar intervertebral discs. Journal of Anatomy. 1980; 132: 40.

Bogduk N. A narrative review of intra-articular corticosteroid injections for low back pain. Pain Medicine. 2005; 6: 287.

Bogduk N. Klinische Anatomie von Lendenwirbelsäule und Sakrum. Rehabilitation und Prävention. 1997, 2000; 57.

Bogduk N. Management of chronic low back pain. The Medical Journal of Australia. 2004; 180: 79.

Boos N, Weissbach S, Rohrbach H, Weiler C, Spratt K, Nerlich A. Classification of age-related changes in lubar intervertebral disc. Spine. 2002; 27: 2631.

Brandt M. Die klassische Nukleotomie. In: Breitenfelder J, Haaker R. Der lumbale Bandscheibenvorfall. Darmstadt: Steikopf; 2003.

Brinckmann P, Frobin W, Leivseth G. Orthopädische Biomechanik. Stuttgart: Thieme; 2000.

Brinckmann P, Grootenboer H. Change of disc height, radial disc bulge, and intradiscal pressure from discectomy. Spine. 1991; 16: 641.

Brinckmann P. Vergleich der Belastung der Wirbelsäule im Sitzen und Stehen. In: Wilke H. Ergomechanics. Aachen: Shaker; 2004.

Brötz D, Weller M. Diagnostik und Therapie bei Bandscheibenschäden. Stuttgart: Thieme; 2004.

Brown M, Hukkanen M, McCarthy I, Redfern D, Batten J, Crock H, Hughes S, Polak J. Sensory and sympathetic innervation of the vertebral endplate in patients with degenerative disc disease. The Journal of Bone and Joint Surgery. 1997; 79-B: 147.

Burke J, Watson R, McCormack D, Dowling F, Walsh M, Fitzpatrick. Intervertebral discs which cause low back pain secrete high levels of proinflammatory mediators. The Journal of Bone and Joint Surgery. 2002; 84-B: 196.

Burton K, Müller G, Balague F. European guidelines for prevention of low back pain. www.backpaineurope.com.

Butler D. Mobilisation des Nervensystems. Rehabilitation und Prävention Band 29. Berlin, Heidelberg: Springer; 1995.

Caimi M. Bandscheibendruckverhältnisse unter Lebendbedingungen. Tonus. 1999; 6.

Callaghan JP, Gunning JL, McGill SM. The relationship between lumbar spine load and muscle acitivity during extensor exercises. Physical Therapy. 1998; 78: 8.

Castro W, Jerosch J, Brinckmann P. Veränderungen an der lumbalen Bandscheibe nach Anwendung der nicht automatisierten perkutanen Diskektomie. Z. Orthop. 1992; 130: 472.

Cavanaugh J, Ozaktay A, Yamashita T, Avramov A, Getchell T, King A. Mechanisms of low back pain. Clinical Orthopaedics and Related Research. 1997; 335: 166.

Cavanaugh J. Neural mechanisms of lumbar pain. Spine. 1995; 20: 1804.

Cavanaugh JM, Ozaktay AC, Yamashita HT. Lumbar facet pain: Biomechanics, neuroanatomy and neurophysiology. Journal of Biomechanics. 1996; 29: 1117.

Cholewicki J, Juluru K, McGill SM. Intra-abdominal pressure mechanism for stabilizing the lumbar spine. The Journal of Biomechanics. 1999; 32: 13.

Cholewicki J, McGill SM. Mechanical stability of the in vivo lumbar spine: implications for injury and chronic low back pain. Clinical Biomechanics. 1996; 11: 1.

Chou LH, Lew HL, Coelho PC. Intradiscal electrothermal annuloplasty. American Journal of Physical Medicine&Rehabilitation. 2005; 84: 538.

Colloca CJ, Keller TS. Elctromyographic reflex responses to mechanical force, manually assisted spinal manipulative therapy. Spine. 2001; 26: 1117.

Cook C, Brismee JM, Sizer PS. Subjective and objective descriptors of clinical lumbar spine instability: a delphi study. Manual Therapy. 2006; 11: 11.

Coppes M, Marani E, Thomeer R, Groen G. Innervation of painful lumbar discs. Spine. 1997; 22: 2342.

Daggfeldt K, Thorstennsson A. The role of intra-abdominal pressure in spinal unloading. Journal of Biomechanics. 1997; 30: 1149.

Dangaria T, Naesh O. Changes in cross-sectional area of Psoas major muscle in unilateral scatica caused by disc herniation. Spine. 1998; 23: 928.

Danneels LA, Vaderstraeten GG, Cambier DC. Effects of three different training modalities on the cross-sectional area of the lumbar multifidus muscle in patients with chronic low back pain. British Journal of Sports Medicine. 2001; 35: 186.

Davis PR. The use of intra-abdominal pressure in evaluating stresses on the lumbar spine. Spine. 1981; 6: 90–92.

De Alencar Bojadsen TW. Comparative study of multifidus muscles in the lumbar and thoracic spine. In: Vleeming A, Mooney V, Tilscher H. 3rd interdisciplinary world congress on low back and pelvic pain. European Conference Organizers Rotterdam; 1998.

Denner A. Analyse und Training der Wirbelsäulen stabilisierenden Muskulatur. Berlin, Heidelberg: Springer Verlag; 1998.

Denner A. Muskuläre Profile der Wirbelsäule. Köln: Sport und Buch Strauß; 1995.

Derby R, Kim BJ, Lee SH et al. Comparison of discographic findings in asymptomatic subject discs and the negative discs of chronic LBP patients: can discography distinguish asymptomatic discs among morphologically abnormal discs. The Spine Journal. 2005; 5: 389.

Dolan P, Mannion AF, Adams MA. Passive tissues help the back muscles to generate extensor moments during lifting. Journal of Biomechanics. 1994; 27: 1077.

Donelson R, Aprill C, Medcalf R, Grant W. A prospective study of centralization of lumbar and reffered pain. Spine. 1997; 22: 1115.

Donelson R, Grant W, Kamps C, Medcalf. Pain response to sagittal end-range spinal motion. Spine. 1991; 16: 206.

Donelson R, Silva G, Murphy K. Centralisation phenomenon. Spine.1990; 15: 211.

Dreyfuss PH, Dreyer SJ, Herring S. Contemporary concepts in spine care. Lumbar zygapophysial joint injections. Spine.1995 ; 20 : 2040.

Dunlop RB, Adams MA, Hutton WC. Disc space narrowing and the lumbar facet joints. The Journal of Bone and Joint Surgery. 1984; 66b: 706.

Eckstein F, Lemberger B, Gratzke C. In vivo cartilage deformation after different types of activity and its dependence on physical training status. Annals of the Rheumatic Disease. 2005; 64: 291.

Eisenstein SM. Instability and low back pain In: Szpalski M, Gunzburg R, Pope MH. Lumbar segmental instability. Lippincott: Williams & Wilkins; 1999.

Ekström L, Holm S, Holm A, Hansson T. In vivo porcine intradiscal pressure as a function of external loading. Journal of Spinal Disorders Tech. 2004; 17: 312.

El-Bohy AA, Yang KH, King AI. Experimental verification of facet load transmission by direct measurement of facet lamina contact pressure. Journal of Biomechanics. 1989; 22: 931.

Engel J. Quantitative Thermographie in der Diagnostik- und Therapiekontrolle der manuellen Medizin. 1981; 20: 36.

Escamilla RF, McTaggari MSC, Fricklas EJ. An electromyographic analysis of commercial and common abdominal exercises: implications for rehabilitation and training. Journal of Orthopaedic&Sports Physical Therapy. 2006; 36: 45.

Fagan A, Moore R, Roberts V, Blumbergs P, Fraser R. The innervation of the intervertebral disc: a quantitative analysis. Spine. 2003; 28: 2570.

Faustmann P. Neuroanatomische Grundlagen des diskogenen Schmerzes. Zeitschrift für Orthopädie. 2004; 142: 706.

Fennell A, Jones A, Hukins D. Migration of the nucleus pulposus within the intervertebral disc during flexion and extension of the spine. Spine. 1996; 21: 2753.

Freeman BJC, Fraser RD, Cain CMJ et al. A randomized controlled trial. Intradiscal electrothermal therapy versus placebo for the treatment of chronic discogenic low back pain. Spine. 2005; 30: 2369.

Freeman MA, Wyke B. The innervation of the knee joint: an anatomical and histological study in the cat. Journal of Anatomy. 1967; 101: 50.

Fukui S, Ohseto K, Shiotani M et al. Distibution of refferred pain from the lumbar zygapophyseal joints and dorsal rami. The Clinical Journal of Pain. 1997; 13: 303.

Giles LGF, Taylor JR, Cockson A. Human zygapophyseal joint synovial folds. Acta Anat (Basel). 1986; 126(2): 110–4.

Gill KP, Callaghan MJ. The measurement of lumbar proprioception in individuals with and without low back pain. Spine. 1998; 23: 371.

Goerttler P. Physiotherapie nach lumbaler Bandscheibenoperation. Manuelle Therapie. 2004; 8: 10.

Gordon S, Yang K, Mayer P, Mace A, Kish V, Radin E. Mechanism of disc rupture. Spine. 1991; 16: 450.

Gracovetsky S, Farfan H, Helleur C. The abdominal mechanism. Spine. 1985; 10: 317.

Graveling RA, Melrose AS, Hanson MA. The pricipples of good manual handling: achieving a consensus. Research report 097. Institute of occupational Medicine for the Health and Safety Executive; 2003.

Grifka J, Anders S. Die lumbale Mikrodiskotomie. In: Reichel H, Zwipp H, Hein W. Wirbelsäulenchirurgie – Standortbestimmung und Trends. Darmstadt: Steinkopf; 2000.

Grifka J, Broll-Zeitvogel E. Postdiskotomie-Syndrom. In: Reichel H; Zwipp H, Hein W. Wirbelsäulenchirurgie – Standortbestimmung und Trends. Darmstadt: Steinkopf; 2000.

Grimstone S. Hodges PW. Impaired postural compensation for respiration in people with recurrent low back pain. Experimental Brain Research. 2003; 151: 218.

Hamilton C. Active control of the neutral lumbopelvic posture; a comparison between back pain and non back pain subjects. In: Vleeming A, Mooney V, Tilscher H et al. 3rd interdiciplinary world congress on low back and pelvic pain. European Conference Organizers Rotterdam. 1998.

Hampton D, Laros G, McCarron R, Franks D. Healing potential of the anulus fibrosus. Spine. 1989; 14: 398.

Haro H, Komori H, Kaato T, Hara Y, Tagawa M, Shinomiya K, Spengler D. Experimental studies on the effects of recombinant human matrix metalloproteinases on herniated disc tissues – how to facilitate the natural resorption process of herniated discs. Journal of Orthopaedic Research. 2005; 23: 412.

Harte A, Baxter G, Gracey J. The efficacy of traction for back pain: a systematic review of randomized controlled trials. Archives of Physical Medicine and Rehabilitation. 2003; 84: 1542.

Hellinger J. Laser-Diskusdekompression und Nukleotomie. In: Breitenfelder J, Haaker R. Der lumbale Bandscheibenvorfall. Darmstadt: Steinkopf; 2003.

Hemni T, Saiyo K, Nakano S, Kanematsu Y, Kajikawa T, Katoh S, Goel V. Natural history of extruded lumbar intervertebral disc herniation. The Journal of Medical Investigation. 2002; 49: 40.

Herzog W, Scheele D, Conway P. Electromyographic responses of back and limb muscles associated with spinal manipulative therapy. Spine. 1999; 24: 146.

Hides J, Richardson C, Jull G. Multifidus rehabilitation decreases recurrence of symptoms following first episode low back pain. Proceedings of the national congress of the Australian Physiotherapy Association. Brisbane. Australia. 1996: 43–44.

Hides J. Paraspinal mechanism and support of the lumbar spine. In: Richardson C, Hodges P, Hides J. Therapeutic exercise for lumbopelvic stabilization. London, UK: London, UK: Churchill Livingstone. 2004a.

Hides J. Paraspinal mechanism in low back pain. In: Richardson C, Hodges P, Hides J. Therapeutic exercise for lumbopelvic stabilization. London, UK: Churchill Livingstone. 2004b.

Hildebrandt J. Gibt es einen unspezifischen Rückenschmerz? Zeitschrift für Orthopädie. 2004; 142: 139.

Hildebrandt J. Invasive diagnostische Verfahren durch Blockaden und provokations-radiologische Maßnahmen. In: Hildebrandt J, Müller G, Pfingsten M. Lendenwirbelsäule. München: Urban & Fischer; 2005b.

Hildebrandt J. Invasive, nicht operative Therapie. In: Hildebrandt J, Müller G, Pfingsten M. Lendenwirbelsäule. München; Urban & Fischer; 2005c.

Hildebrandt J. Mechanische, nicht radikuläre Schmerzen. In: Hildebrandt J, Müller G, Pfingsten M. Lendenwirbelsäule. München: Urban&Fischer; 2005a.

Hodges P, Holm A, Holm S. Intervertebral stiffness of the spine is increased by evoked contraction of transversus abdominis and the diaphragm: in vivo porcine studies. Spine. 2003; 28: 2594

Hodges P. Abdominal mechanism and support of the lumbar spine and pelvis. In: Richardson C, Hodges P, Hides J. Therapeutic exercise for lumbopelvic stabilization. London, UK: Churchill Livingstone; 2004a.

Hodges P. Abdominal mechanism in low back pain. In: Richardson C, Hodges P, Hides J. Therapeutic exercise for lumbopelvic stabilization. London, UK: Churchill Livingstone; 2004b.

Hodges PW, Butler JE, McKenzie D. Contraction of the human diaphragm during postural adjustments. Journal of Physiology. 1997; 505: 239.

Hodges PW, Cresswell A, Daggfeldt K. In vivo measurement of the effect of intra-abdominal pressure on the human spine. Journal of Biomechanics. 2001; 34: 347.

Hodges PW, Eriksson AEM, Shirley D. Intra-abdominal pressure increases stiffness of the lumbar spine. Journal of Biomechanics. 2005; 38: 1873.

Holm S, Indahl A, Solomonow M. Sensorimotor control of the spine. Journal of Electromyography and Kinesiology. 2002; 12: 219–34.

Holm S, Nachemson A. Variations in the nutrition of the canine intervertebral disc induced by motion. Spine. 1983; 8: 866.

Hukins DWL, Aspden RM, Hickey DS. Thoracalumbar fascia can increase the efficiency of the erector spinae muscles. Clinical Biomechanics. 1990; 5: 30.

Hupli M, Heinonen R, Vanharanta H. Height changes among chronic low back pain patients during intense physical exercise. Scandinavian Journal of Medicine & Science in Sports.1997; 7: 32.

Iatridis J, Setton L, Weidenbaum M, Mow V. Alterations in the mechanical behavior of the human lumbar nucleus pulposus with degeneration and aging. The Journal of Bone and Joint Surgery.1997; 15: 318.

Imai S, Hukuda S, Maeda T. Dually Innervating nozizeptive networks in the rat lumbar posterior longitudinal ligaments. Spine 1995; 20: 2086.

Indahl A, Kaigle A, Reikeras O. Sacroiliac joint involvement in activation of the porcine spinal and gluteal musculature. Journal of Spinal Disorders. 1999; 12: 325.

Indahl A, Kaigle A, Reikeras O, Holm S. Interaction between the porcine lumbar intervertebral disc, zygapophysial joint and paraspinal muscles. Spine. 1997; 22: 2834.

Ito K, Aebi M, Alini M. Aging and degeneration: cause and effect of intervertebral disc damage. In: Gunzburg R, Szpalski M. Lumbar disc herniation. Lippincott Williams&Wilkins; 2002.

Jackson RP. The facet syndrome, myth or reality?. Clinical Orthopaedics and Related Research. 1992; 279: 110.

Juker D, McGill S, Kropf P. Quantitative intramuscular myoelectric activity of lumbar portions of psoas and the abdominal wall during a wide variety of tasks. Medicine & Science in Sports & Exercise. 1998; 30: 301.

Kader DF, Wardlaw D, Smith FW. Correlation between the MRI changes in the lumbar multifidus muscles and leg pain. Clinical Radiology. 2000; 55: 145.

Kang J, Stefanovic-Racic M, McIntyre L, Georgescu H, Evans C. Toward a biochemical understanding of human intervertebral disc degeneration and herniation. Spine. 1997; 22: 1065.

Kapandji IA. Funktionelle Anatomie der Gelenke. Band 3, Rumpf und Wirbelsäule. Stuttgart: Enke; 1992.

Kavcic N, Grenier S, McGill SM. Quantifying tissue loads and spine stability while performing commonly prescribed low back stabilizing exercises. Spine. 2004; 29: 2319.

Kjaer P, Bendix T, Sorensen JS. Are MRI-defined fat infiltrations in the lumbar multifidus muscles associated with low back pain In: Vleeming A, Mooney V, Gracovetsky S et al. 5th interdiciplinary world congress on low back and pelvic pain. 2004.

Kniesel B. Diskogene lumbale Rückenschmerzen – Pathomechanismus, Diagnostik und Klinik. Zeitschrift für Orthopädie. 2004; 142: 709.

Kohlmann T, Raspe HH. Die patientennahe Diagnostik von Funktionseinschränkungen im Alltag. Psychmed. 1994; 6: 21.

Konrad P, Schmitz K, Denner A. Neuromuscular evaluation of trunk -training exercises. Journal of Athletic Training. 2001; 36: 109.

Krag M, Seroussi R, Wilder D, Pope M. Internal displacement distribution from in vitro loading of human thoracic and lumbar spinal motion segements: experimental results and theoretical predictions. Spine. 1987; 12: 1001.

Krämer J. Bandscheibenbedingte Erkrankungen. Stuttgart: Thieme; 1997.

Krismer M, Haid C, Rabl W. The contribution of anulus fibers to torque resistance. Spine. 1996; 21: 2551.

Kuslich S, Ulstrom C, Michael C. The tissue origin of low back pain and sciatica. Orthopaedic Clinics od North America. 1991; 22: 181.

LaBry R, Sbriccoli P, Zhou BH. Longer static flexion duration elicits a neuromuscular disorder in the lumbar spine. Journal of Applied Physiology. 2004; 96: 2005.

Laslett M, McDonald B, Tropp H. Agreement between diagnoses reached by clinical examination and available reference standards: a prospective study of 216 patients with lumbopelvic pain. BMC Musculoskelettal disorders. 2005; 6: 28.

Laslett M, Öberg B, Aprill CN et al. Zygapophyseal joint blocks in chronic low back pain: a test of Revel's model as a screening test. BMC Muskuloskeletal Disorders. 2004; 5: 43.

Leboeuf-Yde C. Back pain – individual and genetic factors. Journal of Electromyography and Kinesiology. 2004; 14: 129.

Lee S, Derby R, Chen Y, Seo K, Kim M. In vitro measurement of pressure in intervertebral discs and anulus fibrosus with and without annular tears during discography. Spine. 2004; 4: 614.

Leinonen V, Kankaanpää M, Luukkonen M, Kansanen M, Hänninen O, Airaksinen O, Taimela S. Lumbar paraspinal muscle function, perception of lumbar position, and postural control in disc herniation-related back pain. Spine. 2003; 28: 842.

Leinonen V, Kankaanpää M, Luukkonen M. Disc herniation-related back pain impairs Feed-forward control of paraspinal muscles. Spine. 2001; 26: E367.

Leonhardt H, Tillmann B, Tödury G, Zilles K. Anatomie des Menschen. Stuttgart: Thieme; 1987.

Lewit K. Manuelle Medizin. Johann Ambrosius Barth. 1997.

Long A, Donelson R, Fung T. Does it matter which exercise? Spine. 2004; 29: 2593.

Luka-Krausgrill U, Wurmthaler C, Becker T. Die Beziehung zwischen Schmerzbewältigung, Beeinträchtigung und Depression bei chronischem Schmerz. In: Wahl R, Hautzinger M, Hrsg. Psychotherapeutische Medizin bei chronischem Schmerz. Köln: Deutscher Ärzte Verlag; 1994: 175.

Lund T, Nydegger T, Schlenzka D. Three dimensional motion patterns during active bending in patients with chronic low back pain. Spine. 2002; 27: 1865.

Macintosh JE, Bogduk N, Gracovetsky S. The biomechanics of the thoracolumbar fascia. Clinical Biomechanics. 1987; 2: 78.

Macintosh JE, Bogduk N, Pearcy MJ. The effects of flexion on the geometry and actions of the lumbar erector spinae. Spine. 1993; 18: 884.

MacLean J, Lee C, Grad S, Ito K, Alini M, Iatridis C. Effects of immbobilization and dynamic compression on intervertebral disc cell gene expression in vivo. Spine 2003; 28: 973.

Magnusson M, Aleksiev A, Spratt K, Lakes R, Pope M. Hyperextension and spine height changes. Spine. 1996; 21: 2670.

Magnusson M, Hansson T. The effect of seat back inclination on spine height changes. Applied Ergonomics. 1994; 25: 294.

Magnusson M, Pope M, Hansson T. Does hyperextension have an unloading effect on the intervertebral disc? Scand. Journal of Rehab. Med. 1995; 27: 5.

Magnusson M, Pope M. Body height changes with hyperextension. Clinical Biomechanics. 1997; 11: 236.

Main CJ, Spanswick CC. Pain Management. An interdisciplinary approach. London, UK: Churchill Livingstone. 2000.

Mannion A. Die Bedeutung von Bewegung und körperliche Aktivität als Präventivmaßnahme zur Reduzierung von Rückenschmerzen. In: Wilke HD, Hrsg. Ergomechanics. Aachen: Shaker; 2004.

Mannion AF, Kaser L, Weber E. Influence of age and duration of symptoms on fibre type distribution and size of back muscles in chronic low back patients. European Spine Journal. 2000; 9: 273.

Marchand F, Ahmed A. Investigation of the laminate structure of lumbar disc anulus fibrosus. Spine. 1990; 15: 402.

Matthews J. Dynamic discography. Annals of Physical Medicine. 1968; 9: 275.

Matthijs O. IAOM Kommentar mit Literatur-Review zum Thema Bandscheibe und Patienten-Aktivität. IAOM-Europe/Newsletter.

Matzen K, Latta H, Zwingenberg M, Ringeisen M. Langzeitergebnisse nach konventioneller lumbaler Diskotomie. In: Reichel H, Zwipp H, Hein W. Wirbelsäulenchirurgie – Standortbestimmung und Trends. Darmstadt: Steinkopf; 2000.

Mayer H. Operative Verfahren. In: Hildebrandt J, Müller G, Pfingsten M. Lendenwirbelsäule. München: Urban & Fischer; 2005.

McCall IW, Park WM, O'Brien JP. Induced pain referral from posterior lumbar elements in normal subjects. Spine. 1979; 4: 441.

McGill SM, Norman RM. Potential of lumbodorsal fascia forces to generate back extension moments during squat lifts. Journal of Biomedical Engineering. 1988; 10: 312.

McGill SM. Low back disorders. Evidence-based prevention and rehabilitation. Human Kinetics. 2002.

McGill SM. The biomechanics of low back injury: implications on current practice in industry and the clinic. Journal of Biomechanics. 1997; 30: 465.

McKenzie R, May S. The lumbar spine, Mechanical Diagnosis & Therapy, Volume one. Spinal Publications. 2003a.

McKenzie R, May S. The lumbar spine, Mechanical Diagnosis & Therapy, Volume two. Spinal Publications. 2003b.

McKenzie R. Die lumbale Wirbelsäule. Spinal Publications. Lowe hutt; 1986

McLain RF, Pickar JG. Mechanoreceptor endings in human thoracic and lumbar facet joints. Spine. 1998; 23: 168.

McNally D, Shackleford I, Goodship A, Mulholland R. In vivo stress measurement can predict pain on discography. Spine. 1996; 21: 2580.

Milette P, Fontaine S, Lepanto L, Cardinal E, Breton G. Differentiating lumbar disc protrusions, disc bulges, and discs with normal contour but abnormal signal intensity. Spine. 1999; 24: 44.

Mok NW, Brauer SG, Hodges P. Hip strategy for balance control in quiet standing is reduced in people with low back pain. Spine. 2004; 29: E107.

Mooney V, Roberston. The facet syndrome. Clinical Orthopaedics and Related Research. 1976; 115: 149.

Mooney V. Where is the pain coming from? Spine. 1987; 12: 757.

Moore R, Vernon-Roberts B, Fraser R, Schembri M. The origin and fate of herniated lumbar intervertebral disc tissue. Spine. 1996; 21: 2149.

Morlock M. Biomechanik. In: Hildebrandt J, Müller G, Pfingsten M. Lendenwirbelsäule. München: Urban & Fischer; 2005.

Moseley GL, Hodges PW, Gandevia SC. Deep and superficial fibers of the lumbar multifidus muscle are differentially active during voluntary arm movements. Spine. 2002; 27: E29.

Mulholland RC. Clinical definition of instability In: Szpalski, M, Gunzburg R, Pope MH. Lumbar segmental instability. Lippincott: Williams & Wilkins; 1999.

Müller G, Strube J. Anamnese und klinische Untersuchung. In: Hildebrandt J, Müller G, Pfingsten M. Lendenwirbelsäule. Ursachen, Diagnostik und Therapie von Rückenschmerzen. München: Urban & Fischer. 2005.

Müller U. Die Biomechanik der gekoppelten Bewegungen der LWS und ihre Relevanz für die Manuelle Therapie. Manuelle Therapie. 2000; 4: 157.

Murata Y, Nannmark U, Rydevik B et al. Nucleus pulposus-induced apoptosis in dorsal root ganglion following experimental disc herniation in rats. Spine. 2006; 31: 382.

Nachemson A, Lewin T, Maroudas A, Freeman M. In vitro diffusion of dye through the end-plates and the anulus fibrosus of human lumbar intervertebral discs. Acta Orthop. Scandinav. 1970; 41: 589.

Nachemson A. Lumbar intradiscal pressure. Acta Orthop. Scandinav. Supp. 1960; 43: 1.

Nachemson AL, Andersson GBJ, Schultz AB. Valsalva maneuver biomechanics, effects on lumbar trunk loads of elevated intra-abdominal pressures. Spine. 1985; 11: 476.

Neblett R, Mayer TG, Gatchel RJ et al. Quantifying the lumbar flexion – relaxation phenomenon. Spine. 2003; 28: 1435.

Neef P, Wilke HJ, Caimi M. Bandscheibendruckverhältnisse in vivo: Korrelation zur Kraft der lumbalen Extensormuskulatur und bei Alltagsbelastungen: ein Selbstversuch von Peter Neef und Marco Caimi. Private Notizen; 1999.

Nehmet G, Ohlsen H. Moment arm lengths of trunk muscles to the lumbosacral joint obtained in vivo with computed tomography. Spine. 1986; 11: 158.

Neumann HD. Manuelle Medizin. Berlin, Heidelberg: Springer; 1995.

Nitta H. Tajima T, Sugyjama H. Study of dermatoms by means of selective lumbar spinal nerve block. Spine. 1993; 18: 1781.

O'Donnell J, O'Donnell A. Prostaglandin E2 content in herniated lumbar disc disease. Spine. 1996; 21: 1653.

O'Neill C, Kurgansky M, Derby R, Ryan D. Disc stimulation and patterns of reffered pain. Spine. 2002; 27: 2776.

O'Sullivan PB, Burnett A, Floyd AN. Lumbar repositioning deficit in a specific low back pain population. Spine. 2003; 28: 1074.

O'Sullivan PB. Lumbar segmental instability: clinical presentation and specific stabilizing exercise management. Manual Therapy. 2000; 5: 2.

Ohnmeiss D, Vanharanta H, Ekholm J. Degree of disc disruption and lower extremitiy pain. Spine. 1997; 22: 1600.

Ohtori S, Takahashi K, Chiba T, Yamagata M, Sameda H, Moiya H. Sensory innervation of the dorsal portion of the intervertebral discs in rats. Spine. 2001; 26: 946.

Örtengren R, Andersson G, Nachemson A. Studies of relationships between lumbar disc pressure, myoelectric back muscle activity, and intra-abdominal (intragastric) pressure. Spine. 1981; 6: 98.

Pal B, Mangion P, Hossain M, Diffey B. A controlled trial of continous lumbar traction in the treatment of back pain and sciatica. British Journal of Rheumatology. 1986; 25: 181.

Panjabi M, Tech D, Brown M, Lindahl S, Irstam L, Hermens M. Intrinsic disc pressure as a measure of integrity of the lumbar spine. Spine. 1988; 13: 913.

Panjabi M. The stabilizing system of the spine. Part 2. neutral zone and stability hypothesis. Journal of spinal disorders. 1992; 5: 390.

Pfingsten M, Hildebrandt J, Müller G. Funktionsdiagnostik in der Praxis. In: Lendenwirbelsäule: Ursachen, Diagnostik und Therapie von Rückenschmerzen. München: Urban & Fischer; 2005.

Pope M. Disc biomechanics and herniation. In: Gunzburg R, Szpalski M.Lumbar disc herniation. Lippincott Williams & Wilkins; 2002.

Pope MH, Ogon M, Okawa A. Biomechanical measurements In: Szpalski, M, Gunzburg R, Pope MH. Lumbar segmental instability. Lippincott Williams&Wilkins; 1999.

Porterfield JA, DeRosa C. Mechanical low back pain, perspectives in functional anatomy. Saunders. 1998.

Putz R. Funktionelle Anatomie der Wirbelgelenke. Stuttgart: Thieme; 1981.

Quante M, Paulus W, Müller G. Radikulopathie. In: Hildebrandt J, Müller G, Pfingsten M. Lendenwirbelsäule. München: Urban & Fischer; 2005.

Radebold A, Cholewicki J, Panjabi MM. Muscle response pattern to sudden trunk loading in healthy individuals and in Patients with chronic low back pain. Spine. 2000; 25: 947.

Rajasekaran S, Babu N, Arun R, Armstrong B, Shetty A, Murugan S. A study of diffusion in human lumbar discs: a serial magnetic resonance imaging study documenting the influence of the endplate on diffusion in normal and degenerate discs. Spine.2004; 29: 2654.

Revel M, Poiraudeau S, Auleley GR. Capacity of the clinical picture to characterize low back pain relieved by facet joint anesthesia. Spine. 1998; 23: 1972.

Richter A, Hille E. Die postoperative Phase: Mobilisation, Rehabilitation und symptomorientiertes Management bei postoperativen Beschwerden. In: Hildebrandt J, Müller G, Pfingsten M. Lendenwirbelsäule. München: Urban & Fischer; 2005.

Roberts S, Eisenstein S, Menage J, Evans E, Ashton K. Mechanoreceptors in intervertebral discs. Spine. 1995; 20: 2645.

Roland M, Morris R. A study of the natural history of back pain, part 1: development of a reliable and sensitive measure of disability in low back pain. Spine. 1983; 8: 141.

Roughley P. Biology of intervertebral disc aging and degeneration. Spine. 2004; 29: 2691.

Saal J, Franson R, Dobrow R, Saal J, White A, Goldthwaite N. High levels of inflammatory phospholipase A2 activity in lumbar disc herniations. Spine.1990; 15: 74.

Saal J, Saal J. Nonoperative treatment of herniated lumbar intervertebral disc with radiculopathy. Spine.1989; 14: 430.

Saal J. The role of inflammation in lumbar pain. Spine. 1995; 20: 1995.

Santaguida P, McGill S. The psoas major muscle: a three-dimensional geometric study. Journal of Biomechanics. 1995; 28: 339.

Sapsford R. Rehabilitation of perlvic floor muscles utilizing trunk stabilization. Manual Therapy. 2003; 9: 3.

Sari H, Ülkü A, Ilhan K, Haluk A. Computed tomography evaluation of lumbar spinal structures during traction. Physiotherapy Theory and Practice. 2005; 21: 3.

Schleip R, Klinger W, Lehmann-Horn F. Active contraction of the thoracolumbar fascia – indications for a new factor in low back pain research with implications for manual therapy. In: Vleeming A, Mooney V, Hodges P, Hrsg. The proceedings of the fifth interdisciplinary world congress on low back and pelvic pain. Melbourne; 2004.

Schleip R, Naylor IL, Ursu D. Passive muscle stiffness may be influenced by active contractility of intramuscular connective tissue. Medical Hypothesis. 2006; 66: 66.

Schlumberger A. Medizinische Trainingstherapie. In: Hildebrandt J, Müller G, Pfingsten M. Lendenwirbelsäule: Ursachen, Diagnostik und Therapie von Rückenschmerzen. München: Urban & Fischer; 2005.

Schmidt R, Thews G. Physiologie des Menschen. Berlin, Heidelberg: Springer; 1995.

Schomacher J. Mechanische Aspekte zum Training lumbaler Hypermobilitäten. Manuelle Therapie. 2005; 9: 218.

Schwarzer A, Aprill C, Derby R, Fortin J, Kine G, Bogduk N. The relative contributions of the disc in zygapophyseal joint in chronic low bach pain. Spine. 1994; 19: 801.

Schwarzer AC. Aprill CN, Derby R et al. Clinical features of patients with pain stemming from the lumbar zygapophyseal joints. Spine. 1994b; 19: 1132.

Schwarzer AC. The relative contributations of the disc and zygapophyseal joint in chronic low back pain. Spine. 1994a; 19: 801.

Scrimshaw S, Maher C. Randomized controlled trial of neural mobilization after spinal surgery. Spine. 2001; 26: 2647.

Selard E, Shirazi-Adl A, Urban J. Finite element study of nutrient diffusion in the intervertebral disc. Spine. 2003; 28: 1945.

Shivonen T, Partanen J, Hanninen O. Electric behaviour of low back muscles during lumbar pelvic rhythm in low back pain patients and healthy controls. Archives of Physical Medicine and Rehabilitation. 1991; 72: 1080.

Sizer P, Matthijs O, Phelbs V. Influence of age on the development of pathology. Current Review of Pain. 2000; 4: 362.

Sizer PS, Phelbs V, Matthijs O. Pain generators of the lumbar spine. Pain Practice. 2001; 1: 255.

Sjölie AN, Ljunggren AE. The significance of high lumbar mobility and low back strength for current and future low back pain in adolescents. Spine. 2001; 26: 2629.

Slavin K, Raja A, Thornton J, Wagner F. Spontaneous regression of a large lumbar disc herniation: report of an illustrative case. Surg. Neurol. 2001; 56: 333.

Smidt GL, Amundsen LR, Dostal WF. Muscle strength at the trunk. The Journal of Orthopaedic and Sports Physical Therapy. 1980; 1: 165.

Snijders C. Muscle activities in the transfer of spinal load to the pelvis and legs, EMG recordings in different postures for verification of a biomechanical model. 3rd Interdisciplinary world congress on low back and pelvic pain. 1998.

Snook S, Webster B, McGorry W. The reduction of chronic, nonspecific low back pain through the control of early morning lumbar flexion:3 year follow-up. Journal of Occupational Rehabilitation. 2002; 12: 13.

Solomonow M, Zhou B, Harris M, Lu Y, Baratta R. The ligamento-muscular stabilizing system of the spine. Spine. 1998; 23: 2552.

Solomonow M, Zhou BH, Baratta RV. Volvo award winner in biomechanical studies. Biomechanics of increased exposure to lumbar injury caused by cyclic loading: part 1: loss of reflexive muscular stabilization. Spine. 1999; 24: 2426.

Solomonow M, Zhou BH, Harris M. The ligamentomuscular stabilizing system of the spine. Spine. 1998; 23: 2552.

Staubesand J, Li Y. Zum Feinbau der Fascia cruris mit besonderer Berücksichtigung epi- und intrafaszialer Nerven. Manuelle Medizin. 1996; 34: 196.

Steffen R, von Bremen Kühne R, Wittenberg R. Chemonukleolyse. In: Breitenfelder J, Haaker R. Der lumbale Bandscheibenvorfall. Darmstadt: Steinkopf; 2003.

Steffen T, Rubin R, Baramki HG et al. A new technique for measuring lumbar segmental motion in vivo: method, accuracy, and preliminary results. Spine. 1997; 22: 156.

Stokes I, Iatridis J. Biomechanics of the spine. In: Mow V, Huiskies R. Basic Orthopaedic Biomechanics and Mechano-Biology. Lippincott Williams & Wilkins; 2005.

Stokes I, Iatridis J. Mechanical conditions that accelerate intervertebral disc degeneration: overload versus immbilization. Spine. 2004; 29: 2724.

Stolker R, Bujis E, Hildebrandt J, Groen G. In: Hildebrandt J, Müller G, Pfingsten M. Lendenwirbelsäule. München: Urban & Fischer; 2005.

Straker LM. A review on techniques for lifting lowlying objects: evidence for a correct technique. Work. 2003; 2: 83.

Sung PS, Kang YM, Pickar JG. Effects of spinal manipulation duration on low treshold mechanoreceptors in lumbar paraspinal muscles. Spine. 2004; 30: 115.

Swanepoel MW, Adams LM, Smeathers JE. Annals of the Rheumatic Diseases. 1995; 54: 182.

Taylor JR, Twomey LT. Age changes in lumbar zygapophyseal joints. Spine. 1986; 11: 738.

Terahata N, Ishihara H, Oshima H, Hirano N, Tsuji H. Effects of axial traction stress on solute transport and proteoglycan synthesis in the porcine intervertebral disc in vitro. European Spine Journal. 1994; 3: 325.

Travell J, Simons D. Handbuch der Muskeltriggerpunkte. München, Jena: Urban & Fischer; 2000.

Travell JG, Simons DG. Handbuch der Muskel-Triggerpunkte. Obere Extremität, Kopf und Thorax. Stuttgart, Lübeck: Gustav Fischer; 1998.

Twomey LT, Taylor JR. Physical therapy of the low back. London, UK: Churchill Livingstone. 2000.

Urban J, Roberts S. Degeneration of the intervertebral disc. Arthritis Research & Therapy. 2003; 5: 120.

Urban J, Stanton S, Fairbank J. Nutrition of the intervertebral disc. Spine. 2004; 29: 2700.

Urban J. The physiology of the intervertebral disc. In: Gunzburg R, Szpalski M. Lumbar disc herniation. Lippincott Williams & Wilkins; 2002.

Urquhart DM, Hodges PW, Allen Tj. Abdominal muscle recruitment during a range of voluntary exercises. Manual Therapy. 2005b; 10: 144.

Urquhart DM, Hodges PW, Story IH. Postural activity of the abdominal muscles varies between regions of these muscles and between body positions. Gait and Posture. 2005a; 22: 295.

Urquhart DM, Hodges PW. Differential activity of regions of transversus abdominis during trunk rotation. European Spine Journal. 2005; 14: 393.

van Akkerveeken PF. Is lateral stenosis a feature of lumbar segmental instability? In: Szpalski, M, Gunzburg R, Pope MH. Lumbar segmental instability. Lippincott: Williams & Wilkins; 1999.

Van der Heijden G, Beurskens A, Koes B, Assendelft W, de Vet H, Bouter L. The efficacy of traction for back and neck pain: a systematic, blinded review of randomized clinical trial methods. Physical Therapy. 1995; 75: 93.

Van Dieen JH, Selen LPJ, Cholewicki J. Trunk muscle acivation in low back pain patients, an analysis of the literature. Journal of Electromyography and Kinesiology. 2003; 13: 333.

Van Tulder M, Waddell G. Conservative treatment of acute and subacute low back pain. In: Nachemson A, Jonsson E. Neck and Back Pain; Lippincott: Williams & Wilkins; 2000.

Videman T, Battie M, Gibbons L, Maravilla K, Manninen H, Kaprio J. Associations between back pain history and lumbar MRI findings. Spine. 2003; 28: 582.

Vleeming A, Mooney V, Dorman T, Hrsg. Movement, Stability & Low Back Pain. London, UK: London, UK: Churchill Livingstone; 1997.

Waddell G. The Back Pain Revolution. London, UK: Churchill Livingstone. 2004.

Weber H, Ljunggren A, Walker L. Traction therapy in patients with herniated lumbar intervertebral discs. Journal of Oslo City Hospital. 1984; 34: 61.

Weigand H. APLD oder PN. Die perkutane Nucleotomie nach Gary Onik. In: Reichel H, Zwipp H, Hein W. Wirbelsäulenchirurgie – Standortbestimmung und Trends. Darmstadt: Steinkopf; 2000.

Weishaupt P, Hofmann A. Progressives dynamisches Krafttraining als Behandlungsmaßnahme bei Patienten mit chronischen Rückenschmerzen. Manuelle Therapie. 1999; 3: 60.

Weißkopf M, Birnbaum K, Sagheri M, Lorenzen J, Wirtz D. Korrelation von lumbogenem Schmerz und vermehrter Vaskularisation in den Wirbelkörperendplatten. Zeitschrift für Orthopädie. 2004; 142: 174.

White AA, Bernhardt M, Panjabi MM. Clinical Biomechanics and lumbar spinal stability. In: Szpalski, M, Gunzburg R, Pope MH. Lumbar segmental instability. Lippincott: Williams & Wilkins; 1999.

White AA, Panjabi MM. Clinical Biomechanics of the spine. Lippincott: Raven. 1990.

Wilke H, Neef P, Caimi M, Hoogland T, Claes L. New in vivo measurements of pressures in the intervertebral disc in daily life. Spine. 1999; 24: 755.

Wilke H, Rohlmann A, Neller S, Graichen F, Claes L, Bergmann G. A novel approach to determine trunk muscle forces during flexion and extension. Spine. 2003; 28: 2585.

Wilke H. Möglichkeiten zur Bestimmung der Wirbelsäulenbelastungen und Konsequenzen für die Empfehlungen für das Sitzen. In Wilke H. Ergomechanics. Aachen: Shaker; 2004.

Wilke HJ, Wolf S, Claes LE. Stability increase of the lumbar spine with different muscle groups. A biomechanical in vitro study. Spine. 1995; 20: 192–8.

Willard F. The muscular, ligamentous and neural structure of the low back and its relation to back pain. In: Williams M, Solomonow M, Zhou BH. Multifidus spass elicited by prolonged lumbar flexion. Spine. 2000; 25: 2916.

Yahia LH, Rhalmi S, Newman N. Sensory innervation of human thoracolumbar fascia. Acta Orthop. Scand. 1992; 63: 195.

Yang K, King A. Mechanism of facet load transmission as a hypothesis for low back pain. Spine. 1983; 8: 327; 1984; 9: 557.

Young S, Aprill C. Characteristics of a mechanical assessment for chronic lumbar facet joint pain. The Journal of Manual & Manipulative Therapy. 2000; 8: 78.

Yukawa Y, Kato F, Kajino G, Nakamura S, Nitta H. Groin pain associated with lower lumbar disc herniation. Spine. 1997; 22: 1736.

Zoidl G, Grifka J, Willburger R. Molecular evidence for local denervation of paraspinal muscles in failed-back surgery/postdiscotomy syndrome. Clinical Neuropathology. 2003; 22: 71.

Zöllner J, Rosendahl T, Herbsthofer B, Humke T, Eysel P. Der Einfluß verschiedener Nucleotomietechniken auf die biomechanischen Eigenschaften der Bandscheibe. Z.Orthop.1999a; 137: 206.

Zöllner J, Sancaktaroglu, Meurer A, Grimm W, Andreas J, Eysel P. Bestimmung der Hyaluronsäure im Musculus pulposus bei akuten und chronisch degenerativen Bandscheibenveränderungen. Z. Orthop. 1999b; 137: 211.

4 Sakroiliakalgelenk

Über die Bedeutung des Sakroiliakalgelenks (SIG) im Zusammenhang mit Beschwerden der Lenden-Becken-Hüft-Region (LBH-Region) gibt es sehr unterschiedliche Meinungen. Während die einen bestreiten, dass das SIG Ursache unterschiedlicher Pathologien sein kann, spielt das SIG aus Sicht von Manualtherapeuten und Osteopathen eine herausragende Rolle bei der Erklärung von Schmerzen und Funktionsstörungen. Verschiedene Testverfahren und Techniken zur Mobilisation oder Manipulation der SIG werden beschrieben und erfolgreich angewandt, gleichzeitig aber auch kritisch hinterfragt und hinsichtlich ihrer Wirkung in Frage gestellt.

In den letzten Jahrzehnten haben die wissenschaftlichen Daten über das SIG rasant zugenommen. Es steht mittlerweile außer Frage, dass dieses Gelenk eine potentielle Schmerzquelle darstellt. Bei 13-19% der Rückenschmerzpatienten ist das SIG für die Schmerzen verantwortlich. Bei ausgesuchten Sportarten kann die Inzidenz bis zu 39% betragen (Cappaert 2000, Schwarzer, April und Bogduk 1995, Bogduk 2000).

Trotz aller lobenswerter Versuche, die Reliabilität und Validität von Testverfahren zu überprüfen und ein Korrelat für die Schmerzgeneration zu finden, müssen viele Fragen offen bleiben. Die folgenden Ausführungen können deshalb nur eine Annäherung an das Phänomen SIG-Dysfunktion sein.

4.1 Allgemeine Untersuchung

Die Untersuchung des SIG gestaltet sich sehr schwierig. Es gibt zwar eine Vielzahl von manuellen Testverfahren, die aber in den seltensten Fällen die Gütekriterien eines Tests erfüllen. Grundsätzlich werden Stellungstests, Bewegungstests und Provokationstests unterschieden.

Bei *Stellungstests* wird palpatorisch die Position des Os ilium gegenüber dem Os sacrum ermittelt. Oft werden prominente Knochenpunkte wie die Spinae iliacae in Relation zueinander betrachtet, um eine Beckenverdrehung zu diagnostizieren. Die Aussagekraft solcher Testverfahren ist sehr gering. Im Allgemeinen gehören sie eher der Vergangenheit an (Sturesson 2001b).

Bewegungstests werden in den meisten manualtherapeutischen und osteopathischen Konzepten nach wie vor weiter vermittelt. Auch hier werden prominente Knochenpunkte benützt um während Wirbelsäulenbewegungen oder Bewegungen der unteren Extremität deren Verlagerung zu beurteilen. Bekannte Tests sind zum Beispiel der Vorlauftest im Sitzen oder Stehen oder der Gillet-Test (einseitige Hüftflexion im Stand). Es muss zumindest in Frage gestellt werden, ob eine so geringe Bewegungsamplitude genau wahrgenommen und beurteilt werden kann. Diverse Untersuchungen belegen, dass selbst geübte Therapeuten dazu nicht in der Lage sind und insbesondere die Inter- und Intra-Tester-Reliabilität sehr bescheiden ist. Wie die weiteren Ausführungen zeigen werden konnte die Korrelation von eingeschränkter Beweglichkeit und Schmerz am SIG bisher noch nicht nachgewiesen werden. Sturesson (1997) konnte zwischen symptomatischen SIG-Patienten und symptomfreien Probanden keinen Unterschied bezüglich der Bewegungsamplitude ermitteln. Selbst wenn es möglich wäre die Bewegung genau zu palpieren, wäre dessen Nutzen also unklar.

Aus diesem Grund wurden in den letzten Jahren *Provokationstests* entwickelt, die keinen Wert auf die Palpation des Gelenks und die entstehende Bewegung legen. Sie zielen darauf ab, den spezifischen Schmerz des Patienten zu reproduzieren. Kritiker dieser Vorgehensweise bemerken korrekt, dass dadurch lediglich die schmerzauslösende Struktur ermittelt werden kann. Ob diese Struktur auch ursächlich für die Entwicklung der Pathologie verantwortlich ist, kann dadurch nicht festgestellt werden. Wir halten es durchaus für möglich, dass auf- und absteigende Ursachen-Folge-Ketten existieren und dass z. B. Fußpathologien über eine veränderte Beinachse auch eine SIG-Pathologie auslösen können. Ob dies allerdings leichter durch Bewegungstests festgestellt werden kann, wenn überhaupt, wäre zu beweisen.

Aus den genannten Gründen verzichten wir auf Stellungs- und Bewegungstests und werden uns auf Schmerzprovokationstests beschränken. Die Validität und Reliabilität dieser Tests ist von diversen Autoren untersucht worden (eine ausführliche Aufstellung findet sich in McKenzie und May 2003). Die Ergebnisse sind unterschiedlich und reichen von einer guten bis mäßigen Reliabilität. In jedem Fall sind sie Bewegungs- und Stellungstests aber überlegen.

Allerdings eignen sich die vorgestellten Tests zur Diagnose nur im Zusammenhang einer kompletten Untersuchung der LBH-Region. Gerade bei LWS-Pathologien können die SIG-Provokationstests falsch positiv sein. Dies bedeutet, dass häufiger vorkommende Pathologien wie Bandscheiben- oder Hüftpathologien sowie schwerwiegende Krankheitsbilder („red flags“, siehe Kap. 3.1) zunächst ausgeschlossen werden müssen, bevor mit der Provokation des SIG begonnen wird.

Subjektive Untersuchung

Alter

Das Alter des Patienten ist bei der Diagnose nicht hilfreich. Wegen der physiologischen Degeneration und der dadurch bedingten Reduktion der Mobilität im Alter sowie dem gehäuften Auftreten von SIG-Pathologien während der Schwangerschaft sind SIG-Patienten vermutlich eher jünger.

Art der Beschwerden

Schmerzen stehen im Vordergrund, Bewegungseinschränkungen (z. B. eingeschränkte Flexion des Rumpfes) können im Einzelfall bestehen, gelten aber eher als untypisch (Young und Aprill 2000). Afferenzen aus dem schmerzhaften Gelenk können unter Umständen Hemmungen der Oberschenkel oder Hüftmuskulatur auslösen (Dorman et al 1998, Suter et al 1999). Eine echte Lähmung besteht normalerweise aber nicht. Sensibilitätsveränderungen sind eher Hinweise auf LWS-Pathologien, wenngleich die Nähe des N. ischiadicus zum M. piriformis und M. obturator internus eine Nerven-Kompression durch einen Hartspann der Muskulatur nicht grundsätzlich ausschließt. Eine große Anzahl von SIG-Patienten weist Begleitdiagnosen aus dem urologischen oder gynäkologischen Bereich auf. Symptome wie Stressinkontinenz oder Senkungsbeschwerden sind regelmäßig zu finden (O`Sullivan et al 2002, Pool-Goudzwaard et al 2005).

Auslöser der Beschwerden

Viele SIG Patienten berichten von einem traumatischen Auslöser bei Kontaktsportarten oder durch einen Motorrad- oder Autounfall (Chou et al 2004). Charakteristisch ist des Weiteren der Beckenschmerz während der Schwangerschaft oder nach der Geburt (Östgaard 1998b).

Symptomlokalisation

SIG-Schmerzen sind bei unilateraler Problematik am häufigsten im oberen inneren Gesäßquadranten lokalisiert (Fortin et al 1994a und b, Slipman et al 2000) Sie können aber zusätzlich in die gesamte untere Extremität bis zum Fuß übertragen werden. Untypisch für ein symptomatisches SIG sind Symptome oberhalb von L5 und der Crista iliaca oder zentraler, mittiger Schmerz (Dreyfuss et al 1996, Schwarzer et al 1994).

Schmerzintensität

Zur Bestimmung eignet sich die Visuelle Analog-Skala (VAS).

Objektive Untersuchung

Inspektion

Die Inspektion ist bei SIG-Patienten meistens unauffällig.

Palpation

Die palpatorische Bestimmung der Spinae iliacae ist grundlegender Bestandteil der Untersuchung der LBH-Region. Bezüglich der Diagnosestellung sind die hieraus gewonnenen Befunde aber nicht aussagekräftig (s.o.).

Funktionsuntersuchung

Eine vollständige Funktionsuntersuchung des SIG beginnt mit der LWS-Testung (siehe Kap. 3.1). Sollte diese negativ ausfallen, wird mit der Hüftuntersuchung fortgefahren. Erst wenn diese ebenfalls ohne klaren Befund bleibt, werden die Provokationstests und der „active straight leg raise“ (ASLR) durchgeführt.

Provokationstests und ASLR

Posterior pelvic pain provocation test (Östgaard-Test, Östgaard et al 1994)

Ausgangsstellung: Der Patient befindet sich in Rückenlage, die Beine sind mit einer Rolle unterlagert. Die Arme sind zur Stabilisierung der Lordose hinter dem Rücken verschränkt. Das Bein der betroffenen (schmerzhaften) Seite befindet sich in 90° Hüftflexion, rotationsneutral und ohne Adduktion (**Abb. 4.1**). Eine Hand des Therapeuten verhindert eine Rotation des Beckens und der Wirbelsäule durch die Stabilisation an der gegenüberliegenden Spina iliaca anterior superior.

Test: Der Therapeut übt einen axialen Druck entlang der Femurlängsachse in das Hüftgelenk aus.

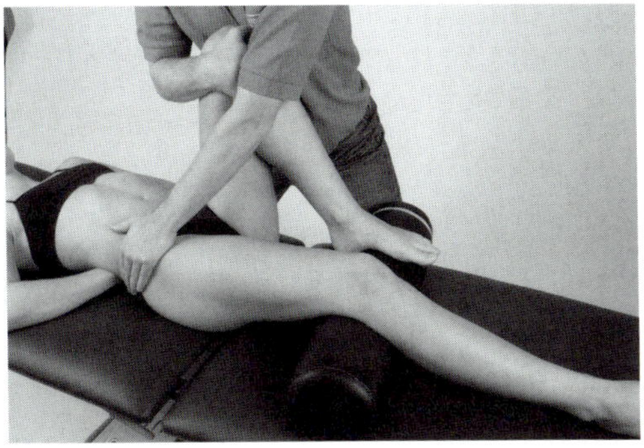

Abb. 4.1 Posterior pelvic pain test.

Der Druck sollte ca. 60 Sekunden aufrecht erhalten werden. Am Ende gibt er zusätzlich einen kurzen Überdruck auf das Os ilium.

Beurteilung: Der Test ist positiv, wenn der spezifische Schmerz des Patienten provoziert wird.

Pelvic torsion (Gaenslen-Test, Gaenslen 1927)
Ausgangsstellung: Der Patient befindet sich in Rückenlage am Rand der Behandlungsbank. Die Arme sind hinter dem Rücken zur Stabilisierung der Lordose verschränkt. Ein Bein wird in maximaler Hüftflexion (weiterlaufende Bewegung: Ilium posterior) gehalten, das Bein im Überhang in Extension (weiterlaufende Bewegung: Ilium anterior) fixiert (**Abb. 4.2**).

Test: Der Therapeut verstärkt den Druck in die Hüftflexion und Hüftextension und hält diesen Druck ca. 60 Sekunden lang aufrecht. Am Ende gibt er zusätzlich einen kurzen Überdruck auf das extendierte Bein und verstärkt so die Belastung auf die Beckengelenke. Danach wird der gleiche Test mit der anderen Seite im Überhang durchgeführt.

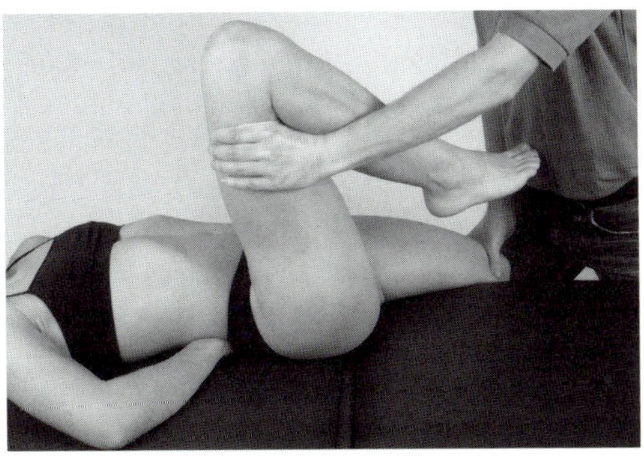

Abb. 4.2 Pelvic torsion.

Beurteilung: Der Test ist positiv, wenn der spezifische Schmerz des Patienten provoziert wird. Es ist durchaus möglich, dass der Schmerz nur in flektierter oder nur in extendierter Hüftstellung reproduzierbar ist. Bei bestehender Blockierung des Gelenks würde man die Automobilisation in die schmerzfreie Richtung durchführen.

Gapping-Test (Laslett 1997)
Ausgangsstellung: Der Patient liegt in Rückenlage, die Bein sind mit einer Rolle unterlagert. Die Arme sind hinter dem Rücken zur Stabilisierung der Lordose verschränkt.

Test: Der Therapeut gibt von ventral mit beiden Armen einen Schub über die Spinae iliacae anterior superior auf das Os ilium und hält diesen ca. 60 Sekunden aufrecht. Am Ende gibt er zusätzlich einen kurzen Überdruck auf das Os ilium.

Beurteilung: Der Test ist positiv, wenn der spezifische Schmerz des Patienten provoziert wird.

> *Zwei von drei Provokationstests sollten den spezifischen Schmerz des Patienten reproduzieren. Bei nur einem positiven Test ist die Diagnose unsicher!*

ASLR (Mens et al 2002)
Der ASLR ist kein reiner Schmerzprovokationstest sondern ein funktioneller Test, der die Stabilität des Beckens bei Belastung beurteilt.

Ausgangsstellung: Der Patient liegt in Rückenlage auf der Behandlungsbank, die Fersen beider Beine sind ca. 20 cm auseinander.

Test: Der Patient wird aufgefordert, das Bein der betroffenen (schmerzhaften) Seite mit gestrecktem Kniegelenk ca. 20 cm abzuheben und dort zu halten. Danach wird der Test mit der kontralateralen Seite durchgeführt.

Beurteilung: Der Test ist positiv, wenn der spezifische Schmerz des Patienten provoziert wird. Des Weiteren werden subjektive und objektive Parameter aufgenommen:

- *Subjektiv*: auf einer 6-Punkte Skala soll der Patient die Anstrengung, die für das Bein abheben notwendig ist, beschreiben. Der Test ist dann positiv wenn sich betroffene und nicht betroffene Seite um mindestens einen Punkt unterscheiden:

- 0: Durchführung fällt überhaupt nicht schwer
- 1: Durchführung fällt minimal schwer
- 2: Durchführung fällt etwas schwer
- 3: Durchführung fällt schwer
- 4: Durchführung fällt sehr schwer
- 5: Durchführung ist nicht möglich

- *Objektiv*: Es werden eventuell auftretende Kompensationen und Ausweichbewegungen beobachtet. Häufig kommt es zu Rotationen des Beckens oder zur Knieflexion (um das Lastmoment zu reduzieren). Asymmetrische Kompensationen im Seitenvergleich führen zu einer positiven Testbewertung.

Um eine Differentialdiagnose zwischen einer Blockierung und einer Instabilität zu treffen, werden die Tests zusätzlich mit Gurt und aktiven Stabilisationshilfen (siehe **Abb. 4.17**, S. 204) durchgeführt. Die Beschreibung ist den entsprechenden Kapiteln zu entnehmen.

In den Europäischen Richtlinien für die Diagnose und Behandlung von Beckenschmerzen werden für die Untersuchung zusätzlich die Palpation des Lig. sacroiliacum posterius longus und der Faber-Test empfohlen. Auf den Gapping-Test wird dagegen verzichtet (Vleeming et al 2004). Unsere Auswahl der Tests basiert sowohl auf wissenschaftlichen Erkenntnissen als auch auf persönlichen Erfahrungen. In anderen Konzepten werden zum Teil mehr und andere Tests benützt (z. B. van der Wurff, Buijs und Groen 2006, Laslett et al 2005).

Zusatztests/Zusatzuntersuchungen

Die Infiltration des betroffenen Gelenks gilt als der Goldstandard der Diagnose (Zelle et al 2005, Maigne, Aivaliklis und Pfefer 1996). Sie bleibt dem Arzt vorbehalten. Allerdings gestaltet sich die intraartikuläre Injektion durch den individuell variablen Verlauf des Gelenkspaltes und die tiefe Lage des Gelenks (insbesondere des oberen und mittleren Gelenkanteils) als sehr schwierig. Zu empfehlen ist am ehesten die Anästhesie des kaudalen Gelenkanteils unter CT-Kontrolle. Durch die unvollständige dorsale Kapsel und die regelmäßig vorkommenden Risse in den ventralen Ligamenten wird die Interpretation aber beeinträchtigt. Rosenberg, Quint und Rosayro (2000) und Fortin, Washington und Falco (1999) stellten in ca. zwei Drittel ihrer Patienten einen Austritt der injizierten Flüssigkeit in den Epiduralraum oder durch die Foramina sacralia fest. Eine Reizung extraartikulärer Strukturen und eine dementsprechend veränderte Schmerzantwort ist daher anzunehmen. Vleeming et al (2004) kritisieren grundsätzlich dieses Verfahren, da es auf den Gelenkraum abzielt, eine extraartikuläre Schmerzursache, z. B. durch Ligamente, aber ausschließt. Ein positives Testergebnis besteht dann, wenn eine 90%-ige Schmerzreduktion über die Wirkungsdauer des Medikaments erreicht wird und dieser Befund durch eine zweite Anästhesie mit veränderter Wirkungsdauer reproduzierbar ist.

Bildgebende Verfahren dienen insbesondere zum Ausschluss von Tumorerkrankungen und Frakturen. Des Weiteren kommen sie bei der Differentialdiagnose von entzündlichen Erkrankungen im Gelenkraum (Arthritiden) zum Einsatz. Beim „normalen" SIG-Patienten sind sie nicht zu empfehlen (Vleeming et al 2004).

4.2 Anatomie

Das SIG ist ein echtes Gelenk, da es einen Gelenkraum mit Synovia, kapsulo-ligamentären Verbindungen und Mobilität zwischen den Gelenkpartnern aufweist (Calvillo, Skaribas und Turnispeed 2000). Die Gelenkflächen befinden sich seitlich am Os sacrum und medial am kranialen Anteil des Os coxae, dem Os ilium. Zur Höhenlokalisation können die Processus spinosi von S1-S3 herangezogen werden, welche die Ober- und Untergrenze des Gelenkes darstellen.

Gelenkflächen

Von lateral betrachtet wird die Form der Gelenkflächen entweder C- oder L-förmig beschrieben. Der untere, längere Pol weist nach hinten und unten, der obere Pol weist gerade nach oben. Es bestehen sowohl geschlechts- und alterspezifische Unterschiede als auch ausgeprägte individuelle Seitendifferenzen. Bei Frauen ist das SIG nicht nur mobiler, die Gelenkflächen sind auch weiter nach außen oben gerichtet und weisen eher eine C- als L-förmige Gelenkfläche auf (Harrison, Harrison und Troyanovic 1997, Willard 1997).

Ausrichtung der Gelenkflächen

Die Ausrichtung der Gelenkflächen in der Sagittalebene weist einige Besonderheiten auf (Sturesson 2001a, Don Tigny 1997, Wilder, Pope und Frymoyer 1980). Am kranialen Pol (S1) divergieren sie nach

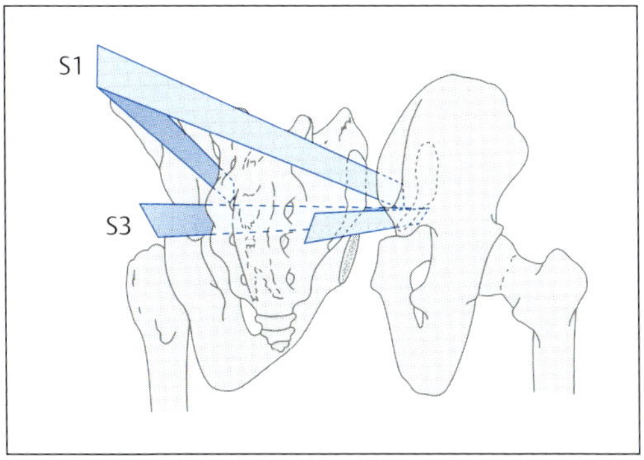

Abb. 4.3 Ausrichtung der SIG-Gelenkflächen in der sagittalen Ebene. Auf Höhe von S1 konvergieren die Gelenkflächen nach dorsal, auf Höhe S2 stehen sie sagittal, während sie auf Höhe S3 nach ventral konvergieren.

vorne außen und konvergieren nach hinten innen. Auf Höhe S2 ist die Ausrichtung fast genau sagittal. Am kaudalen Pol (S3) konvergieren die Gelenkflächen nach vorne innen und divergieren nach hinten außen (**Abb. 4.3**). Der kaudale Pol ist also genau gegensätzlich ausgerichtet wie der kraniale Pol. Deshalb wird die Form des Gelenks auch als propellerartig beschrieben.

Diese Ausrichtung hat zur Folge, dass Nutationsbewegungen (siehe Kap. 4.3.1) ligamentär gebremst werden. Kontranutationsbewegungen werden überwiegend durch den knöchernen Anschlag, bedingt durch die Ausrichtung der Gelenkflächen, gebremst. In Kapitel 4.3.2 wird diese Tatsache noch genauer interpretiert.

Beschaffenheit der Gelenkflächen

Beide Gelenkflächen sind mit einem Knorpelüberzug ausgestattet. Der sakrale wird dabei konstant als hyalin bezeichnet. Er ist dreimal so dick wie sein Pendant auf der Gegenseite und in den ersten Lebensdekaden weiß und glatt (Sturesson 2001a, Bowen und Cassidy 1981). Der iliakale Knorpel wird in der Literatur unterschiedlich beschrieben. Während manche Autoren einen hyalinen Knorpel mit unregelmäßiger Faserstruktur ausmachen (Sturesson 2001a, Harrison, Harrison und Troyanovich 1997), finden andere einen dunklen und rauen Faserknorpel (Willard 1997, Bowen und Cassidy 1981). Für ein echtes Gelenk ist ein hyaliner Knorpel normalerweise unverzichtbar, um die Kompressionskräfte adäquat abzupuffern. Betrachtet man aber die Lage der Gelenkflächen im Raum so wirken in diesem Gelenk neben Kompressions- auch überproportional hohe Scherkräfte. Möglicherweise stellt der Faserknorpel am Os ilium (wenn er wirklich vorhanden ist) eine funktionelle Adaption dar.

Im Laufe der Entwicklung erfährt der Knorpel auf beiden Seiten multiple Veränderungen. Diese setzen am Os ilium früher ein und haben einen massiveren, sprich schnelleren Verlauf (**Tab. 4.1**). Nur in der ersten Lebensdekade sind die Gelenkflächen glatt mit einem niedrigen Reibungskoeffizienten. Schon ab der zweiten Dekade entwickeln sich Rauigkeiten auf beiden Seiten, die oftmals reziprok

Tabelle 4.1 Strukturelle Veränderungen der sakralen und iliakalen Gelenkflächen (Bowen und Cassidy 1981, Sturesson 2001a)

Lebensdekade (LD)	*Makroskopische Veränderungen*	*Mikroskopische Veränderungen*
1. LD	▪ Sakral glatt und weiß ▪ Iliakal rau und dunkel ▪ Physiologische Verhältnisse	▪ physiologischer Zellstoffwechsel
2. und 3. LD	▪ Entwicklung von iliakalen Erhebungen und sakralen Einkerbungen ▪ Beginnende Kapselfibrosierung	▪ Abnahme der Zellzahl ▪ Relative Zunahme von Fasern ▪ Reduzierte Vaskularisation um den Gelenkraum
4. und 5. LD	▪ Entwicklung von sakralen Osteophyten (progressiv) ▪ Fortschreitende Kapselfibrosierung ▪ Abnahme der Knorpeldicke	▪ Verbleibende Knorpelzellen ballen sich zu so genannte Chondrozytenclustern zusammen. Ausgeprägte Debrisnester befinden sich zwischen den Gelenkflächen
6. und 7. LD	▪ Mögliche Verbindung von Osteophyten ▪ Kalzifizierung der Kapsel	▪ Die Veränderungen der vorigen Dekaden nehmen zu
8. LD	▪ Ankylose bei 1-76 % der Bevölkerung (s.o.)	▪ Weiteres Voranschreiten bzw. Abschluss der Degeneration

geformt sind. Konvexe Erhebungen am Os ilium passen dann in Vertiefungen am Os sacrum. Das Ausmaß dieser „Hügel und Täler" ist immens und kann zwischen 2-11 mm betragen. Nach dem 30. Lebensjahr entwickeln sich progressiv sakrale Osteophyten, die sich im weiteren Verlauf mit dem Os ilium verbinden können. In gleichem Maße verändern sich die ursprünglich elastischen kapsulo-ligamentären Strukturen in starre, fibrosierte und dadurch unelastische Gebilde. Die ohnehin schon geringe Mobilität nimmt dadurch weiter ab. Eine endgültige Versteifung ist möglich, muss aber nicht zwangsläufig eintreten. Sturesson konnte in seiner Literaturrecherche Werte von 1-76% finden. Diese breite Streuung der Werte lässt vermuten, dass Patienten unterschiedlichen Alters in den Untersuchungskohorten ausgewertet wurden. (Bowen und Cassidy 1981, Sturesson 2001 a). Offensichtlich haben diese Veränderungen keinen pathologischen Charakter sondern stellen eine funktionelle Adaption zur Stabilisierung des Gelenkes dar (siehe Kap. 4.3.2).

Bei manchen Menschen lassen sich sogenannte akzessorische Gelenke feststellen. Diese befinden sich auf Höhe von S1/S2 und medial der Spina iliaca posterior superior auf der Tuberositas iliaca. Es kann sich dabei um ein echtes synoviales Gelenk handeln und wird dann auch als akzessorisches Gelenk bezeichnet. Besteht es nur aus einer iliakalen Erhebung, die in eine sakrale Vertiefung passt, spricht man von einem axialen Gelenk. Die Existenz solcher zusätzlicher Gelenke ist alterabhängig und nimmt in späteren Lebensdekaden zu. Wodurch sie sich entwickeln ist nicht bekannt, vermutet werden mechanische Faktoren. Ob sie Beschwerden auslösen können ist ebenfalls noch nicht erforscht (Harrison, Harrison und Troyanovich 1997, Cappaert 2000).

Passive Stabilisatoren

Das SIG weist auf der ventralen und insbesondere auf der dorsalen Seite ausgeprägte Bandmassen auf. Es werden *interne* und *externe Ligamente* unterschieden.

Interne Ligamente

Interne Ligamente sind nahe am Gelenkraum lokalisiert und können als Kapselverstärkungen bezeichnet werden. Auf der Vorderseite spannt sich das *Lig. sacroiliacum anterius* aus. Es verbindet sich nach kranial mit dem Lig. iliolumbale und dem Lig. longitudinale anterior (Willard 1997). Der Gelenkraum wird dorsal weniger von einer fibrösen Kapsel als von den *Ligg. sacroiliacum interosseum* abgegrenzt (Calvillo, Skaribas und Turnispeed 2000). Diese Bänder füllen den größten Teil des Raumes zwischen den beiden sich zugewandten Tuberositates iliacae aus. Weiter nach dorsal fortgesetzt wird dieses Band vom *Lig. sacroiliacum posterius*. Dieses weist kürzere (Lig. sacroiliacum posterius breve) und längere Faserzüge (Lig. sacroiliacum posterius longus) auf. Mit den kürzeren Faserzügen verbindet dieses Band das Os ilium mit dem seitlichen Rand des Os sacrum. Die längeren Faserzüge reichen bis zum Os coccygis (**Abb. 4.4a–b**, Hochschild 2000).

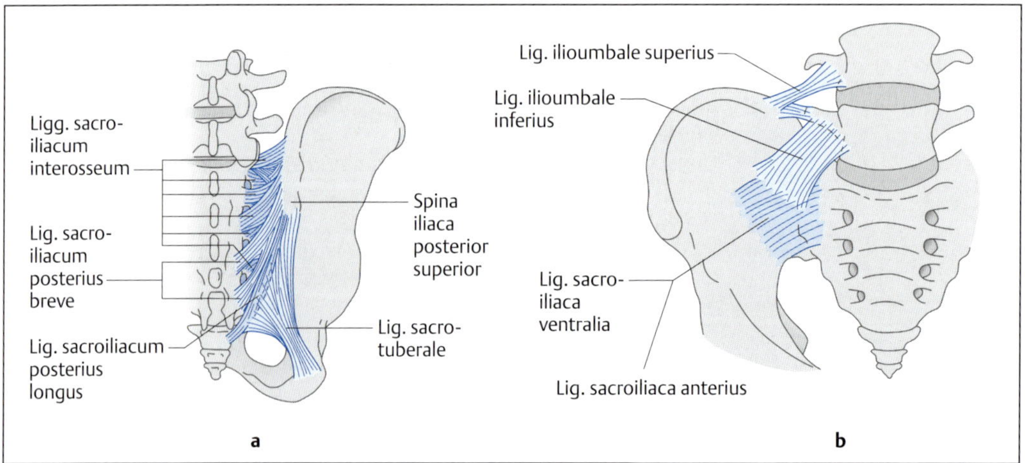

Abb. 4.4a–b Bandapparat des SIG. **a** Dorsaler Bandapparat mit den Ligg. sacroiliacum interosseum, posterius breve et longus, sacrospinale (verdeckt) und sacrotuberale. **b** Ventraler Bandapparat, bestehend aus den Ligg. sacroiliacum anterius und iliolumbale superius et inferius.

Externe Ligamente

Externe Ligamente sind weiter vom Gelenkraum entfernt und verbinden das SIG mit der unteren Extremität nach kaudal oder mit der Lendenwirbelsäule nach kranial. Das *Lig. sacrotuberale* spannt sich zwischen der Spina iliaca posterior superior, dem lateralen Rand von Os sacrum und Os coccygis sowie dem Tuber ischiadicum aus. Die kollagenen Fasern haben einen schraubenartigen Verlauf, d. h. die medial vom Tuber kommenden Fasern ziehen eher nach kranial lateral, die lateral vom Tuber entspringenden Fasern verbinden sich eher mit dem kaudalen Anteil des Os sacrum und des Os coccygis. Interessanterweise enden nur wenige Fasern am Tuber ischiadicum. Alle oberflächlichen Anteile verbinden sich direkt mit dem M. biceps femoris. Die tiefen Anteile des Ligaments sind in manchen Fällen medial mit dem Tuber verwachsen, die tiefen-lateralen Fasern ziehen direkt zur ischiokruralen Muskulatur (van Wingerden et al 1993). Nach kranial lässt sich das Lig. sacrotuberale in die Fascia thoracolumbalis und in die tiefe Schicht des M. erector spinae weiter verfolgen. Durch diese muskulo-ligamentären Verbindungen entsteht die *gerade Streckkette*, die genau betrachtet den Kopf mit den Sprunggelenken verbindet (**Abb. 4.5**). Nicht zuletzt dient das Lig. sacrotuberale Fasern des M. glutaeus maximus als Ursprung. So werden Kräfte auf die passive Struktur übertragen, das Ligament wird dynamisiert.

Das *Lig. sacrospinale* verläuft von der Spina ischiadica zum lateralen Rand des Os sacrum. Es verläuft etwas mehr horizontal als das Lig. sacrotuberale und ist etwas tiefer gelegen. Anatomisch wird es deshalb oft dem Beckenboden zugerechnet, weist es doch eine innige Verbindung mit dem M. coccygeus auf.

Das *Lig. iliolumbale* stellt die Verbindung zur Lendenwirbelsäule her. Von L4 und L5 kommen Fasern, die entweder im Lig. sacroiliacum anterius oder auf der Vorderseite des Os ilium inserieren (siehe **Abb. 4.4b**).

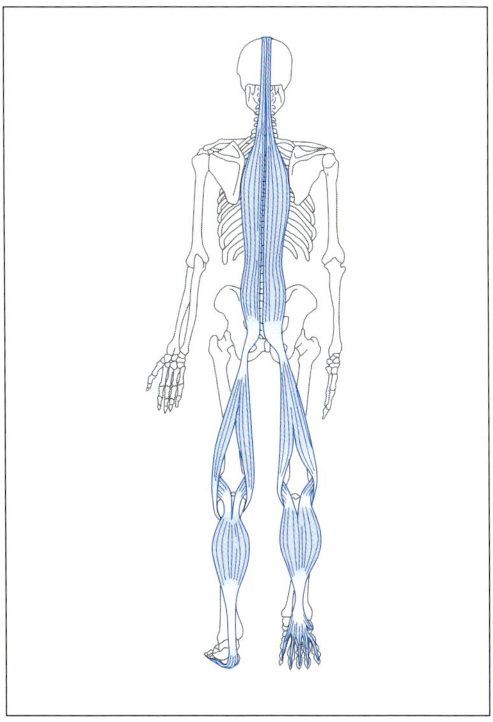

Abb. 4.5 Gerade Streckerkette (Myers 2001).

Aktive Stabilisatoren

Eine Vielzahl von Muskeln inserieren an den knöchernen Strukturen des Beckens. Fast an der gesamten Außenfläche wie auch an der Innenseite der Ossa coxae findet man Ansatzstellen von Muskeln.

Am Os pubis inserieren auf der Außenseite die Adduktoren. Auf der Innenseite sind Anteile des Beckenbodens befestigt. Die zweigelenkigen Hüftextensoren, die ischiokrurale Muskelgruppe (Hamstrings), inserieren kaudal am Os ischii und setzen sich wie oben beschrieben in die dorsalen Ligamente weiter fort. Das gesamte Os ilium wird von den Mm. glutei von ventral nach dorsal bedeckt. Auf der Innenseite bedeckt der M. iliacus die gesamte Fossa iliaca. Die Spinae iliacae anterior inferior und superior sind mit den übrigen Hüftflexoren verbunden. Eine genaue Beschreibung der einzelnen Muskeln würde den Rahmen dieses Kapitels sprengen. Die funktionell wichtigsten Strukturen werden in Kapitel 4.3 speziell erwähnt.

Innervation

Das SIG ist gut innerviert. Diverse Autoren berichten von der Existenz sowohl von Proprio- als auch von Nozizeptoren. Vilensky et al (2002) konnten in ihrer Leichenpräparation Pacini-Körperchen und ähnliche Sensoren identifizieren, Sakamoto et al (2001) und Lamb (1979) dagegen fanden mehr Schmerzrezeptoren als Propriozeptoren. Diese richten sich parallel zur kollagenen Faserstruktur aus. Die Verteilung der Nervenendigungen ist nicht gleichmäßig. Die dorsalen Bandstrukturen sind besser versorgt als die ventralen (Fortin et al 1999). Grob, Neuhuber und Kissling (1995) und Kissling und Jacob (1997) zweifeln die Existenz von Sensoren im ventralen Kapselbandapparat an, da in ihren Untersuchungen keine zu finden waren. Möglicherweise handelt sich bei den in vielen früheren Untersuchungen gefundenen Rezeptoren lediglich um kleine Gefäße, die fälschlicherweise für Nervenendigungen gehalten wurden. Da die ventrale Innervation in vielen Untersuchungen beschrieben wird, muss diese Frage zu diesem Zeitpunkt noch offen bleiben.

Die Afferenzen aus den dorsalen Strukturen werden insbesondere durch die Rami dorsalis der Segmente S1-S4 weitergeleitet. Die der internen Ligamente überwiegend von S1 und S2, die der externen Ligamente überwiegend von S3 und S4. Die Enden der Rami dorsalis liegen im Bandapparat und sind durch Anastomosen miteinander verbunden. Durch die innige Verbindung des M. glutaeus maximus mit den Ligg. sacrotuberale und sacroiliacum posterius longus können die neuralen Strukturen komprimiert werden (**Abb. 4.6**, Grob, Neuhuber und Kissling 1995, Ikeda 1991, Slipman et al 2000).

Gehen wir davon aus, dass es die ventrale Innervation gibt, werden hier die Informationen von den Rami dorsalis der Segmente L2-S2 ins Rückenmark übertragen. Weitere Nervenäste können aus den Fasern des N. obturatorius (L1-L4), dem N. glutaeus superior (L5-S2) oder direkt aus dem Truncus lumbosacralis (L4/5) entspringen (Slipman 2000, Calvillo, Skaribas und Turnispeed 2000, Sturesson 2001a).

Auf Rückenmarksebene werden die Afferenzen auf die das Gelenk umgebende Muskulatur verschaltet. Indahl et al (1999) konnten bei einer Reizung des Gelenkraumes von ventral eine reflektorische Aktivierung der Mm. glutaeus maximus und quadratus lumborum feststellen. Wurde die Stimulation von dorsal her vorgenommen, erhöhte sich das EMG-Potential des kaudalsten M. multifidus (auf Höhe L5). Zusammen mit der tiefen Bauchmuskulatur sind Anteile des M. multifidus in zentrale Programme eingebunden, die das Gelenk antizipatorisch stabilisieren sollen (Hungerford, Gilleard und Hodges 2003). Informationen aus dem Gelenk modulieren diese Programme und passen sie an die Erfordernisse an.

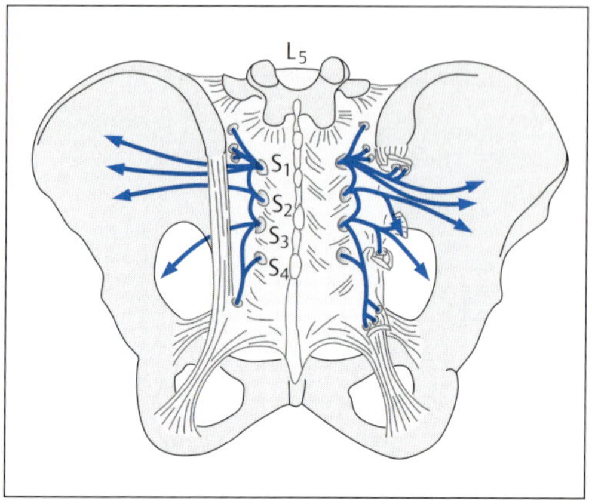

Abb. 4.6 Dorsale Innervation des SIG (nach Kissling und Jacob 1997). Beachte die Anastomosen zwischen den Rami dorsalis sowie den Verlauf unter den Bändern. Durch Zug der dort inserierenden Muskulatur könnten Kompressionssyndrome entstehen.

4.3 Biomechanik

Es ist fast unmöglich, die Kräfte die auf die Gelenkflächen des SIG wirken, zu quantifizieren. Die wenigen Untersuchungen, die sich mit diesem Thema befassen, sind sehr abstrakt. Eine Übertragung auf das lebende Individuum ist nicht möglich. Vermutlich wirkt aber schon bei normalen Belastungen wie dem Gehen das Vielfache des Körpergewichts auf das Gelenk ein (Sturesson 2001a).

Betrachtet man den Verlauf des Gelenkspalts, dann wird deutlich, dass das SIG insbesondere für Scherkräfte anfällig ist. Das Gewicht des Rumpfes (oberhalb des Os sacrum) und die Bodenreaktionskräfte, die auf das Os ilium wirken, verschieben die beiden Gelenkflächen fast translatorisch gegeneinander. Um den Kontakt beider Gelenkpartner zu erhalten, werden Kompressionskräfte benötigt (**Abb. 4.7**). Belastungsgrenzen für Kompressions- und Scherkräfte sind nicht bekannt. Dreyfuss et al (2004) betonen, dass medial gerichtete Kräfte (Kompression) deutlich besser toleriert werden als axiale oder Torsionskräfte.

4.3.1 Mobilität des SIG

Nomenklatur

Nutation und Kontranutation

Bewegungen des SIG können entweder vom Os sacrum oder vom Os ilium aus beschrieben werden. Orientiert man sich am Os sacrum, spricht man entweder von der Nutation oder der Kontranutation:

- Nutation: das Promontorium (oberer Teil des Os sacrum) bewegt sich in der sagittalen Ebene nach ventral kaudal, das Steißbein nach dorsal kranial.

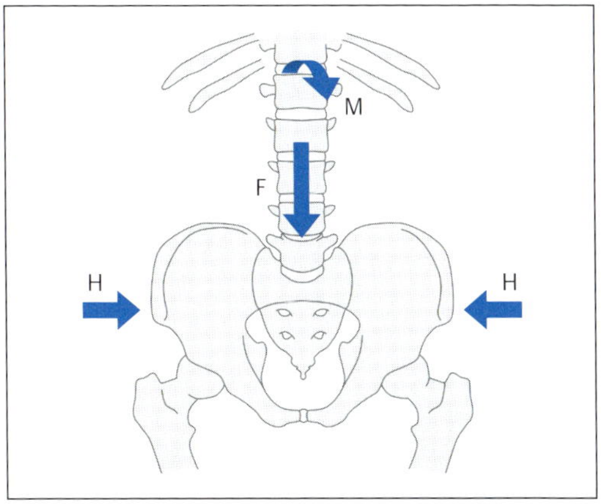

Abb. 4.7 Kraftverteilung im Becken. Das Gewicht des Rumpfes oberhalb des Os sacrum treibt es zwischen den Beckenschaufeln nach kaudal (F). Die Bodenreaktionskraft wirkt über den Femur auf das Os coxae in entgegengesetzter Richtung. Horizontale Kräfte (H) komprimieren das Gelenk, um eine Subluxation zu vermeiden (Snijders, Ribbers und Slagter et al 1998). Weil der Schwerpunkt des Rumpfes vor der Drehachse des SIG liegt, wirkt außerdem ein Beugedrehmoment (M).

- Kontranutation: das Promontorium bewegt sich in der sagittalen Ebene nach dorsal kranial, das Steißbein nach ventral kaudal.

Neben diesen Hauptbewegungen werden weitere Rotationen um schräge Achsen beschrieben, deren genaue Lage momentan noch unbekannt ist. Da diese Bewegungen in ihrem Ausmaß verschwindend gering sind, werden sie hier nicht weiter erörtert.

Bewegungen des Os ilium

Durch den Verlauf und die Form der Gelenkflächen kommt es immer zu Kombinationsbewegungen in verschiedenen Ebenen. Eine getrennte Beschreibung ist deshalb nur aus didaktischer Sicht sinnvoll. Orientiert man sich am Os ilium werden folgende Bewegungen beschrieben:

- *Ilium posterior*: Das Os ilium dreht sich in der sagittalen Ebene nach posterior. Die Spina iliaca posterior superior (SIPS) wandert dabei nach kaudal, die Spina iliaca anterior superior (SIAS) nach kranial. Dreht sich das Os ilium nach posterior, entspricht das einer Nutation des Os sacrums.
- *Ilium anterior*: Das Os ilium dreht sich in der sagittalen Ebene nach anterior. Die SIPS wandert dabei nach kranial, die SIAS nach kaudal. Dreht sich das Os ilium nach anterior, entspricht das einer Kontranutation.
- *Inflare*: Der obere Teil des Os ilium bewegt sich in der Frontalebene nach medial (zur LWS hin), der Tuber ischiadicum bewegt sich nach lateral.
- *Outflare*: Der obere Teil des Os ilium bewegt sich in der Frontalebene nach lateral (weg von der LWS), der Tuber ischiadicum bewegt sich nach medial.
- *Innenrotation*: Das Ilium dreht sich in der Transversalebene nach innen, die SIAS bewegt sich nach medial, die SIPS bewegt sich nach lateral.
- *Außenrotation*: Das Os ilium dreht sich in der Transversalebene nach außen, Die SIAS bewegt sich nach lateral, die SIPS bewegt sich nach medial.

Die genaue Lage der Drehachsen ist von der individuellen Anatomie und der Beschaffenheit des Knorpels abhängig. Eine für alle gleich gültige Beschreibung ist daher nicht realistisch (Wilder, Pope und Frymoyer 1980).

Quantität

Die Bewegungsamplitude im SIG ist verschwindend gering. Nur bei der palpatorischen Bewegungsprüfung oder bei der Verwendung von Markern auf der Haut können durch die Verschiebung darüber liegender Weichteile scheinbar größere Werte ermittelt werden. Neuere Untersuchungsmethoden, wie die Röntgenstereometrie stellen eine zuverlässige und genaue Möglichkeit dar, das Bewegungsausmaß zu bestimmen. Nach Kissling und Jacob (1997) und Sturesson (1997) kann davon ausgegangen werden, dass Rotationen von 1-2° und Translationen von unter einem Millimeter einem physiologischen Bewegungsausmaß entsprechen. 90% der Bewegungen finden dabei in der sagittalen Ebene statt. Wir beschränken uns daher bei der Behandlung von Hypo- und Hypermobilität auf diese Hauptbewegungen.

Abhängigkeiten

- *Geschlecht:* Frauen haben beweglichere Beckengelenke. Sie sind um ca. 30-40% mobiler als männliche. (Sturesson 1997). Dabei handelt es sich wahrscheinlich um eine Anpassung an die Erfordernisse von Schwangerschaft und Geburt. Möglicherweise ergibt sich aus dieser Tatsache aber eine Prädisposition für SIG-Pathologien und eine höhere Prävalenz von Beckenschmerzen für das weibliche Geschlecht.
- *Hormoneller Status:* Während der Schwangerschaft kommt es durch den hormonellen Einfluss zu einer Remodellierung der Beckenligamente und zu einer größeren Mobilität. Die Prävalenz von Beckenschmerzen steigt dann auf über 70% an (Mogren und Pohjanen 2005).
- *Alter:* Durch die physiologische Degeneration des Gelenkes nimmt die Mobilität im Alter ab (s.o.).

- *Muskelspannung:* Je höher die Muskelspannung, desto geringer die Mobilität. Beim häufig verwendeten Gillet-Test (einseitige Hüftflexion im Stehen) zum Beispiel findet fast gar keine Bewegung mehr statt. Sturesson, Uden und Vleeming (2000) ermittelten noch 0,6 ° Rotation und 0,3mm Translation in beiden SIG zusammen. Im Vergleich zu entlasteten Ausgangsstellungen wie Bauch- oder Rückenlage ist die Bewegung um den Faktor 3-10 reduziert. Antischwerkraftmuskeln wie der M. glutaeus maximus oder der M. erector spinae komprimieren den Gelenkspalt und verhindern so eine translatorische Verschiebung der Gelenkpartner.

4.3.2 Stabilität des SIG

Die im SIG auftretenden Scherkräfte waren in der Vergangenheit Anlass für diverse Untersuchungen und Überlegungen, wie diese neutralisiert werden können. Vleeming und Snijders beschreiben eine biomechanische These und nannten sie „shear prevention system“. Diese wurde insbesondere im Zusammenhang mit dem SIG bekannt, ist aber auf alle menschlichen Gelenke übertragbar (Snijders et al 1997).

Grundsätzlich wird die Stabilität eines Gelenkes durch den so genannten „Form- und Kraftschluss“ gewährleistet. Der Formschluss wird durch die Kongruenz der beiden Gelenkpartner bestimmt (**Abb. 4.8a**). Kugelgelenke wie die Hüfte weisen einen guten Formschluss auf, da beide Knochenpartner gut zusammen passen. Flache Gelenke wie das SIG dagegen sind mehr auf den Kraftschluss angewiesen (**Abb. 4.8b**). Dieser wird durch ligamentäre und muskuläre Kräfte gewährleistet, die Os ilium und Os sacrum fest aufeinander drücken und ein Durchsacken des Os sacrums verhindern.

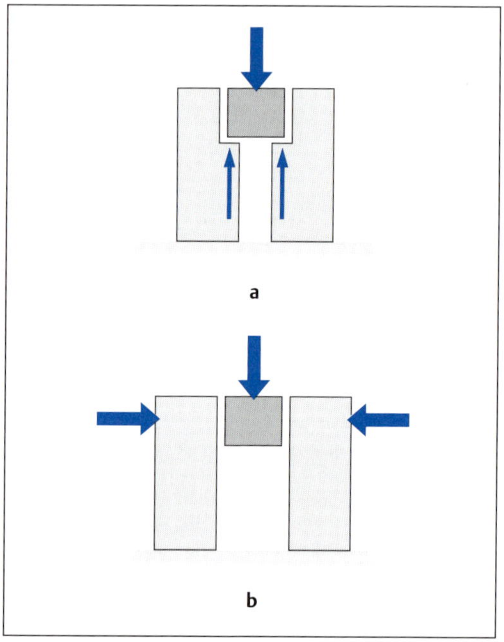

Abb. 4.8a–b Bedingungen der Gelenkstabilität. **a** Kongruente Gelenke weisen einen guten Formschluss auf. **b** Inkongruente oder flache Gelenke wie das SIG sind mehr auf den Kraftschluss angewiesen, der die Gelenkflächen komprimiert (Lee 1999).

Formschluss

Die beschriebenen Veränderungen der Gelenkflächen (siehe **Tab. 4.1**, S. 191) wurden in der Vergangenheit als pathologische Degeneration beschrieben. Heute weiß man, dass sie lediglich eine Adaption des Körpers darstellen, um die durch die Vertikalisation entstehenden Scherkräfte abzuschwächen. Glatte Gelenkflächen müssten überproportional stark komprimiert werden, um die Stabilität des Gelenkes aufrechtzuerhalten. Vleeming et al (1997) bezeichnet die Sakroiliakalgelenke deshalb als Friktionsgelenke (**Abb. 4.9**).

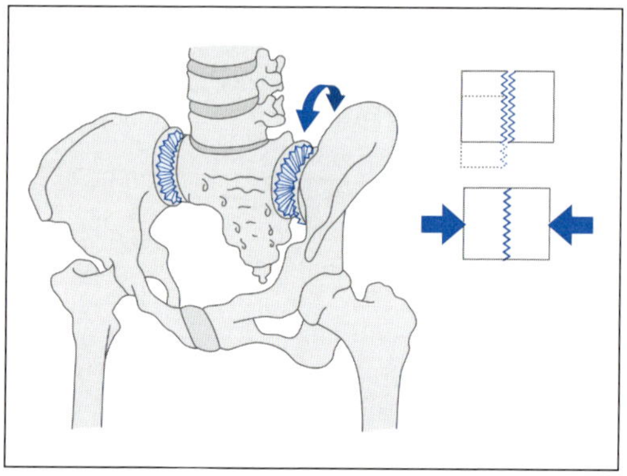

Abb. 4.9 Formschluss durch die Beschaffenheit der Gelenkfläche. Knöcherne und knorpelige Erhebungen und Einkerbungen erhöhen den Reibungskoeffizienten. Die Verschiebung der Gelenkflächen zueinander wird dadurch deutlich erschwert (Vleeming et al 1997).

Kraftschluss

Die propellerartige Ausrichtung der Gelenkflächen (siehe Kap. 4.2) führt dazu, dass Nutationsbewegungen ligamentär und Kontranutationsbewegungen knöchern gebremst werden. Auf den ersten Blick würde man der knöchernen Bremse mehr Stabilität zurechnen (**Abb. 4.10a**). Bei genauerer Analyse zeigt sich aber, dass die kräftigen Bandmassen den wichtigsten Stabilisator für das Gelenk darstellen. Der Verlauf und die Lokalisation der internen und externen Ligamente bedingt, dass bei Nutationsbewegungen bis auf das Lig. sacroiliacum posterius alle Bänder gedehnt werden. Die Dehnung wird durch die kollagene Faserstruktur nach minimaler Bewegung gebremst und in Kompressionskräfte auf die Gelenkflächen umgewandelt (**Abb. 4.10b**, Don Tigny 1997). Bei der Kontranutation wird nur das Lig. sacroiliacum posterius gedehnt, der ligamentäre Kraftschluss ist dementsprechend geringer. Die Nutationsstellung ist somit die stabilste Stellung und wird auch als verriegelte Stellung bezeichnet. Don Tigny (1997, S. 464) hält daher die Traumatisierung eines SIG in Nutationsstellung für relativ unwahrscheinlich.

Viele Autoren betonen, dass das SIG selbst keine stabilisierende (intrinsische) Muskulatur besitzt. Dies stimmt nur bedingt. In diversen Studien konnten lokale Stabilisatoren identifiziert werden, die zwar nicht ausschließlich auf das SIG wirken, aber insgesamt für die Stabilität der Lenden-Becken-Hüft-Region verantwortlich sind. Für das SIG sind Anteile des M. multifidus, die Mm. obliquus internus, transversus abdominis, der Beckenboden und das Zwerchfell, sowie die Fascia thoracolumbalis und die sie dynamisierenden Muskeln (Mm. glutaeus maximus, latissimus dorsi und biceps femoris) von entscheidender Bedeutung.

Grundsätzlich wirken die myofaszialen Strukturen entweder direkt oder indirekt auf das SIG ein. Direkte Kompression entsteht immer dann, wenn die Muskeln senkrecht zum Gelenkspalt verlaufen und dadurch medial gerichtete Kräfte entwickeln (s.u.). Von indirekter Kompression spricht man, wenn ein ligamentärer Partner auf der anderen Seite des Gelenkspaltes dynamisiert (gedehnt) wird. Zum muskulären Kraftschluss addieren sich dann ligamentäre Kräfte. Fast alle oben genannten Strukturen wirken durch eine Kombination beider Mechanismen und werden im Weiteren separat beschrieben.

Lokales System

M. multifidus

Nach Bogduk (2000) und Willard (1997) besitzt der M. multifidus verschiedene Faszikel, die sich sowohl in der Länge als auch bezüglich ihrer Insertion unterscheiden. Nicht alle Fasern enden am Os sacrum. Einige ziehen über den Gelenkspalt des SIG hinweg, um am Os ilium zu inserieren (**Abb. 4.11**). Eine Kontraktion bewirkt durch den schrägen Verlauf eine gelenksichernde komprimierende Kraft auf den oberen Gelenkanteil.

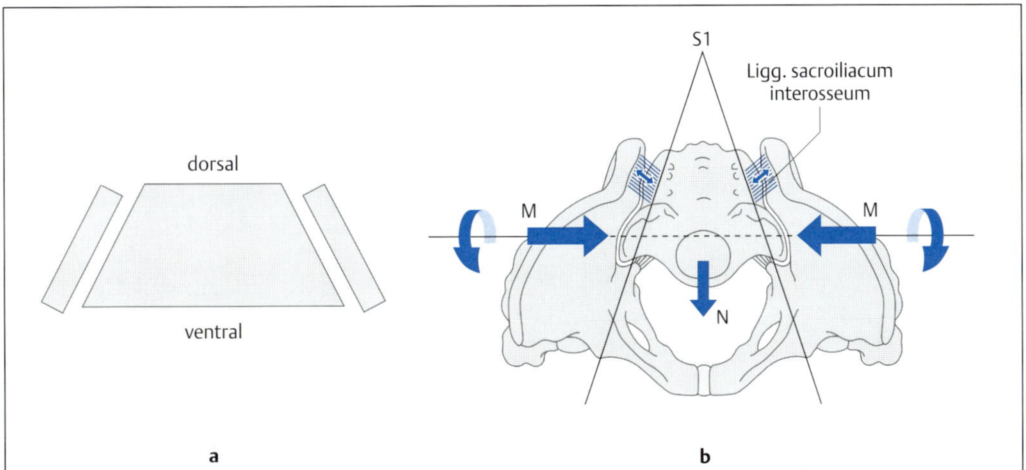

Abb. 4.10a–b Bedingungen für den Kraftschluss im SIG. **a** Horizontalschnitt auf Höhe S1. **b** Wegen der Ausrichtung der Gelenkflächen (S1) muss die Ventralbewegung des Os sacrum bei der Nutation ligamentär gebremst werden. Die Bewegung des Sakrums (N) bewirkt eine Dehnung der Ligg. sacroiliacum interosseum. Die Dehnkräfte werden sekundär in Kompressionskräfte (M) umgewandelt und stabilisieren so das Gelenk (Don Tigny 1997, Matthijs 2004).

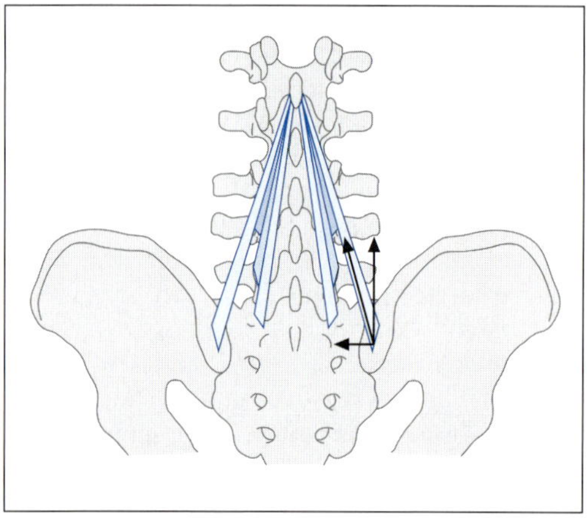

Abb. 4.11 Faszikel des M. multifidus, die am Os ilium ansetzen, komprimieren bei Kontraktion das SIG am oberen Pol.

Mm. transversus abdominis und obliquus abdominis
Die kaudalen Anteile der tiefen Bauchmuskulatur inserieren am ventralen Os ilium und am Leistenband und bilden die Falx inguinalis. Mit ihrer nach medial gerichteten Kraft komprimieren sie den ventralen Gelenkanteil. Dorsal wirken die sakroiliakalen Bänder dieser Kraft entgegen, und verhindern, dass das SIG auseinander klafft (**Abb. 4.12**). Das zentrale Kompartiment wird so direkt komprimiert (Snijders, Ribbers und Slagter et al 1998). Richardson et al konnten 2002 in einer in vivo-Untersuchung den direkten Beweis für diese These erbringen. Die isolierte Kontraktion des M. transversus abdominis (durch Ultraschall verifiziert) konnte die Steifheit im Gelenk deutlich erhöhen. Des Weiteren war sie der globalen Kokontraktion aller

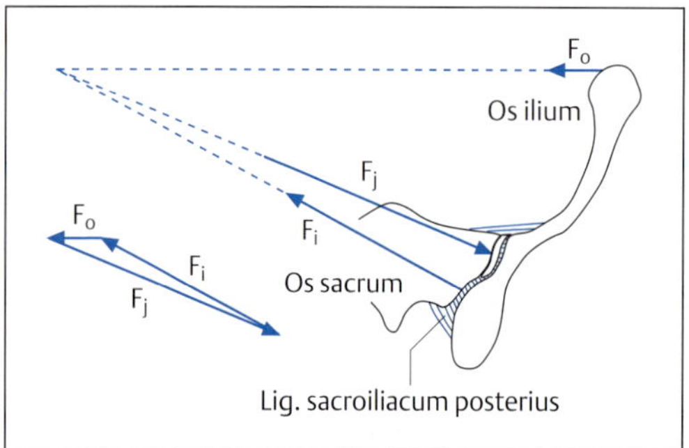

Abb. 4.12 Stabilisation des SIG durch das Zusammenspiel von tiefer Bauchmuskulatur und Bandapparat. Durch die Anspannung der tiefen Bauchmuskulatur (F_0) und die Gegenspannung des Lig. sacroiliacum posterius (F_i) wird das Gelenk stabilisiert (Kompressionskraft F_j).

Bauchmuskeln überlegen. Dies bedeutet, dass eine zusätzliche Spannung des M. rectus abdominis die stabilisierende Wirkung des M. transversus abdominis abschwächt. Wenn man den Faserverlauf dieses Muskels betrachtet, wird klar, dass er durch den parallelen Verlauf zum Gelenkspalt allenfalls Scherkräfte auf das Gelenk produzieren kann.

Die mittleren Anteile der Mm. transversus abdominis und obliquus abdominis inserieren an den Blättern der Fascia thoracolumbalis und dynamisieren diese bei Kontraktion (Bogduk und MacIntosh 1985, Barker und Briggs 1999). Sie weisen eine Daueraktivität unabhängig vom Bewegungsziel auf. Nimmt die axiale Belastung zu (z. B. Stehen im Vergleich zum Sitzen), steigt auch ihr EMG-Potential. Wird der ligamentäre Kraftschluss durch das Überkreuzen der Beine verstärkt oder der Beckenring durch einen Gurt stabilisiert, sinkt ihre Aktivität - die Muskeln werden entlastet (Snijders et al 1997, Snijders, Ribbers und Slagter et al 1998).

Beckenboden
Die wichtigsten Stabilisatoren des Beckenbodens sind der M. levator ani und M. coccygeus. Der M. levator ani besteht aus drei Anteilen: gerade Fasern verbinden das Schambein mit dem Rektum und dem Steißbein (M. puborectalis, M. pubococcygeus); schräge Fasern ziehen vom lateral gelegenen Sitzbein zum Steißbein (M. iliococcygeus). Der M. coccygeus liegt dorsal vom M. iliococcygeus und verläuft annähernd parallel zu diesem.

Kontrahiert das gerade System, wird das Os sacrum in eine Kontranutation gezogen. Die lumbalen Anteile des M. multifidus wirken mit ihrer Kraft dieser Tendenz entgegen. Beide Muskeln kontrollieren so die Stellung des Kreuzbeins (Lee 1999, Pool-Goudzwaard et al 2004) (**Abb. 4.13**).

Das schräge System und der M. coccygeus übertragen ihre Wirkung indirekt auf die Ossa ilii. Beim Anspannen wirkt eine Kraft, welche die Tuber ischii zusammen ziehen würde. Dementsprechend würden die Cristae iliacae auseinander streben. Die Ligg. iliolumbale verhindern dies und werden dynamisiert. Dadurch werden die Dehnungskräfte in Kompressionskräfte auf die Gelenkflächen des SIG umgewandelt.

Auf dem Beckenboden ruhen die Organe des kleinen Beckens. Eine Insuffizienz der Muskulatur oder eine Senkung der Organe verändert die Verhältnisse im Becken dramatisch. Durch die immens starken ligamentären Verbindungen der Organe untereinander und mit den einzelnen Beckenknochen wirken große Kräfte auf das SIG. Senkungsbeschwerden, SIG-Probleme in der Schwangerschaft, Stres-

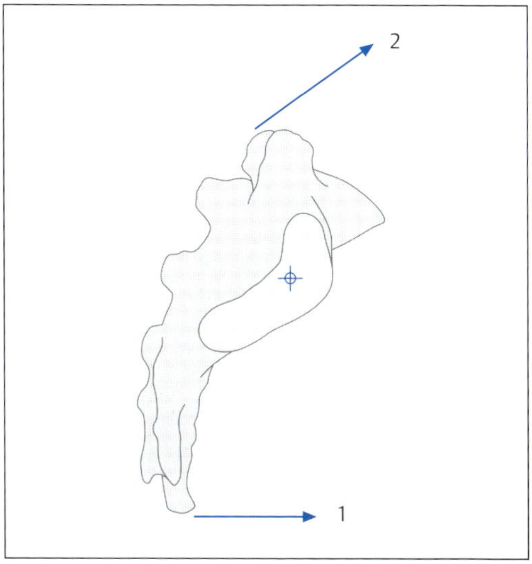

Abb. 4.13 Zusammenspiel von Beckenbodenmuskulatur und M. multifidus. Durch die Anspannung des geraden Systems der Beckenbodenmuskulatur (Mm. puborectalis und pubococcygeus) wird die Spitze des Os sacrum im Sinne einer Kontranutation nach ventral gezogen (1). Die Anspannung des M. multifidus im Bereich der LWS verhindert dies, indem er am Os sacrum einen Zug im Sinne einer Nutation bewirkt (2).

sinkontinenz und ein gesteigerter Harndrang können Symptome einer Störung dieses Systems und der gesamten LBH-Region sein und sollten bei der Anamnese immer mit berücksichtigt werden (Östgaard 1998a/b, O`Sullivan et al 2002). Des Weiteren wird durch die Integrität des viszeralen Systems in Kombination mit der Aktivität der lokalen Stabilisatoren die Stabilisierung der LWS über die Bauchblase ermöglicht (siehe Kap. 3).

Die Innervation des Beckenbodens ist mit der der tiefen Bauchmuskulatur gekoppelt. Dies bedeutet, dass eine Aktivierung der Mm. obliquus internus und externus und sowie des M. transversus abdominis eine Kontraktion des Beckenbodens nach sich zieht und umgekehrt. Sapsford (1997a/1997b) untersuchte mit Nadelelektroden die Aktivierung der Bauchmuskulatur bei aktiver Anspannung des Beckenbodens. Der M. transversus abdominis ist mit der Aktivität des M. pubococcygeus gekoppelt, die schräge Bauchmuskulatur arbeitet zusammen mit dem M. iliococcygeus. Die Krümmung der Wirbelsäule hat einen signifikanten Einfluss auf das Aktivierungsmuster der Bauchmuskulatur. Während in lordosierter Stellung der M. transversus abdominis gebahnt wird, dominiert in flektierter Stellung der M. obliquus externus (Sapsford 2003).

Zwerchfell

Das Zwerchfell besitzt keine anatomische Verbindung zu den Beckenknochen und kann deshalb nur indirekt durch eine Erhöhung des intraabdominellen Drucks das SIG stabilisieren.

Dysfunktion des lokalen Systems

Patienten mit SIG Beschwerden weisen in der Regel Veränderungen im stabilisierenden lokalen System auf:

- Die Aktivität der Mm. multifidii, obliquus internus und transversus abdominis erfolgt verspätet und ist in Quantität reduziert (Cowan et al 2004, Hungerford, Gilleard und Hodges 2003).
- Der Beckenboden weist entweder einen Hypotonus in Kombination mit einer größeren Absenkung bei körperlicher Belastung auf, oder er ist hyperton. Des Weiteren können ausgeprägte Seitendifferenzen bestehen. In den meisten Fällen resultieren aus diesen Veränderungen Symptome wie Stressinkontinenz oder ein vermehrter Harndrang. Als schwerwiegende Folge können Senkungsbeschwerden der Organe des kleinen Beckens auftreten (Sapsford 2003, O`Sullivan et al 2002, Pool-Gouzwaard et al 2005).
- Bei körperlicher Belastung nimmt die Exkursion des Zwerchfells ab, in Ruhe dagegen nimmt sie zu. Nach außen hin sichtbar wird die Zwerchfelinsuffizienz durch veränderte Atembewegungen des Thorax und der Bauchwand (Sapsford 2003, O`Sullivan et al 2002).

Durch die Veränderungen des lokalen Systems wird der Kraftschluss empfindlich beeinträchtigt. Die Stabilität des SIG nimmt ab und die Kraftübertragung von den Extremitäten auf die Wirbelsäule wird insuffizient. Die passiven Strukturen des Arthrons können dadurch vermehrt belastet werden (siehe Kap. 4.4).

Globales System

Fascia thoracolumbalis

Die Anatomie und die stabilisierende Funktion der Fascia thoracolumbalis sind in Kapitel 3 ausführlich beschrieben. Die genauen Mechanismen sind den entsprechenden Abschnitten zu entnehmen. Hier soll lediglich noch einmal darauf hingewiesen werden, dass die kollagenen Fasern der Fascia thoracolumbalis quer zum Gelenkspalt des SIG verlaufen. Jede Dynamisierung durch die an ihr ansetzenden Muskeln verursacht Kompressionskräfte, die auf das SIG wirken.

M. latissimus dorsi

Der M. latissimus dorsi setzt sich durch die Fascia thoracolumbalis auf die Crista iliaca des kontralateralen Os ilium fort. Er kann dadurch seine Wirkung direkt auf das Gelenk übertragen. Van Wingerden et al (2004) konnten zeigen, dass die Stabilität des kontralateralen SIG bei Anspannung des M. latissimus dorsi zunimmt.

M. glutaeus maximus

Einer der wichtigsten muskulären Stabilisatoren des SIG ist der M. glutaeus maximus. Er setzt die Fasern des M. latissimus dorsi der Gegenseite nach kaudal fort und bildet mit diesem eine diagonale Muskelschlinge, die in Statik (z. B. Heben) und Dynamik (z. B. Gehen) Stabilität gewährleistet (**Abb. 4.14**). Anatomische Verbindungen bestehen aber nicht nur zur Fascia thoracolumbalis sondern auch zu den Ligg. sacrotuberale und sacroiliacum posterius. Auch hier besteht eine Kraftübertragung von kontraktilen auf passive Strukturen (Vleeming et al 1997, van Wingerden et al 2004). Normalerweise besteht eine reziproke Abhängigkeit des rechten M. latissimus dorsi und des linken M. glutaeus maximus, insbesondere bei Rumpfrotationen oder alternierenden Armbewegungen wie beim Gehen.

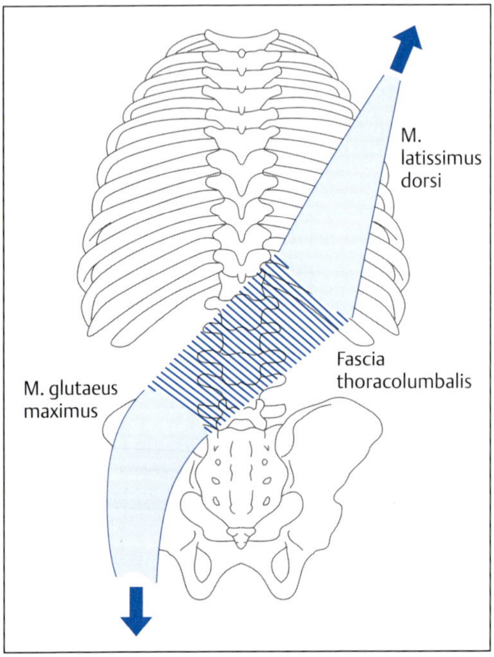

Abb. 4.14 Diagonale dorsale Muskelschlinge, bestehend aus M. glutaeus maximus, Fascia thoracolumbalis und M. latissimus dorsi (Myers 2000).

Neuere anatomische Untersuchungen haben innerhalb des M. glutaeus maximus eine Untereinheit entdeckt, die nur den Gelenkspalt des SIG überzieht und eine innige Verbindung mit den Faszien des Beckenbodens und den kaudalen Mm. multifidii aufweist. Möglicherweise kann dieser Anteil in Zukunft als lokaler Stabilisator des SIG identifiziert werden. Bislang ist eine separate Nervenversorgung allerdings noch nicht nachgewiesen. Weitere Untersuchungsergebnisse sollten daher abgewartet werden bevor diese Befunde für die Therapie interpretiert werden können (Gibbons und Mottram 2005).

Rotatoren des Hüftgelenks

Die Funktion der Rotatorenmanschette des Hüftgelenks (Mm. gemelli und obturatorius) sowie des M. piriformis ist bezüglich ihrer Wirkung auf die Stabilität der SIG unklar. Betrachtet man ihren Faserverlauf, kann man davon ausgehen, dass sie eine komprimierende (stabilisierende) Kraft auf das Gelenk entwickeln. Neuere Studien von Snijders, Hermans und Kleinrensink (2006) bestätigen dies. Die Konsequenzen für die aktive Therapie müssen in weiteren Studien evaluiert werden.

M. biceps femoris

Der M. biceps femoris ist Teil der geraden Streckerkette (siehe **Abb. 4.5,** S. 193). Er dynamisiert das Lig. sacrotuberale und die Fascia thoracolumbalis. Van Wingerden et al (2004) konnten seine stabilisierende Wirkung eindrucksvoll nachweisen. Vleeming et al (1997) zählen diesen Muskel eher zu den sekundären Stabilisatoren, die erst bei einer gestörten Innervation, z. B. des M. glutaeus maximus, aktiviert werden. Vermutlich versucht er den verminderten Kraftschluss zu kompensieren (s.o.).

Bei asymmetrischen dynamischen Belastungen, wie zum Beispiel im Sprint oder beim Treppabgehen, ist die Vulnerabilität des SIG am größten (Liebenson 2004, Snijders et al 1997). Insbesondere beim Initialkontakt wird das Os ilium durch die Bodenreaktionskraft in Relation zum Os sacrum nach oben getrieben. Um die Integrität des Gelenkes zu gewährleisten, werden die oben beschriebenen Mechanismen hier deswegen besonders benötigt. In fast genialer Art und Weise stabilisiert der Körper die Beckengelenke durch folgende Mechanismen:

- Während der Schwungphase rotiert das ipsilaterale Os ilium nach posterior. Dadurch steigt der ligamentäre Kraftschluss.
- Kurz vor dem Initialkontakt steigt die Aktivität des M. biceps femoris an, die dorsalen Ligg. werden dynamisiert.

- Durch die Hüftgelenksflexion und die Gegenrotation des Rumpfes werden die Muskeln, welche die Fascia thoracolumbalis dynamisieren (Mm. biceps femoris, glutaeus maximus, latissimus dorsi), passiv vorgedehnt und auf Vorspannung gebracht.
- Die Dorsalextension im oberen Sprunggelenk dehnt den M. triceps surae und die Mm. peronaei. Diese Spannung wird vom M. peronaeus longus am Caput fibulae auf den M. biceps femoris übertragen (**Abb. 4.15a**).
- Der Initialkontakt verstärkt die Rotation des ipsilateralen Os ilium nach posterior, da das Drehzentrum des SIG hinter dem Azetabulum liegt (**Abb. 4.15a**). Des Weiteren wandert die Fibula nach kaudal, was die passive Spannung in der dorsalen geraden Kette verstärkt.

Durch die genannten Mechanismen wird das SIG der Standbeinseite in Nutationsstellung muskulär und ligamentär optimal stabilisiert. Nach dem initialen Kontakt sinkt die Aktivität des M. biceps femoris, die Aktivität der Mm. glutaeus maximus und quadriceps femoris steigt. Die Kontraktion des M. vastus lateralis spannt die laterale Zuggurtung über den Tractus iliotibialis (**Abb. 4.15b**). Durch die Insertion des Tractus in die laterale Kniegelenkskapsel wird die Translation im Kniegelenk kontrolliert (Snijders et al 1997, Scranton, McMaster und Kelly 1976, Don Tigny, 1997).

Dysfunktion des globalen Systems

Die Aktivierung der Muskeln des globalen Systems bleibt weitestgehend erhalten. Es lassen sich hierbei eindeutige Parallelen zur LWS feststellen:

- Der M. biceps femoris reagiert kompensatorisch früher und verstärkt (Hossain und Nokes 2005, Hungerford, Gilleard und Hodges 2003). Schmerzpatienten zeigen dadurch grundsätzlich ein nach dorsal rotiertes Becken und eine abgeflachte Lordose. Beim Vorbeugen des Rumpfes neigen die Patienten dazu, die LWS stärker zu flektieren und damit die verminderte Beckenkippung zu kompensieren (Wingerden, Vleeming und Ronchetti 2004).
- Die Aktivität des M. glutaeus maximus ist gleichseitig (auf der Schmerzseite) erhöht (Hypertonus). Die zeitliche Innervation ist interessanterweise verzögert. Dies ist eigentlich eher für Muskeln des lokalen Systems charakteristisch, deckt sich aber mit den Vermutungen von Gibbons und Mottram (2005) die diesen Muskel in funktionell unterschiedliche Anteile unterscheiden (s.o., Hungerford, Gilleard und Hodges 2003).
- Die Aktivität des kontralateralen M. latissimus dorsi (gegenüber der Schmerzseite) ist insbesondere bei funktionellen Bewegungsmustern wie Rumpfrotationen oder im Gangzyklus reduziert (Mooney et al 1997).
- Die muskuläre Dekonditionierung wird durch veränderte Bewegungsmuster wie zum Beispiel

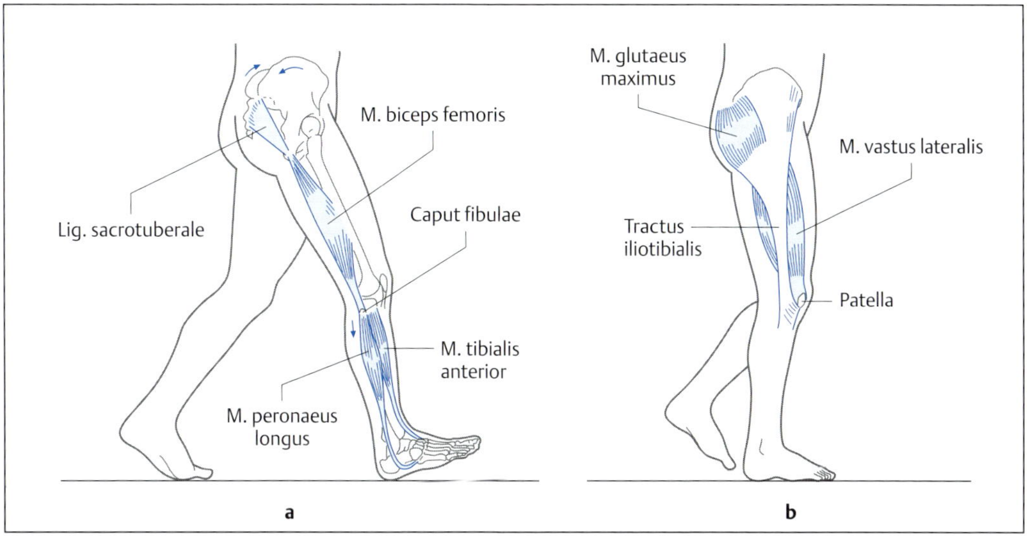

Abb. 4.15a–b Kraftschluss des SIG während des Gehens. **a** Initial contact. **b** Mittlere Standphase (nach Snijders 1997 et al).

das Trendelenburg-Zeichen oder das Duchenne-Hinken deutlich (Lee 1999).

Insgesamt versucht das globale System mit Ausnahme des M. latissimus dorsi mit einer vermehrten Aktivierung den verminderten Kraftschluss zu kompensieren. Eine Aufgabe, der die Muskeln dauerhaft – bedingt durch ihre Lage und ihr Innervationsprogramm – nur schwer nachkommen können. Triggerpunkte und Überlastungsschmerzen sind dadurch vorprogrammiert.

Zusammenfassung

- Die Bewegungssauschläge im SIG sind sehr gering und betragen ca. 1-2° Rotation und <=1mm Translation. 90% dieser Bewegung findet in der sagittalen Ebene statt.
- Das Bewegungsausmaß hängt vom Alter, dem Geschlecht, dem hormonellen Status und der Muskelspannung ab.
- Der Formschluss des SIG ist gering und gewährleistet keine ausreichende Stabilität.
- Ligamentärer Kraftschluss entsteht durch Dehnung der internen und externen Ligamente. In Nutationsstellung werden die meisten Bänder gespannt, die Stabilität ist höher als in Kontranutation.
- Die lokalen Stabilisatoren des SIG umfassen die lumbalen Anteile des M. multifidus, den Beckenboden, das Zwerchfell, den M. obliquus internus und den M. transversus abdominis. Zusätzliche Stabilität wird durch die Muskeln erreicht, welche die Fascia thoracolumbalis dynamisieren (Mm. latissimus dorsi, glutaeus maximus, biceps femoris).
- Die Stabilisatoren wirken auf das SIG direkt über eine Insertion am knöchernen Becken oder indirekt über einen ligamentären Partner, der dynamisiert wird.
- Das Drehzentrum des SIG befindet sich im Stand im Verhältnis zum Körperschwerpunkt und den Bodenreaktionskräften weiter dorsal. Dies begünstigt eine Nutation im SIG (Ilium posterior, **Abb. 4.16**).
- In Nutationsstellung ist das SIG verriegelt („close packed position"). Diese Stellung ist insbesondere am Anfang der Therapie von Instabilitäten zu bevorzugen. Soll das Gelenk maximal stabil sein, sollten Übungen in vertikaler Position durchgeführt werden, die zusätzlich eine automatische Aktivierung der Stabilisatoren beinhalten (z. B.: Squats mit Oberkörpervorneigung, Good mornings).

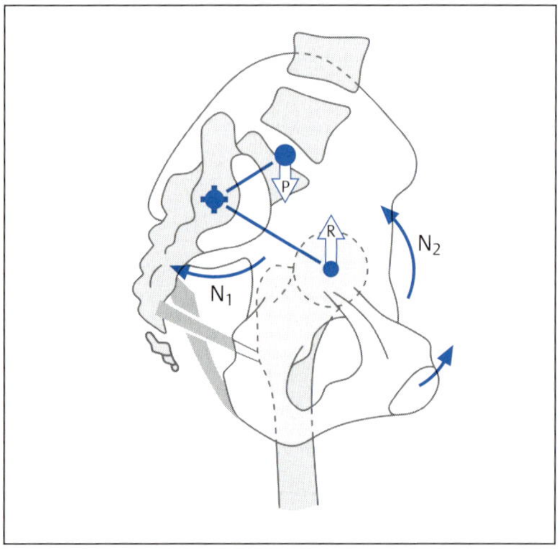

Abb. 4.16 Einfluss der Kräfteverhältnisse im Becken im Stand auf das SIG (nach Kapandji 1992). Die Lage des Rumpfschwerpunkts (P) vor dem Drehzentrum des SIG begünstigt die Nutation (N_1). Die Bodenraktionskraft (R), welche über das Femur im Hüftgelenk wirkt, dreht das Ilium nach posterior (N_2) und begünstigt so ebenfalls die Nutation

4.4 Hypermobilität (Instabilität)

Instabilität geht mit einer veränderten Laxität und stiffness des Gelenks einher. Dadurch wirken größere translatorische Kräfte und es kommt zu einer veränderten Position der beiden Gelenkpartner. Dies kann zu geringeren oder zu erhöhten Kompressionskräften und zu einer verringerten Leistungsbereitschaft führen (mod. nach Vleeming et al 2004)

Pathogenese

SIG-Instabilitäten können entweder mechanisch oder hormonell bedingt sein (Lee 1999, O`Sullivan 2002). Chou et al (2004) ermittelten retrospektiv bei 54 SIG-Patienten anamnestisch den subjektiven Schmerzauslöser. 44% der Patienten gaben traumatische Auslöser wie Motorrad- oder Autounfälle, Stürze auf den Po, Geburten oder „tackling" bei Kontaktsportarten wie zum Beispiel Fußball an. 21% der Patienten berichteten von einer repetitiven Mikrotraumatisierung beim Heben und Tragen, Rennen oder durch Hinkmechanismen nach Operationen der unteren Extremität. 35 % konnten keinen Auslöser in der Anamnese angeben. Interessanterweise musste sich über die Hälfte dieser Gruppe vorher einer Lendenwirbelsäulen-Operation unterziehen. Leider wurden keine Angaben zur Art der Pathologie (Blockierungen oder Instabilität) gemacht. Da Instabilitäten und Blockierungen oft gemeinsam auftreten, ist es vermutlich nicht möglich unterschiedliche Ursachen für die beiden Pathologien zu identifizieren (Lee 1999).

An Rücken- und Beckenschmerzen leiden viele Schwangere. Die 9-Monatsprävalenz beträgt über 50 % (Mens et al 1997, Mogren und Pohjanen 2005). Die Inzidenz von Beckenschmerzen beträgt 35 % bis zur 28. Schwangerschaftswoche. Verantwortlich gemacht wird dafür eine hormonell bedingte Lockerung des Kapsel-Band-Apparates durch Relaxin. Die Serumwerte dieses Hormons korrelieren signifikant mit Beckenschmerzen (Kristiansson 1997).

Klinik

Symptome

Subjektiv

- Der Hauptschmerz liegt im oberen inneren Gesäßquadranten. Dieses Areal liegt um die Spina iliaca posterior superior (SIPS), bis zu 3 cm nach lateral und 10 cm nach distal (Fortin et al 1994a, 1994b). Entsprechend der Innervation kann der Schmerz aber in die gesamte untere Extremität übertragen werden. Nach Slipman et al (2000) geben 6 % der SIG-Patienten Schmerzen oberhalb der Crista iliaca, 72 % Schmerzen zwischen der Crista iliaca und den SIPS, 94 % Poschmerzen, 14 % Leistenschmerzen, 48 % Oberschenkelschmerzen (insbesondere posterolateral), 28 % Unterschenkelschmerzen und 12 % Fußschmerzen an. Rückenschmerzen oberhalb von L5/S1 sind sehr selten und für das SIG untypisch (Dreyfuss et al 1996).
- Der Schmerz ist belastungs- und zeitabhängig. Insbesondere asymmetrische Belastungen der unteren Extremität wie schnelles Gehen, Treppauf- oder -abgehen und Heben in Schrittstellung sind symptomauslösend. Charakteristisch ist der Zeitfaktor. Erst nach dem Creep der kapsulo-ligamentären Strukturen (siehe Kap. 1.1.1) und der Ermüdung der stabilisierenden Muskulatur wird die Instabilität klinisch relevant. Dadurch werden fast alle statischen Haltungen und Belastungen zur Qual (Broadhurst 1997, Lee 1999).
- Viele SIG-Patienten berichten auf Nachfrage von Beschwerden im Urogenitaltrakt, wie zum Beispiel einem vermehrten Harndrang oder Stressinkontinenz (Pool-Gouzwaard et al 2005, O´Sullivan et al 2002).

Objektiv

- Dysfunktion des lokalen und globalen Systems.
- Die allgemeine Bewegungsprüfung (siehe Kap. 4.1) kann im Einzelfall Einschränkungen aufweisen und schmerzhaft sein, ist normalerweise aber relativ unauffällig. Ein Zentralisationsphänomen tritt nicht auf.
- Muskeltests können sowohl Schmerz auslösend sein, als auch verminderte Kraftwerte aufdecken. Häufig ist das Drehmoment der Hüftabduktoren und -extensoren, sowie die Knieextension gegen Widerstand abgeschwächt (Dorman et al 1998, Suter et al 1999).
- Bei begleitenden Entzündungen kann die Hauttemperatur über dem Gelenk erhöht sein.
- Invasive Maßnahmen: Die diagnostische Infiltration kann positiv sein (insbesondere bei intraartikulärer Pathologie.

Spezialisierungstests

Grundsätzlich sind die Provokationstests bei einer Instabilität positiv, die allgemeine Untersuchung für die angrenzenden Gelenke ist dagegen negativ. Insbesondere ein positiver ASLR korreliert mit einer vergrößerten Mobilität im SIG (O`Sullivan et al 2002). Um eine Blockierung des Gelenks auszuschließen (siehe Kap. 4.5), werden die Provokationstests mit einer stabilisierenden Komponente erneut ausgeführt. Dies kann entweder passiv mit einem SIG-Gurt („Beckenring-Stützgürtel"), oder aktiv durch eine Kontraktion der vorher beschriebenen Muskeln geschehen.

Gurte sind in der Lage die Mobilität im SIG effektiv einzuschränken (Vleeming et al 1992, Mens et al 1999, 2002). Eine Zuggurtung von 50 Newton ist dabei ausreichend. Entscheidender für die Wirksamkeit eines Gurtes ist die Positionierung. Es wird eine „low postion" und eine „high position" unterschieden. Bei der tiefen Anlage (low position) wird der Gurt direkt oberhalb der Symphyse appliziert. Die hohe Anlage (high position) befindet sich direkt unter der Spina iliaca anterior superior (SIAS). Nach Damen et al (2002), Mens et al (2005) und Vleeming (2005) ist die hohe Anlage zu favorisieren. Sie ist bezüglich der Stabilisation der neutralen Zone deutlich effektiver.

Liegt eine Instabilität vor, verändert sich der Befund bei den Provokationstests bei der Ausführung mit Stabilisation (**Abb. 4.17**): die Schmerzantwort fällt geringer aus (Mens et al 1997), die Ausführung der Bewegung wird flüssiger und erscheint dem Patienten weniger anstrengend. Liegt eine Blockierung vor, so kommt es zu keiner Reduktion der Symptomatik. In manchen Fällen kann der Schmerz durch die externe Kompression sogar zunehmen.

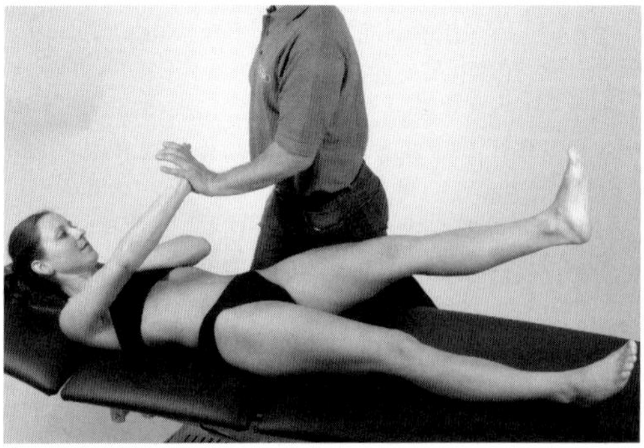

Abb. 4.17 ASLR mit zusätzlicher Aktivierung des M. obliquus internus: durch die Aktivität der tiefen Bauchmuskulatur kommt es zum Kraftschluss des kontralateralen SIG. Dadurch reduziert sich der Schmerz bei der Bewegungsausführung. Alternativ können auch die Mm. transversus abdominis, der Beckenboden oder der M. multifidus angespannt oder ein Stabilisationsgurt angelegt werden.

Differentialdiagnose

Folgende Pathologien sollten bei Unklarheit ausgeschlossen bzw. verifiziert werden:

- Blockierung oder Arthritis des SIG
- Pathologien der Hüfte und der LWS
- Pathologien der Symphyse

Therapie

Konservativ

Die Behandlung einer Instabilität (**Tab. 4.2**) ist sehr schwierig. Sie erfordert vom Therapeuten viel Geduld und eine außerordentlich gute Compliance vom Patienten. Ziel ist es, die neutrale Zone des Gelenks so lange in physiologischen Grenzen zu halten, bis der physiologische Turnover die Ligamente remodelliert hat und der ligamentäre Kraftschluss wieder gegeben ist. Dieser Remodellierungsprozess kann mehrere Monate in Anspruch nehmen (siehe Kap. 1.1.1). Die Stabilisierung sollte primär aktiv geschehen. Reicht die muskuläre Arbeit nicht aus, kann eine passive Unterstützung mit einem Gurt erfolgen. Dieser Gurt muss dann unter Umständen den ganzen Tag und auch nachts getragen werden.

Genügt auch diese Maßnahme nicht, kann begleitend zur aktiven Therapie die Sklerosierung der insuffizienten Ligamente durchgeführt werden. Diese als Prolotherapie bekannte Maßnahme verursacht durch die Injektion von chemischen Substanzen eine lokale Entzündung im betroffenen Gewebe. In der darauf folgenden Proliferations- und Remodellierungsphase kommt es zu einer Hypertrophie der Ligamente und damit zu einer Stabilisierung der Beckengelenke (Dorman 1997, Zelle et al 2005).

Als eine weitere Möglichkeit gilt die Denervation der SIG. Allerdings sind die Ergebnisse selbst im kurzen Nachuntersuchungszeitraum von 6 Monaten bescheiden. Viele Patienten entwickeln nach einem kurzen schmerzfreien Intervall die gleiche Schmerzsymptomatik wie vor dem Eingriff. Betrachtet man die segmentale Breite der SIG-Innervation (siehe Kap. 4.2) und den schwierigen Zugang zum Gelenkraum, scheint diese Behandlungsmethode wenig Erfolgs versprechend zu sein (Zelle et al 2005, Hildebrandt 2005).

Tabelle 4.2 Konservative Therapie bei SIG-Instabilität

	Entzündungsphase	*Proliferationsphase*	*Remodellierungsphase (>6 Monate)*
Beweglichkeit	Bei Blockierung Mobilisation, ansonsten funktionelle Immobilisation (Reduktion des ROM)	entfällt	Mobilisation frei
Kraft	Kein Training möglich		• A, B, C, D, E • Übungen der Stufen 1-4
Koordination	Kein Training möglich		A, B, C
Ausdauer	Kein Training möglich		A, B, C

Entzündungsphase

In der Entzündungs- bzw. Akutphase steht die Schmerzlinderung im Vordergrund. Symptomauslösende Bewegungsmuster sollten zunächst vermieden werden (s.o.). Treten Blockierungen des Gelenkes in Kombination mit einer Instabilität auf haben sich manualtherapeutische Techniken und Automobilisationen im schmerzfreien ROM bewährt (siehe Kapitel 8.1.2. SIG). Dehnungen der hüftumgebenden Muskulatur benötigen ein großes ROM und führen meistens zu einer endgradigen Bewegung im SIG. Sie sind deshalb zunächst zurückzustellen. Bei Bedarf können entzündungshemmende Medikamente über einen kurzen Zeitraum sowie physikalische Therapie empfohlen werden (Prather 2003).

Proliferationsphase
Nicht vorhanden.

Remodellierungsphase
In der Remodellierungsphase soll das betroffene Gelenk in biomechanisch korrekter Position stabilisiert werden. Um das hypermobile Gelenk nicht weiter zu überlasten empfiehlt sich der stufenweise Anstieg der Belastung (s.u.). Bezüglich Bewegungsausmaß und der Ausgangsstellung gelten innerhalb des Stufenplans bei stabilisierenden Maßnahmen die unten genannten Prinzipien:

- Die Mobilität der angrenzenden Gelenke sollte zunächst limitiert werden, endgradige Bewegungen der Lendenwirbelsäule und der Hüftgelenke führen zu weiterlaufenden Bewegungen in den SIG.
- Das Bewegungsausmaß der einzelnen Übungen orientiert sich an der individuellen Mobilität. Bei der Kniebeuge (Squat) z. B. benötigt der Übende ausreichend Bewegungstoleranzen im Hüftgelenk. Oftmals kommt es schon ab ca. 80–90° Flexion zu einer weiterlaufenden Bewegung auf das Os ilium. Die Ausführung bis Stufe 3 ist so zu wählen, dass das ROM entsprechend limitiert und an die Pathologie angepasst wird.
- Asymmetrische Ausgangsstellungen wir der Einbeinstand oder die Einbeinkniebeuge führen zu einer maximalen Verschraubung im SIG und sollten zurückgestellt werden. Symmetrische Ausgangsstellungen mit einer parallelen Fußstellung sind zunächst zu bevorzugen.
- Nur in der Stufe 1 wird in horizontaler Ausgangsstellung trainiert.
- Ab Stufe 2 übt man in vertikaler Position und nutzt die stabilisierende Wirkung der Schwerkraft aus, in der das SIG verriegelt ist (siehe **Abb. 4.16**, S. 202).
- Übungen in der Funktionsstemme (Leg press) sind nicht zu empfehlen, da die lokalen Stabilisatoren als auch die Muskeln, welche die Fascia thoracolumbalis spannen, in Rückenlage weniger aktiv sind. Insbesondere die ischiokrurale Muskulatur, der M. latissimus dorsi und der M. erector spinae müssen hierbei kaum Arbeit verrichten. Eine vertikale Ausgangstellung mit einem leicht nach vorne geneigten Rumpf (Hüftflexion) bietet hingegen bessere Voraussetzungen für die aktive Stabilisation.
- „High impact"-Übungen mit maximalen Scherkräften und hohen Geschwindigkeiten sind zunächst verboten. Sprungübungen, Laufen und Sprinten sowie Kontaktsportarten sollten erst in der Stufe 4 aufgenommen werden.
- Die Progression der Übungen und der Trainingsintensität richtet sich nach dem Turnover der ligamentären Strukturen und dem individuellen Leistungsniveau des Patienten. Betrachtet man die Dauer physiologischer Heilungsvorgänge ist es aber nicht zu erwarten, dass Übungen in Stufe 4 innerhalb der ersten 6 Monate durchgeführt werden können.

Stufe 1: Aktivierung ausgefallener Schlüsselmuskeln
Zunächst werden die lokalen Stabilisatoren getestet. Wenn ein Defizit besteht wird eine Neuorganisation des Bewegungsprogramms angestrebt. Übungsbeschreibungen für die Mm. multifidi, transversus abdominis, Beckenboden und das Zwerchfell wurden in Kapitel 8.2.2 vorgestellt. Für die isolierte Aktivierung des M. glutaeus maximus verweisen wir auf das Kapitel 8.2.4. Der jeweilige Muskel soll so isoliert wie möglich angespannt werden. Wenn der Patient die ausgefallenen Muskeln isoliert ansteuern kann, wird mit Stufe 2 fortgefahren.

Stufe 2a: symmetrische Belastungen - statisch
In dieser Stufe soll es weder zu einer Bewegung im SIG noch zu einer Bewegung des Beckens im Raum kommen. Das Becken wird in einer neutralen Position eingestellt (physiologische Lordose) und in dieser Position stabilisiert. Eine mögliche methodische Reihe könnte folgende Übungen beinhalten:

- Stabilisation im Sitz und Stand (Bodyblade und Seilzug als Hilfsmittel (siehe S. 476)
- Barbell Rotation ohne Rumpfrotation (siehe S. 473)
- Einarmiges oder beidarmiges Rudern (siehe S. 472)
- Alle Übungen für die obere Extremität, bei denen der Rumpf ein stabiles Punctum fixum bildet. Zum Beispiel Biceps curls, Nackenpresse, Abduktionsübungen in der Skapulaebene.

Stufe 2b: symmetrische Belastungen - dynamisch
Das Becken darf sich nun im Raum bewegen, weiterlaufende Bewegungen (z. B. von der Hüfte auf das Os ilium oder von der LWS auf das Os sacrum) werden aber durch eine Limitierung des Bewegungsausmaßes verhindert. Dazu muss die Mobilität indivi-

duell bestimmt werden. In dieser Phase kommen folgende Übungen zum Einsatz:

- Alle Kniebeugevariationen (Squat, Zercher Squat – siehe S. 468–469)
- Dead Lift (siehe S. 470)
- Good morning (siehe S. 471)

In der trainingstherapeutischen Literatur werden die Stufen 2a und b sowie 3a auch als Autostabilisationstraining bezeichnet. Der Rumpf muss ein stabiles Punctum fixum bieten. Der Impuls erfolgt über die Arme und Beine. Die das SIG stabilisierenden Muskeln werden koordinativ beansprucht, der limitierende Faktor (muskuläre Ermüdung) entsteht in den Extremitätenmuskeln.

Stufe 3a: asymmetrische Belastungen - statisch

In der Stufe 3a nimmt der Patient Ausgangstellungen ein, die grundsätzlich eine Stellungsveränderung im SIG zur Folge haben. In der Einbeinkniebeuge zum Beispiel kommt es zu einer reziproken Verschraubung beider Ossa ilii gegeneinander. In dieser Position soll das Gelenk dann statisch stabilisiert werden. Es ist darauf zu achten, dass das betroffene Gelenk (Bein) vermehrt belastet wird, um die durch die Bodenreaktionskräfte verursachte Nutation auszunützen. Alle Übungen aus der Stufe 2a können jetzt mit einer asymmetrischen Beinstellung ausgeführt werden.

Stufe 3b: asymmetrische Belastungen – dynamisch

Bewegungen zwischen dem Os ilium und dem Os sacrum dürfen und sollen jetzt stattfinden. Es wird eine optimale muskuläre Kontrolle bei dynamischen SIG-Bewegungen angestrebt. Es besteht keine Bewegungslimitierung mehr, endgradige Bewegungen sind ebenfalls erlaubt. Allenfalls hartnäckige Instabilitäten müssen längerfristig geschützt werden. Ein möglicher Übungsaufbau umfasst folgende Übungen:

- Squat Lunge, Lunge, side Lunge (siehe S. 486–487)
- Step up und Step down (siehe S. 489–490)
- Barbell Rotation (siehe S. 474)
- Rumpfheber (siehe S. 474–475)

Stufe 4: high impact

In dieser Stufe werden Übungen aus dem Stufenmodell Koordination (Stufe C) oder Sprungformen aus dem Reaktivkrafttraining durchgeführt. Nur wenn ein optimales Niveau besteht kann das Training in dieser Stufe begonnen werden.

Operativ

Sollte sich trotz intensiver konservativer Behandlung (<= 6 Monate) kein Erfolg einstellen müssen operative Verfahren in Betracht gezogen werden. Die Versteifung des betroffenen Gelenks wird grundsätzlich als letzte Therapieoption angesehen. Die Indikation wird ausschließlich bei folgendem Befund gestellt (Lippitt 1997):

- Konservative Therapie ohne Erfolg
- Unerträglicher Schmerz
- Ein diagnostischer Doppelblock produziert realistische Schmerzreduktion.
- Andere Schmerzquellen der LBH-Region sind vorher systematisch ausgeschlossen oder entsprechend behandelt worden.

Zur Fusion werden Platten, Schrauben und Knochentransplantate verwendet. Nach Zelle et al (2005) und Moore (1997) können bei korrekter Patientenauswahl in ca. 80% der Fälle gute Ergebnisse erzielt werden.

Bei der postoperativen Versorgung kann man sich am Schema der konservativen Therapie orientieren. Allerdings verbleibt der Patient nach der Entlastung in der Entzündungsphase bis zur Stabilisierung des überbrückten Gelenks (ca. 6 Wochen) in den Stufen 1-2. Danach bestehen keine Einschränkungen mehr (s.a. Keating, Avillar und Price 1997).

Zusammenfassung

- Instabilitäten können durch mechanische Traumen im Alltag oder Sport bedingt sein. Des Weiteren wird die Stabilität der Beckengelenke durch den Hormonstatus beeinflusst.
- Die Behandlung von Instabilitäten ist langwierig und erfordert vom Patienten eine außerordentlich gute Compliance.
- Die Stabilisierung sollte primär durch das aktive System erfolgen (lokale Stabilisatoren und Muskeln, welche die Fascia thoracolumbalis dynamisieren). Sekundär können Stabilisationsgurte benützt werden.

4.5 Hypomobilität (Blockierung)

Eine Hypomobilität ist eine reversible Funktionsstörung des Gelenkes mit eingeschränkter Beweglichkeit.

Pathogenese

Die Bezeichnung Blockierung ist genauso umstritten wie die Existenz dieses klinischen Phänomens. Es bestehen eine Reihe von Erklärungsversuchen und Hypothesen, ohne dass das anatomische Substrat zu finden ist.

Mechanische Modelle

Grundsätzlich kommen für eine Blockierung der Knorpel (**Abb. 4.18**) und der Kapsel-Bandapparat in Frage. Möglicherweise werden die beiden Gelenkflächen traumatisch in eine veränderte Position gebracht. Die sich ab der 2. Lebensdekade entwickelnden Erhebungen und Vertiefungen der Gelenkoberfläche verhindern dann ein Zurückgleiten in die ursprüngliche und korrekte Position. Diese „Subluxation" verursacht Schmerzen und eine massive muskuläre Schutzspannung, wodurch sich die Bewegungseinschränkung bemerkbar macht.

Auch die Gelenkkapsel des SIG könnte für eine Hypomobilität (nicht Blockierung!) verantwortlich sein, erfährt sie doch im Laufe des Lebens intensive Veränderungen. Die ursprünglich elastische Kapsel fibrosiert. Schließlich entwickeln sich sogar Kalzifizierungen (Bowen und Cassidy 1981). Oftmals werden in Kontrastmitteluntersuchungen Einrisse im Lig. sacroiliacum anterius gefunden. Eine narbige Ausheilung in Kombination mit der oben beschriebenen physiologischen Alterung könnte die Mobilität im Sinne eines Kapselmusters einschränken. Lee (1999) beschreibt eine gleichmäßige Hypomobilität in beide Richtungen (Ilium anterior/Ilium posterior).

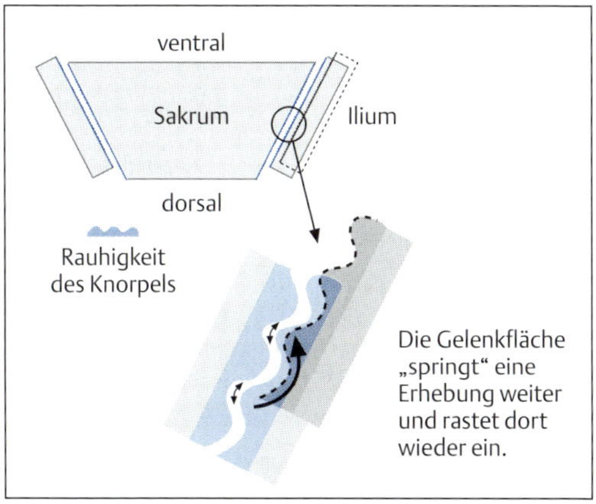

Abb. 4.18 Mögliches anatomisches Substrat einer Blockierung. Ein traumatischer Impuls befördert die Gelenkflächen in eine abnorme Position. Das Verhaken der Erhebungen und Vertiefungen verhindert ein Zurückgleiten in die ursprüngliche Position.

Beide Hypothesen haben einen entscheidenden Nachteil: Sie sind auf die eingeschränkte Mobilität fokussiert. Leider konnten in den letzten Jahren im Zusammenhang mit Mobilitätsmessungen des SIG jedoch keine Hypomobilitäten gefunden werden.

Neurophysiologisches Modell

Sturesson (1997, 2001b) verglich die Mobilität von schmerzfreien Probanden und symptomatischen SIG-Patienten. Er konnte keinen Unterschied zwischen beiden Gruppen ermitteln. Lediglich Hypermobilität lies sich quantifizieren und äußerte sich in deutlich größeren Werten. Auch nach Mobilisationen und Manipulationen verändert sich die Mobilität nicht. Trotzdem kommt es zu einer deutlichen Schmerzreduktion.

Diese Tatsachen führen uns weg von einem rein mechanischen und hin zu einem eher neurophysiologischen Erklärungsmodell, welches nicht unbedingt mit einem totalen Blockieren der Gelenkbewegungen einhergehen muss. Grundlage ist eine traumatische Subluxation wie oben beschrieben. Das Os ilium wird dadurch in eine abnormale Position getrieben. Afferenzen aus der Gelenkkapsel und den Ligamenten aktivieren die globale Muskulatur. Der Kraftschluss ist durch die Schutzspannung verstärkt, die Mobilität kann eingeschränkt sein, ist aber nicht blockiert. Ursache der Schmerzen könnten dabei sowohl die Spannung der Gelenkkapsel und der Ligamente als auch die dauerhaft aktivierte Muskulatur sein.

Mobilisationen und Manipulationen führen das Os ilium wieder in die physiologische Position zurück. Der Transmitterausstoß auf Rückenmarksebene wirkt inhibierend auf das fazilitierte Segment. Die muskuläre Spannung reduziert sich, der Schmerz ebenfalls. Dieses Modell ist keineswegs neu und lässt sich auf die Gelenke der Wirbelsäule übertragen. Abnorm erscheint lediglich der Umstand, dass eine Blockierung des SIG nicht mit einer Abnahme der Mobilität einhergehen muss. Erklärbar wären damit aber die Untersuchungsergebnisse der Autoren, die nach Mobilisationen Schmerzfreiheit erzielten und eine bessere Koordination in der gesamten LBH-Region erreichten, ohne dass sich die Stellung der beiden Gelenkpartner und die Mobilität zwischen Ihnen verändert hat (Freburger und Riddle 2001, Tullberg et al 1998, Brandt 1998).

Klinik

Symptome

Subjektiv

Die Symptomatik unterscheidet sich bezüglich Schmerzlokalisation und dem veränderten Innervationsmuster der stabilisierenden Muskeln nicht von einer Instabilität. Wir verweisen deshalb auf die Ausführungen im vorigen Kapitel.

Im Gegensatz zu Instabilitäten, bei denen sich die Schmerzen allmählich entwickeln, sind bei SIG-Blockierungen gelenkbelastende Bewegungen in Kombination mit hohen Bodenreaktionskräften sofort schmerzhaft. Es ist möglich, dass schmerzreduzierende Bewegungen oder Haltungen angegeben werden können, die einen ersten Hinweis auf die Mobilisationsrichtung beinhalten. Selbstverständlich sind diese Angaben immer im Kontext der gesamten Untersuchung zu sehen.

Objektiv

Siehe Instabilität.

Spezialisierungstests

Analog zur Instabilität sind auch hier die Provokationstests positiv. Die angrenzenden Gelenke werden durch die Basisuntersuchung als Schmerzursache ausgeschlossen. Werden die Provokationstests und der ASLR mit einer stabilisierenden Komponente (Gurt oder Muskulatur) ausgeführt, kommt es nun aber zu *keiner* Schmerzreduktion! Tendenziell ist durch die zusätzliche Kompression sogar mit einer Zunahme der Symptomatik zu rechnen.

Die Diagnosestellung Blockierung erfolgt in Ermangelung eines adäquaten Testverfahrens also eher durch den Ausschluss einer Instabilität und ist durch folgende „key points“ gekennzeichnet:

- Angrenzende Gelenke negativ.
- Provokationstest für SIG positiv.
- Externe Stabilisation negativ.
- Mobilisation reduziert Schmerz.

Differentialdiagnose

Siehe Instabilität.

Therapie

Konservativ

Bei bestehender Blockierung muss das Os ilium zunächst in die korrekte Position gebracht werden. Dies kann durch therapeutische oder Automobilisationen erreicht werden. Automobilisationen sollten *zu Beginn der Therapie regelmäßig jede Stunde* durchgeführt werden. Bei erfolgter Schmerzreduktion dann nach Bedarf (Don Tigny 1997).

Um die Mobilisationsrichtung festzulegen gibt es zurzeit keine reliablen Testverfahren. Viele Therapeuten benützen die Höhe der SIAS und SIPS um die Stellung des Os ilium zu evaluieren. Steht die ventrale Spina auf der symptomatischen Seite weiter kaudal als auf der asymptomatischen Seite, so wird von einem Ilium anterior ausgegangen. Eine höhere ventrale Spina deutet auf ein nach posterior rotiertes Os ilium hin (**Abb. 4.19**).

Tullberg et al (1998), Schomacher (2003) und Sturesson (2001b) lehnen diese einfachen Testverfahren aufgrund ihres zweifelhaften wissenschaftlichen Werts ab. Gleiches gilt für die funktionellen Beinlängendifferenzen, wie die Tests nach Downing oder Derbalowsky, die offensichtlich keine SIG-spezifische Aussagekraft haben.

Hinweise ergeben sich durch die Schmerzreaktion beim Gaenslen-Test. Da dieser Test bilateral ausgeführt wird entsteht eine endgradige Bewegung in beide Richtungen (anterior-posterior). Es wird zunächst in die schmerzfreie Richtung mobilisiert. Diese Probebehandlung gibt dem Therapeuten spätestens bei der nächsten Behandlung Rückmeldung über die Mobilisationsrichtung. Don Tigny (1997) empfiehlt grundsätzlich eine Mobilisation in Nuta-

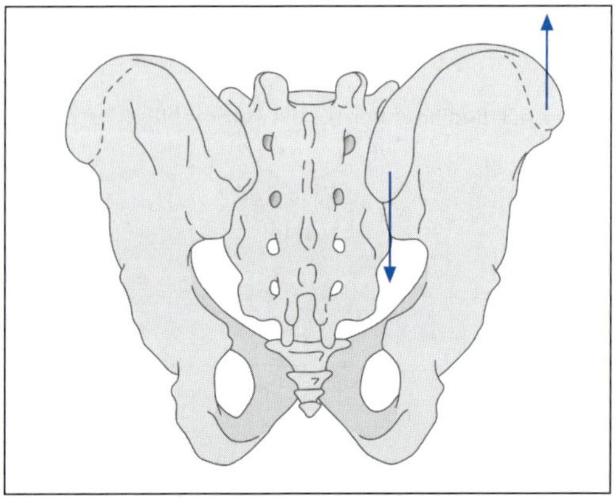

Abb. 4.19 Ilium posterior rechts. Die rechte SIAS steht höher als die linke, die rechte SIPS steht tiefer als die linke.

tionsrichtung. Eine Dysfunktion kann seiner Meinung nach nur in Kontranutationstellung entstehen und wird durch die Reponierung wieder behoben. Mens (1999) und Hungerford, Gilleard und Lee (2004) kommen zu ähnlichen Ergebnissen. Sie identifizierten die Rotation nach anterior als *das* pathologisches Korrelat.

Unabhängig von der Mobilisationsrichtung sollte die Ausgangsstellung so gewählt werden, dass nur wenig muskuläre Aktivierung notwendig ist. Sind viele Stabilisatoren angespannt, ist der Kraftschluss verstärkt und die Mobilisation zwecklos. Übungen im Liegen, im Einbeinkniestand oder mit Hilfsmitteln sind daher zu favorisieren.

Das Os ilium kann entweder durch eine weiterlaufende Bewegung des Femurs oder durch Muskelaktivität in eine bestimmte Richtung mobilisiert werden (**Tab. 4.3**):

- Eine passive Hüftgelenksflexion induziert eine Drehbewegung des Os ilium nach posterior. Die dorsale Hüftgelenkskapsel muss sich voll entfalten, der M. glutaeus maximus wird gedehnt. Beide Strukturen ziehen das Os ilium nach posterior.
- Eine passive Hüftextension verursacht durch die Spannung der ventralen Kapsel und die Dehnung des M. iliacus eine Rotation des Os ilium nach anterior (Sturesson 2001b, Schomacher 2003).
- Unterstützt werden diese Tendenzen durch die am Hüftbein ansetzenden Muskeln (**Abb. 4.20**). Die Hüftextensoren und die Bauchmuskulatur drehen das Os ilium nach posterior, die Hüftflexoren und der M. latissimus dorsi (über die Fascia thoracolumbalis) ziehen das Os ilium nach anterior (Cappaert 2000).

Praktische Übungsbeispiele sind dem Kapitel 8.1.2. Automobilisation SIG zu entnehmen. Nach erfolgreicher Mobilisation muss das betroffene Gelenk stabilisiert werden und man fährt mit der Stabilisation analog der Behandlung einer Instabilität fort.

Tabelle 4.3 Bedingungen für die Automobilisation des SIG

Mobilisationsrichtung	*Bewegung im Hüftgelenk*	*Muskelaktivität*
Os ilium nach anterior	Extension	Hüftflexoren
Os ilium nach posterior	Flexion	Hüftextensoren

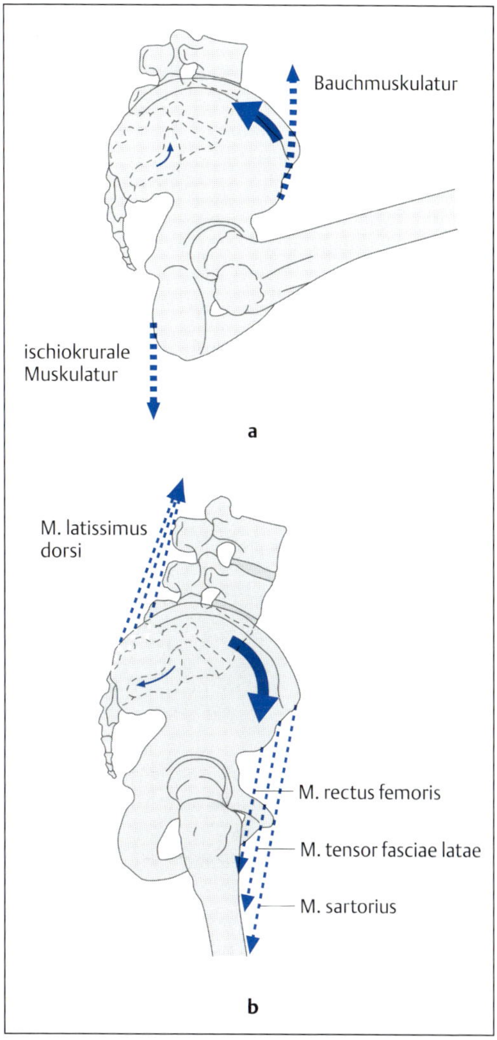

Abb. 4.20a–b Bewegungen des Hüftgelenks und Muskelaktionen für eine indikationsspezifische Automobilisation. **a** Passive Hüftflexion und Aktivität der Hüftextensoren sowie der Bauchmuskulatur bewegen das Os ilium nach posterior. **b** Passive Hüftextension und Aktivität der Hüftflexoren sowie des M. latissimus dorsi bewegen das Os ilium nach anterior.

Zusammenfassung

- Das Korrelat der Blockierung ist nicht bekannt.
- Blockierungen müssen nicht mit einer eingeschränkten Mobilität einhergehen. Möglicherweise besteht eine normale Beweglichkeit in einer abnormalen Position, die Schmerz und einen Hypertonus verursacht.
- Mobilisation und Manipulation sind dennoch effektiv.

Literatur

Barker PJ, Briggs CA. Attachments of the posterior layer of lumbar fascia. Spine. 1999; 24: 1757.

Bogduk, N. Klinische Anatomie von Lendenwirbelsäule und Sakrum. Springer Verlag; Rehabilitation und Prävention Band 57. 2000.

Bogduk N, MacIntosh JE. The applied anatomy of the thoracolumbar fascia. Spine. 1984 9: 164.

Bowen V, Cassidy J. Macroscopic and microscopic anatomy of the sacroiliac joint from embryonic life until the eight decade. Spine. 1981; 6: 620.

Brandt B. Manipulation does not alter the position or the movement of the sacroiliac joint. In: Vleeming A, Mooney V, Tilscher H et al (Eds.). 3rd interdisciplinary world congress on low back and pelvic pain. European Congress Organizers, Rotterdam 1998.

Broadhurst N. Deep-seated low back pain – a triad of symptoms for pelvic instability. In: Vleeming A, Mooney V, Dorman T et al (Eds.). Movement, Stability & Low Back Pain. London, UK: Churchill Livingstone; 1997.

Cappaert T. The sacroiliac joint as a factor in low back pain: a review. Journal of Sport Rehabilitation. 2000; 9: 169.

Calvillo O, Skaribas I, Turnipseed J. Anatomy and pathopysiology of the sacroiliac joint. Current Review of Pain. 2000; 4: 356.

Chou L, Slipman C, Bhagia S et al. Inciting events initiating injection-proven sacroiliac joint syndrome. Pain Medicine. 2004; 5: 26.

Cowan SM, Schache AG, Brukner P et al. Delayed onset of transversus abdominis in long-standing groin pain. Medicine & Science in Sports and Exercise. 2004; 36: 2040.

Damen L, Spoor C, Snijders C et al. Does a pelvic belt influence sacroiliac joint laxity? Clinical Biomechanics. 2002; 17 :495.

Don Tigny RL. Mechanics and treatment of the sacroiliac joint. In: Vleeming A, Mooney V, Dorman T et al (Eds.). Movement, Stability & Low Back Pain. London, UK: Churchill Livingstone; 1997.

Dorman T, Brielrly S, Fray J et al. Muscles and pelvic clutch; hip abductor inhibition in anterior rotation of the ilium. In: Vleeming A, Mooney V, Tilscher H et al (Eds.). 3rd interdisciplinary world congress on low back and pelvic pain. European Congress Organizers, Rotterdam 1998.

Dreyfuss P, Dreyer S, Cole A et al. Sacroiliac joint pain. Journal of the American Academy of Orthopaedic Surgeons. 2004; 12: 255.

Fortin JD, Dwyer AP, West S et al. Sacroiliac joint: pain referral maps upon applying a new injection/arthrography technique. Part I: Asymptomatic volunteers. Spine. 1994; 19: 1475.

Fortin JD, Aprill CN et al. Sacroiliac joint: pain referral maps upon applying a new injection/arthrography technique. Part II: Clinical evaluation. Spine. 1994; 19: 1483.

Fortin JD, Washington WJ, Falco FJ. Three pathways between the sacroiliac joint and neural structures. American Journal of Neuroradiology. 1999; 20: 1429.

Fortin JD, Kissling RO, O`Connor BL et al. Sacroiliac joint innervation and pain. American Journal of Orthopaedics. 1999; 28: 687.

Freburger JK, Riddle DL. Using published evidence to guide the examination of the sacroiliac region. Physical Therapy. 2001; 5: 1135.

Gaenslen FJ. Sacro-iliac arthrodesis. Journal of the American Medical Association. 1927; 89: 2031.

Gibbons SGT, Mottram SL. Functional anatomy of glutaeus maximus: deep sacral glutaeus maximus – a new muscle. Kinetic control newsletter (www.kineticcontrol.com). 2005; march.

Grob KR, Neuhuber WL, Kissling RO. Die Innervation des Sakroiliakalgelenkes beim Menschen Zeitschrift für Rheumatologie. 1995; 54: 117.

Harrison DD, Harrison DE, Troyanovich SJ. The sacroiliac joint: a review of anatomy and biomechanics with clinical implications. Journal of Manipulative and Physiological Therapeutics. 1997; 20: 607.

Hildebrandt J. Invasive diagnostische Verfahren durch Blockaden und provokations-radiologische Maßnahmen. In: Hildebrandt J, Müller G, Pfingsten M. Lendenwirbelsäule. Urban&Fischer. 2005.

Hochschild J. Strukturen und Funktionen begreifen. Band 2. LWS, Becken und Hüftgelenk, untere Extremität. Stuttgart; Thieme: 2002.

Hossain M, Nokes LD. A model of dynamic sacroiliac joint instability from malrecruitment of glutaeus maximus and biceps femoris muscles resulting in low back pain. Medical Hypotheses. 2005; 65: 278.

Hungerford B, Gilleard W, Hodges P. Evidence of altered lumbopelvic muscle recruitment in the presence of sacroiliac joint pain. Spine. 2003; 28: 1593.

Hungerford B, Gilleard W, Lee D. Altered patterns of pelvic bone motion determined in subjects with posterior pelvic pain using skin markers. Clinical Biomechanics. 2004; 19: 456.

Ikeda R. Innervation of the sacroiliac joint-macroscopical and histological studies. J. Nippon Med. Sch. 1991; 58: 587.

Indahl A, Kaigle A, Reikeras O et al. Sacroiliac joint involvement in activation of the porcine spinal and gluteal musculature. Journal of Spinal Disorders. 1999; 12: 325.

Kapandji IA. Funktionelle Anatomie der Gelenke. Band 3. Stuttgart: Enke;1992.

Keating JG, Avillar MD, Price M. Sacroiliac joint arthrodesis in selected patients with low back pain. In: Vleeming A, Mooney V, Dorman T et al (Hrsg.). Movement, Stability & Low Back Pain. London, UK: Churchill Livingstone; 1997.

Kissling R, Jacob H. The mobility of sacroiliac joints in healthy subjects. In: Vleeming A, Mooney V, Dorman T et al (Hrsg.). Movement, Stability & Low Back Pain. London, UK: Churchill Livingstone; 1997.

Kristiansson P. S-Relaxin and pelvic pain in pregnant women. In: Vleeming A, Mooney V, Dorman T et al (Hrsg.). Movement, Stability & Low Back Pain. London, UK: Churchill Livingstone; 1997.

Lamb DW. The neurology of spinal pain. Physical Therapy. 1979; 59: 971.

Laslett M. Pain provocation sacroiliac joint tests: reliability and prevalence. In: Vleeming A, Mooney V, Dorman T et al (Hrsg.). Movement, Stability & Low Back Pain. London, UK: Churchill Livingstone; 1997.

Laslett M, Aprill CN, McDonald B et al. Diagnosis of sacroiliac joint pain: validity of individual provocation tests and composites of tests. Manual Therapy. 2005; 10: 207.

Lee D. The pelvic girdle. London, UK: Churchill Livingstone; 1999.

Liebenson C. The relationship of the sacroiliac joint, stabilization musculature, and lumbo-pelvic instability. Journal of Bodywork and Movement Therapies. 2004; 8: 43.

Lippitt AB. Percutaneous fixation of the sacroiliac joint. In: Vleeming A, Mooney V, Dorman T et al (Hrsg.). Movement, Stability & Low Back Pain. London, UK: Churchill Livingstone; 1997..

Maigne JY, Aivaliklis A, Pfefer F. Results of sacroiliac joint double block and value of sacroiliac pain provocation tests in 54 patients with low back pain. Spine. 1996; 21: 1889.

Matthijs O. Kursskriptum Wirbelsäule. Orthopädische Medizin-Manuelle Therapie.

Mens J, Vleeming A, Snijders C et al. Active straight leg raising test: a clinical approach to the load transfer function of the pelvic girdle. In: Vleeming A, Mooney V, Dorman T et al (Hrsg.). Movement, Stability & Low Back Pain. London, UK: Churchill Livingstone; 1997.

Mens JMA, Vleeming A, Snijders CJ et al. The active straight leg raising test and mobility of the pelvic joints. European Spine Journal. 1999; 8: 468.

Mens JMA, Vleeming A, Snijders CJ et al. Validity of the active straight leg raise test for measuring disease severity in patients with posterior pelvic pain after pregnancy. Spine. 2002; 27: 196.

Mens JM, Damen L, Snijders CJ et al. The mechanical effects of a pelvic belt in patients with pregnancy-related pelvic pain. Clinical Biomechanics. 2005; published online: oct. 6.

Mooney V, Pozos R, Vleeming A et al. Coupled motion of contralateral latissimus dorsi and gluteus maximus: its role in sacroiliac stabilization. In: Vleeming A, Mooney V, Dorman T et al (Hrsg.). Movement, Stability & Low Back Pain. London, UK: Churchill Livingstone; 1997.

Mogren IM, Pohjanen AI. Low back pain and pelvic pain during pregnancy: prevalence and risk factors. Spine 2005; 30: 983.

Moore MR. Surgical treatment of chronic painful sacroiliac joint dysfunction. In: Vleeming A, Mooney V, Dorman T et al (Eds.). Movement, Stability & Low Back Pain. London, UK: Churchill Livingstone; 1997.

Myers TW. Anatomy trains. Myofascial meridians for manual and movement therapists. Churchill Livingstone. 2001.

Östgaard H. Back pain in relation to pregnancy: state of the art. Where are we now? In: Vleeming A, Mooney V, Tilscher H et al (Hrsg). 3rd interdisciplinary world congress on low back and pelvic pain. European Congreß Organizers, Rotterdam 1998a.

Östgaard H. Assessment and treatment of low back pain in working pregnant women. In: Vleeming A, Mooney V, Tilscher H et al (Hrsg). 3rd interdisciplinary world congress on low back and pelvic pain. European Congreß Organizers, Rotterdam 1998b.

Östgaard HC, Zetherström G, Roos-Hansen E et al. The posterior pelvic pain provocation test in pregnant women. European Spine Journal. 1994; 3: 258.

O`Sullivan PB, Beales DJ, Beetham JA et al. Altered motor control strategies with sacroiliac joint pain during the active straight leg-raise. Spine. 2002; 27 :E1.

Panjabi MM. The stabilizing system of the spine, part 2. Neutral zone and stability hypothesis. Journal of Spinal Disorders.1992; 5: 390.

Paris SV. Differential diagnosis of lumbar and pelvic pain. In: Vleeming A, Mooney V, Dorman T et

al (Hrsg.). Movement, Stability & Low Back Pain. London, UK: Churchill Livingstone; 1997.
Pool-Goudzwaard A, van Dijke GH, van Gurp M et al. Contribution of pelvic floor muscles to stiffness of the pelvic ring. Clinical Biomechanics. 2004; 19: 564.
Pool-Gouzwaard AL, Slieker ten Hove MC, Vierhout ME et al. Relations between pregnancy-related low back pain, pelvic floor activity and pelvic floor dysfunction. Int. Urogynecol. J. Pelvic Floor Dysfunction. 2005; 16: 468.
Prather H. Sacroiliac joint pain. Clinical Journal of Sports Medicine. 2003; 13: 252.
Richardson CA, Snijders CJ, Hides JA et al. The relation between the transversus abdominis muscles, sacroiliac joint mechanics, and low back pain. Spine. 2002; 27: 399.
Rosenberg JM, Quint TJ, de Rosayro AM. Computerized tomographic localization of clinically-guided sacroiliac joint injections. The Clinical Journal of Pain. 2000; 16 :18.
Sakamoto N, Yamashita T, Takebayashi T et al. An electrophysiologic study of mechanoreceptors in the sacroiliac joint and adjacent tissue. Spine. 2001; 26: E468.
Sapsford RH, Hodges PW, Richardson CA. Activation of the abdominal muscles is a normal response to contraction of the pelvic floor muscles. International Continence Society Conference. 1997; Japan: abstract.
Sapsford RH, Hodges PW, Richardson CA et al. Activation of pubococcygeus during a variety of isometric abdominal exercises muscles. Internationalen Continence Society Conference. 1997; Japan: abstract.
Schomacher J. SIG – Handeln trotz fehlender Evidenz? Manuelle Therapie. 2003; 7: 197.
Scranton PE, McMaster JH, Kelly E. Dynamic fibular function. Clinical Orthopaedics and Related Research. 1976; 118: 76.
Snijders CJ, Ribbers MT, Slagter A et al. Muscle activities in the transfer to the pelvis and legs, EMG recordings in different postures for verification of a biomechanical model. In: Vleeming A, Mooney V, Tilscher H et al (Hrsg). 3rd interdisciplinary world congress on low back and pelvic pain. European Congreß Organizers, Rotterdam 1998.
Snijders CJ, Vleeming A, Stoeckart R et al. Biomechanics of the interface between spine and pelvis in different postures. In: Vleeming A, Mooney V, Dorman T et al (Hrsg.). Movement, Stability & Low Back Pain. London, UK: Churchill Livingstone; 1997.
Snijders CJ, Ribbers MT, de Bakker HV et al. EMG recordings of abdominal and back muscles in various standing postures: validation of a biomechanical model on sacroiliac joint stability. Journal of Electromyography and Kinesiology. 1998; 8: 205.
Snijders CJ, Hermans PF, Kleinrensink GJ. Functional aspects of cross-legged sitting with special attention to piriformis muscles and sacroiliac joints. Clinical Biomechanics. 2006; 21: 116.
Schwarzer AC, Aprill CN, Bogduk N. The sacroiliac joint in chronic low back pain. Spine. 1995; 20: 31.
Slipman CW, Jackson HP, Lipetz JS et al. Sacroiliac joint pain referral zones. Archives of Physical Medicine and Rehabilitation. 2000; 81: 334.
Sturesson B. Movement of the sacroiliac joint: a fresh look. In: Vleeming A, Mooney V, Dorman T et al (Hrsg.). Movement, Stability & Low Back Pain. London, UK: Churchill Livingstone; 1997.
Sturesson B. Belastung und Bewegung der Sakroiliakalgelenke, Teil 1. Manuelle Therapie. 2001; 5: 136.
Sturesson B. Belastung und Bewegung der Sakroiliakalgelenke, Teil 2. Manuelle Therapie. 2001; 5: 173.
Sturesson B, Uden A, Vleeming A. A radiostereometric analysis of the movements of the sacroiliac joints in the reciprocal straddle position. Spine. 2000; 25: 214.
Sturesson B, Uden A, Vleeming A. A radiostereometric analysis of movements of the sacroiliac joints during the standing hip flexion test. Spine. 2000; 25: 364.
Suter E, McMorland G, Herzog W et al. Decrease in quadriceps inhibition after sacroiliac joint manipulation in patients with anterior knee pain. Journal of Manipulative Physiol. Therapy. 1999; 22: 149.
Tullberg T, Blomberg S, Branth B et al. Manipulation does not alter the position of the sacroiliac joint. Spine. 1998; 10: 1124.
Vilensky JA, O`Condor BL, Fortin JD et al. Histologic analysis of neural elements in the human sacroiliac joint. Spine. 2002; 27: 1202.
Vleeming A, Buyruk H, Stoeckart R et al. An integrated therapy for peripartum pelvic instability: a study of the biomechanical effects of pelvic belts. American Journal of Obstet. Gynecoc. 1992; 166: 1243.
Vleeming A, Snijders CJ, Stoeckart R et al. The role of the sacroiliac joints in coupling between spine, pelvis, legs, and arms. In: Vleeming A, Mooney V, Dorman T et al (Hrsg.). Movement, Stability

& Low Back Pain. London, UK: Churchill Livingstone; 1997.

Vleeming A, Mooney V, Tilscher H et al (Hrsg). 3rd interdisciplinary world congress on low back and pelvic pain. European Congress Organizers, Rotterdam 1998.

Vleeming A, Albert HB, Östgaard HC et al. WG4. European Guidelines on the diagnosis and treatment of perlvic girdle pain. www.backpaineurope.com. 2004.

Vleeming A, Funktionelle Anatomie: Bedeutung des Beckengürtels als Verbindung von Wirbelsäule und Beinen. In: Hildebrandt J, Müller G, Pfingsten M (Hrsg.). Lendenwirbelsäule. Ursachen, Diagnostik und Therapie von Rückenschmerzen. München: Elsevier, Urban & Fischer; 2005.

Wilder DG, Pope MH, Frymoyer JW. The functional topography of the sacroiliac joint. Spine. 1980; 5: 575.

Willard F. The muscular, ligamentous and neural structure of the low back and its relation to back pain. In: Vleeming A, Mooney V, Dorman T et al (Hrsg.). Movement, Stability & Low Back Pain. London, UK: Churchill Livingstone; 1997.

van Wingerden JP, Vleeming A, Snijders CJ et al. A functional anatomical approach to the spine-pelvis mechanism: interaction between the biceps femoris muscle and the sacrotuberal ligament. European Spine Journal.1993;2:140.

van Wingerden JP, Vleeming A, Buyruk H et al. Stabilization of the sacroiliac joint in vivo: verification of muscular contribution to force closure of the pelvis. European Spine Journal. 2004;13:199.

Van Wingerden JP, Vleeming A, Ronchetti I. Physical compensation strategies in female patients with chronic low back pain and chronic pelvic girdle pain. In: Vleeming A, Mooney V, Hodges P et al. 5th interdisciplinary world congress on low back & pelvic pain. Effective diagnosis and treatment of lumbopelvic pain. 2004.

van der Wurff P, Buijs EJ, Groen GJ. A multitest regimen of pain provocation tests as an aid to reduce unnecessary minimally invasive sacroiliac joint procedures. Archives of Physical Medicine and Rehabilitation. 2006; 87: 10.

Zelle BA, Gruen GS, Brown S et al. Sacroiliac joint dysfunction. Clinical Journal of Pain. 2005; 21: 446.

5 Hüftgelenk

5.1 Anatomie

Das Hüftgelenk ist eines der größten und stabilsten Gelenke des Körpers. Es hat durch seine kongruente knöcherne Konstruktion eine große knöcherne Stabilität bei gleichzeitig großer Mobilität. Durch einige anatomische und biomechanische Besonderheiten wird das Hüftgelenk diesen Anforderungen gerecht. Das Hüftgelenk ist sowohl im Kindesalter als auch im höheren Alter für verschiedenste Pathologien verantwortlich. Die wichtigsten anatomischen Details und Pathologien wollen wir hier ansprechen.

Knöcherne Anatomie

Azetabulum

Azetabulum und Caput femoris sind die knöchernen Anteile des Hüftgelenks. Das Azetabulum ist konkaver Gelenkpartner und setzt sich aus 3 den Anteilen des Os coxae zusammen: Os ischii, Os ilium und Os pubis. Das Azetabulum hat eine nach anterior, lateral und inferior ausgerichtete Neigung von jeweils ca. 45 ° (**Abb. 5.1**).

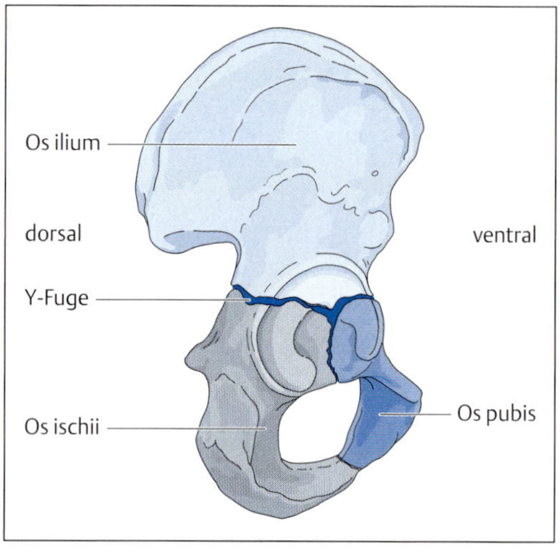

Abb. 5.1 Azetabulum (Hochschild 2002).

Die Gelenkpfanne wird von der teilweise überknorpelten Gelenkfläche (Facies lunata) und der faserknorpeligen Gelenklippe, dem Labrum acetabuli, gebildet. Die Enden der Gelenklippe werden kaudal durch das Ligamentum transversum miteinander verbunden (**Abb. 5.2**).

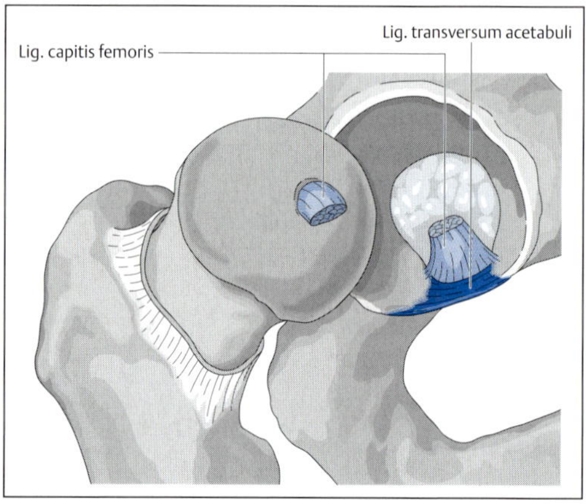

Abb. 5.2 Lig. transversum (Hochschild 2002).

Die Dicke der Facies lunata variiert sehr und ist dem Gebrauch angepasst. Bei ca. 20 ° Hüftflexion kommt es beim Gehen zum Initial contact. In dieser Gangphase kommt es im Hüftgelenk kranial zur größten Belastung. Auf das Azetabulum wirkt der Druck in dieser Gangphase ventrokranial ein. Der Knorpel kann in diesem Bereich eine Dicke von über 2,5 mm erreichen (Macirowski 1994, Williams 1989). Nach ventral, dorsal und nach kaudal nimmt die Knorpeldicke auf dem Azetabulum ab und ist dorsomedial am geringsten ausgeprägt (0,75–1,25 mm).

Pulvinar acetabuli: Die Fossa acetabuli ist ca. 4–5 cm tief und 2–3 cm breit. Sie vergrößert sich bei Belastung des Beines, um die Kongruenz zu erhöhen (elastische Deformation). Das Zentrum der Fossa acetabuli ist nicht überknorpelt und gegenüber dem Knorpel um 3–5 mm vertieft. Es ist mit dünnem Periost bedeckt und mittig mit einem Fettpolster, dem Pulvinar acetabuli, ausgekleidet. Dieses wird arteriell über die A. obturatoria versorgt und enthält freie Nervenendigungen (Hughes 2002). Das Fettpolster wird im Stand nach außen verbreitert und in Entlastung wieder nach innen gesogen und kann damit die Schmierung des Gelenkes mit Synovia unterstützen.

Femur

Das Femur ist einer der größten und kräftigsten Knochen des Körpers und besteht aus 4 Anteilen:

- Caput femoris (Femurkopf)
- Collum femoris (Femurhals, Schenkelhals)
- Corpus femoris (Femurschaft)
- Epicondyli lateralis et medialis femoris (Femurkondylen)

Ca. 2/3 des Caput femoris entsprechen einer Kugeloberfläche (Fargerson 1998). Dieser Teil ist der konvexe Gelenkpartner des Hüftgelenkes. Der Durchmesser beträgt ca. 45–56 mm (Williams 1989). Es ist komplett mit hyalinem Knorpel überzogen (ca. 2,5 mm Dicke), mit Ausnahme der Fovea capitis, an der das Ligamentum capitis femoris (oder Ligamentum teres) ansetzt.

Der Femurhals ist ca. 5 cm lang. An seinem proximalen Ende befindet sich das Caput femoris. Distal findet man am Übergang zum Femurschaft zwei große knöcherne Ausziehungen, an denen kräftige Muskeln ansetzen: den Trochanter major (superior-lateral) und den Trochanter minor (inferior-medial).

Antetorsionswinkel (AT-Winkel): Projiziert man die Achse des Femurhalses und die Querachse der Femurkondylen auf eine horizontale Ebene (Rippstein-II-Aufnahme, Hochschild 2002), bilden sie einen nach vorne geöffneten Winkel, den AT-Winkel (**Abb. 5.3 a-d**). Bei Neugeborenen beträgt er ca. 30-40°. Da er mit dem Wachstum kleiner wird, beträgt er bei Erwachsenen nur noch ca. 12–15° (Harty 1991). Er kann im Erwachsenenalter physiologischerweise im Seitenvergleich unterschiedlich sein, was bei der Beweglichkeitsprüfung zu unterschied-

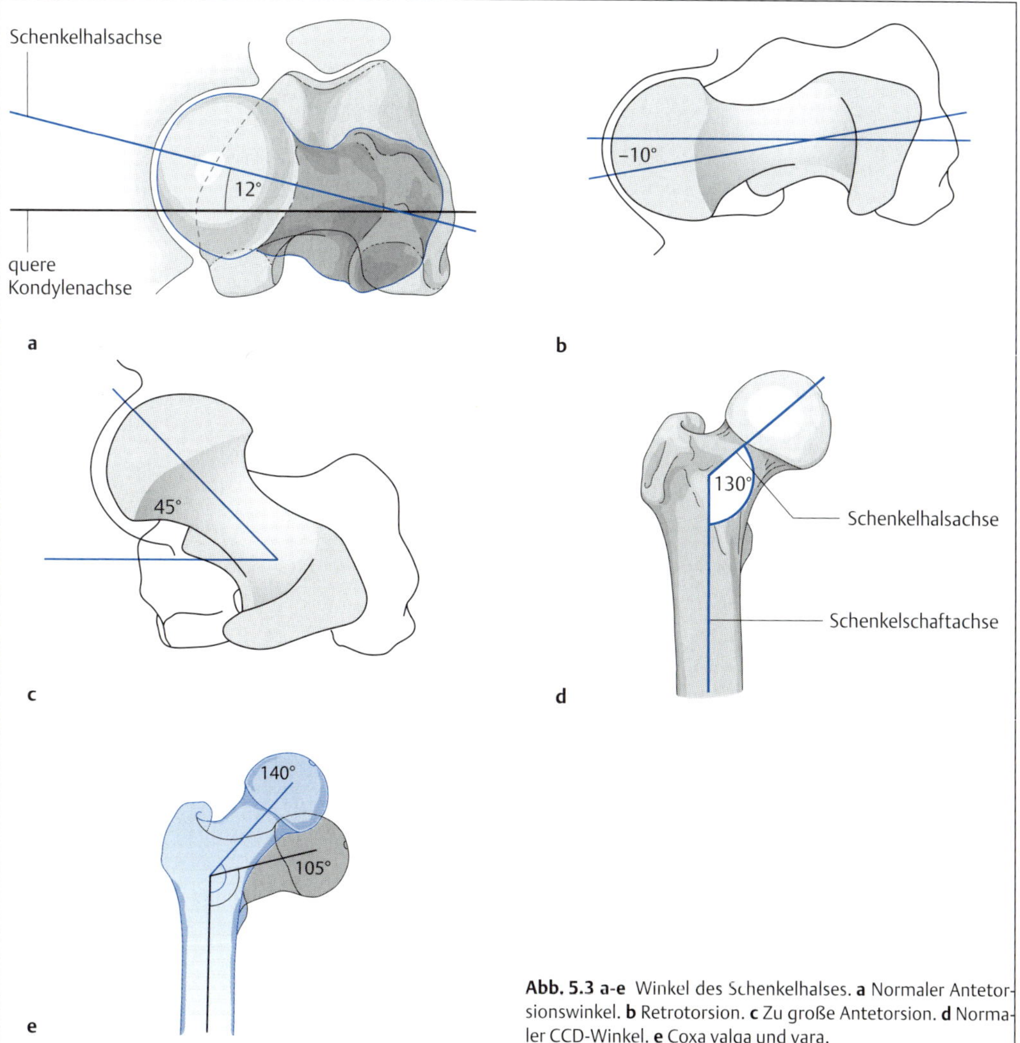

Abb. 5.3 a-e Winkel des Schenkelhalses. **a** Normaler Antetorsionswinkel. **b** Retrotorsion. **c** Zu große Antetorsion. **d** Normaler CCD-Winkel. **e** Coxa valga und vara.

lichen Ergebnissen bei der Prüfung der Hüftrotation führt (siehe Kap. 5.3).

Centrum-Collum-Diaphysen-Winkel (CCD-Winkel): Der Femurhals ist gegenüber dem Femurschaft nach medial geneigt (**Abb. 5.3**). Der Winkel zwischen der Femurhals- und Femurschaftachse beträgt beim Neugeborenen ca. 150 ° und verkleinert sich kontinuierlich mit zunehmender Vertikalisierung des Menschen (Robbins 1998). Beim Erwachsenen beträgt er normalerweise ca. 125 ° (Rauber/Kopsch 1998). 5 °–10 ° Abweichungen nach oben und unten sind physiologisch. Darüber hinaus haben sie deutliche biomechanische Konsequenzen (siehe Kap. 5.2).

Kapsel-Band-Apparat

Kapsel

Das Hüftgelenk wird von einer dicken und festen fibrösen Kapsel umgeben (**Abb. 5.4 a u. b**). Sie schließt den knöchernen Rand des Azetabulums ein und hat teilweise Verbindungen zum Ligamentum transversum und zum Labrum (Rauber/Kopsch 1998). Femurseitig ist die Kapsel ventral mit der Linea intertrochenterica und dem Trochanter major verbunden, dorsal inseriert sie am Femurhals direkt proximal der Linea intertrochanterica (Robbins 1998). Hier verlaufen die meisten Fasern annähernd parallel zum Femurhals.

Die Membrana synovialis entspringt größtenteils vom Rand des Labrums und dem Ligamentum transversum. Hier können sich verschiedene Varianten der Synovialmembranfalten (Plicae synovialis) ausbilden, die bei ca. 70–80 % angelegt sind (Zhiping 1997). Ob sie Impingementsyndrome wie am Kniegelenk hervorrufen können, ist nicht eindeutig geklärt. Die Kapsel und das Gelenk werden durch verschiedene Anteile von Nerven innerviert, die zu einem sehr weit gestreuten Schmerzgebiet führen können.

Die Kapsel muss im Zusammenhang mit den Bändern diskutiert werden, da die Ligamente die Kapsel verstärken und mit ihr eine funktionelle Einheit bilden.

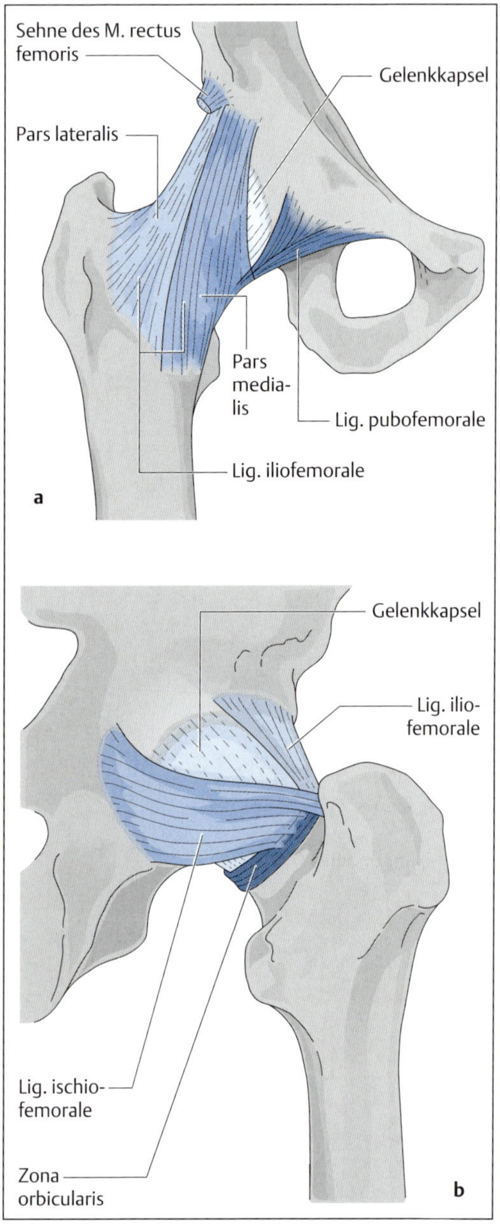

Abb. 5.4 a-b Kapsel-Band-Apparat des Hüftgelenks. **a** Ventrale Bänder. **b** Dorsale Bänder (Hochschild 2002).

Ligamentum iliofemorale (Ligament von Bigelow)

Dieses aus 2 Teilen bestehende Ligament (pars lateralis, pars medialis) zieht in Form eines auf dem Kopf stehenden V von der Spina iliaca anterior inferior zur ventralen Linea intertrochanterica.

Ligamentum pubofemorale

Das Ligamentum pubofemorale entspringt mit mehreren Zügeln von der Eminentia iliopectinea und der Crista obturatoria. An der Ansatzstelle bestehen Verflechtungen mit dem M. iliopsoas, der auch die Lücke zwischen den Ligg. pubofemorale und iliofemorale verstärkt. Auf der kapsulären Schwachstelle unter dem M. iliopsoas liegt die Bursa iliopectinea.

Ein Teil des Bandes strahlt über die Kapsel in die Zona orbicularis (s.u.) ein (Tillmann/Töndury 1998).

Ligamentum ischiofemorale
Es hat seinen breitflächigen Ursprung am posterioren kaudalen Pfannenrand und am Labrum acetabuli. Von hier aus zieht es schraubenförmig nach lateral-kranial. Sein Ansatz ist zum Teil in der Fossa trochanterica und an der Zona orbicularis.

Zona orbicularis
Die Zona orbicularis besitzt Anteile aus allen 3 Anteilen der Bänder des Hüftgelenkes. Sie liegt eng um den Femurhals und ist mit der Gelenkkapsel verwachsen. Bei Zug an den Ligamenten, über muskuläre Aktivitäten, kommt es zu einer verstärkten Kompression ins Gelenk.

Ligamentum teres (Lig. capitis femoris)
Das Lig. teres ist ca. 3 cm lang und 1 cm breit. Es entspringt aus der Vorder- und Hinterfläche der Facies lunata und vom oberen Rand des Lig. transversum (**Abb. 5.2**). Es setzt direkt in der Fossa acetabuli an und ist an der arteriellen Blutversorgung des Caput femoris, des Azetabulums und des Pulvinars beteiligt. Es wird aus der A. obturatoria gespeist und ist bei vielen Menschen auch nach Abschluss der Pubertät noch für die Durchblutung zuständig (Gray 1997). Es liegt intraartikulär und ist mit einer eigenen Synovialmembran bedeckt.

Labrum acetabulare
Das Labrum besteht aus fibrösem Knorpel, welcher am knöchernen Rand des Azetabulums befestigt ist (**Abb. 5.5**). Es ist anterior am breitesten und superior am dicksten (Huffmann 2002). Diese Gelenklippe zeigt im Querschnitt eine dreieckige Form, deren Basis nach außen gerichtet ist und deren Spitze in den Gelenkraum hineinragt. Die Ausbreitung beträgt an der breitesten Stelle ca. 1 cm. Nach vorne und unten reduziert sie sich auf 0,5 cm (Anderhuber 2004). Das Labrum wird von der Kapsel eingeschlossen und es entsteht ein Zwischenraum, der Recessus supraarticularis.

Es besteht eine eigenständige vaskuläre Versorgung, die aus den Aa. obturatoria, gluteus superior und der A. gluteus inferior gespeist wird. Diese Arterien sind auch für die Versorgung des knöchernen Azetabulums zuständig (Kelly 2005, McCarthy 2001). Die vaskuläre Versorgung nimmt zur Mitte hin ab, so dass von einer avaskulären inneren Zone gesprochen wird. Mit der vaskulären Versorgung wurde auch eine Versorgung mit freien Nervenendigungen sowie Propriozeptoren nachgewiesen, die

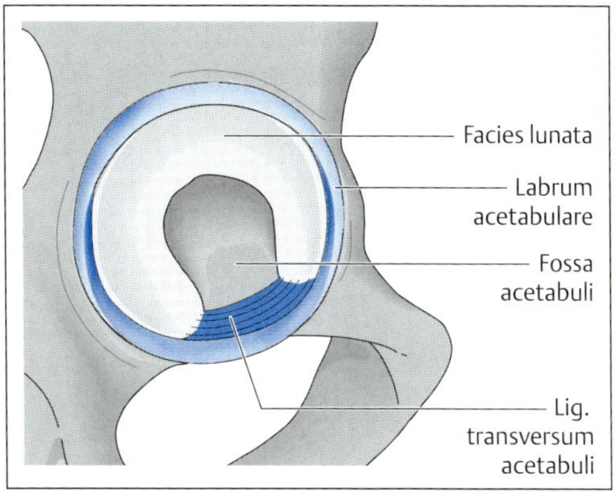

Abb. 5.5 Labrum acetabulare (Hochschild 2002).

analog der vaskulären Versorgung zum Zentrum hin abnimmt (Kim 1995). Der Einfluss des Labrums auf die Steuerung der Muskulatur des Gelenkes bleibt momentan unklar.

Ligamentum transversum
Das Lig. transversum verbindet den anterior-inferioren und den posterior-inferioren Anteil des Labrums miteinander (Konrath 1998) und dichtet das Gelenk nach unten hin ab. Es besteht aus fibrösem Bindegewebe und enthält keine Knorpelzellen. Es ist ca. 1 cm breit.

Muskulatur

Bei den Muskeln möchten wir davon absehen, jeden einzelnen mit Ursprungs- und Ansatzbeschreibung zu erwähnen. In **Tab. 5.1** geben wir einen Überblick, welche Muskeln an welcher Bewegung beteiligt sind. Nur bei relevanten Details werden wir weiter ausholen.

Rotatorenmanschette des Hüftgelenkes
Zur „Rotatorenmanschette des Hüftgelenkes" (Kagan 1999, Bunker 1997) gehören mehrere Muskeln. Sie verlaufen parallel zum Femurhals und pressen analog zur Rotatorenmanschette des Schultergelenks den Femurkopf in die Pfanne. Folgende Muskeln werden zur Rotatorenmanschette gezählt:

- M. glutaeus maximus
- M. piriformis
- M. obturatorius externus
- M. pectineus
- M. quadratus femoris
- Mm. gemelli

Tabelle 5.1 Muskeln des Hüftgelenks

Flexoren	*Extensoren*	*Adduktoren*	*Abduktoren*
M. iliopsoas M. rectus femoris M. sartorius M. tensor fasciae latae M. pectineus M. adductor longus M. adductor brevis M. gracilis	M. glutaeus maximus M. glutaeus medius M. glutaeus minimus (dorsale Anteile) M. biceps femoris (Caput longum) M. semitendinosus M. semimembranosus M. adductor magnus	M. glutaeus medius M. glutaeus minimus M. glutaeus maximus (kranialer Anteile) M. tensor fasciae latae M. obturatorius internus	M. glutaeus medius M. glutaeus minimus M. glutaeus maximus (kranialer Anteile) M. tensor fasciae latae M. obturatorius internus

Flexoren des Hüftgelenkes

Die Hüfte besitzt drei Hauptflexoren. Der Stärkste ist der M. iliopsaos, bestehend aus den Mm. iliacus und psoas major. Die anderen beiden Flexoren, der M. rectus femoris und der M. sartorius, beteiligen sich nur mäßig an der aktiven Flexion, während die übrigen (**Tab. 5.1**) einen noch geringeren Anteil an der Bewegung haben. Während die Funktion des M. iliopsoas im Hüftgelenk in der Sagittalebene unumstritten ist, wird über seine Funktion in den anderen Ebenen häufig diskutiert. Die Muskelwirkung ist abhängig von der Ausgangsstellung der Hüfte.

Ist das Bein in Abduktion, kann der M. psoas major eine Adduktion und Außenrotation bewirken (Skyrme 1999). Ist das Bein adduziert, kommt es nur zu einer Flexion. Zwischen 0–15 ° Flexion stabilisiert er das Hüftgelenk, indem er den Hüftkopf in die Pfanne drückt. Je mehr Flexion stattfindet, desto besser wird sein Wirkungsgrad in Bezug auf die Flexion, da seine Sehne den Kontakt mit dem Femur und später mit der Eminentia iliopectinea verliert und sich so sein Hebelarm vergrößert (Yoshio 2002).

Die genaue Funktion des M. psoas major an der Lendenwirbelsäule ist unklar. Einige sprechen von einer die Lordose kontrollierenden Funktion (Bogduk 1987, Gracovetsky 1986), andere sprechen dem M. psoas major eine die LWS stabilisierende (bzw. komprimierende) Funktion zu (Gibbons 2001, Crisco 1990, Nachemson 1968). Dass der Muskel die LWS aktiv lordosiert (extendiert), wird von den meisten Autoren bezweifelt (McGill 2002, 2004). Uns erscheint am wahrscheinlichsten, dass der kräftige M. iliopsoas die LWS stabilisiert, um sich so ein Punktum fixum für die Hüftflexion zu schaffen.

Bei aktiver Hüftflexion ist immer eine posteriore Rotation des Beckens im Verhältnis 3–4,7:1 zu erkennen (z. B. 35 ° Hüftflexion: 10 ° Beckenrotation). Analog zum skapulothorakalen Rhythmus ist es also nicht möglich, aktiv eine reine koxofemorale Bewegung durchzuführen (Tully 2002, Murray 2002). Es kommt immer zu einer gleichzeitigen Bewegung von Femur und Becken.

Die Hüftflexoren sind während der gesamten Schwungbeinphase und am Ende der Standbeinphase (Terminal stance) aktiv. Sie werden bei vielen Alltagsaktivitäten benötigt, wie z. B. beim Treppensteigen, beim Aufsetzen aus dem Liegen oder im Sport beim Kraulbeinschlag, Fallrückzieher oder Salto rückwärts. Diese Muskelgruppe darf und muss bei Bedarf für sportliche Leistungen und Aktivitäten des täglichen Lebens gekräftigt werden. Ein Unterlassen des Trainings bei Defiziten wäre fahrlässig. So sollte man auch Abstand gewinnen von der bekannten Einteilung in richtige und falsche Übungen. Das Problem ist in der Regel nicht die Übung, sondern die falsche Anwendung bzw. die falsche Übungsauswahl für den Patienten. „Klappmesser" können bei bestimmten Menschen oder Sportlern Sinn machen (z. B. Turnern, Stabhochspringern) und sollten nicht grundsätzlich ausgeschlossen werden, sondern an die Pathologie, die sportlichen Erfordernisse und das Leistungsniveau sowie das Individuum angepasst werden. Deane (2005) konnte eine signifikante Verbesserung der Sprintgeschwindigkeit und einen Kraftzuwachs nach Training des M. iliopsoas feststellen.

Adduktoren des Hüftgelenkes

Die Adduktoren werden aus unklaren Gründen meist vernachlässigt. Sie tragen in der Standbeinphase zur Stabilisierung des Beckens in der Frontalebene bei und können die Vorwärtsbewegung des kontralateralen Beines über das Heranziehen des Beckens in der Standbeinphase unterstützen (Montgomery 1994). Bei Schwierigkeiten, das Becken in der Frontalebene zu stabilisieren, sollte ein koordinatives Training, bei Bedarf auch ein Krafttraining für die Adduktoren durchgeführt werden.

Abduktoren des Hüftgelenkes

Die Abduktoren stabilisieren das Becken in der Frontalebene und tragen damit zur Kontrolle der Standbeinphase bzw. des Einbeinstandes bei. Da hier gerade bei älteren Menschen deutliche Schwächen vorhanden sind, sollte ein besonderes Augenmerk auf diese Muskeln gelegt werden, wenn der Schmerz ein Training zulässt:

Eine unzureichende Aktivität der Abduktoren oder Schmerzen im Hüftgelenk verursachen das Trendelenburg-Zeichen. Wenn eine Schwäche vorliegt oder die Druckerhöhung Schmerzen im Hüftgelenk provoziert, kann die betroffene Beckenseite in der Standbeinphase nicht mehr von den Abduktoren gehalten werden und die kontralaterale Seite kippt ab. Eine weitere Möglichkeit, diese Probleme zu kompensieren, erkennt man beim Duchenne-Hinken, wobei es zu einer Verlagerung des Körperschwerpunktes in der Standbeinphase über das betroffene Hüftgelenk kommt. So wird der Lastarm verringert und die Abduktoren müssen ein geringeres Drehmoment entwickeln.

5.2 Biomechanik

Die Winkel des Femurs und des Azetabulums beeinflussen die Überdachung und Bewegungsmöglichkeit des Hüftgelenks sowie die Kraftübertragung der Muskulatur. Diese Faktoren spielen eine wichtige Rolle bei der Entstehung von degenerativen Gelenkerkrankungen, Labrumverletzungen, Pathologien des Hüftgelenkes und der Langlebigkeit von Endoprothesen. Da das Bewegungsausmaß des Hüftgelenks von den knöchernen Gegebenheiten abhängt, ermöglicht erst die Kenntnis der Gelenkverhältnisse die genaue Beurteilung der Gelenkmobilität. Problematisch für Therapeuten ist, dass sie diese Winkel nur in den wenigsten Fällen kennen und dementsprechend das Wissen nicht für die Behandlung nutzen können. Man sollte also an der Hüfte vorsichtig sein, wenn man ein normales Bewegungsausmaß erreichen will, da aufgrund der Stellung von Femur und Azetabulum zueinander ein verringertes Bewegungsausmaß *normal* sein kann und unbedingt akzeptiert werden muss.

Die Winkel und Maßzahlen lassen sich durch die Therapie nicht beeinflussen. Allerdings lässt sich anhand dieser Werte die Progression der Therapie besser planen und Belastungen der knöchernen Strukturen können besser vorhergesagt werden.

Azetabulum- und Femurwinkel

Beträgt der CCD-Winkel mehr als 135°, spricht man von einer Coxa valga. Ist der Winkel kleiner als 120°, spricht man von einer Coxa vara. Bei einer Coxa valga verringert sich der Kraftarm der Adduktoren (**Abb. 5.6**), so dass es zu vermehrter Kompressionsbelastung, vor allem der kranial-lateral liegenden Pfannenanteile, mit einem gesteigerten Risiko für eine Arthrose kommt. Hierbei kann es vermehrt zu Pathologien des Labrums kommen, da die Kompressionsbelastung das Labrum verletzen kann. Bei einer Coxa vara verlängert sich der Kraftarm der Abduktoren. Daraus resultiert eine erhöhte Biegespannung am medialen Femur. Die Kompressionskräfte im Gelenk sind geringer, was mit einem reduzierten Risiko der Arthrose einhergeht. Die Scher- und Torsionsbelastung am Collum-Caput-Übergang

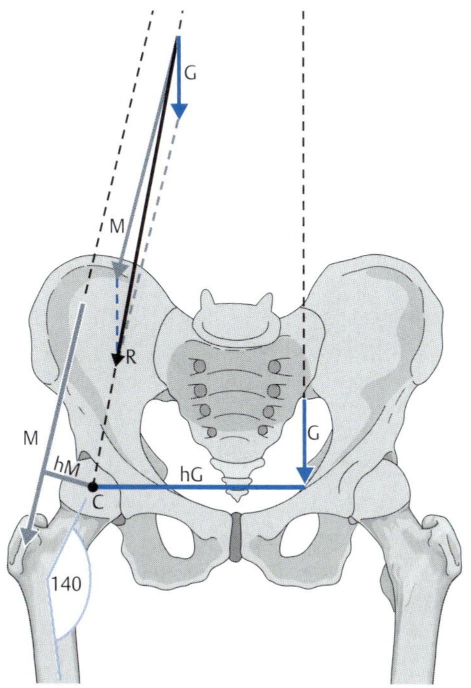

C Drehpunkt
G Körpergewicht
M Muskelkraft
R Resultierende
hG Lastarm
hM Kraftarm

Abb. 5.6 Vermehrte Kompressionsbelastung bei Coxa valga (Hochschild 2002).

ist erhöht, was in manchen Fällen zur Schädigung der Wachstumsfuge führen kann.

Offset

Femoral Offset (Kopfzentrum-Schaft-Offset)

Das Femoral Offset beschreibt den senkrechten Abstand des Rotationsmittelpunktes des Caput femoris zur Femurschaftachse (Mittelpunkt des Femurschaftes unterhalb des Trochanter minor und 7 cm nach distal). Therapeuten müssen wissen, dass bei zu kurzem femoralem Offset eine forcierte Erweiterung der Hüftflexion zu unterlassen ist.

Das Femoral Offset, das interindividuell sehr unterschiedlich sein kann, gewinnt immer mehr an Bedeutung in der modernen Hüftchirurgie. Dieser Abstand scheint sehr bedeutsam für die Abriebrate (Sakalkale 2001) und den Hebelarm der Abduktoren zu sein (Yamaguchi 2004). Ein größeres Offset ist wohl von Vorteil, da sich der Hebelarm der Muskulatur verbessert und somit ein geringeres Drehmoment für die Bewältigung der gleichen Kraft aufgebracht werden muss. Gute Chirurgen versuchen mittlerweile, diese Strecke vor der Operation auszumessen und ein passendes Transplantat auszuwählen. Problematisch ist ein zu kleines Offset der Prothese, da dies die Luxation der Hüfte begünstigt.

Momentan wird allen Patienten dazu geraten, darauf zu achten, dass bei der Physiotherapie die Hüftflexion nicht zu sehr forciert wird, um einer Luxation vorzubeugen. Ziel muss es sein, Therapeuten das Offset mitzuteilen, damit diese die Patienten individueller betreuen und entscheiden können, ob eine therapeutische Maßnahme sinnvoll ist oder nicht. Viele Hersteller und Operateure berücksichtigen das Offset momentan noch zu wenig. Einige Prothesen sind nur in einheitlicher Länge auf dem Markt, so dass jedem Patienten unabhängig von den individuellen Gegebenheiten Prothesen mit gleichem Offset implantiert werden.

Caput-Collum-Offset (Kopf-Hals-Offset)

*Das Caput-Collum-Offset ist der Abstand zwischen einer Linie durch den Femurhals und einer Parallelen dazu, die tangential zum kranialsten Punkt des Caput femoris verläuft (**Abb. 5.7**).*

Wird dieser Abstand zu gering gewählt, oder ist er von Natur aus zu gering angelegt, kann es in Flexion zu einer Kompression zwischen Femurhals und Azetabulumrand, insbesondere des Labrum acetabuli kommen. Dies kann femoroazetabuläre Impingementsyndrome verursachen, die zu einer frühzeitigen Degeneration oder Verletzung des Labrums führen können, was wiederum schmerzhafte Flexionseinschränkungen zur Folge haben kann. Die Abbildung **Abb. 5.8** zeigt die Folgen eines zu geringen Caput-Collum-Offsets sehr deutlich.

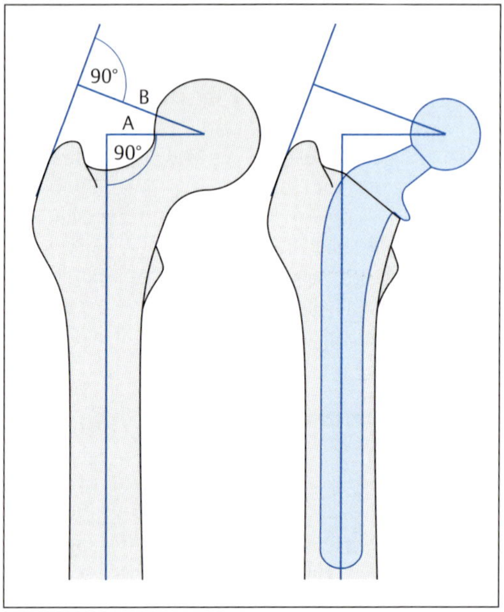

Abb. 5.7 **A** = Femoral Offset, **B** = Hebelarm der Abduktoren. Mit kürzerem Offset verringert sich der Hebelarm der Abduktoren.

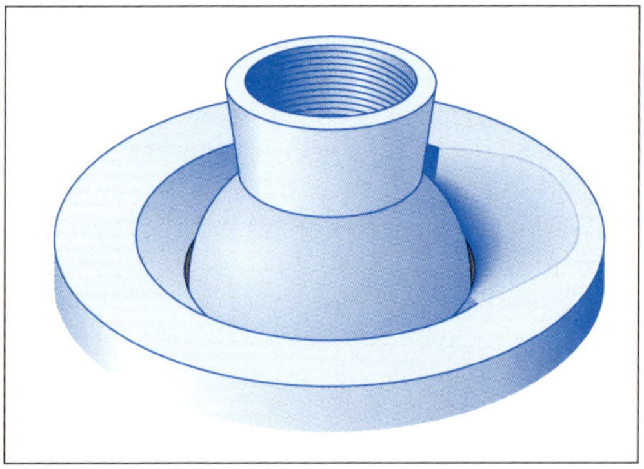

Abb. 5.8 Impingement an ausgebauter Endoprothese.

Wiberg-Winkel (Center-Edge Angle)

*Der Wiberg-Winkel gibt das Ausmaß der Überdachung des Femurkopfes durch das Azetabulum an (Tudor 2005, **Abb. 5.9**).*

Er wird beeinflusst durch die inferiore Neigung des Azetabulums. Je geringer die Überdachung des Kopfes, desto eher besteht die Gefahr der superi-

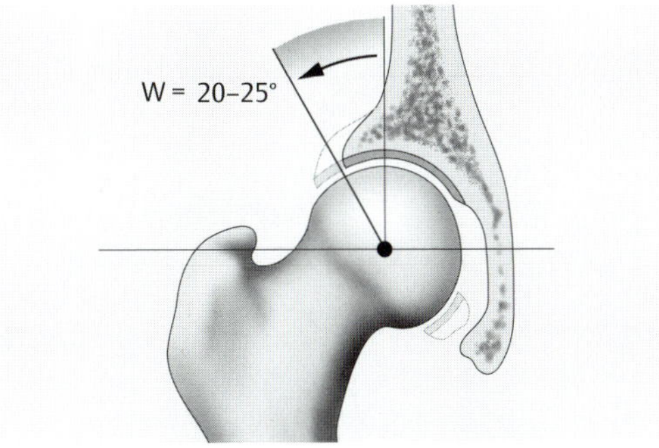

Abb. 5.9 Wilberg-Winkel (CE = Center Edge). Normal: 20 – 25°. Erhöhtes Arthroserisiko: < 16°.

oren Subluxation, Luxation oder Arthrose. Dieser Winkel wird über das Röntgenbild bestimmt. Allerdings besteht dabei eine gewisse Fehlerquote (Omeroglu 2002).

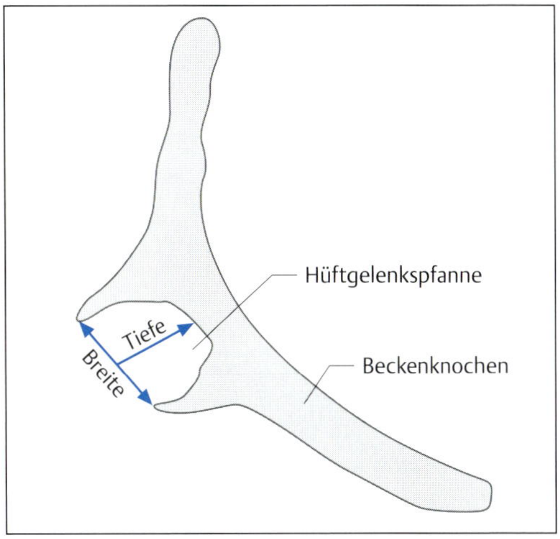

Abb. 5.10 Azetabulumindex: Verhältnis der Tiefe der Pfanne zu deren Breite.

Azetabulumindex

*Der Azetabulumindex beschreibt das Verhältnis der Tiefe der Pfanne zu deren Breite (**Abb. 5.10**).*

Die Tiefe des Azetabulums wird durch seine Breite (beides gemessen in mm) dividiert und dann mit 100 multipliziert. Liegt das Ergebnis unter 38 %, ist das Risiko für eine vorzeitige Degeneration erhöht. Liegt der Index über 38 % besteht kein Problem. Dieser Wert muss anhand des Röntgenbildes bestimmt werden.

Kapsel-Band-Apparat

Kapsel

Die größte Spannung der Kapsel wird in maximaler Extension und Innenrotation erwartet. Dies ist am Ende der Standbeinphase (Terminal stance) der Fall. Die Position mit der geringsten Kapselspannung (Maximally loose-packed position) soll in 30–60 ° Flexion, 15–30 ° Abduktion und etwas Außenrotation auftreten (Arvidsson 1991).

Bei Untersuchungen an Leichenpräparaten wurde zwischen 0 °–20 ° Flexion ohne Abduktion die größte Gelenkdistraktion festgestellt (Dienst 2002). Daher muss man davon ausgehen, dass hier die beste Position für Gelenkdistraktionen und auch die Maximally loose-packed position ist. Die Distraktion betrug bei Traktion mit 200 N unter 1 mm. Vermehrte Abduktion und Flexion verringerte die Distraktion.

Der negative atmosphärische Druck, welcher in der Kapsel vorherrscht, wird mit 120–200 N angegeben (Dienst 2002, Wingstrand 1990). Dieser muss überwunden werden, wenn Traktionen am Hüftgelenk stattfinden sollen. Da die Untersuchungen immer an Leichenpräparaten durchgeführt wurden ist anzunehmen, dass bei Patienten mit Kapselpathologien von deutlich höheren Werten auszugehen ist, um eine Gelenkseparation zu erreichen. Die größte Separation konnte bei etwa 400 N Zugkraft festgestellt werden (Leichen und Gesunde). Dabei war das Becken immer mit einem Gurt fixiert, um eine Verschiebung des Beckens zu verhindern (Dienst 2002, Arvidson 1991).

Falls eine Distraktion bei der Behandlung des Hüftgelenks erwünscht ist, muss mindestens von den genannten Zugwerten ausgegangen werden. Dabei muss die Frage erlaubt sein, wie sinnvoll eine Traktion des Hüftgelenks ist und ob es vielleicht physiologischere Möglichkeiten gibt, die Kapsel des Hüftgelenks zu mobilisieren (z. B. anguläre Bewegungen). Die Empfehlungen sind hier sehr unterschiedlich.

Ligamentum iliofemorale

Das Lig. iliofemorale zählt zu den kräftigsten Bändern des Körpers. Seine Zugfestigkeit wird auf bis zu 3500 N geschätzt (Hewitt 2002, Fuss 1991). Es verstärkt den ventalen Anteil der Kapsel und stabilisiert das Hüftgelenk in Extension, ohne dass Muskelkraft nötig wäre. Außerdem verhindert es das Abkippen des Beckens in der Sagittalebene. Weitere Funktionen übernehmen nur Teile des Bandes. So hemmt die Pars lateralis die Adduktion und die Außenrotation, die Pars medialis stabilisiert die Innenrotation.

Ligamentum pubofemorale

Das Lig. pubofemorale hemmt die Extension, Abduktion und Außenrotation. Es ist das schwächste der 3 Bänder, gibt Anteile in die Zona orbicularis ab und stabilisiert den kaudalen Anteil der Kapsel. Zwischen Lig. pubofemorale und iliofemorale besteht eine kleine dreieckige Lücke, an der die Kapsel etwas schwächer ist. Hier verstärkt die Pars anterior des M. iliopsoas die Kapsel.

Ligamentum ischiofemorale

Das Lig. ischiofemorale hemmt die Innenrotation, Extension und Abduktion im Hüftgelenk. Das Band verstärkt dorsal die Kapsel. Es beteiligt sich auch an der Bildung der Zona orbicularis, welche ringförmig um das Collum femoris herumläuft und den Kopf in der Pfanne stabilisiert.

Alle Ligamente stabilisieren die Hüfte in Extension, weil hier die knöcherne Überdeckung des Caput femoris geringer ist als in Flexion (besserer knöcherner Formschluss).

Ligamentum teres

Das Lig. teres ist mit 45 N Zerreißkraft relativ schwach (Fuss 1991). Neuere Untersuchungen zeigen, dass dieses Band für Hüft- bzw. Leistenschmerzen verantwortlich sein könnte (Byrd 2004, Gray 1997). Byrd (2004) konnte zeigen, dass bei persistierenden Leistenschmerzen eine Ruptur dieses Bandes als Ursache in Frage kommt. Leider bleibt die klinische Abklärung unklar, da kein Zeichen oder Test sensibel genug ist, um diese Ruptur zu erkennen. Am ehesten geben schmerzhafte Bewegungseinschränkungen bei Hüftflexion mit Innenrotation im Seitenvergleich einen Hinweis auf das Vorliegen einer solchen Pathologie. Ein positiver Befund könnte aber auch für eine Labrumpathologie sprechen (siehe Kap. 5.4). Arthroskopisch ist eine genaue Diagnose möglich. Dabei unterscheidet man die Totalruptur, die Teilruptur oder die Degeneration des Bandes. Das MRT konnte nur in 2 von 23 Fällen die Ruptur aufdecken.

Labrum acetabuli

Die biomechanische Funktion des Labrums ist noch nicht gut untersucht. Das Labrum acetabuli soll hauptsächlich das Gelenk abdichten („Sealeffect") und den atmosphärischen Unterdruck erhalten sowie die Gelenkflüssigkeit mit Hilfe des Fettpolsters in der Mitte der Pfanne (Pulvinar) optimal im Gelenk verteilen sowie die Gelenkfläche des Hüftgelenkes vergrößern. Welchen stabilisierenden Effekt diese Abdichtung bietet, wird unterschiedlich gesehen. Bei instabilen und dysplastischen Patienten konnte man eine Hyperplasie des Labrums feststellen, was für einen stabilisierenden Effekt sprechen würde (Mason 1998). Ferguson (2003) konnte zeigen, dass sich der Flüssigkeitswiderstand nach Labrumresektion deutlich verringerte.

Das Labrum vergrößert die Fläche des Azetabulums um 33 % und trägt 22 % der Knorpeloberfläche bei (Seldes 2001). Wie groß seine Funktion bei der Gewichtsübernahme ist, scheint unklar. Konrath entfernte an Leichenpräparaten das Labrum acetabuli und das Lig. transversum. Er fand keine signifikanten Druck- oder Kontaktflächenveränderungen und sieht damit keinen Zusammenhang dieser Strukturen mit der Entwicklung einer Coxarthrose an der Hüfte (Konrath 1998). Wie sich das Labrum bei Bewegungen des Hüftgelenks in verschiedenen Positionen anpasst, ist momentan unklar.

Das Labrum rückte in den letzten Jahren immer mehr in den Blickpunkt der Forschung (McCarthy 2003). Die Interessenssteigerung wird mit der eigenständigen Labrumpathologie erklärt sowie des vermuteten, aber unklaren Einflusses auf die Entstehung von Hüftarthrosen (Byrd 1996). In einer Studie mit Patienten, die chronischen Hüftschmerzen hatten, konnte gezeigt werden, dass 55 % durch Labrumpathologien verursacht wurden (McCarthy 1995).

Ligamentum transversum

Bei Längenmessungen konnte festgestellt werden, dass das Lig. transversum bis zu 3,2 % Längenzunahme mit ansteigender Belastung zeigte. Das Labrum verlängerte sich nur um 0,5 % und wurde geringfügig auseinander gezogen (Vanderbussche 1999, Lohe 1994). In der Midstance-Phase wurde eine Verlängerung von 2,5 % gemessen. Man vermutet, dass das Ligamentum transversum das Labrum kaudal stabilisiert und eine dynamische Anpassung an Belastungen zulässt (Hak 1998).

Gelenkbelastung

Druckmessungen

Immer wieder werden Berechnungen oder Messungen des Gelenkdruckes herangezogen, um bestimmte Belastungen als positiv oder negativ einzuordnen. Im Hinblick auf die Therapie muss dieses Vorgehen kritisch beurteilt werden. Die meisten Untersuchungen, die auf diesem Gebiet durchgeführt wurden, sind äußerst spannend, sagen aber für den praktischen Alltag wenig aus. Trotzdem müssen wir uns mit diesem Thema auseinandersetzen, da der Gelenkdruck häufig als Argumentationsgrundlage für die aktive Therapie herangezogen wird.

Druck ist die Kraft, die pro Fläche wirkt, und wird in Pascal oder Newton pro m^2 gemessen (Panjabi 2001). Der Gelenkdruck ergibt sich aus der resultierenden Kontaktkraft und der tragenden Gelenkfläche. Die Kontaktkraft generiert sich hauptsächlich aus der Kraft der aktivierten Muskulatur und der Bodenreaktionskraft. Gelenkkräfte werden auf zwei verschiedene Arten ermittelt: durch Kraftmessungen und durch Kraftberechnungen.

Kraftberechnungen zeigen erst in den letzten Jahren realistische Ergebnisse (Heller 2001). Früher lagen die ermittelten Werte weit von realistischen Zahlen entfernt (Crowninshield 1978). So wurden Gelenkkräfte errechnet, die schon beim normalen Gehen bis zum siebenfachen Körpergewicht anstiegen.

Kraftmessungen erfolgten 1966 (Rydell 1966) erstmalig durch die Implantation von mit Drucksensoren ausgestatteten Hüftprothesen. Mit verbesserter Technik wurden vermehrt Daten gesammelt und ausgewertet (z. B. Bergmann 1990). Die Messungen fanden teilweise über Jahre statt, doch leider nur mit einer sehr geringen Fallzahl (n=7), so dass diese Daten mit Vorsicht zu genießen sind. Trotzdem geben diese Daten eine Vorstellung über die Kräfte, die im Hüftgelenk wirken. Erstaunlicherweise zeigte sich, dass einige Übungen, die von vielen Therapeuten sehr früh im Rehabilitationsprozess angewandt wurden, mit sehr hohen Gelenkdrücken einhergingen. Andererseits zeigte sich, dass normale Alltagsbewegungen geringere oder nur geringfügig höhere Drücke erzeugten als erwartet wurde. Diese Aktivitäten (z. B. Joggen) werden aber noch heute vielen Patienten verboten.

Allen Therapeuten, die mit diesen Zahlen umgehen, sollte bewusst sein, dass die Messungen des Gelenkdrucks bei den einzelnen Testpersonen teilweise deutliche Unterschiede aufweisen. Weiterhin sollte uns klar sein, dass vielleicht weniger der Bezug zum Körpergewicht (Belastung in% des Körpergewichtes, als der absolute Druck entscheidend sein könnte. Die meistens zitierten Messungen von Bergmann sind Momentaufnahmen und können so nur bedingt auf andere Patienten übertragen werden. Givens-Heiss (1992) hat verschiedene Übungen und Gangarten (Teilbelastung, Vollbelastung, etc.) über mehrere Jahre beobachtet und konnte feststellen, dass sich die Drücke im Verlauf teilweise sehr veränderten.

Bergmann kam bei der Messung der Gelenkbelastung zu folgenden Ergebnissen (Belastung in% des Körpergewichts, Bergmann 1995, 1993):

Checkliste

Aktiv-assistives Bewegen	30–50%
Anspannen der Oberschenkelmuskulatur in Rückenlage (RL)	150%
Gestrecktes Bein anheben (in RL)	160%
Gestrecktes Bein ablassen (in RL)	250%
Bridging	200–300%
Abduktion/Adduktion gegen Widerstand (in RL)	150%
Innenrotation gegen Widerstand (in RL)	190%
Außenrotation gegen Widerstand (in RL)	100%
Stand auf 2 Beinen	60–80%
Oberkörper vor verlagern im Stand	230%
Einbeinstand	300–315%
Aufstehen mit Stützen der Hände	110%
Aufstehen ohne Stützen der Hände	181–220%
Hinsetzen ohne Stützen der Hände	149–176%
Fahrradergometer (40 Watt, 60 U/min)	50%
Fahrradergometer (40 Watt, 100 U/min)	100%
Auf- und Absteigen vom Fahrradergometer	280%
Gehen im 3-Punkte-Gang (1 km/h)	180%–210%
Gehen (4 km/h)	211–369%
Joggen (7 km/h)	491–496%
Treppe aufwärts	227–272%.
Treppe abwärts	226–316%
Squats (Kniebeugen)	117–177%
Kreisförmiges Schwingen des Beines im Stand (Standbein)	ca. 400%
Aufrichten des Oberkörpers aus RL	404%
Stolpern	720–870%

Problematisch sind die hohen Gelenkbelastungen weniger wegen der Gefahr einer Hüftluxation, die ohnehin meistens nur innerhalb der ersten Wochen auftritt. Größer ist das Risiko, dass es aufgrund unverhältnismäßig hoher Belastungen zu einer (aseptischen) Lockerung der Endoprothese kommen kann, was deren Langzeithaltbarkeit erheblich gefährdet.

Als weiteres Problem, sind nicht nur die Kompressionskräfte zu sehen, sondern auch die Torsionskräfte zwischen Femur und Endoprothese (Kotzar 1995). Diese Torsionskräfte, wobei die nach dorsal gerichteten die problematischsten sind (Bergmann 1996), scheinen für die aseptische Lockerung von Prothesen von Bedeutung zu sein. Genaue Grenzbelastungen sind aber bis heute am Patienten nicht bestimmt worden. Man kann diese Grenzbelastungen an Präparaten zwar bestimmen. Hierdurch entstehen häufig falsche Vorstellungen, die sich oft über Jahrzehnte in der Therapie halten und die objektive Auseinandersetzung mit dieser Problematik verwehren. So wird häufig zu hohe Belastung als einzige problematische Größe in der Therapie gesehen. Dass aber gerade auch permanente Unterbelastung schädigend sein kann, wird dabei gerne verdrängt.

„Die Idee, durch Belastungsreduktion Schädigung zu vermeiden, ist bei technischen Bauteilen richtig. Für den Bewegungsapparat kann dies jedoch genau zum Gegenteil, nämlich zur Schwächung des Systems führen" (Morlock 2005, S. 150).

Einflussfaktoren auf den Gelenkdruck

Schuhe: Der Einfluss von verschiedenen Schuhen auf die Gelenkbelastung scheint eher gering zu sein. Interessanterweise zeigten alle Schuhe, getestet wurden Sportschuhe verschiedener Firmen und Stöckelschuhe, eine höhere Belastung als barfuß gehen, was die Genialität des Aufbaus unseres Fußes unterstreicht (Bergmann 1996). Kein industrielles Produkt kann die vielfältigen Eigenschaften eines Fußes reproduzieren.

Auftritt (Initial contact): Auch bewusst weiches oder hartes Auftreten hatte nur einen geringen Einfluss. Es kam zu einer Reduktion bzw. Steigerung der Belastung im Gelenk um 10% des Körpergewichtes (Bergmann 1996).

Untergrund: Der Einfluss von weichem oder hartem Untergrund oder bewusstem Abrollen wird wahrscheinlich völlig überschätzt, da die Kräfte schon vor Auftreffen auf das Hüftgelenk resorbiert werden. Tendenziell ist weicher Boden sogar mit höheren Gelenkkräften verbunden, da mehr Muskelarbeit geleistet werden muss, um das Gelenk zu stabilisieren. Eine einfache Pauschalisierung, wie sie gerne von so genannten Experten gemacht wird, sollte kritisch hinterfragt und wenn nötig widerlegt werden.

Gehstützen: Die entlastende Wirkung von Gehstützen war nur bis zur 3. Woche postoperativ zu erkennen (Bergmann 1994). Deutliche Verminderungen der Gelenkkräfte wurden aber nur bei kurzen Gehstrecken erkannt.

Für die Zukunft wäre es interessant, Faktoren zu bestimmen, mit denen man die Haltbarkeit von Gelenken bzw. Endoprothesen besser vorhersagen kann. Von Wichtigkeit könnten in diesem Zusammenhang die intraartikuläre Temperaturentwicklung, der Partikelabrieb (Particle Wear Disease) und die postoperative Micromotion bzw. Osteointegration sein. Im Kapitel 5.6 werden wir auf diese Faktoren noch eingehen.

Momentan kann durch die Gelenkmessungen nur eine grobe Einteilung hinsichtlich der Belastung der einzelnen Übungen gemacht werden, die aber interindividuell auch variieren können (Givens-Heiss 1992). Ob eine Einteilung der Nachbehandlung in Teilbelastung, manchmal noch mit Angaben in kg zusätzlich versehen und Vollbelastung Sinn machen, halten wir momentan für fragwürdig. Ein schmerzadaptierter Belastungsaufbau scheint deutliche Vorteile in der Vermittlung beim Patienten zu haben.

Zusammenfassung

- Die bisher durchgeführten Druckmessungen sind nur sehr bedingt bei der Rehabilitation von Patienten hilfreich.
- Übungen ohne Gewichtsbelastung verursachen nicht unbedingt geringere Kompressionskräfte.
- Entscheidend für die Generierung von Kompressionskräften ist die Muskelaktivierung und nicht allein die Gewichtsbelastung.
- Verschiedene biomechanische Parameter bestimmen die Belastung und Belastbarkeit des Hüftgelenkes. Die meisten sind für uns Therapeuten nur schlecht zu eruieren und in den Behandlungsalltag mit einzubeziehen.

5.3 Allgemeine Untersuchung

Schmerzen im Bereich der Hüfte sind nicht immer Folge struktureller oder funktioneller Störungen des Hüftgelenks und seiner umgebenden Strukturen (Kapsel, Bänder, Muskulatur). Sie können z. B. als „Referred Pain" ihre Ursache auch in Störungen benachbarter Gelenke und Wirbelsäulenabschnitte haben. Der Untersucher muss daher aufgrund der Anamnese entscheiden, ob er sich bei der Untersuchung auf das Hüftgelenk beschränkt. Wenn sich die Symptome des Patienten bei der Untersuchung des Hüftgelenks nicht provozieren lassen, sollten auch die LWS, das SIG, das Becken (mit Symphyse) oder auch die BWS als Schmerzauslöser mit in Betracht gezogen und gegebenenfalls untersucht werden.

Subjektive Untersuchung (Anamnese)

Alter
Gewisse Erkrankungen des Hüftgelenks treten nur in bestimmten Altersklassen auf. Kinder und Jugendliche im Alter von 5–15 Jahren können an der Coxitis fugans, an juvenilen rheumatischen Erkrankungen oder am Morbus Perthes erkranken. Die Epiphysiolysis capitis femoris kann im Alter von 12–18 Jahren auftreten, die Osteochondrosis dissecans ab dem 15 Lebensjahr. Labrumverletzungen treten zwischen dem 15. und 35. Lebensjahr auf. Eine sekundäre Arthrose erwartet man frühestens ab dem 25. Lebensjahr, eine primäre Arthrose erst ab dem 40.

Art der Beschwerden
Das Hüftgelenk und die umliegenden Strukturen können folgende Beschwerden auslösen:

- Schmerzen
- Bewegungseinschränkungen
- Funktionseinschränkungen
- Kraftverlust
- Sensibilitätsstörungen (Hypästhesien, Parästhesien, Dysästhesien, etc.)

Einschießende Schmerzen, oft in Verbindung mit einem motorischen Versagen des Beines, sind ein Hinweis auf Einklemmungen bzw. Risse des Labrums oder einen freien Gelenkkörper. Die Unterscheidung kann durch Labrumtests (s.u.) und dadurch geschehen, dass freie Gelenkkörper Beschwerden meist in verschiedenen Gelenkstellungen verursachen, da sie ihre Lage im Gelenk verändern können. Wenn Sensibilitätsstörungen vorhanden sind, sollte zwischen einer zentralen oder peripheren Ursache unterschieden werden (Eigenreflexe, pathologische Reflexe, Gleichgewicht, etc.). Reine Hyp- oder Anästhesien im Bereich des Beckens oder des Beins, können auf Kompressionsneuropathien von Hautnerven hindeuten.

Auslöser der Beschwerden
Der Patient sollte gefragt werden, ob ein Trauma, eine repetitive Überlastung oder eine chronische Fehlbelastung vorlag. Ein Trauma spricht eher für den Verdacht auf eine strukturelle Verletzung (Labrum, Knochen, Knorpel oder Muskulatur). Repetitive Belastungen könnten auf eine Bursitis iliopectinea, -ischiadica oder -subtrochanterica, eine Insertionstendopathie (Adduktoren) oder eine Instabilität des Beckens bzw. der Symphyse hindeuten. Chronische Fehlbelastungen oder länger zurückliegende schwere Verletzungen deuten auf eine degenerative Erkrankung hin.

Symptomlokalisation
Da das Hüftgelenk multisegmental innerviert ist, lässt sich die Schmerzursache anhand der Schmerzlokalisation nicht immer herausfinden. Die Zuordnung der Beschwerden in verschiedene Bereiche kann hilfreich sein (**Tab. 5.2**).

Es sollte beachtet werden, dass das Hüftgelenk Schmerzausstrahlungen sehr weit nach distal verursachen kann. Khan (2004) verglich die Schmerzgebiete von Hüftgelenksarthrosen und Spinalkanalstenosen miteinander und kam in Bezug auf die Hüfte zu folgendem Ergebnis (**Abb.5.11**):

- Leistenschmerz war in über 80% der Fällen vorhanden (Khan 2004)
- Patienten haben häufig Schmerzen im Dermatom L3
- Der Schmerz kann aber auch als fortgeleiteter Schmerz (referred pain) im gesamten Bein (bis über das Knie hinweg!) spürbar sein

Schmerzintensität
Die Schmerzintensität kann anhand von verschiedenen visuellen oder verbalen Analogskalen (0–10 oder 100), quantifiziert werden. 0 ist gleichzusetzen mit keinem Schmerz und 10 oder 100 mit unerträglichem Schmerz.

Schmerz- bzw. Symptomdauer
Die Schmerzdauer kann behilflich sein bei der Beurteilung der Aktualität der Problematik. Wenn die Symptome schon länger bestehen (ca. 3–6 Monate), ist die Gefahr der Verselbständigung sehr groß. Hier kann es zur Ausbildung eines Schmerzgedächt-

Tabelle 5.2 Typische Schmerzlokalisation bei Erkrankungen im Bereich der Hüfte

anterior	▪ Verletzungen der Muskulatur – M. iliopsoas – Bauchmuskulatur – M. rectus femoris – M. adductor longus – M. pectineus ▪ Arthrose/Arthritis ▪ Labrumpathologie ▪ Leistenhernie ▪ Bursitis iliopectinea, Internal Snapping Hip (Sehne des M. iliopsoas reibt über die Eminentia iliopectinea und die Bursa, DeAngelis 2003) ▪ Pathologie der Symphyse (Instabilität) ▪ Pathologie der LWS oder BWS (chronische Schmerzen der BWS können über den Grenzstrang des Sympathikus Schmerzen in der Leiste verursachen ▪ Nervenkompressionssyndrome (DeAngelis 2003) – N. genitofemoralis – N. ilioinguinalis – N. cutaneus femoris lateralis
posterior	▪ Pathologie des SIG (Instabilität, Blockierung eher oberer innerer Gesäßquadrant, Fortin) ▪ Insertionstendinose/-tendinitis – der Ischiokruralmuskulatur – der Glutealmuskulatur ▪ Bursitis ischiadica ▪ Bursitis subtrochanterica ▪ Kompressionsneuropathie des N. ischiadicus ▪ Piriformis-Syndrom ▪ Hamstring-Syndrom ***Pathologie der Lendenwirbelsäule***
medial	▪ Insertionstendinose/-tendinitis der Adduktoren ▪ Pathologie der Symphyse
lateral	▪ Insertionstendinose/-tendinitis der Glutäen ▪ Stress- bzw. Abrissfrakturen des Trochanter major ▪ Arthrose/Arthritis ▪ Bursitis subtrochanterica (External Snapping Hip) ▪ Pathologie der Lendenwirbelsäule ▪ selten Pathologie des SIG

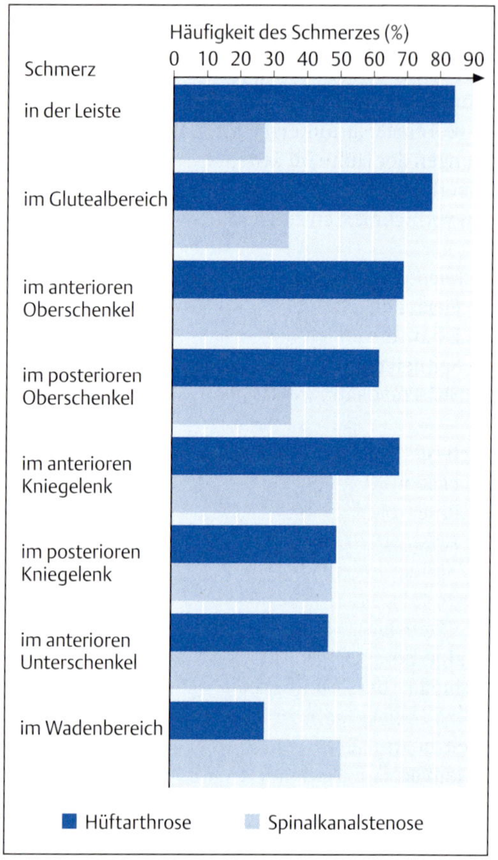

Abb.5.11 Schmerzen bei Hüftarthrose und bei Spinalkanalstenosen in Prozent (Khan 2004).

nisses kommen, welches eine völlig andere therapeutische Vorgehensweise verlangt. Man sollte aber sehr vorsichtig sein, den Patienten zu schnell in eine Schublade zu stecken, weil die diagnostischen Möglichkeiten nicht ausreichend sind, jede Ursache zu erkennen. Die Chronifizierung von Schmerzen kann unterschiedlich schnell vonstatten gehen!

Ein Test, der es ermöglicht, analog zur LWS (Waddell-Testung 1980) zu beurteilen, ob sich ein Schmerzgedächtnis ausgeprägt hat, ist bisher nicht vorhanden. Es ist nicht möglich, die Waddell-Testung auf die Hüfte zu übertragen. Aufgrund neuerer Erkenntnisse ist es ohnehin fragwürdig, ob sich mit einem solchen Test ein Schmerzgedächtnis nachweisen lässt (Fishbain 2003, Waddell 2004, Centeno 2004, Melzack 2001).

Objektive Untersuchung

Inspektion/Palpation

Die Inspektion und die Palpation an der Hüfte ermöglichen selten eine eindeutige Diagnose. Besteht jedoch eine Verdachtsdiagnose, ermöglicht die Detailpalpation, diese zu bestätigen oder zu verwerfen. Genaueste anatomische Kenntnisse und Routine in der Palpation sind hierfür Vorraussetzung (siehe Reichert 2005). Bei der Inspektion achtet man auf Atrophien, Schmerzhaltungen und auf die Stellung der umliegenden Gelenke. Geringe Beinlängendifferenzen und Beckenverschiebungen dürfen nicht überinterpretiert werden und sind durch eine physiotherapeutische Therapie meist nicht langfristig zu beeinflussen (Nadler 1998). Schnelltests ermöglichen einen Überblick über die Gelenke, die Schmerzen in der Lenden-Becken-Hüft-Region verursachen können (LWS, SIG).

Bei einer Hüftuntersuchung testet man alle Bewegungen der Hüfte im Seitenvergleich, um sich einen Überblick über die Beweglichkeit und die Provokation von Schmerzen zu verschaffen.

Schnelltests (Rumpfbewegungen)

- Flexion im Stand
- Extension im Stand
- Seitneigung
- SIG-Provokationstest (siehe Kap. 4.1)

Beweglichkeit

- Flexion
- Innenrotation (in 90° und 0° Hüftflexion)
- Außenrotation (in 90° und 0° Hüftflexion)
- Abduktion (mit kurzem und langem Hebel)
- Adduktion
- Extension

Aufgrund der großen intraindividuellen Unterschiede der Hüftgelenkspfannenausrichtung in allen Ebenen fällt es oftmals schwer, die Beweglichkeit beider Seiten zu vergleichen. Daher sollte vor allem bei der Beurteilung der Rotationsbewegungen nicht alleine auf den Unterschied einer Rotationsrichtung geachtet, sondern das Gesamtbewegungsausmaß beurteilt werden (siehe Bestimmung des AT-Winkels).

Bei Osteoarthrosen sind Bewegungseinschränkungen zu erkennen (Arokoski 2004). Aufgrund der Vielfalt kapsulärer Einschränkungen bei Arthrosen und Arthritiden ist es schwer, aufgrund einer typischen Bewegungseinschränkung in Relation zueinander (Kapselmuster) dies zu diagnostizieren. Das heißt, dass eine Arthrose nicht typischerweise nur eine bestimmte Bewegungseinschränkung zeigen muss, sondern sehr unterschiedliche Einschränkungen zeigen kann. Das Vorhandensein eines Kapselmusters (Einschränkung Innenrotation > Flexion > Abduktion) ist ein Zeichen für eine Arthrose oder Arthritis, muss aber nicht zwingend vorhanden sein (Bijl 1998, Klessbo 2003). Beide Autoren raten, das Konzept des Kapselmusters von Cyriax für die untere Extremität zu überdenken und anzupassen.

AT-Winkel

Durchführung: Der Patient liegt in Bauchlage, das Bein ist im Kniegelenk 90° flektiert (**Abb. 5.12**). Der Therapeut palpiert von der Gegenseite den lateralen Anteil des Trochanter major. Dann wird der Unterschenkel nach außen gedreht (Innenrotation im Hüftgelenk). Dabei wird das Collum nach lateral gebracht. Wenn der Druck unter der Therapeutenhand am größten ist, steht das Collum in der Horizontalen.

Messung: Das Ausmaß der Innenrotation bis zum Erreichen der Horizontalstellung des Collums wird gemessen und beschreibt den AT-Winkel.

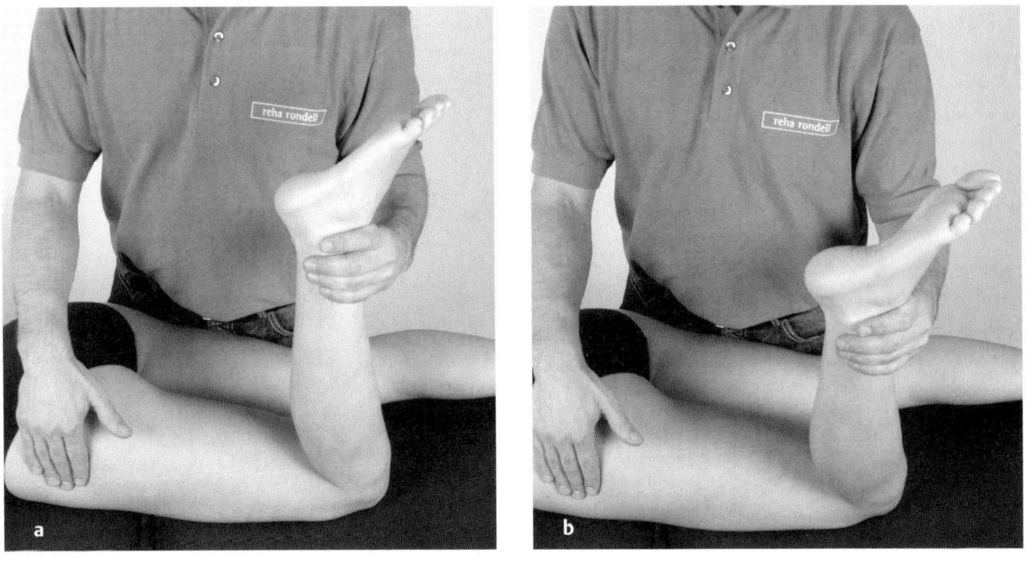

Abb. 5.12 a-b Bestimmen des Antetorsionswinkels. **a** Ausgangsstellung. **b** Endstelllung.

Beurteilung: Ein Winkel zwischen 12–15° ist normal. Ist der AT-Winkel im Seitenvergleich unterschiedlich, muss von unterschiedlicher Rotationsfähigkeit ausgegangen werden. Auf der Seite des größeren AT-Winkels erwartet man mehr Innenrotation, auf der Gegenseite mehr Außenrotation. Ist dies nicht der Fall, deutet dies auf eine eingeschränkte Gelenkbeweglichkeit hin.

Widerstandstests

Bei den Widerstandstests wird primär die Muskulatur auf Schmerz und Kraft getestet. Durch die Druckerhöhung im Gelenk können auch andere Pathologien Schmerzen verursachen (Arthritis, freier Gelenkkörper, Symphyseninstabilität, etc.). Getestet werden folgende Bewegungen:

- Flexion
- Abduktion
- Adduktion (aus 0°, 60°, 90° Flexion)
- Extension
- Innenrotation
- Außenrotation

Zusatztests

Zu den Zusatztests gehört die komplette neurologische Untersuchung der unteren Extremität:

- Eigenreflexe (Patellarsehnenreflex, Achillessehnenreflex)
- Pathologische Reflexe (Babinski-Reflex)
- Nervenspannungstests (SLR; Slump, PKB)
- Sensibilitätsuntersuchung (Dermatom, Innervation der peripheren Hautnerven)
- Kennmuskeln (Myotom)

Wer dies selbst nicht durchführen kann, sollte bei Verdacht einer peripheren oder zentralen Nervenläsion Hilfe von kompetenten Kollegen in Anspruch nehmen.

Weiterhin sollten Zusatztests beim Verdacht auf andere Pathologien durchgeführt werden. Sind diese ohne Befund oder soll ein Verdacht bestätigt werden, können bei Bedarf Zusatzuntersuchungen durchgeführt werden (Röntgen, CT, MRT, Szintigramm, etc.).

5.4 Labrumverletzungen

Suzuki war 1986 einer der ersten, der arthroskopisch einen Labrumriss feststellen konnte. Bis dahin waren Labrumverletzungen als eigenständige Pathologien, die Schmerz verursachen können, nur sehr selten erwähnt worden (Altenburg 1977, Patterson 1957). Labrumrisse sind auch heute noch teilweise unbekannt und werden zu selten und zu spät diagnostiziert. Werden Fehldiagnosen gestellt, müssen Patienten lange auf eine adäquate Therapie warten. Fitzgerald (1995) berichtet von einer durchschnittlichen Leidenszeit von 35 Monaten! Er war es auch, der 1995 einen praktikablen klinischen Test vorstellte, der es ermöglicht, eine Verdachtsdiagnose zu bestätigen. Die Häufigkeit der verschiedenen Lokalisationen von Labrumläsionen wird sehr unterschiedlich angegeben.

Pathogenese

Ursache der Verletzung können schnelle Drehungen, Stürze oder auch Unfälle sein. In gut der Hälfte der Fälle gibt es keine bekannte auslösende Bewegung. Hier könnte eine Dysplasie der Hüfte mitverantwortlich sein. Ein femoroazetabuläres Impingement kann eine Labrumverletzung verursachen, wenn Betroffene trotz der Bewegungsstörung wiederholt und forciert gegen diese Einschränkung arbeiten. Es ist auch möglich, dass Betroffene das Labrum durch permanente Beweglichkeitsübungen mechanisch überlasten. Das femoroazetabuläre Impingement kann verschiedene Ursachen haben, die nur operativ zu beseitigen sind (Ferguson 2002). Andernfalls muss der Patient mit den Folgen der Verletzung leben.

Betroffen sind meist jüngere und mobilere Menschen (ca. 17–40 Jahre; Hase 1999, Ikeda 1988). Frauen erkranken häufiger. Dysplastische Veränderungen des Hüftgelenkes oder andere intraartikuläre Erkrankungen (z. B. Morbus Perthes) erhöhen die Wahrscheinlichkeit einer Pathologie (Huffman 2002). Bei älteren Menschen mit arthrotischen Veränderungen kann das Labrum auch degeneriert sein, analog zu den Meniskuspathologien am Kniegelenk bei Gonarthrose.

Klinik

Symptome

Subjektiv

- Eine Labrumpathologie verursacht nur Schmerzen, manchmal einhergehend mit einem klickenden Geräusch, welches ein sehr sensitives Zeichen für eine derartige Verletzung zu sein scheint (Narvani 2003). Andere Beschwerden (Parästhesien, länger anhaltenden Kraftverlust o. Ä.) können nicht durch eine Verletzung des Labrum acetabuli verursacht werden.

- Der Schmerz wird anfänglich nur kurz anhaltend empfunden und kann mit zunehmender Dauer der Beschwerden auch permanent auftreten. Manchmal tritt er einschießend auf und kann zu plötzlichem Kraftverlust und Stürzen führen.
- Die Lokalisation der einschießenden Schmerzen wechselt im Unterschied zu Schmerzen durch freie Gelenkkörper normalerweise nicht. Sie werden meistens in der Leiste angegeben (Fitzgerald 1995), nur sehr selten im Gesäß- oder Trochanterbereich. Von 56 betroffenen Patienten, die Fitzgerald untersucht hat, hatten 49 Schmerzen in der Leiste.
- Schmerzauslösende Belastungen sind das Sitzen sowie das Aufstehen. Je tiefer und länger gesessen wurde, desto stärker wird der Schmerz.
- Mit zunehmender Belastung auf das Hüftgelenk nehmen die Beschwerden zu. So verspüren Betroffene häufig am Tag nach einer sportlichen Betätigung Schmerzen.

Objektiv

- Bei der Inspektion und Palpation sind keine Auffälligkeiten zu erkennen.
- Bei der Bewegungsprüfung kann eine schmerzhafte Innenrotationseinschränkung in 90° Hüftflexion vorhanden sein, die aber in Hüftextension nicht vorhanden sein sollte. Meist ist das Gelenk frei beweglich. Nur 27 % der Patienten von Fitzgerald (1995) zeigte eine Bewegungseinschränkung.
- Die Kombination von Flexion und Innenrotation kann im Seitenvergleich eingeschränkt und schmerzhaft sein (anteriores femoroazetabuläres Impingement).
- Bei endgradigen Bewegungen in die Abduktion und Adduktion sowie bei Rotationen können Schmerzen auftreten.
- Widerstandstests sind nur manchmal im akuten Stadium positiv, ansonsten ohne Befund.

Spezialisierungstests

Zur Verbesserung der Treffsicherheit sollten verschiedene Spezialisierungstests durchgeführt werden. Die höchste Treffsicherheit erreicht der Fitzgerald-Test (1995). Die weiteren Tests helfen, den Befund zu bestätigen. Die Tests müssen auf beiden Seiten durchgeführt werden und werden nur dann als positiv bewertet, wenn der Patient auf der betroffenen Seite eindeutig mehr Schmerzen angibt und genau die Schmerzen reproduziert werden, die dem Patienten Beschwerden verursachen.

Fitzgerald-Test (1995)

Ausgangsstellung: Patient liegt in Rückenlage, der Fuß des Patienten liegt in der Leiste des Therapeuten. Die laterale Hand fixiert das Patientenknie, die mediale Hand fixiert die kontralaterale Hüfte.

Test: Das Bein wird aus Abduktion, Außenrotation und Extension in 90° Hüftflexion, Adduktion und Innenrotation bewegt. Dies entspricht einer Halbkreisbewegung der Hüfte (**Abb. 5.13a–c**).

Beurteilung: Der Test ist positiv, wenn in einer Position der spezifische Schmerz des Patienten ausgelöst wird. Dieser Test zeigt eine hohe Spezifität (Fitzger-

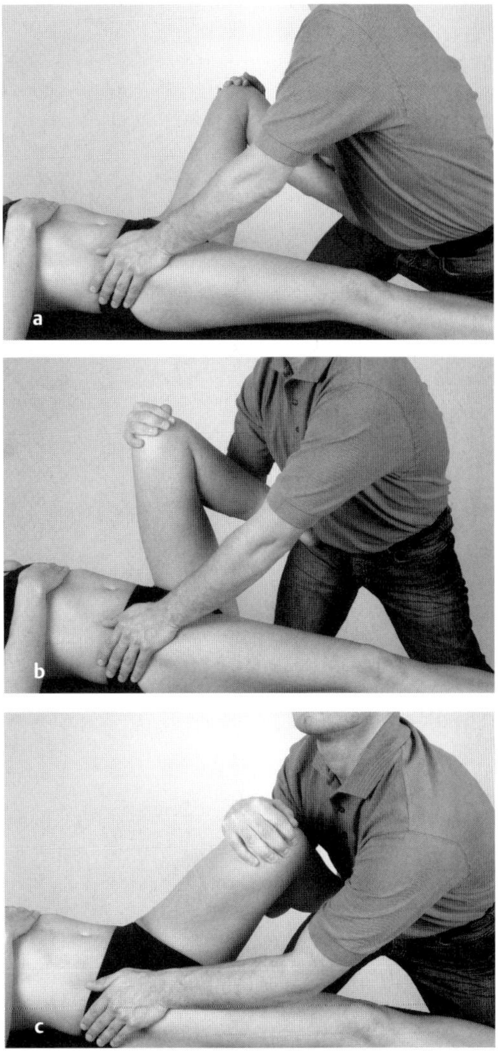

Abb. 5.13a–c Fitzgerald-Test. **a** Ausgangsstellung. **b** und **c** Bewegen in die Adduktion und Innenrotation.

ald 1995), muss aber durch weitere Untersuchungen (MRT mit Kontrastmittel) bestätigt werden.

Provokationstest I (Hase 1999)
Ausgangsstellung: Patient liegt in Rückenlage, das betroffene Bein ist in der Hüfte 90° flektiert und leicht adduziert (**Abb. 5.14**).

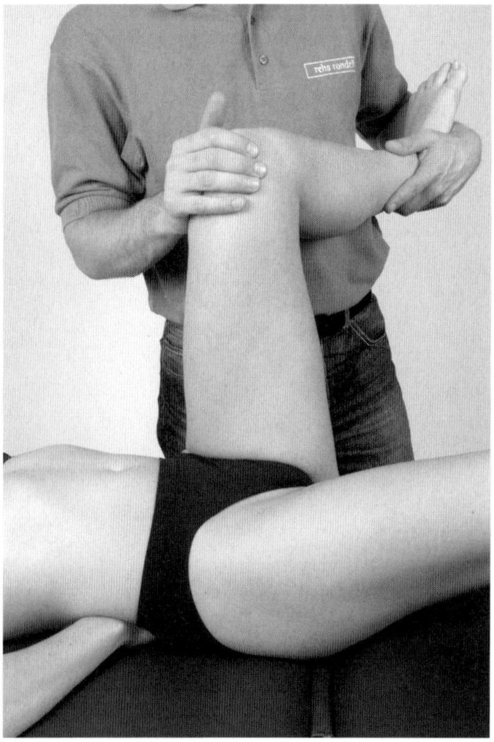

Abb. 5.14 Provokationstest I.

Test: Der Therapeut dreht das Bein am Hebel Unterschenkel in Innenrotation. Wenn bei maximaler Innenrotation kein Schmerz auftritt, wird ein Überdruck in die Innenrotation gegeben.

Beurteilung: Tritt der bekannte Schmerz auf, erhärtet dies den Verdacht auf eine Labrumläsion.

Provokationstest II (Hase 1999)
Ausgangsstellung: Patient liegt in Rückenlage, das betroffene Bein ist in der Hüfte 90° flektiert und leicht adduziert (**Abb. 5.15**).

Test: Der Therapeut übt über seine auf dem Kniegelenk abgestützten Arme eine Druckerhöhung in Verlängerung der Oberschenkellängsachse ins Hüftgelenk aus. Wird kein Schmerz angegeben kann Überdruck gegeben werden (analog zum Östgaard-Test beim SIG, siehe S. Kap. 4.1).

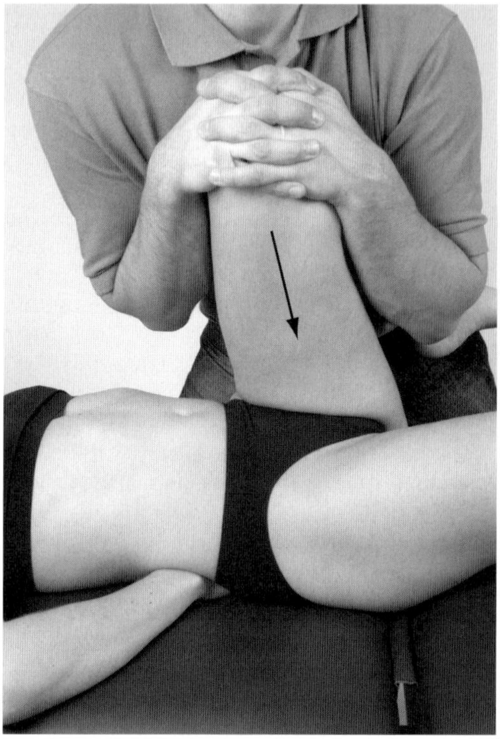

Abb. 5.15 Provokationstest II.

Beurteilung: Tritt der bekannte Schmerz ein, erhärtet dies den Verdacht auf eine Labrumläsion.

Differenzialdiagnose

Folgende Probleme äußern sich klinisch ähnlich wie eine Labrumläsion und sollten differenzialdiagnostisch abgeklärt werden:
- SIG-Instabilität oder Blockade (siehe Kap. 4)
- Leistenhernie (Diaco 2005)
- Symphyseninstabilität
- Tendinosen oder Tendinitiden der Adduktoren
- Osteochondrosis dissecans
- Internal oder external Snapping Hip
- Bursitis iliopectinea

Schmerzen in der Leistengegend sind ein häufiger Grund, weswegen gerade jüngere aktive Personen häufig wegen einer Leistenhernie operiert werden. Oft liegt diesen Beschwerden aber eine andere Ursache, z. B. eine Labrumpathologie, zugrunde. Bei einer Leistenhernie klagen die Betroffenen über Schmerzen beim Husten, Niesen und Pressen. Bei der Labrumläsion verstärken weder Husten noch Niesen noch Pressen die Beschwerden.

Therapie

Die Entscheidung, ob eine Labrumverletzung konservativ oder operativ behandelt wird, hängt vom Patienten ab. Es gibt noch keine evidenzbasierte Vorgehensweise. Somit ist man in diesem Bereich auf die Erfahrung des Orthopäden bzw. Therapeuten angewiesen. Ist 6–12 Wochen nach Beginn einer konservativen Therapie keine Tendenz der Verbesserung zu erkennen, muss davon ausgegangen werden, dass keine signifikante Beschwerdeerleichterung mehr zu erwarten ist. Ist dieser Zustand ausreichend für den Alltag bzw. Sport des Patienten, wird weiter konservativ behandelt. Schränkt dieser Zustand den Patienten erheblich ein, sollte eine Operation in Erwägung gezogen werden. Hilfreich kann hier der Algorithmus zur Behandlung einer Labrumläsion sein (Huffman 2002) (**Abb. 5.16**).

Konservativ

Eine ursächliche Behandlung von Labrumverletzungen ist schwierig. Erfahrene Manualtherapeuten können versuchen, in der Frühphase der Behandlung (Entzündungs- oder Proliferationsphase) mit einer Labrummanipulation die gestörte Funktion des Labrums wiederherzustellen. Dies setzt eine entsprechende Ausbildung des Therapeuten voraus. In einigen Fällen kann dies zur temporären oder kompletten Schmerzreduktion führen. Die genaue Erklärung des Wirkprinzips bleibt momentan offen.

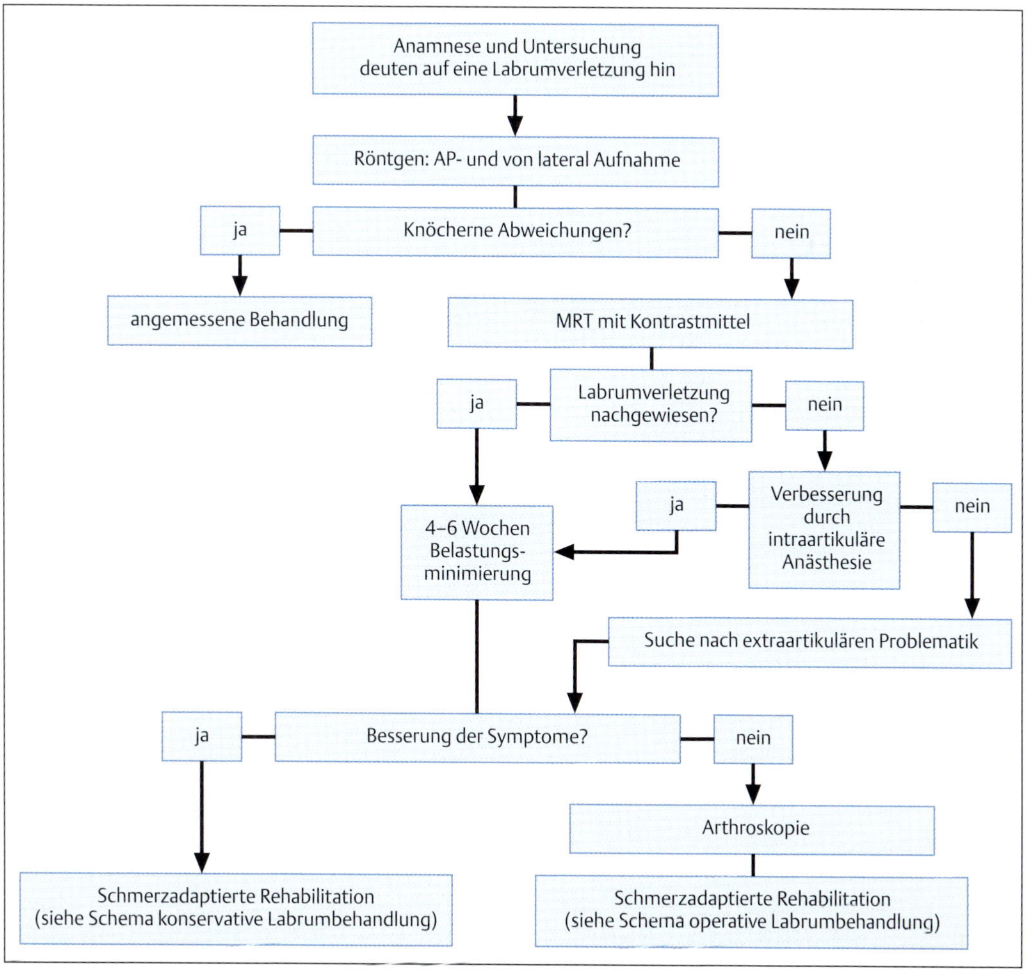

Abb. 5.16 Entscheidungshilfe mittels eines algorithmischen Schemas.

Mit einer intraartikulären Injektion mit Lokalanästhetikum oder Kortikosteroid ist es möglich, die schmerzhafte Entzündung zu behandeln (Huffman 2002). Anschließend ist eine Belastungsreduktion mit Hilfe von Gehstützen erforderlich.

Grundsätzlich orientiert sich die konservative Behandlung an den Entzündungsphasen. Ist keine akute Entzündung vorhanden, kann mit Übungen aus der Proliferationsphase begonnen werden. Dies beinhaltet außer den in **Tab. 5.3** genannten Maßnahmen ein *Kollagentraining*, welches aus zyklischen Bewegungen mit geringer Belastung besteht. Entscheidend sind dabei viele Wiederholungen (50–200) ohne Schmerzprovokation in alle Bewegungsrichtungen, die niemals endgradig ausgeführt werden. Mit Sport können Patienten nach ca. 6–12 Monaten beginnen.

Um den Erfolg der Therapie zu gewährleisten, gelten für Patienten folgende Hinweise, die sie während der gesamten Dauer der Behandlung beachten sollten:

- Kein spezifisches Beweglichkeitstraining der Hüfte (Dehnungen, Stretching, etc.) mehr durchführen
- Keine Schmerzen mehr provozieren
- Sport vorübergehend reduzieren bzw. einstellen
- Belastungsreduktion der Hüfte bei Belastungsschmerz (Gehstützen, etc.)

Operativ

Bei Verdacht auf eine Labrumläsion sollte präoperativ eine Kernspintomographie mit Kontrastmittel (Urban 1998) durchgeführt werden, um den Befund zu bestätigen.

Operativ sind zwei verschiedene Verfahren möglich: die Arthrotomie und die Arthroskopie. In beiden Fällen wird das eingerissene Material ähnlich einer Meniskektomie sparsam entfernt (deswegen keine 10-wöchige Proliferationsphase wie bei der konservativen Vorgehensweise). Das Nähen eines eingerissenen Labrums, analog zum Meniskus am Knie, wird bisher nicht durchgeführt (Huffman 2002). Die Arthroskopie hat die offene Arthrotomie weitgehend verdrängt. Letztere spielt keine große Rolle mehr bei der operativen Behandlung von Labrumverletzungen. Allerdings gibt es bisher noch keine Langzeitergebnisse für die arthroskopische Vorgehensweise.

Die Nachbehandlung nach einem operativen Eingriff orientiert sich in erster Linie am Zustand des Gelenkknorpels. Dies ist der Grund, weswegen es kein einheitliches Therapieschema gibt. Die ärztlichen Vorgaben bezüglich der Entlastungs- bzw. Teilentlastungszeiten variieren erheblich. Sinnvoll ist es nach unserer Erfahrung, eine 3-wöchige Belastungsreduktion einzuhalten, um den Knorpelstoffwechsel zu normalisieren. Bis sich die Gelenkflüssigkeit neu gebildet hat, dauert es mindestens 3 Wochen (siehe Turnover, Kap. 1.1.1). Bei diesem Schema haben wir diese 3 Wochen als Proliferationsphase angegeben, da der defekte Labrumanteil entfernt wird. Sind schon größere Knorpeldefekte vorhanden, müsste man sich mit den Therapiezeiten am Thema Knorpel orientieren.

Zu Beginn der Therapie ist ein wichtiges Ziel die Schmerzlinderung bzw. das Vermeiden von Schmerzen. Hierzu gehört auch die ausführliche Beratung des Patienten im Hinblick auf sein Verhalten (Patientenmanagement), ähnlich wie bei der konserva-

Tabelle 5.3 Konservative Therapie bei Labrumverletzungen

	Entzündungsphase	*Proliferationsphase (bis 10. Woche)*	*Remodellierungsphase (> 10. Woche)*
Beweglichkeit	▪ Kontraindiziert	▪ Kontraindiziert	▪ Beweglichkeit nur bei Bedarf für den Sport verbessern ▪ Akzeptanz des Dehngefühls ▪ Nicht statisch dehnen!
Kraft	▪ Kein Training möglich	▪ Kein Training möglich	▪ Stufe A ▪ Stufe B und C erst nach 3–6 Monaten
Koordination	▪ Kein Training möglich	▪ Stufe A, B (wenn erforderlich)	▪ Stufe A, B ▪ Stufe C erst nach 3–6 Monaten
Ausdauer	▪ Training des Oberkörpers	▪ Training des Oberkörpers ▪ Untere Extremität ohne große Bewegungsamplitude (Walking, Fahrradergometer)	▪ Wie zuvor ▪ Joggen frühestens nach 3–6 Monaten

tiven Therapie von Labrumverletzungen. Im weiteren Verlauf der Behandlung hat sich ergänzend zu den genannten Maßnahmen das Kollagentraining bewährt (siehe konservative Therapie). Nach etwa 6–12 Monaten können Patienten wieder mit dem Sporttreiben beginnen.

Zusammenfassung

- Die Labrumpathologie stellt eine relevante Pathologie bei jüngeren Menschen mit Hüftgelenksbeschwerden dar.
- Eine Verletzung des Labrums sollte aufgrund der Spezialisierungstests und weiterer Zusatzuntersuchungen erkannt bzw. die Diagnose verworfen werden.
- Die physio- und sporttherapeutischen konservativen Behandlungsmöglichkeiten sind begrenzt.
- Die Therapie nach operativen Eingriffen orientiert sich an dem Ausmaß eines begleitenden Knorpelschadens (siehe Kap. 1.1.2).

Tabelle 5.4 Nachbehandlung nach operativer Therapie von Labrumverletzungen

	Entzündungsphase	*Proliferationsphase (bis 3. Woche)*	*Remodellierungsphase (> 3. Woche)*
Beweglichkeit	CPM	▪ CPM ▪ Assistives Bewegen	▪ Endgradige Mobilisation unter Beachtung des Dehngefühls ▪ Keine statischen Dehnungen
Kraft	Kontraindiziert	▪ Kontraindiziert	▪ Stufe A ▪ Stufe B nach 3–6 Monaten
Koordination	Kein Training möglich	▪ Stufe A ▪ Stufe B mit beidbeiniger Belastung und (Geh-)Stützen oder im Sitz/Halbsitz	▪ Stufe A, B ▪ Stufe C nach 6–12 Monaten
Ausdauer	Kein Training möglich	▪ Training des Oberkörpers ▪ Untere Extremität abhängig vom Knorpelschaden	▪ Stufe A, B

5.5 Coxarthrose

Die Coxarthrose ist die häufigste Erkrankung des Hüftgelenkes (Margo 2003) und ist einer der Hauptfaktoren, welche zu Einschränkungen im Alter führen (Issa 2006). Die Zahl der Betroffenen schwankt erheblich. Aufgrund der wachsenden Anzahl älterer Menschen geht man von steigenden Zahlen in der Zukunft aus. Jährlich werden über 120.000 Hüftprothesen eingesetzt. Die Diagnose auf Grundlage des klinischen Bildes fällt aufgrund der vielen unterschiedlichen Ausprägungen oftmals schwer.

Pathogenese

Die Ursachen für Arthrosen am Hüftgelenk sind vielfältig. Die in Kap. 5.1 und 5.2 beschriebenen knöchernen Abweichungen oder Missverhältnisse sind häufig für das Entstehen einer Coxarthrose mit verantwortlich (Issa 2006). Über- bzw. Unterbelastung spielen eine Rolle, wobei die Überlastung in unserer Gesellschaft seltener das Problem sein wird. Hootman (2003) konnte keinen Zusammenhang zwischen vermehrter körperlicher Aktivität und Arthrose an Knie- und Hüftgelenk feststellen. Interessanterweise konnte Rogers (2002) sogar den Umkehrschluss aufstellen, indem er bei Betroffenen eine Selbsteinschätzung der physischen Aktivität durchführen ließ und einen signifikanten Zusammenhang zwischen geringer Aktivität und erhöhter Arthroserate und erhöhter Aktivität und geringerer Arthroserate feststellen konnte.

Es werden verschiedene Ursachen für Hüftgelenksarthrosen diskutiert. Eine genetische Veranlagung sowie hormonelle Defizite scheinen hier, wie an anderen Gelenken auch, eine entscheidende Rolle zu spielen (Issa 2006, Otte 2000). Dysplasien der Hüftgelenkspfanne sind eine mögliche Ursache und sind vor allem bei Säuglingen mit Steißlage zu beobachten. Übergewicht wird zwar immer wieder genannt, lässt sich aber in großen epidemiologischen Studien nicht eindeutig als Risikofaktor identifizieren (Hackenbroch 2000, Stürmer 2000). Repetetive Mikrotraumen (Fußball, etc.) oder Makrotraumen können die Entstehung einer Arthrose begünstigen. Joggen geht bei normalen biomechanischen Verhältnissen nicht mit einem erhöhten Arthroserisiko einher (Hohmann 2005, Walther 2004).

Die Coxarthrose ist eine Pathologie, die normalerweise als primäre Erkrankung erst ab dem 40–45. Lebensjahr auftritt – wenn keine Systemerkrankungen, unbehandelte Hüftdysplasien oder andere kindliche Erkrankungen des Hüftgelenkes (Skinner 1999) vorliegen.

Klinik

Symptome

Subjektiv (modifiziert nach Cibulka 2004)

- Die wichtigsten Symptome sind Schmerzen, Bewegungseinschränkungen und als Folge Einschränkungen im Alltag, wie Schwierigkeiten beim Anziehen von Schuhen und Socken sowie beim Bücken.
- Bewegungseinschränkungen in mehr als einer Ebene (mehr als 16 ° im Seitenvergleich).
- Häufig kommt es zu einem Belastungs- oder Anlaufschmerz (morgendliche Anlaufschmerzen).
- Patienten zeigen häufig Gangabweichungen (Trendelenburg-Zeichen, Duchenne-Hinken).
- Schmerzen länger als 3 Monate.
- Schmerzen im Trochanter-major-Bereich.
- Kein Schmerz beim Sitzen.
- Alter: > 50 Jahre.

Objektiv

Inspektion/Palpation

Die Inspektion und die Palpation an der Hüfte sind nur in den seltensten Fällen hilfreich. Es sollte auf Atrophien, Schmerzhaltungen und auf die Stellung der umliegenden Gelenke geachtet werden.

Funktionsuntersuchung

Aufgrund der großen intraindividuellen Unterschiede der Hüftgelenkspfannenausrichtung in allen Ebenen fällt es oftmals schwer, die Beweglichkeit beider Seiten miteinander zu vergleichen. Für die Außen- und Innenrotation stellen wir bei den Spezialisierungstests eine Möglichkeit des Vergleiches vor (Bestimmung des AT-Winkels). Ist z. B. die Innenrotation aufgrund eines veränderten AT-Winkels verringert, ohne dass eine Bewegungseinschränkung aufgrund von Gelenkveränderungen oder eines Kapselmusters besteht, könnte die Mobilisation der Innenrotation fatale Folgen haben – bis hin zur Auslösung einer traumatischen Arthritis.

Das Kapselmuster ist für das Hüftgelenk zwar ein spezifisches, nicht aber ein sensitives Zeichen. Das heißt, dass beim Vorliegen eines Kapselmusters davon ausgegangen werden kann, dass eine Coxarthrose besteht. Ist kein Kapselmuster vorhanden, ist dies jedoch kein sicheres Zeichen, dass der Untersuchte keine Arthrose hat (Klassbo 2003).

Häufig liegen auch solitäre Innenrotationseinschränkungen vor (Skinner 1999, Birrell 2001). Diese sind in 90 ° und 0 ° Hüftflexion vorhanden. Auch andere solitäre Bewegungseinschränkungen können ein Zeichen für lokale Kapsel- und Knorpelveränderungen sein, so dass man nicht von einer typisch auftretenden Bewegungseinschränkung ausgehen kann. Vielmehr ist das gesamte klinische Bild des Patienten zu beachten. Verschiedene Autoren stellten klinische Kriterien auf, die für eine Arthrose bzw. Arthritis sprechen (Birrell 2001, Bierma-Zienstra 2002, Altman 1991):

- Bewegungseinschränkung
- Alter > 50 Jahre
- Kraftverlust der Abduktoren
- Schmerzen beim Treppe auf- oder abwärts gehen (Arokoski 2004)
- Morgenschmerz

Bei den bildgebenden Verfahren ist das Röntgenbild am meisten verbreitet. Die Bilder sollten im Stehen durchgeführt werden, um eine bessere Beurteilung zuzulassen. Röntgenologisch kann eine Verschmälerung des Gelenkspaltes erkennbar sein. Dies ist ein Zeichen für arthrotische Veränderungen, wobei die klinischen Zeichen, wie Schmerzen und Bewegungseinschränkungen, auch jahrelang fehlen können. Bildgebende Verfahren müssen immer im Zusammenhang mit der klinischer Diagnostik gesehen werden und dürfen nicht solitär beurteilt werden, da mehr als. 80% der über 55-Jährigen arthrotische Veränderungen im Röntgenbild zeigen (Schuhbeck 2005).

Spezialisierungstest

Hip Harris Score

An der Hüfte ist der Hip Harris Score (Harris 1969), der ursprünglich für die Evaluation des Behandlungserfolges einer Hüftendoprothese nach posttraumatischer Coxarthrose entwickelt wurde, ein valider Test (Kladny 2001), um den pysiotherapeutischen Behandlungsverlauf zu überprüfen. Im Vergleich mit anderen Tests (SF-36, Walking Speed, etc.) zeigt er die besten Ergebnisse hinsichtlich der Responsivität (Ansprechbarkeit für Veränderungen), Inter- und Intratester-Reliabilität und Validität (Hoeksma 2003, Shields 1995).

Es werden verschiedene Parameter erfasst (s.u.), die unterschiedlich gewichtet werden und mit denen maximal 100 Punkte erreicht werden können. Unter 70 Punkte ist ein schlechtes Ergebnis, 70–80 mäßig, 80–90 Punkte ein gutes und 90–100 Punkte ein hervorragendes Resultat (Söderman 2001). Ab einer Veränderung von 4 Punkten kann von einer signifikanten Verbesserung oder Verschlechterung gesprochen werden (Hoeksma 2003).
Wir versuchen, diesen Score auch bei Patienten mit Coxarthrose vor und nach jedem Behandlungsintervall durchzuführen. Da er wenig Zeit in Anspruch nimmt und selbsterklärend ist, verursacht die Umsetzung keine Schwierigkeiten. Die Punkte werden zusammengezählt, wobei zu erkennen ist, dass Schmerzen und Funktionen ein größerer Stellenwert eingeräumt wird als das Bewegungsausmaß. Die Kriterien des Tests sind in **Tab. 5.5** dargestellt.

Therapie

Konservativ

Nachweise für die Effektivität von trainings- bzw. physiotherapeutischen Maßnahmen bei der Behandlung der Arthrose des Hüftgelenkes sind sehr dürftig. Trotzdem gibt es Hinweise für die Effektivität verschiedener Maßnahmen. Bennell (2005) fand in einer Metaanalyse Hinweise darauf, dass Übungen effektiv in der Symptomreduktion und in der Abmilderung der Progression von Arthrose. Es scheint, dass Übungen unter Aufsicht effektiver als Hausübungen sind. In Leitlinien wird immer wieder empfohlen, Übungen durchzuführen, um Verbesserungen in Kraft, Gelenkstabilität, Bewegungsausmaß und Ausdauer zu erlangen (van Baar 2001). Trotz allem wird nur einem geringen Anteil der Patienten Physiotherapie verordnet (Shrier 2006). Innerhalb der Physiotherapie führten über 70% Übungen durch, im Vergleich zu 2,6% bei denen, die keine Physiotherapie verordnet bekamen. Horstmann (2001) konnte in einer Effektivitätsstudie zeigen, dass eine Trainingsgruppe deutliche Verbesserungen der Beschwerden, des Hip Harris Score und der Kraft im Vergleich zu einer Kontrollgruppe zeigten. Auch andere Autoren (Tak 2005, van Baar 2001, 1999, Minor 1999, 1994, 1989) konnten, wenn auch teilweise nur geringfügige, Erfolge aufzeigen. Manche Studien konnten keinen lang anhaltenden Effekt nachweisen, was am

Tabelle 5.5 Harris Score

Schmerzen		***Punkte***
kein Schmerz		44
leichter Schmerz	gelegentliche Beschwerden oder geringgradige Schmerzwahrnehmung, die Aktivität ist nicht behindert.	40
geringe Schmerzen	keine Auswirkung auf die durchschnittliche Aktivität, selten mäßige Schmerzen nach ungewohnten Tätigkeiten, gelegentlich z. B. Aspirin.	30
mäßige Schmerzen	Schmerz erträglich, regelmäßige Arbeit möglich, jedoch Behinderung bei gewöhnlicher Aktivität, gelegentlich stärkere Analgetika erforderlich	20
deutliche Schmerzen	starke gelegentlich auftretende und wieder vergehende Schmerzen, ernstliche Einschränkung des Aktivitätsniveaus, stärkere Schmerzmittel	10
schwere Schmerzen	starker Schmerz auch im Bett, der Schmerz zwingt den Patienten überwiegend im Bett zu bleiben, schwerste Beeinträchtigung	0
Tägliche Tätigkeiten		
Treppen	– eine Stufe nach der anderen ohne Nachziehen des Beines und ohne den Gebrauch eines Geländers	4
	– Stufe nach Stufe ohne Nachziehen eines Beines, aber mit Geländer	2
	– Treppengehen ist noch möglich mit beliebigen Hilfsmitteln	1
	– Patient ist nicht in der Lage Treppen zu steigen	0
Öffentliche Verkehrsmittel	– Patient ist in der Lage, öffentliche Verkehrsmittel zu benutzen	1
	– Patient ist nicht in der Lage, öffentliche Verkehrsmittel zu benutzen	
Sitzen	– Patient kann bequem auf jedem Stuhl für 1 Stunde sitzen	5
	– Patient kann bequem auf einem hohen Stuhl für eine halbe Stunde sitzen	3
	– Patient ist nicht in der Lage, auf irgend einem Stuhl bequem zu sitzen	0
Schuhe und Strümpfe	– Patient kann ohne weiteres Strümpfe anziehen und Schuhe binden	4
	– Patient kann unter Schwierigkeiten Strümpfe anziehen und Schuhe binden	2
	– Patient ist nicht in der Lage, Schuhe oder Strümpfe anzuziehen	0

Tabelle 5.5 Fortsetzung

Gehfähigkeit			***Punkte***
Hinken	–	kein Hinken	11
	–	leichtes Hinken	8
	–	mäßiges Hinken	5
	–	schweres Hinken	0
Gehhilfen	–	keine	11
	–	einzelner Stock für längere Strecken	7
	–	einzelner Stock für die meiste Zeit	5
	–	eine Unterarm-Gehstütze	3
	–	zwei Stöcke	2
	–	zwei Unterarm-Gehstützen oder Gehunfähigkeit	0
Entfernungen	–	unbegrenzt	11
	–	zwei Kilometer	8
	–	200 bis 500 Meter	5
	–	nur in der Wohnung	2
	–	Bett oder Stuhl	0
Fehlhaltungen und Deformitäten			
Adduktionskontraktur	–	weniger als 10 Grad	1
	–	10 Grad oder mehr	0
Innenrotationskontraktur	–	weniger als 10 Grad	1
	–	10 Grad oder mehr	0
Beugekontraktur	–	weniger als 15 Grad	1
	–	15 Grad oder mehr	0
Beinlängendifferenz	–	weniger als 3 cm	1
	–	3 cm oder mehr	0
Beugung	–	90 Grad oder mehr	1
	–	weniger als 90 Grad	0
Abduktion	–	mehr als 15 Grad	1
	–	15 Grad oder weniger	0
Adduktion	–	mehr als 15 Grad	1
	–	15 Grad oder weniger	0
Außenrotation	–	30 Grad oder mehr	1
	–	weniger als 30 Grad	0
Innenrotation	–	mehr als 15 Grad	1
	–	15 Grad oder weniger	0

Tabelle 5.6 Konservative Therapie bei Coxarthrose

	Entzündungsphase	**Proliferationsphase (nicht vorhanden)**	**Remodellierungsphase**
Beweglichkeit	Passives Bewegen CPM		▪ Alle Bewegungen bis an die Schmerzgrenze ▪ Extension, Abduktion und Rotationen bevorzugt (nach Befund) ▪ Kompressionsmobilisation (siehe Knorpeltherapie) ▪ Es darf in den Schmerz hinein gearbeitet werden, wenn der Patient nicht vermehrt Schmerzen entwickelt
Kraft	Kein Training möglich		▪ Stufe A, B, C
Koordination	Kein Training möglich		▪ Stufe A ▪ Stufe B, bei Schmerzen in reduzierter Ausgangsstellung und mit weniger Belastung
Ausdauer	Oberkörpertraining		▪ Stufe A, B-I

Beenden der Übungen liegen könnte. Bei einem Vergleich von manueller Therapie und einer Übungstherapie, zeigte die manuelle Therapie bessere Erfolge als die Übungstherapie (Hoeksma 2004). Die Erklärung des Wirkmechanismus bleibt bei manchen Therapien offen. Ziel ist es, in Zukunft herauszufinden, welche Übungen und welche Dosierung am effektivsten sind.

Die konservative Behandlung orientiert sich an den Wundheilungsphasen (**Tab. 5.6**) bzw. an den Beschwerden des Patienten. Ist keine akute Entzündungsphase (aktivierte Arthrose bzw. Arthritis) vorhanden, sollte mit Maßnahmen der Proliferationsphase begonnen werden. Im Mittelpunkt steht hierbei die Schmerzlinderung und die Verbesserung der Alltagsfunktion. Erreicht wird dies außer mit trainingstherapeutischen Maßnahmen auch mit Hilfe von:

- Patientenmanagement
- Ergänzenden Maßnahmen der Schmerzlinderung (Wärme- oder Kälteanwendungen, Reizstrom, Massage, schmerzlindernde Osszilationen, etc.)
- Bei Bedarf Gangschule
- Motor Imagery Training (Training der Bewegungsvorstellung, welches ähnliche Aktivitäten im EEG zeigt wie ein richtiges Training, nur mit deutlich abgeschwächter Intensität)
- Weiteren verschiedenen Maßnahmen

Entzündungsphase

In Stadium 4 (siehe Kapitel Knorpel) der Arthrose sollte mittels entzündungshemmender oder schmerzlindernder Medikamente versucht werden, die Schmerzen des Patienten erträglicher zu gestalten, bis der Operationstermin ansteht. Im Stadium 1–3, muss über Medikamente kritisch nachgedacht werden (siehe Kapitel Knorpel). Alternativ oder zusätzlich zu den klassischen NSAIDs, kann der Patient über die Gabe von so genannten SADOA (slow acting drugs in osteoarthritis; Hackenbroch 2002). Hier sind vor allem die intraartikuläre Injektion von Hyaluronsäure oder die orale Gabe von Glukosamin und Chondroitin zu nennen. Conrozier (2006) und Wang (2004) konnten für die Hyaluronsäure in einer Übersichtsstudie Effekte nachweisen. Andere Autoren können dies nicht bestätigen (Arrich 2005). In einer Übersichtsstudie der Cochrane Collaboration konnten Glukosamine keine besseren Effekte als Plazebo aufzeigen (Towheed 2005). Subjektive Erfahrungen von Patienten sehen teilweise deutlich positiver aus.

Bei Bedarf sollte der Patient durch ein Hilfsmittel entlastet werden und zusätzlich seinen Bewegungsradius vorübergehend verringern. In dieser Phase macht es keinen Sinn, zusätzlichen mechanischen Stress durch Aktivität zu provozieren. Den Gelenkstoffwechsel kann man mit Hilfe einer Bewegungsschiene oder durch passive Bewegungen unterstützen.

Kraft- und Koordinationstraining sind in einer schmerzhaften Phase nicht möglich. Angrenzende Gelenke können beübt werden. Der Effekt auf die betroffene Extremität bleibt offen. Overflow findet vor allem bei Personen mit schlechterer Koordination statt. Allerdings ist auch Overflow ein mechanischer Reiz im entzündeten Gebiet, welcher in dieser Phase nicht erwünscht ist.

Ausdauertraining ist hilfreich, indem die meist schlechte Grundlagenausdauer von Patienten verbessert wird. Trainiert werden kann dies mit verschiedenen Geräten.

Remodellierungsphase

Lässt der Dauerschmerz nach, kann man damit beginnen, die funktionellen Probleme des Patienten zu therapieren. Physiotherapeutisch kann mit Kompressionsmobilisationen versucht werden, den Knorpelstoffwechsel anzuregen. Dabei wird das Gelenk im Sekundenrhythmus (1 Sekunde Belastung, 1 Sekunde Pause) über mehrere Minuten unter Kompression bewegt. Über die Wirkung der Kompressionsmobilisation gibt es noch kaum wissenschaftliche Nachweise. Die positiven Ergebnisse entstehen meist aus persönlichen Erfahrungen und können nicht auf alle Patienten rückhaltlos übertragen werden. Daher möchten wir vor allzu großer Euphorie warnen.

Das Beweglichkeitstraining sollte alle Bewegungsrichtungen beinhalten, mit Rücksicht auf die anatomischen Gegebenheiten und knöchernen Einschränkungen. Bei einem harten Endgefühl darf nicht weiter in die entsprechende Bewegungsrichtung mobilisiert werden. Für den Alltag wichtig sind vor allem die Extension und die Flexion. Besonders die Verbesserung der Hüftextension scheint die Gehleistung zu verbessern und das Fallrisiko zu reduzieren (Kerrigan 2001).

Koordinationstraining: Eine Verbesserung der Kraft kommt indirekt über eine verbesserte intra- und intermuskuläre Koordination zustande. Für die Koordination werden Übungen der Stufe A, B-I, B-II und bei Bedarf auch der Stufe C durchgeführt. Zuerst sollten eine Überprüfung und gegebenenfalls eine Aktivierung der lokalen Stabilisatoren stattfinden. Weiterhin sollte die Kinästhesie bzw. das Gleichgewicht trainiert werden (s.u.), da dies im Vergleich zu nicht betroffenen Menschen deutlich reduziert ist (Majewski 2005). Arokoski (2006) konnte im Gegensatz zu einem defizitären Gleichgewicht bei Kniearthrosen, bei Hüftarthrotikern keine Defizite feststellen. Der Bedarf an Training sollte durch die aufgeführten Tests im Kapitel Koordination festgestellt werden. In Stufe C wird bei Schmerzfreiheit nur das Hüpfen geübt, da dies auch für alltägliche Bewegungen ohne Hilfsmittel notwendig ist (z. B. Treppabgehen). Weitere Progression ist nur für die Patienten sinnvoll, die wieder sportlich aktiv werden wollen und können (Joggen, Spielsportarten etc.). Siehe hierzu Kap. 2.3.2 (Koordination Stufe C).

Übungen der Stufe A und B-I (s. auch Kap.8):

Aktivierung der Rotatorenmanschette im geschlossenen System: Einbeinstand mit schmerzfreier Teil- oder Vollbelastung (bei Bedarf mit Hilfe von Gehstützen oder mit Festhalten). Der Patient bewegt das nicht betroffene Bein vor und zurück (Flexion, Extension im Hüftgelenk) oder seitwärts (Abduktion, Adduktion). Das Standbein darf keine Ausweichbewegung zeigen.

- Aktivierung der Extensoren (M. glutaeus maximus): Patient neigt sich aus dem Stand mit dem Oberkörper auf eine Bank. Ein Stabilizer liegt unter seinem Unterbauch. Nun soll das betroffene Bein extendiert werden, ohne dass es in der LWS zu einer weiterlaufenden Bewegung kommt beziehungsweise der Stabilizer eine Druckveränderung anzeigt. Diese Übung kann mit kurzem oder langem Hebel durchgeführt werden.
- Kinästhesie, Standbeinphase: Vor einem Spiegel führt der Patient mit geringem Bewegungs-

ausmaß Squats oder Gewichtsverlagerungen aus einer Schrittposition heraus aus. Die Augen sind dabei geschlossen. Nach Rückkehr in die Ausgangsstellung sollte der Ausgangspunkt wieder erreicht werden. Eine exakte Kontrolle ist mit Hilfe einer Lampe oder eines Laserpointers möglich: Der Patient steht bei der Übungsausführung vor einer Wand, auf der eine Skala eine genaue Lokalisation des auftreffenden Lichts ermöglicht. Die Lichtquelle wird am Bein des Patienten fixiert (u.U. auch am Rumpf) und ermöglicht so eine punktgenaue Kontrolle. Bei 1,5m Abstand zum Ziel ist eine Abweichung von ca. 1–2 cm tolerabel.
- Kinästhesie, Schwungbeinphase: Ausgangsstellung wie zuvor. Das Bein wird wie bei einem Schritt vorwärts oder rückwärts flektiert. Nach Rückkehr in die Ausgangsstellung sollte der Ausgangspunkt wieder erreicht werden (s.o.).

Stufe B-I beinhaltet das Erlernen bzw. die Verbesserung des Gleichgewichts im Stand. Dazu können verschiedene Hilfsmittel zum Einsatz kommen: Schaukelbretter, Balance-Pads, Therapiekreisel, etc. Das Training sollte nur ein Bestandteil der Therapie sein, wenn die Testung auffällig war und mit der alltagsnäheren Stufe B-II kombiniert werden.

In der Stufe B-II können alle Übungen des Krafttraining aus der Remodellierungsphase durchgeführt werden (s.u.). Es ändern sich nur die Belastungsparameter. Falls Belastungsschmerzen auftreten, kann versucht werden, durch Stöcke die Belastung zu reduzieren oder den schmerzhaften Bewegungsbereich auszusparen. Weiterhin kann die Oberkörperneigung variiert werden. Weite Vorneigung erhöht die Belastung im Gelenk, geringere Vorneigung reduziert sie. Hauptaugenmerk wird bei der Übungsausführung auf die Kontrolle der Beinachse gelegt.

Krafttraining: Arokoski (2002) fand ein signifikantes Kraft- und Muskelmassendefizit (verkleinerte cross sectional area [CSA] = verringerter Muskelquerschnitt) für die Abduktoren, Adduktoren und Flexoren der Hüfte bei Patienten mit Coxarthrose. Unklar war, ob dies Folge der Schmerzen oder Mitursache für das Entstehen der Arthrose war. Auch Johnson (2004) konnte eine Abschwächung der Ab- und Adduktoren um 44 bzw. 56 % bei älteren Frauen feststellen, die eine Stabilisierung des Gleichgewichtes in der Frontalebene erschweren. Eine Kräftigung der entsprechenden Muskelgruppen sollte in dieser Phase ins Training integriert werden. Gerade der M. iliopsoas wird häufig beim Krafttraining vernachlässigt, obwohl er im Alltag eine große Rolle spielt: beim Treppensteigen, Aufstehen aus dem Liegen, Joggen, Schuss beim Fußball oder bei allen Wurfbewegungen mit großer Ausholbewegung, bei denen der Körper schnell nach vorne flektiert werden muss. Die Vermutung, dass es durch ein Training zu einer Verkürzung dieses Muskels kommt, ist mittlerweile eindeutig widerlegt.

Die folgende Aufzählung nennt einige Übungen, die für das Training der genannten Muskelgruppen geeignet sind (Bilder siehe Praxisteil):
- Hüftflexoren
  - Hüftflexion im Stand mit Seilzug/Theraband/Beinschwinge (kurzer/langer Hebel)
  - Sit up straight
  - Scissors straight (kurzer/langer Hebel)
- Hüftextensoren
  - Squat teilbelastet (Oberkörpervorneigung)
  - Extension aus Bauchlage
  - Stand mit abgelegtem Oberkörper. Hier ist ein größeres Bewegungsausmaß möglich, auch bei einer eingeschränkten Hüftextension. Stabilizer unter den Unterbauch zur Kontrolle der LWS-Stabilität
  - Back extensions
  - Squat vollbelastet
  - Squat Lunge, Lunge (vermehrt hinteres Bein)
  - Step up, Step down
- Hüftabduktoren
  - Good Morning
  - Squat
  - Squat Lunge
  - Abduktion im Stand mit Seilzug/Theraband/Beinschwinge (kurzer/langer Hebel)
  - Abduktion aus Seitlage (kurzer/langer Hebel)
  - Step up, Step down
  - Side Lunge
  - Side Step

Operativ

Wenn eine konservative Therapie nicht den gewünschten Erfolg bringt und der Patient bei den Alltagsaktivitäten zu sehr beeinträchtigt, ist entschließt man sich, den Patienten mit einer Hüftendoprothese zu versorgen (s.u.). In seltenen Fällen wird vorher eine Pridie-Bohrung oder eine Mikrofrakturierung (siehe Kap. 1.2.2) durchgeführt, die aufgrund der geringen Relevanz für diese Pathologie nicht explizit besprochen wird.

Zusammenfassung

- Die Ursache der Hüftarthrose ist unklar. Es handelt sich um ein multifaktorielles Geschehen. Genetische Faktoren, Mikro- und Makrotraumen sowie Entwicklungsstörungen tragen zur Entstehung bei.
- Die Therapie orientiert sich an den Wundheilungsphasen. Es sollten alle defizitären Bereiche trainiert werden.
- Patienten sollten in schmerzfreien Phasen versuchen, ihre allgemeine Ausdauer, Kraft, Beweglichkeit und Koordination (vor allem das Gleichgewicht) zu trainieren. Dadurch können sie verhindern, dass die durch Schmerzen und reduzierte Bewegungsumfänge entstehenden Einschränkungen im Alltag weiter voran schreiten und ihr Leistungsvermögen erhalten bleibt.

5.6 Hüftendoprothese

Das Hüftgelenk ist eines der am häufigsten operierten Gelenke. Der Hüftgelenksersatz ist die am häufigsten durchgeführte Operation des Skelettsystems. Trotz dieser Häufigkeit und der zunehmenden Bedeutung aufgrund der steigenden Zahl älterer Menschen, wurden entsprechende Nachbehandlungskonzepte in der Vergangenheit wenig erforscht. Auch gibt es kaum eine Klinik und kaum einen Operateur, der nicht seine eigenen Überlegungen zur postoperativen Belastbarkeit aufstellt und die Behandlung trotz wissenschaftlicher Gegenargumente nach den eigenen Richtlinien durchführen lässt.

Postoperativ ist die Gehfähigkeit meist deutlich verbessert, doch Kraftdefizite sind weiterhin zu erkennen (Borja 1985). Operative Veränderungen der Biomechanik (Rotationsachse, Muskellänge, etc.) können die Kraft deutlich verändern (Vasavada 1994). So kann eine Verlagerung der Rotationsachse nach inferior, superior, medial oder lateral gravierende Folgen hinsichtlich des Kraftarms der umliegenden Muskulatur haben, die nicht mehr zu verändern sind. Hierbei ist zu unterscheiden, ob nur die Rotationsachse verlagert wurde oder auch die Muskellänge und -ausrichtung eine Veränderung erfahren haben. Eine Verlagerung der Rotationsachse um 2 cm nach superior kann trotz Restauration der Muskellänge und -orientierung eine Abnahme der Kraft von 18 % zur Folge haben. Wird die Muskulatur nicht restauriert, beträgt der Kraftverlust sogar 49 % (Vasavada 1994).

Pathogenese

Siehe Coxarthrose.

Klinik

Symptome

Subjektiv

- In der Regel sind die vorangegangen Beschwerden deutlich reduziert, aber nicht komplett verschwunden.
- In den ersten Wochen kommt es im Operationsgebiet zu Wundheilungsschmerzen. Bleiben Schmerzen längere Zeit unverändert bestehen, sollte mittels apparativer Diagnostik nach der Ursache geforscht worden. Kommt es zu einer plötzlichen Verschlechterung der Schmerzen, sollte umgehend die Suche nach der Schmerzursache eingeleitet werden, damit Komplikationen erkannt und behandelt werden können.

Objektiv

- Die Inspektion und Palpation sollte besonders die Betrachtung des Wundgebietes beinhalten und dieses auch während der ganzen Rehabilitationszeit im Auge behalten. Kontinuierliche Verbesserungen sollten zu erkennen sein. Für die Progression bei der aktiven Rehabilitation sind optimale Wundheilungsverhältnisse eine Voraussetzung. Eine gestörte Wundheilung erhöht das Risiko einer frühen Luxation. Dies gilt vor allem für Patienten mit Systemerkrankungen oder einem schlechten Allgemeinzustand.
- Eine Beinlängendifferenz sollte klinisch und mit Hilfe von Röntgenbildern ermittelt werden. Letzteres ist möglich, indem man das präoperative mit dem postoperativ Röntgenbild vergleicht – vorausgesetzt, es wurden entsprechende Aufnahmen gemacht (im Stehen mit gleicher Belastung beider Beine). Eine operationsbedingte Beinlängendifferenz sollte ausgeglichen werden.

- Schon- und Schutzhaltung können zu einer schmerzhaften Verspannung der Muskulatur führen.
- Die Temperaturdifferenz an der Oberfläche kann im Seitenvergleich bestimmt werden, hat aber aufgrund der Dicke der Weichteilschicht meist nicht die Aussagekraft wie am Knie- oder Sprunggelenk. Trotzdem sollten gravierende Temperaturunterschiede notiert und die Behandlung entsprechend angepasst werden.
- Bei der Funktionsuntersuchung muss bis zur oberflächigen Verheilung der Narbe (ca. 6 Wochen) mit provozierenden Bewegungen (Adduktion, Innenrotation, Außenrotation und Flexion über 90°) gewartet werden, auch wenn diese Bewegungen intraoperativ von den meisten Operateuren maximal durchgeführt werden.
- Widerstandstests aus Neutral-Null-Stellung sind geeignet, Muskeln und Sehnen als Schmerzquelle zu identifizieren oder auszuschließen. In der akuten Entzündungsphase haben sie keinerlei Bedeutung und sollten erst in der Proliferationsphase bei persisitierenden Schmerzen durchgeführt werden.
- Massive Flexionseinschränkungen (Flexion nur noch 30–70° möglich) können Zeichen für eine aseptische Lockerung sein (Röder 2003, Simank 1998).

Spezialisierungstests

Der Therapeut sollte erkennen, wenn sich die Therapie nicht im normalen Rahmen vollzieht. Falls Schmerzen und die Funktionseinschränkung persistieren, muss er an eine Komplikation denken. Dies kann z. B. eine aseptische Lockerung sein. Eine Möglichkeit, eine solche Lockerung zu erkennen, bietet der Vibrationstest (s.u.). Hilfreich könnte auch eine Stauchung ins Hüftgelenk sein (Simank 1998), um eine Lockerung des Azetabulums zu erkennen. Dabei muss die prüfende Kraft moderat sein, Kontraindikationen müssen beachtet werden.

Weitere Komplikationen können eine gestörte Wundheilung oder Infekte sein. In jedem Fall sind ärztliche Zusatzuntersuchungen erforderlich (Labor, Röntgen, etc.), um schwere Komplikationen frühzeitig erkennen und behandeln zu können.

Vibrationstest

Dieser abgewandelte Test soll helfen, aseptische Lockerungen zu erkennen. Er weist eine hohe Spezifität aus, kann aber nicht alle Lockerungen herausfiltern. Der positive Vorhersagewert (92%) lag bei einer Untersuchung von Georgiou (2001) höher als beim Röntgen.

Ausgangsstellung: Rückenlage.

Test: Schnelle Vibrationen am Ober- oder Unterschenkel (Kniegelenk extendiert) in verschiedenen Winkelstellungen des Hüftgelenkes (**Abb. 5.17**).

Beurteilung: Lässt sich der bekannte Schmerz auslösen, muss von einer aseptischen Lockerung ausgegangen werden. Zur weiteren Abklärung sollten Zusatzuntersuchungen durchgeführt werden. Frühe Lockerungen werden schlechter erkannt (Li 1995).

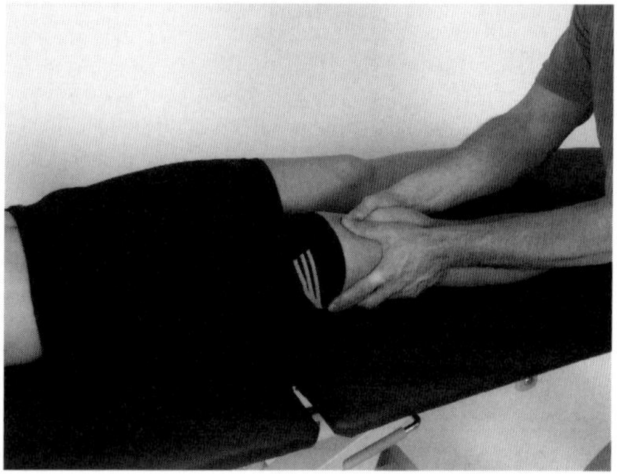

Abb. 5.17 Vibrationstest.

Operationsmethoden

Zugangswege

Chirurgen und Orthopäden entscheiden sich am häufigsten für den anterioren, den anterior-lateralen, den lateralen oder den posterior-lateralen Zugang (Antonius 2000). Es gibt daneben weitere Zugänge, die seltener benutzt und deshalb hier nicht erwähnt werden. Die Auswahl des Zugangs trifft der Operateur aus verschiedenen Gründen: erforderte Zugangsgröße, vorherige Narben, Bewegungsausmaß, eigene Erfahrungen und Ziele, Gewebequalität. Jeder Zugang hat Vor- und Nachteile, die der Operateur berücksichtigen muss.

Leider gibt es noch wenige Studien die uns helfen, den unterschiedlichen Zugangswegen unterschiedliche Limitierungen bzw. Übungen zuzuordnen. Vor allem die unterschiedlichen Methoden der Entfernung bzw. Refixierung der muskulären und kapsulären Strukturen könnten einen Einfluss auf das Nachbehandlungskonzept haben (Schwarz 2005).

Anteriorer Zugang

Hierbei wird das Intervall zwischen dem M. rectus femoris bzw. M. sartorius und dem M. tensor fasciae latae freigelegt. Problematisch ist die Nähe zum Nervus cutaneus femoris lateralis und zu einem Ast der Arteria femoralis lateralis. Bei nicht zwingender Ablösung der Abduktoren kann es zu einer Schwäche kommen.

Anterior-lateraler Zugang

Hierbei wird das Intervall zwischen M. tensor fasciae latae und dem M. glutaeus medius freigelegt. Die Abduktoren werden bei diesem Zugang weniger verletzt als beim anterioren Zugang. Trotzdem kam es bei einem Vergleich von Gangbildern zwischen diesem und dem posterioren Zugang zu einer vermehrten Rumpfvorneigung und dem geringsten Ausmaß an Hüftbeweglichkeit 6 Monate postoperativ. 85 % der Patienten hatten noch kein normales Gangbild wiedererlangt (McGann 2006).

Lateraler Zugang (Abb. 5.18b)

Hierbei wird das Intervall zwischen den Hüftabduktoren freigelegt. Dieser Zugang ermöglicht einen guten Blick auf das Operationsfeld. Es kommt zu weniger Verletzungen des Nervus ischiadicus und die Luxationsrate ist geringer als bei anderen Zugängen. Problematischer ist postoperativ die Aktivierung der Abduktoren – Patienten weisen länger einen Hinkmechanismus auf (Antonius 2000). McGrory konnte nach einem Jahr aber keinen signifikanten Unterschied in der Abduktorenkraft mehr nachweisen.

Posteriorer Zugang (posterolateraler, posteriorer und mini-posteriorer) (Abb. 5.18a)

Der Unterschied zwischen diesen Zugängen ist nur sehr gering (McGann 2006). Verschiedene Varianten sind bekannt. Hierbei wird der Zugang durch eine Spaltung des M. glutaeus maximus freigelegt. Die kleinen Rotatoren werden gelöst und die posteriore Kapsel wird entfernt. Ein Vorteil dieser Methode ist die Integrität der Abduktoren und Rotatoren und die damit verbundene schnellere Rehabilitationszeit. Außerdem kann die Operationszeit reduziert werden.

Nachteil ist die in der Literatur beschriebene, deutlich höhere Luxationsrate bei nicht durchgeführter Refixation der posterioren Kapsel (bis zu 5,8-mal höher als beim lateralen Zugang, Masonis 2002). Werden die Rotatoren und die posteriore Kapsel rekonstruiert, verringert sich die Luxationsrate von ca. 5 auf fast 0 % (Goldstein 2001, van Stralen 2003, Weeden 2003). Eine andere Untersuchung konnte nachweisen, dass die Kraft im Vergleich zu einer Gruppe, bei der die Kapsel nicht rekonstruiert wurde, signifikant größer war (Yamaguchi 2003).

Minimalinvasiver Zugang

Minimalinvasive Hüftendoprothesenoperationen werden zunehmend durchgeführt, wobei dabei nicht nur auf einen kleineren Zugang Wert gelegt wird, sondern vor allem auf geringere Verletzungen von periartikulären Weichteilen (Berger 2006). Trotz allem wird auch bei diesen Zugängen Muskulatur traumatisiert und abgelöst. Beim posterioren Zugang sind dies die Außenrotatoren und die Abduktoren (Mardones 2005).

Verschiedene Vorgehensweisen sind bekannt (Wenz 2002, Berry 2003, Berger 2004). Der Hautschnitt wird im Durchschnitt mit 11,7 cm (zwischen 7,3–13,0 cm) angegeben (DiGioia 2003). Andere Autoren teilen in eine Mini-Inzision (weniger als 10 cm) und eine Midi-Inzision (10–14 cm) ein. Alle Hautschnitte, die über 14 cm Länge besitzen, zählen zu den Standardzugängen (Szendroi 2006). Dies soll eine schnellere Rehabilitation und eine geringere Komplikationsrate ermöglichen. Der Blutverlust und die Operationszeit werden deutlich reduziert (Berger 2004). Außerdem sind die Liege- und Rehabilitationszeiten deutlich verkürzt (Berger 2003, 2004), was vor allem für Risikopatienten die Komplikationsrate senken könnte. Chimento (2005) verglich 2 Gruppen mit 8 cm bzw. 15 cm Hautschnitt miteinander. Die Gruppe mit dem kleineren Operationsgebiet hatte geringeren Blutverlust und hinkte weniger. Nach 1 und 2 Jahren war kein Unterscheid mehr zu erkennen.

Berger (2004) berichtet von Patienten mit einer 2-Schnitt-Technik, die nach 6 Tagen wieder fähig waren, Auto zu fahren (in Amerika ein wichtiger Outcome-Faktor), die Rückkehr zur Arbeit fand nach 8 Tagen, das Gehen ohne Gebrauch von Hilfsmitteln nach 9 Tagen statt, die Wiederaufnahme von allen Aktivitäten des täglichen Lebens nach 10 Tagen und das Gehen einer Strecke von ca. 800 m nach 16 Tagen. 92 % der Patienten wurden am Tag der Operation entlassen, die restlichen 8 % am darauf folgenden Tag. Ein wenig Skepsis gegenüber diesen Ergebnissen ist angebracht, da sie von einem der Pioniere dieser Operationsweise veröffentlicht wurden und damit nicht repräsentativ für andere Krankenhäuser sind (Huo 2004).

Ein Nachteil der minimalinvasiven Methode ist die schlechtere Sicht und die damit möglicherweise verbundene schwierigere Platzierung der Prothesenteile. Huo (2004) berichtet von einer höheren Komplikationsrate, was aber sicher auch von der

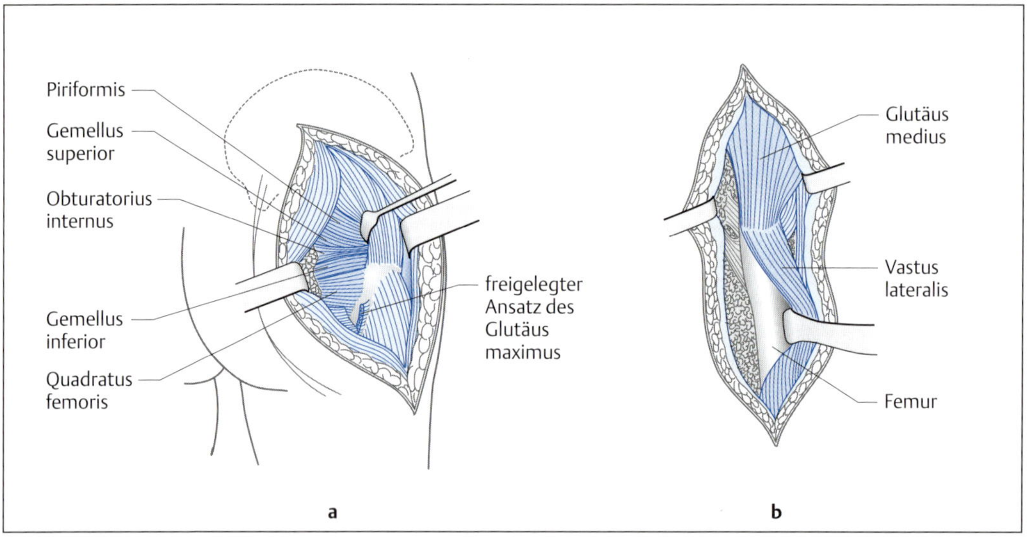

Abb. 5.18a-b Zugangswege bei Hüftendoprothesenoperationen. **a** Posteriorer Zugang. **b** Lateraler Zugang.

Erfahrung des Operateurs abhängt. Langzeitergebnisse liegen noch nicht vor.

Wenn diese Art der Operation zunehmen sollte und die Langzeitergebnisse vielversprechend sind, werden in der Nachbehandlung andere Progressionen vorgegeben. Trotzdem sollte man auch hier immer die Osteointegration die Prothese als Hauptparameter festlegen.

Verankerungen

Zementierte Hüftendoprothese

Zementierte Hüftprothesen weisen unbestritten den Vorteil einer sofortigen sicheren Primärstabilität auf. Die Primärstabilität ist bei der Pfanne 3-mal, beim Femurschaft etwa 5-mal so groß im Vergleich zur nicht zementierten Verankerung (Wirtz 1998), wobei die Micromotion bei axialen Belastungen trotzdem nicht geringer ist, aber Torsionsbelastungen eine vermehrte Micromotion hervorruft (Hua 1994). Die Osteointegration spielt hier keine Rolle und deswegen darf unter Berücksichtigung der Schmerzen und des Allgemeinzustandes des Patienten sofort belastet werden, was bei älteren Patienten mit zu erwartenden Komplikationen von Vorteil ist.

Nachteile sind die schlechtere Verankerungsmöglichkeit bei einer Revision und die etwas geringere Langzeithaltbarkeit bei den azetabulären Komponenten. Durch die immer besser werdende Einbringung des Knochenzementes (Polymethylmethacrylat), wird die Dauer bis zur aseptischen Lockerung immer weiter herausgezögert (Healy 2001).

Unzementierte Hüftendoprothese

Mittlerweile zeigt sich in Langzeituntersuchungen die gleiche Haltbarkeit wie bei zementierten Prothesen. Das Azetabulum hat sogar eine längere Haltbarkeit als bei zementierter Verankerung (Xenos 1999). Auch bei sofort erlaubter tolerierbarer Belastung kommt es nach den neueren Studien nicht zu einer vorzeitigen Lockerung (Chan 2003, Woolson 2002, Rao 1998). Der entscheidende Vorteil ist die Möglichkeit, die Prothese ohne größere Komplikationen wechseln zu können und in der nicht vorhandenen Wärmeentwicklung im Femurschaft durch den Knochenzement.

Teilzementierte Hüftendoprothese (Hybrid-Prothese)

Die teilzementierte Prothese besteht normalerweise aus einem zementierten Femurschaft und einer nicht zementierten Pfanne. Dieses Verfahren zeigt keine Unterschiede hinsichtlich der Langzeithaltbarkeit im Vergleich zu den anderen Verfahren.

Materialien

Es gibt verschiedene Materialen, die für den Gelenkersatz gewählt werden. Ziel der Entwicklung aller Materialen bzw. Materialkomponenten (Schaft und Pfanne) ist es, den Abrieb so gering wie möglich zu halten und die Langzeithaltbarkeit zu erhöhen.

Wichtig ist auch ein ähnliches Schwingungsverhalten der Materialien in Relation zum Knochen, um unerwünschte Reaktionen auf Belastungen zu vermeiden. Folgende Materialen werden eingesetzt:

- Polyäthylen.
- Metall (z. B. Titan).
- Keramik.

Jedes Material hat Vor- und Nachteile, so dass keine endgültige Schlussfolgerung hinsichtlich der Materialverwendung vorliegt. Keramik zeigt den geringsten Abrieb und eine gute biologische Verträglichkeit, ist dafür aber anfälliger bei großer Spannungsentwicklung, was zu Einbrüchen des Implantates führen kann.

Postoperative Komplikationen

Postoperativ können trotz der Routine bei diesem Eingriff Komplikationen auftreten. Die Komplikationen können verschiedene Ursachen haben und sollen hier wegen ihrer Bedeutung für die Rehabilitation genauer beschrieben werden. Im Wesentlichen handelt es sich um folgende Ereignisse:

- Schmerzen
- Micromotion (verringerte Primärstabilität durch mangelnde Osteointegration)
- Femoroazetabuläres Impingement
- Luxation
- Partikelabrieb (Particle Wear Disease)
- Infektion
- Aseptische Lockerung
- Weitere Komplikationen

Schmerzen

Schmerzen sind eines der Hauptprobleme innerhalb der postoperativen Rehabilitation. Man sollte Lokalisation und Ursache der Schmerzen eruieren. Häufigste Ursachen sind die Luxation, die aseptische Lockerung und das Impingement-Syndrom.

Plötzlich auftretende Schmerzen weisen auf eine Luxation hin und machen eine sofortige Abklärung erforderlich. Unveränderte Schmerzen postoperativ können durch die Weichteilschädigung verursacht werden. Es kann aber auch sein, dass die Schmerzen des Patienten nicht vom Hüftgelenk ausgehen – was die Operationsindikation im Nachhinein in Frage stellt und eine weitere Abklärung erforderlich macht.

Micromotion

Die Micromotion ist die Relativbewegung zwischen Transplantat und Knochen (Branemark 1977). Sie ist einer der entscheidenden Faktoren für die Primärstabilität nach Gelenkersatz und sollte ein gewisses Ausmaß nicht überschreiten.

Innerhalb der ersten 6–12 Wochen sollte es zu einem primären knöchernen Einwachsen der Prothese in den Femurknochen kommen (Osteointegration; Bottner 2005). Der komplette Umbauprozess von Faser in dauerhaften lamellären Knochen wird mit 18–24 Monaten angegeben (Witz 1998). Findet die primäre Osteointegration nicht statt, besteht das Risiko, dass es an der Prothesen-Knochen-Grenze, analog einer Pseudarthrose, zu einer bindegewebigen Interfacebildung kommt. Dadurch wird die Osteointegration behindert, das zu einer vorzeitigen Implantatlockerung (aseptische Lockerung) führen kann. Dabei scheint vor allem das knöcherne Einwachsen des Femurschaftes relevant zu sein, da hier vermehrt rotierende Kräfte angreifen. Die Festigkeit der Pfanne ist in dieser Hinsicht unproblematisch.

Die Größe der Micromotion wird von verschiedenen Faktoren beeinflusst (Wirtz 1998):

- Einwirkende Kräfte
- Prothesendesign
- Prothesenmaterial
- Operationstechnik
- Größe der Kontaktfläche zwischen Transplantat und Knochen (Osteointegration)
- Qualität des Implantatlagers (Knochenqualität)

Die Grenze der tolerierbaren Micromotion bleibt unklar. Pillar (1986) berichtet von einer unzureichenden Knochenintegration (bindegewebige Interfacebildung zwischen Schaft und Knochen) ab einer Bewegung von 1,5 mm. Ob diese Studie allerdings auf Hüftprothesen zu übertragen ist, halten wir für bedenklich. Diese Werte wurden anhand von Tierversuchen evaluiert.

Bottner (2005) versuchte mittels Radiostereometrie (RSA) die Bewegung zu quantifizieren in einer Gruppe nicht zementierter Prothesenträger, die sofort belasten durfte und einer Gruppe, die teilbelasten musste. Die Micromotion der Gruppe, die schmerztolerabel belasten durfte, zeigte größere Bewegung (2,6 mm zu 1,1 mm), dennoch war die Stabilität nach 6 Wochen und 6 Monaten mit der der anderen Gruppe vergleichbar. Auch Rao (1998) konnte eine vermehrte Micromotion bei unzementierten Endoprothesen bei sofort erlaubter tolerierbarer Belastung im Vergleich zur Teilbelastung erkennen. Nach 2 Jahren waren in der Stabilität keine signifikanten Unterschiede zu erkennen.

Andere Autoren wie Wirtz (1998) empfehlen aufgrund der Studie von Pillar (1986), bei zementfreien Prothesen postoperativ (keine Zeitangabe vorhanden) die Gelenkbelastung nicht über das 2–3fache Körpergewicht ansteigen zu lassen. Wie realistisch dies im Alltag ist, darf sich jeder anhand der Messungen von Bergmann selber beantworten.

Wir empfehlen daher, die Therapie innerhalb der ersten 6–12 Wochen bei Patienten mit nicht zementierten Hüftendoprothesen am Zustand des Patienten zu orientieren.

Patienten mit guter Knochenqualität (nach Dorr 1993) können schmerzabhängig voll belasten (Woolson 2002), ohne dass die Gefahr einer aseptischen Lockerung besteht. Auch Kishida (2001) konnte zeigen, dass keine Komplikationen bei erlaubter Vollbelastung auftraten, dafür aber deutlich kürzere Rehabilitationszeiten zu erkennen waren.

Bei Patienten mit schlechterer Knochenqualität (z. B. Osteoporose, etc.) und schlechterem Allgemeinzustand sollte man die Vorgehensweise anpassen und die Belastung langsamer steigern.

Femoroazetabuläres Impingement

Das femoroazetabuläre Impingement-Syndrom ist eine Komplikation, die auch schon vor einer Operation auftreten kann, die zu Schmerzen, Funktions- und Bewegungseinschränkungen führt. Hierbei kommt es zu einer Kompression zwischen Femur und Acetabulum. Verantwortlich ist ein zu kleines Offset, eine zu große Pfanne oder eine falsch positionierte Pfanne (Widmer 2004). Die Auswahl der Größe der Prothesenanteile sollte vorher genau geplant werden, um solche Komplikationen zu vermeiden. Die ursächliche Behandlung der Problematik ist nur durch den Austausch der Hüftpfanne oder des -schaftes möglich.

Das femoroazetabuläre Impingement kann zu vermehrtem Partikelabrieb und Luxationsneigung führen (Tschauner 2002). Falls durch das Impingement nur Bewegungseinschränkungen verursacht werden, sollte die Beweglichkeit nicht forciert beübt werden, um keine Reizung der Strukturen hervorzurufen.

Luxation

Die Luxation ist die häufigste früh auftretende Komplikation nach Hüftteil- oder Totalendoprothesen (Khan 1981). Die meisten Luxationen finden innerhalb der ersten 4–6 Wochen statt. Dies ist der Zeitraum der Wundheilung der Kapsel (Lindberg 1982). Innerhalb dieser Zeit werden 39–73,2% aller Luxationen beobachtet (Woo 1982, Joshi 1998)! Nur in Einzelfällen luxiert ein künstliches Hüftgelenk auch noch nach Jahren. Zwei Drittel der Erstluxationen können konservativ behoben werden, ein Drittel benötigt eine operative Revision (Daly 1992).

Die Häufigkeit aller Luxationen wird in der Literatur sehr unterschiedlich angegeben. Man findet Zahlen von 1–9%. Die durchschnittliche Prävalenz beträgt ca. 1,57–3% aller Operierten (Masonis 2002, Antonius 2000). In den letzten Jahren ist die Luxationsrate angestiegen. Als Gründe werden kürzere Liegezeiten in den Krankenhäusern, unterschiedliche Komponentenfixationsmethoden und neue Komponentennutzung diskutiert.

Die Luxation ist neben der septischen Lockerung die gefürchtetste Komplikation, da sie den Patienten erheblich verunsichert. Die Gefahr weiterer Luxationen nimmt zu, das Risiko der Reluxation ist zweimal so hoch wie die Gefahr einer Erstluxation (DeWal 2003).

Eine Luxation tritt plötzlich auf, verursacht starke Schmerzen und macht es dem Patienten unmöglich, das betroffene Bein zu belasten. Die meisten Operateure testen intraoperativ die Beweglichkeit und die Stabilität der Prothese in allen Richtungen. Wenn in dieser Situation die Prothese nicht luxiert, ist im Alltag unter normalen Gegebenheiten, spätestens nach Abheilung der Weichteilverletzungen, keine Luxation zu erwarten!

Die Luxationsrichtung ist normalerweise nach posterior (schwächere kapsuloligamentäre Strukturen). Anteriore Luxationen treten nur selten auf. Für die postoperative Rehabilitation gibt es daher Limitierungen, um das Risiko einer Luxation zu vermeiden. Warum diese Einschränkungen auch nach Abheilung des Wundgebiets gelten und teilweise über Jahre eingehalten werden, können wir nicht nachvollziehen.

Risikofaktoren für Luxationen können in 3 Gruppen eingeteilt werden (Sanchez-Sotelo 2001):

- *Patientenabhängige Faktoren:* Mahoney (2003) beschreibt ein höheres Luxationsrisiko für Frauen. Größe, Gewicht oder präoperative Diagnosestellung scheinen keinen Einfluss auf die Luxationsrate zu haben (Woolson 1999, Antonius 2000). Bis zum 80. Lebensjahr hat auch das Alter keinen Einfluss. Erst über 80 Jahren steigt das Luxationsrisiko aufgrund vermehrter neuromuskulärer Defizite, erhöhter Sturzgefahr und schlechterem Bindegewebe wieder an. Relevanten Einfluss haben psychische Erkrankungen, Alkoholismus, neuromuskuläre Dysfunktionen (Koordinationsdefizite) und vorangegangene Hüftluxationen (s.o. und Hedlundh 1995). Patienten mit einer Schwäche der Abduktoren zeigen genauso ein erhöhtes Luxationsrisiko wie Patienten mit schlechtem Gleichgewicht. Diese beiden Faktoren können in der Therapie gezielt beeinflusst werden und tragen so erheblich zu einer Verringerung des Luxationsrisikos bei.

- *Operationsabhängige Faktoren:* Der Zugang beeinflusst die Luxationsrate erheblich (s.o.). So ist der posteriore Zugang ohne Refixation der kapsuloligamentären Strukturen der problematischste. Bei Refixation dieser Strukturen sinkt das Luxationsrisiko auf das der anderen Zugänge (van Stralen 2003). McGann (2006) stellt eine Metaanalyse (13203 Patienten) vor, bei der die Art des Zugangs berücksichtigt wird.

Checkliste

▪ Posteriorer Zugang	3,95 % Luxationsrate
▪ Posteriorer Zugang mit Weichteilreparatur	2,03 % Luxationsrate
▪ Anterolateral	2,18 % Luxationsrate
▪ Lateral	0,55 % Luxationsrate
▪ Transtrochantär	1,27 % Luxationsrate

- Außerdem verringert die Erfahrung des Operateurs das Risiko einer Luxation (Antonius 2000, Hedlundh 1996). Welchen Einfluss die optimale Pfannenausrichtung auf das Luxationsrisiko hat, ist ungeklärt. In den meisten Veröffentlichungen ist der Einfluss nicht signifikant (Kelley 1998, Paterno 1997). Eine deutliche Anteversion des Azetabulums steigert das Risiko für anteriore Luxationen, eine deutliche Retroversion das für posteriore Luxationen (Woo 1982, Herrlin 1988). Leider werden solche Operationsdetails dem behandelnden Physiotherapeuten oder Patienten nur selten mitgeteilt. Verletzungen der neuralen Strukturen mit konsekutivem neuromuskulärem Defizit (z. B. Verletzung des Nervus glutaeus superior mit folgender Abduktorenschwäche) erhöhen die Luxationshäufigkeit. Dies muss in der Rehabilitation berücksichtigt und therapiert werden (Antonius 2000). Die unzureichende Wiederherstellung der Spannung der umliegenden Weichteile wird von McCollum (1990) als Risikofaktor angegeben. Es gibt bisher aber noch kein geeignetes Verfahren, dieses Problem intraoperativ festzustellen (Sanchez-Sotelo 2001). Die Spannung kann durch verschiedene Faktoren intraoperativ verändert werden:
  - Proximale Azetabulumplatzierung (zu tiefe Verankerung im Becken)
  - Zu kurzer Femurschaft (zu kleines Femoral-Offset)
  - Beinlängendifferenz (Coventry 1985)
- *Implantatabhängige Faktoren:* Die Größe des Femurkopfes und die Relation zum Azetabulum (Head-to-Acetabular Component Ratio) beeinflusst die Luxationsrate. Ein kleinerer Femurkopf (22 mm) zeigte ein 2,3fach höheres Luxationsrisiko als ein Kopf mit 28 mm Durchmesser (Hedlundh 1996). Stimmt das Verhältnis zum Azetabulum nicht, steigt das Risiko für eine Luxation. Problematisch scheinen folgende Verhältnisse: Durchmesser Azetabulum > 54-mm- zu 22-mm-Femurkopf, Durchmesser Azetabulum > 60-mm- zu 28-mm-Femurkopf. Ebenfalls von Bedeutung für das Risiko einer Luxation sind:
  - Größenverhältnis von Femurkopf zu Femurschaft
  - Femoral-Offset
  - Modifikation des Azetabulumrandes

Partikelabrieb (Particle Wear Disease)

Ein Faktor, der die Langlebigkeit einer Endoprothese maßgeblich mit beeinflusst, ist der Partikelabrieb. Abriebpartikel können zur Osteolyse führen und so die Festigkeit der Prothesenverankerung (Schaft und Pfanne) verringern. Dies scheint der wichtigste Langzeitfaktor für die Haltbarkeit einer Endoprothese zu sein (Harris 2004, 1997). Weiterhin scheint die durch Abrieb verursachte Osteolyse für Stressfrakturen an Pfanne und Femur verantwortlich zu sein. Die Partikelerkrankung (Particle Wear Disease) entsteht durch Reibung an Grenzflächen, wie z. B. Knochen und Implantat oder Hüftkopf und Hüftpfanne. Diese Abriebpartikel können im umliegenden Gewebe eine Entzündungsreaktion hervorrufen (Willert 1990, Elke 2001) und damit osteolytische Prozesse einleiten. Unterschiedliche Materialien rufen unterschiedlich starke osteolytische Prozesse hervor. Zementpartikel z. B. lösen eine schwächere Bindegewebsreaktion aus als Polyäthylen (Sedel 1992).

Der Ablauf der Entzündungsreaktion kann wie folgt beschrieben werden (Jacobs 2001, Elke 2001): Beim Eintreten von Fremdkörpern in Gewebe, kommt es zu einer Makrophagenstimulation (Immunabwehr). Verschiedene proteolytische Enzyme wie Prostaglandin, Stromelysin und MMP phagozytieren die Debris. Es bilden sich Granulome, die Osteoklasten werden aktiviert, *während die Osteoblastenaktivität und Kollagensynthese gehemmt werden (Dobai 1999)*. Dies führt zur Auflösung von Knochensubstanz (Osteolyse).

Mehrere Studien konnten zeigen, dass der Bedarf an Reoperationen mit der Anzahl der Partikel und der damit ausgelösten Osteolyse korreliert (Schmalzried 2002). Wenn der Abrieb unter 0,1 mm pro Jahr beträgt, ist das Risiko für eine Prothesenlockerung sehr gering. Steigt der Abrieb auf über 0,2 mm pro Jahr an, ist die Revisionsrate nach 20 Jahren deutlich erhöht. Über 0,3 mm Abrieb pro Jahr ist ein Prothesenwechsel nach 10 Jahren vorprogrammiert (Dowd 2000, Sochart 1999).

Man weiß, dass bei jedem Schritt bis zu 500.000 Partikel aus einer Hüftprothese freigesetzt werden können, was jährlich zu einer Loslösung von 500 Mrd. Partikel führen kann (McKellop 1995)! Faktoren, welche die Abriebrate beeinflussen, sind:

- Verankerungsposition der Endoprothese
- Material der Endoprothese
- Bewegungszyklen der Endoprothese
- Belastung der Endoprothese
- Wärmeentwicklung im Gelenk

Den größten Einfluss auf den Abrieb hat der Patient. Daneben spielen Alter, Geschlecht, Gewicht und Größe nur eine untergeordnete Rolle (Schmalzried 2000, 2002). Aktivere Patienten zeigten in den meisten Studien eine höhere Abriebrate (Feller 1994, Devane 1997, Schmalzried 2000).

Welche Aktivität und welche Häufigkeit von Bewegungszyklen problematisch sein können bleibt unklar, da zu viele beeinflussende Faktoren kein klares Ergebnis zulassen. Als falsche Schlussfolgerung sollte nicht angesehen werden, dass eine Endoprothese bei geringerem Gebrauch länger hält. Vielmehr sollte eine Unter- bzw. Überbelastung vermieden werden. Entscheidend könnten unter anderem Scherkräfte sein, die bei besserer neuromuskulärer Sicherung verringert werden. Die Bestimmung dieser Grenzen ist momentan nicht möglich und wird interindividuell sehr unterschiedlich liegen, da sie von verschiedensten Faktoren abhängt.

Ein weiterer Faktor, der einen Einfluss auf die aseptische Lockerung von Hüftendoprothesen sowie auf die Lösung von Partikeln haben könnte, ist die Wärmeentwicklung durch Reibung der neuen Gelenkpartner. Welche Temperatur zu Denaturierung von Bindegewebe führt ist unklar. Fibroblasten können ab 42,5 °C zugrunde gehen (Petersen 2001). Knochenzellen können bis zu 45 °C verkraften (Bergmann 2001).

Bergmann et al. (2001) untersuchten bei 5 Patienten mittels einer Sonde die Temperaturentwicklung im Gelenk, abhängig von der Tätigkeit. Dieser Wert war bei den unterschiedlichen Probanden sehr inkonstant. Die höchste gemessene Temperatur intraartikulär betrug 43,1 °C, nach einer Stunde Gehen. Die Temperaturentwicklung ist abhängig von der Belastungsstärke, von der Bewegungsgeschwindigkeit, vom Gewicht des Patienten, den verwendeten Prothesenmaterialien (Saikko 1996) und den Schmierungseigenschaften der Synovialflüssigkeit (Lu 1999).

Infektion

Keine Komplikation kann solch verheerende Folgen nach sich ziehen wie die Infektion. Die Häufigkeit wird mit unter 1 % angegeben (Marotte 1987). Hauser (1996) fand unter sauberen Operationsverhältnissen und unter Antibiose kein Auftreten von Infektionen mehr. Ein erhöhtes Infektionsrisiko wird bei Patienten mit Systemerkrankungen wie z. B. Diabetes mellitus und rheumatische Erkrankungen angegeben (Bono 2000).

Erste Zeichen einer Infektion sind typische Entzündungszeichen sowie Ruhe-, Nacht- und Belastungsschmerzen. Diese machen eine sofortige Antibiose und Spülung erforderlich. Die Therapie mit Belastung muss bis zum Abklingen der Entzündung eingestellt werden. Nach einer Infektion sollte die Belastungssteigerung nur sehr langsam vollzogen werden.

Schlägt die Therapie nicht an, muss im schlimmsten Fall bei einer Revision die Prothese ausgebaut und das Wundgebiet großzügig saniert werden. Der Patient kann danach bis zum Abheilen der Wunde und der erneuten Operation vorsichtig mobilisiert werden, allerdings weniger im Sinne einer Gelenkmobilisation als vielmehr im Sinne einer Verhinderung von Immobilisationsschäden. Zu hohe mechanische Belastungen werden hier wieder vermehrt Probleme verursachen. Die Progression der Belastungssteigerung sollte massiv verlangsamt werden und immer unter Kontrolle der Temperaturmessung erfolgen.

Ist die Revision eines künstlichen Hüftgelenks nicht möglich, muss das Hüftgelenk versteift werden. Besonders tückisch an der Infektion ist das relativ hohe Risiko eines Wiederauftretens der Entzündung, selbst Jahre nachdem erstmals eine Gelenkinfektion aufgetreten ist.

Aseptische Lockerung

Die aseptische Lockerung ist die häufigste Komplikation. Sie ist ein multifaktorielles Geschehen. Folgende Ursachen, die oben genannt sind (Micromotion, Partikelabrieb, etc.), können für eine aseptische Lockerung verantwortlich sein. Eine Studie konnte bei 1- bzw. 2-wöchiger postoperativer Gabe von Ibuprofen eine signifikante Steigerung der aseptischen Lockerungen nach 10 Jahren feststellen (Persson 2005). Eine Erklärung für diese Häufung soll in dem hemmenden Effekt von Knochenformation durch NSAIDs liegen.

Je länger die Operation zurückliegt, umso häufiger tritt sie auf. Häufiger betroffen ist die Hüftpfanne. Bei zementierten Prothesen kommt es öfter zur Lockerung als bei unzementierten (Röder 2003, Simank 1998). Diagnostisch können Lockerungen symptomfrei ablaufen (Schmalzried 1992) und auch auf dem Röntgenbild unauffällig sein. Die Diagnosekriterien für Lockerungen sind weltweit sehr unterschiedlich und äußerst ungenau (Röder 2003, Sochart 1999; Kramhoft 1996). Schmerzangaben sind hier nur sehr bedingt nützlich. Bei Verdacht sollte weitere Diagnostik eingeleitet werden. Mögliche Anzeichen können sein:

- Starke Bewegungseinschränkungen, besonders in die Flexion und die Abduktion, welche vorher nicht vorhanden waren
- Scharfer einschießender Schmerz in die Leiste oder ins Knie
- Leisten- oder Trochanterdruckschmerz
- Positiver Vibrationstest (s.o.)
- Stauchungsschmerz

Weitere Komplikationen

Weitere mögliche Komplikationen können auftreten und z.T. die aktive Therapie beeinflussen. Hierzu gehören:

- Thromboembolie
- Heterotrophe Ossifikation
- Intraoperative Fraktur
- Trochanterinstabilität
- Femurstammversagen (Schaftfrakturen/-fissuren)
- Neurale und vaskuläre Verletzungen

Therapie

Ein präoperatives Patientenmanagement erhöht die Compliance und reduziert die Angst. Daher ist ein Beginn der Therapie vor der Operation wünschenswert.

Präoperative Therapie zeigt bessere Ergebnisse hinsichtlich der postoperativen Rehabilitation und Krankenhausaufenthaltsdauer und ermöglicht eine schnellere Rückkehr zur vorherigen Aktivität (Healy 2001). Gilbey (2003) konnte sowohl für prä- als auch postoperative Therapie nachweisen, dass Aktivität sowohl die ADLs als auch die Kraft und die Beweglichkeit im Vergleich zur Kontrollgruppe verbesserten.

Die postoperative Aktivität hat wahrscheinlich einen großen Einfluss auf die Abriebrate und die Langzeithaltbarkeit. Deswegen werden die einzelnen Aktivitäten immer wieder diskutiert.

Die große Frage in der Nachbehandlung von Hüftendoprothesen ist, ob eine Unterscheidung zwischen zementierten und nicht zementierten Hüftendoprothesen notwendig ist. Hierzu gibt es unterschiedliche Meinungen in der Literatur (Bottner 2005, Wirtz 1998). Problematisch erscheint uns die Pauschalierung in der Nachbehandlung von nicht zementierten Prothesen. Entscheidend sind hier die individuelle Knochenqualität, die optimale Positionierung und der Halt der Prothese. Angepasste Vorgehensweisen würden hier hilfreich sein. Deswegen möchten wir an dieser Stelle nicht zwischen zementiert und nicht zementierter Vorgehensweise unterscheiden, sondern zwischen einer postoperativen Behandlung, die Vollbelastung erlaubt und einer solchen, die aufgrund von Schmerzen nur eine schmerzadaptierte Belastung zulässt.

Innerhalb der Nachbehandlung sollte vor allem auf zwei Dinge Wert gelegt werden: die Qualität der Bewegung – weil sie die muskuläre Sicherung des Gelenkes gewährleistet und die optimale Narbenheilung (Mahoney 2003).

Bhave (2005) konnte anhand von Untersuchungen und Fragebögen vier funktionelle Hauptprobleme nach Implantation einer Hüftendoprothese ausmachen (**Tab. 5.7**).

Ein weiteres, immer wieder sehr emotional behandeltes Streitthema sind Bewegungslimitierungen oder -restriktionen nach einem Hüftgelenksersatz. Viele Vorgaben basieren lediglich auf persönlichen Erfahrungen, wurden aber nie im Rahmen von Untersuchungen bestätigt. Einige Studien haben das Luxationsrisiko bei Veränderungen der Restriktionen oder dem Weglassen des Abduktionskissens untersucht (Peak 2005, DeWal 2002, Talbot 2002). Das Weglassen des Abduktionskissens zeigte keinerlei Erhöhung der Luxationsrate und sollte somit erneut überdacht oder nur in Einzelfällen gegeben werden (DeWal 2004). Weiterhin waren die Compliance und das subjektive Empfinden ohne zusätzliche Hilfsmittel besser als mit der zusätzlichen Gabe eines Abduktionskissens. Peak (2005) unterteilte bei seiner Untersuchung die Probanden in 2 Gruppen mit oder ohne Restriktionen, wobei beide Gruppen die ersten Wochen keine Adduktion und keine Flexion über 90° durchführen durften. Rotationen waren bis 45° erlaubt! Nach 6 Wochen zeigte die Gruppe ohne Restriktionen in allen Parametern deutlich bessere Ergebnisse (Zufriedenheit, weniger Hilfsmittelgebrauch, weniger Kostenverursachung, schnelle Arbeitsfähigkeit, frühere Autofahrtüchtigkeit) als die Restriktionsgruppe. Luxationen kamen nicht vermehrt vor.

Wir hinterfragen das pauschale Begrenzen von Bewegungen und das Benutzen von Hilfsmitteln wie Abduktionskissen oder Toilettensitzerhöhung

Tabelle 5.7 Symptome und Auffälligkeiten bei typischen Einschränkungen nach Implantation einer Hüfttotalendoprothese

Einschränkung	*Symptome*	*Funktionsuntersuchung*
Hüftflexionskontraktur	▪ Anteriorer Schmerz ▪ Verändertes Gangbild ▪ Sexuelle Einschränkungen ▪ Rückenschmerz	▪ Kontraktur des M. iliopsoas, M. rectus femoris, M. sartorius und/oder des M. tensor fasciae latae ▪ Verringerte Schrittlänge ▪ Verstärkte Beckenrotation beim Gehen
Hüftabduktionskontraktur	▪ Lateraler Schmerz ▪ Beinlängendifferenz ▪ Verändertes Gangbild ▪ Rückenschmerz ▪ Einschränkungen bei Sport- und Freizeitaktivitäten	▪ Kontraktur des M. tensor fasciae latae ▪ Scheinbare Beinlängendifferenz ▪ Duchenne-Hinken ▪ Bursitis subtrochanterica
Hüftabduktorenschwäche	▪ Lateraler Schmerz ▪ Beinlängendifferenz ▪ Verändertes Gangbild (Hilfsmittelgebrauch, etc.) ▪ Schmerz nach längerer Belastung ▪ Rückenschmerz ▪ Einschränkungen bei Sport- und Freizeitaktivitäten (keine langen Gehstrecken möglich)	▪ Schwäche der kleinen Glutäen ▪ Trendelenburg-Zeichen ▪ Bursitis subtrochanterica ▪ Schlechtes Gleichgewicht
Beinlängendifferenz (echt)	▪ Rückenschmerz ▪ Verändertes Gangbild	▪ Duchenne-Hinken ▪ Kontralaterale Knieflexion ▪ Vermehrte Belastung auf der nicht operierten Seite
Beinlängendifferenz (scheinbar)	▪ Rückenschmerz ▪ Verändertes Gangbild ▪ Einschränkungen bei Sport- und Freizeitaktivitäten	▪ Pseudo-Trendelenburg-Zeichen ▪ Kontralaterale Knie- und Hüftflexion (evtl. Flexionskontraktur) ▪ Kontraktur des M. tensor fasciae latae

kritisch und plädieren dafür, Vorgaben individuell anzupassen. Bei guten Wundverhältnissen und intraoperativer Stabilität sollte von Verboten abgesehen werden. Ist der Eingriff komplikationslos verlaufen, sind Bewegungsrestriktionen nur erforderlich, bis die äußere sichtbare Narbe verheilt ist. Dabei gelten Verbote:

- Flexion über 90°
- Adduktion
- Innenrotation (bei posteriorem Zugang)
- Außenrotation (bei anteriorem Zugang)

Nachbehandlung mit schmerzadaptierter Belastung

Die folgenden Empfehlungen gelten für die Behandlung von Patienten mit nicht zementierten Prothesen mit schlechter Knochenqualität, bis zur maximal 10.–12. postoperativen Woche. In dieser Zeit sollte das Einwachsen der Prothese in den Knochen abgeschlossen sein.

Ein grundsätzliches Problem ist die Festlegung von Belastungsgrenzen. Bergmann (1993, 2001) hat in verschiedenen Studien gezeigt, dass Übungen, die nicht mit voller Belastung des Körpergewichtes durchgeführt wurden, teilweise deutlich höhere Gelenkkompressionen erzeugten als etwa Gehen oder Treppensteigen (siehe Kap. 5.2). Dies macht die Orientierung am Körpergewicht schwierig. Auch sind die Ergebnisse von Bergmann und anderen nur als grobe Orientierung geeignet, da die Messungen nur bei wenigen Personen durchgeführt wurden. Dabei kamen teilweise größere prozentuale Abweichungen zustande und die Belastung beim Gehen wurde nur bei einer Geschwindigkeit ermittelt. Veränderungen der Bewegungsgeschwindigkeit verändern die Kompressionsbelastungen jedoch deutlich.

Insgesamt lässt sich beim Vergleich der Literaturquellen erkennen, dass deutsche Autoren im Vergleich zu den angloamerikanischen tendenziell eher sehr zurückhaltend mit Sport- oder Belastungsempfehlungen umgehen (siehe Wirtz 1998, Kohn 1997, Peak 2005, Dubs 1983, Windhalm 1990). Die Ursache für diese Diskrepanz bleibt uns unklar.

Probleme der Teilbelastung

Die Vorgaben für die Limitierung der Belastung werden durch die subjektive Erfahrung des Operateurs, die Operationsmethode und durch den Verlauf der Operation bestimmt. Meist findet man in unterschiedlichen Häusern auch bei Standardoperationen verschiedene Belastungsvorgaben, ohne dass Komplikationen aufgetreten sind.

Aufgrund der Ergebnisse von Untersuchungen, bei denen überprüft wurde, wie Belastungsvorgaben von Patienten umgesetzt werden, muss die Notwendigkeit von Belastungsgrenzen in Frage gestellt werden. Dabke (2004) zeigte bei der Untersuchung von 23 Patienten, dass 21 im Schnitt 35,3% über der vorgegeben Belastungsgrenze lagen, obwohl sie vorher mit einem Physiotherapeuten die Belastung geübt hatten. Komplette Gewichtsentlastung (Bein in der Luft) zeigte höhere Druckwerte als ein Abrollen über den Fuß. Beim Vergleich verschiedener Hilfen zur Belastungskontrolle (Hand des Therapeuten, Waage, Druckmessplatten) zeigte sich eine sehr schlechte Genauigkeit (23,7%, 26,2%, 66,6%). Nur die Druckmessplatten zeigten eine vertretbare Genauigkeit, da sie die Belastungsmessung während des Gehens erlauben (Gray 1998). Tveit (2001) sieht das Problem in der mangelnden Fähigkeit der Patienten, während des Gehens Belastungsgrenzen einzuhalten, die sie zuvor im Stehen eingeübt hatten. Gerade Übergewichtigen und älteren Menschen fiel dies besonders schwer (Jöllenbeck 2003). In der Untersuchung von Jöllenbeck überschritten die Patienten die vorgeschriebene Teilbelastung im Schnitt um 132%, in erster Linie durch das zu späte Aufsetzen und das zu frühe Abheben der Gehstützen. Dies könnte unter anderem an einer zu geringen Stützkraft liegen.

Offenbar belasten Patienten ihre betroffene Extremität in Abhängigkeit von Schmerzen. Dabei wird die vorgeschriebene Belastungsgrenze nur in wenigen Fällen eingehalten. Daraus entstehende Komplikationen sind nur wenige bekannt. Daher müssen unserer Ansicht nach die gängigen Belastungsvorgaben kritisch hinterfragt werden.

Notwendig ist sicherlich in den meisten Fällen eine Hilfsmittelversorgung, die schmerzabhängig verordnet werden sollte, um eine mechanische Überbelastung der artikulären und muskulären Strukturen zu vermeiden. Statt Vorgaben in Abhängigkeit vom Körpergewicht oder in festen Beträgen (z. B. 20 kg Teilbelastung), erscheint unserer Meinung nach die Orientierung an den Schmerzen, bei komplikationsloser Operation, ausreichend, um eine Überlastung der artikulären oder muskulären Strukturen zu vermeiden.

Während man die Schmerzangaben der Patienten nicht unterschätzen darf, sollte man deren Stützkraft nicht überschätzen. Möchte man nicht auf die Vorgabe fester Gewichtskraftwerte verzichten, sind für die Kontrolle Druckmessplatten, die eine Messung während des Gehens ermöglichen, unerlässlich. Krafttraining der oberen Extremität sollte am besten schon präoperativ durchgeführt werden, v.a. bei älteren und übergewichtigen Patienten.

Entzündungsphase: In der Entzündungsphase gibt es keinen Unterschied zur Nachbehandlung mit Vollbelastung (Ablauf s.u.). Die mechanische Belastung sollte so gering wie möglich gehalten werden.

Tabelle 5.8 Nachbehandlung nach Implantation einer Hüftendoprothese, schmerzadaptierte Belastung

	Entzündungsphase	*Proliferationsphase (Osteointegration: ca. 6–10 Wochen)*	*Remodellierungsphase (> 10 Wochen)*
Beweglichkeit	▪ Funktionelle Immobilisation ▪ Evtl. CPM	▪ Extension und Abduktion frei ▪ Flexion bis 90° ▪ Nicht in die Rotationen mobilisieren	▪ Nach der knöchernen Einheilung (6.–12. Woche) kann mobilisiert werden, falls noch Bewegungseinschränkungen bestehen, die Alltagsbewegungen behindern
Kraft	▪ Kein Training der unteren Extremität möglich ▪ Training der Stützkraft der Arme	▪ Kein Training der unteren Extremität möglich ▪ Training der Stützkraft der Arme (Stufe A, B)	▪ A, B, C
Ausdauer	▪ Kein Training möglich	▪ A, B	▪ A, B, C, D
Koordination	▪ Kein Training möglich	▪ A: lokale Stabilisatoren (z. B. Glutäen) aus Teilbelastung ▪ B: Feedback aus Teilbelastung (Sitz oder Stützen)	▪ A, B

Als allgemeine Maßnahmen können durchgeführt werden:

- Schmerzlinderung
- Patientenmanagement
- Prophylaxen
- Gangschulung
- Motor Imagery Training

Proliferationsphase: Auch in dieser Phase ist es wichtig, Patienten mit Ratschlägen und Tipps zur Seite zu stehen (Patientenmanagement). Prophylaxen werden bis zur Vollbelastung fortgeführt. Gangschulung sollte so weit als notwendig durchgeführt werden.

Beweglichkeit: Für diesen Bereich besteht kein Unterschied zur Vollbelastung.

Krafttraining: Sollen Patienten in dieser Phase ihr Bein noch entlasten, muss die Stützkraft optimiert werden. Es sollte im Sinne eines Kraftausdauertrainings vorgegangen werden (Stufe A Krafttraining). Folgende Übungen sind möglich:

- Geräte:
  - Lastzug
  - Pull-down
  - Butterfly-reverse
  - Butterfly
- Seilzug/Theraband:
  - Dynamic hugs
  - Push ups
  - Triceps extension

Natürlich sind auch andere bekannte Übungen ohne Geräte möglich.

Die Ausdauer kann mit folgenden Geräten trainiert werden:

- Oberkörperergometer
- Fahrradergometer (geringe Umdrehungszahl und wenig Widerstand)
- Laufband mit Teilentlastung (Hesse 2003)

Für die Koordination können bei Teilbelastung die gleichen Übungen wie bei Vollbelastung durchgeführt werden (Stufe A, B). Allerdings muss die Ausgangsstellung der erlaubten bzw. der schmerzfreien Belastung angepasst werden. Auch sollte dem Therapeuten bewusst sein, dass auf einem weichen Untergrund für die Stabilisation der Gelenke mehr Muskelaktivität erforderlich ist als auf einem harten. Das bedeutet, dass sich die Belastungen im Hüftgelenk bei Übungen auf weichem Untergrund nicht genau abschätzen lassen.

Das Training der Kinästhesie kann z. B. im Sitzen oder im Halbsitz mit Hilfe eines Laserpointers und einer Zielscheibe oder an einem Spiegel durchgeführt werden (siehe S. 103). Dabei sind Bewegungen in der Sagittalebene (Extension–Flexion) oder in der Frontalebene (Abduktion–Adduktion) möglich. Wir bevorzugen vertikalisierte Ausgangsstellungen, um den Alltagsanforderungen möglichst nahe zu kommen. Außerdem werden das Gleichgewichtsorgan, die Augen und die Fußsohle adäquat belastet (siehe Kap. 2.3).

Remodellierungsphase: In dieser Phase entspricht das Training der Nachbehandlung mit Vollbelastung (s.u.), allerdings mit einer zeitlichen Verzögerung von etwa 2–3 Wochen. Muss der Patient die Teilbelastung länger als 3 Wochen einhalten, orientiert sich die Therapie erst nach Freigabe der Vollbelastung an den Vorgaben der Remodellierungsphase. Bis dahin wird im Programm der Proliferationsphase weitergearbeitet.

Nachbehandlung mit Vollbelastung

Entzündungsphase: In der Entzündungsphase sollte das betroffene Gebiet mechanisch so wenig wie möglich belastet werden. Trotz der meist erlaubten Vollbelastung besteht keine Veranlassung für eine übertrieben beschleunigte Rehabilitation in den ersten Tagen. Hier sollte versucht werden, die Schmerzen zu reduzieren, Prophylaxen durchzuführen und die notwendigsten Transfers für den Alltag anzuleiten. Das Bein wird schmerzfrei gelagert.

Ist es erforderlich, die Muskulatur des betroffenen Beines zu aktivieren, ist dies mit assistiven Bewegungen im schmerzfreien Bereich möglich. Noch besser ist es, den Patienten beim Aufstehen zu helfen und erste Gehversuche mit dem neuen Gelenk zu machen, weil hier die Muskulatur alltagsnah trainiert wird. Um den Gang zu verbessern kann es sinnvoll sein, neben der Gangschule auch die Stützkraft der Arme zu verbessern.

Beweglichkeit: Bei Patienten mit relevanten Nebenerkrankungen kann eine CPM-Schiene notwendig sein. Bei Verdacht auf Zunahme der zu diesem Zeitpunkt physiologischen Entzündungsreaktionen (Zunahme der Temperatur, Schmerzen) sollte das betroffene Bein geschont werden.

Proliferationsphase: In der Proliferationsphase können bei erlaubter Vollbelastung Beweglichkeit, Ausdauer und Koordination trainiert werden.

Die Beweglichkeit sollte langsam den Schmerzen angepasst verbessert werden. Die Extension des Hüftgelenks ist für den Terminal stance Voraussetzung. Kapsel, Muskulatur und das Gelenk können hierbei Einschränkungen verursachen. Gerade die Verbesserung der Hüftextension scheint für die

Tabelle 5.9 Nachbehandlung nach Implantation einer Hüftendoprothese, Vollbelastung erlaubt

	Entzündungsphase	*Proliferationsphase (Osteointegration: ca. 6–10 Wochen)*	*Remodellierungsphase (> 10 Wochen)*
Beweglichkeit	▪ Funktionelle Immobilisation ▪ Evtl. CPM	▪ Extension und Abduktion frei ▪ Flexion bis 90° ▪ Rotationen nicht mobilisieren	▪ Nach der knöchernen Einheilung (6.–10. Woche) kann mobilisiert werden, falls noch Bewegungseinschränkungen bestehen, die Alltagsbewegungen behindern
Kraft	▪ Kein Training der unteren Extremität möglich ▪ Training der Stützkraft der Arme	▪ Kein Training der unteren Extremität möglich ▪ Training der Stützkraft der Arme	▪ A, B, C
Ausdauer	▪ Kein Training möglich	▪ A, B	▪ A, B, C, D
Koordination	▪ Kein Training möglich	▪ A: lokale Stabilisatoren (Glutäen) ▪ B: Feedback	▪ A, B für sportlich ambitionierte Patienten nach Knocheneinheilung C

Gehleistung und die Reduktion des Fallrisikos hilfreich zu sein (Kerrigan 2001).

Die Hüftflexion sollte in dieser Phase bis maximal 90° erweitert werden. Rotationen müssen nicht explizit beübt werden. Die Abduktion ist häufig deutlich eingeschränkt und sollte schmerzfrei erweitert werden.

Ausdauer: Für das Grundlagenausdauertraining bieten sich das Oberkörperergometer, das Laufband mit Teilentlastung (Hesse 2003) oder das Fahrrad bzw. das Fahrradergometer an. Falls die Beweglichkeit noch nicht ausreicht, kann mit einer Tretkurbel mit verstellbarem Kurbelradius gearbeitet werden. Da nicht endgültig geklärt ist, ob es durch die hohe Bewegungsfrequenz zu einer problematischen Temperaturerhöhung im Gelenk kommen kann, sollte maximal zwischen 40–60 U/min getreten werden. Der Widerstand sollte dem Patienten angepasst sein (Faustregel 3/4–einfaches Körpergewicht als Startwiderstand).

Koordination: In dieser Phase sollte Stufe A und B der Koordination durchgeführt werden. Folgende Muskeln sollten Patienten aktivieren können (Stufe A):

- M. transversus abdominis, M. multifidus, Beckenboden (siehe Kapitel LWS)
- M. glutaeus maximus
- Mm. glutaeus medius et minimus
- M. tensor fasciae latae
- M. iliopsoas

Für die lokalen Stabilisatoren der LWS gibt es Untersuchungen die zeigen, dass diese auch für Hüftbeschwerden relevant sein könnten. So konnte Cowan (2004) zeigen, dass bei Leistenschmerz der M. transversus abdominis signifikant verzögert aktiviert wurde. Wenn die untere Extremität Kraft ausüben bzw. sich bewegen will, setzt dies einen stabilen Rumpf voraus. Je schneller die Bewegungen sind, umso größer muss die antizipatorische Aktivität der lokalen LWS-Stabilisatoren sein (Richardson et al. 1999). Übungen für die Aktivierung lokaler Stabilisatoren der Hüfte und der LWS sind dem Übungsteil zu entnehmen.

Übungen mit dem Laserpointer (Stufe A: Kinästhesie) können im Stand durchgeführt werden. Bewegungen in der offenen oder geschlossenen Kette sind möglich (Squat oder Bein aus dem erhöhten Sitz flektieren). Ziel ist es, die Ausgangsstellung wieder so genau wie möglich zu erreichen. Das Bewegungsausmaß ist auf maximal 90° Hüftflexion beschränkt.

Ziel der Stufe B ist es, durch ein optimales Zusammenspiel der verschiedenen Muskeln (intra- und intermuskuläre Koordination) Scher- bzw. Rotationsmomente auf die Prothese so gering wie möglich zu halten. Ob dies tatsächlich erreicht wird, konnte bisher noch nicht nachgewiesen werden. Für Stufe B-I bieten sich einfache mobile oder instabile Unterlagen an (siehe Kap. 2.3.3). Die Kontrolle der Beinachse und des Gleichgewichtes stehen im Vordergrund. Die Patienten dürfen Ausgleichsbewegungen machen wenn erkennbar ist, dass eine allmähliche Verbesserung eintritt und keine schädigenden Kräfte auf das Gelenk wirken. Therapeuten sollten hier, wenn überhaupt, maximal 1–2 relevante Abweichungen korrigieren (extrinsisches Feedback) – weniger ist oftmals mehr. Korrekturen sollten besser nach als während der Übung durchgeführt werden (siehe Kapitel 2.3). Der Patient sollte die Möglichkeit bekommen, seine Fehler selbst zu erkennen (visuell, taktil oder akustisch) und diese auch selbst zu korrigieren (Trial and Error). Unterstützend können hier verschiedene Hilfsmittel zum Einsatz kommen:

- Spiegel (eventuell Mitte des Körpers oder Beinachse einzeichnen oder aufkleben)
- Laserpointer oder Lampe am Oberschenkel oder Rumpf
- Memorytapes am lateralen Oberschenkel (Tape bekommt mehr Spannung, wenn der Patient in eine Adduktion fällt)
- Taktile Reize des Therapeuten (Kontaktverlust oder zu starker Druck an einer Stelle zeigt Abweichungen von der angestrebten Ausgangsstellung an)
- Posturographie, o.Ä. (visuelle Rückmeldung über Bildschirm, **Abb. 5.19**)

Der Drehteller zur aktiven Widerlagerung von Rotationen ist bei Patienten mit Hüftendoprothese sinnvoll. Die kleinen Rotatoren der Hüfte müssen die Rotationsbewegung kontrollieren und zentrieren somit das Hüftgelenk. Dies kann mit Widerständen oder Bewegungen des anderen Beines gegen Widerstand (Theraband bzw. Seilzug) erschwert werden. Am Anfang können die Übungen mit Hilfe von Gehstöcken bzw. Nordic-Walking-Stöcken etwas erleichtert und so an das Niveau des Patienten angepasst werden. Dabei sollte der Patient aufgefordert werden, die Hilfe nach und nach zu reduzieren. Wichtig ist bei all diesen Übungen, dass der Patient das Ziel der Übung erkennen und erreichen kann, damit seine Motivation erhalten bleibt. Bei Zielerreichung kommt es zu einer Ausschüttung von Dopamin, was das motorische Lernen verstärkt (Schmidtbleicher 2005). Bei Misserfolg kommt es zur Absenkung des Dopaminspiegels.

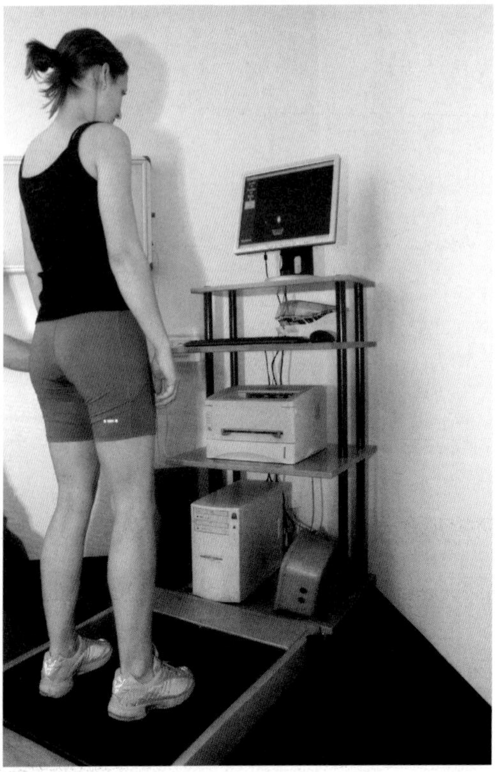

Abb. 5.19 Posturografie mit visueller Kontrolle.

Für Stufe B-II gelten die gleichen Kriterien, nur dass alltagsrelevantere, dynamische Übungen genutzt werden:

- Squat (Hinsetzten und Aufstehen von einem Stuhl, etwas vom Boden aufheben)
- Good Morning (etwas vom Boden aufheben)
- Klettertherapie (beid-, bzw. einbeinig)
- Einbeinstand (Hose anziehen, Strümpfe anziehen, Schuhe anziehen)
- Step up (Treppe aufwärts)
- Step down (Treppe abwärts)
- Gangvariationen

Sonstiges: Werner (2004) konnte zeigen, dass ein Laufbandtraining mit partieller Gewichtsentlastung positive Auswirkungen auf die Nachbehandlung haben kann. Er wies nach, dass mit einem 10-maligen Laufbandtraining bessere Erfolge hinsichtlich des Hip Harris Score, der Hüftextensionsmobilität, der Kraft der Hüftabduktoren und der Gangsymmetrie zu erkennen waren als bei klassischer Physiotherapie. Diese Ergebnisse sollten uns zu denken geben und Anlass sein, die Gründe für seinen Erfolg aufzuspüren. Wir vermuten, dass die hohe Wiederholungszahl, die bei einer partiellen Belastung auf dem Laufband durchgeführt werden kann, ein Grund für das bessere Ergebnis sein könnte. Wenn die Möglichkeit besteht, sollte ein solches Training mit dem Laufband in den Therapieplan integriert werden, da es sowohl die Ausdauer als auch die Koordination (Stabilisation der Beinachse, Gleichgewicht) verbessert (**Abb. 5.20**).

Remodellierungsphase: In dieser Phase kann das Training weiter forciert werden.

Beweglichkeit: Die Hüftextension sollte zu diesem Zeitpunkt wieder möglich sein. Die Hüftflexion darf schmerzfrei bis 100–110 ° erweitert werden. Bei starken, im Alltag behindernden Rotationseinschränkungen kann unter Berücksichtigung der Narbenverhältnisse und des subjektiven Schmerzes eine Automobilisation erfolgen.

Koordination: Weiterhin wird nur Stufe A und B durchgeführt. Ein gezieltes und regelmäßiges Koordinationstraining zeigte in einer Studie von Oeh-

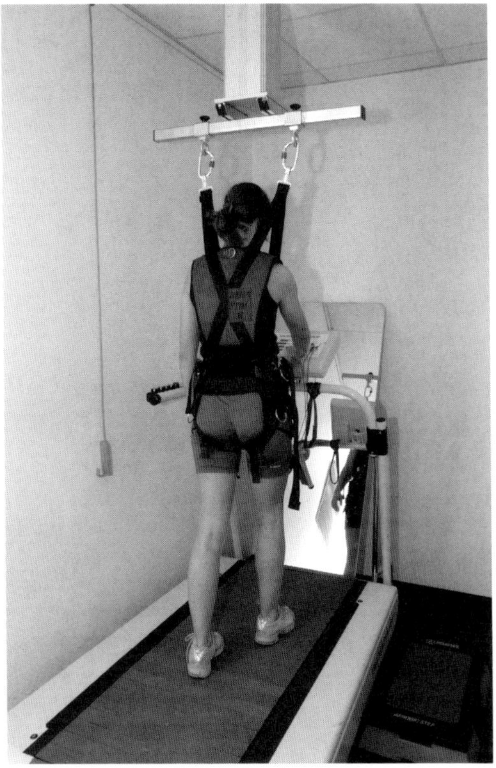

Abb. 5.20 Üben im Laufband mit Teilbelastung.

lert (2004) eine Verbesserung des Gleichgewichts. Besonders älteren Patienten, die mitunter Probleme mit dem Gleichgewicht haben, profitieren von diesem Training, weil die Selbständigkeit steigt und die Sturzgefahr abnimmt.

Sollte ein Patient trotz anders lautenden Empfehlungen wieder Sprungbelastungen durchführen wollen, halten wir es für sinnvoller, dies mit ihm kontrolliert zu üben, als ihn auf eigene Faust die Belastungssteigerung machen zu lassen. In diesem Falle wäre der Aufbau der Stufe C, zumindest in Teilen, durchzuführen.

Ausdauer: In dieser Phase kann das Ausdauertraining sowohl in der Intensität als auch im Umfang gesteigert werden. Es sollten die Ausdauerformen trainiert werden, die der Patient im Alltag oder Sport benötigt (siehe Kap. 2.2)

Kraft: Starker (1997) fand bei der Bestimmung der Reaktivkraft mit Hilfe isokinetischer Kraftmessungen bei Hüftendoprothesenträgern im Vergleich mit einer jüngeren gesunden Kontrollgruppe Kraftdefizite, unabhängig davon, ob die Prothese zementiert war oder nicht. Kraftdefizite im Seitenvergleich wurden für die Hüftextensoren, -flexoren, -abduktoren und -adduktoren festgestellt. Die Rotatoren wurden nicht getestet.

Das Krafttraining fängt in den Ausgangsstellungen an, die vorher schon im Koordinationstraining bewältigt werden konnten. Hierbei sollten unbedingt auch einbeinige Belastungen trainiert werden, da diese im Alltag (z. B. Treppensteigen) benötigt werden. Eine Verbesserung der Kraft der Beine geht einher mit einem Gewinn an Selbständigkeit und Funktion.

Squatbewegungen können hinsichtlich ihrer Phasen unterschieden werden. So zeigte sich, dass die Hüftextensoren in der mittleren Phase der Bewegung stärker aktiv waren als zu Beginn oder Ende der Bewegung (Vakos 1994). Mit diesem Wissen kann man diese Bewegung noch zielgerichteter auf den Patienten anwenden. Wenn in erster Linie die Kraft der Hüftgelenkextensoren verbessert werden soll, kann man mehr im mittleren Bewegungsausmaß trainieren und die vollständige Aufrichtung weglassen, da hier vor allem die Rückenstrecker aktiv sind. Eine Progression ist wie folgt möglich:

- Beidbeinige Belastung:
  - Squat teilbelastet
  - Squat mit unterschiedlicher Oberkörpervorneigung
  - Good Morning
  - Dead Lift
  - Lunge, Squat Lunge
  - Seilzugübungen in Hüftextension, -flexion, -abduktion, -adduktion
  - Seilzugübungen mit Rotation sollten in gewichtsbelasteter Position stattfinden
  - Gleichzeitig sollte die Progression der Wadenmuskulatur zusätzlich durchgeführt werden (siehe Kap. 1.1.2 und 1.2.2, Tendinose der Achillessehne)
- Einbeinige Belastungen:
  - Step up
  - Step down
  - Side Step
  - One leg Squat

Zusammenfassung

- Evidenzbasierte Nachbehandlungsrichtlinien sind kaum vorhanden. Die meisten Schemata orientieren sich an persönlichen Erfahrungen und an Behandlungstagen, nicht aber an funktionellen Parametern.
- Die optimale Wundheilung der Weichteile ist ein zentraler Faktor für die Belastbarkeit von Hüftendoprothesen. Die Belastung sollte an die Phasen der Wundheilung angepasst werden.
- Eine übermäßige Micromotion sollte verhindert werden. Dies scheint vor allem durch die Reduktion von Rotations- und Scherkräften möglich zu sein. Dabei sind nicht die Bewegungen an sich problematisch, sondern die Kräfte, die rotatorisch auf den Prothesenschaft wirken.
- Die Kräfte, die am Prothesenschaft und an der Hüftgelenkspfanne wirken, sind abhängig von der Stärke der Muskelaktivität, nicht aber von der Gewichtsbelastung. Man kann daher nicht davon ausgehen, dass Übungen in nicht belasteter Ausgangsstellung wenige Kompressions-, Rotations- oder Scherkräfte verursachen als solche in belasteten Stellungen.
- Hauptziel der ersten Behandlungswochen ist es, ein qualitativ gutes Gangbild (mit oder ohne Hilfsmittel) und eine gute Kontrolle der Beinachse zu erarbeiten. Patienten sollten alle stabilisierenden Muskeln aktivieren können.

Sportempfehlungen

Voraussetzung für das Sporttreiben mit Gelenkersatz: Das Implantat muss im Röntgenbild einen korrekten Sitz zeigen und die Osteointegration (ca. 6–10 Wochen) sollte abgeschlossen sein. Weiterhin muss der Patient die funktionellen Voraussetzungen dafür in der Therapie erarbeitet haben, so dass selten vor einem halben Jahr mit Sport begonnen werden kann.

Viele Studien haben die Haltbarkeit bzw. Lockerungsraten von Hüftendoprothesen bei verschiedenen Sportarten untersucht. Die Ergebnisse sind meist konträr und aufgrund der unterschiedlichen Studiendesigns oft wenig hilfreich. Den Patienten nützt diese eindimensionale Betrachtung wenig, sondern verunsichert und verängstigt sie eher noch. Auch im Hinblick auf die Partizipation im Alltag ist eine reine mechanische Orientierung nicht mehr zeitgemäß. Vielmehr sollten auch die Wechselwirkungen in Bezug auf soziale und psychische Bereiche beachtet werden. Unserer Meinung nach muss das große Problem der Lockerung vielleicht mehr bei jungen Prothesenträgern berücksichtigt werden (< 50 Jahre), da hier 2 Austauschprothesen vielleicht nicht ausreichend seien könnten. Bei älteren Prothesenträgern (> 60 Jahre) sollte mehr auf die aktuelle Lebensqualität geachtet werden. Eine zu starke Einschränkung der Partizipation am Alltag könnte hier Unzufriedenheit hervorrufen.

Eine andere Frage, die auch berücksichtigt werden sollte wenn man von Sport mit künstlichen Gelenken spricht, ist das Risiko des Auftretens anderer Erkrankungen aufgrund von Bewegungsmangel. Patienten mit Bewegungsmangel haben möglicherweise mehr Probleme aufgrund anderer Erkrankungen als solche, die sich ausreichend bewegen. Bei folgenden Erkrankungen spielt Bewegungsmangel als Risikofaktor eine Rolle, auch wenn der Zusammenhang bis heute nicht eindeutig bewiesen werden konnte:

- Osteoporose
- Diabetes
- Adipositas
- Herz-Kreislaufstörungen
- Gleichgewichtsstörungen
- Antriebsstörungen

Die Einschränkungen durch diese sekundären Nebenerkrankungen sind vielleicht gravierender als die möglicherweise geringere Haltbarkeit einer Prothese durch übermäßige Bewegung. Man sollte den Patienten über diese Problematik besser aufklären.

Kontraindikationen

In der Literatur werden folgende Kontraindikationen für das Durchführen von Sport mit Hüft-TEP genannt (Mouret 1997, Jerosch 1997):

- Instabilitäten (aseptische Lockerungen)
- Infektionen
- Muskelinsuffizienz bzw. schlechte Koordination und Qualität der Bewegung
- Revisionsendoprothese

Auswahl der Sportart

International unterteilt man die Sportarten in empfehlenswerte, bedingt empfehlenswerte und nicht empfehlenswerte. Die Übersicht in **Tab. 5.10** fasst die Ergebnisse mehrerer Studien zusammen (McGrory 1995, Jerosch 1997, Mouret 1997, Pagels 1989). Einige Sportarten, wie Skifahren z. B., werden kontrovers diskutiert. Entscheidend ist sicherlich, wie der Patient die Sportart ausübt und ob er diese Sportart schon vor seiner Operation regelmäßig ausgeübt hat. Auch wenn man sich diesen Empfehlungen anschließt, muss immer im Einzelfall entscheiden werden. Nicht für jeden Patienten

z. B. ist Joggen eine problematische Belastung. Kriterien wie Beinachsen, Bewegungsgeschwindigkeit, Trainingszustand, Sporterfahrung, Technik, etc. sind vielmehr entscheidend für die Beurteilung. Überbelastung, aber auch Unterbelastung können gravierende Folgen haben, wobei heutzutage der Begriff Überbelastung sehr schnell herangezogen wird. Oft ist eine Belastung an sich nicht schädigend, aber die zu schnelle Steigerung der Intensität – aufgrund der schnellen Verbesserung des kardialen Systems – führt zu einer Fehlbeanspruchung der (passiven) Strukturen des Bewegungsapparates, die sich langsamer als das Herz-Kreislauf-System adaptieren.

Tabelle 5.10 Sportempfehlungen für Patienten mit künstlichem Hüftgelenk

Nicht empfehlenswert	*Bedingt empfehlenswert*	*Empfehlenswert*
Fußball	Joggen	Nordic Walking
Handball	Skilanglauf	Walking
Basketball	Skifahren	Wandern
Wasserski	Ballet	Aerobic (low impact)
Karate	Aerobic	Gymnastik
Hockey	Volleyball	Radfahren
Leichtathletik	Tennis	Golf
	Schlittschuhlaufen	Schwimmen (Kraulen)
	Tanzen	Kegeln
	Bergwandern	Tauchen
	Rudern	Segeln
	Reiten	Tischtennis

Was bei der Ausübung von Sport nicht vergessen werden sollte, sind die positiven Effekte auf andere Systeme und andere Erkrankungen (s.o.) Das American College of Sports Medicine empfiehlt dreimal wöchentlich 20 Min. sportliche Aktivität, um eine Verbesserung des psychischen und physischen Wohlbefindens zu erlangen (1990). Die positiven sozialen und psychischen Aspekte sollten nicht vernachlässigt werden (Schüle 1997), da sie eine nicht zu unterschätzende Auswirkung auf die Patientenzufriedenheit haben.

Patienten müssen die Vor- und Nachteile körperlicher Betätigung kennen, um aktiv eine Entscheidung darüber treffen zu können, ob und welcher Aktivität sie nachgehen wollen. Verschiedene Faktoren beeinflussen die Entscheidungsfindung (Healy 2001):

- Präoperative und postoperative Aktivität
- Operationstechnik und -erfolg
- Abriebrate

Risiken beim Sport

Patienten die aktiver sind, haben ein größeres Risiko, beim Sport ein Trauma oder eine Luxation zu erleiden. Man sollte den Betroffenen nur eine Sportart empfehlen, die sie vorher schon ausgeübt haben. Dies gilt zumindest für Sportarten mit höherem Verletzungsrisiko oder höheren technischen Anforderungen. Es wäre z. B. unsinnig, Patienten die noch nie Ski gefahren sind, diesen Sport nach einer Hüftoperation zu empfehlen. Die koordinativen Anforderungen sind hoch, das Gleichgewicht wird gefordert und das Risiko für Stürze und Verletzungen ist bei Anfängern deutlich erhöht.

Bei High-Impact-Aktivitäten (Sprungbelastungen wie beim Volleyball z. B.) kommt es früher zu Lockerungen. Mehr Bewegungszyklen erhöhen die Abriebrate (Schmalzried 2000), was wiederum die aseptische Lockerung begünstigt. Ein normales Maß an sportlicher Betätigung ist sicherlich das Beste – wobei dieses Maß leider oft schwer zu bestimmen ist.

Gehen/Joggen

Wie viel Gehen ist positiv? Wie viel Gehen ist negativ? Wie viele Bewegungszyklen sind schädlich bzw. nützlich? Diese Fragen werden sich abschließend kaum klären lassen, da die genaue Bestimmung des schädlichen Umfangs nicht an einem Faktor festzumachen ist.

Es ist kaum ausreichend, die Langzeithaltbarkeit eines Gelenkersatzes nur am Umfang (Quantität) der Belastung festzumachen und dabei die Qualität völlig außer Acht zu lassen. Trotzdem suggerieren biomechanische Berechnungen (finite Elementberechnungen) häufig, die Haltbarkeit hänge alleine vom Umfang bzw. den Bewegungszyklen ab. Stolk (2002) berechnete das Ausmaß der Schädigung des Knochenzements und des Prothesenschafts und kam zu dem Ergebnis, dass vermehrtes Treppensteigen (10% des täglichen Bewegungsumfangs) gegenüber dem Gehen auf der Ebene die Schädigungsrate um 47% steigert. Er ist dabei von 25 Millionen Schrittzyklen ausgegangen – eine Zahl, die viele Menschen in 20 Jahren nicht erreichen. Sowohl die Schrittzyklen als auch der prozentuale Anteil des Treppensteigens wurden praxisfern festgelegt und die Ergebnisse schüren nur unnötig Angst. Dies lässt einen völlig falschen Eindruck entstehen. Biomechanische Berechnungen sind wichtig, lassen sich aber nicht ohne weiteres auf den Alltag von Patienten übertragen. Weiterhin ist ein Problem, dass biomechanische Modellberechnungen meistens nicht die Anpassung des menschlichen Gewebes mit einbeziehen (Morlock 2005) und so eine wichtige Funktion von Bindegewebe vernachlässigen.

Schmalzried (1998) versuchte bei Hüft- und Knieendoprothesenträgern die Anzahl der Schrittzyklen pro Tag zu bestimmen. Die Unterschiede waren enorm. Die Spannbreite reichte von 395–17.718 Schritte pro Tag. Der Bewegungsfreudigste machte 45-mal so viele Schritte wie der bewegungsärmste Teilnehmer. Im Schnitt waren es 4.999 Schritte am Tag, was ca. 0,9 Millionen Schrittzyklen pro Jahr bedeutet. Die Unterschiede im Alter und zwischen Männern und Frauen waren sehr deutlich, wobei Ältere und Frauen tendenziell geringere Werte zeigten. Silva (2002) konnte deutlich mehr Schrittzyklen pro Jahr messen (1,9 Millionen). Es gab keine Unterschiede zwischen Männern und Frauen. Morlock (2001) kam auf eine mittlere Schrittzahl von 6048 Schritten und 164 Stufen täglich. Die Aktivität im Tagesverlauf verteilte sich prozentual wie folgt:

- 44,3 % Sitzen
- 24,5 % Stehen
- 10,2 % Gehen
- 5,8 % Liegen
- 0,4 % Treppen steigen
- Den Rest nahmen nicht genauer klassifizierbare Bewegungen ein

Interessanterweise korreliert der Hip Harris Score signifikant mit der Anzahl der gestiegenen Treppenstufen, mit dem prozentualen Anteil des Treppensteigens im Tagesverlauf und der Anzahl der Schritte pro Tag. Das heißt: je mehr Bewegung, umso besser die Alltagsfunktion.

Therapeutisch kann es von Nutzen sein, mit Hilfe eines Pedometers (Schrittanzahlmesser) den durchschnittlichen Tagesumfang an Schritten zu bestimmen, bevor man weitere Ratschläge gibt. Anhand dieser Schrittzahl kann dann die Belastung besser eingeschätzt werden. Meist liegt er deutlich unter dem von Morlock (2001) herausgefundenen Durchschnittswert (6.048 Schritte/Tag). Optimal wäre es zusätzlich zu erfahren, wie viele Treppenstufen der Patient pro Tag bewältigt. Nach unserer persönlichen Erfahrung wird der erwartete Bewegungsumfang meist deutlich unterschritten.

Grundsätzlich ist es sinnvoll, Patienten zum Gehen bzw. Nordic Walking zu ermuntern. Zwar gibt es Studien, die darauf hinweisen, dass eine zu hohe Schrittzahl täglich das Risiko einer Prothesenlockerung oder einer Schädigung des Knochenzements erhöht. Allerdings gehen diese Studien (Stolk 2002) von einer viel zu hohen Schrittzahl aus. Das Gleiche gilt in Bezug auf das Treppensteigen: Wer zu viel Treppen steigt, bergauf oder bergab geht, muss mit einem vorzeitigen Verschleiß seines künstlichen Hüftgelenks rechnen. Das Joggen stellt eine ähnlich hohe Belastung für das Gelenk dar wie das Treppensteigen (Schmidtbleicher 1998). Es ist daher für Patienten mit Hüftendoprothese als Dauerbelastung nur bedingt geeignet und setzt eine ausreichende dynamische Stabilisationsfähigkeit (Koordination Stufe B-II) voraus.

Die Maßhaltung von Joggen halten wir vor allem bei jungen Prothesenträgern für relevant (< 50 Jahre). Das genaue Maß bleibt aber weiterhin offen.

Nordic Walking

Nordic Walking erfreut sich wachsender Beliebtheit und wird gelegentlich auch Patienten mit einer Hüft-TEP empfohlen. Bezüglich der Belastung der Hüftendoprothese sollte nicht davon ausgegangen werden, dass der Einsatz der Stöcke die Gelenkkräfte im Hüftgelenk im Verhältnis zum normalen Gehen verringert. Untersuchungen mit Gehstöcken belegen eindeutig, dass der alternierende Stockeinsatz Gelenkkräfte auf die Hüfte nicht reduzieren konnte (Jöllenbeck 2003, 2005). In den unveröffentlichten Untersuchungen von Grüneberg und Jöllenbeck (2006) konnten sogar gerade beim Fußaufsatz bis zu 6 % höhere Belastungen gemessen werden. Die Gewichtsabnahme durch die Nordic-Walking-Stöcke wurde im Schnitt mit ca. 5 kg angegeben, was zu keiner relevanten Entlastung führen kann.

Der einzig relevante Aspekt bei verschiedenen Arten der Fortbewegung ist somit die Gehgeschwindigkeit (Bergmann 2001) und das subjektive Wohlbefinden des Patienten. Unklar ist außerdem, ob eine Reduktion des Belastungsumfangs und der -intensität (niedere Ganggeschwindigkeit) ein Vorteil sein muss. Morlock (2001) sieht hinsichtlich der heutzutage üblichen Ratschläge, die Belastung zu reduzieren, ein Problem.

Grundsätzlich kann man sagen: Wenn einem Patienten diese Bewegungsform zusagt, sollte man ihm unbedingt zuraten, damit fortzufahren. Aber aufgrund der bisher fehlenden Forschungsergebnisse sollte man vorsichtig sein, zu viele positive Behauptungen aufzustellen, die später vielleicht widerrufen werden müssen.

Radfahren

Das Radfahren wird immer wieder kontrovers besprochen. Die Empfehlungen gehen hierbei teilweise deutlich auseinander. Problematische Rotationskräfte konnten bisher in keiner Studie nachgewiesen werden. Jöllenbeck (2005) konnte vor allem in der Startphase hohe Kräfte feststellen, in der die Patienten den Anfangswiderstand überwinden wollten. Um hier früh postoperativ keine Probleme zu verursachen, kann dem Patienten als Hinweis gegeben werden, die Pedale über das gesunde Bein zu beschleunigen und erst später aktiv mit der betroffenen Seite mitzuarbeiten. Nach Abschluss der Osteointegration ist dies nicht notwendig.

Literatur

Altman R, Alarcon G, Appelrouth D et al. The American College of Rheumatology: criteria for the classification and reporting of osteoarthritis of the hip. Arthritis Rheum. 1991; 34: 505.

Andersson EA, Nilsson J, Ma Z et al. Abdominal and hip flexor muscle activation during various training exercises. Eur J Appl Physiol Occup Physiol. 1997; 75: 115.

Andersson EA, Nilsson J, Thorstensson A. Intramuscular EMG from the hip flexor muscles during human locomotion. Acta Physiol Scand. 1997; 161: 361.

Antoniou J, Greidanus NV, Paprosky WG. Surgical approaches and anatomic considerations. In: Pellicci PM, Tria AJ, Garvin KL. Orthopaedic knowledge update: Hip and Knee Reconstruction. Rosemont: American Academy of Orthopaedic Surgeons; 2000.

Arokoski MH, Arokoski JP, Haara M et al. Hip Muscle Strength and Muscle Cross-Sectional Area in Men with and without Hip Osteoarthritis. J Rheumatol. 2002; 29: 2187.

Arokoski MH, Haara M, Helminen HJ et al. Physical function in men with and without hip osteoarthritis. Arch Phys Med Rehabil. 2004; 85: 574.

Arokoski JP, Leinonen V, Arokoski MH, et al. Postural control in male patients with hip osteoarthritis. Gait Posture. 2006; 23: 45.

Arrich J, Piribauer F, Mad P, et al. Intra-articular hyaluronic acid for the treatment of osteoarthritis of the knee: systematic review and meta-analysis. CMAJ. 2005; 172: 1039.

Arvidsson I. The hip joint: forces needed for distraction and appearance of the vacuum phenomenon. Scand J Rehab Med. 1990; 22: 157.

Baker AS, Bitounis VC. Abductor function after total hip replacement: An electromyographic and clinical review. J Bone Joint Surg. 1989; 71B: 47.

Bennell K, Hinman R. Exercise as a treatment for osteoarthritis. Curr Opin Rheumatol. 2005; 17: 634.

Berger R, Fletcher F, Donaldson T et al. Dynamic test to diagnose loose uncemented femoral total hip components. Clin Orthop Relat Res. 1996; 330: 115.

Berger RA. Total hip arthroplasty using the minimally invasive two-incision approach. Clin Orthop Relat Res. 2003; 417: 232.

Berger RA, Jacobs JJ, Meneghini RM et al. Rapid rehabilitation and recovery with minimally invasive total hip arthroplasty. Clin Orthop Relat Res. 2004; 429: 239.

Bergmann G, Graichen F, Rohlmann A. Hip joint loading during walking and running, measured in 2 patients. J Biomech. 1993; 26: 969.

Bergmann G, Graichen F, Rohlmann A et al. Is staircase walking a risk for the fixation of hip implants? J Biomech. 1995a; 28: 535.

Bergmann G, Kniggendorf H, Graichen F et al. Influence of shoes and heel strike on the loading of hip implants. J Biomech. 1995b; 28: 817.

Bergmann G. HIP98 – loading of the hip joint. Free University of Berlin. Compact disc, ISBN 3980784800.

Bermann G, Graichen F, Rohlmann A. Die Belastung des Hüftgelenks – Ein Überblick. Med Orth Tech. 1996; 116: 143.

Bergmann G, Graichen F, Rohlmann A et al. Frictional heating in and around hip implants, Part 1: measurements in patients. J Biomech. 2001a; 34: 421.

Bergmann G, Graichen F, Rohlmann A et al. Frictional heating in and around hip implants, Part 2; finite element study. J Biomech. 2001b; 34: 429.

Bergmann G, Deuretzbacher G, Heller M et al. Hip contact forces and gait patterns from routine activities. J Biomech. 2001c; 34: 859.

Bierma-Zeinstra SM, Oster JD, Bernsen RM et al. Joint space narrowing and relationship with symptoms and signs in adults consulting for hip pain in primary care. J Rheumatol. 2002; 29: 1713.

Bijl D, Dekker J, van Baar ME et al. Validity of Cyriax's concept capsular pattern for the diagnosis of osteoarthritis of hip and/or knee. Scand J Rheumatol. 1998; 27: 347.

Bono JV, McCarthy JC, Lee J et al. Fixation with a modular stem in revision total hip arthroplasty. Instr Course Lect. 2000; 49: 131.

Borja F, Latta LL, Stinchfield FE et al. Abductor muscle performance in total hip arthroplasty with and without trochanteric osteotomy. Radiographic and mechanical analyses. Clin Orthop Relat Res. 1985; 197: 181.

Bottner F, Zawadsky M, Su EP et al. Implant migration after early weightbearing in cementless hip replacement. Clin Orthop Relat Res. 2005; 436: 132.

Brand RA, Crowninshield RD. The effect of cane use on hip contact force. Clin Orthop. 1980; 147: 181.

Brand RA. Biomechanics of the hip and hip reconstruction. In: Pellicci PM, Tria AJ, Garvin KL. Orthopaedic knowledge update: Hip and Knee Reconstruction. Rosemont: American Academy of Orthopaedic Surgeons; 2000.

Branemark PI, Hansson BO, Adell R et al. Osseointegrated implants in the treatment of the edentulous jaw. Experience from a 10-year period. Scand J Plast Reconstr Surg Suppl. 1977; 16: 1–132.

Brown TE, Larson B, Shen F et al. Thigh pain after cementless total hip arthroplasty: evaluation and management. J Am Acad Orthop Surg. 2002; 10: 385.

Bryan JM, Sumner DR, Hurwitz DE et al. Altered load history affects periprosthetic bone loss following cementless total hip arthroplasty. Journal of Orthopaedic Research. 1996; 14: 762.

Bunker TD, Esler CN, Leach WJ. Rotator-cuff tear of the hip. J Bone Joint Surg Br. 1997; 79: 618.

Byrd JW, Jones KS. Traumatic rupture of the ligamentum teres as a source of hip pain. Arthroscopy. 2004; 20: 385.

Byrd JW. Labral lesions: an elusive source of hip pain case reports and literature review. Arthroscopy. 1996; 12: 603.

Centeno CJ, Elkins WL, Freeman M. Waddell's signs revisited? Spine. 2004; 29: 1392.

Chan YK, Chiu KY, Yip DK. Full weight bearing after non-cemented total hip replacement is compatible with satisfactory results. Int Orthop. 2003; 27: 94.

Chimento GF, Pavone V, Sharrock N, et al. Minimally invasive total hip arthroplasty: a prospective randomized study. J Arthroplasty. 2005; 20: 139.

Cibulka MT, Threlkeld J. The early clinical diagnosis of osteoarthritis of the hip. J Orthop Sports Phys Ther. 2004; 34: 461.

Cliborne AV, Wainner RS, Rhon DI et al. Clinical hip tests and a functional squat test in patients with knee osteoarthritis: reliability, prevalence of positive test findings, and short-term response to hip mobilization. J Orthop Sports Phys Ther. 2004; 34: 676.

Conrozier T, Vignon E. Is there evidence to support the inclusion of viscosupplementation in the treatment paradigm for patients with hip osteoarthritis? Clin Exp Rheumatol. 2005; 23: 711.

Cowan SM, Schache AG, Brukner P et al. Delayed onset of transversus abdominus in long-standing groin pain. Med Sci Sports Exerc. 2004; 36: 2040.

Crowninshield RD, Brand RA, RC Johnston. The effects of walking velocity and age on hip kinematics and kinetics. Clin Orthop Rel Res 1978;132: 140.

Dabke HV, Gupta SK, Holt CA et al. How accurate is partial weightbearing? Clinical Orthopaedics and Related Research. 2004; 421: 282.

Daly PJ, Morrey BF. Operative correction of an unstable total hip arthroplasty. J Bone Joint Surg Am. 1992; 74: 1334.

Deane RS, Chow JW, Tillman MD et al. Effects of hip flexor training on sprint, shuttle run, and vertical jump performance. J Strength Cond Res. 2005; 19: 615.

Devane PA, Horne JG, Martin K et al. Three-dimensional polyethylene wear of a press-fit titanium prosthesis. Factors influencing generation of polyethylene debris. J Arthroplasty. 1997; 12: 256.

Devane PA, Robinson EJ, Bourne RB et al. Measurement of polyethylene wear in acetabular components inserted with and without cement. A randomized trial. J Bone Joint Surg Am. 1997; 79: 682.

DeWal H, Su E, DiCesare PE. Instability following total hip arthroplasty. Am J Orthop. 2003; 32: 377.

Dewal H, Maurer SL, Tsai P et al. Efficacy of abduction bracing in the management of total hip arthroplasty dislocation. J Arthroplasty. 2004;19 : 733

Diaco JF, Diaco DS, Lockhart L. Sports hernia. Oper Tech Sports Med. 2005; 13: 68.

Dienst M, Seil R, Gödde S et al. Effects of traction, distension, and joint position on distraction of the hip joint: an experimental study in cadavers. The Journal of Arthroscopic and Related Surgery. 2002; 18: 865.

DiGioia AM 3rd, Plakseychuk AY, Levison TJ, et al. Mini-incision technique for total hip arthroplasty with navigation. J Arthroplasty. 2003; 18: 123.

Dorr LD, Faugere MC, Mackel AM et al. Structural and cellular assessment of bone quality of proximal femur. Bone. 1993; 14: 231.

Dowd JE, Sychterz CJ, Young AM et al. Characterization of long-term femoral-head-penetration rates. Association with and prediction of osteolysis. J Bone Joint Surg Am. 2000; 82: 1102.

Dubois M-H, Herrman U, Bourbonnais D et al. Correspondence between the directional patterns of hip muscle activation and their mechanical action in man. Journal of Electromyography and Kinesiology. 1997; 7: 141.

Dubs LN, Gschwend, U Munzinger. Sport after total hip arthroplasty. Arch Orthop Trauma Surg.1983; 101: 161.

Elke R. Particle disease. Is tribology a topic in revision surgery? Orthopaede. 2001; 30: 258.

Engh CA, McGovern TF, Bobyn JD et al. A quantitative evaluation of periprosthetic bone-remodeling after cementless total hip arthroplasty. The Journal of Bone and Joint Surgery. 1992; 74-A: 1009.

Fagerson TL. Diseases and disorders of the hip. In: Fagerson TL. The hip handbook. Boston: Butterworth-Heinemann; 1998.

Fagerson TL. Physical therapy treatment of hip dysfunction. In: Fagerson TL. The hip handbook. Boston: Butterworth-Heinemann; 1998.

Feller JA, Kay PR, Hodgkinson JP et al. Activity and socket wear in the Charnley low-friction arthroplasty. J Arthroplasty. 1994; 9: 341.

Ferguson SJ, Bryant JT, Ganz R et al. An in vitro investigation of the acetabular labral seal in hip joint mechanics. J Biomechanics. 2003; 36: 171.

Fishbain DA, Cole B, Cutler RB et al. A structured evidence-based review on the meaning of nonorganic physical signs: Waddell signs. Pain Med. 2003; 4: 141.

Fitzgerald RH Jr. Acetabular labrum tears. Diagnosis and treatment. Clin Orthop Relat Res. 1995; 311: 60.

Fuss FK, Bacher A. New aspects of the morphology and function of the human hip joint ligaments. The American Journal of Anatomy. 1991; 192: 1.

Garvin KL. Osteoarthritis. In: Pellicci PM, Tria AJ, Garvin KL. Orthopaedic knowledge update: Hip and Knee Reconstruction. Rosemont: American Academy of Orthopaedic Surgeons; 2000.

Georgiou AP, Cunningham JL. Accurate diagnosis of hip prosthesis loosening using a vibrational technique. Clin Biomech. 2001; 16: 315.

Gibbons SGT, Comerford MJ and Emerson PL. Rehabilitation of the Stability Function of Psoas Major. Orthopaedic Division Review. 2002. 7.

Gilbey HJ, Ackland TR, Wang AW, Morton AR, Trouchet T, Tapper J. Exercise improves early functional recovery after total hip arthroplasty. Clin Orthop Relat Res. 2003; 408: 193.

Givens-Heiss DL, Krebs DE, Riley PO et al. In vivo acetabular contact pressures during rehabilitation, part II: postacute phase. Physical Therapy. 1992; 72: 700.

Goldstein WM, Gleason TF, Kopplin M et al. Prevalence of dislocation after total hip arthroplasty through a posterolateral approach with partial capsulotomy and capsulorhaphy. J Bone Joint Surg Am. 2001; 83-A Suppl 2: 2.

Gray AJ, Villar RN. The ligamentum teres of the hip: an arthroscopic classification of its pathology. Arthroscopy. 1997; 13: 575.

Gray FB, Gray C, McClanahan JW. Assessing the accuracy of partial weight bearing instruction. Am J Orthop. 1998; 27: 558.

Gribble ÜA, Hertel J. Effect of hip and ankle muscle fatigue on unipedal postural control. Journal of Electromyography and Kinesiology. 2004; 14: 641.

Hackenbroch MH. Arthrosen. Basiswissen zu Klinik, Diagnostik und Therapie. Stuttgart: Thieme; 2002.

Hak DJ, Hamel AJ, Bay BK et al. Consequences of transverse acetabular fracture malreduction on load transmission across the hip joint. J Orthop Trauma. 1998; 12: 90.

Harris WH. Early loosening of the femoral component at the cement-prosthesis interface after total hip replacement. J Bone Joint Surg Am. 1997; 79: 313.

Harris WH. Highly cross-linked, electron-beam-irradiated, melted polyethylene: some pros. Clin Orthop Relat Res. 2004; 429: 63.

Hase T, Ueo T. Acetabular labral tear: arthroscopic diagnosis and treatment. Arthroscopy. 1999; 15: 138.

Hauser R, Berchtold W, Schreiber A. Incidence of deep sepsis in uncemented total hip arthroplasty using clean air facility as a function of antibiotic prophylaxis. Bull Hosp Jt Dis. 1996; 54: 175.

Healy WL, Iorio R, Lemos MJ. Athletic activity after joint replacement. Am J Sports Med. 2001; 29: 377.

Hedlundh U, Fredin G. Patient characteristics in dislocations after primary total hip arthroplasty: 60 patients compared with a control group. Acta Orthop Scand. 1995; 66: 225.

Hedlundh U, Ahnfelt L, Hybbinette CH et al. Surgical experience related to dislocations after total hip arthroplasty. J Bone Joint Surg. 1996; 78B: 206.

Heimel H, Grifka J. Radfahren und Treppensteigen als Lockerungsrisiken für die Hüftendoprothese – Konsequenzen für die Nachbehandlung. Orthop Praxis. 1996; 32: 686.

Heller MO, Bergmann G, Deuretzbacher G et al. Musculo-skeletal loading conditions at the hip during walking and stair climbing. J Biomechanics. 2001; 34: 883.

Herrlin K, Selvik G, Pettersson H et al. Position, orientation and component interaction in dislocation of the total hip prosthesis. Acta Radiol. 1988; 29: 441.

Hesse S, Werner C, Seibel H et al. Treadmill training with partial body-weight support after total hip arthroplasty: a randomized controlled trial. Arch Phys Med Rehabil. 2003; 84: 1767.

Hewitt JC, Glisson RR, Guilak F et al. The mechanical properties of the human hip capsule ligaments. Arthroplasty. 2002; 17: 82.
Hochschild J. Strukturen und Funktionen begreifen: funktionelle Anatomie – therapierelevante Details. Band 2. LWS, Becken und Hüftgelenk, untere Extremität. Stuttgart: Thieme; 2002.
Hoeksma HL, Dekker J, Ronday HK et al. Comparison of manual therapy and exercise therapy in osteoarthritis of the hip: a randomized clinical trial. Arthritis & Rheumatism. 2004; 51: 722.
Hoeksma HL, Van Den Ende CH, Ronday HK, et al. Comparison of the responsiveness of the Harris Hip Score with generic measures for hip function in osteoarthritis of the hip. Ann Rheum Dis. 2003; 62: 935.
Hohmann E, Wortler K, Imhoff A. Osteoarthritis from long-distance running? Sportverletz Sportschaden. 2005; 19: 89.
Hootman JM, Macera CA, Helmick CG. Influence of physical activity-related joint stress on the risk of self-reported hip/knee osteoarthritis: a new method to quantify physical activity. Prev Med. 2003; 36: 636.
Horstmann T, Jörger G, Heitkamp HC et al. Effects of sports therapy on gait behaviour, strength and quality of life of patients suffering from osteoarthritis of the hip. Akt Rheumatol. 2001; 26: 162.
Hua J, Walker PS. Relative motion of hip stems under load. An in vitro study of symmetrical, asymmetrical, and custom asymmetrical designs. The Journal of Bone and Joint Surgery. 1994; 76-A: 95.
Huffman GR, Safran M. Tears of the acetabular labrum in athletes: diagnosis and treatment. Sports Med Arth Rev. 2002; 10: 141.
Huo MH, Muller MS. What's new in hip arthroplasty. J Bone Joint Surg Am. 2004; 86: 2341.
Hurwitz DE, Andriacchi TP. Biomechanics of the hip. In J Callaghan, A Rosenberg, & H Rubash (Eds.) The Adult Hip. 1997; 75.
Hurwitz DE, Andriacchi TP, Andersson GBJ. Biomechanics of arthroplasty. In: Nordin M, Frankel VH. Basic biomechanics of the musculoskeletal system. Philadelphia: Lippincott Williams & Wilkins; 2001.
Ikeda T, Awaya G, Suzuki S et al. Torn acetabular labrum in young patients. Arthroscopic diagnosis and management. J Bone Joint Surg Br. 1988; 70: 13.
Issa SN, Sharma L. Epidemiology of osteoarthritis: an update. Curr Rheumatol Rep. 2006 Feb;8(1):7.
Jöllenbeck T., Schönle, C. Der Einfluss der Gehstützen auf die Einhaltung einer vorgegebenen Teilbelastung in der orthopädisch-traumatologischen Rehabilitation. In: Brüggemann & Morey-Klapsing (Red.): Biologische Systeme – Mechanische Eigenschaften und ihre Adaptation bei körperlicher Belastung. Schriften der dvs; Band 135. Hamburg: Czwalina; 2003; 74.
Jöllenbeck, T., Schönle, C. Die Teilbelastung nach Knie- oder Hüfttotalendoprothese – die Unmöglichkeit der Einhaltung und ihre Ursachen, Z.Orthop. 2005; 143: 124.
Johnson ME, Mille ML, Martinez KM, et al. Age-related changes in hip abductor and adductor joint torques. Arch Phys Med Rehabil. 2004; 85: 593.
Johnston RC, Smidt GL. Measurement of hip-joint motion during walking: Evaluation of an electrogoniometric method. J Bone Joint Surg. 1969; 51A: 1082.
Johnston RC, Smidt GL. Hip motion measurements for selected activities of daily living. Clinical Orthopaedics and Related Research. 1970; 72: 205.
Joshi A, Lee CM, Markovic L. Prognosis of dislocation after total hip arthroplasty. J Arthroplasty. 1998; 13: 17.
Kagan A 2nd. Rotator cuff tears of the hip. Clin Orthop Relat Res. 1999; 368: 135.
Kea J, Kramer J, Forwell L et al. Hip abduction–adduction strength and one-leg hop tests: test-retest reliability and relationship to function in elite ice hockey players. J Orthop Sports Phys Ther. 2001; 31: 446.
Kelley SS, Lachiewicz PF, Hickman JM et al. Relationship of femoral head and acetabular size to the prevalence of dislocation. Clin Orthop Relat Res. 1998;355: 163.
Kelly BT, Williams RJ, Philippon MJ . Hip arthroscopy: current indications, treatment options, and management issues. Am J Sports Med: 2003; 31: 1020.
Kelly BT, Shapiro GS, Digiovanni CW et al. Vascularity of the hip labrum: a cadaveric investigation. Arthroscopy. 2005; 21: 3.
Kerrigan DC, Lee LW, Collins JJ et al. Reduced hip extension during walking: healthy elderly and fallers versus young adults. Arch Phys Med Rehabil. 2001; 82: 26.
Khan AM, McLoughlin E, Giannakas K et al. Hip osteoarthritis: Where is the pain? Ann R Coll Surg Engl. 2004; 86: 119.
Kilgus DJ, Dorey FJ, Finerman GAM et al. Patient activity, sports participation, and impact loading on the durability of cemented total hip replacements. Clin Orthop and Relat Res. 1991; 269: 25.

Kim YT, Azuma H. The nerve endings of the acetabular labrum. Clin Orthop. 1995; 320: 176.

Kishida Y, Sugano N, Sakai T et al. Full weight-bearing after cementless total hip arthroplasty. Int Orthop. 2001; 25: 25.

Klassbo M, Harms-Ringdahl K, Larsson G. Examination of passive ROM and capsular patterns in the hip. Physiother Res Int. 2003; 8: 1.

Kobayashi A, Freeman MA, Bonfield W et al. Number of polyethylene particles and osteolysis in total joint replacements: A quantitative study using a tissue-digestion method. J Bone Joint Surg. 1997; 79B: 844.

Kohn D, Ruhmann O, Wirth CJ. Dislocation of total hip endoprosthesis with special reference to various techniques. Z Orthop Ihre Grenzgeb. 1997; 135: 40.

Kotzar GM, Davy DT, Goldberg VM et al. Telemeterized in vivo hip joint force data: A report on two patients after total hip surgery. J Orthop Res. 1991; 9: 621.

Kotzar GM, ST Davy, J Berilla et al. Torsional loads in the early postoperative period following total hip replacement. J Orthop Res. 1995; 12: 945.

Kramhoft M, Gehrchen PM, Bodtker S et al. Inter- and intraobserver study of radiographic assessment of cemented total hip arthroplasties. J Arthroplasty. 1996; 11: 272.

Lachiewicz PF. Dislocation. In: Pellicci PM, Tria AJ, Garvin KL. Orthopaedic knowledge update: Hip and Knee Reconstruction. Rosemont: American Academy of Orthopaedic Surgeons; 2000.

Li PL, Jones NB, Gregg PJ. Loosening of total hip arthroplasty. Diagnosis by vibration analysis. J Bone Joint Surg Br. 1995; 77: 640.

Lim LA, Carmichael SW, Cabanela ME. Biomechanics of total hip arthroplasty. Anat Rec. 1999; 257: 110.

Lindberg HO, Carlsson AS, Gentz CF et al. Recurrent and non-recurrent dislocation following total hip arthroplasty. Acta Orthop Scand. 1982; 53: 947.

Lohe F, Eckstein F, Putz R. Stress on the ligamentum transversum acetabuli in physiological stress on the hip joint. Unfallchirurg. 1994; 97: 445.

Mahoney CR, Pellicci PM. Complications in primary total hip arthroplasty: avoidance and management of dislocations. AAOS Instructional Course Lectures. 2003; 52: 247.

Majewski M, Bischoff-Ferrari HA, Gruneberg C et al. Improvements in balance after total hip replacement. J Bone Joint Surg Br. 2005; 87: 1337.

Maloney WJ, Keeney JA. Leg length discrepancy after total hip arthroplasty. J Arthroplasty. 2004; 19: 108.

Manlapaz M; Maloney WJ; Smith RL. In vitro activation of human fibroblasts by retrieved titanium alloy wear debris. J Orthop Res. 1996; 14: 465.

Margo K, Drezner J, Motzkin D. Evaluation and management of hip pain: an algorithmic approach. J Fam Pract. 2003; 52: 607.

Marotte JH, Lord GA, Blanchard JP et al. Infection rate in total hip arthroplasty as a function of air cleanliness and antibiotic prophylaxis. 10-year experience with 2,384 cementless Lord madreporic prostheses. J Arthroplasty. 1987; 2: 77.

Masonis JL, Bourne RB. Surgical approach, abductor function, and total hip arthroplasty dislocation. Clin Orthop Relat Res. 2002; 405: 46.

McCarthy JC, Busconi B. The role of hip arthroscopy in the diagnosis and treatment of hip disease. Orthopedics. 1995; 18: 753.

McCarthy J, Noble P, Aluisio FV et al. Anatomy, pathologic features, and treatment of acetabular labral tears. Clin Orthop Relat Res. 2003; 406: 38.

McGann WA. Surgical approaches. In: Barrack RL, Booth RE, Lonner JH, et al. Orthopaedic knowledge update. Hip and Knee Reconstruction. Rosemont: American Academy of Orthopaedic Surgeons; 2006.

McGill S. Low back disorders: evidence-based prevention and rehabilitation. Champaign: Human Kinetics; 2002.

McGill S. Ultimate back fitness and performance. Waterloo: Wabuno Publisher; 2004.

McGrory BJ, Stuart MJ, Sim FH. Participation in sports after hip and knee arthroplasty: review of literature and survey of surgeon preferences. Mayo Clin Proc. 1995; 70: 342.

McKellop H, Campbell P, Park SH et al. The origin of submicron polyethylene wear debris in total hip arthroplasty. Clin Orthop. 1995; 311: 3.

Melzack R. Pain and the neuromatrix in the brain. J Dent Educ. 2001; 65: 1378.

Minor MA. Exercise in the treatment of osteoarthritis. Rheum Dis Clin North Am. 1999; 25: 397.

Minor MA. Exercise in the management of osteoarthritis of the knee and hip. Arthritis Care Res. 1994; 7: 198.

Minor MA, Hewett JE, Webel RR, et al. Efficacy of physical conditioning exercise in patients with rheumatoid arthritis and osteoarthritis. Arthritis Rheum. 1989; 32: 1396.

Montgomery WJ, M Pink, J Perry. Electromyographic analysis of hip and knee musculature during running. Am J Sports Med. 1994; 22: 272.

Morlock M, Schneider E, Bluhm A et al. Duration and frequency of every day activities in total hip patients. J Biomech. 2001; 34: 873.

Morlock MM. Biomechanik. In: Hildebrandt J, Müller G, Pfingsten M. Lendenwirbelsäule: Ursachen, Diagnostik und Therapie von Rückenschmerzen. München: Urban & Fischer; 2005.

Murray R, Bohannon R, Tiberio D et al. Pelvifemoral rhythm during unilateral hip flexion in standing. Clin Biomech. 2002; 17: 147.

Nachemson A. The possible importance of the psoas muscle for stabilization of the lumbar spine. Acta Orthop Scand. 1968; 39: 47.

Nadler SF, Wu KD, Galski T et al. Low back pain in college athletes. A prospective study correlating lower extremity overuse or acquired ligamentous laxity with low back pain. Spine. 1998; 23: 828.

Narvani AA, Tsiridis E, Kendall S et al. A preliminary report on prevalence of acetabular labrum tears in sports patients with groin pain. Knee Surg Sports Traumatol Arthrosc. 2003; 11: 403.

Narvani AA, Tsiridis E, Tai CC et al. Acetabular labrum and its tears. Br J Sports Med. 2003; 37: 207.

Nemeth G, Ohlsen H. Moment arms of hip abductor and adductor muscles in vivo by computed tomography. Clin Biomech. 1989; 4: 133.

Neumann DA, Cook TM. Effect of load and carrying position on the electromyographic activity of the gluteus medius muscle during walking. Physical Therapy. 1985; 65: 305.

Neumann DA. Hip abductor muscle activity as subjects with hip prostheses walk with different methods of using a cane. Phys Ther. 1998; 78: 490.

Noble PC. The design of cementless femoral prostheses. In JJ Gallaghan, DA Dennis & AG Rosenberg (Eds.). Orthopaedic knowledge update: Hip and Knee Reconstruction. 1995; 127.

Nordin M, Frankel VH. Biomechanics of the hip. In: Nordin M, Frankel VH. Basic biomechanics of the musculoskeletal system. Philadelphia: Lippincott Williams & Wilkins; 2001.

Novacheck TF. The biomechanics of running. Gait and Posture. 1998; 7: 77.

Nunn D, Freeman MAR, Tanner KE et al. Torsional stability of the femoral component of hip arthroplasty. Response to an anteriorly applied load. J Bone Joint Surg. 1989; 71-B: 452.

Oehlert K, Hassenpflug J. Coordinative abilities of arthroplasty patients. Z Orthop Ihre Grenzgeb. 2004; 142: 679.

Omeroglu H, Bicimoglu A, Agus H et al. Measurement of center-edge angle in developmental dysplasia of the hip: a comparison of two methods in patients under 20 years of age. Skeletal Radiol. 2002; 31: 25.

Otte P. Der Arthrose-Prozess. Gelenkerhaltung – Gefährdung – Destruktion Teil 1: Osteochondrale Strukturen. Nürnberg: Novartis Pharma Verlag; 2000.

Pai VS. Significance of the Trendelenburg test in total hip arthroplasty. Influence of lateral approaches. J Arthroplasty. 1996; 11: 174.

Paterno SA, Lachiewicz PF, Kelley SS. The influence of patient-related factors and the position of the acetabular component on the rate of dislocation after total hip replacement. J Bone Joint Surg Am. 1997; 79: 1202.

Peak EL, Parvizi J, Ciminiello M et al. The role of patient restrictions in reducing the prevalence of early dislocation following total hip arthroplasty. A randomized, prospective study. J Bone Joint Surg Am. 2005; 87: 247.

Pellicci PM, Bostrom M, Poss R. Posterior approach to total hip replacement using enhanced posterior soft tissue repair. Clin Orthop. 1998; 355: 224.

Pellicci PM, Tria AJ, Garvin KL. Orthopaedic knowledge update: Hip and Knee Reconstruction. Rosemont: American Academy of Orthopaedic Surgeons; 2000.

Perren SM. Biomechanische Reaktion des Knochens auf intra- und extramedulläre Kraftträger: Die Bedeutung des Implantatkontaktes. Orthopaede. 1995; 24: 402.

Persson PE, Nilsson OS, Berggren AM. Do non-steroidal anti-inflammatory drugs cause endoprosthetic loosening? A 10-year follow-up of a randomized trial on ibuprofen for prevention of heterotopic ossification after hip arthroplasty. Acta Orthop. 2005; 76: 735.

Pillar RM, Lee JM, Maiatopoulos C. Observations on the effect of movement on bone ingrowth into porous-surfaced implants. Clin Orthop. 1986; 208: 108.

Rao JP, Bronstein R. Dislocation following arthroplasties of the hip. Incidence, prevention, and treatment. Orthop Rev. 1991; 20: 261.

Rao RR, Sharkey PF, Hozack WJ et al. Immediate weightbearing after uncemented total hip arthroplasty. Clin Orthop Relat Res. 1998; 349: 156.

Reis P, Nahal-Said R, Ravaud P et al. Are radiological joint space widths of normal hips asymmetrical? Ann Rheum Dis. 1999; 58: 246.

Ries MD. Complications in primary total hip arthroplasty: avoidance and management: wear. AAOS Instructional Course Lectures. 2003; 52: 257.

Robbins CE. Anatomy and biomechanics. In: Fagerson TL. The hip handbook. Boston: Butterworth-Heinemann; 1998.

Robinovitch SN, Hayes WC, McMahon TA. Distribution of contact force during impact to the hip. Ann Biomed Eng. 1997; 25: 499.

Roder C, Eggli S, Aebi M et al. The validity of clinical examination in the diagnosis of loosening of components in total hip arthroplasty. J Bone Joint Surg Br. 2003; 85: 37.

Rogers LQ, Macera CA, Hootman JM et al. The association between joint stress from physical activity and self-reported osteoarthritis: an analysis of the Cooper Clinic data. Osteoarthritis Cartilage. 2002; 10: 617.

Rydell NW. Forces acting on the femoral head-prosthesis. A study on strain gauge supplied prostheses in living persons. Acta Orthop Scand. 1966; 37: 1.

Saikko VO. Wear of the polyethylene acetabular cup. The effect of head material, head diameter, and cup thickness studied with a hip simulator. Acta Orthop Scand. 1995; 66: 501.

Saikko VO. A three-axis hip joint simulator for wear and friction studies on total hip prostheses. Proc Inst Mech Eng. 1996; 210: 175.

Sakalkale DP, Sharkey PF, Eng K et al. Effect of femoral component offset on polyethylene wear in total hip arthroplasty. Clin Orthop Relat Res. 2001; 388: 125.

Sanchez-Sotelo J, Berry DJ. Epidemiology of instability after total hip replacement. Orthopedic Clinics of North America. 2001; 32: 543.

Santaguida PL, McGill SM. The psoas major muscle: a three-dimensional geometric study. J Biomechanics. 1995; 28: 339.

Schmalzried TP. Mechanical failure – loosening and wear. In: Pellicci PM, Tria AJ, Garvin KL. Orthopaedic knowledge update: Hip and Knee Reconstruction. Rosemont: American Academy of Orthopaedic Surgeons; 2000.

Schmalzried TP, Kwong LM, Jasty M et al. The mechanism of loosening of cemented acetabular components in total hip arthroplasty: Analysis of specimens retrieved at autopsy. Clin Orthop. 1992; 274: 60.

Schmalzried TP, Szuszczewicz ES, Northfield MR et al. Quantitative assessment of walking activity after total hip or knee replacement. J Bone Joint Surg. 1998; 80A: 54.

Schmalzried TP, Callaghan JJ. Wear in total hip and knee replacements. J Bone Joint Surg. 1999; 81A: 115.

Schmalzried TP, Shepherd EF, Dorey FJ et al. The John Charnley Award. Wear is a function of use, not time. Clin Orthop Relat Res. 2000; 381: 36.

Schmidtbleicher D in Zichner L, Engelhardt M, Freiwald J. Sport bei Arthrose und nach endoprothetischem Ersatz. Nürnberg: Novartis Pharma; 1998.

Schuhback B. Hüftarthrose. Literatur-Recherche mit kritischer Beurteilung des physiotherapeutischen Managements bei Hüftarthrose. Krankengymnastik Z für Physiotherapeuten. 2005.

Sedel L, Simeon J, Meunier A et al. Prostaglandin E2 level in tissue surrounding aseptic failed total hips. Effects of materials. Arch Orthop Trauma Surg. 1992; 111: 255.

Seldes RM, Tan V, Hunt J et al. Anatomy, histologic features, and vascularity of the adult acetabular labrum. Clin Orthop Relat Res. 2001; 382: 232.

Shrier I, Feldman DE, Gaudet MC et al. Conservative non-pharmacological treatment options are not frequently used in the management of hip osteoarthritis. J Sci Med Sport. 2006 Mar 22.

Simank HG, Brocai DR, Rode S et al. Diagnosis of hip prosthesis loosening – sensitivity of clinical parameters. Z Orthop Ihre Grenzgeb. 1998; 136: 39.

Sims K. Assessment and treatment of hip osteoarthritis. Manual Therapy. 1999; 4: 136.

Skinner HB, Scherger JE. Identifying structural hip and knee problems. Patient age, history, and limited examination may be all that's needed. Postgrad Med. 1999; 106: 51.

Sochart DH. Relationship of acetabular wear to osteolysis and loosening in total hip arthroplasty. Clin Orthop Relat Res. 1999; 363: 135.

Soong M, Rubash HE, Macaulay W. Dislocation after total hip arthroplasty. Journal of the American Academy of Orthopaedic Surgeons. 2004; 12: 314.

Spector M, Bellare A. Implant materials: metals, polyethylene, polymethylmethacrylate. In: Pellicci PM, Tria AJ, Garvin KL. Orthopaedic knowledge update: Hip and Knee Reconstruction. Rosemont: American Academy of Orthopaedic Surgeons; 2000.

Stolk J, Verdonschot N, Huiskes R. Hip-joint and abductor-muscle forces adequately represent in vivo loading of a cemented total hip reconstruction. Journal of Biomechanics. 2001; 34: 917.

Sturmer T, Gunther KP, Brenner H. Obesity, overweight and patterns of osteoarthritis: the Ulm Osteoarthritis Study. J Clin Epidemiol. 2000; 53: 307.

Suenaga E, Noguchi Y, Jingushi S et al. Relationship between the maximum flexion – internal rotation test and the torn acetabular labrum of a dysplastic hip. J Orthop. 2002; 7: 26.

Sutherland AG, D'Arcy S, Smart D et al. Abductor muscle weakness and stress around acetabular components of total hip arthroplasty: A finite element analysis. Int Orthop. 1999; 23: 275.
Suzuki S, Awaya G, Okada Y et al. Arthroscopic diagnosis of ruptured acetabular labrum. Acta Orthop Scand. 1986; 57: 513.
Szendroi M, Sztrinkai G, Vass R, et al. The impact of minimally invasive total hip arthroplasty on the standard procedure. Int Orthop. 2006; 22: [Epub ahead of print].
Tak E, Staats P, Van Hespen A et al. The effects of an exercise program for older adults with osteoarthritis of the hip. J Rheumatol. 2005; 32: 1106.
Talbot NJ, Brown JH, Treble NJ. Early dislocation after total hip arthroplasty: are postoperative restrictions necessary? J Arthroplasty. 2002; 17: 1006.
Towheed TE, Maxwell L, Anastassiades TP, et al. Glucosamine therapy for treating osteoarthritis. Cochrane Database Syst Rev. 2005; 18; 2.
Tudor A, Dalen L, Dugan R et al. Prognostic value of refined Wiberg's angle in hip development. Coll Antropol. 2005; 29: 267.
Tully EA, Wagh P, Galea MP. Lumbofemoral rhythm during hip flexion in young adults and children. Spine. 2002; 27: E432.
Tveit M, Karrholm J. Low effectiveness of prescribed partial weight bearing: continuous recording of vertical loads using a new pressure-sensitive insole. J Rehabil Med. 2001; 33: 42.
Urban M, Hofmann S, Tschauner C et al. MRI arthrography in labrum lesions of the hip joint. Method and diagnostic value. Orthopaede. 1998; 27: 691.
Vakos JP, Nitz AJ, Threlkeld AJ et al. Electromyographic activity of selected trunk and hip muscles during a squat lift. Effect of varying the lumbar posture. Spine. 1994; 19: 687.
Van Baar ME, Assendelft WJJ, Dekker J et al. Effectiveness of exercise therapy in patients with osteoarthritis of the hip or knee: a systematic review of randomized clinical trials. Arthritis & Rheumatism. 1999; 42: 1361.
Van den Bogert AJ, Read L, Nigg BM. An analysis of hip joint loading during walking, running and skiing. Med Sci Sports. 1999; 31: 131.
Van Baar ME, Dekker J, Oostendorp RAB et al. Effectiveness of exercise in patients with osteoarthritis of hip or knee: nine months follow-up. Ann Rheum Dis. 2001; 60: 1123.
Van Stralen GM, Struben PJ, van Loon CJ. The incidence of dislocation after primary total hip arthroplasty using posterior approach with posterior soft-tissue repair. Arch Orthop Trauma Surg. 2003; 123: 219.
Vandenbussche E, Massin P, Augereau B et al. Cadaver analysis of anterior and posterior acetabular horn displacement. Revue de chirurgie orthopedique. 1999; 85: 136.
Vasavada AN, Delp SL, Maloney WJ et al. Compensating for changes in muscle length in total hip arthroplasty. Effects on the moment generating capacity of the muscles. Clin Ortop. 1994; 302: 121.
Vingard E, Alfredsson L, Malchau H. Osteoarthrosis of the hip in women and its relationship to physical load from sports activities. Am J Sports Med. 1998; 26: 78.
Waddell G, McCulloch JA, Kummel E et al. Nonorganic physical signs in low-back pain. Spine. 1980; 5: 117.
Walther M, Kirschner S. Is running associated to premature degenerative arthritis of the hip? A systematic review. Z. Orthop. 2004; 142: 213.
Wang CT, Lin J, Chang CJ et al. Therapeutic effects of hyaluronic acid on osteoarthritis of the knee. A meta-analysis of randomized controlled trials. J Bone Joint Surg Am. 2004; 86: 538.
Weber M, Ganz R. Recurrent traumatic dislocation of the hip: report of a case and review of the literature. J Orthop Trauma. 1997; 11: 382.
Weeden SH, Paprosky WG, Bowling JW. The early dislocation rate in primary total hip arthroplasty following the posterior approach with posterior soft-tissue repair. J Arthroplasty. 2003; 18: 709.
Wenz JF, Gurkan I, Jibodh SR. Mini-incision total hip arthroplasty: a comparative assessment of perioperative outcomes. Orthopedics. 2002; 25: 1031.
Wettstein M, Dienst M. Hip arthroscopy for femoroacetabular impingement. Orthopaede. 2006; 35: 85.
Widhalm R, Hofer G, Krugluger J et al. Is there greater danger of sports injury or osteoporosis caused by inactivity in patients with hip prosthesis? Sequelae for long-term stability of prosthesis anchorage. Z Orthop Ihre Grenzgeb. 1990;128: 139.
Widmer KH, Zurfluh B. Compliant positioning of total hip components for optimal range of motion. J Orthop Res. 2004; 22: 815.
Willert HG, Bertram H, Buchhorn GH. Osteolysis in alloarthroplasty of the hip. The role of ultra-high molecular weight polyethylene wear particles. Clin Orthop Relat Res. 1990; 258: 95.
Willert HG, Bertram H, Buchhorn GH. Osteolysis in alloarthroplasty of the hip. The role of bone cement fragmentation. Clin Orthop Relat Res. 1990; 258: 108.
Wingstrand H, Wingstrand A, Krantz P. Intracapsular and atmospheric pressure in the dynamics and

stability of the hip. A biomechanical study. Acta Orthop Scand. 1990; 61: 231.

Winstein CJ, Pohl PS, Cardinale C et al. Learning a partial-weightbearing skill: effectiveness of two forms of feedback. Phys Ther.1996; 76: 985.

Wirtz D Ch, Heller KD, Niethard FU. Biomechanische Aspekte der Belastungsfähigkeit nach totalendoprothetischem Ersatz des Hüftgelenkes. Eine Auswertung des derzeitigen Kenntnisstandes im Literaturüberblick. Z Orthop. 1998; 136: 310.

Woo RY, Morrey BF. Dislocations after total hip arthroplasty. J Bone Joint Surg Am. 1982; 64: 1295.

Woods D, Macnicol M. The flexion–adduction test: an early sign of hip desease. J Pediatr Orthop. 2001; 10: 180.

Woolson ST, Rahimtoola ZO. Risk factors for dislocation during the first 3 months after primary total hip replacement. J Arthroplasty. 1999; 14: 662.

Woolson ST, Adler NS. The effect of partial or full weight bearing ambulation after cementless total hip arthroplasty. J Arthroplasty. 2002; 17: 820.

Xenos JS, Callaghan JJ, Heekin RD et al. The porous-coated anatomic total hip prosthesis, inserted without cement. A prospective study with a minimum of ten years of follow-up. J Bone Joint Surg Am. 1999; 81: 74.

Yamaguchi T, Naito M, Asayama I et al. The effect of osteolateral reconstruction on range of motion and muscle strength in total hip arthroplasty. J Arthroplasty. 2003; 18: 347.

Yamaguchi T, Naito M, Asayama I et al. Total hip arthroplasty: the relationship between posterolateral reconstruction, abductor muscle strength, and femoral offset. J Orthop Surg. 2004; 12: 164.

Yoshio M, Murakami G, Sato T et al. The function of the psoas major muscle: passive kinetics and morphological studies using donated cadavers. J Orthop Sci. 2002; 7: 199.

6 Kniegelenk

6.1 Allgemeine Untersuchung

Das Kniegelenk stellt den Untersucher aufgrund seines komplexen Aufbaus vor eine besondere Herausforderung. Die Vielfältigkeit der Pathologien erschwert die genaue Diagnosestellung, was Zusatzuntersuchungen oft notwendig macht.

Im Bereich des Kniegelenkes kann es, wenn auch nicht sehr häufig, zu fortgeleiteten Schmerzen („referred pain") aus der Lenden-Becken-Hüft-Region kommen, z. B. Morbus Perthes mit Schmerzen im Kniegelenk.

Bei Beschwerden im Kindesalter sind besondere Pathologien abzuklären und gegebenenfalls einer entsprechenden Therapie zuzuführen. Folgende Pathologien können auftreten:

- Morbus Sinding-Larsen (auch Larsen-Johannsson-Krankheit, 8–12 Jahre)
- Morbus Osgood-Schlatter (10–15 Jahre)
- Osteochondrosis dissecans (15–25 Jahre)
- Synoviale Osteochondromatose (ab 20 Jahren)

Subjektive Untersuchung

Art der Beschwerden

Am Kniegelenk kommt es meist zu Schmerzen, Bewegungseinschränkungen und Funktionsverlust. Kraftverlust kann auch als plötzliches motorisches Versagen auftreten. Wenn motorisches Versagen vor dem Schmerz auftritt, spricht das für eine Instabilität des Kniegelenkes („giving way"). Schmerz unmittelbar vor dem motorischen Versagen hingegen spricht eher für eine Einklemmungsproblematik, z. B. einer Plica, eines freien Gelenkkörpers oder eines Meniskus. Sensibilitätsstörungen werden hier seltener angetroffen, können aber aufgrund von Kompressionsneuropathien vorhanden sein.

Auslöser der Beschwerden

Unterschieden werden sollte zwischen traumatischen und atraumatischen Problemen. Bei Traumen sollte der Unfallmechanismus abgefragt werden. Atraumatische Beschwerden können auf degenerative Probleme (Knorpel, Meniskus, Tendinose) hindeuten.

Symptomlokalisation

Die Lokalisation der Beschwerden kann hilfreich sein bei der Diagnosestellung. Wobei beachtet werden sollte, dass am Kniegelenk viele potenziell schmerzauslösende Strukturen eng beieinander liegen. Die in **Tab. 6.1** getroffene Auswahl häufiger Pathologien soll eine mögliche Zuordnung erleichtern. Wechselnde Schmerzlokalisationen mit einschießendem Schmerz und eventuell motorischem Versagen, deuten auf einen freien Gelenkkörper hin.

Schmerzintensität

Zur Beurteilung der Schmerzintensität siehe entsprechende Ausführungen in Kap. 5.

Objektive Untersuchung

Inspektion

Bei der Inspektion sollten Stellungsabweichungen (Genu varum, valgum, recurvatum), Konturveränderungen (lokale bzw. globale Schwellung) und Positionsveränderungen der Patella beachtet werden. Die

Tabelle 6.1 Typische Lokalisation von Knieschmerzen und mögliche Ursachen

Anterior	*Posterior*	*Medial*	*Lateral*
▪ Verletzung des VKB ▪ Verletzung der Menisken ▪ Femoropatellare Pathologie ▪ Tendinose/Tendinitis der Patella bzw. Quadricepssehne (Jumpers knee) ▪ Bursitis suprapatellaris	▪ Verletzung des HKB ▪ Verletzung der Menisken ▪ Baker-Zyste ▪ Kompressionsneuropathie des N. ischiadicus	▪ Verletzung des medialen Meniskus ▪ Verletzung des Lig. collaterale mediale ▪ Bursitis des Pes anserinus superficialis ▪ Knorpelpathologie ▪ Plicasyndrom ▪ Kompressionsneuropathie des N. saphenus	▪ Verletzung des lateralen Meniskus ▪ Verletzung des Lig. collaterale laterale ▪ Bursitis des Tractus iliotibialis (Runners knee) ▪ Tendinose/Tendinitis der Bizepssehne ▪ Plicasyndrom ▪ Kompressionsneuropathie des N. peronaeus comunis

Stellung der Patella sollte in verschiedenen Gelenkstellungen beurteilt werden (0°, 90° Flexion).

Palpation

Bei der Palpation ist auf folgende Aspekte zu achten:

- Temperatur (zur Erwärmung siehe Kap. 1.2)
- Schwellung:
  - Minierguss – Abklärung einer intraartikulären Pathologie: in Knieextension medial am Kniegelenk mehrmals nach proximal streichen, dann unmittelbar lateral am Kniegelenk entlang streichen und dabei beobachten, ob sich die Einwölbung am medialen Kniegelenkspalt aufhebt. Wenn die Einwölbung sich aufhebt, ist von einer intraartikulären Problematik auszugehen
  - Maxierguss: „tanzende Patella"

Beweglichkeit

- Knieextension
- Knieflexion
- Innenrotation in 90° Flexion
- Außenrotation in 90° Flexion
- Mobilität der Patella in verschiedenen Knieflexionswinkeln

Eine Beweglichkeitseinschränkung im Verhältnis (Flexion–Extension) 4-5:1, spricht für eine Beteiligung der gesamten Kapsel (Arthrose oder Arthritis).

Widerstandstests

- Knieextension (aus ca. 20° Flexion)
- Knieflexion (aus ca. 80° Flexion)
- Knieflexion mit Innenrotation
- Knieflexion mit Außenrotation

Positive Widerstandstests sprechen für eine muskuläre bzw. tendinöse Problematik. Wegen der dabei unvermeidlichen Druckerhöhungen im Gelenk können aber auch Arthropathien oder Meniskopathien einen positiven Widerstandstest verursachen.

Zusatztests/Zusatzuntersuchungen

Die Zusatztests sind bei den entsprechenden Pathologien aufgelistet. Am Kniegelenk ist es häufig notwendig, zusätzliche Untersuchungen (Röntgen, MRT) durchzuführen, gerade wenn es um die Abklärung einer Operationsindikation geht.

Scores

In den letzten Jahren wurde eine Vielzahl von Fragebögen für das Kniegelenk entwickelt. Viele sind dabei auf eine bestimmte Pathologie (z. B. Meniskusläsionen oder Arthrose) fokussiert. Irrgang, Snyder-Mackler und Wainner (1998a) entwickelten auf der Basis einiger anderer Scores den „Knee Outcome Survey" (KOS). Dieser für alle Pathologien des Kniegelenks gültige Fragebogen beinhaltet neben klinischen Parametern wie Schmerz und Bewegungseinschränkung auch eine funktionelle Auswertung, die mit wenig Zeitaufwand vom Patienten ausgefüllt werden kann und valide und reliable Werte liefert.

Fitzgerald, Axe und Snyder-Mackler (2000b) verwenden des Weiteren eine subjektive Einschätzung durch den Patienten („global rating scale"). Er wird dabei aufgefordert, die Funktion des Kniegelenks auf einer Skala von 0–100% zu bewerten. Im Rahmen der konservativen Therapie nach einer vorderen Kreuzbandruptur hat diese Einschätzung zu einer besseren Selektion von Patienten, die ein gutes Behandlungsergebnis erreichen, geführt.

6.2 Vorderes Kreuzband

Verletzungen des vorderen Kreuzbands (VKB) gehören zu den häufigsten Sportverletzungen und sind nicht selten der Grund für das Ende der sportlichen Karriere. In Deutschland beträgt die jährliche Inzidenz 45:100.000 Einwohner. Dies bedeutet, dass mit etwa 35.000 VKB-Läsionen pro Jahr gerechnet werden muss (Wilke 2004). Wegen ihrer Häufigkeit verursachen VKB-Rupturen hohe Kosten im Gesundheitssystem und bescheren dem Sportler oder dem Arbeiter eine lange Abwesenheit von Wettkampf oder Arbeitsplatz. Einer optimalen Nachbehandlung wird daher sowohl aus sozialer als auch aus wirtschaftlicher Perspektive eine große Bedeutung beigemessen.

6.2.1 Anatomie

Das vordere Kreuzband verbindet Tibia und Femur. Die tibiale Insertion liegt auf der Area intercondylaris anterior vor dem Tuberculum intercondylaris medialis. Von dort zieht das Band nach kranial dorsal lateral, um am Condylus lateralis femoris zu inserieren (Hochschild 2002). Es besteht aus unterschiedlichen Faserzügen. Anteromediale und posterolaterale Anteile sind konstant, intermediäre Fasern inkonstant beschrieben (Kapandji 1992). Die einzelnen Faserzüge sind in sich torquiert, miteinander verwachsen und weisen eine Länge von durchschnittlich 3,9 cm (3,2–4,4 cm) auf (Wilke 2004). Nahe der tibialen Insertion ziehen Faserzüge in Richtung des Vorderhorns des medialen Meniskus.

Die Kreuzbänder sind eng mit der Kniegelenkkapsel verbunden, so dass manche Autoren sie lediglich als Verdickung derselben ansehen. Phylogenetisch sind sie von dorsal in das Gelenk eingewandert. An der ventralen Seite und zwischen den Ligamenten sind die Kreuzbänder von der Synovialmembran der Kniegelenkkapsel überzogen (Hochschild, 2002), dorsal liegen sie vor der fibrösen Kapsel (**Abb. 6.1**).

Die Kreuzbänder verlaufen intrakapsulär, aber extrasynovial!

Die Innervation des vorderen Kreuzbandes konnte erst in den letzten Jahrzehnten sicher nachgewiesen werden. Aus dem N. tibialis zweigt kraniodorsal vom Kniegelenk ein Ramus articularis posterior ab, der unter anderem den zentralen Abschnitt des Kniegelenks mit den beiden Kreuzbändern versorgt (Kennedy, Alexander und Hayes 1982). Die Axone enden entweder als freie Nervenendigungen oder als spezialisierte Sensoren im Ligament (Ruffini-Körperchen, Golgi-Organe, Vater-Pacini-Körperchen), vor allem im Bereich der knöchernen Insertion. Aufgrund der sensiblen Innervation ist das VKB nicht nur eine potenzielle Schmerzquelle, es spielt auch bei der Bewegungssteuerung eine große Rolle (Barrack und Munn 2000, Biedert, Stauffer und Friederich 1992, Zimny 1988).

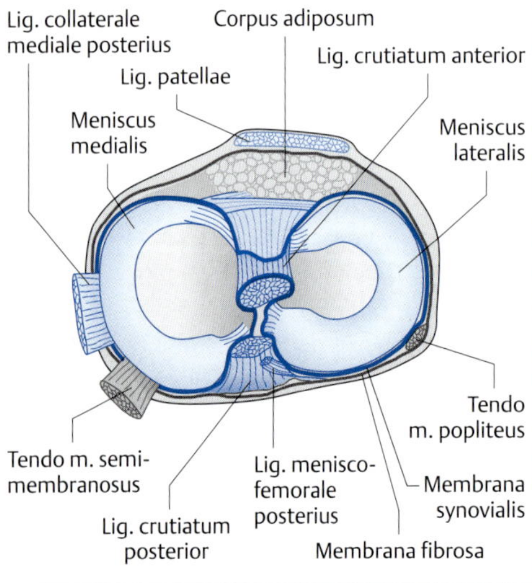

Abb. 6.1 Insertion des vorderen Kreuzbandes und seine Beziehungen zum medialen Meniskus und zur Gelenkkapsel (nach Hochschild 2002).

Solomonow, Baratta und Zhou (1987) und Tsuda et al. (2001) konnten den Nachweis für einen direkten Einfluss von Afferenzen aus dem VKB auf den Spannungszustand der Kniebeuge- und Streckmuskulatur erbringen. Die Aktivität der Hamstrings (damit bezeichnet man im englischsprachigen Raum die ischiokrurale Muskulatur), insbesondere des M. biceps femoris, wird bei Afferenzverstärkung begünstigt, der Quadrizeps dagegen inhibiert. Reduziert man dieses Phänomen nicht nur auf einen Schutzmechanismus, dann ist gut vorstellbar, wie das VKB als propriozeptives Organ den Spannungszustand der stabilisierenden Muskulatur mit einstellt. Überhaupt konnte eine Reihe von Autoren nachweisen, dass die Geschwindigkeit der Leitungsbahnen nicht ausreicht, um im Sinne eines Reflexes ein Trauma zu verhindern. Aufgabe der sensiblen Innervation der Kreuzbänder ist vielmehr eine Feineinstellung der stabilisierenden Muskulatur über die Gamma-Schleife der Muskelspindel. Die meisten Afferenzen sind dementsprechend nicht direkt mit den Alpha-Motoneuronen verschaltet, sondern werden in den Pool der Gamma-Motoneurone eingespeist. Dort wird der Tonus dem motorischen Ziel angepasst und reguliert (Barrack und Munn 2000, Solomonow und Krogsgaard 2001). Unterstützt werden diese Ergebnisse von Adacchi et al. (2002). In seiner Untersuchung korrelierte die absolute Anzahl von Sensoren positiv mit der Fähigkeit, Gelenkwinkel zu reproduzieren.

Neben dieser wichtigen neurophysiologischen Funktion übernimmt das VKB mechanische Aufgaben. Das VKB stellt den stärksten Antagonisten für ventrale Scherkräfte dar. Abhängig von der Flexionsstellung werden 60–86% der auftretenden Kräfte von dem Band neutralisiert (Kvist 2004, Kirkley, Mohtadi und Ogilvie 2001). In Extension wird das anteromediale Bündel gegen das Dach der Fossa intercondylaris gepresst, spannt sich dadurch an und stabilisiert die Streckung. Die Innenrotation wird durch eine Verwringung der beiden Kreuzbänder limitiert. Nicht zuletzt wird das Verhältnis zwischen Rollen und Gleiten bei Flexion und Extension durch An- und Entspannung der beiden Kreuzbänder mitbestimmt (Kapandji 1992).

6.2.2 Biomechanik

In den letzten Jahrzehnten wurde eine Vielzahl von Untersuchungen zur Belastung des VKB publiziert. Die Ergebnisse unterscheiden sich z.T. erheblich. Möglicherweise ist dies nicht nur auf die individuellen anatomischen Unterschiede zurückzuführen, sondern auch auf unterschiedliche Untersuchungsdesigns. So werden verschiedene Ausgangsstellungen, Übungsausführungen oder Geräte miteinander verglichen, ohne zu beachten, dass sich das Verhältnis von Scher- und Kompressionskräften zueinander in Abhängigkeit von der Ausgangsstellung und Übungsausführung dramatisch verändert.

In der Vergangenheit sind viele Autoren dazu übergegangen, die Dehnungsbelastung des VKB entweder durch In-vivo-Untersuchungen oder durch Rechenmodelle zu bestimmen. Im ersten Fall werden Dehnungsmessstreifen oder Kraftaufnehmer operativ, zumeist auf dem anteromedialen Bündel, angebracht. Dehnungsmessstreifen messen die prozentuale Verlängerung des Bandes, Kraftaufnehmer ermitteln die direkt auf das Band einwirkende Zugkraft (in Newton). Bei der Kalkulation von Scher- und Kompressionskräften werden nach ventral gerichtete Kräfte mit einer Dehnungsbelastung des VKB gleichgesetzt. Nach dorsal gerichtete Kräfte dagegen entlasten das VKB. Dabei werden aber die Gelenkstellung und agonistisch oder antagonistisch wirkende Strukturen wie die Kniegelenkkapsel und die Muskulatur außer Acht gelassen. Die weiteren Ausführungen werden zeigen, dass diese Untersuchungen nur zum Teil die Realität widerspiegeln und die Belastung gerade im geschlossenen System oft unterschätzt wird (siehe auch Brinckmann 2000).

Maximalwerte, die mit verschiedenen Untersuchungsmethoden gewonnen werden, sind nicht direkt vergleichbar. Eine maximale Verlängerung des VKB von 3% z. B. kann nicht einer maximalen Zugkraft von 300 N gleichgesetzt werden. Dies ist auch dann nicht möglich, wenn die Messungen in der gleichen Gelenkwinkelstellung erfolgten. Zur Belastungsbestimmung sollten deshalb die Werte innerhalb der einzelnen Untersuchungen in Abhängigkeit des Designs beurteilt werden. Trotzdem kann durch beide Untersuchungsmethoden bestimmt werden, welche Übungen (offenes vs. geschlossenes System) oder welche Winkelstellung (Extension vs. Flexion) potenziell schädlich für das VKB oder ein Transplantat sind. Es empfiehlt sich dabei, unterschiedliche Bedingungen gesondert zu betrachten:

- Passive Bewegung
- Bewegung im offenen System
- Bewegung im geschlossenen System

Exkurs: geschlossenes und offenes System

Gerade im Zusammenhang mit Pathologien des VKB werden diese beiden Begriffe intensiv diskutiert. Dabei herrscht offensichtlich Uneinigkeit darüber, welchen Sinn und Nutzen die beiden Systeme erbringen.

In der Vergangenheit wurden jedem System bestimmte Charakteristika zugeordnet. So wurde behauptet, dass eine Übung im geschlossenen System grundsätzlich mit mehr Kompressionskräften behaftet sei, wohingegen im offenen System mehr Scherkräfte auftreten würden. Des Weiteren wurden Rückschlüsse auf die neuromuskuläre Aktivierung gezogen. Der Begriff „Mantelspannung“ (Agonist und Antagonist sind gleichzeitig aktiv) wurde mit dem geschlossenen System gleichgesetzt. Die Untersuchungen der letzten Jahre konnten allerdings den Gegenbeweis für so manche einfache These erbringen und letztendlich bleiben nur wenig klare Unterscheidungsmerkmale übrig:

- Ein geschlossenen System besteht dann, wenn das distale Segment (Fuß) fixiert ist. Übungen im geschlossenen System sind so genannte Multi-Joint-Übungen, d. h. mehrere Gelenke bewegen sich gleichzeitig. Beispiele hierfür wären die Kniebeuge (Squat) oder die Knie- und Hüftstreckung in der Funktionsstemme.
- Ein offenens System besteht dann, wenn das distale Segment mobil ist. Übungen im offene System sind Single-Joint-Übungen, d. h. es kommt eher zu isolierten Gelenkbewegungen. Beispiel hierfür wäre die Kniestreckung mit einer Gewichtsmannschette. Im offenen System ist die Muskelaktivierung noch am ehesten vorhersagbar, d. h. im Beincurler arbeitet überwiegend der Agonist bei einer minimalen Gegenspannung des Antagonisten.
- Beide Übungsformen sind funktionell, da sie Bewegungen beinhalten, die im Alltag vorkommen. Es ist nicht zulässig, eine bestimmte Gelenkbelastung oder neuromuskuläre Aktivierungsmuster automatisch mit einem der beiden Systeme in Verbindung zu bringen. So gibt es während der Kniestreckung mit Gewichtsmannschette Winkelgrade, bei denen die Kompressionskräfte höher sind als bei der Kniebeuge. Die muskuläre Aktivierung der knieumgebenden Muskulatur in der Beinpresse ist meistens der Aktivierung im offenen System sehr ähnlich.

Wir halten die Unterscheidung zwischen offenem und geschlossenem System für hilfreich und verwenden sie im Weiteren. Störend ist lediglich, dass sie in vielen Therapiekonzepten stak vereinfacht und leider nicht korrekt angewandt wird.

Passive Bewegung

Wird das Kniegelenk aus der Flexion in die Extension passiv bewegt, nimmt die Dehnung des VKB zu. Insbesondere die terminalen 30° sorgen für einen überproportionalen Anstieg der Belastung (Rupp und Seil

1998, Fleming 2003). Zwischen 30 und 60° ist die Spannung am geringsten und nimmt dann bei größerem Beugewinkel wieder leicht zu. Das VKB ist über das gesamte Bewegungsausmaß nie vollständig entspannt. Manche Anteile des Bandes verhalten sich nahezu isometrisch, d. h. sie sind über den gesamten Bewegungsweg fast gleichmäßig gespannt.

Bei passiver Extension können Zugkräfte zwischen 50 und 200 N entstehen (Rupp und Seil 1998). Die Dehnung beträgt nach Fleming et al. (1999) 0,9%. Dies bedeutet, dass unabhängig von der Ausgangsstellung durch die anguläre Bewegung die Belastung auf das Band zunimmt. (**Abb. 6.2**)

Betrachtet man die Belastung auf das VKB im Alltag und bei sportartspezifischen Bewegungen, können diese Werte als vergleichsweise gering betrachtet werden (**Tab. 6.2**). Auch bezüglich der maximalen Reißfestigkeit des VKB scheinen diese Werte nicht schädlich zu sein. In Abhängigkeit vom Lebensalter liegen die Belastbarkeitsgrenzen zwischen 658 N (altes VKB) und 2160 N (junges VKB) (Woo et al. 1991).

Bewegung im offenen System

Im offenen System finden isolierte Kontraktionen der Ober- oder Unterschenkelmuskulatur nur auf einer Seite des Gelenkes statt. Die wichtigsten Muskelgruppen, die einen Einfluss auf die Kreuzbandbelastung haben, sind die Hamstrings, der Quadrizeps und der M. gastrocnemius (**Abb. 6.3a–b**).

Tabelle 6.2 Belastung des VKB bei Alltagsaktivitäten und im Sport (nach Wilke 2004)

Aktivität	*Zugkraft*
Treppauf gehen	67 N
Treppab gehen	133 N
Gehen auf ebenen Untergrund	210 N
Bergab gehen	458 N
Joggen	630 N
Extremsituationen im Sport	>1000 N

Hamstrings

Bei isolierter Kontraktion der Hamstrings werden über das gesamte Bewegungsausmaß ausschließlich posteriore Scherkräfte produziert (Lutz et al. 1993, Wilk et al. 1996). Diese entlasten das VKB ab ca. 20° Knieflexion (Kvist 2004). Mit zunehmender Extension nimmt die Größe der nach dorsal wirkenden Kraft ab. Dann dominiert die komprimierende Teilkomponente (**Abb. 6.3b**). Die Belastung kann dadurch im Vergleich zur passiven Bewegung auch in Extension nicht eliminiert, allenfalls durch eine erhöhte Kompression der Gelenkflächen reduziert werden. In größeren Flexionswinkeln ist die Belastung ohnehin schon geringer. Zusammen mit den nach dorsal gerichteten Kräften der Hamstrings entsteht nun fast keine Dehnung des Bandes mehr (**Abb. 6.3a**).

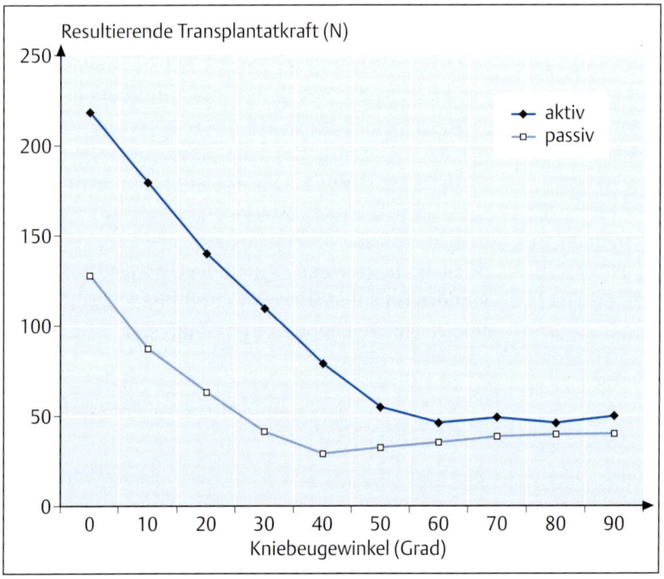

Abb. 6.2 Die obere Kurve spiegelt die resultierende Transplantatkraft im offenen System wider. Die untere Kurve stellt den Kurvenverlauf bei passiver Bewegung dar. Beachte, dass die isolierte Anspannung des M. quadriceps die Belastung früher (noch in Flexion) und stärker ansteigen lässt (Rupp und Seil 1998).

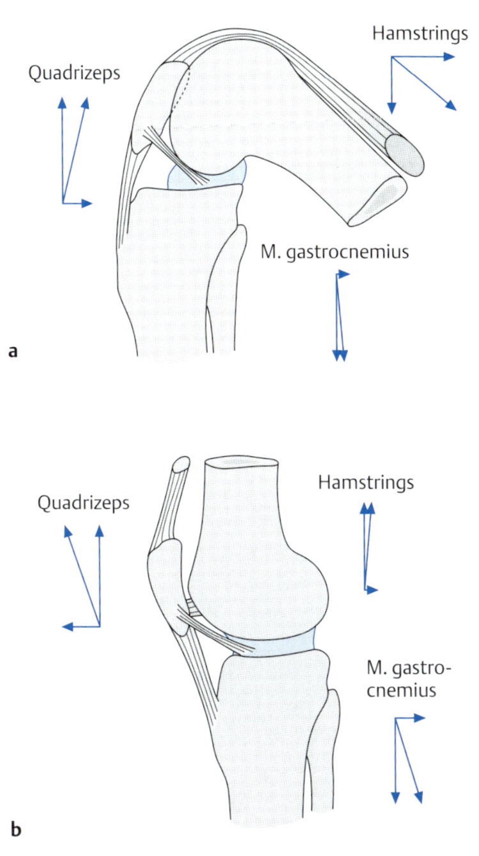

Abb. 6.3a–b Wirkung verschiedener Muskelgruppen des Kniegelenks in Bezug auf Belastungen des VKB. **a** In Beugestellung haben der Quadrizeps und die Hamstrings eine nach dorsal gerichtete Teilkomponente und ziehen die Tibia nach posterior. **b** In Extension zieht der Quadrizeps über die Patellarsehne die Tibia nach ventral und belastet bei isolierter Kontraktion das VKB. Der Gastrocnemius verstärkt die Belastung durch eine Dorsaltranslation des Femurs. Die Hamstrings haben eine nur minimale translatorische Teilkomponente und können allenfalls durch eine größere Kompression der Gelenkflächen das VKB entlasten.

M. gastrocnemius

Die Wirkung des M. gastrocnemius wird in der Literatur kontrovers diskutiert. In den meisten Quellen wird er als eine das VKB entlastende Struktur genannt, was mit seiner Funktion als Kniebeuger begründet wird. Betrachtet man die resultierende Kraft und die horizontale Teilkomponente, fällt es schwer, dieser Beurteilung zuzustimmen. Durch seine Insertion am Femur und seine nach dorsal gerichtete Teilkomponente produziert er anteriore Scherkräfte für die Tibia indem er den Femur nach hinten zieht (**Abb. 6.3b**). Dadurch wird das VKB insbesondere zwischen 0–30° Flexion vermehrt belastet (Kvist 2004, Fleming et al. 2001/2003).

Quadrizeps

In Extension ist die resultierende Kraft des Quadrizeps nach vorne-oben gerichtet (**Abb. 6.3b**). Dadurch entstehen anteriore Scherkräfte im Tibiofemoralgelenk. Diese Wirkung verringert sich mit zunehmender Flexion. Zwischen 60 und 80° Flexion sind die Scherkräfte minimal und es entstehen durch die Kontraktion des Muskels fast ausschließlich Kompressionskräfte. Viele Autoren bezeichnen dieses Phänomen als „Neutral active Quadriceps Position" (Paine und Johnson 2000, Daniel, Stone und Barnett 1988). Jenseits davon kehrt sich die Richtung der Scherkräfte um. Es entstehen nun posteriore Kräfte, da das Lig. patellae nach hinten geneigt ist (**Abb. 6.3a**, Hirokawa et al. 1992).

Das bedeutet, dass von 0–60° Flexion isolierte Kontraktionen des Quadrizeps das VKB stark belasten. Die Spitzenwerte treten zwischen 0 und 30° Flexion auf und können 250 Newton überschreiten, bzw. eine 4%ige Dehnung des Bandes verursachen. Gesunde Bänder sind durch diese Belastungen kaum zu verletzen, denn für Mikrotraumata sind nach Wilk et al. (1997) beim VKB ca. 1725 N notwendig. Unter intensivsten Quadrizepskontraktionen (4500 N), die nur in Extremsituationen im Sport vorkommen, konnten DeMorat et al. (2004) allerdings Kompressionsfrakturen und VKB-Läsionen verursachen. Ob Transplantate diese Dehnungskräfte unbeschadet überstehen ist nicht geklärt, wird aber von diversen Autoren bezweifelt (Wilk et al. 1997, Henning, Lynch und Glick 1985).

Jenseits von 60° Flexion treten keine ventralen, sondern dorsale Scherkräfte auf und das Band wird, wenn überhaupt, nur noch minimal belastet (Risberg, Lewek und Snyder-Mackler 2004, Beynnon et al. 1997, Fleming et al. 1999). Jurist und Otis (1995) konnten die relativ großen Belastungen durch eine Verlagerung des Kraftangriffspunkts des Widerstandes an der Tibia reduzieren. Ein proximaler Widerstand (Pad des Curlers) verursacht so auch in den terminalen 30° Flexion (0–30°) nicht mehr ventrale, sondern dorsale Scherkräfte und dementsprechend eine geringere Bandbelastung (**Abb. 6.4**).

Isolierte Quadrizepskontraktionen im offenen System, wie z. B. im Kniestrecker, sollten durch die Modifikation der Übungssituation entschärft werden.

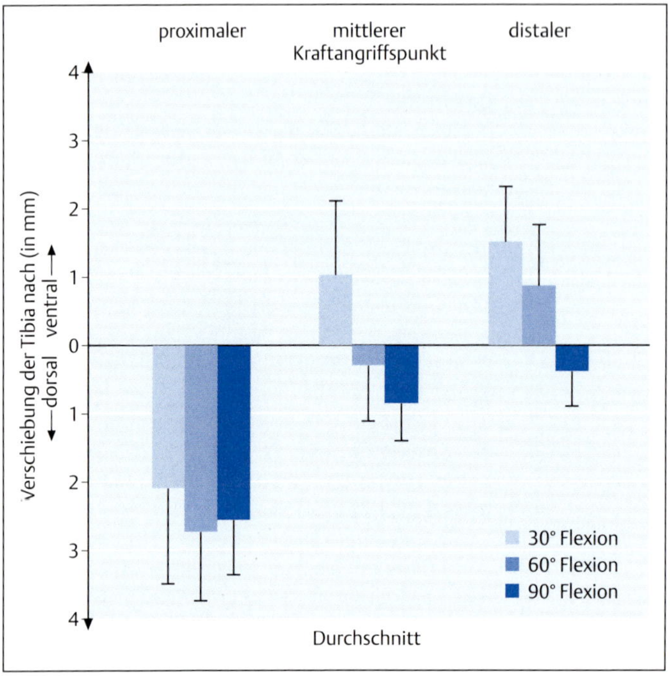

Abb. 6.4 Ein proximaler Widerstand (etwa auf Höhe der Tuberositas tibiae) verursacht in 30/60/90° Flexion dorsale Scherkräfte. Ein mittlerer Kraftangriffspunkt (Mitte der Tibia) führt in 30° Flexion zu ventralen, in 60 und 90° Flexion zu dorsalen Scherkräften. Ein distaler Widerstand (oberhalb der Malleolen) produziert bis 60° Flexion ventrale, jenseits davon dorsale Scherkräfte (Jurist und Otis 1995).

Bewegung im geschlossenen System

Im Kontext von Belastungen des VKB sprechen wir dann von einem geschlossenen System, wenn auf beiden Seiten des Gelenks Muskulatur aktiv ist („Mantelspannung") und der Fuß als Punctum fixum stabil verankert ist.

Ein Charakteristikum von Übungen im geschlossenen System ist, dass größere Kompressionskräfte als im offenen System auftreten (Wilk et al. 1996, Escamilla 2001). Es wird angenommen, dass durch das Aufeinanderpressen von Tibia und Femur eine translatorische Verschiebung erschwert oder verhindert wird. Diverse Autoren konnten diesen positiven Effekt nachweisen (Kvist 2005, Graham, Gehlsen und Edwards 1993, Wilk et al. 1996). Überhaupt scheint die Generierung von Kompressionskräften in allen Gelenken ein Mechanismus zur Stabilisierung zu sein. Zur Entlastung des VKB kann dieser Mechanismus aber nur dann vollständig genutzt werden, wenn nicht die Form der beiden Knochenpartner an sich schon eine translatorische Verschiebung auslöst. Da das Tibiaplateau aber nach dorsal abfällt (**Abb. 6.5**), entstehen durch Kompressionskräfte automatisch translatorische Komponenten, die den Femur relativ zur Tibia nach dorsal gleiten lassen (Beynnon et al. 2002). Die Tibia steht dadurch bei Gewichtsbelastung in einer anterioren Position, die vom VKB gebremst oder stabilisiert werden muss (Kvist 2005).

Das bedeutet, dass Kompressionskräfte nur dann zur Eliminierung von Scherkräften genutzt werden können, wenn die Muskulatur die translatorischen Komponenten ausbalanciert. Übungen im scheinbar geschlossenen System, wie liegend in der Leg Press, oder Kniebeugen mit komplett vertikalisiertem Oberkörper weisen aber nur eine geringe Aktivität (zwischen 10–20% der maximalen willkür-

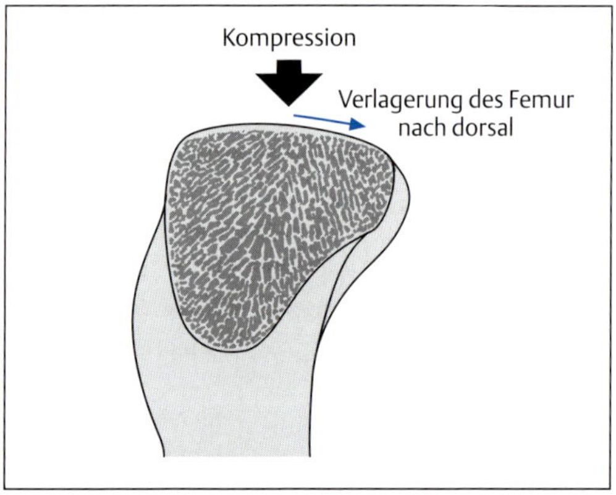

Abb. 6.5 Kompressionskräfte auf das nach dorsal abfallende Tibiaplateau verlagern den Femur relativ zur Tibia nach dorsal. Die dadurch produzierten ventralen Scherkräfte belasten unter Umständen vermehrt das VKB.

lichen Aktivierung) der Hamstrings auf und können dadurch diesen negativen Effekt nicht aufheben (Escamilla et al. 2001, Fleming et al. 2003, Palmitier et al. 1991).

Die Ergebnisse von Beynnon, Johnson und Fleming (1997a), die für Squats ohne Oberkörpervorneigung die gleiche Transplantatdehnung wie für die Kniestreckung im offenen System ermittelten, sind daher nicht verwunderlich. Leider werden diese Ergebnisse falsch interpretiert und es entsteht der Eindruck, dass die Belastung für das VKB im offenen und geschlossenen System identisch ist. Demgegenüber stehen diverse Untersuchungen, die klar aufzeigen konnten, dass eine wirkliche Mantelspannung die Belastung deutlich reduzieren kann. Fleming et al. (1999) verglichen die Transplantatbelastung in vivo bei unterschiedlicher Übungsausführung und konnten in 15° Flexion bei isolierter Quadrizepskontraktion 4,4% Dehnung, bei simultaner Kontraktion von Quadrizeps und Hamstrings 2,8% Dehnung ermitteln (**Tab. 6.3**).

Tabelle 6.3 Dehnungsverhalten eines VKB-Transplantats bei verschiedenen Muskelaktivitäten in vivo (Fleming et al. 1999)

Muskelaktivität	*Dehnung*
Isolierte Quadrizepskontraktion in 15° Flexion	4,4%
Isolierte Quadrizepskontraktion in 30° Flexion	2,7%
Isolierte Quadrizepskontraktion in 60/90° Flexion	0%
Simultane Kontraktion von Quadrizeps und Hamstrings in 15° Flexion	2,8%
Simultane Kontraktion von Quadrizeps und Hamstrings in 30° Flexion	0,4%
Simultane Kontraktion von Quadrizeps und Hamstrings in 60/90° Flexion	0%

Überträgt man die Maximalwerte mit Mantelspannung auf die Belastungs-Deformations-Kurve (siehe Abb. 1.7, S. 7) sind sie dem ersten Kurventeil, der so genannten „Toe-Region" zuzuordnen. Die Dehnungskräfte sind daher biopositive Wachstumsreize, auch für ein Transplantat in der frühen postoperativen Nachbehandlung (Beynnon et al. 2001, Fleming et al. 2001).

Es stellt sich also die Frage, wie die Aktivierung der Hamstrings optimal gesteuert und gebahnt werden kann. Funktionell arbeiten die Hamstrings mehr als Hüftextensoren und weniger als aktive Knieflexoren, da bei den meisten Aktivitäten eher die Schwerkraft und die exzentrische Kontraktion des Quadrizeps für die Knieflexion verantwortlich sind (Weber und Woodall 2004, Palmitier et al. 1991). Will man eine verstärkte Aktivität bahnen, darf der Fokus nicht auf das Kniegelenk, sondern er muss in die LBH-Region gelegt werden. Ziel muss es sein, den Körperschwerpunkt durch eine Hüftflexion vor das Kniegelenk zu verlagern, um automatisch fallverhindernde Kräfte in den dorsalen Strukturen zu fordern. Nur dann arbeiten die Hüftextensoren mehr als bei anderen Extensoren-Übungen im offenen System. Auf der liegenden Leg Press muss der Rumpf nicht gegen die Schwerkraft stabilisiert werden, dadurch ist die Aktivität der gesamten Rumpfmuskulatur und der (zweigelenkigen) Hüftextensoren zu vernachlässigen. Eine Neutralisation ventraler Scherkräfte durch die Hamstrings ist hier demnach nicht zu erwarten.

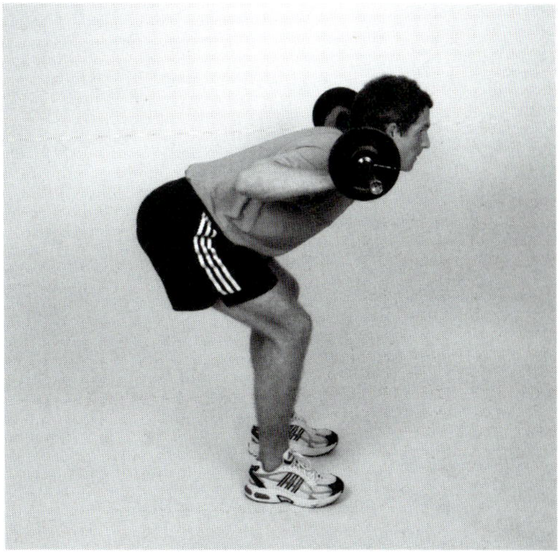

Abb. 6.6 Squat mit Oberkörpervorneigung.

Bizzini (1998) konnte allein durch eine Oberkörpervorneigung bei der Squat die ventrale Tibiatranslation deutlich reduzieren. Die durch die Vorneigung ausgelösten muskulären Synergien waren seiner Meinung nach für die Neutralisation der Scherkräfte verantwortlich.

Kniebeugen sollten indikationsspezifisch eingesetzt werden und in ihrer Ausführung an die individuellen Gegebenheiten (Mobilität des oberen Sprunggelenks, Knie- und Hüftgelenks) und Pathologie angepasst werden.

Es gibt keine „richtige" Ausführung der Squats, sondern lediglich diverse Varianten, die einmal mehr die LBH-Region be- und die Kniegelenke entlasten oder umgekehrt. Mit der Lage des Schwerpunkts muss variabel umgegangen werden, um die Bahnung unterschiedlicher muskulärer Innervationsprogramme zu erleichtern und einzusetzen (siehe auch Fry, Smith und Schilling 2003, Blanpied 1999). Pauschale Empfehlungen wie: „Die Kniegelenke dürfen nicht über den Fuß hinaus positioniert werden!" gelten nur bei bestimmten Pathologien und stellen eine Vereinfachung dar, die weder dem Individuum noch jeder Pathologie gerecht wird. In vielen Fällen spiegeln solche Empfehlungen lediglich die Unsicherheit des Therapeuten wider, mit den biomechanischen Gegebenheiten umzugehen. Sie sind deshalb zu vermeiden.

Einfluss von Nachbargelenken

Hauptsächlich im geschlossenen System gewinnen Fußschwächen an Bedeutung für die Belastung des VKB. Bei eingefallenem Längsgewölbe rotiert die Tibia auf dem Talus nach ventromedial, was einer Innenrotation und Ventraltranslation im Kniegelenk entspricht (Trimble, Bishop und Buckley 2002). Es kommt dadurch zu einer Verwringung der beiden Kreuzbänder und somit zu einer vermehrten Dehnung. Den gleichen Effekt haben Insuffizienzen der Hüftmuskulatur (insbesondere Abschwächung der Glutäen oder Adduktoren). Es kommt dadurch häufig zu Valgus- oder Rotationsfehlstellungen im Kniegelenk, welche die passiven Strukturen vermehrt belasten. Der Fokus bei der Ausführung von Übungen mit Gewichtsbelastung auf dem Fuß darf deswegen nicht nur auf das Kniegelenk, sondern muss auf die gesamte untere Extremität gelegt werden.

Zusammenfassung

- Bei passiver Gelenkbewegung nimmt die VKB-Dehnung in Extension deutlich zu.
- Isolierte Quadrizeps- und Gastrocnemiuskontraktionen verstärken die Belastung auf das VKB, insbesondere zwischen 0 und 60° Flexion, und sind zu Beginn der Rehabilitation nach einer VKB-Verletzung zu vermeiden.
- Simultane Kontraktionen des Quadrizeps und der Hamstrings reduzieren die VKB-Dehnung, können sie aber insbesondere zwischen 0 und 30° Flexion nicht eliminieren.
- Die Kokontraktion der Oberschenkelmuskulatur wird über die Rumpfstellung gesteuert und durch eine Vorneigung des Oberkörpers von mehr als 15° eingestellt. Sie ist keineswegs bei allen Aktivitäten im geschlossenen System vorhanden.
- Die gemessenen Dehnungswerte bei passiver Bewegung und im geschlossenen System mit Kokontraktion stellen Wachstumsreize für das verletzte Band oder das Transplantat dar.
- Sowohl Belastungen im offenen wie auch im geschlossenen System sind alltagsspezifisch. Beide Übungsformen sollten angewendet und lediglich in der Ausführung der Biomechanik des VKB entsprechend angepasst werden. Folgende Bereiche sind zu Beginn der Rehabilitation nach Verletzungen des VKB unproblematisch:
  - Passive Bewegung: gesamtes Bewegungsausmaß (in Abhängigkeit von Schwellung, Schmerzen, ärztlicher Limitierung, etc.).
  - Isolierte Quadrizepskontraktion: frei ab 60° Flexion.
  - Isolierte Hamstringkontraktion: frei.
  - Kokontraktion: wie passive Bewegungen.

6.2.3 Vordere Kreuzbandruptur

Partielle oder totale Kontinuitätsunterbrechung der kollagenen Fasern in der Mitte oder im Bereich der Insertionen des Ligaments.

Pathogenese

Läsionen des VKB werden entweder durch direkte Gewalteinwirkung, wie z. B. durch einen Zweikampf beim Sport („Contact-Verletzungen"), oder durch indirekte Gewalteinwirkung („Non-Contact-Verletzungen") verursacht. Überraschenderweise sind weniger als 30% der Verletzungen mit einem direkten Gegnerkontakt assoziiert. Der größere Teil ist auf große dynamische Beschleunigungs- und Abbremskräfte unter Gewichtsbelastung zurückzuführen, wie sie z. B. beim Landen nach einem Sprung auftreten (Urabe et al. 2005, Spindler et al. 2005, DeMorat et al. 2004). Ein Großteil der Verletzungen tritt zwischen dem 16. und 45. Lebensjahr auf.

Olsen et al. (2004) untersuchten retrospektiv anhand von Videoaufzeichnungen den Auslöser für VKB-Rupturen ohne Gegnereinwirkung im Handballsport. Die Bewegungskombination Extension, Valgusstress, zusätzliche Rotationsbewegungen mit hohen Geschwindigkeiten und Gewichtsbelastungen ließen sich als Hauptverletzungsmuster identifizieren. Im alpinen Skisport spielt auch die Hyperflexion in Kombination mit Innenrotation, wie sie beim Nach-hinten-fallen vorkommen kann, eine Rolle (Hame, Oakes und Markolf 2002).

Interessanterweise trifft das Schicksal dieser „Non-Contact"-Verletzungen mehr Frauen als Männer. Das Risiko für das weibliche Geschlecht liegt um den Faktor 2,4–9,5-mal höher. Wojtys et al. (1998, 2002) und Huston und Wojtys (2001) konnten eine positive Korrelation zwischen der Häufigkeit von Rupturen und der Lutealphase des weiblichen Zyklus aufzeigen. Erklärt wird dieser Zusammenhang mit einer hormonell vermittelten Verminderung der Kollagensynthese. In der Grundlagenforschung konnten sowohl Östrogenrezeptoren im VKB sowie der Einfluss von Hormonen des weiblichen Zyklus auf den Turnover von Ligamenten nachgewiesen werden (Liu et al. 1997). Ob wirklich die histologischen Veränderungen für die erhöhte Inzidenz verantwortlich zu machen sind oder ob lediglich eine verminderte physische Leistungsfähigkeit im Zuge der hormonellen Schwankungen besteht, ist momentan noch nicht geklärt (Davis und Ireland 2003).

Ein weiterer Faktor für die größere weibliche Inzidenz scheinen biomechanische und neuromuskuläre Unterschiede bei bestimmten sportartspezifischen Bewegungen zu sein. Kirkendall und Garrett (2001) stellten insbesondere beim Landen, beim Abstoppen oder bei schnellen Richtungsänderungen geringere Hüft- und Kniebeugewinkel und größere Valguswinkel im Kniegelenk fest. Diese waren mit einer isolierteren und stärkeren Quadrizepsaktivierung sowie einer reduzierten Hüftextensorenaktivität kombiniert (Urabe et al. 2005, Zazulak et al. 2005).

Vor diesem Hintergrund haben sich Präventionsprogramme zur Verhinderung von VKB-Rupturen entwickelt und inzwischen etabliert. Diese bestehen aus drei Komponenten (Petersen et al. 2005):

- Aufklärung: Anhand von Videoaufzeichnungen werden typische Verletzungsmuster in der entsprechenden Sportart dargestellt. Visuelle und verbale Hinweise reichen aus, um in Gefahrensituationen motorische Kompensationsstrategien zu entwickeln, welche die Verletzungsinzidenz reduzieren.
- Spezifische Feedback-Übungen: Gleichgewichtsübungen auf dem Therapiekreisel oder der Dotte-Schaukel (Stufe 2, Stufenmodell Koordination) werden in sportartspezifische Situationen übertragen (**Abb. 6.7**).
- Feedforward-Übungen (Stufe 3, Stufenmodell Koordination): Ein sensomotorisches Trainingsprogramm, das die o.g. Bewegungsmuster mit einbezieht, ermöglicht Veränderungen der Koordination.

Studien konnten nachweisen, dass das Präventionsprogramm eine geringere Quadrizepsaktivierung bei erhöhter Aktivierung der Glutealmuskulatur und einen tieferen Beugewinkel in Hüft- und Kniegelenk beim Landen und beim Gehen zur Folge hat (Griffin 2001, Hewett, Riccobene und Lindenfeld 2001, Hurd, Chmielewski und Snyder-Mackler 2005). Noyes et al. (2005) reduzierten innerhalb eines sechswöchigen Trainingsprogramms den Valgus-Winkel im Kniegelenk. Das Auftreten von „Non-Contact"-Verletzungen bei Frauen konnte durch diese Programme im Sinne einer Primärprävention um 74–88% gesenkt werden (Mandelbaum et al. 2005).Das Trainingsprogramm ist allerdings nur dann effektiv wenn es häufiger als einmal wöchentlich über einen Zeitraum von mindestens 6 Wochen durchgeführt wird (Hewett, Ford und Myer 2006).

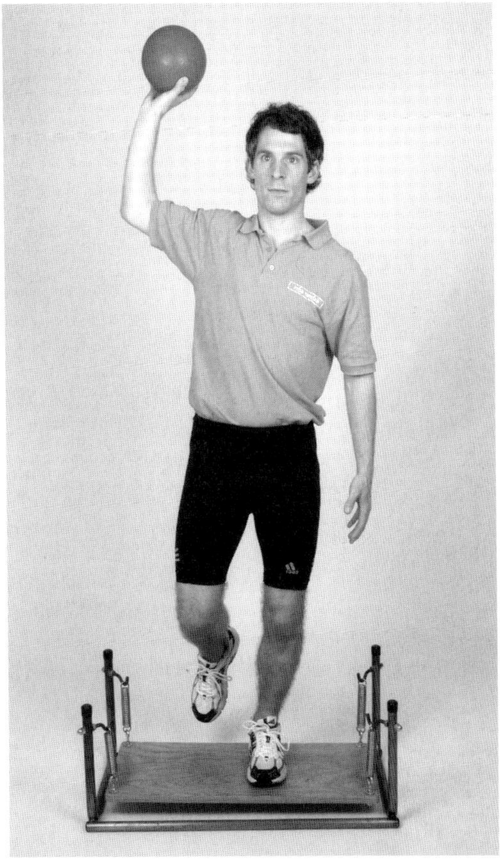

Abb. 6.7 Passtraining im Handball auf dem Proprio-Swing.

Der Erfolg dieser Programme ist nicht verwunderlich, denn die Inhalte stellen fundamentale, insbesondere koordinative Grundlagen nicht nur für die Verletzungsverhinderung, sondern auch für die Leistungsentwicklung in der jeweiligen Sportart dar. Überraschend ist lediglich, dass sie nicht schon früher grundlegender Bestandteil des Trainings waren!

Klinik

Symptome

Subjektiv

- Traumatisches Erlebnis, sehr oft mit Geräusch
- Starke Knieschmerzen, oft das gesamte Gelenk betroffen
- Instabilitätsgefühl, evtl. mit „Giving „Way“

Objektiv

- Streckhemmung und Flexionseinschränkung
- Schwellung mit Einblutung (Mini- oder Maxierguss)
- Erwärmung im Vergleich zur nicht verletzten Seite
- Widerstandstests Flexion und Extension positiv (Schmerz und Schwäche)
- Oft subchondrale Begleitverletzungen („bone bruise“) oder Schäden an den Menisken

Spezialisierungstests

Lachmann-Test

Bei leicht gebeugtem Kniegelenk (15–30° Flexion) und völlig entspannter Streck- und Beugemuskulatur wird die Tibia nach ventral gezogen (**Abb. 6.8**). Ein weicher oder fehlender Anschlag und eine deutliche vordere Schublade im Seitenvergleich (> 3 mm) sprechen für eine VKB-Ruptur. Der Lachmann-Test besitzt von allen manuellen Untersuchungstests die größte diagnostische Treffsicherheit (Wilke 2004).

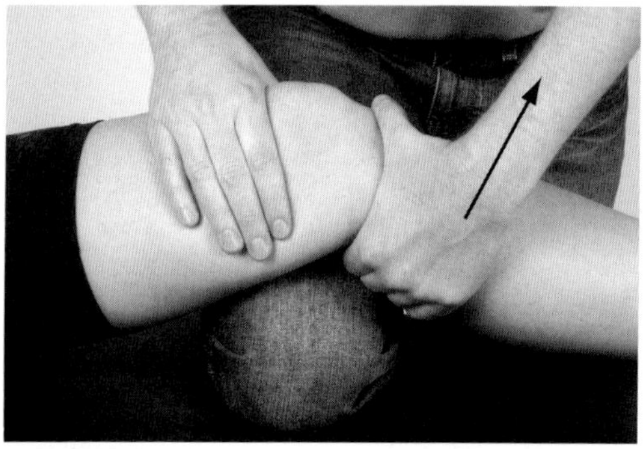

Abb. 6.8 Lachmann-Test.

Pivot-Shift-Test (Galway-Test)

Der Untersucher führt bei gestrecktem Kniegelenk den Unterschenkel in Innenrotation und Abduktion (Valgusstress). Aus dieser Ausgangsstellung wird das Knie in die Flexion geführt. Bei einer VKB-Ruptur subluxiert das Tibiaplateau bereits in Extension nach ventral. Bei ca. 20–40° Flexion kommt es zur Reposition des Tibiaplateaus nach hinten (Buckup 2005). Der Pivot-Shift-Test ist ein absoluter Test, d. h. er wird nicht im Seitenvergleich beurteilt. Das Phänomen ist bei intaktem VKB nicht auslösbar und ist in jeder Form pathologisch (Wilke 2004).

Begleitverletzungen

Meniskusläsionen treten in 50–70% der Fälle auf (Tandogan et al. 2004, Spindler et al. 2005). Welcher Meniskus häufiger betroffen ist, hängt vom Patientenkollektiv und der Zeitdifferenz zwischen Trauma und Operation ab. Bei akuten VKB-Läsionen ist häufiger der Außenmeniskus, bei chronischen VKB-Läsionen häufiger der Innenmeniskus betroffen (Wilke 2004). Im schlimmsten Falle ist auch das Innenband beteiligt („unhappy triad“).

Bone bruises sind Mikrofrakturen des subchondralen Knochens, die durch ein stumpfes Trauma mit hoher Geschwindigkeit entstehen (Lahm et al. 2005). Sie sind durch konventionelle Röntgenaufnahmen und während einer Arthroskopie nicht zu entdecken, können aber bei der MRT dargestellt werden. Je nach Ausmaß der Schädigung lassen sich 4 Stadien unterscheiden (**Tab. 6.4**). Während sich moderate Schädigungen (Stadium 1) innerhalb 2–4 Monaten zurückbilden und nicht mehr darstellbar sind, können intensivere Traumen (Stadium 2–4) auch nach Jahren noch festgestellt werden (Faber et al. 1999). Die Inzidenz dieser Knorpel-Knochen-Verletzungen ist überraschend hoch, sie tritt bei 80% der VKB-Rupturen als Begleitverletzung auf (Miller et al. 1998, Johnson, Urban und Caborn 1998).

Tabelle 6.4 Kernspintomograhische Stadien subchondraler Knochenläsionen (Pommeranz 1997, in Wilke 2004)

Stadium	*Befund*
Stadium 1	Helle Darstellung bei Fettsuppression, das T1-gewichtete Bild bleibt normal
Stadium 2a	Hell in der Fettsuppression, dunkel im T1-Bild, nur die Spongiosa ist betroffen
Stadium 2b	Zusätzlich Mikrofrakturen
Stadium 3	Hell bei Fettsuppression, dunkel im T1-Bild, neben der Spongiosa ist auch die Kortikalis mitbetroffen
Stadium 4	Zusätzlich ist auch der hyaline Gelenkknorpel mitbetroffen

Differenzialdiagnose

Folgende Pathologien sollten bei Unklarheit ausgeschlossen bzw. verifiziert werden:
- Kombinationsverletzungen
- Hintere Kreuzbandruptur
- Meniskusläsion
- Patellofemorales Schmerzsyndrom
- Plicasyndrom

Therapie

In den letzten Jahrzehnten wurde die Notwendigkeit einer operativen Versorgung immer wieder kontrovers diskutiert. In experimentellen Tierversuchen wurde eine beschleunigte Degeneration des Gelenkknorpels bei rupturiertem VKB festgestellt, was durch die veränderte Biomechanik auch plausibel erscheint. Andererseits konnte diese beschleunigte Abnützung gerade bei sportlich sehr aktiven Menschen auch durch eine VKB-Plastik nicht verhindert werden. Von Porat, Roos und Roos (2004) ermittelten nach 14 Jahren in einer Kohorte von männlichen Fußballspielern eine Prävalenz von 78 %. Mitunter tragen operierte Patienten sogar ein höheres Arthroserisiko als konserativ versorgte (Daniels 1994, Fithian 2005 et al., O'Brien 1993, Joint Letter 2002). Insbesondere der Knorpelstatus und die Unversehrtheit der Menisken scheinen für die Prognose wichtig zu sein. Eine weitere Destruktion des Gelenkes kann nur dann verhindert werden, wenn der Schaden in diesen Strukturen präoperativ gering ist (Shelbourne und Gray 1997/2000, O'Brien 1993).

Prognostische Faktoren

Bone Bruises: Möglicherweise sind Begleitverletzungen im subchondralen Knochen, so genannte Bone Bruises, für eine frühzeitige Degeneration des Gelenkknorpels verantwortlich, unabhängig von der Nachbehandlung. Patienten mit Bone Bruises benötigen im Vergleich zu Patienten ohne subchondralen Schaden mehr Schmerzmittel, haben eine ausgeprägtere Schwellung und das Zeitintervall bis zur Schmerzfreiheit, auch beim Gehen, ist verlängert (Johnson, Bealle und Brand 2000). Die Komplikationsrate ist erhöht, insbesondere ein Extensionsdefizit tritt häufiger auf (Noonan 1998). Im weiteren Verlauf können sich schon nach wenigen Jahren aus diesen tiefen Verletzungen auch in oberflächlichen Knorpelzonen ausgeprägte Schäden entwickeln. Faber konnte 1996 im 6-Jahres-Follow-up bei 60 % der Patienten Chondrozytendegenerationen und Veränderungen in der Matrix feststellen. In über der Hälfte der Fälle kam es zu einer Reduktion der Knorpeldicke direkt über dem initialen Schaden (Faber et al. 1999). Nicht nur aus diesen Gründen scheint uns ein zu aggressives Vorgehen in der Nachbehandlung nicht angebracht.

Veränderte Gelenkmechanik: Ein weiterer Grund für die Degeneration wird von Almekinders (2004) diskutiert. In seiner Arbeit wurde die Position der Tibia in Relation zum Femur in der sagittalen Ebene untersucht. Bei VKB-Rupturen verbleibt die Tibia oft in einer subluxierten anterioren Stellung, die Translation nach dorsal ist stark eingeschränkt. Dies gilt insbesondere dann, wenn das betroffene Kniegelenk Degenerationsanzeichen aufweist. Patienten ohne degenerative Veränderungen des Kniegelenks weisen auch nach einer VKB-Ruptur ein annähernd intaktes Translationsverhalten der Tibia nach dorsal auf. Durch eine Operation reduziert sich zwar die absolute Translationsamplitude, die anteriore Subluxation bleibt aber oft bestehen. Möglicherweise verändert sich dadurch die Biomechanik im tibiofemoralen Gelenk und es kommt zu einer beschleunigten Abnutzung, unabhängig von der Art der Versorgung.

Beynnon et al. (2005) untersuchten postmortal die Lage der Bohrkanäle bei operativ versorgten VKB-Patienten. Nur 17 % der femoralen Bohrkanäle und 42 % der tibialen Bohrkanäle waren optimal gesetzt. Jeweils 33 % waren laut dem Autorenteam völlig inakzeptabel. Vor diesem Hintergrund muss man sich über eine beschleunigte Abnützung beim operativ versorgten Patienten nicht wundern.

Muskelaktivität, Koordination: Nicht zuletzt sind die neuromuskulären Adaptionsprozesse individuell sehr unterschiedlich ausgeprägt. Andriacchi (1997) konnte eine vom Gelenkwinkel abhängige Hemmung der Quadrizepsspannung beobachten, welche möglicherweise die Belastung auf noch vorhandene passive Strukturen reduziert. In extensionsnahen Winkelgraden, in welchen der Quadrizeps eine ventrale Translation bewirkt, kommt es zu einer deutlichen Hemmung. Bei mehr Flexion hingegen (> 45°), wo der Muskel eine Translation nach dorsal unterstützt, ist die Aktivität sogar verstärkt. Diese Veränderung interpretierten Williams et al. (2004a) als eine zentralnervöse Neuprogrammierung bestehender Bewegungsprogramme, die durch einen veränderten afferenten Input entsteht. Allerdings entwickeln nicht alle Patienten solch eine Kompensation. Die Belastung auf die sekundären Stabilisatoren für ventrale Scherkräfte, wie den Innenmeniskus und die Gelenkkapsel, steigt dann schon beim normalen Gehen um 47 bzw. 55 %.

Die Veränderungen im Bewegungsablauf sind nicht auf das verletzte Kniegelenk beschränkt. Viele Patienten weisen auch auf der kontralateralen Seite verminderte koordinative Fähigkeiten auf, was als Hinweis dafür gilt, dass es auf kortikaler Ebene zu Veränderungen der Innervation kommt (Chmielewski et al. 2004, Andriacchi et al. 1997).

Konservativ

Wegen der schlechteren arteriellen Versorgung des VKB sind die konservativen Heilungschancen im Vergleich zum HKB sehr gering. In manchen Fällen verwächst der VKB-Stumpf auf dem HKB und es kommt zu einer Restabilisierung des betroffenen Kniegelenks („Lambda-Heilung", Wilke 2004). Für jüngere und insbesondere sportlich aktive Patienten wird im Allgemeinen eine Operation empfohlen. Ein konservatives Vorgehen kann für sportlich nicht aktive Patienten in Betracht gezogen werden, oder als vorübergehende Lösung für Leistungssportler, die z. B. an einem wichtigen Wettkampf teilnehmen müssen. Nach Chmielewski et al. (2003) und Fitzgerald, Axe und Snyder-Mackler (2000a) sollten diverse Kriterien erfüllt werden, um von einer Operation abzusehen. Die erste Voraussetzung für ein konservatives Management stellt das Ausmaß des Traumas dar.

Nur bei einer isolierten VKB-Ruptur ohne Begleitverletzungen an den Menisken sollte eine konservative Therapie erwogen werden.

Entscheidet sich der Patient für eine konservative Behandlung, verbleibt er zunächst in einem „Pretest-Programm" (Fitzgerald, Axe und Snyder-Mackler 2000a), in welchem die Primärversorgung (Wundheilung) gewährleistet wird und die funktionelle Stabilität wieder erlangt werden soll. Während dieser Zeit durchläuft der Patient ein Training, das sich an den Möglichkeiten in den verschiedenen Wundheilungsphasen (**Tab. 6.5**) orientiert.

Entzündungsphase
Das Kniegelenk kann während der akuten Phase in einer Extensionsschiene ruhig gestellt werden („funktionelle Immobilisation"). Weitere Maßnahmen sind in Kap. 1.2.1 genannt.

Stabilisationsphase
In der zweiten Phase sollen die Voraussetzungen für eine funktionelle Testserie geschaffen werden, auf deren Basis letztendlich die Entscheidung für das weitere Vorgehen (operative Versorgung oder Fortsetzen der konservativen Therapie) gefällt wird. Da keine Heilung des VKB zu erwarten ist, muss sich der Therapeut nicht an den ligamentären Heilungszeiten oder einer Ligamentisierung eines Transplantats orientieren. Das Kniegelenk darf daher nach der

Tabelle 6.5 Konservative Therapie bei VKB-Ruptur

	Entzündungsphase	*Stabilisationsphase* *Cave: Bone bruise, Synovitis*	*Wettkampfphase*
Beweglichkeit	Funktionelle Immobilisation, evtl. Extensionsbrace	Mobilisation frei	Mobilisation frei
Kraft	Kein Training möglich	▪ A, B, C (symmetrische und asymmetrische Übungen) ▪ 0–60° Flexion im geschlossenen System ▪ 30–90° Flexion im offenen System	▪ A, B, C, D, E ▪ Symmetrische und asymmetrische Übungen ▪ Zunächst 0–60° Flexion, nach der 8. Woche bis 90° im geschlossenen System, 30–90° im offenen System
Koordination	Kein Training möglich	▪ A: Erarbeitung geschlossenes System ▪ B: Feedback ▪ C: Feedforward (Sprung-ABC)	▪ A, B, C
Ausdauer	Kein Training möglich	▪ A, B ▪ Lokale Ausdauer mit symmetrischen und asymmetrischen Übungen ▪ 0–60° Flexion im geschlossenen System ▪ 30–90° Flexion im offenen System	▪ A, B, C

Akutphase frei mobilisiert werden. Besonderer Wert wird auf die vollständige Extension des Kniegelenks gelegt (siehe Kapitel 8.1.4). Es gelten die Empfehlungen und Parameter aus der Proliferationsphase.

Grundsätzlich sollten hohe Kompressionsbelastungen sowie Bewegungen mit hohen Geschwindigkeiten in den ersten 2–3 Wochen vermieden werden. Wegen der Einblutung ins Gelenk kommt es zu einer veränderten Matrixsynthese im Bereich des Gelenkknorpels und nicht selten zu einer Synovitis, welche die mechanischen Qualitäten der Gelenkflüssigkeit reduziert (Hooiveld et al. 2003, Roosendaal et al. 1997). Liegt darüber hinaus noch eine knöcherne Begleitverletzung vor (Bone Bruise Stadium 2 und höher), gelten die Beschränkungen mindestens bis zur 4., u.U. auch bis zur 6. Woche, um eine frühzeitige Degeneration nicht zu beschleunigen.

Die Anbahnung der Mantelspannung (Stufenmodell Koordination A) als Voraussetzung für eine willkürliche muskuläre Gelenkstabilisation sollte der Therapeut mit dem Patienten zu Beginn in einer gesicherten Ausgangsstellung wie dem Halbsitz erarbeiten. Dabei achtet der Therapeut auf eine korrekt eingestellte Beinachse, angefangen von den Sprunggelenken über das Kniegelenk bis hin zur Hüfte. Die Lendenwirbelsäule befindet sich in einer leicht lordotischen Position, der Rumpf ist in den Hüftgelenken um mindestens 15 ° nach vorne geneigt. So wird automatisch die dorsale Muskelkette fallverhindernd aktiviert. Verstärkt wird dies durch die willkürliche Anspannung der Hamstrings, indem der Patient die Ferse bei feststehendem Fuß nach hinten (in Richtung unter die Bank) spannt. Durch das weitere Vorneigen des Oberkörpers (z. B. analog zum „Klötzchenspiel“ aus der Funktionellen Bewegungslehre) bewegt der Patient den Körperschwerpunkt weiter nach ventral, bis sich der Po automatisch von der Unterlage löst. Im weiteren Verlauf wird das Aufstehen vom Sitzen und so die Stabilisation im Stand geübt.

Beherrscht der Patient die muskuläre Gelenksicherung, sind symmetrische Übungen mit Mantelspannung im geschlossenen System von 0–60 ° Flexion oder Übungen im offenen System innerhalb von 30–90 ° Flexion möglich. Geeignete Übungen sind Squats, der Dead Lift oder Good mornings sowie Quadrizepstraining im Beinstrecker und Hamstringtraining im Beinbeuger. Bei Übungen auf der Beinpresse sollte durch ein Feedback eine ausreichende Hamstring Aktivität sichergestellt werden. Dies kann durch einen Rollschuh oder In-line Skater erreicht werden. Der Patient wird dadurch gezwungen dorsale Schubkräfte durch eine verstärkte Hamstring Aktivität zu generieren (siehe Kapitel 8, leg press oder Squat lunge). Anschließend werden asymmetrische Übungen durchgeführt, welche die Belastung eher auf das traumatisierte Kniegelenk fokussieren. Die Einbeinkniebeuge oder der Step-up sind funktionell und stellen ein hervorragendes Training für die gesamte untere Extremität dar. Die Intensität steigt kontinuierlich, angefangen mit einem lokalen Ausdauertraining bis in die Krafttrainingsmethodik (A–C). Die biomechanischen Erkenntnisse werden bei der Übungsausführung genau berücksichtigt. Dies bedeutet, dass ein Training durchgeführt wird, welches der fehlenden Funktion des Ligaments Rechnung trägt. Die noch intakten passiven Strukturen, wie die Menisken und die Gelenkkapsel, können so vor einer Überlastung geschützt werden. Isolierte Knieextensionsübungen zwischen 0–30 ° werden zunächst zurückgestellt.

Parallel zum lokalen Ausdauer- und Krafttraining wird der Patient im Stufenmodell Koordination mit Feedback- und Feedforward-Prozessen (B/C) auf die Wettkampf- bzw. Belastungsphase vorbereitet. Gerade das Sprung-ABC bildet die funktionelle Basis für die Durchführung der Einbeinsprungtests und die sportartspezifischen Belastung.

Beurteilung des Heilungsverlaufs. Der Patient verbleibt so lange in der Stabilisationsphase, bis folgende klinischen und funktionellen Parameter erfüllt sind:

- Reizfreies Gelenk (keine Schwellung), volle Beweglichkeit
- < 1 „Giving-Way“-Episode nach dem Trauma
- 80 % Kraft des Quadrizeps im Seitenvergleich
- Aktive Streckhebung des Beines (ASLR = Actice Straight Leg Raise) möglich

Dann wird er einer Testserie unterzogen. Diese besteht aus funktionellen und klinischen Tests.

Funktionelle Tests: Die Funktionstüchtigkeit des Gelenks kann man mit vier verschiedenen Sprungtests (siehe Abb. 2.20a–d in Kapitel 2.3.4, Koordination) überprüfen (Noyes, Barber-Westin und Mangine 1991). Alle Tests werden mit der verletzten und nichtverletzten Seite durchgeführt. Ergebnisse von gesunden Probanden ergaben einen normalen Seitenunterschied von 15 % bezüglich der Weite beim Einbeinsprungtest (Test 1) und bei der Zeit im Test 4 (Barber-Westin et al. 1990). Besteht beim Patienten ein deutlich größerer Seitenunterschied, kann noch von einem funktionellen Defizit ausgegangen werden. Für eine positive Testbewertung darf die Differenz bezüglich der überwundenen Strecke und der benötigten Zeit 20 % nicht überschreiten.

Augustsson, Thomee und Karlsson (2004) empfehlen den Einbeinsprung im Anschluss an eine Vorermüdung durchzuführen. In ihrer Untersuchung mit Kreuzbandpatienten wurde das Defizit erst nach einer bis zur Ermüdung durchgeführten Serie im Kniestrecker (50% der maximalen Kraft, ca. 22 Wiederholungen) offensichtlich. In Anbetracht der Tatsache, dass ein Großteil der Sportverletzungen am Ende der Spielzeit in ermüdetem Zustand passieren, ist diese Variante im Hinblick auf die Partizipation im Leistungssport empfehlenswert.

Klinische Tests: Es werden die „Giving-Way"-Episoden gezählt. Nur Episoden, die Schmerz und Entzündungszeichen auslösen, sind dabei von Bedeutung. Zeigt sich die Instabilität mehr als einmal, sollte von einer weiteren konservativen Behandlung abgesehen werden. Des Weiteren werden Fragebögen, wie der „Knee Outcome Survey" (KOS, Irrgang et al. 1998) und eine subjektive Einschätzung der Stabilität des Kniegelenks eingesetzt (Global Rating Scale, Fitzgerald, Axe und Snyder-Mackler 2000b). Auch hier sollten, bezogen auf das betroffene Bein, mindestens 80% (KOS) und 60% auf der subjektiven Skala erreicht werden. Ein hinreichendes Ergebnis entspricht:

- > 80% Leistung beim Sprung-Test (im Vergleich zur unverletzten Seite)
- > 80% Knee Outcome Survey, Activities of Daily Living Scale (der ADL-bezogene Teil des KOS)
- > 60% Global Rating Scale

Wenn all diese Kriterien erfüllt sind, kann die Intensität gesteigert werden und der Patient wechselt in die letzte Phase.

Wettkampf-/Belastungsphase

Diese Phase dauert ca. 4 Wochen und ist durch ein intensives sportartspezifisches Training gekennzeichnet. Hohe Kompressionskräfte und Geschwindigkeiten (Kraft D/E, Koordination C) bestimmen den Trainingsaufbau. Nach ca. 2–3 Wochen darf der Sportler am normalen Trainingsbetrieb teilnehmen und wird dann eine Woche später entlassen.

Diese beschleunigte Nachbehandlung eignet sich insbesondere für sehr aktive Patienten, die einem hohen Leistungsdruck ausgesetzt sind und eine begonnene Saison beenden möchten. Die Erfolgsquote steigt durch das Screening-Verfahren stark an. 79% der Betroffenen können ohne Retraumatisierung ihre Sportart wieder ausüben (Fiitzgerald, Axe und Snyder-Mackler 2000b). Selbstverständlich sollte nach abgeschlossenem Wettkampf oder Saisonende eine Neubewertung der Situation erfolgen.

Operativ

Operationsmethoden

Es haben sich zwei Operationsmethoden etabliert. Die Patellarsehnenplastik mit dem mittleren Drittel der Patellarsehne und den angrenzenden Knochenblöcken der Tibia und der Patella (BTB = Bone-Tendon-Bone) sowie die Semitendinosusplastik (doppelt oder vierfach). In einer kürzlich durchgeführten Umfrage bei amerikanischen Allgemein-Chirurgen verwendeten 79% Patellarsehnentransplantate, 12% Hamstringtransplantate und 9% andere Materialen (Marx et al. 2003). Unter Spezialisten erfreut sich das Hamstringtransplantat immer größerer Beliebtheit. Harner et al. (2001) berichten bei einem sportmedizinischen Kongress im Jahre 2000 in Pennsylvenia (USA) von einer über 50%igen Verwendung.

Beide Methoden führen kurz- und langfristig zu guten bis sehr guten Ergebnissen. So lassen sich bezüglich Stabilität und Ergebnissen in funktionellen Scores kaum Unterschiede feststellen. In puncto Schmerz, insbesondere an der Entnahmestelle, scheint die Semitendinosusplastik der Patellarsehnenplastik überlegen zu sein (Goldblatt et al. 2005, Fu et al. 2000, Spindler et al. 2004).

Einflussfaktoren auf die Nachbehandlung

Um die postoperative Belastbarkeit des Transplantats abzuschätzen, müssen sowohl die Fixation als auch das Einheilen des Transplantats in den Knochen, der Prozess der Ligamentisierung und die Regeneration der Entnahmestellen genauer untersucht werden.

Fixation und Einheilung der Transplantate: Die Stabilisierung im Bohrkanal wird in den meisten Fällen durch eine anatomische Fixation (z. B. Interferenzschrauben an der ursprünglichen anatomischen Insertion des Ligaments) oder einer extrakortikalen Fixation (sehr weit distal fixierte Endobuttons, Klammern oder WasherLoc) gewährleistet. Die Ausrissfestigkeit verschiedener Schraubentypen unterscheidet sich zum Teil erheblich, liegt aber im Normalfall deutlich über 250 Newton (Tab. **6.6**, Rupp und Seil 1998, Kousa et al. 2001/2003).

Tabelle 6.6 Ausrissfestigkeit verschiedener Schraubentypen

Autor	*Material*	*Stabilität*
Rupp und Seil (1998)	▪ Titanschrauben ▪ Bioresorbierbare Schrauben	423–904 N
Kousa et al. (2001)	▪ Titanschrauben ▪ Bioresorbierbare Schrauben	837–863 N
Kousa et al. (2003)	▪ Titanschrauben ▪ Bioresorbierbare Schrauben ▪ Endobutton	546–1112 N
Shaieb et al. (2002)	▪ k. A.	416–612 N
Pinzczewski et al. (2002)	▪ k. A.	300–400 N
Becker et al. (2001)	▪ Titanschrauben ▪ Pins ▪ Bioresorbierbare Schrauben	480–1303 N
Weimann et al. 2005	▪ Bioresorbierbare Interferenzschraube ▪ Bioresorbierbare Suspensionsschraube	651 N 1475 N

Diese Werte sind bei normalen Übungen in der geschlossenen Kette nicht zu erwarten. Treten aber dauerhaft hohe zyklische Belastungen auf, sinkt die maximale Belastbarkeit der Fixation (Kousa et al. 2001/2003). Das bedeutet, dass bei optimalem Operationsverlauf die Fixation zwar zunächst das schwächste Glied ist. Bei normaler Belastung (siehe Biomechanik) macht dies aber keine Probleme.

Trotzdem wird in den letzten Jahren immer häufiger von *Bohrkanalerweiterungen* berichtet (Hantes et al. 2004, Webster, Feller und Hameister 2001, Sakai et al. 2004, L'Insalata 1997, Buelow 2001). Es kommt dabei zu einer Knochenresorption um das Transplantat, das eine 100%ige Vergrößerung des Raumes zur Folge haben kann. Die Ursache hierfür ist nicht genau bekannt. Diskutiert werden biologische und mechanische Faktoren (nach Höher, Möller und Fu 1998, Wilson et al. 2004):

- Biologische Faktoren
  - *Autoimmunreaktionen* werden insbesondere bei der Verwendung von Allografts beobachtet.
  - *Toxische Einflüsse* von Mikropartikeln der Metallschrauben oder Sterilisationslösungen können Osteoklasten zu einer vermehrten Knochenresorption anregen.
  - *Hitzeeffekt durch Bohrer.* Werden Knochenzellen zu hohen Temperaturen ausgesetzt, kommt es zum Zelluntergang und zu einem Gewebeverlust.
  - *Adaptionsprozesse der Transplantate.* Während der normalen Ligamentisierung kommt es zu Zellnekrosen und Entzündungsreaktionen, welche die Makrophagen stimulieren und Resorptionsprozesse einleiten.
  - *Hohe Zytokinspiegel.* Zytokine wie Interleukin-1 leiten Resorptionsprozesse im Knochen ein, oftmals werden hohe Zytokinspiegel in der Synovia gefunden, die im Bohrkanal die Transplantate „umspült".
- Mechanische Faktoren
  - *Stressdeprivation.* Bei einer nicht optimalen Passform der Transplantate werden Anteile des Bohrkanals zu geringer Belastung ausgesetzt, was mit einer physiologischen Knochenresorption einhergeht.
  - *Transplantat-Tunnelbewegung.* Distale und extrakortikale Fixationen sowie Transplantate mit schlechter Passform und ohne Knochenblock lassen viel Bewegung im Bohrkanal zu, longitudinale Bewegungen werden als „Bungee-Effekt", sagittale Bewegungen als „Windshield-Wiper-Effekt" bezeichnet (**Abb. 6.9**).
  - *Aggressive Rehabilitation.* Zu hohe zyklische Zugbelastungen vor der physiologischen Einheilung der Transplantate im Bohrkanal begünstigen Transplantat-Tunnelbewegungen.
  - *Operationsmethode.* Fehlerhaft gesetzte Bohrkanäle belasten die Transplantate überproportional.

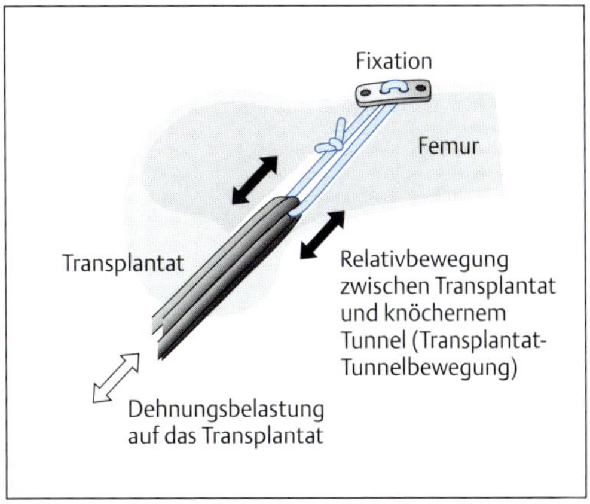

Abb. 6.9 Verlängerung eines Transplantats durch minimale Bewegungen im Bohrkanal.

Die pathogene Bedeutung einer Bohrkanalerweiterung ist bis heute nicht bekannt. Erstens gibt es keine Langzeitstudien, die eine eventuell daraus resultierende Reduktion der Stabilität dokumentiert und zweitens ist selbst im kurzen Follow-up (< 3 Jahre) die a.-p. Laxität selbst bei ausgeprägten Erweiterungen nicht vergrößert. Es muss also offen bleiben, ob eine Erweiterung des Bohrkanals nach mehreren Jahren auch für ein schlechteres klinisches Ergebnis verantwortlich gemacht werden kann.

Nach Papageorgiou et al. (2001), Kasperczyk et al. (1993) und Wilson et al. (2004) benötigt eine stabile Verankerung von Knochenblöcken mindestens sechs Wochen, eine vollständige Einheilung ist nach ca. 16 Wochen abgeschlossen. Sehnen sind nach ca. 3 Monaten stabil fixiert, benötigen für eine komplette Einheilung aber mindestens ein halbes Jahr. Das bedeutet, dass bei einer Fixierung mit Knochenblöcken nach 6–8 Wochen, bei einem Transplantat ohne Knochenblock nach ca. 12 Wochen nicht mehr die Fixierung, sondern das Transplantat selbst der schwächste Punkt ist.

Ligamentisierung: Mit dem Begriff Ligamentisierung werden alle Prozesse zusammengefasst, die aus einem Lig. patellae oder einer Semitendinosussehne ein Ligament machen. Obwohl die biologische Aktivität von Sehnen und Ligamenten sicherlich unterschiedlich ist, sind die histologischen Reaktionen der Transplantate zu vergleichen (Goradia et al. 2000).

Postoperativ wird die Ernährung durch die Synovia gewährleistet. Synoviozyten bilden einen oberflächlichen Mantel (Pseudoligamentum mucosum, Rougraff 1993), der das Transplantat vollständig umgibt. Ausgehend von diesem Mantel sprossen Bindegewebszellen und neue Gefäße in das Transplantat ein (Repopulation und Revaskularisierung). Die kollagene Faserstruktur bleibt in dieser Phase erhalten. Daher entspricht zu diesem Zeitpunkt die Reißfestigkeit des Transplantats der Stärke der entnommenen Struktur (Rupp und Seil 1998, **Abb. 6.10**). Wie viel Zeit diese Phase in Anspruch nimmt, ist unklar. Die Angaben in der Literatur unterscheiden sich deutlich und schwanken zwischen 4 und 8 Wochen. Die Diskrepanz der Ergebnisse lässt sich durch unterschiedliche Untersuchungsdesigns erklären Offensichtlich erfolgt der Prozess der Repopulation und Revaskularisierung in jungen Tierkniegelenken im Vergleich zu humanen, erwachsenen Transplantaten etwas schneller (Rougraff et al. 1993). Im weiteren Verlauf wird die Matrix des Transplantats abgebaut und durch neu gebildete Fasern ersetzt. Die Struktur der Fasern ist zunächst noch chaotisch. Durch die Matrixdegradation nimmt die Stabilität des Transplantats deutlich ab. Erst die belastungsinduzierte Ausrichtung der neuen kollagenen Fasern sorgt für einen langsamen Anstieg der Belastbarkeit. Dass jemals die Ausgangswerte erreicht werden, ist unwahrscheinlich (Irrgang und Harner 1997, **Tab. 6.7**)

Insgesamt dauert die Ligamentisierung vermutlich länger als bisher angenommen. Rougraff et al. (1993) fanden selbst nach 10 Monaten noch völlig unstrukturierte Fasern, die Ausrichtung kann bis zu drei Jahre in Anspruch nehmen. Nach Falconiero, Distefano und Cook (1998) und Marumo et al. (2005) kann erst nach 12 Monaten von einer vollständigen histologischen Maturation ausgegangen werden. Diese Beobachtungen könnten die relativ geringe Stabilität der Transplantate auch nach längerem Follow-up erklären (**Tab. 6.8**).

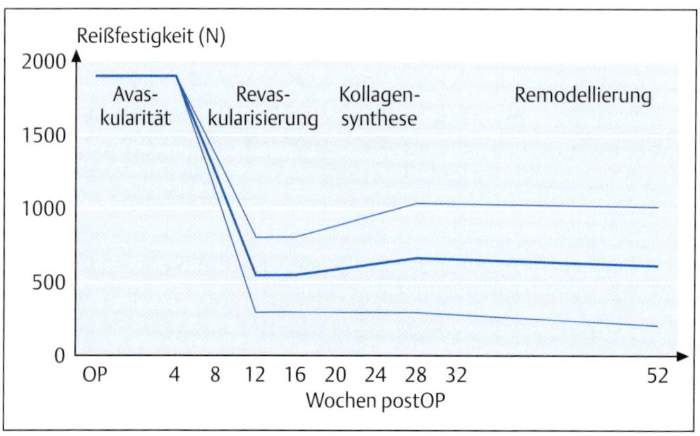

Abb. 6.10 Postoperative Reißfestigkeit eines VKB-Transplantats (Rupp und Seil 1998).

Tabelle 6.7 Reißfestigkeit verschiedener Transplantate im Vergleich zum normalen VKB (Weber und Woodall 2004, Fu et al. 1999, Brand et al. 2000, Wilke 2004)

Struktur	*Maximale Reißfestigkeit*
Normales VKB	2160 N ± 157 N
Patellarsehne (10 mm)	2352 N ± 495 N
Patellarsehne (14 mm)	3600 N ± 300 N
Semitendinosussehne	1216 N ± 50 N
Semitendinosussehne (quadrupel)	4108 N± 200 N
Quadrizepssehne	2352 N ± 495 N

Tabelle 6.8 Postoperative Reißfestigkeit von VKB-Transplantaten (in Newton und % der normalen Reißfestigkeit eines intakten VKB)

Autor	*Zeitpunkt*	*Stabilität*
Boeckmann und Ellenbecker (2001)	Postoperativ	416N–612 N (20–30 %)
Rupp und Seil (1998)	12.–16. Woche	293–801 N (15–41 %)
Irrgang und Harner (1997)	6.–12. Monat	30–60 %
Kvist (2004)	7.–12. Monat	25 %
Beynnon (1997b)	8. Monat	90 %
Kasperczyk et al. (1993)	52–104 Wochen	47–60 %

Regeneration der Entnahmestellen: Intraoperativ kommt es zu einer Verletzung an den Entnahmestellen der Transplantate. Die *Semitendinosussehne* wird distal am Pes anserinus superficialis abgelöst und in ihrem gesamten Verlauf bis zum Muskelbauch verfolgt, um dort abgetrennt zu werden. Aus dem umliegenden peritendinösen Bindegewebe (Paratenon, Gewebe in der Fossa poplitea) kommt es meistens zu einer Neubildung der Sehne, die schon nach einem Monat an der ursprünglichen anatomischen Lokalisation auszumachen ist. Lediglich die distale Insertion der Sehne verlagert sich etwas nach proximal auf die Faszie des medialen Gastrocnemius oder angrenzenden Strukturen in der Fossa poplitea. Nach 2–3 Monaten ist die Struktur noch überwiegend unregelmäßig, sechs bis neun Monate postoperativ besteht eine hypertrophe Sehne die zwar suffizient ist, histologisch aber noch deutliche Unterschiede zu normalem Sehnenmaterial aufweist (Gill et al. 2004). Auch der Muskelquerschnitt ist noch deutlich reduziert, oftmals verringert sich auch die Muskellänge.

In manchen Studien besteht trotzdem schon zu diesem Zeitpunkt kein Drehmomentdefizit mehr bezüglich der Knieflexion. Möglicherweise ist die kompensatorische Hypertrophie der Mm. biceps femoris und semimembranosus dafür verantwortlich. Williams (2004b) konnte eine 5 %ige Querschnittszunahme dieser beiden Muskeln feststellen. Die Innenrotation bleibt auch nach zwölf Monaten noch abgeschwächt, was durch die Verlagerung der Insertion zu erklären ist. Eine vollständige Regeneration der Innenrotationskraft ist deshalb nicht zu erwarten (Papandrea et al. 2000, Ferretti et al. 2002, Armour et al. 2004).

Die Rekonstruktion mit dem mittleren Drittel des *Lig. patellae* hinterlässt einen Schaden im Zentrum des Ligaments und an den Insertionen an der Patellaspitze und der Tuberositas tibiae. Das Ligament regeneriert sich nur langsam, nach zwölf Wochen ist die Belastbarkeit immer noch um 50 % reduziert. Selbst nach Jahren ist noch eine Lücke im zentralen Bereich durch MRT oder Ultraschall zu erkennen (Kartus et al. 2000). Histologisch besteht nach 2–6 Jahren eine unregelmäßige Faserstruktur, eine gesteigerte Zellzahl und eine Neovaskularisierung, die an tendinöse Veränderungen erinnert (Svensson et al. 2005).

Die Inzidenz von patellofemoralen Schmerzsyndromen beträgt bis zu 40 % (Shaieb et al. 2002), degenerative Veränderungen können bei bis zu 18 % der Operierten auftreten (Pinzcewski et al. 2002). Offensichtlich ist die Gefahr für bleibende Beeinträchtigungen an den Entnahmestellen bei Rekonstruktionen mit dem mittleren Drittel des Lig. patellae etwas größer als bei alternativen Methoden.

Fazit: Alles in allem mehren sich in den letzten Jahren mahnende Stimmen, die eine zu schnelle oder aggressive Progression in Frage stellen. Gerade im Hinblick auf die Unsicherheit bezüglich der Arthroseentwicklung sollten alle beteiligten Therapeuten wachsam sein. Ein moderates und vielleicht auch vorsichtiges Nachbehandlungsschema mag eine verzögerte maximale Leistungsfähigkeit zur Folge haben (Matsuma 2002), ist dafür aber definitiv ungefährlicher. Erst kürzlich erinnerte Wilk (2005, S. 51) in einem sportmedizinischen Editorial an die Wissenslücken: „We need posted speed limits in rehabilitation. The problem is, we are not certain what these limits are.“ (Wir benötigen vorgegebene Tempolimits in der Rehabilitation. Das Problem jedoch ist, dass wir nicht sicher sagen können, wo sich diese Grenzen befinden. *Übersetzung durch den Autor.*)

Tabelle 6.9 Empfehlungen für die Rehabilitation nach VKB-Plastik (Marx 2003)

Vorgaben	*Sofort*	*Nach 3 Wochen*	*Nach 6 Wochen*	*Ab 3.–6. Monat*	*Ab 6.–9. Monat*	*Ab 9.–12. Monat*
Vollbelastung	70,8%	24,6%	4,6%	-	-	-
Volles Bewegungsausmaß	76,9%	16,9%	6,2%	-	-	-
Kniebelastende Sportarten	-	-	-	36,9%	44,6%	18,5%

Tabelle 6.10 Nachbehandlung nach operativer Therapie der VKB-Ruptur

	Entzündungsphase	*Frühe Ligamentisierung (< 8. Woche) Cave: Bone Bruise, Synoviotis*	*Ligamentisierung (> 8. Woche)*
Mobilisation	Funktionelle Immobilisation, evtl. Extensionsbrace	▪ Frei Angestrebt wird die volle Extension und bis zur 3. Woche 110° Flexion	▪ Frei
Krafttraining	Nicht möglich	Nicht möglich	▪ A, B, C, D, E ▪ Symmetrische und asymmetrische Übungen ▪ Zunächst 0–60°, später 0–90° Flexion im geschlossenen System ▪ 30–90° Flexion im offenen System
Koordinationstraining	Nicht möglich	▪ A: Erarbeitung geschlossenes System ▪ B: Feedback	▪ A, B, C
Ausdauertraining	Nicht möglich	▪ A, B ▪ Lokale Ausdauer mit symmetrischen und asymmetrischen Übungen ▪ 0–60° Flexion im geschlossenen System ▪ 30–90° Flexion im offenen System	▪ A, B, C

Dass hinsichtlich der Nachbehandlung und insbesondere im Blick auf wesentliche Fragen wie Dauer der Entlastung, Limitierung der Bewegung und Aufnahme kniebelastender Sportarten nicht nur bei den Physiotherapeuten, sondern auch bei Ärzten unterschiedliche Auffassungen bestehen, zeigt das Ergebnis einer Umfrage unter den Mitgliedern der American Academy of Orthopaedic Surgeons (Marx 2003, siehe **Tab. 6.9**).

Eine abschließende Bewertung fällt auch anhand der aktuellen Literatur nicht leicht. Wir plädieren bei beiden Operationsmethoden grundsätzlich für ein weniger schnelles und weniger aggressives Vorgehen in der Therapie. Eine Differenzierung in der Nachbehandlung ist nicht notwendig. Diverse Studien (Rudroff 2003, Ejerhed et al. 2003, Anderson, Snyder und Lipscomb 2001) unterstreichen dies. Der Beginn mit kniebelastenden Sportarten sollte so lang wie möglich vermieden werden und nicht anhand fester Zeitvorgaben, sondern auf der Grundlage funktioneller Leistungen erfolgen. Es ist sicher angebracht, mindestens 6–9 Monate mit der Aufnahme von Kontakt- oder Wettkampfsport zu warten. Tab. 6.10 gibt einen Überblick über unser Therapieschema.

Entzündungsphase

Siehe Nachbehandlung konservativ.

Frühe Ligamentisierung/Einheilung des Transplantats (6–8. Woche)

Die Gewichtsbelastung wird schmerzabhängig freigegeben. Bis eine vollständige Extension im Kniegelenk, der ASLR ohne Extensionsverlust und schmerzfreies Gehen möglich sind, sollten Gehstützen benützt werden (Irrgang und Pezzullo 1997). Gerade im Hinblick auf einen physiologischen Gangzyklus wird zu Beginn der zweiten Phase großen Wert auf die vollständige Extension des Kniegelenks gelegt. Deshalb wird sofort mit Automobilisationen in die Extension aber auch in die Flexion begonnen (siehe Kapitel 8.1.4). Die

Beugung sollte innerhalb der ersten drei Wochen auf ca. 110° gesteigert werden, es gelten die Parameter für die Automobilisation in der Proliferationsphase (schmerzfrei und innerhalb der Toe-Region).

Zur Stabilisation des Kniegelenks werden die Übungen aus dem Stufenmodell Koordination (A und B) sowie der funktionellen Progression eingeführt. Zunächst werden symmetrische Übungen, wie Squats, Good mornings und Dead Lifts zwischen 0–60° Flexion sowie die Aktivierung des Quadrizeps im offenen System zwischen 30–90° Flexion angeleitet. Dabei ist auf die proximale Anlage des Widerstands zu achten. Die Intensität entspricht einem lokalen Muskelausdauertraining.

Ligamentisierung (> 8.Woche)

Die Intensität kann nun gesteigert werden (Stufenmodell Kraft A-C). Des Weiteren werden asymmetrische Übungen (Einbeinkniebeuge oder Step-up) dem Programm hinzugefügt. Bei der Einbeinkniebeuge kann durch ein Feedback die Aktivität der Hamstrings verstärkt werden (siehe Kapitel 8). Das ROM darf auf 0–90° Flexion erweitert werden. Die letzten 30° bei der Quadrizepsaktivierung im offenen System sollten weiter zurückgestellt werden. Insgesamt steigt in dieser Phase die Leistungsfähigkeit des Patienten bei kontinuierlicher Trainingsprogression stark an. Die Belastbarkeit des Transplantats dagegen sinkt in dieser Phase auf den Tiefpunkt (siehe Ligamentisierung). Zum Schutz des Transplants gelten deshalb nach wie vor die biomechanischen Empfehlungen.

Bevor dynamische Belastungen in das Trainingsprogramm integriert werden, müssen die gleichen funktionellen Parameter wie bei konservativer Versorgung erfüllt werden (s.o.). Erst wenn das Gelenk reizfrei ist, ein volles Bewegungsausmaß sowie 80% der Kraft im Seitenvergleich vorhanden sind, können Übungen aus dem Stufenmodell Koordination Stufe C eingeführt werden. Werden diese Parameter genau umgesetzt, so sind Schnellkraft- oder Reaktivkraftmethoden erst nach 5–6 Monaten möglich! Nach Augustsson, Thomee und Karlsson (2004) besteht bei normal aktiven Patienten nach 11 Monaten, nach Carter und Edinger (1999) bei Athleten nach 5–6 Monaten oft noch ein deutliches Kraftdefizit. Die Aufnahme von kniebelastenden Sportarten sollte nicht vor dem 6.–9. postoperativen Monat erfolgen. Die Leistung des Patienten wird vorher durch die funktionellen Sprungtests überprüft. Das Defizit sollte 10–15% nicht überschreiten.

Zusammenfassung

- Die Therapieentscheidung bei der Ruptur des vorderen Kreuzbandes hängt von verschiedenen Faktoren ab, u.a. Begleitverletzungen, dem Aktivitätsgrad und Alter des Patienten.
- Bone Bruises verschlechtern die Prognose sowohl kurzfristig im Hinblick auf die Heilungsphase nach einer Operation als auch langfristig hinsichtlich des Risikos der Entstehung einer Kniegelenksarthrose.
- Liegt eine isolierte VKB-Ruptur vor, kann eine konservative Therapie erwogen werden. Der Heilungsverlauf wird anhand klinischer und funktioneller Werte kontrolliert. Bei optimalem Verlauf können Patienten wieder an kniebelastenden Sportarten teilnehmen.
- Bei der operativen Therapie (VKB-Ersatz) haben sich zwei Verfahren etabliert: die Patellarsehnenplastik und die Semitendinosusplastik. Beide Verfahren haben ihre Vor- und Nachteile, führen aber in der Regel zu einem guten Ergebnis.
- Die Nachbehandlung sollte unabhängig von der Operationsmethode nicht zu schnell und nicht aggressiv erfolgen, um kurz- und langfristige Komplikationen zu vermeiden.
- Man kann nicht davon ausgehen, dass eine Kreuzbandplastik die frühzeitige Degeneration des Kniegelenks verhindert. Zwar erhöht die Bandersatzplastik in der Regel die Gelenkstabilität und kann dazu beitragen, die Reoperationsrate aufgrund weiterer Gelenktraumen gering zu halten (Fithian et al. 2005, Dunn et al. 2004). Wie sich der Zustand des betroffenen Kniegelenks entwickelt, hängt aber im Wesentlichen von Begleitverletzungen, der veränderten Gelenkmechanik und neuromuskulären Adaptationsprozessen ab.

6.3 Hinteres Kreuzband

Dem hinteren Kreuzband (HKB) wurde in der Vergangenheit vergleichsweise wenig Bedeutung beigemessen. Dieser Umstand ist durch die Dominanz von Verletzungen des vorderen Kreuzbandes begründet, was vermutlich auch der Grund für die geringe Anzahl wissenschaftlicher Veröffentlichungen über anatomische und biomechanische Details ist. Erst in den letzten Jahren hat, bedingt durch das häufige Vorkommen posteriorer Instabilitäten und die damit verbundenen massiven degenerativen Veränderungen, das Interesse am HKB zugenommen. Mittlerweile liegen konsistente Daten über Funktion und Bedeutung des Bandes vor.

6.3.1 Anatomie

Das HKB inseriert an der Area intercondylaris posterior und der posterioren Tibiakante. Von dort verläuft es nach proximal zum medialen Condylus femoris. Es besteht aus zwei separaten Anteilen, einem stärkeren anterolateralen und einem schwächeren posteromedialen Bündel. Das HKB ist im Vergleich zum vorderen Kreuzband kürzer, dicker und stabiler (Hochschild 2002).

Zusätzliche Faserbündel treten als Lig. meniscofemorale anterius („Humphrey-Ligament") und als Lig. meniscofemorale posterius („Wrisberg-Ligament") an das HKB heran und begleiten es in seinem Verlauf. Das posteriore Faserbündel verbindet den lateralen Meniskus, die Tibia und (inkonstant) die posteriore Kapsel mit dem medialen Femurkondylus, das anteriore Bündel verläuft vom Hinterhorn des lateralen Meniskus ebenfalls zum medialen Femurkondylus. Die meniskofemoralen Ligamente sind in Ausprägung und Existenz inkonstant. Eines von beiden ist aber fast immer vorhanden (Dye 2000, Mangine und Becker 2000, **Abb. 6.11**). Da die Existenz dieser Bandzüge im Alter abnimmt, sind sie offensichtlich einer physiologischen Altersdegeneration unterworfen, (Amis et al. 2003).

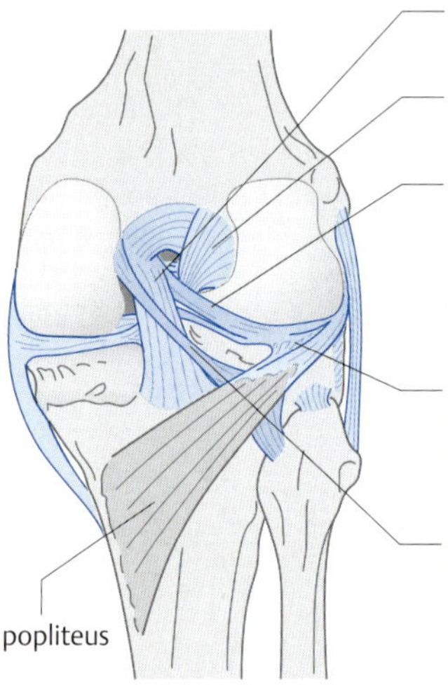

Abb. 6.11 Ansicht des Kniegelenks von dorsal. Im Zentrum liegt das HKB, ventral davon lagert sich das Humphrey-Ligament, dorsal das Wrisberg-Ligament an (Arnoczky und McDevitt 2000).

Dorsale Kniegelenkstrukturen

Die dorsale Kniegelenkkapsel und die verstärkenden Bandstrukturen in der Fossa poplitea arbeiten synergistisch mit dem HKB. Zusätzlich inserieren eine Reihe von Unterschenkel- bzw. Oberschenkelmuskeln in der Kniekehle (**Abb. 6.12**). Gemeinsam werden sie auch als dorsaler Funktionskomplex des Kniegelenks bezeichnet (Hochschild 2002).

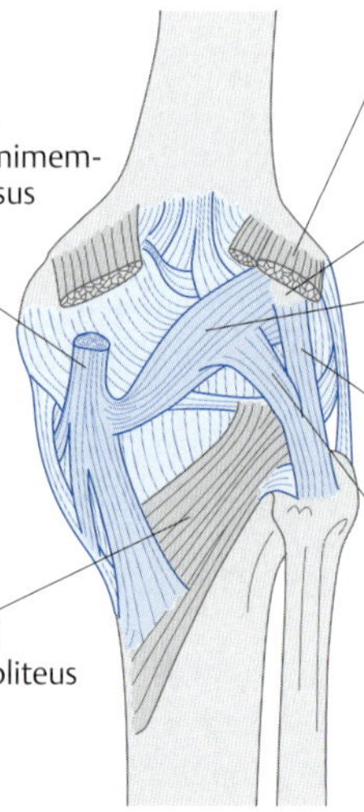

Abb. 6.12 Anteile des dorsalen Funktionskomplexes, Lig. popliteum obliquum und Lig. arcuatum (Hochschild 2002).

Muskuläre Insertionen

M. semimembranosus: Medial befindet sich die so genannte Semimembranosusecke, die durch die sehnigen Ausläufer des gleichnamigen Muskels entsteht. Neben der Insertion an der Tibia weist der M. semimembranosus Verbindungen zur Kapsel, dem medialen Meniskushinterhorn, dem Lig. popliteum obliquum und der Aponeurose des M. popliteus auf. Alle Faserzüge zusammen werden als Pes anserinus profundus bezeichnet (Leonhardt 1987).

M. popliteus: Der M. popliteus verläuft vom Epicondylus lateralis femoris zur dorsomedialen Tibiafläche. Er verbindet beide Kollateralbänder, inseriert an Anteilen des Meniskus lateralis und dem Lig. popliteum arcuatum. Die Verbindung zum lateralen Meniskus besteht aus verschiedenen Faserzügen. Sie verlassen die Sehne entweder auf der Vorderseite (anterior-inferiore Faszikel) oder auf der Hinterseite (posterior-superiore Faszikel). Ihre Existenz ist inkonstant und kann entweder nur durch wenige Fasern repräsentiert sein oder ganz fehlen (LaPrade und Konowalchuk 2005, Nyland et al. 2005).

M. gastrocnemius: Die beiden Köpfe des Muskels, Caput mediale und Caput laterale, ziehen von den Polkappen der Kniegelenkkapsel nach distal, um am Tuber calcanei zu inserieren. Dem Caput laterale liegt der M. plantaris als Verstärkung auf der Innenseite an.

Ligamentäre Verstärkungen

Lig. popliteum obliquum: zieht vom medialen Rand des M. semimembranosus nach kranial lateral und inseriert an der Innenseite des lateralen Femurkondylus oder der Fabella. Die Fabella ist ein inkonstantes Sesambein (besteht bei ca. 20%) in der lateralen Ursprungssehne des M. gastrocnemius.

Lig. popliteum arcuatum: zieht vom Caput fibulae kommend nach medial, um sich mit dem Lig. popliteum obliquum und der dorsalen Kapsel zu verbinden. Unter der Arkade dieses Ligaments verläuft die Sehne des M. popliteus. Das Band ist bei ca. 70% der Menschen vorhanden (Diamantopolous et al. 2005).

Lig. popliteofibulare: zieht konstant vom proximalen Sehnen-Muskel-Übergang des M. popliteus zum Processus styloideus der Fibula. Es stabilisiert die Sehne und ist ein Agonist des lateralen Kollateralbandes (Nyland et al. 2005).

Lig. fabellofibulare: Falls eine Fabella vorhanden ist, ziehen Faserzüge von dort zum Caput fibulae. Anatomisch wird es häufig dem Lig. popliteum arcuatum zugerechnet. Diamantopoulos et al. (2005) sezierten die posterolateralen Anteile der Kniegelenkkapsel und fanden in 40% der Fälle dieses Ligament.

Innervation

Die Innervation der genannten Strukturen wird hauptsächlich durch den R. articularis posterior des N. tibialis gewährleistet, was eine ausreichende Sensorenversorgung (Ruffini-Körperchen, Golgi-Organe, Pacini-Körper und freie Nervenendigungen) sicherstellt. Auch hier ist die Sensorendichte in den Insertionen des HKB größer als im Zentrum, was die gesteigerte Empfindlichkeit in dieser Region erklärt (Dye, Vaupel und Dye 1998, Kennedy, Alexander und Hayes 1982, Calabrese und Bergfeld 2000). Biedert et al. (2000) konnten auch im dorsalen Kapsel-Band-Apparat eine reichhaltige Nervenversorgung feststellen. Die Dichte von freien Nervenendigungen war sogar höher als in den beiden Kreuzbändern. Insbesondere die Ligg. meniscofemorale und -tibiale und die Ausläufer des M. semimembranosus scheinen sehr gut sensibel innerviert zu sein.

Das HKB ist neurophysiologisch mit der Ober- schenkel- bzw. Unterschenkelmuskulatur verschaltet, d. h. eine Elongation des Bandes und damit ausgelöste Afferenzen beeinflussen die Aktivität des Quadrizeps, der ischiokruralen Muskelgruppe und des Triceps surae. Raunest, Sager und Bürgener (1996) konnten durch eine Dehnung beider HKB-Anteile eine Aktivierung des Quadrizeps und eine gleichzeitige Hemmung der ischiokruralen Muskulatur ermitteln. Dynamische Dehnungsbelastungen in tieferen Beugewinkeln verstärken die muskuläre Aktivierung. Das HKB stellt also sowohl aus mechanischer als auch aus neurophysiologischer Sicht einen Antagonisten des vorderen Kreuzbandes dar.

Der Beitrag des HKB zur Bewegungssteuerung wird bei Rupturen des Bandes deutlich. Die Reizschwelle für die Wahrnehmung von passiven Bewegungen und die Reproduktion von vorgegebenen Gelenkwinkeln ist signifikant reduziert (Safran et al. 2000). Insgesamt kann davon ausgegangen werden, dass alle passiven Strukturen des Kniegelenks auf den Gamma-Motoneuronen-Pool einwirken, um die Muskelspannung („stiffness") adäquat auf den Bewegungszweck hin abzustimmen (Barrack und Munn 2000).

6.3.2 Biomechanik

Mechanisch stellt das HKB den primären Antagonisten für posteriore Scherkräfte dar. In Beugestellung nimmt es bis zu 95% dieser Kräfte auf. Von 0–30° Flexion trägt zusätzlich der dorsale Kapsel-Band-Apparat zur Neutralisation der Scherkräfte bei (Amis et al. 2003). Zusammen mit dem vorderen Kreuzband steuert das HKB das Roll-Gleiten, verhindert mit der posterioren Kapsel eine Hyperextension und stabilisiert das Kniegelenk in der Frontalebene (insbesondere hinsichtlich Varus-Belastungen) und der Transversalebene (Mangine und Becker 2000).

Das HKB wurde in der Vergangenheit im Vergleich zum VKB eher stiefmütterlich behandelt. So lassen sich viel weniger In-vivo-Untersuchungen zur Belastung finden. Man ist fast ausschließlich auf Rechenmodelle, Kalkulationen und Untersuchungen an Leichen oder an Präparaten angewiesen. Da neben dem HKB auch die Ligg. meniscofemorale und die dorsale Kapsel das Kniegelenk stabilisieren, wäre es unzutreffend, jede posteriore Scherkraft mit einer Mehrbelastung des HKB gleichzusetzen. Es empfiehlt sich, unterschiedliche Bedingungen gesondert zu betrachten:

- Passive Bewegung
- Bewegung im offenen System
- Bewegung im geschlossenen System

Passive Bewegung

Der Spannungszustand in den einzelnen Anteilen des HKB ist abhängig vom Gelenkwinkel. Die stärkeren anterolateralen Fasern sind in Flexion mehr gespannt als in Extension. Die dünneren posteromedialen Anteile verhalten sich gegensätzlich, sind also eher in Extension gespannt (Mangine und Becker 2000, Calabrese und Bergfeld 2000). Interessanterweise besteht dieses reziproke Spannungsmuster nur für völlig unbelastete anguläre Bewegung. Unter Kompression oder beim Einwirken posteriorer Scherkräfte wirken beide Anteile synergistisch und die Dehnungsbelastung des HKB nimmt mit steigender Flexion zu (Li et al. 2004c, DeFrate, Gill und Li 2004, Fox et al. 1998).

Bis ca. 60° Flexion treten nur geringe Längenveränderungen auf. Jenseits davon nimmt die Dehnungsbelastung überproportional zu. Wird zusätzlich eine Innen- oder Außenrotation ausgeführt, beginnt die Belastung des Bandes schon früher, ab ca. 30–40° Flexion (Biedert 1989, Markolf et al. 2004, Zaffagnini et al. 2004, **Abb. 6.13**). Die Spannungsverhältnisse in maximaler Flexion sind nur schwierig zu beurteilen, da ein Großteil der Untersuchungen lediglich Werte zwischen 0–120° Flexion ermittelt. Vermutlich besteht aber ein Dehnungsmaximum zwischen 70–110° Flexion, woraufhin die Belastung wieder etwas abfällt. Eine Entlastung könnten die Hinterhörner der Menisken bewirken, die in hohen Beugewinkeln mit den Femurkondylen artikulieren und sie stabilisieren (Li et al. 2004a, Safran et al. 2000, Mangine und Becker 2000).

Neuere biomechanische Untersuchungen konnten die Ligg. meniscofemorale als starke Synergisten des HKB identifizieren. Deren Reißfestigkeit beträgt bis zu 300 Newton und insbesondere in Extension entlasten sie zusammen mit dem posterioren Kapsel-Band-Apparat das HKB. Bis zu 30% der posterioren Scherkräfte können im gesunden Kniegelenk durch sie neutralisiert werden. Vielleicht kommt es deswegen bei isolierten Rupturen des HKB nur selten zu einer Instabilität (Amis et al. 2003).

Bewegung im offenen System

Definitionsgemäß finden Kontraktionen der wichtigsten Muskelgruppen (Quadrizeps, Hamstrings und M. gastrocnemius) hier nur auf einer Seite des Gelenkes statt, der Fuß ist das mobile Segment und hat keine Verbindung mit der Unterstützungsfläche.

Hamstrings

Isolierte Kontraktionen der Hamstrings belasten das HKB bei distalem Kraftangriffspunkt über das gesamte Bewegungsausmaß. Die nach dorsal wirkende Komponente des Muskelzuges wird dabei in Flexion immer größer und reduziert sich in extensionsnahen Winkelraden (siehe **Abb. 6.3a–b**, S. 271). Die Generierung von posterioren Scherkräften durch die Hamstrings steigt dadurch bis 90° Flexion an und erreicht dort ihren Spitzenwert (Markolf et al. 2004, Li et al. 2004a, Vogrin et al. 2000). Bei konservativer Behandlung einer HKB-Ruptur oder postoperativ werden deshalb isolierte Anspannungen der ischiokruralen Muskulatur streng limitiert und über einen gewissen Zeitraum verboten (Noyes und Heckmann 2000).

Versetzt man den Kraftangriffspunkt des Widerstands (z. B. Pad des Beincurlers) nach proximal,

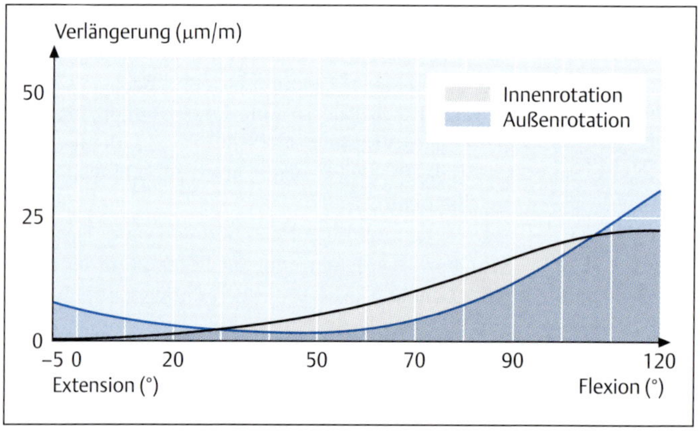

Abb. 6.13 Spannungsverhältnisse im HKB bei angulärer Bewegung kombiniert mit Innen- und Außenrotation im Kniegelenk (Biedert 1989).

kann die Scherbelastung reduziert werden. Die Entfernung des Kraftangriffspunkts vom Tibiaplateau entscheidet, in welchen Winkelgraden spannungsfrei trainiert werden kann.

M. gastrocnemius

Der M. gastrocnemius und seine Wirkung auf die Belastung des HKB wird kontrovers diskutiert. Viele Autoren sehen in ihm aber einen Synergisten, d. h. er wirkt entlastend auf das HKB durch die posteriore Gleitbewegung des Femurs. Diese wird entweder durch seine translatierende Komponente oder durch die vermehrte Kompression auf das nach dorsal abfallende Tibiaplateau ausgelöst (Yasuda, Tohyjama und Inoue 1999).

Quadrizeps

Der Quadrizeps entlastet extensionsnah und in moderaten Flexionswinkeln das HKB durch seine ventralisierende Wirkung auf die Tibia. Jenseits der „neutral active Quadriceps Position" (Paine und Johnson 2000, Daniel und Stone 1988) produziert auch der Quadrizeps dorsale Scherkräfte und potenziert die Belastung auf das HKB. Abhängig vom Untersuchungsdesign und der individuellen Anatomie liegt dieser Punkt bei ca. 60° Flexion (Lutz et al. 1993, Gill et al. 2003, Li, Gill und DeFrate 2003). Die ent- oder belastende Wirkung des Quadrizeps auf die Dehnungsbelastung des HKB ist im Vergleich zu den Hamstrings aber insgesamt deutlich geringer.

Analog zum isolierten Hamstrings-Training kann durch die Versetzung des Widerstands im Kniestrecker die Belastung reduziert werden. Je weiter proximal am Tibiaplateau das Pad appliziert wird, desto früher setzt eine vermehrte Dehnungsbelastung des HKB ein. Bei distalem Widerstand kann auch in etwas größeren Flexionswinkeln trainiert werden.

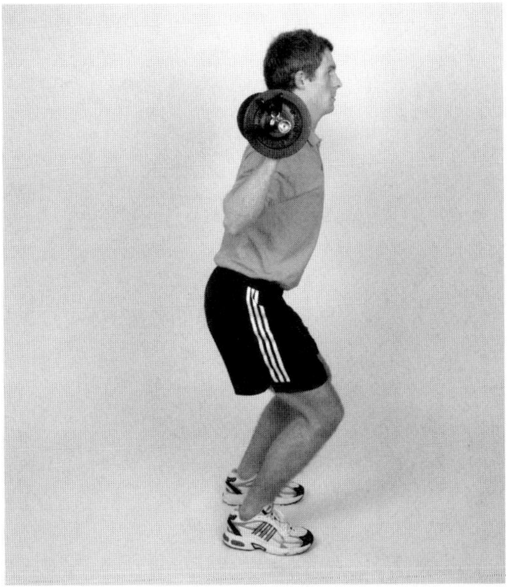

Abb. 6.14 Der Schwerpunkt fällt bei der vertikalen Squat dorsal des Kniegelenks an. Fallverhindernd muss insbesondere der Quadrizeps aktiv werden. Die Hamstrings sind bei dieser Übungsausführung weniger aktiv und produzieren keine posterioren Scherkräfte.

Bewegung im geschlossenen System

Im Gegensatz zum vorherigen Kapitel finden jetzt Kontraktionen auf beiden Seiten des Gelenkes statt, d. h. eine simultane Aktivität von Quadrizeps und Hamstrings. Für das Verständnis ist die Diskussion in Kapitel 6.2.2. sehr hilfreich. Viele Gegebenheiten, die sich negativ auf das VKB auswirken, sind für das HKB eher entlastend und umgekehrt. Diverse Autoren konnten über das gesamte Bewegungsausmaß posteriore Scherkräfte bei der Squat nachweisen (Lutz et al. 1993, Wilk et al. 1996), was mit einer Dehnungsbelastung des HKB einhergehen würde. Li (2003) und Gill et al. (2003) dagegen ermittelten von 0–30° Flexion anteriore, jenseits davon posteriore Scherkräfte. Dies würde bedeuten, dass zumindest in diesem Bereich nur geringe Kräfte auf das Band einwirken. Spitzenwerte treten unabhängig vom Untersuchungsdesign zwischen 63 und 95° Flexion auf und betragen ca. 2000 N (Excamilla und Fleisig 1998).

Wird die Übungsausführung so gewählt, dass mehr der Quadrizeps angesprochen wird, wie z. B. in der liegenden Leg Press, reduziert sich die Dehnungsbelastung auf das HKB insbesondere zwischen 0–60° (Escamilla und Fleisig 2001b). Jenseits davon herrschen sowohl bei der passiven angulären Bewegung als auch bei der Muskelaktivierung relativ ungünstige Bedingungen für das HKB.

Grundsätzlich werden also Übungen oder Übungsausführungen ausgewählt, die den Schwerpunkt des Rumpfes deutlich hinter dem Kniegelenk platzieren. Die Übung spricht so mehr den Quadrizeps an und es entstehen mehr anteriore, aber weniger posteriore Scherkräfte. Beispiele hierfür sind die vertikale Squat, die Leg Press, Wall slides oder Lunges.

Zusammenfassung

- Bei passiver Gelenkbewegung nimmt die HKB-Dehnung in Flexion zu (siehe **Abb. 6.13**). Das Bewegungsausmaß sollte sowohl bei konservativer als auch bei operativer Versorgung zunächst auf ca. 60° Flexion limitiert werden.
- Isolierte Hamstringkontraktionen belasten das HKB über das gesamte Bewegungsausmaß, isolierte Quadrizeps- oder Gastrocnemiuskontraktionen entlasten insbesondere zwischen 0–60° Flexion.
- Simultane Kontraktionen von Quadrizeps und Hamstrings belasten jenseits von 30° Flexion das HKB.
- Die Kokontraktion der Oberschenkelmuskulatur wird über die Rumpfstellung gesteuert. Sie ist bei HKB-Verletzungen nicht erwünscht und durch eine vertikale Stellung des Rumpfes zu vermeiden.
- Belastungen im offenen und geschlossenen System sind alltagsspezifisch. Beide Übungsformen sollten eingesetzt und lediglich in der Ausführung der Biomechanik des HKB entsprechend modifiziert werden. Folgende Bereiche sind zu Beginn der HKB-Reha unproblematisch:
  - Passive Bewegung: 0–60° Flexion.
  - Isolierte Quadrizepskontraktion: 0–60° Flexion.
  - Isolierte Hamstringkontraktion: zunächst nicht.
  - Kokontraktion: 0–30° Flexion.

6.3.3 Hintere Kreuzbandruptur

Partielle oder totale Kontinuitätsunterbrechung der kollagenen Fasern des hinteren Kreuzbandes entweder in der Mitte („midsubstance") oder an der Insertion des Ligaments.

Pathogenese

Zwischen 3–37% der ligamentären Traumen am Kniegelenk sind in Abhängigkeit von der Patientengruppe (nicht aktive Patienten oder Sportler) HKB-Verletzungen (Harner 1998). In nur 40% der Fälle kommt es zu einer isolierten Verletzung, bei 60% kommt es zu einer Mitbeteiligung des posterioren Kapsel-Band-Apparats (Vogrin et al. 2000, Shelbourne, Davis und Patel 1999, Harner et al. 2001).

Verletzungsursache ist in vielen Fällen der Sturz auf das flektierte Knie mit dem Fuß in Plantarflexionsstellung oder die so genannte „Dash-Board"-Verletzung im Auto. Das Tibiaplateau wird dabei in Beugestellung gegen das Handschuhfach beschleunigt und eine posteriore Schublade ausgelöst. Ein zusätzliches Trauma der posterioren Kapsel wird durch eine extreme Hyperextension oder massive Rotationsmomente verursacht.

Der Differenzialdiagnose kommt bei HKB-Verletzungen eine besondere Bedeutung zu, da sie das weitere Vorgehen entscheidend beeinflusst. Isolierte HKB-Verletzungen werden zunächst konservativ, kombinierte Verletzungen operativ versorgt (Harner und Höher 1998, Wirth und Kohn 1999).

Klinik

Symptome

Subjektiv

- Schmerz in der Kniekehle beim Hinknien, bei exzentrischen Bewegungen oder Beschleunigungen, das gesamte Kniegelenk ist seltener schmerzhaft
- Oft traumatischer Auslöser
- Instabilitätsgefühl („giving way")

Objektiv

- Moderate Schwellung
- Flexionsdefizit von 10–20°, andere Bewegungsrichtungen können wegen der massiven Schutzspannung der Muskulatur ebenfalls eingeschränkt sein
- Spezialisierungstests positiv (nur in neutraler Rotationsstellung)
- Bei kombinierten Verletzungen verstärken sich die oben genannten klinischen Parameter deutlich, zusätzlich besteht eine ausgeprägte Instabilität
- Widerstandstests positiv (Schmerz und Schwäche)

Spezialisierungstests

Hintere Schublade

Bei 90° Flexion im Kniegelenk und neutraler Rotationsstellung gibt der Untersucher einen posterioren Impuls (**Abb. 6.15**). Beurteilt wird die Lage des Tibiaplateaus vor und nach dem Impuls. Bei physiologischen Verhältnissen steht das Tibiaplateau ca. 10 mm vor dem medialen Femurkondylus. Die absolute Translation allein ist daher noch kein aussagekräftiger Parameter. Besteht eine posteriore Subluxation ist die Translationsamplitude insgesamt reduziert, da die Tibia in Relation zum Femur schon posterior steht. Dabei unterscheidet man:

- Grad 1: Tibiaplateau steht 1–5 mm vor dem medialen Femurkondylus
- Grad 2: Tibiaplateau steht auf Höhe des medialen Femurkondylus

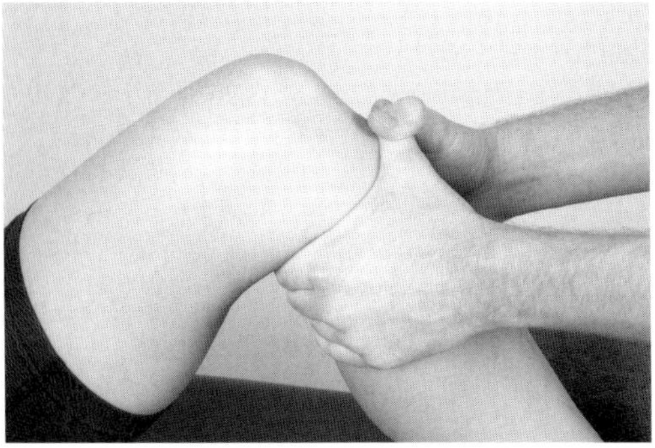

Abb. 6.15 Hintere Schublade.

- Grad 3: Tibiaplateau steht dorsal des medialen Femurkondylus

Harner und Höher (1998) sind der Ansicht, dass nur Grad-3-Verletzungen einer kompletten Ruptur entsprechen. Grad-1- und -2-Verletzungen sind nicht mit einer Kontinuitätsunterbrechung verbunden. Bei einer isolierten HKB-Ruptur nimmt die posteriore Schublade, insbesondere in 90° Flexion, zu (Margheritini und Mariani 2003, Vogrin et al. 2000, Amis et al. 2003). In geringeren Beugewinkeln (30° Flexion) ist die Zunahme der posterioren Translation nicht so ausgeprägt, da die posteromedialen und lateralen Kapsel-Band-Anteile zunehmend gespannt sind und stabilisierend wirken. Erst wenn es in diesem Bereich zu Begleitverletzungen kommt, nimmt auch extensionsnah die Translation nach posterior zu. Zur Differenzialdiganose wird deswegen der hintere Schubladentest auch in 30° Flexion ausgeführt.

Um die posteriomedialen Kapselanteile spezifisch zu testen, wird der hintere Schubladentest in 90° Flexion und Innenrotation ausgeführt. Die posterolateralen Kapselanteile werden in Außenrotation geprüft. Sind sie intakt, nimmt die posteriore Translation ab. Ist die Translation in Rotationsstellung verstärkt oder zumindest gleich groß, steigt die Wahrscheinlichkeit für eine Mitbeteiligung des Kapsel-Band-Apparates.

Gravity Sign

Der Patient liegt in Rückenlage und hat die Beine 90° in der Hüfte und im Kniegelenk flektiert. Der Therapeut hält die Fersen. Im Seitenvergleich wird die Position der Tuberositas tibiae von lateral verglichen. Eine posteriore Stellung der Tuberositas im Verhältnis zur nicht betroffenen Seite deutet auf eine HKB-Ruptur hin.

Dieser Test lässt sich unter Anspannung des Quadrizeps wiederholen. Nun sollte die posteriore Subluxation wieder aufgehoben sein („quadriceps active test“; Whipple 1991, Daniel 1988).

Differenzialdiagnose

Folgende Pathologien sollten im Falle eines posterioren Schmerzes bei Unklarheit ausgeschlossen bzw. verifiziert werden:

- Baker-Zyste
- Meniskusläsion

Therapie

Während für die VKB-Ruptur eine konservative Versorgung nur selten in Betracht gezogen wird, werden isolierte HKB-Rupturen (Grad 1–3) zunächst konservativ behandelt. Erstens sind die funktionellen Probleme im Vergleich zur VKB-Ruptur vergleichsweise gering (Safran et al. 2000, Yasuda, Tohyjama und Inoue 1999) und zweitens ist es bis heute nicht gelungen, ein überlegenes operatives Nachbehandlungsergebnis zu schaffen, das den finanziellen Aufwand einer Operationen rechtfertigen würde. Lediglich bei jüngeren Athleten oder bei erfolgloser konservativer Nachbehandlung wird eine operative Versorgung von Grad-3-Verletzungen empfohlen (Harner und Höher 1998).

Shelbourne, Davis und Patel (1999) und Toritsuka et al. (2004) konnten bei akuten isolierten HKB-Rupturen durch ein konservatives Vorgehen überwiegend gute bis sehr gute Resultate ermitteln, wenngleich die subjektiven Einschätzungen der Patienten deutlich besser als die objektiven Parameter ausfielen. Insgesamt fällt auf, dass ein großer Anteil der Patienten im Patellofemoralgelenk und im medialen Kompartiment des Tibiofemoralgelenks frühzeitig Degenerationen entwickelt. Dies ist durch biomechanische Veränderungen zu erklären.

Prognostische Faktoren

Retropatellare Degeneration: Nach einer HKB-Ruptur verlagert sich die Tibia gegenüber dem Femur nach dorsal (**Abb. 6.16a**). Die komprimierende Teilkomponente des Lig. patellae vergrößert sich dadurch. Des Weiteren ergibt sich eine verstärkte femorale Innenrotation, die den Druck einseitig auf die Patellafacetten verteilt (Li et al. 2004b, **Abb. 6.16b**).

Tibiofemorale Degeneration Durch die Verlagerung der Tibia nach posterior kommt der mediale Femurkondylus nicht mit dem konkaven, sondern mit dem konvexen Anteil der Tibia in Kontakt (Logan et al. 2005). Die druckaufnehmende Fläche reduziert sich,

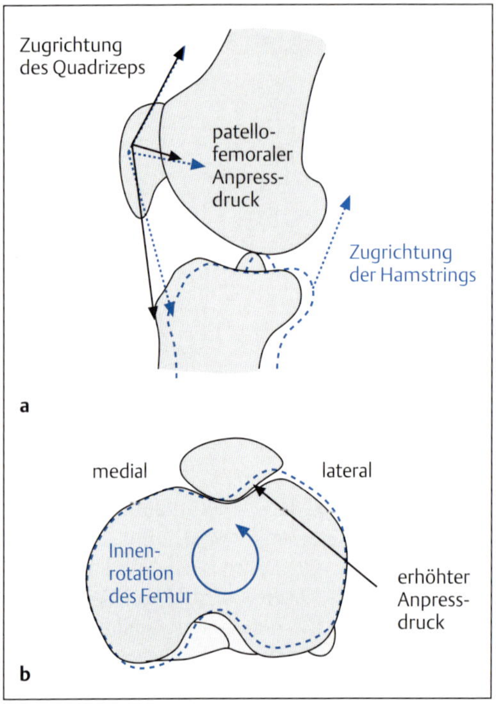

Abb. 6.16a–b Pathophysiologie der hinteren Kreuzbandruptur. **a** Durch eine posteriore Translation vergrößert sich die komprimierende Teilkomponente im patellofemoralen Gelenk. **b** Die femorale Innenrotation verstärkt den Druck, insbesondere auf der lateralen Patellafacette.

die Kraftabsorption durch den Meniskus ebenfalls. Die Menisken werden dadurch entlastet, der Knorpel aber mehr belastet. Nicht selten ist die Tibia in dieser posterioren Subluxation fixiert. Strobel et al. (2002) beziffern die Inzidenz auf 44%. Die Ursache hierfür ist nicht bekannt. Diskutiert werden neuromuskuläre Veränderungen (Quadrizepsschwäche, zu starke Hamstrings) oder eine hypertrophe Narbenbildung. Unabhängig vom weiteren Prozedere muss die Subluxation zunächst behoben werden, um eine normale Biomechanik (Roll-Gleit-Verhalten) zu ermöglichen. Strobel et al. (2002) verwenden nachts Extensionsschienen und tagsüber Donjoy-Schienen, die mit einer Einlage dorsal der Tibia versorgt werden und dadurch eine ventral translatierende Kraft generieren. Diese muss über mehrere Wochen getragen werden und reduziert bzw. eliminiert bei 84,7% der Teilnehmer ihrer Untersuchung die Subluxationsstellung.

Bone Bruises: Neben den biomechanischen Veränderungen ist auch hier die Inzidenz von subchondralen Schäden überraschend hoch. In einer retrospektiven Untersuchung von Mair, Schlegel und Gill (2004) wiesen 83% der Patienten Bone Bruises auf. Die Lokalisation des Schadens korrelierte mit den Begleitverletzungen und der Verletzungsmechanismus konnte nachvollzogen werden. Zusätzliche mediale Bandverletzungen waren eher mit einem lateralen Bone Bruise kombiniert, laterale Kapsel-Band-Verletzungen eher mit einem medialen. Dass mit dieser Begleitverletzung ein degenerativer Prozess in Gang gesetzt wurde, ist anzunehmen und wird momentan genauer untersucht.

Degenerative Veränderungen entwickeln sich bei bis zu 80% der Patienten. Leider ist die beschleunigte Abnützung nicht nur auf die konservativ versorgten Patienten beschränkt, denn auch nach Operationen erleiden bis zu 60% dieses Schicksal (Gill et al. 2003). Analog zum VKB-Schaden scheint auch hier die Verhinderung einer Arthrose kein realistisches Ziel zu sein und stellt keine Rechfertigung für eine Operation dar.

Konservativ

Die Heilungstendenz von partiellen Rupturen ist sehr gut. Margheritini und Mariani (2003) berichten bei Grad-1- und -2-Verletzungen von einer 100%igen Ausheilung, Grad-3-Verletzungen heilen zu 86% konservativ aus. Orientieren kann man sich an den normalen ligamentären Heilungszeiten (siehe Kap. 1.2.2).

Tab. 6.11 gibt einen Überblick, wie die verschiedenen motorischen Grundeigenschaften in den unterschiedlichen Heilungsphasen trainiert werden können.

Entzündungsphase

Zum Schutz des teilrupturierten HKB (Grad 1 und 2) oder der noch intakten posterolateralen Kapselanteile (Grad 3) sollte mit einer Extensionsschiene eine Hyperextension und eine Flexion des Kniegelenks verhindert werden. Des Weiteren sollten in Kapitel 1.2.1 genannte Empfehlungen beachtet werden.

Proliferationsphase

In der zweiten Heilungsphase wird die Gewichtsbelastung schmerzabhängig freigegeben. Gehstützen können, müssen aber nicht benützt werden. Nach Irrgang und Pezzullo (1998) kann auf Gehstützen verzichtet werden, wenn:

- Die passive Extension endgradig möglich ist.
- Der ASLR ohne Verlust der vollen Extensionsstellung möglich ist.
- Schmerzfreiheit beim Gehen besteht.

Tabelle 6.11 Konservative Therapie bei HKB-Ruptur

	Entzündungsphase	*Proliferationsphase*	*Remodellierungsphase*
Beweglichkeit	Funktionelle Immobilisation	▪ Mobilisation 0–60 ° Flexion ▪ Nach der 4. Woche langsam steigern ▪ Evtl. Donjoy-Schiene	▪ Mobilisation über 60 ° Flexion ▪ Schiene nur noch bei 3-gradigen Verletzungen bei Bedarf zum Schutz vor Hyperextension
Kraft	Kein Training möglich	Kein Training möglich	▪ A,B, C, D, E ▪ Krafttraining mit symmetrischen und asymmetrischen Übungen ▪ Zunächst 0–60 ° Flexion, ab der 8 Woche bis 90 °
Koordination	Kein Training möglich	▪ A: Aktivierung Quadrizeps ▪ B: Feedback	▪ A, B, C
Ausdauer	Kein Training möglich	▪ A, B ▪ Lokale Ausdauer mit symmetrischen Übungen (mit 0–60 ° Flexion)	▪ A, B, C

Das Kniegelenk darf zunächst in den Grenzen von 0–60 ° Flexion mobilisiert werden. Jenseits von 60 ° Flexion steigt die Belastung auf das Band stark an (siehe Biomechanik), daher sollte auf eine aggressive Mobilisation verzichtet werden. Erst gegen Ende der Proliferationsphase (nach der 4. Woche) wird das Bewegungsausmaß in Abhängigkeit von der Schmerzreaktion langsam gesteigert (Mangine und Becker 2000). Zur Vermeidung posteriorer Scherkräfte während der Automobilisation sollten die Übungen unter Quadrizepskontrolle und ohne Hamstringkontraktion durchgeführt werden. Geeignet sind z. B. Wall slides in Rückenlage (Noyes, Heckmann und Barber-Westin 2000): Der Patient stellt seinen Fuß in Rückenlage gegen eine Wand und bewegt ihn im Sinne einer Kniegelenkflexion nach unten (Kap. 8.1.4).

Der Fokus in der zweiten Heilungsphase liegt auf der Stabilisation des verletzten Gelenks mittels symmetrisch belasteten, Quadrizeps dominanten Übungen und Übungen aus dem Stufenmodell Koordination (Stufe A,B). Die Kniebeuge mit vertikaler Oberkörperstellung oder an der Wand angelehnt, die liegende Funktionsstemme oder das Extensionstraining im Kniestrecker erfüllen diese Anforderung. Aus den oben beschriebenen Gründen sollte auch hier die Bewegungsamplitude auf 0–60 ° Flexion (offenes System) bzw. 0–30 ° Flexion (geschlossenes System) beschränkt werden. Das Nachbehandlungsergebnis ist von einer ausreichenden Quadrizepsaktivierung abhängig, da nur dieser Muskel das heilende Ligament durch seine ventral translatierende Komponente schützen kann. Myofeedbackgeräte, welche die Extensorenaktivität anzeigen oder funktionelle Elektrostimulation können mit den entsprechenden Übungen kombiniert werden.

Remodellierungsphase

Nach 6 Wochen darf das Knie frei mobilisiert werden (Kap. 8.1.4). Bei 3-gradigen Verletzungen kann zum Schutz des posterolateralen Kapsel-Band-Apparats auf eine Schiene zurückgegriffen werden (Verhinderung einer exzessiven Hyperextension).

Asymmetrische Übungen wie die Einbeinkniebeuge, der Step up oder der Step down werden dem Programm hinzugefügt, wenngleich der Schwerpunkt der Übungen auf einer Kräftigung des Quadrizpes liegen sollte. Zu Beginn der Remodellierungsphase werden auch die asymmetrischen Übungen zwischen 0–60 ° Knieflexion durchgeführt. Im späteren Verlauf kann die Flexion auf 90 ° gesteigert werden. Die Intensität kann dann gemäß den Richtlinien des Krafttrainings (siehe Kap. 2.1) erhöht werden.

Schnelle zielmotorische Bewegungsformen (Stufenmodell Koordination C) oder reaktives Krafttraining dürfen bei freier Mobilität, Reizfreiheit, einer guten Quadrizepsaktivierung (kein Extensionsverlust) und Kraftwerten > 80% im Seitenvergleich durchgeführt werden. Über die Partizipation an kniebelastenden Sportarten, wie Fußball oder Handball, kann durch den Einbeinsprungtest entschieden werden. Die Differenz im Seitenvergleich darf 20% nicht überschreiten. Obwohl alle isolierten HKB-Verletzungen konservativ mit diesem Schema behandelt werden können, ist die Progression für erst- und zweitgradige Verletzungen sicherlich schneller als für drittgradige. Harner und Höher (1998) empfehlen für diese Patientengruppe eine Aufnahme von kniebelastenden Sportarten erst nach dem 3. Monat.

Operativ

Bei einer kombinierten Verletzung wird eine operative Versorgung empfohlen, da sich das Heilungspotenzial der Kapselverstärkungen, wie zum Beispiel des Lig. collaterale fibulare oder der Sehne des M. popliteus, als sehr gering herausgestellt hat (LaPrade, Wentorf und Crum 2004). Die dadurch bedingte Instabilität reduziert auch die konservativen Heilungschancen des HKB. Dementsprechend müssen nicht nur das HKB, sondern auch die verletzten Kapsel-Band-Strukturen mit rekonstruiert werden (Christel 2003, Sekiya et al. 2005).

Operationsmethoden

Da das Interesse an der funktionellen Anatomie des HKB und den posterioren Strukturen erst in den letzten Jahren rasant zugenommen hat, fällt es schwer, anhand der aktuellen Datenlage einzelne Operationsmethoden zu favorisieren. Ursprünglich wurde die Rekonstruktion mit einem Bündel durchgeführt („One Bundle"). Bei dieser Technik werden nur die anterolateralen Fasern des HKB rekonstruiert. Dies ermöglicht die Stabilisierung des Kniegelenks gegen posteriore Scherkräfte, vor allem in Flexion, weniger jedoch in extensionsnahen Stellungen. Um den Bandersatz anatomisch und biomechanisch genauer nachzuempfinden, wird neuerdings die „Two-Bundle"-Technik durchgeführt. Dabei werden auch die posteromedialen Faseranteile rekonstruiert. Dadurch ergibt sich eine Gelenkstabilität gegenüber posterioren Scherkräften über das gesamte Bewegungsausmaß. Die genaue Lage des zweiten Bohrkanals entscheidet dabei über die biomechanischen Eigenschaften des Transplantats. Bei distaler Applikation wirken beide Anteile synergistisch, wird der zweite Kanal etwas weiter proximal gesetzt entsteht ein reziprokes Spannungsmuster, d. h. ein Bündel ist in Flexion, das Andere in Extension gespannt (Shearn et al. 2004).

Biomechanisch entspricht die „Two-Bundle"-Technik eher den natürlichen Gegebenheiten (Harner et al. 2001). Es gibt bis heute aber keine Studie, die klinisch einen signifikanten Vorteil gegenüber der „One-Bundle"-Technik ermitteln konnte. Beide Techniken führen zu guten Ergebnissen im 3-Jahres-Follow-up (Cooper und Stewart 2004, Chen et al. 2004, Noyes und Barber-Westin 2005). Beide Methoden werden mit identischen Spendergeweben durchgeführt. Verwendet werden die Patellarsehne mit zwei Knochenblöcken (BTB), die Semitendinosus-, Achilles- oder die Quadrizepssehne, wenngleich noch kein Goldstandard oder optimales Transplantat gefunden wurde (Höher , Scheffler und Weiler 2003). Bergfeld et al. (2005) empfehlen die Verwendung von Achillessehnen, Transplantaten, da sie dem HKB bezüglich Form und mechanischen Eigenschaften gleichen.

Einflussfaktoren auf die Nachbehandlung

Um die postoperative Belastbarkeit abzuschätzen, müssen sowohl die Fixation und das Einheilen der Plastiken in den Knochen, der Prozess der Ligamentisierung, als auch die Regeneration der Entnahmestellen genauer untersucht werden.

Fixation und Einheilung der Transplantate: Die tibiale Fixation wird oft ohne einen Bohrkanal durchgeführt. Das Transplantat wird entweder auf die posteriore Tibia („Onlay") oder etwas weiter distal der anatomischen Insertion in einen vorher konstruierten Rezessus („Inlay") mit Schrauben fixiert (**Abb. 6.17a**). Die Stabilität entspricht der Ausrissfestigkeit der Schraube, Sutur, Klammer oder des Endobuttons und beträgt zwischen 293 N–821 N für verschiedene Transplantattypen (**Tab. 6.12**). Die Inlay-Technik ist anatomisch genauer und reduziert so die mechanische Belastung. Wird ein tibialer Bohrkanal gesetzt (Tunnel-Technik), muss das Transplantat einem um fast 90 ° geschwungenen Verlauf folgen (**Abb. 6.17b**). Elongationen und ein früherer Schaden scheinen vorprogrammiert (Markolf, Zevanovic und McAllister 2002, Wind, Bergfeld und Parker 2004, Noyes und Barber-Westin 2005). Die femorale Fixation wird durch einen oder zwei Bohrkanäle und die entsprechende Stabilisierung durch die üblichen Materialien (insbesondere Interferenzschrauben) erreicht.

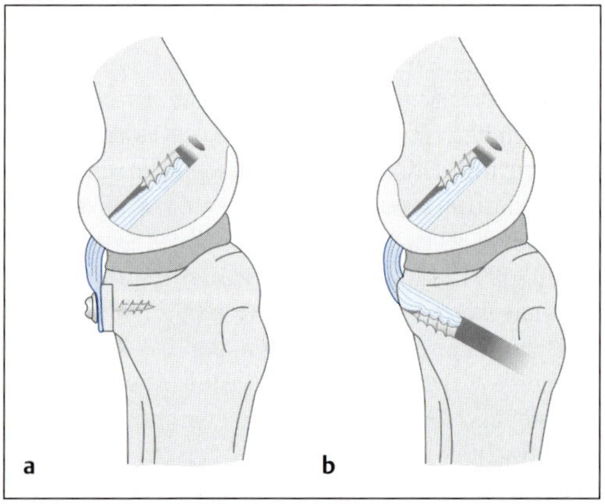

Abb. 6.17a–b Unterschiedliche Fixations- und Operationstechniken bei Rekonstruktion des hinteren Kreuzbandes. **a** Inlay-Technik. **b** Tunnel-Technik.

Tabelle 6.12 Ausrissfestigkeit verschiedener Fixierungen und Transplantattypen nach Höher, Scheffler und Weiler 2003

Fixationstyp/ Transplantat	*Patellarsehne (BTB)*	*Hamstrings*	*Quadrizepssehne*
Interferenzschraube (resorbierbar)	431 ± 37 N	507 ± 93 N	293 ± 137 N
Interferenzschraube (Metall)	293 N	419 ± 77 N	
Sutur	396 N	573 ± 109 N	
Schraube/Washer		821 ± 219 N	

Analog zu der operativen Versorgung des VKB ist davon auszugehen, dass die primäre Stabilität durch die Fixierung für eine frühfunktionelle Therapie ausreichend ist. Werden Knochenblöcke verwendet, benötigen diese trotzdem mindestens 6 Wochen, Sehnen mindestens 3 Monate, bis sie stabil im Bohrkanal fixiert sind (Papageorgiou et al. 2001). Es ist davor zu warnen, die Fixierung innerhalb dieses Zeitraumes zu hohen zyklischen Belastungen auszusetzen (Kousa et al. 2001/ 2003). Die Gefahr einer Bohrkanalerweiterung oder Transplantatlockerung ist bei einem aggressiven Vorgehen deutlich gesteigert, ob sie ein schlechteres funktionelles Outcome zur Folge hat, bleibt abzuwarten (Hanten et al. 2003).

Ligamentisierung: Nach Kasperczyk, Bosch und Oesternig (1993) unterscheiden sich die zellulären Reaktionen während der Ligamentisierung des HKB nur unwesentlich von denen des VKB. Um die postoperative Entwicklung der Transplantate und der Entnahmestellen nachzuvollziehen, wird deshalb auf das Kapitel 6.2.3 verwiesen.

Die maximale Reißfestigkeit des HKB und des posterioren Kapsel-Band-Apparats wurde lange unterschätzt. Die meisten „Load-to-Failure"-Tests wurden mit sehr alten Präparaten oder einzelnen Faszikeln durchgeführt. Die ermittelten Werte von unter 2000 N fallen deshalb sehr niedrig aus (Amis et al. 2003). Junge humane Ligamente sind um das 2,5fache stabiler. Demnach beträgt die Stabilität des HKB zwischen 3000–5000 N oder das 5-6fache des Körpergewichts (Höher, Scheffler und Weiler 2003, Amis et al. 2003, **Tab. 6.13**).

Tabelle 6.13 Reißfestigkeit der ligamentären und kapsulären Strukturen sowie verwendete Transplantattypen nach Höher, Scheffler und Weiler 2003, Amis et al. 2003, Weber und Woodall 2004, Fu et al. 1999, Brand et al. 2000, LaPrade, Wentorf und Crum 2004

Entnommene Struktur	*Maximale Reißfestigkeit*
HKB (anterolaterales Bündel)	1494–1620 N
HKB (posteromediales Bündel)	242–258 N
HKB (gesamt, altes Präparat)	1627 N
HKB (gesamt, junges Präparat)	3000–5000 N
Lig. collaterale fibulare	309–750 N
Lig. popliteofibulare	186–425N
Lig. collaterale tibiale	195–784 N
Posteromediale Kapsel	418 N
Ligg. meniscofemorale	297 N
Semitendinosussehne (quadruple)	4090–4108 N
Quadrizepssehne	2352 N
Patellarsehne	2300–2977 N

Betrachtet man die relativ großen posterioren Scherkräfte (> 2000 N) im geschlossenen System mit Mantelspannung bei der Squat oder bei isolierter Hamstringkontraktion und die gleichzeitige Reduktion der Belastbarkeit durch die Ligamentisierung des Transplantats, wird deutlich, dass solche Belastungen zunächst zu vermeiden sind. Insgesamt verliert das rekonstruierte HKB prozentual mehr von seiner ursprünglichen Stabilität als das VKB. Aus biomechanischen Gesichtspunkten scheint es deshalb sinnvoll, die meniskofemoralen oder posterolateralen Strukturen mit zu rekonstruieren.

Regeneration der Entnahmestelle: Siehe Kap. 6.2.3.

Bei der Nachbehandlung sind die verschiedenen Wundheilungsphasen zu beachten (**Tab. 6.14**).

Entzündungsphase

Siehe Nachbehandlung konservativ.

Frühe Ligamentisierung/Einheilung des Transplantats (ca. 6.–8. Woche)

Die Gewichtsbelastung wird schmerzabhängig freigegeben. Bei Bedarf sollten Gehstützen benützt werden. In den ersten 2 Wochen wird die Mobilität auf 0–60° Flexion beschränkt (Chmielewski et al. 2003). Danach wird das Bewegungsausmaß progressiv gesteigert. In der 6. Woche werden 120° Flexion angestrebt, nach der 8. Woche sollte das volle Bewegungsausmaß (keine Hyperflexion oder Hyperex-

Tabelle 6.14 Nachbehandlung nach operativer Therapie der HKB-Ruptur

	Entzündungsphase	*Frühe Ligamentisierung, Einheilung des Transplantats (ca. 6–8. Woche)*	*Ligamentisierung (> 8. Woche)*
Beweglichkeit	Funktionelle Immobilisation	▪ 2. Woche:0–60 ° Flexion ▪ 6. Woche: 60–120 ° Flexion ▪ 8. Woche: volles Bewegungsausmaß ▪ Evtl. Donjoy-Schiene zum Schutz vor Hyperextension und -flexion	▪ Bei Bedarf ▪ Schiene nur noch bei 3-gradigen Verletzungen bei Bedarf zum Schutz vor Hyperextension
Kraft	Kein Training möglich	Kein Training möglich	▪ A, B, C, D, E ▪ Krafttraining mit symmetrischen und asymmetrischen Übungen ▪ Zunächst mit 0–60 ° Flexion, später bis 90 °
Koordination	Kein Training möglich	▪ A: Aktivierung Quadrizeps ▪ B: Feedback	▪ A, B, C
Ausdauer	Kein Training möglich	▪ A, B ▪ Lokale Ausdauer mit symmetrischen Übungen (0–60 ° Flexion)	▪ A, B, C

tension zulassen) erreicht sein (Kap. 8.1.4, Noyes und Barber-Westin 2005).

Bei stabilisierenden Maßnahmen gelten die gleichen Regeln wie bei konservativer Nachbehandlung. Zunächst werden symmetrische Übungen ausgeführt, die mit einer geringen Hamstringkokontraktion einhergehen. Das Bewegungsausmaß wird auf 0–60 ° Flexion limitiert.

Ligamentisierung (>8. Woche)

Die Intensität kann nun gesteigert werden (Stufenmodell Kraft A-C), asymmetrische Übungen werden dem Programm hinzugefügt. Das Bewegungsausmaß darf auf 0–90 ° erweitert werden. Besteht eine gute Quadrizepsaktivierung (kein Extensionsverlust), ein reizfreies Gelenk, ein volles Bewegungsausmaß sowie 80% der Kraft im Seitenvergleich, können dynamische Belastungen (Koordination C) integriert werden.

Die Aufnahme von kniebelastenden Sportarten ist nicht vor dem 9. Monat zu empfehlen (Noyes und Barber-Westin 2005). Weniger belastende Sportarten, wie Schwimmen oder Radfahren benötigen geringere funktionelle Voraussetzungen und können daher früher aufgenommen werden. Die Entscheidung wird durch klinische und funktionelle Tests gestützt (**Tab. 6.15**).

Tabelle 6.15 Sport nach HKB-Ersatzoperationen (mod. nach Noyes, Heckmann und Barber-Westin 2000)

Sportart/Arbeit	*Klinische Symptomatik*	*Radiologie (in 70 ° Flexion mit Dorsalschub)*	*a.-p. Translation in 20/70 ° Flexion*	*Isometrische Quadrizepskraft*	*Einbeinsprungtest*
1. Kategorie: Sportarten, die Sprungformen und schnelle Richtungsänderungen beinhalten (Fußball, Basketball, etc.), schwere körperliche Arbeiten	Keine Symptome (auch nicht nach sportlicher Belastung)	< 3 mm	< 3 mm/ < 5 mm	> 85 %	> 85 %
2. Kategorie: Sportarten mit Drehbewegungen unter hohen Geschwindigkeiten (z. B. Tennis), moderate körperliche Arbeiten	Keine Symptome (auch nicht nach sportlicher Belastung)	< 5 mm	< 3mm/ < 5 mm	> 80 %	> 85 %
3. Kategorie: Sportarten, die unter Gewichtsentlastung stattfinden (Schwimmen, Radfahren), leichte körperliche Arbeiten	Keine Symptome (auch nicht nach sportlicher Belastung)	< 8 mm	3–5 mm	> 70 %	> 75 %

Zusammenfassung

- Isolierte HKB-Verletzungen haben auch bei konservativer Versorgung eine gute Prognose.
- HKB-Rupturen mit Begleitverletzungen des Kapsel-Band-Apparats sollten operativ versorgt werden.
- Nachbehandlunsschemata sollten nicht zu aggressiv sein und sich an klinischen (Wundheilung) und funktionellen Werten (Kraft und koordinative Fähigkeiten) orientieren.
- Die Arthroseinzidenz ist sowohl bei konservativ als auch bei operativ versorgten HKB-Rupturen sehr hoch. Ob sich degenerative Veränderungen entwickeln, hängt insbesondere von Begleitverletzungen (Bone bruises), der Gelenkmechanik und der Entwicklung neuromuskulärer Kompensationsstrategien und weniger von der Auswahl der Therapiemethode ab.

6.4 Meniskus

Über kein anderes Gewebe im menschlichen Körper hat sich die Meinung von Experten hinsichtlich Bedeutung und Funktion in den letzten Jahrzehnten mehr gewandelt. Wurden die Menisken nach Verletzungen früher noch als relativ unwichtige Struktur großzügig entfernt, setzt man heute auf die unbedingte Erhaltung des Gewebes. Der Sinneswandel ist durch eine Fülle anatomischer und biomechanischer Untersuchungen zu erklären, welche die bedeutende mechanische Funktion der Menisken hervorheben. Verlaufsbeobachtungen nach Meniskektomien, welche teilweise dramatische Veränderungen im angrenzenden Knorpelgewebe verursachten, bestätigen dies eindrucksvoll.

6.4.1 Anatomie

Das Kniegelenk weist zwei Menisken auf, einen Innenmeniskus (IM) und einen Außenmeniskus (AM). In der Frontalebene sind sie keilförmig, in der Transversalebene eher sichel- (medial) oder kreisförmig (lateral). Beide passen sich der Form der benachbarten Knochenpartner an. Der der Tibia zugewandte Teil ist plan, die mit dem Femur artikulierende Oberseite konvex (Dye und Vaupel 2000).

Funktionell und histologisch lassen sich verschiedene Zonen innerhalb der Menisken unterscheiden. Der a.-p.-Durchmesser wird durch die Vorderhörner, den Meniskuskörper und die Hinterhörner bestimmt. Von außen nach innen kommt zunächst die rot-rote, die rot-weiße und dann die weiß-weiße Zone (**Abb. 6.18**). Diese Einteilung ergibt sich aus der Durchblutung des Gewebes. Zwar besitzen ursprünglich alle Meniskusanteile eine gute Vaskularisierung. Durch die mit der Vertikalisierung verbundene Kompressionsbelastung entstehen jedoch avaskuläre Bereiche.

Die periphere rote Zone ist die größte. Sie ist gut durchblutet und wird vom perikapsulären Plexus des Kniegelenks gespeist. Die Blutgefäße dringen, bezogen auf die Breite, etwa 10–30% in den Innen-

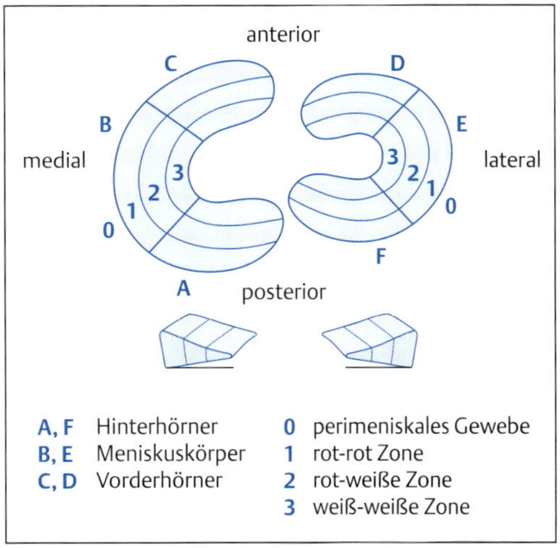

Abb. 6.18 Zoneneinteilung der Menisken (nach Cooper, Arnoczky und Warren 1991).

und 10–25% in den Außenmeniskus ein (Arnocky und Warren 1982, Chan et al. 1998). Barber (1994) konnte eine Eindringtiefe der Blutgefäße in die äußere Zone des Meniskus von ca. 6 mm nachweisen. Lediglich die Insertion des M. popliteus am Hinterhorn des lateralen Meniskus ist gefäßfrei. In der mittleren Zone sind nur noch wenige oder gar keine Blutgefäße mehr zu finden, der innerste Teil ist komplett avaskulär. Vorder- und Hinterhörner erhalten zusätzlich Blutgefäße über die Ligg. meniscotibiale aus der Tibia. Außerdem werden sie von einer dünnen synovialen Schicht überzogen, aus welchen Gefäßausläufer in die Hörner eindringen (Verdonk et al. 2005). Sie sind dadurch bestens durchblutet und direkt mit Nährstoffen versorgt. Die inneren Zonen dagegen sind durch die fehlende Vaskularisation fast ausschließlich von Diffusionsprozessen abhängig.

Durch das Wissen über die Durchblutung lassen sich Rückschlüsse über die histologische Struktur der einzelnen Zonen ziehen. Während in der Peripherie (Zone 1) fibroblastenähnliche Zellen dominieren, sind im Zentrum eher Zellen zu finden, welche den Chondroblasten gleichen (van den Berg 1999). Sie synthetisieren trotz dieser Ähnlichkeit mehr Kollagen Typ 1 und stellen dadurch einen Zwischentyp dar, der als Fibrochondrozyt bezeichnet wird (Müller-Rath et al. 2004).

Die Faserstruktur entspricht dieser Einteilung. 90% des gesamten Kollagengehalts ist Kollagen vom Typ 1. Lediglich in der innersten Zone sind Fasern vom Typ 2 in der Überzahl (Arnoczky und Warren 2000, Verdonk et al. 2005). Die Anordnung der Fasern ist belastungsabhängig. Es lassen sich Faserausrichtungen in allen Ebenen feststellen. Die zentrale Masse wird von zirkulär angeordneten Fasern gebildet, die dem runden Verlauf der Menisken folgen und hauptsächlich für die Widerstandskraft der Menisken verantwortlich sind. Oberflächlich liegt ein dünnes Netzwerk von kollagenen Fasern, das unstrukturiert zu sein scheint. Innerhalb des Meniskus teilen radiale Fasern das Gewebe in einzelne „Etagen" (**Abb. 6.19**).

Die Menisken weisen multiple Verbindungen mit den umliegenden Bindegeweben auf, die sowohl Stabilität (Fixierung) als auch Mobilität ermöglichen. Vorder- und Hinterhorn werden durch die Ligg. meniscotibiale an der Tibia fixiert (Area intercondylaris anterior/posterior). Ventral sind die beiden Vorderhörner durch das Lig. transversum genus miteinander verbunden. Beide Körper sind lateral mit der Kniegelenkkapsel verwachsen. Der Innenmeniskus weist eine deutlich stabilere Verbindung zur Kapsel und zum tiefen Anteil des Lig. collaterale tibiale auf. Meniskopatellare Bänder ziehen an die Seitenränder der Patella, meniskofemorale Bänder verbinden dorsal insbesondere das Hinterhorn des lateralen Meniskus mit dem hinteren Kreuzband (siehe Kapitel 6.3). Ebenfalls am Hinterhorn des lateralen Meniskus inseriert die Endsehne des M. popliteus. Zum Hinterhorn des medialen Meniskus ziehen Fasern des M. semimembranosus. Diese beiden Muskeln dynamisieren die Menisken zusammen mit den meniskopatellaren Bändern, insbesondere bei der aktiven Flexion und Extension (**Abb. 6.20**, **Tab. 6.16**).

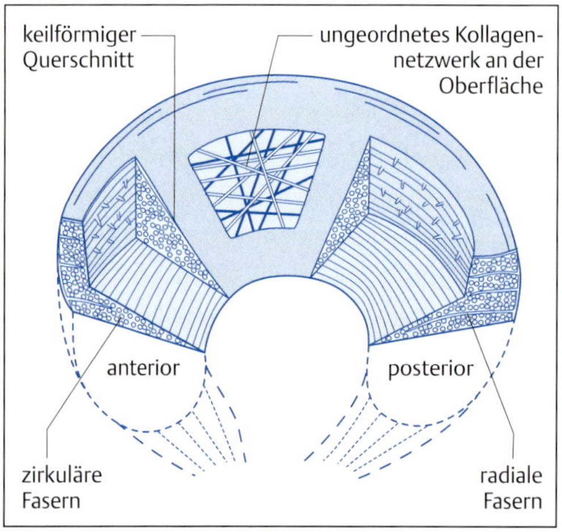

Abb. 6.19 Kollagene Faserstruktur der Menisken (nach Arnoczky und Warren 2000): willkürliche Faserausrichtung an der Oberfläche, zirkuläre Fasern im Zentrum, dazwischen radiale Fasern, die einzelne Etagen bilden.

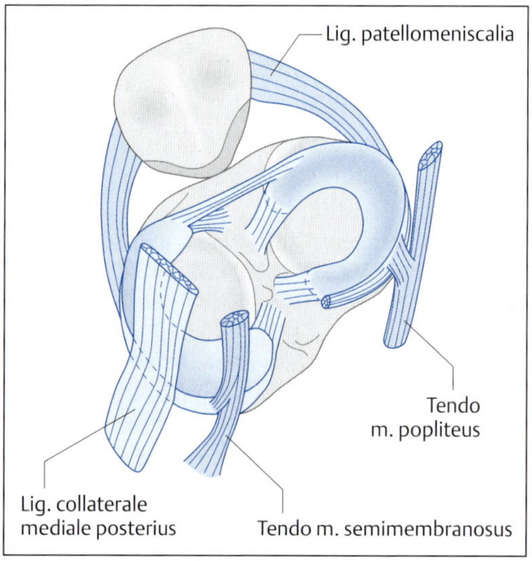

Abb. 6.20 Funktionelle und anatomische Verbindungen der Menisken mit den umliegenden Geweben (nach Hochschild 2000).

Tabelle 6.16 Anatomischer Bezug und Funktion der für die Menisken bedeutsamen Strukturen

Struktur	*Ursprung*	*Ansatz*	*Funktion*
Lig. transversum genus	Vorderhorn IM	Vorderhorn AM	Stabilisation der Vorderhörner
Ligg. meniscotibiale	Vorder-/Hinterhörner	Tibia	Fixierung und Ernährung der Hörner
Ligg. patellomeniscalia	Seitenränder der Meniskuskörper	Seitenränder der Patella	Dynamisierung in Extension
Ligg. meniscofemorale anterius	Hinterhorn des lateralen Meniskus	mediale Femurkondyle	Dynamisierung lateraler Meniskus
Ligg. meniscofemorale posterius	lateraler Meniskus, Kapsel und Tibia	mediale Femurkondyle	Dynamisierung lateraler Meniskus
M. semimembranosus	Tuber ischiadicum	Hinterhorn des IM	Dynamisierung in Flexion
M. popliteus	Epicondylus lateralis femoris	Hinterhorn des AM	Dynamisierung in Flexion

Innervation

Die Innervation der Menisken wurde jahrzehntelang kontrovers diskutiert und immer wieder ganz in Frage gestellt. Trotzdem beweisen diverse Untersuchungen die Präsenz von Nervengewebe. Die Sensoren entstammen allen drei das Kniegelenk versorgenden peripheren Nerven. Den wichtigsten Anteil hat der schon mehrfach beschriebene Ramus articularis posterior (RAP) des N. tibialis, der von hinten in den Gelenkraum eindringt und den Plexus popliteus bildet (Kennedy 1982). Von dort aus werden die Hinterhörner versorgt. Außerdem verlaufen Äste entlang der Rundung der Menisken nach ventral. Barrack und Munn (2000) konnten durch Stimulation der Nerven im medialen Meniskus Potenziale im RAP bis hin zum Kortex ableiten. An der Innenseite beteiligt sich an der Innervation der Ramus articularis medialis, der dem N. obturatorius oder N. saphenus entspringt, an der Außenseite der Ramus articularis lateralis des N. peronaeus (Zimny, Albright und Dabezies 1988, Freiwald et al. 1998).

Die Äste dieser Nerven bahnen sich ihren Weg durch das perimeniskale Gewebe und treten dann wie durch einen Hilum in die Menisken ein. In der rot-roten Zone und im Bereich der Hörner ist die Sensorendichte am höchsten (**Abb. 6.21**). Es können Ruffini- und Pacini-Körperchen, Golgi-Organe und freie Nervenendigungen nachgewiesen werden. In der mittleren Zone lassen sich normalerweise nur noch freie Nervenendigungen finden. Lediglich das innerste Drittel ist aneural (Zimny, Albright und Dabezies 1988, Assimakopolous et al. 1992). Diese Ergebnisse konnten durch einen Selbstversuch von Dye, Vaupel und Dye (1998) gestützt werden. Während der intraoperativen Reizung waren die lateralen Ränder am empfindlichsten. Interessanterweise konnte man auch den innersten Teil der Menisken wahrnehmen, was wegen dem Fehlen von Sensoren eigentlich nicht zu erklären ist.

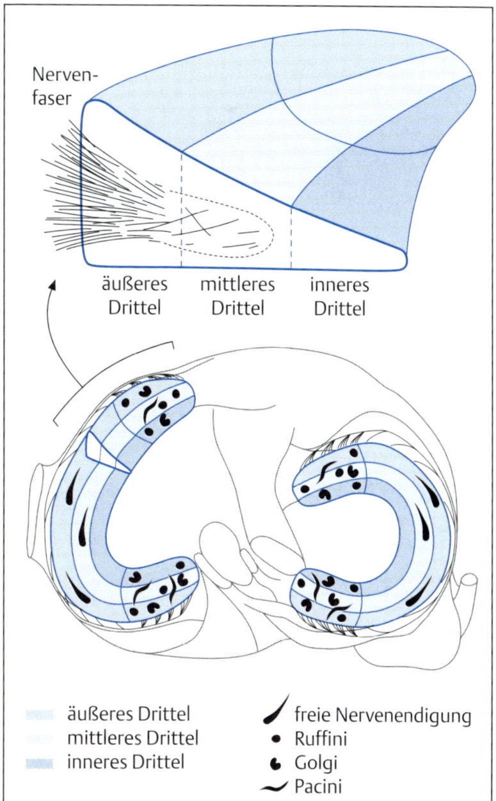

Abb. 6.21 Sensorenverteilung in den einzelnen Meniskuszonen nach Assimakopolous (1992) in der Transversalebene und Zimny (1988) in der Frontalebene.

Die Ligamente der Menisken zählen zu den sensibelsten Strukturen im Kniegelenk überhaupt. Biedert et al. (2000) konnten sowohl für das Lig. transversum genus, die Ligg. meniscotibiale als auch für die Ligg. meniscofemorale mit die höchste Sensorendichte feststellen. Auch der M. semimembranosus und die faszialen Strukturen des M. popliteus, welche die Hinterhörner der Menisken dynamisieren, weisen eine sehr gute nervale Versorgung auf und unterstreichen damit ihre wichtige Funktion als Stabilisatoren und Mobilisatoren des gesamten posterioren Kapsel-Band-Apparats.

Die Ergebnisse der histologischen Untersuchungen lassen den Schluss zu, dass die Menisken nicht nur schmerzauslösende Strukturen sind, sondern neurophysiologische Organe, die bei Belastung und Bewegung steuernd eingreifen. Bei zu starker Scher- oder Kompressionsbelastung auf die gut innervierten Hörner (insbesondere Hinterhörner) wird die Aktivität der belastenden Muskulatur entsprechend modifiziert oder reduziert (Zimny, Albright und Dabezies 1988).

Neben den neurophysiologischen Funktionen sind die Menisken mechanisch gesehen essenziell für den Erhalt des Knorpels. Sie absorbieren Kompressions- und Scherkräfte und vergrößern die druckaufnehmende Fläche der nicht kongruenten Gelenkflächen von Femur und Tibia. Nicht zuletzt beteiligen sie sich an der Ernährung des Knorpels. Eine intensive Auseinandersetzung mit der Biomechanik folgt im nächsten Kapitel.

6.4.2 Biomechanik

Die Belastung auf die Menisken wird durch zwei Hauptfaktoren determiniert:

- Absolute Kompressions- und Scherkräfte
- Relative Meniskusbelastung abhängig von der Gelenkstellung

Kompressionskräfte

Kompressionskräfte auf die Gelenkflächen werden durch externe Kräfte (Körpergewicht, zusätzliche Lasten wie Hanteln oder die Bodenreaktionskräfte) und interne Kräfte (Aktivität der stabilisierenden Muskulatur und ligamentäre Dehnungskräfte) produziert. In den meisten Nachbehandlungsschemata wird das Hauptaugenmerk auf die zu tragende Last gelegt, d. h. eine entlastende Ausgangsstellung, wie z. B. die Rückenlage, wird direkt mit einer niedrigen Kompressionsbelastung der Gelenkflächen gleichgesetzt. Mit Verwunderung musste man in den letzten Jahrzehnten feststellen, dass dies leider nicht der Realität entspricht. Diverse Untersuchungen konnten nachweisen, dass die Ausgangstellung einen weitaus geringeren Einfluss auf die Entstehung von Kompressionskräften hat wie ursprünglich angenommen (Taylor et al. 1998, Escamilla et al. 1998). Insbesondere die Muskelaktivierung scheint der wichtigste Faktor für die Generierung von Kompressionskräften zu sein.

Eine Reihe von Autoren untersuchte die tibiofemoralen Kompressionskräfte in verschiedenen Trainingssituationen, wie bei der Squat, der liegenden Leg Press und dem Kniestrecker. Leider sind die Untersuchungsdesigns so unterschiedlich, dass die Werte nur schwer zu vergleichen sind. Trotzdem lassen sich bezüglich der Belastung in den einzelnen Gelenkwinkeln zwischen den genannten Übungen eindeutige Tendenzen ausmachen.

Bewegung im offenen System

Im offenen System, z. B. im Kniestrecker, können durch isolierte Quadrizepskontraktionen Druckwerte bis zum 3fachen des Körpergewichts oder über 2000 Newton im tibiofemoralen Gelenk entstehen. Isolierte Hamstringkontraktionen produzieren Werte bis zum 3,2fachen des Körpergewichts (Smidt 1973, Escamilla et al. 2001). Diese Tatsachen unterstreichen eindrucksvoll, wie wichtig die muskuläre Aktivierung für die Entstehung von Kompressionskräften ist. Aus **Abb. 6.3a–b** in Kap. 6.2.2 ist zu entnehmen, dass die Kraft der das Knie umgebenden Muskulatur in eine translatierende und eine komprimierende Komponente zu zerlegen ist. Dies bedeutet, dass immer dann Kompressionskräfte entstehen, wenn Muskeln aktiviert werden, die über die Achsen des tibiofemoralen Gelenkes verlaufen. Wie groß der Betrag dieser Kräfte ist, hängt neben dem Aktivierungsgrad des Muskels vom Verlauf der komprimierenden Komponente ab.

Beim Training im Kniestrecker wird durch den relativ konstanten Widerstand der Quadrizeps über das gesamte Bewegungsausmaß gefordert. Es werden dadurch während der gesamten Bewegung hohe Kompressionskräfte produziert. Nach Grood et al. (1984) steigt insbesondere in den terminalen 10°–20° Flexion die Anforderung überproportional an. Zwischen 0 und 50° Flexion sind die Werte sogar höher als bei der vertikalisierten Squat (Wilk et al. 1996).

Bei isolierten Beincurlerübungen für die Hamstrings nimmt die komprimierende Teilkomponente in Flexion stark ab. Die Kompressionskräfte reduzieren sich dementsprechend (Lutz et al. 1993).

Bewegung im geschlossenen System

Leg Press

In der liegenden oder sitzenden Leg Press wirken zusätzlich die Bodenreaktionskräfte und ein Teil des Körpergewichts (entsprechend des Neigungswinkels des Schlittens) auf das Kniegelenk. Eigentlich müsste ein deutlicher Anstieg der Kompressionskräfte zu verzeichnen sein. Diverse Autoren konnten aber lediglich eine geringe Steigerung der Werte feststellen (**Tab. 6.17**). Betrachtet man die Muskelaktivierung in der Leg Press, ist diese Tatsache weniger verwunderlich, stellt sie doch eine sehr Quadrizeps dominante Übung dar, die nur mit einer geringen Kokontraktion der Hamstrings einhergeht (Wilk et al. 1996, Escamilla et al. 1998, Graham, Gehlsen und Edwards 1993).

Viele Therapeuten versuchen, durch eine hohe oder tiefe Fußstellung am oberen oder unteren Ende des Kontaktbretts, die Belastung zu modifizieren. Escamilla et al. (2001) konnten klar zeigen, dass unabhängig von der Fußstellung die Übungsausführung Quadrizeps dominant bleibt und für die Kompressionskräfte im patellofemoralen und tibiofemoralen Gelenk fast keine Veränderung stattfindet. Im Vergleich zum Kniestrecker findet die Spitzenbelastung nicht in extensionsnahen, sondern in tiefen Beugewinkeln statt. Dort muss der Quadrizeps das Flexionsdrehmoment kontrollieren (exzentrische Phase) oder überwinden (konzentrische Phase).

Tabelle 6.17 Kompressionskräfte im tibiofemoralen Gelenk bei ausgewählten Übungen in Newton oder prozentual zum Körpergewicht (BW = bodyweight).

Autor	*Übung*	*Kompressionskraft (N oder BW)*
Escamilla et al. (1998)	Squat Leg Press Kniestrecker	3134 N 3155 N 3285 N
Escamilla et al. (2001)	Squat Leg press	3009 N 2705 N
Wilk et al. (1996)	Squat Leg press Kniestrecker	6139 N 5762 N 4598 N
Lutz et al. (1993)	Closed kinetic Chain Open kinetic Chain	3453 N 3765 N
Taylor et al. (1998)	Step up Einbeinstand ASLR	2,5 BW 2,47 BW 1,7 BW

Squat

Der Unterschied zwischen vertikalisierten Übungen mit zusätzlicher Belastung durch das Körpergewicht, Übungen in RL (Leg press) und Übungen im Sitzen ist erstaunlich gering. Während Wilk et al. (1996) Spitzenwerte für die vertikalisierte Squat ermittelten und weniger Belastung für die Leg Press und den Kniestrecker, zeigen Escamilla et al. (1998) und Lutz et al. (1993) keinen Unterschied oder gar höhere Kompressionswerte im Sitzen (**Tab. 6.17**). Das Auftreten der Spitzenwerte (Gelenkwinkel) unterscheidet sich jedoch für die einzelnen Ausgangsstellungen, was durch die Anforderung an die Muskulatur zu erklären ist.

Bei der Squat nimmt mit steigender Knieflexion das zu widerlagernde Drehmoment und damit auch die Aktivität der Antigravitationsmuskeln zu. In Extension wird keine Muskelkraft benötigt, um den Rumpf gegen die Schwerkraft zu stabilisieren. Dementsprechend treten die Belastungsspitzen in maximaler Flexion auf. Um die Muskelkräfte zu minimieren, sollte der Körperschwerpunkt direkt über die Achse des Kniegelenks platziert und über das gesamte Bewegungsausmaß dort geführt werden. Das Lastmoment bleibt so gering, die Anforderung an die Muskulatur ebenfalls.

Die auftretenden Druckkräfte werden im tibiofemoralen Gelenk auf alle Strukturen verteilt, d. h. die oben genannten Werte stellen nicht die Nettobelastung auf die Menisken dar. Sie müssen in Abhängigkeit von der Verlagerung von Tibia und Femur sowie der Menisken bei Bewegungen des Kniegelenks betrachtet werden.

Relative Meniskusbelastung

Die Menisken vergrößern die druckaufnehmende Fläche von Tibia und Femur und übertragen und absorbieren insbesondere Kompressionskräfte. Diese Fähigkeit ist von der Kongruenz der knöchernen Gelenkpartner und der Lokalisation der Menisken auf dem Tibiaplateau abhängig. Bei der Flexion verlagern sich die Menisken nach dorsal. Der AM legt dabei durchschnittlich 11,2 mm, der IM ca. 5,1 mm zurück. Beide Hinterhörner legen im Vergleich zu den Vorderhörnern einen kürzeren Weg zurück. Der immobilste Teil ist das mediale Hinterhorn. Der größte Teil dieser Translationsbewegungen findet jenseits von 60° Flexion statt. In kleineren Beugewinkeln ist die Lageveränderung nur gering (Rodeo 2000, Thompson et al. 1991). Mit steigender Mobilität sinkt das Verletzungsrisiko, d. h. die Inzidenz von Hinterhornverletzungen ist deutlich höher als die von Vorderhornverletzungen.

Analog zur Meniskusbewegung verlagert sich auch das Femur auf dem Tibiaplateau nach dorsal. Auch hier ist eine größere Mobilität im lateralen Kompartiment vorhanden. Außerdem kommt der Teil des Femurs mit der Tibia in Kontakt, der einen geringeren Querschnitt aufweist (**Abb. 6.22**). Mit steigender Flexion wird einerseits die Belastung von den vorderen und mittleren Anteilen des Meniskus auf die Hinterhörner verlagert, andererseits verringert sich die druckaufnehmende Fläche (Li et al. 2005, Ahmed und Burke 1983). Dadurch werden zwischen 0 und 60° Flexion ca. 50% der Kompressionskräfte durch die Menisken übertragen. In höheren Beugewinkeln vergrößert sich dieser Wert auf über 70–80% (Ahmed und Burke 1983, Shepard et al. 2002).

Baratta et al. (1988) beschäftigten sich intensiv mit dem Phänomen der Kokontraktion und deren biomechanischen Auswirkungen im Kniegelenk. Ihre Studie liefert einen möglichen Erklärungsversuch für die zum Teil verblüffenden Ergebnisse bezüglich der Kompressionsbelastung bei der vertikalen Squat im Vergleich zu Belastungen im Sitzen. Eine Kokontraktion verursacht höhere absolute Kräfte (siehe **Tab. 6.17**), welche aber gleichmäßiger und auf einer größeren Fläche verteilt werden. Die relative Belastung könnte also trotzdem geringer sein. Bei Belastungen mit isolierten Kontraktionen auf einer Seite des Gelenkes könnte es zu einer minimalen Kippbewegung im Gelenk kommen, welche Spitzenbelastungen auf einer kleineren Fläche provoziert (**Abb. 6.23a–b**).

Wird operativ nach einer Meniskusverletzung Gewebe entnommen (partielle oder totale Meniskektomie), verändern sich die Belastungsverhältnisse für die verbleibenden druckaufnehmenden Strukturen dramatisch. Schon ein Massenverlust von 16–34% hat eine Belastungssteigerung um 350% zur Folge (Cole, Carter und Rodeo 2002).

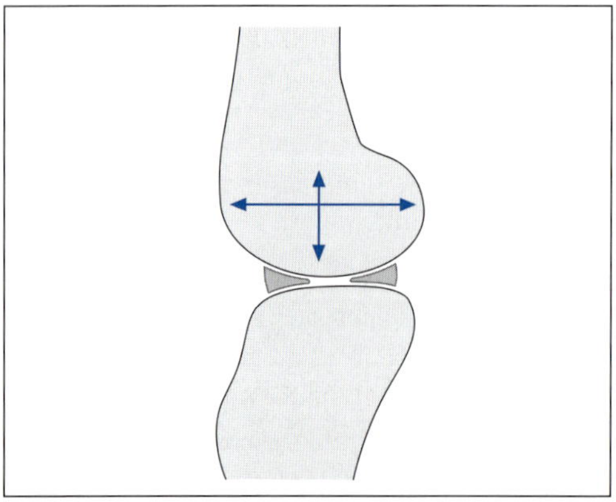

Abb. 6.22 Der Krümmungsradius der Femurkondylen nimmt nach dorsal zu. In Extension verteilt sich die Belastung auf eine große Fläche, in Flexion vermindert sich die druckaufnehmende Fläche, die relative Belastung nimmt zu (nach Kapandji 1992).

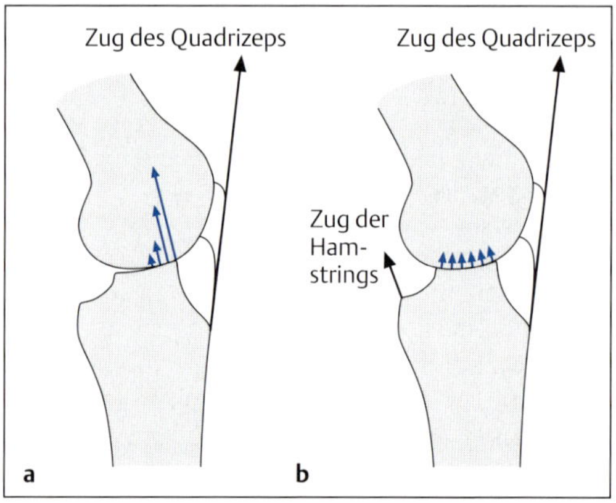

Abb. 6.23a–b Druckverteilung im tibiofemoralen Gelenk. **a** Bei isolierter Kontraktion auf einer Seite der Drehachse könnte es zu einem minimalen Kippen im Gelenk kommen, was Belastungsspitzen auf einer kleineren Fläche zur Folge hätte. **b** Bei einer Kokontraktion nehmen die absoluten Kräfte zwar zu, werden aber gleichmäßiger auf die Gelenkflächen verteilt (Baratta et al. 1988).

Zusammenfassung

- Arbeitet die knieumgebende Muskulatur, so wird der Meniskus mit Kompressionskräften belastet. Eine Entlastung durch Muskelspannung ist nicht möglich.
- Bei Übungen im geschlossenen System (Leg press oder vertikalisierte Squat) nimmt die Kompressionsbelastung mit steigender Flexion deutlich zu. In Extension ist die Belastung, bedingt durch die verminderte muskuläre Aktivität, geringer.
- Bei Übungen im offenen System (Kniestrecker) nimmt die Kompressionsbelastung in extensionsnahen Winkelgraden nicht ab. Zwischen 0–50° Flexion ist sie sogar höher als im geschlossenen System.
- Die relative Meniskusbelastung ist zwischen 0 und 60° Flexion im geschlossenen System am geringsten, da dort:
  - Die geringsten absoluten Kompressionskräfte wirken.
  - Nur wenig Translation stattfindet.
  - Nur 50% der Kompressionskräfte über die Menisken übertragen werden.
  - Die Belastung gleichmäßig verteilt wird.
- Geht Meniskusgewebe verloren, steigt die Belastung im Tibiofemoralgelenk um das Vielfache an.
- Folgende Winkelgrade sind zu Beginn der Meniskusrehabilitation unproblematisch:
  - Squat: 0–60° Flexion (Oberkörperschwerpunkt über Kniegelenk).
  - Leg Press: 0–60° Flexion.
  - Kniestrecker: abhängig von der Intensität der muskulären Arbeit.

6.4.3 Meniskusverletzungen

Traumatische oder degenerative Zerstörung im Meniskusgewebe.

Pathogenese

Meniskusverletzungen können entweder isoliert oder in Kombination mit anderen Weichteilverletzungen, insbesondere ligamentären Schäden, auftreten. Metcalf und Barrett (2004) ermittelten bei 1370 Patienten mit ligamentär stabilen Kniegelenken 1485(!) isolierte Meniskusschäden. 73% der Patienten wiesen einen medialen, 19% einen lateralen Schaden auf, in 8% waren beide Menisken betroffen. Am häufigsten sind mit 87% aller Schäden Hinterhornverletzungen. Vorderhornverletzungen traten nur in 8% der Fälle auf. Diese Beobachtungen bestätigen die oben beschriebenen biomechanischen Gegebenheiten.

Oftmals treten Meniskusverletzungen zusammen mit vorderen Kreuzbandrupturen auf (Tandogan et al. 2004, Murrell et al. 2001). Ob dann der Innen- oder Außenmeniskus betroffen ist, hängt vom Alter des Patienten und der Zeitdifferenz zwischen Trauma und Operation ab. Bei akuten VKB-Rupturen ist häufiger der Außenmeniskus, bei chronischen Läsionen eher der Innenmeniskus betroffen (Wilke 2004). Bei rupturiertem VKB kommt es meist zu akuten Meniskusschäden (Shelbourne et al. 1996, Meister et al. 2004). Bei intaktem vorderem Kreuzband sind Meniskusrisse meistens degenerativer Natur und können als Begleiterscheinung einer Degeneration des gesamten Arthrons angesehen werden.

Analog zur vorderen bzw. hinteren Kreuzbandverletzung ist auch bei Meniskusschäden die Inzidenz von Bone Bruises sehr hoch. Bretlau et al. (2002) konnten bei ca. 60% eine zusätzliche Mikrofraktur des subchondralen Knochens ermitteln. Am häufigsten war das laterale Tibiaplateau betroffen.

Häufigster Verletzungsmechanismus für isolierte Meniskusrisse stellt eine femorale Rotation bei fixiertem Fuß unter Gewichtsbelastung dar (Prentice 1999). Durch den hohen Anteil an Kombinationsverletzungen können aber grundsätzlich alle Bewegungen die Menisken schädigen, die auch das VKB verletzen können (siehe Kapitel 6.2).

Meniskusverletzungen können in verschiedenen Ebenen und Schweregraden auftreten. Da das weitere Procedere (operativ oder konservative Behandlung) unmittelbar an die verschiedenen Rissformen gekoppelt ist, sollen diese hier dargestellt werden (nach Pyne 2002, Noyes und Barber-Westin 2002).

- Längsriss (longitudinal): meist im hinteren Meniskusanteil gelegen, verläuft parallel zur Rundung innerhalb des Gewebes. Ist die mit Abstand häufigste Läsion.
- Korbhenkelriss: setzt sich der Längsriss weiter nach ventral fort, entsteht eine so genannte Korbhenkelläsion. Der freie Rand der Läsion kann umgeschlagen und luxiert sein.
- Lappenriss (flap): beginnt meist am hinteren Meniskusanteil und verläuft je nach Ausprägungsgrad nach ventral. Lappenrisse teilen den Meniskus in einen inneren und äußeren Anteil. Es werden ganze „Lappen" oder „Zungen" vom Meniskus separiert. Diese können in den Gelenkraum hineinragen.
- Horizontalriss: verläuft vom freien (konkaven) Rand des Meniskus nach außen in Richtung des konvexen Anteils und teilt den Meniskus in einen oberen und unteren Anteil.
- Radialer Riss: verläuft wie der Horizontalriss von innen nach außen, teilt den Meniskus aber in einen vorderen und hinteren Teil.
- Komplexe Risse: verlaufen in verschiedenen Ebenen und stellen eine Kombination aus den oben genannten Varianten dar.
- Degenerative Veränderungen oder Risse: sind durch Auffaserungen, zottige Veränderungen und Läsionskombinationen (komplexe Risse) gekennzeichnet. Entweder der freie Rand oder das ganze Meniskusgewebe kann betroffen sein.

Die einzelnen Risse können die ganze Dicke des Meniskusgewebes durchziehen (komplett oder „full thickness") oder inkomplett sein („partial thickness"). Liegen die Ränder der Läsion aneinander, können sie nicht separiert werden, und ragen sie nicht weiter als ein normaler Meniskus in den Gelenkraum hinein, spricht man von stabilen Rissen. Instabile Risse sind umgeschlagen, luxiert oder sind einfach in ihrer Lage zu verändern.

Klinik

Symptome

Subjektive Symptome

- Meist medialer oder lateraler Knieschmerz, teilweise im gesamten Gelenk
- Traumatischer Auslöser im Sport

Objektive Symptome

- Schwellung (Mini-, Maxierguss)
- Erwärmung
- Hypomobilität in Flexion, Extension und/oder Innenrotation und Außenrotation bei 90° Flexion

- Widerstandstests: Extension und/oder Flexion positiv (schmerzbedingte Schwäche)

Spezialisierungstests

Bei der Betrachtung aktueller Untersuchungen, Fachbücher und der Darstellung in unterschiedlichen manuellen Konzepten und Ausbildungen fällt dem kritischen Beobachter immer wieder auf, dass große Uneinigkeit bezüglich aussagekräftiger Meniskustests herrscht. Die genaue Anzahl der in der Literatur vorhandenen Meniskustests ist unklar, genauso wie die Durchführung und Interpretation immer wieder unterschiedlich präsentiert wird. Die am häufigsten genannten Tests sind der Druckschmerz im Gelenkspalt, der McMurray- und der Apley-Grinding-Test (Metcalf und Barrett 2004, Akseki et al. 2004).

Um unnötige Untersuchungen (MRI) und Behandlungen (Arthroskopien) zu vermeiden, wären Tests mit einer hohen Spezifität und Sensitivität wünschenswert. In diesem Zusammenhang beschreiben Shepard, Hunter und Davies (2002), dass Arthroskopien, welche sich ausschließlich auf MRT-Befunde stützen, in 58% der Fälle kein pathologisches Korrelat aufweisen. Arnoczky et al. (1994) berichten von einer Untersuchung, die an Hunden durchgeführt wurde, dass nach 26 Wochen bei künstlich zugeführten Meniskusrissen eine komplette Heilung eingetreten war, im MRT aber noch immer aktive Signale zu erkennen waren. Scholten et al. (2001) führten eine Metaanalyse durch, um den Wert der manuellen Untersuchung bei Meniskusverletzungen zu überprüfen. Zwei unabhängige Untersucher fanden bei der in Medline und Embase (1966–1999) durchgeführten Recherche 402 Artikel, von denen 13 die Einschlusskriterien erfüllten. Die Ergebnisse dieser 13 Studien waren sehr heterogen. Von den beurteilten Tests (McMurray, Apley-Grinding, Joint Line Tenderness und Gelenkschwellung) war der McMurray-Test der mit der höchsten Spezifität. Wir empfehlen, mehrere Tests durchzuführen und bei Bedarf weitere diagnostische Möglichkeiten (MRT, Arthroskopie) hinzuzuziehen.

Joint Line Tenderness

Der Patient liegt in Rückenlage, das Knie ist in ca. 90° Flexion. Der Untersucher palpiert in Innen- und Außenrotation des Unterschenkels den medialen und lateralen Gelenkspalt. Bei Außenrotation verlagert sich der mediale Menikus nach ventral, bei Innenrotation der laterale. Schmerzen bei Palpation des Meniskus sprechen für eine Meniskuspathologie. Dieser Test ist aufgrund seiner Einfachheit und der guten Sensitivität (Kurosaka et al. 1999, Fowler und Lubliner 1989) leicht anzuwenden.

McMurray-Test

Der McMurray-Test gehört zu den besten Meniskus-Provokationstests (Evans, Bell und Frank 1993). Der Patient liegt auf dem Rücken, Hüft- und Kniegelenk des betroffenen Beines werden stark gebeugt. Der Untersucher führt dann den innen- oder außenrotierten Unterschenkel des Patienten aus der maximalen Flexion bis 90°. Beurteilt werden Blockierungsphänomene und charakteristischer Schmerz.

Eine unserer Meinung nach sehr gute Variante beginnt in 90° Flexion des Kniegelenks. Davon ausgehend wird der Unterschenkel in Außenrotation unter Valgusstress gebeugt und in Innenrotation mit Varusstress wieder in die Ausgangsstellung gestreckt. Insbesondere der Übergang in der maximalen Flexion löst dabei oft den Schmerz aus.

Steinmann I

Der Patient liegt in Rückenlage, das Knie ist ca. 90° flektiert. Nun wird eine maximale Innen- und Außenrotation des Unterschenkels mit aufgestelltem Fuß durchgeführt. Schmerzen bei Außenrotation sprechen für eine mediale Meniskus- oder Bandläsion. Schmerzen bei Innenrotation sprechen für eine laterale Meniskus- oder Bandläsion.

Thesally-Test

Dieser Test wurde 2005 von Karachlios et al. erstmalig beschrieben. Er erinnert etwas an den bekannten Merke-Test. Bei der Durchführung am eigenen Patientenklientel konnten die Ärzte sehr hohe Werte für Spezifität und Sensitivität ermitteln. Dies überrascht ein wenig und lässt Rückschlüsse auf eine gute Auswahl der Patienten zu. Trotz allem kann dieser Test Hinweise auf einen verletzten Meniskus geben. Es bleibt abzuwarten, ob dieser Test auch in anderen Untersuchungen so gute Werte erreicht.

Der Patient steht im Einbeinstand mit 20° Knieflexion und wird vom Therapeuten an den Händen unterstützt. Der Patient rotiert dann unter Belastung 3-mal in Innen- und Außenrotation. Bei typischer Schmerzprovokation in Innen- oder Außenrotation kann von einer Meniskuspathologie ausgegangen werden. Entscheidend ist die Schmerzangabe (innen oder außen).

Differenzialdiagnose

Folgende Pathologien sollten bei Unklarheit ausgeschlossen werden. Sie können gleichzeitig einen falsch positiven Test hervorrufen:

- Vordere Kreuzbandruptur
- Plicasyndrom
- Chondromalazie
- Osteochondrosis dissecans
- Bandruptur
- Fibrose des Hoffa-Fettkörpers

Therapie

Wie in der Einleitung schon erwähnt, hat sich das therapeutische Vorgehen bei Meniskusverletzungen in den letzten Jahrzehnten erheblich verändert. Die Meniskuserhaltung ist das oberste Ziel. Sollte eine operative Versorgung im Raum stehen, gilt der Leitsatz, „so wenig wie möglich und so viel wie nötig" zu entfernen (Strobel, Einhorn, Schießler 1998, S. 154). Trotzdem kann nicht immer das Gewebe erhalten werden. Welche Therapie nach welchen Verletzungen indiziert ist, zeigt **Abb. 6.24**.

Konservativ

Eine konservative Versorgung wird für kleinere, inkomplette stabile Längsrisse in der rot-roten oder rot-weißen Zone propagiert. **Tab. 6.18** gibt einen Überblick über die Behandlungsmöglichkeiten in den verschiedenen Wundheilungsphasen. Begleitverletzungen an den Kreuzbändern und die dadurch verursachte Einblutung verbessern die Prognose. Diverse Autoren konnten das gute Heilungspotential solcher Läsionen nachweisen (Yagishita, Muneta und Ogiuchi 2004, McAllister und Motamedi 2001). Die zellulären Reaktionen und die voraussichtliche Dauer der Wundheilungsphasen sind dem Kapitel 1.2.2 zu entnehmen.

Entzündungsphase

Das therapeutische Vorgehen richtet sich nach der Temperaturerhöhung (siehe Kap. 1.2.1) und der Schmerzreaktion. Die Temperatur misst man direkt über dem Kniegelenkspalt. Bei Bedarf kann eine funktionelle Immobilisation durch eine Extensionsschiene erfolgen.

Proliferationsphase (bis ca. zur 10.Woche)

In der zweiten Heilungsphase wird die Bewegung schmerzabhängig freigegeben. Wirken keine Kompressionskräfte, sind lediglich die Endpunkte der Bewegung, d. h. die maximale Flexion und Extension, problematisch. Nach Noyes und Barber-Westin (2002) ist zu Beginn der Proliferationsphase eine Mobilität von 0/0/90° Extension/Flexion anzustreben, welche in der 3. Woche 120° Flexion) und ab

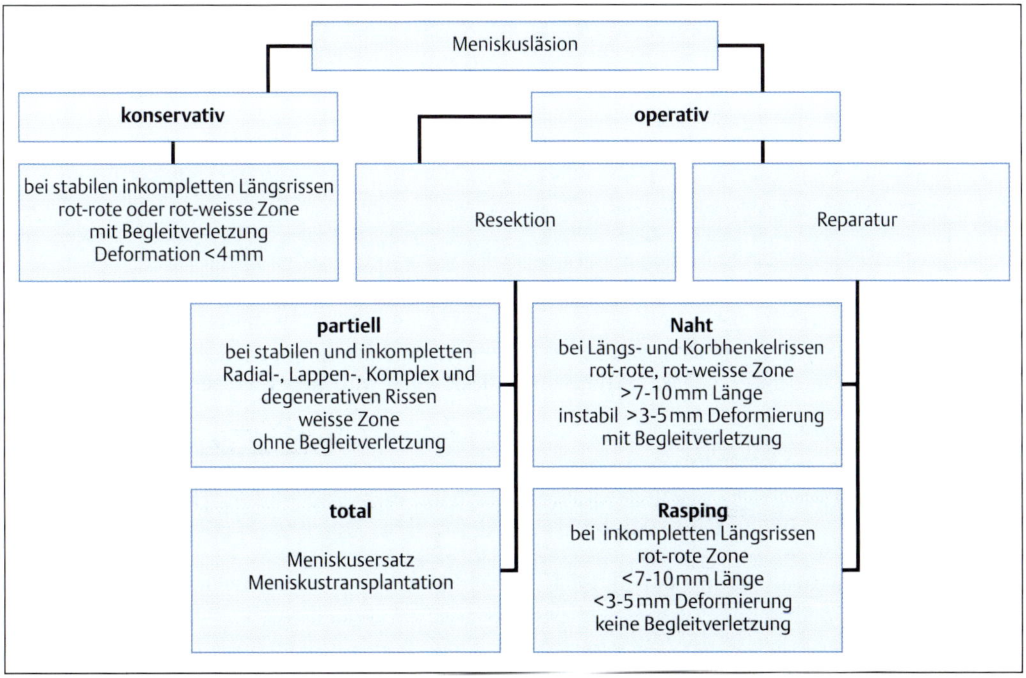

Abb. 6.24 Flussdiagramm zur Behandlung der Meniskusläsion (nach Peters und Wirth 2001, Sgaglione et al. 2003, Wright und Fu 2005).

Tabelle 6.18 Konservative Therapie von Meniskusverletzungen

	Entzündungsphase	*Proliferationsphase* *Cave: Bone bruise, Turnover Synovia*	*Remodellierungsphase*
Beweglichkeit	Funktionelle Immobilisation, evtl. Extensionsbrace	▪ Mobilisation frei, angestrebt wird die volle Extension, 120° Flexion bis zur 3. Woche, 150° Flexion bis zur 5. Woche	Mobilisation frei
Kraft	Kein Training möglich	Kein Training möglich	▪ A, B, C, D, E ▪ Krafttraining mit symmetrischen und asymmetrischen Übungen ▪ Zunächst 0–60°, dann bis 90° Flexion (geschlossenes und offenes System)
Koordination	Kein Training möglich	▪ A: Quadrizepskontrolle ▪ B: Feedback	A, B, C
Ausdauer	Kein Training möglich	▪ A, B ▪ Lokale Ausdauer mit symmetrischen und asymmetrischen Übungen im geschlossenen (0–60° Flexion) und offenen System	A, B, C

der 5. Woche auf 135° Flexion gesteigert werden kann (Kap. 8.1.4).

Die Gewichtsbelastung wird ebenfalls schmerzabhängig freigegeben. Wirken Kompressionskräfte in extensionsnahen Winkelgraden (0–50° Flexion) auf Längsrisse, werden die Ränder zueinander gezogen. Erst wenn eine verstärkte Meniskustranslation unter Kompression stattfindet, separieren sich die Wundränder (Pyne 2002). Ein Großteil der Meniskusbewegung findet jenseits von 50° Flexion statt (Thompson et al. 1991). Es ist deshalb anzunehmen, dass Kompressionskräfte in den „funktionellen" Winkelgraden von 0–50° Flexion die Heilung nicht negativ beeinflussen. Dowdy et al. (1995) untersuchten, wie sich eine Immobilisation und reduzierte Gewichtsbelastung im Vergleich zu Vollbelastung auf die Stabilität von heilendem Meniskusgewebe auswirken. Sie konnten keinen negativen Effekt von früher Belastung nachweisen. Dementsprechend dürfen Gehstützen weggelassen werden wenn der ASLR möglich ist, der Patient schmerzfrei ist und die vollständige Extension erreicht wird (Irrgang und Pezzullo 1997).

Zur Stabilisierung des verletzten Gelenks werden Übungen aus dem Stufenmodell Koordination (Stufe A und B) in das Programm integriert. Ein dynamisches, lokales Ausdauertraining kann mit symmetrischen Übungen wie der Squat oder der Kniestreckung auf der Leg Press erfolgen. Durch die nur geringe Spannung der ischiokruralen Muskelgruppe ist die Leg Press in der Nachbehandlung von Meniskusläsionen sehr gut geeignet. Da die Mm. popliteus und semimembranosus direkten Kontakt mit dem Hinterhorn aufweisen, ist eine forcierte Aktivität der dorsalen Kette isoliert und auch im geschlossenen System weniger erwünscht. Bei der Kniebeuge (Squat) sollte der Oberkörperschwerpunkt über dem verletzten Kniegelenk eingestellt werden. Dadurch wird das Lastmoment durch einen kürzeren Lastarm gering gehalten und die Mantelspannung nicht über Gebühr provoziert. Das Bewegungsausmaß sollte 0–60° Flexion nicht überschreiten (s.o.).

Remodellierungsphase (> 10. Woche)

In der letzten Wundheilungsphase können die Intensitäten bei komplikationslosem Verlauf (Temperaturdifferenz und Schmerzreaktion) gesteigert werden. Der Patient steigt nun in das Krafttraining ein. Neben den symmetrischen Übungen werden verstärkt asymmetrische Belastungen eingebracht. Zunächst bleibt das eingeschränkte Bewegungsausmaß bei der Übungsausführung bestehen. Im Laufe der Remodellierungsphase können aber Beugewinkel jenseits von 60° Flexion miteinbezogen werden. Für dynamische Belastungen sollten ca. 80% der Quadrizepskraft als Voraussetzung gelten. Mit Übungen aus dem Stufenmodell Koordination (Stufe 3, Feedforward) wird der Patient dann auf ADL- bzw. sportartspezifische Belastungen vorbereitet. Über die Partizipation an kniebelastenden Sportarten wie Fußball oder Basketball entscheiden funktionelle Tests wie der Einbeinsprungtest. Auch hier wird 80% der Sprungweite im Seitenvergleich gefordert.

Operativ

Resektion

Nach **Abb. 6.24** kommen verschiedene operative Verfahren bei der Meniskusbehandlung zur Anwendung. Bei stabilen, inkompletten Radial- oder Lappenrissen sowie degenerativen Läsionen in der weißen Zone wird nach wie vor die Resektion des verletzten Gewebes empfohlen (Sgaglione et al. 2003). Der Gewebeverlust sollte so gering wie möglich sein, da die Belastung auf die umliegenden Weichteile proportional zur Menge des entnommenen Gewebes ansteigt. Selbst bei partiellem Gewebeverlust wird der Knorpel mit dem Mehrfachen der physiologischen Kompressionskräfte belastet (Cole, Carter und Rodeo 2002, siehe Kapitel 6.4.2.). Die Dehnungskräfte im VKB steigen nach einer medialen Meniskektomie um bis zu 50% an (Papageorgiou et al. 2001). Trotz dieser Tatsache verursacht ein Gewebeverlust nicht zwangsläufig ein schlechtes Langzeitergebnis bzw. eine beschleunigte Degeneration. Einen negativen Effekt auf die Prognose haben nur folgenden Faktoren (Sgaglione et al. 2003):

- Bestehende Knorpelschäden und ligamentäre Insuffizienzen
- Belastungsachse des Beins fällt in das betroffene Kniegelenkkompartiment
- Verlust der stabilen zirkumferenziellen Fasern des Meniskus

Allgemeine Richtlinien für die Nachbehandlung nach einer Meniskektomie bestehen zur Zeit nicht (Goodyear-Smith und Arroll 2001). Aufgrund der häufig degenerativen Natur der Meniskusläsion besteht oft kein akuter Gewebeschaden, sondern ein eher chronischer Befund. Die beschriebenen Wundheilungsphasen sind daher nicht zu beachten. Szomor et al. (2000) beschreiben zwar die Bildung eines dünnen Ersatzgewebes, das ca. 50% der ursprünglichen Meniskusfläche einnehmen kann. Dennoch kann dabei nicht von einer Regeneration gesprochen werden. Entscheidend für die Nachbehandlung sind daher der intraoperative Verlust der Synovialflüssigkeit und die Verletzung durch das Arthroskop. Der Turnover der Synovialflüssigkeit beträgt ca. 2–3 Wochen. Während dieser Zeit besteht eine reduzierte Belastbarkeit. Der behandelnde Therapeut kann sich am konservativen Nachbehandlungsschema (**Tab. 6.18**) orientieren. Die zweite Phase beträgt allerdings nur drei und nicht zehn Wochen. Ansonsten sind die therapeutischen Interventionen identisch.

Transplantation

Nach einem großen Gewebeverlust kann durch eine Meniskustransplantation oder eine Geweberekonstruktion die Funktion teilweise wiederhergestellt werden. Dabei kommen verschiedene Verfahren zur Anwendung.

Azelluläre Matrixgerüste: Sie werden durch Nähte an den verleibenden Rest des Meniskus fixiert und kommen deshalb nur bei einer subtotalen Resektion zum Einsatz. Sie bieten ein Gerüst, in welches intraartikulär Zellen einwandern und im weiteren Verlauf Matrix produzieren. Das Gerüst muss daher mechanisch robust sein, um eine Gewebeentwicklung zu schützen und trotzdem eine Ernährung des Gewebes von extern und eine Besiedelung mit Zellen zuzulassen. Die Matrix dieser Implantate kann entweder aus Kollagen vom Typ 1, Dünndarmmukosa oder anderen Geweben hergestellt werden und sollte ca. ein halbes Jahr erhalten bleiben (Buma, Ramrattan und van Tienen 2004, Müller-Rath et al. 2004).

Zelluläre Matrixgerüste: Sie werden vor der Implantation mit Zellen besiedelt. Das Gewebe wird also zum Teil schon vorher produziert. Problematisch gestaltet sich hierbei die Gewinnung von Zellen, denn anders als beim Knorpelgewebe, bei dem es scheinbar mechanisch weniger wichtige Bereiche gibt und problemlos Zellen entnommen werden können, hat man bis heute im Meniskus keine Zone entdeckt, aus der gefahrlos Gewebe entnommen werden kann. Aus diesem Grund greift man auf Vorläuferzellen aus synovialem Gewebe zurück, welche sich unter entsprechender mechanischer Belastung zum Fibrochondrozyten differenzieren können. Zusätzlich werden den Matrixgerüsten Wachstumsfaktoren (TGF = Transforming Growth Factor oder IGF) zugefügt, um die Zellentwicklung und das Gewebewachstum weiter zufördern (Buma, Ramrattan und van Tienen 2004). Andere Forscher versuchen, durch Genmanipulation die Expression von Wachstumsfaktoren zu stimulieren (Goto et al. 1999).

Meniskustransplantate: Nach einer Totalresektion bleibt nur die Möglichkeit einer Transplantation. Aus verständlichen Gründen kommt dabei keine Autoplastik wie beim VKB zum Einsatz. Es ist nur die Alloplastik möglich. Der Spendermeniskus wird mit seiner knöchernen Fixation gewonnen und auf dem Tibiaplateau in einem oder zwei Tunnels mit Schrauben fixiert. Die äußeren Anteile des Meniskus werden mit Nähten an der Gelenkkapsel befestigt (Noyes, Barber-Westin und Rankin 2005). Durch das Ersatzgewebe kann die mittlere Kompressionsbelastbarkeit im Vergleich zu physiologischen Verhältnissen zu einem großen Anteil wiederhergestellt werden. Die Mobilität der transplantierten Menisken bleibt dagegen deutlich eingeschränkt (Alhalki, Hull und Howell 2000, Noyes, Barber-Westin und Rankin 2004).

Meniskustransplantate unterliegen ähnlichen zellulären Reaktionen wie ein VKB-Transplantat. Es kommt schon nach wenigen Wochen zu einer Repopulation mit Synovialzellen, welche sich zum Teil zu Fibrochondrozyten differenzieren können. Aus dem angrenzenden kapsulären Gewebe kommt es zu einer inkompletten Revaskularisierung. Im weiteren Verlauf wird die kollagene Faserstruktur remodelliert und es beginnt ein langwieriger Umbauprozess, an dessen Ende eine meniskusähnliche Struktur stehen kann. Analog zur Ligamentisierung des VKB dauert die Umwandlung mindestens ein Jahr (Cole, Carter und Rodeo 2002, Müller-Rath et al. 2004). Rodeo et al. (2000) entnahmen nach 16 Monaten postoperativ eine Gewebeprobe aus implantierten Alloplastiken und konnten die beschriebenen Reaktionen bestätigen. Die Faserstruktur war zum Teil mit mukösen Degenerationen versehen oder der ursprünglichen Ausrichtung sehr ähnlich.

Noyes Barber-Westin und Rankin (2004) beurteilten nach einem durchschnittlichen Follow-up von ca. 40 Monaten mittels bildgebenden Verfahren (MRT) und Kontrollarthroskopie die Gewebequalität. 43% der Transplantate waren von einem physiologischen Meniskus kaum zu unterscheiden. Die klinische Untersuchung produzierte bei diesen Patienten keine Symptome. 30% wiesen eine abnormale Position auf, verbesserten aber dennoch die klinische Symptomatik im Vergleich zum präoperativen Status. 28% der Transplantate wiesen ausgeprägte Risse auf, waren nicht oder nur unzureichend eingeheilt und konnten klinisch keine Verbesserung erzielen. Trotz dieser mittelmäßigen Ergebnisse beurteilten 89% der Patienten ihren Zustand positiv. Betrachtet man aber den relativ kurzen Nachuntersuchungszeitraum von 40 Monaten und den relativ hohen Verlust von Transplantaten, müssen Langzeituntersuchungen zeigen, ob diese Methode einen ähnlich hohen Stellenwert einnehmen wird wie der VKB-Ersatz. Erste Hinweise kommen von Wirth et al. (2002), die eine moderate bis deutliche Verschlechterung der klinischen Ergebnisse innerhalb eines Jahrzehnts beobachten.

Eine weitere Parallele zum postoperativen Verlauf nach der VKB-Plastik zeichnet sich bezüglich der Knorpeldegeneration ab. Während sich die klinische Symptomatik nach einer Meniskustransplantation subjektiv deutlich verbessern kann, scheint es nicht möglich zu sein, eine frühzeitige Degeneration des Knorpels zu verhindern. Szomor et al. (2000) berichten zwar von einem makroskopischen Erhalt der Knorpelschicht durch eine Transplantation. Mikroskopisch kommt es trotzdem zu histologischen Veränderungen, welche sich kaum von der Degeneration nach einer Meniskektomie unterscheiden (siehe auch Buma, Ramrattan und van Tienen 2004).

Tab. 6.19 zeigt die Behandlungsmöglichkeiten in den verschiedenen Heilungsphasen.

Entzündungsphase

Siehe konservative Therapie.

Tabelle 6.19 Nachbehandlung bei operativer Therapie von Meniskusverletzungen (Meniskustransplantation)

	Entzündungsphase	*Einheilung des Transplantats (< 6.–8. Woche)*	*Remodellierungsphase (> 8. Woche)*
Beweglichkeit	Funktionelle Immobilisation, evtl. Extensionsbrace	▪ 1. Woche 0/0/90° Extension/Flexion, danach jede Woche Flexion um 10° steigern	Mobilisation frei
Kraft	Kein Training möglich	Kein Training möglich	▪ A, B, C, D, E ▪ Krafttraining mit symmetrischen und asymmetrischen Übungen ▪ Zunächst 0–60°, dann bis 90° Flexion (geschlossenes und offenes System)
Koordination	Kein Training möglich	▪ A: Quadrizepskontrolle ▪ B: Feedback	▪ A, B, C
Ausdauer	Kein Training möglich	▪ A, B ▪ Lokale Ausdauer mit symmetrischen Übungen im geschlossenen (0–60° Flexion) und offenen System	▪ A, B, C

Proliferationsphase

Einheilung des Transplantats und Zellinvasion (ca. 6–8. Woche). Die Mobilität wird zu Beginn auf (0/0/90 ° Extension/Flexion) begrenzt. Davon ausgehend wird eine wöchentliche Steigerung um 10 ° Flexion angestrebt (Noyes, Barber-Westin und Rankin 2004, Kap. 8.1.4).

Diverse Autoren empfehlen in den ersten 4–6 Wochen eine Teilbelastung bei gleichzeitigem isometrischem Trainingsprogramm für den Quadrizeps und die ischiokrurale Muskelgruppe (Rath et al. 2001). Betrachtet man die Kompressionskräfte beim Anheben des gestreckten Beins in Rückenlage (ASLR), so können wir dieser Empfehlung nicht zustimmen (s.o. und Taylor et al. 1998). Werden Kräftigungsprogramme direkt postoperativ erlaubt, steht auch einer kontrollierten Gewichtsbelastung nichts im Wege. Dementsprechend können zu Beginn der Therapie Gehstützen benützt werden. Kann der Patient schmerzfrei gehen, aktiv sein gestrecktes Bein anheben (ASLR) und erreicht er passiv die vollständige Streckung im Kniegelenk, ist Vollbelastung möglich.

Das betroffene Gelenk wird durch koordinative Übungen (Stufe A und B, Stufenmodell Koordination) stabilisiert. Zur Stoffwechselverbesserung kann ein lokales Muskelausdauertraining mit symmetrische Übungen durchgeführt werden. Die Bewegung bleibt zunächst auf 0-60 ° Flexion begrenzt.

Remodellierungsphase (> 8.Woche)

Die Intensität kann sukzessive gesteigert werden. Das Programm wird durch ein Krafttraining mit symmetrischen und asymmetrischen Übungen ergänzt. Bei 80 % der Quadrizepskraft im Seitenvergleich sind Feedforward-Belastungen möglich. Im Allgemeinen wird von einem reaktiven Krafttraining und kniebelastenden Sportarten abgeraten (Noyes, Barber-Westin und Rankin 2004, Rath et al. 2001). Moderate sportliche Belastung wird in Abhängigkeit vom Muskelstatus nach 6–12 Monaten empfohlen.

Meniskusrefixation

Kleinere, inkomplette Längsrisse in der roten Zone (< 7–10mm Länge, < 3–5 mm Deformation) benötigen oft keine Naht, sondern werden durch eine Aufrauung („Rasping“) der umliegenden Gewebe zur Heilung angeregt. Sie sind wie konservativ versorgte Risse zu behandeln (s.o.)

Meniskusrefixationen werden bei instabilen Längs- oder Korbhenkelrissen (> 3–5 mm Deformation), welche eine Ausdehnung von mindestens 7–10 mm aufweisen und überwiegend in der rot-roten oder rot-weißen Zone lokalisiert sind, empfohlen. Begleitverletzungen am Bandapparat, wie eine VKB-Ruptur, verbessern die Heilungschancen und stellen keine Kontraindikation dar, sondern sichern die Indikationsstellung (Wright und Fu 2005). Das Heilungspotenzial in der avaskulären Zone ist geringer, wenngleich diverse Autoren von erfolgreichen Ergebnissen berichten (Rubman, Noyes, Barber-Westin 1998, Noyes, Barber-Westin 2002, Van Trommel et al. 1998). Für Meniskusrefixationen kommen verschiedene Methoden in Frage:

- Nähte: Refixation des abgelösten Meniskusteils durch Nadel und Faden. Wird die Nadel von außen durch die Haut, die Meniskusbasis und darauf folgend erst durch den beschädigten Anteil geführt, spricht man von der so genannten *Outside-in-Technik*. Bei der *Inside-out-Technik* wird unter arthroskopischer Kontrolle mit der Nadel zunächst der Riss fixiert und dann die Basis durchstochen. Auf der dorsalen Gelenkseite verlassen Nadel und Faden den Gelenkraum. Bei der *All-inside-Technik* wird der Riss komplett intraartikulär vernäht (Strobel, Eichhorn und Schießler 1998).
- Schrauben: resorbierbar oder nicht resorbierbar.
- Haken, Arrows, Klammern.

Im Allgemeinen bieten Nähte die beste Primärstabilität (siehe **Tab. 6.20**). Eriksson (2003) gibt aber zu bedenken, dass die Fäden die ohnehin schon geringe Durchblutung behindern können. Haken und Anker dagegen können in kürzerer Operationszeit eingebracht werden und lassen einen größeren Blutfluss zu. Möglicherweise verletzen diese Systeme aber die angrenzende Knorpelschicht. Es bleibt damit dem erfahrenen Operateur vorbehalten, das adäquate Material auszuwählen.

Tabelle 6.20 Ausrissfestgkeit verschiedener Meniskus-Refixationssysteme (in Newton)

Fixationsmethode	*Rankin et al. (2002)*	*Becker et al. (2002)*	*Fisher et al. (2002)*
Vertikale Naht	202 N	61 N	k. A.
Horizontale Naht	k. A.	57 N	107 N
Arrow	95,9 N	32 N	45 N
Schrauben	k. A.	15 N	k. A.
Haken	k. A.	k. A.	39 N
Klammer	k. A.	k. A.	4 N

k. A. = keine Angabe

Neben der Refixation des beschädigten Meniskusanteils kommen weitere heilungsfördernde Maßnahmen zur Anwendung. Eine Aufrauung der angrenzenden meniskosynovialen Schicht verursacht eine Einblutung und schafft das geeignete zelluläre Umfeld für die Schließung des Risses (Pyne 2002). Peretti et al. (2004) und Tumia und Johnstone (2004) bringen zusätzlich vorher kultivierte Knorpelzellen in den verletzten Bereich ein oder fördern die Matrixsynthese mit Wachstumsfaktoren (FGF= Fibroblast Growth Factor).

Die Ergebnisse nach einer Refixation sind bei entsprechender Indikationsstellung sehr zufriedenstellend. Verschiedene Autoren berichten bei isolierten Meniskusrefixationen in ca. 75–85% der Fälle von symptomlosen und funktionell gut bis sehr guten Ergebnissen (Rodeo 2000, Noyes, Barber-Westin 2002, Barber 1994). In Kombination mit ligamentären Verletzungen ist die Prognose noch besser (O'Shea und Shelbourne 2003).

Diverse Autoren haben in den letzten Jahren konservative oder beschleunigte Nachbehandlungsschemata nach einer Meniskusrefixation veröffentlicht (Mariani et al. 1996, Shelbourne et al. 1996, Barber 1994). Gerade bezüglich der initialen Gewichtsbelastung (Vollbelastung vs. Teilbelastung), der erlaubten Mobilität und der Teilnahme an kniebelastenden Sportarten bestehen zum Teil erhebliche Unterschiede. Wie aus dem Kapitel Wundheilung hervorgeht, scheint es bezüglich der Länge der Heilungszeiten keine Unterschiede zwischen einer konservativen Versorgung und einer Refixation zu geben. Fraglich ist, ob durch Kompressionskräfte, wie sie bei Vollbelastung entstehen, die Refixationsmaterialien beschädigt werden können und dadurch ein gutes Behandlungsergebnis gefährdet wird. Staerke et al. (2004) versuchten dieser Frage nachzugehen. Sie testeten die Stabilität von Nähten, Schrauben und Arrows ohne und mit physiologischen Kompressionskräften. Mit den Kompressionskräften war sowohl die absolute Ausrissfestigkeit als auch die Anzahl der Belastungszyklen bis zum Versagen deutlich erhöht (200% absolut, bzw. Zunahme von 311 Zyklen auf 983 Zyklen). Diese Studie beantwortet sicherlich nicht alle oben gestellten Fragen, belegt aber, dass Kompressionskräfte unter Umständen eine protektive Wirkung haben können.

Pyne (2002) macht die postoperative Gewichtsbelastung von der Rissform abhängig. Während longitudinale Läsionen extensionsnah unter Kompression zueinander gezogen werden (s.o.), entsteht bei radialen Rissen unter gleichen Bedingungen eher eine Separation. Dieses differenzierte Vorgehen setzt eine sehr enge Zusammenarbeit zwischen dem Operateur und dem behandelnden Therapeuten voraus. Ein wünschenswerter Zustand, der aber leider nur in wenigen Zentren umgesetzt wird.

Werden funktionelle Kriterien *nicht* berücksichtigt (was im Leistungssport oft der Fall ist), nehmen Betroffene oft zu früh wieder am Leistungssport teil. Shelbourne et al. (1996) konnten selbst bei sofortiger Vollbelastung und intensivem Training auch nach 10 Wochen noch ein deutliches Kraftdefizit feststellen. Deshalb plädieren wir dafür, neben den Wundheilungskriterien funktionelle Parameter wie die Quadrizepskraft im Seitenvergleich oder Einbeinsprungtests (siehe Kap. 2.3.4) für die Entscheidung der Trainingsprogression zu verwenden. Wir sind der festen Überzeugung, dass sich viele Diskussionen über den Zeitpunkt der Sportaufnahme dann von selbst ergeben.

Aus den oben beschriebenen Gründen gibt es unserer Meinung nach keinen Grund für eine Unterscheidung zwischen der konservativen Versorgung eines Risses und der Refixation. Wir verweisen deshalb auf die Nachbehandlung bei konservativer Therapie und die Zusammenfassung in **Tab. 6.18** in diesem Kapitel.

Zusammenfassung

- Die Menisken sind für den Erhalt des Gelenkknorpels essenziell. Bei der Nachbehandlung hat die Erhaltung der Menisken daher oberste Priorität.
- Für die Behandlung von Meniskusläsionen kommen konservative und operative Verfahren in Frage. Die Auswahl hängt von der Lokalisation (rote oder weiße Zone), der Größe und der Stabilität der Verletzung ab.
- Begleitverletzungen, wie z. B. eine Kreuzbandruptur, können sich durch die Einblutung positiv auf das Heilungspotenzial von Meniskusverletzungen auswirken.
- Wegen der geringen Durchblutung ist bei einer konservativen Versorgung und bei einer meniskuserhaltenden Operation ein sehr langer Nachbehandlungszeitraum zu veranschlagen.
- Meniskustransplantate sind den gleichen Umwandlungsprozessen wie ein VKB-Ersatz unterworfen. Ob sie den gleichen Stellenwert wie in der Therapie der VKB-Ruptur einnehmen werden, müssen Untersuchungen in der Zukunft zeigen.

6.5 Patellofemoralgelenk

6.5.1 Anatomie

Teile des Femurs und die Patella bilden das Patellofemoralgelenk. Die Patella ist das größte Sesambein des menschlichen Skeletts und in den Streckapparat des Kniegelenks eingelagert. Die Rückseite der Patella, die Facies articularis patellae, ist mit Knorpel überzogen und durch einen vertikalen First in eine mediale und laterale Facette unterteilt. Nicht selten ist der mediale Teil durch eine weitere Leiste nochmals unterteilt. So entsteht am medialen Rand die so genannte Odd-Facette. Die Odd-Facette verringert die druckaufnehmende Fläche der Patella durch ihre sagittale Stellung beträchtlich. Insgesamt ist die Form und Ausrichtung der medialen Facette äußerst variabel und es entstehen verschiedene Formen, die nach Wiberg eingeteilt und klassifiziert werden. Jede Veränderung der Gelenkflächenform verändert die mechanische Belastung des Patellofemoralgelenks.

Die Trochlea femoris bildet mit der Facies patellaris femoris das Gleitlager für die Patella auf dem Femur, die Kondylenwangen bieten seitlichen Halt. Nur selten ist die Trochlea symmetrisch ausgebildet, in den meisten Fällen ist die laterale Wange breiter und höher. Abweichungen verändern die mechanische Belastbarkeit des Gelenkes. Mobilität und Stabilität der Patella werden durch aktive und passive Strukturen gewährleistet.

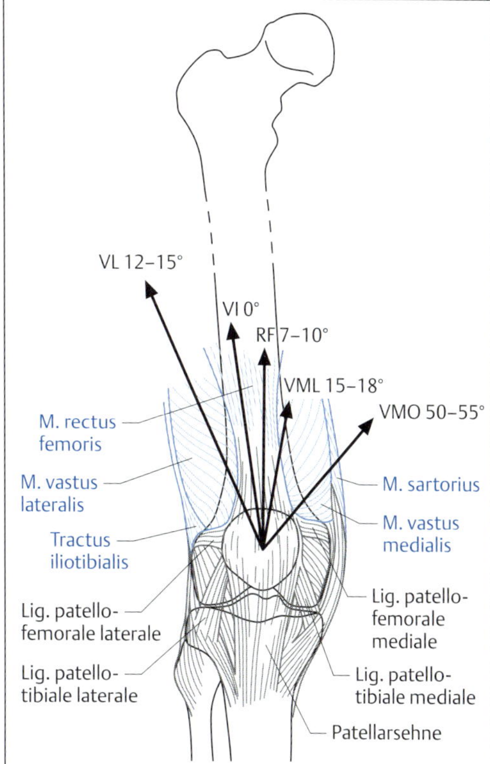

Abb. 6.25 Aktive und passive Stabilisatoren der Patella. Beachte die unterschiedlichen Insertionswinkel der Quadrizepsanteile an der Patella.

Aktive Stabilisatoren

Der Quadrizeps ist der wichtigste Stabilisator für das Patellofemoralgelenk. Wie oben beschrieben, ist die Patella in den Streckapparat eingelagert. Die Köpfe des Quadrizeps inserieren sehnig an den kranialen und lateralen Rändern der Patella, um sich am kaudalen Ende als Lig. patellae zur Tibia fortzusetzen. Der Winkel, in dem die einzelnen Anteile an der Patella inserieren, ist sehr unterschiedlich und lässt Rückschlüsse auf die jeweilige Funktion zu.

Vastus medialis obliquus: Während die Mm. rectus femoris, vastus intermedius und große Anteile des vastus lateralis annähernd vertikal am Knochen inserieren, verlaufen die kaudalen Fasern des M. vastus medialis mehr horizontal an den Patellarand (Lieb und Perry 1968) (**Abb. 6.25**). Dies hat dazu geführt, den entsprechenden Anteil des M. vastus medialis separat zu betrachten und als eigenständigen Muskel, M. vastus medialis obliquus (VMO), zu bezeichnen.

Aufwendige Leichenuntersuchungen von Hubbard, Sampson und Elledge konnten 1997 zwar die unterschiedlichen Faserverläufe, aber nicht die Existenz eines separaten Muskels bestätigen. Die femorale Insertion des VMO geht eine enge Verbindung mit dem Septum intermusculare mediale sowie den Mm. adductor longus und magnus ein (Bose, Kanagasuntheram und Osman 1980). Es existieren verschiedene Theorien über die Aktivierung des VMO zusammen mit diesen Muskeln. Die Frage ist deswegen interessant, weil eine separate Innervation des VMO einen Hinweis darauf gibt, ob er isoliert trainierbar ist, oder selektiv atrophieren kann.

Q-Winkel: Verbindet man die Spina iliaca anterior superior mit der Patellamitte und zieht von dort eine weitere Gerade zur Tuberositas tibiae, kann man am Schnittpunkt der Geraden den Q-Winkel (nach Battström 1964) ermitteln. Normalerweise beträgt dieser Winkel 10–15 °. Dies belegt eine nach außen gerichtete, die Patella luxierende Kraft. Dieser Kraft entgegen wirken die höhere laterale Wange des Patellagleitlagers und die nach medial gerichtete Kraft des Quadrizeps (Hochschild 2002). Statikveränderungen der unteren Extremität führen zu einer Veränderung des Winkels und zu einer Vergrößerung der mechanischen Belastung der Facetten (Huberti und Hayes 1984). Ihre Bedeutung als prädisponierender Faktor für Störungen am Patellofemoralgelenk werden in der Literatur kontrovers diskutiert und sind bis heute nicht belegt (Witvrouw et al. 2000).

Passive Stabilisatoren

Oberflächlich zieht das Retinakulum longitudinale als Reservestreckapparat über die Patella zur Tibia. Etwas tiefer liegend verbinden weitere Verstärkungszüge auf den Seiten die Patella mit den Weichteilen sowie Femur und Tibia. Konstant lässt sich auf der Außenseite das Retinaculum transversale laterale nachweisen, das den Tractus iliotibialis mit der Patella verbindet. Da der Tractus iliotibialis von den Abduktoren (Mm. tensor fasciae latae und glutaeus maximus) dynamisiert wird, haben Hüftmuskeln Einfluss auf die Patellaführung. Am tiefsten liegen die Ligg. meniscopatellare, patellofemorale und patellotibiale laterale, welche die Verbindung zur Außenseite des lateralen Meniskus sowie zu Femur und Tibia herstellen (**Abb. 6.25**). Auf der Innenseite kommt ein Retinaculum transversale mediale in etwa einem Drittel der Fälle vor; es verläuft zwischen Patella und dem Epicondylus femoris medialis. Tiefer lassen sich auch hier Verstärkungszüge zwischen Femur, Tibia, Meniskus und dem Seitenrand der Patella darstellen (**Tab. 6.21**). In der Summe sind die lateralen passiven Stabilisatoren stärker als die medialen (Lieb und Perry 1968). Als Antagonist wirkt in erster Linie der M. vastus medialis. Nicht zuletzt deshalb gilt das Hauptinteresse in der Therapie patellofemoraler Schmerzsyndromen diesem Muskel.

Innervation

Die sensible Innervation des Kniegelenks erfolgt aus den Segmenten L3–S2. Für die artikulären Strukturen auf der ventralen Seite sind insbesondere der N. femoralis und der N. saphenus von Bedeutung (Mink, Ter Veer, Vorselaars 1996). Der N. saphenus durchstößt proximal des Kniegelenks das fibröse Dach des Adduktorenkanals, um sich dann durch die Muskeln des Pes anserinus superficialis (Mm. sartorius, semitendineus, semimembranosus) seinen Weg zum Kniegelenk zu bahnen. Nach Dye und Vaupel (2000) versorgt er nicht nur die Haut unter der Kniescheibe (R. infrapatellaris), sondern auch die ventrale Kapsel, den Hoffa-Fettkörper und nach lateral den Tractus iliotibialis. Durch seinen Verlauf ist er nicht nur anfällig für Kompressionssyndrome durch einen Muskelhartspann, er wird auch des Öfteren bei Operationen verletzt.

Die ventralen Strukturen am Kniegelenk sind nozizeptiv und propriozeptiv besonders gut versorgt

Tabelle 6.21 Die passiven Stabilisatoren des Patellofemoralgelenks

Struktur	*Ursprung*	*Ansatz*	*Funktion*
Retinaculum longitudinale	Sehnenfasern der Quadrizepsköpfe	Medialer und lateraler Tibiakondylus	Reservestreckapparat, Kapselverstärkung
Retinaculum laterale	Tiefe Schicht des Tractus iliotibialis	Lateraler Patellarand	Lateral-Tracking
Retinaculum mediale	Epicondylus femoris medialis	Medialer Patellarand	Medial-Tracking
Lig. meniscopatellare mediale	Medialer Meniskusrand	Medialer Patellarand	Medial-Tracking
Lig. meniscopatellare laterale	Lateraler Meniskusrand	Lateraler Patellarand	Lateral-Tracking
Lig. patellofemorale mediale	Epicondylus femoris medialis	Medialer Patellarand	Medial-Tracking
Lig. patellofemorale laterale	Epicondylus femoris lateralis	Lateraler Patellarand	Lateral-Tracking
Lig. patellotibiale mediale	Medialer Tibiakondylus	Medialer Patellarand	Medial-Tracking
Lig. patellotibiale laterale	Lateraler Tibiakondylus	Lateraler Patellarand	Lateral-Tracking

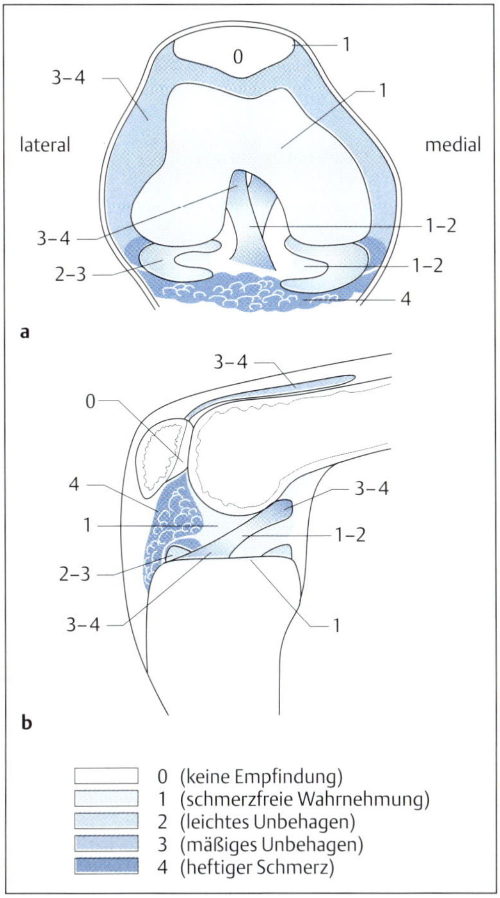

Abb. 6.26 Nozizeptive Sensibilität des Kniegelenks im Selbstversuch nach Dye, Vaupel und Dye (1998). Die dunkleren Bereiche stellen die schmerzempfindlichsten Strukturen dar. Die hellen Bereiche sind weniger mit Schmerzsensoren versorgt.

(Biedert, Stauffer und Friedrich 1992). Insbesondere der Streckapparat mit den Retinaculae und dem Lig. Patellae sowie der Hoffa-Fettkörper scheinen als potenzielle Schmerzquelle in Frage zu kommen. Das retropatellare Gleitlager war im Selbstversuch dagegen völlig unsensibel (**Abb. 6.26**). Trotzdem könnten überproportionale Kompressionskräfte Empfindungen im darunter gelegenen subchondralen Knochen auslösen (Dye, Vaupel und Dye 1998). Dieser ist gut vaskularisiert und innerviert. „Schmerzen sind in erster Instanz auf diese Zone zurückzuführen“ (Van Wingerden 1998, S. 136).

6.5.2 Biomechanik

Für die Erstellung adäquater Rehabilitationsprogramme ist die genaue Kenntnis der biomechanischen Besonderheiten in diesem Gelenk ein Muss. Die Belastung des Patellofemoralgelenks wird durch folgende Hauptfaktoren determiniert:

- Muskelkräfte
- Größe der kraftaufnehmenden Fläche (retropatellare Fläche)

Es wäre unzureichend, nur eine dieser Komponenten allein für die Beurteilung einer Übung heranzuziehen. Erst die Kenntnis der Muskelkräfte und der Größe der druckaufnehmenden Fläche ermöglicht es, die relative Belastung im Gelenk (Druck pro cm^2) zu bestimmen.

Muskelkräfte

Die Belastung der Retropatellarfläche durch den Kniestreckapparat hängt vom Betrag (der Länge) und der Richtung der Kraft(vektoren) ab, die bei der Anspannung des Quadrizeps auf die Quadrizepssehne und das Lig. patellae wirken.

Ausrichtung der Vektoren

In Streckstellung sind beide Vektoren in einem eher stumpfen, in Beugestellung eher im spitzen Winkel ausgerichtet. Dadurch vergrößert sich die komprimierende Teilkomponente R mit zunehmender Flexion, der retropatellare Druck steigt an (**Abb. 6.27**). Jenseits von ca. 90° Flexion bekommt die Quadri-

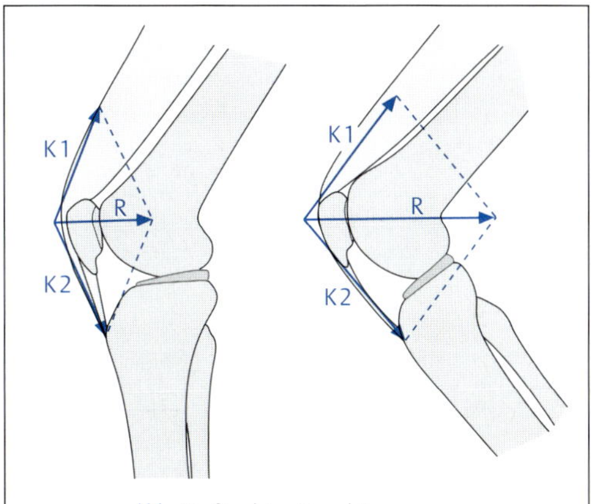

Abb. 6.27 Retropatellarer Druck in Abhängigkeit von der Stellung des Kniegelenks. In Extension ist die resultierende Kompressionskraft R gering, in Flexion ist R deutlich größer.

zepssehne Kontakt mit dem Femur und die Kraftwirkung verteilt sich auf einen größeren Bereich. Der retropatellare Druck bleibt dann relativ konstant.

Länge der Vektoren (Betrag der Kraft)

Die Länge der einzelnen Vektoren wird durch die Kraft des Quadrizeps bestimmt. Neben der Innervation und der Überlappung von Aktin und Myosin bestimmen insbesondere die Hebelverhältnisse die Kraftentwicklung. Die mechanisch günstigsten Bedingungen (längster Kraftarm) liegen zwischen 20–30° Flexion (Mow, Flatow und Ateshian 2000). Die Aktivierung des Quadrizeps wird außerdem durch die Länge des Lastarms verändert. Da sich die Hebelverhältnisse je nach Übungsausführung unterscheiden, sollen sie hier auch gesondert betrachtet werden.

Offenes System

Eigengewicht des Unterschenkels

Gewichtsmanschette oder Bleischuh als Widerstand: Der Lastarm verlängert sich mit zunehmender Extension (**Abb. 6.28**). Die letzten 15° der Kniestreckung sind dadurch der anspruchsvollste Teil der Streckbewegung (Grood et al. 1984, Lieb und Perry 1968). Da die Patella während der letzten 20° keinen femoralen Kontakt mehr hat und die komprimierende Teilkomponente geringer wird, steigt die Belastung nicht linear an. Die maximalen Kompressionskräfte treten bei ca. 36° Flexion auf (Reilly, Martens 1972).

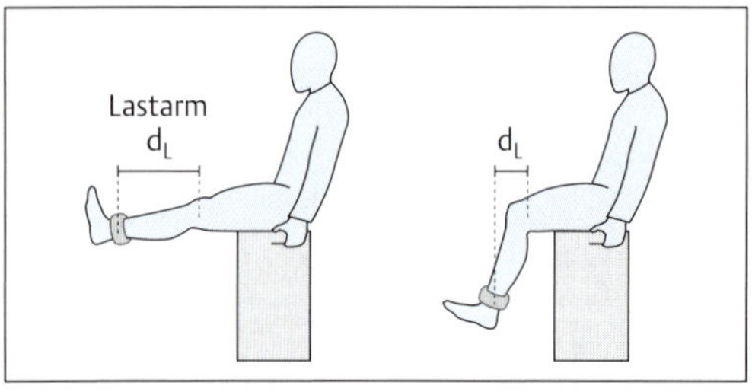

Abb. 6.28 Im offenen System verlängert sich der Lastarm dL mit zunehmender Extension im Kniegelenk.

Kniestrecker

Der Hebelarm des Geräts gewährleistet einen konstanten Abstand des Kraftangriffspunktes von der Drehachse (**Abb. 6.29**). Der Druck reduziert sich dadurch in Flexion weniger als bei der oben beschriebenen Übungsausführung. Die maximalen Kompressionskräfte treten nun bei ca. 60° Flexion auf und nehmen in weiterer Flexion und Extension moderat ab (Escamilla et al. 1998, 2001). Cohen et al. (2001), Smidt (1973) und Huberti und Hayes (1984) messen der komprimierenden Teilkomponente eine größere Bedeutung zu. In ihren Untersuchungen reduziert sich die Belastung in Flexion nicht, vielmehr steigt sie zunächst moderat, später überproportional an. Jenseits von 90° Flexion bleiben die Kräfte konstant oder sinken wieder leicht ab (**Abb. 6.30**).

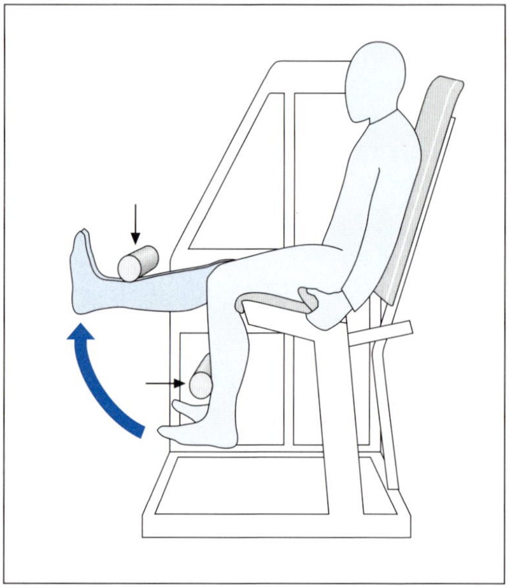

Abb. 6.29 Der Kraftangriffspunkt im Kniestrecker ist durch die Einstellung des Polsters determiniert und bleibt in Flexion und Extension gleich.

Es fällt auf, dass bezüglich der Retropatellarbelastung im offenen System verschiedene, teils widersprüchliche Untersuchungsergebnisse existieren. Oft zitierte Arbeiten, z. B. von Steinkamp (1993), bringen völlig konträre Ergebnisse für die Belastung des patellofemoralen Gelenks. Die Ergebnisse für das offene System (maximale Belastung in Extension und keine Belastung in Flexion) stellen wir auf Grundlage der biomechanischen Fakten in Frage und werden sie deshalb hier nicht weiter erörtern. Kräftigungsübungen zwischen 0–40° Flexion scheinen anhand der gewonnen Daten unproblematisch zu sein (siehe **Abb. 6.30**). Ob die Belastung mit zunehmender Flexion abnimmt, ist fraglich.

Geschlossenes System

Kniebeuge

Die Größe der zu verrichtenden Arbeit für den Quadrizeps ist insbesondere von der Oberkörpernei-

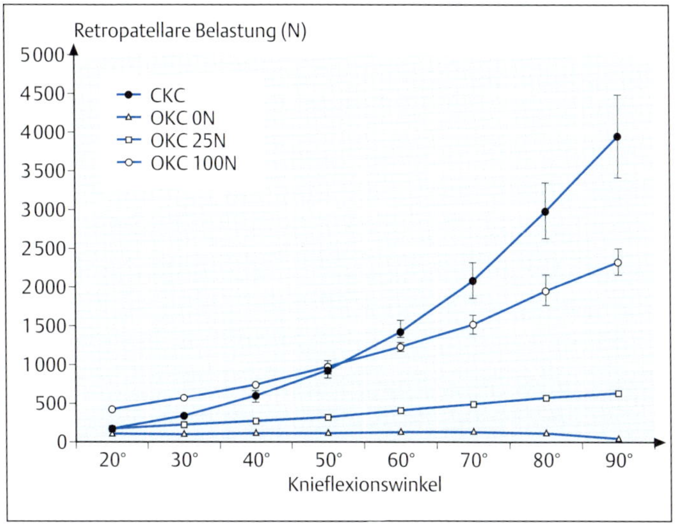

Abb. 6.30 Retropatellare Belastung in der offenen kintischen Kette (OKC, Knieextension) bei unterschiedlichen Widerständen (ohne, mit 25, mit 100 N Widerstand) im Vergleich zur geschlossenen kinetischen Kette (CKC, Kniebeuge). Die Belastungsspitzen treten bei 90 ° Flexion auf.

gung abhängig. Ist er fast vertikal gestellt, steigt der Lastarm und damit in gleichem Maße die Anforderung an den Streckapparat. Bei Oberkörpervorneigung wandert der Schwerpunkt über oder vor den Drehpunkt des Gelenkes. Die Belastung reduziert sich dadurch beträchtlich (siehe **Abb. 6.6**, S. 273 und **Abb. 6.14**, S. 289). Unabhängig von der Lage des Körperschwerpunkts und der Länge des Lastarms steigt die Belastung in tiefen Beugepositionen stark an. Daher sind extensionsnahe Winkelgrade (0–60 ° Flexion) den tiefen Beugepositionen vorzuziehen (Reilly und Martin 1972, Cohen 2001).

Kraftaufnehmende Fläche

Es ist nicht korrekt, die Gelenkbelastung nur durch absolute Kraftwerte zu bestimmen. Den entscheidenden Faktor für die *relative* Gelenkbelastung stellt die druckaufnehmende Fläche dar. Die maximale retropatellare Kontaktfläche beträgt $11 cm^2$. Die reale Kontaktfläche variiert allerdings in Abhängigkeit von der Gelenkstellung, Dauer und Intensität der Belastung, der Ausgangsstellung der Übung (offenes vs. geschlossenes System) und der Qualität der Übungsausführung. So kann in Extremsituationen die druckaufnehmende Fläche nur noch $1 cm^2$ betragen (Mow, Flatow und Ateshian 2000).

Flexionsstellung

In extensionsnahen Gelenkwinkeln steht die Patella kranial des femoralen Gleitlagers. Sie hat fast keinen, ab 20-30 ° Flexion lediglich in ihren kaudalen Anteilen (Patellaspitze) Kontakt zum Femur (Hungerford und Barry 1979). Mit steigender Flexion nimmt die Kongruenz von Femurrolle und Patella zu (Smidt 1973, Buckwalter, Cohen 2001, Huberti und Hayes 1984, Hungerford und Barry 1979). Die maximale Kontaktfläche wird bei ca. 90 ° Flexion erreicht. Jenseits davon bleibt sie konstant oder nimmt wieder leicht ab.

Im Verlauf der Flexion wandert die Hauptbelastungszone auf der Patellarückfläche von kranial nach kaudal und verlagert sich bis zum Endpunkt der Bewegung nach lateral und medial (**Abb. 6.31**). Dies bedeutet, dass je nach Gelenkstellung immer unterschiedliche Bereiche des Knorpels belastet werden. Dem ist in der Anamnese und in der Auswahl der Übungen Rechnung zu tragen! Beispiel: Bei Knorpelschäden im unteren Bereich der Facette z. B. kann es für den Patienten sinnvoller und angenehmer sein, in tieferen Beugewinkeln zu trainieren. Die absoluten Kompressionskräfte sind dann zwar höher, werden aber nicht über die verletzte

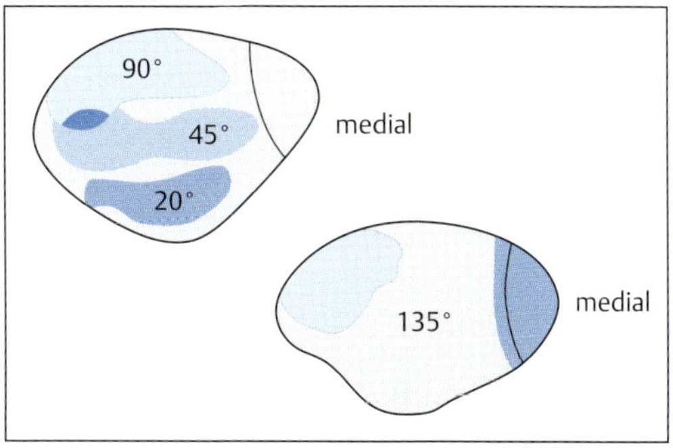

Abb. 6.31 Die Hauptbelastung der Patellarückfläche in verschiedenen Flexionsstellungen des Kniegelenks.

Knorpelfläche, sondern weiter kranial im mittleren Bereich der Patella übertragen.

Alles in Allem kann die größere druckaufnehmende Fläche im gebeugten Kniegelenk die Belastung reduzieren. Aufgrund der überproportional ansteigenden Druckkräfte kommt es in tiefen Beugepositionen trotzdem zu Belastungsspitzen.

Dauer und Intensität der Belastung

Durch die auftretenden Kräfte verändert sich aufgrund der viskoelastischen Eigenschaften des Knorpels die Form der Gelenkflächen. Wasser wird durch die Belastung aus dem Knorpel in den Gelenkraum gepresst. Punktuelle Kontaktpunkte der Gelenkpartner vergrößern sich und werden flächiger. Die relative Druckbelastung verringert sich zunächst (Besier et al. 2005). Allerdings steigt mit dem Wasserverlust auch die Belastung auf die festen Bestandteile der Knorpelmatrix (kollagene Fasern, Grundsubstanzmoleküle). Dadurch kann der zunächst positive Effekt auch negative Folgen haben. Die gilt insbesondere bei längeren statischen Belastungen. Außerdem kommt es v.a. in tiefen Beugepositionen (Kniestrecker, Kniebeuge) aufgrund überproportional ansteigender Druckkräfte trotzdem zu Belastungsspitzen (s.o.).

Bedeutung der Ausgangsstellung

Die Zunahme der Kongruenz ist im geschlossenen System größer als im offenen System (Powers et al. 2003, Mow, Flatow und Ateshian 2000, Doucette und Child 1996). Dies ist erstens auf die unterschiedliche Aktivität der die Patella führenden Muskulatur (s. o.) und zweitens auf eine veränderte Biomechanik zurückzuführen. Bei einer korrekt ausgeführten Übung im geschlossenen System verändert sich in den Gelenken das Gleit- und Rollverhalten. Dementsprechend unterscheiden sich auch die Kontaktpunkte und die auftretenden Kräfte. Im offenen System besteht, insbesondere in extensionsnahen Winkelgraden, ein vergrößerter Lateralzug der Patella, der zu Druckspitzen auf eine kleinere Fläche führt. Des Weiteren ist in diesen Positionen die Luxationsgefahr deutlich erhöht, da die knöcherne Sicherung der Femurrolle erst ab ca. 20–30° Flexion gegeben ist.

Qualität der Übungsausführung

Die folgenden Anmerkungen betreffen insbesondere Übungen im geschlossenen System. Jede Abweichung der Beinachsen (z. B. medialer Kollaps) führt zu Rotationstendenzen an der Tibia und am Femur. Dadurch entstehen völlig veränderte Kraftvektoren (hinsichtlich Quantität und Qualität) und Kontaktpunkte im Gleitlager des Patellofemoralgelenks. Schlüsselregionen sind dabei der Fuß mit seinen Gewölbestrukturen und die Lenden-Becken-Hüft-Region (LBH-Region).

- Bei einem eingefallenen Längsgewölbe rotiert die Tibia auf dem Talus nach medial-kaudal (entspricht einer Innenrotation). Die Tuberositas tibiae als Ansatz des Lig. patellae folgt dieser Bewegung und rotiert die Patella um eine a.-p.-Achse nach innen. Dadurch steigt der Druck auf der medialen Patellafacette an (Lee, Morris und Csintalan 2003, Powers et al. 2003).
- Bei hypomobilen Hüftgelenken, insbesondere bei Rotationsfehlstellungen, wie sie bei einem Kapselmuster zu beobachten sind, dreht sich die Trochlea femoris unter der Patella entsprechend der Fehlstellung weg. Auch auf diesem Weg können Druckspitzen auf den Patellafacetten entstehen.
- Veränderungen im Sakroiliakalgelenk, z. B. in der Frontalebene, haben die gleichen Folgen für das Retropatellargelenk. So führt ein Ilium in Outflare-Stellung häufig zu einer kompensatorischen Varusstellung im Kniegelenk, ein Ilium in Inflare-Stellung zu einer Valgusstellung im Kniegelenk. Die Patella verlagert sich in Relation dazu nach medial oder lateral.
- Die Beckenkoordination ist für die Aktivierung der zumeist zweigelenkigen Kniemuskulatur essenziell (Prentice 1999, Bizzini 2000). Das häufigste Kompensationsmuster ist eine verminderte Hamstring- und eine kompensatorisch verstärkte Quadrizepsaktivität. Dadurch geht die Rotationskontrolle der Tibia insbesondere in der Dynamik verloren. Zumeist ist die Ursache hierfür nicht am Knie, sondern in der LBH-Region zu suchen. Die Unfähigkeit, die Beckenstellung zu kontrollieren und eine Beckenkippung bei stabilisierter Lordose durchzuführen, ist oft mit Rücken- und patellofemoralen Schmerzen assoziiert.

Zusammenfassung

- Die relative Gelenkbelastung ergibt sich aus dem absoluten Druck durch die Aktivität des Quadrizeps und der Größe der druckaufnehmenden Fläche. Sollen hohe Kompressionsbelastungen vermieden werden (z. B. bei Arthrose, traumatische Knorpelschäden, etc.), sollte die Rehabilitation mit Übungen innerhalb der folgenden Winkelgrade beginnen:
  - Kniestreckung (Gewichtsmanschette): 90–40° Flexion
  - Kniestrecker: 0–40° Flexion
  - Squat: 0–50/60° Flexion

- Stehen Instabilitäten oder Abweichungen der Patella in ihrem Gleitlager im Vordergrund, sollte mit größtmöglicher ossärer Sicherung trainiert werden. Deswegen gelten für den Trainingsbeginn folgende Regeln:
  - Kniestreckung (Gewichtsmanschette): 90–40° Flexion
  - Kniestrecker: 90–40° Flexion
  - Kniebeuge: > 30° Flexion
- Die Trainingsprogression richtet sich nach der verletzten oder geschwächten Struktur. Sind passive Strukturen betroffen, sind die physiologischen Turnover-Zeiten und Adaptionsgesetze zu beachten (siehe Kapitel 1.1).

6.5.3 Patellofemorales Schmerzsyndrom

Chronische Schmerzzustände im ventralen Kniegelenkbereich unter Ausschluss intraartikulärer Pathologien, Erkrankungen des Sehnenapparats und anderer „fassbarer" Krankheitsbilder (siehe Allgemeine Untersuchung Kniegelenk).

Pathogenese

Unter dem Begriff „Patellofemorales Schmerzsyndrom" werden eine Reihe von Symptomen zusammengefasst, die keiner spezifischen Struktur, wie zum Beispiel dem retropatellaren Knorpel oder der Patellarsehne, zugeordnet werden können. Dye (2005) schlägt die Verwendung eines Homöostasemodells für die Erklärung vor. Der Begriff Homöostase bezieht sich dabei auf den physiologischen Gelenkstoffwechsel, der eine normale schmerzfreie Gelenkbelastung ermöglicht. Ausgehend davon beeinflussen extrinsische (z. B. zu viel oder zu wenig Belastung) und intrinsische Faktoren (z. B. Ernährung) das Gleichgewicht im Gelenk und führen zu Schmerz. Nach Witvrouw et al. (2005) kann das Patellofemorale Schmerzsyndrom seinem Ursprung entsprechend in verschiedene Untergruppen eingeteilt werden (**Abb. 6.32**). Im Mittelpunkt dieser Klassifikation stehen muskuläre Veränderungen oder das so genannte Malalignment.

Muskuläre Veränderungen

Muskuläre Veränderungen werden beim Patellofemoralen Schmerzsyndrom häufig beobachtet. Dabei können verschiedene Veränderungen eine Rolle spielen:

- *Dehnfähigkeit:* Eine verminderte Dehnfähigkeit der knieumgebenden Muskulatur kann einerseits die normale Biomechanik des Gelenks verändern und andererseits die Aktivierung der entsprechenden Muskulatur erhöhen. Ein verspannter M. gastrocnemius z. B. führt in der Standbeinphase zu einer verstärkten Pronation und damit zu Rotationsmomenten im Knie- bzw. Patellofemoralgelenk. Bei zu starker Spannung der Hamstrings muss der Quadrizeps diesem antagonistischen Drehmoment mit einer größeren Aktivität begegnen, was höhere retropatellare Kompressionskräfte zur Folge hat. Ob diese muskulären Befunde Ursache oder Folge der Pathologie darstellen, ist nicht bekannt.
- *Neuromuskuläres Defizit:* Die Aktivierung der einzelnen Anteile des Quadrizeps waren in der Vergangenheit Gegenstand vieler Diskussionen und Untersuchungen. Cowan et al. (2001, 2002, 2003) Owings und Grabiner (2002) sowie Voight und Wieder (1991) beschäftigten sich intensiv mit dem Innervationsprogramm und konnten qualitative und quantitative Unterschiede zwischen den einzelnen Anteilen des Quadrizeps feststellen. Der VMO war dabei Teil einer Feedforward-

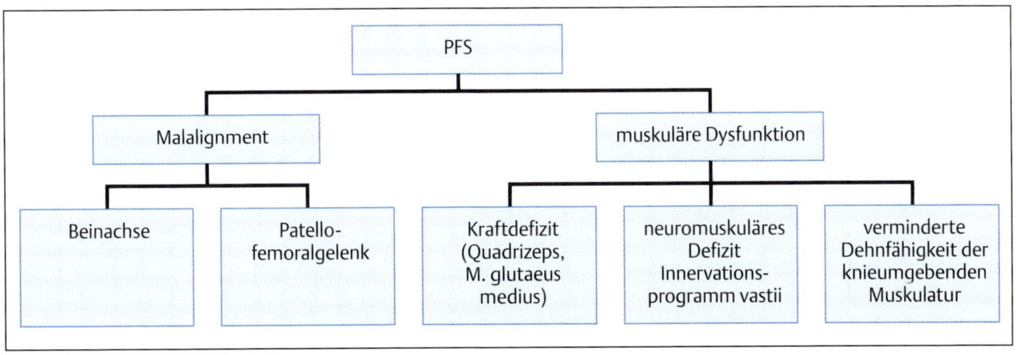

Abb. 6.32 Einteilung des Patellofemoralen Schmerzsyndroms.

Schleife, die vor oder zeitgleich mit dem M. vastus lateralis (VL) aktiviert wurde, um die Stützmotorik antizipatorisch einzustellen. Auf dieser stabilen Basis wurden dann der VL und der M. rectus femoris (RF) aktiv. Bei Schmerzpatienten dagegen folgte die Aktivierung des VMO der des VL (**Abb. 6.33a–b**), was zu Spitzenbelastungen, insbesondere an der lateralen Patellafacette, führen kann (Neptune, Wright und van den Bogert 2000). Diese Veränderung war bei exzentrischen Kontraktionen ausgeprägter als bei konzentrischen. Andere Autoren (Brindle, Mattacola und McCrory 2003, Karst und Willet 1995, Powers 1998) können weder eine Feedforward-Schleife, noch eine Veränderung des Innervationsprogramms beim Schmerzpatienten feststellen. Der Wert dieser Untersuchungen muss daher momentan noch mit Vorsicht interpretiert werden. Es ist durchaus vorstellbar, dass im Einzelfall eine zeitliche Verzögerung der VMO-Aktivierung Probleme auslösen bzw. unterhalten kann. Es scheint aber kein durchgängiges Merkmal des Patellofemoralen Schmerzsyndroms zu sein.

- Erste Ergebnisse für das Hüftgelenk kommen von Brindle, Mattacola und McCrory (2002). Sie konnten auch für den M. glutaeus medius beim Treppauf- und -abgehen eine verzögerte Aktivierung ermitteln.
- *Kraftdefizit des Quadrizeps:* Eine Abschwächung der Knieextensoren gilt sowohl als Risikofaktor für die Entwicklung des Patellofemoralen Schmerzsyndroms als auch als charakteristisches Merkmal bei bestehender Pathologie (Witvrouw et al. 2000a). Da der Quadrizeps der wichtigste Stabilisator für das Patellofemoralgelenk ist, bringt ein Kraftdefizit, insbesondere bei maximalen oder explosiven Bewegungsmustern, eine erhöhte Belastung für die passiven Strukturen mit sich. Ein Defizit wird im Seitenvergleich ermittelt und liegt dann vor, wenn die Differenz bei isokinetischen bzw. isometrischen Kraftmessungen oder bei der Weite im Einbeinsprungtest mehr als 15–20 % beträgt.

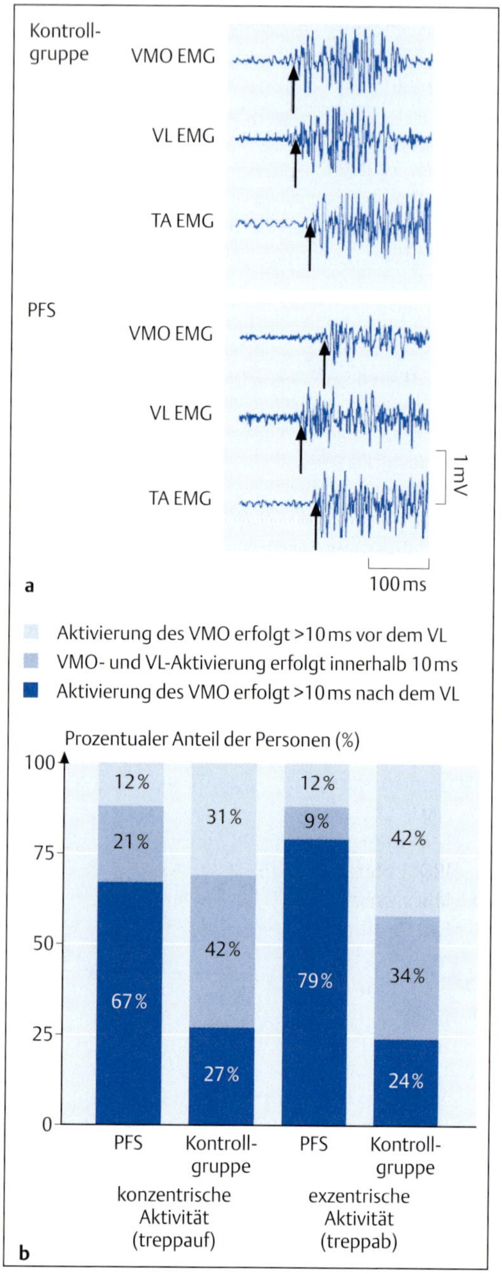

Abb. 6.33a–b EMG-Aktivität ausgewählter Muskeln. **a** Innervationsabfolge der Mm. vastus medialis obliquus (VMO), vastus lateralis (VL) und tibialis anterior (TA). Der VMO setzt beim Schmerzpatienten verspätet ein und folgt dem VL. **b** Darstellung der variablen Ergebnisse von Cowan (2002). Auch schmerzfreie Probanden weisen ein verspätetes Einsetzen des VMO auf.

Malalignment

Malalignment bezeichnet die unzureichende Führung der Patella im femoralen Gleitlager. Verantwortlich hierfür können verschiedene Faktoren sein:

- *Beinachse:* Statikveränderungen in der unteren Extremität und der LBH-Region stellen eine Prädisposition für die Entwicklung des Patellofemoralen Schmerzsyndroms dar (siehe Kap. 6.5.2). Assoziationen zwischen exzessiver Pronation

(Filkerson 2002, McConnel 1996), Genu varum (Milgrom 1991), Genu valgum und Adduktionsfehlstellung des Femurs im Hüftgelenk (Powers et al. 2003) mit patellofemoralen Schmerzen sind daher regelmäßig zu finden.

- *Patella:* Fehlstellungen der Patella können auch ohne Veränderungen der unteren Extremität entstehen. Diese umfassen Hypo- oder Hypermobilitäten, wie zum Beispiel eine verminderte bzw. vermehrte Gleitbewegung in der Frontalebene. Nach Witvrouw et al. (2005) gelten folgende Grenzwerte:
  - Hypomobilität: Gleitbewegung aus der Ruhestellung (Kniegelenk extendiert, Quadrizeps entspannt) nach medial oder lateral ist kleiner als 12 mm (Frauen) oder kleiner als 10 mm (Männer). Am häufigsten besteht eine Einschränkung in der Medialbewegung, wofür das laterale Retinakulum patellae verantwortlich ist.
  - Hypermobilität: Gleitbewegung nach medial oder lateral ist größer als 25 mm (Frauen) oder größer als 23 mm (Männer). Addiert man die mediale und laterale Gleitbewegung spricht man ab 38 mm (Frauen) oder 36 mm (Männer) Gleitbewegung von einer Hypermobilität.
- McConnel nennt weitere Fehlstellungen der Patella:
  - ARO: unterer Patellapol steht lateral von der Femurlängsachse
  - IRO: unterer Patellapol steht medial der Femurlängsachse
  - Lateral tilt: laterale Facette wandert nach hinten
  - Medial tilt: laterale Facette wandert nach vorne
  - Posterior tilt: unterer Patellapol wandert nach hinten
  - Anterior tilt: unterer Patellapol wandert nach vorne

Klinik

Symptome

Subjektiv

- Anteriorer Knieschmerz (um die Patella herum)
- Schmerz bei Aktivitäten in tiefen Beugstellungen, Kniebeugen, Treppab- oder -aufgehen
- „Movie Sign“ (Schmerz und Steifigkeit nach längerer statischer Flexion)
- Auslöser: zyklische oder azyklische Belastungen im Sport oder traumatisch, z. B. Sturz auf das flektierte Kniegelenk
- Evtl. Krepitation oder Blockierungsgefühl

Objektiv

- Achsabweichungen der unteren Extremität
- Selten Schwellung oder Temperaturerhöhung
- Selten Hypomobilität tibiofemoral (evtl. endgradig schmerzhafte Bewegungen)
- Häufig Hypombilität patellofemoral (eingeschränkte Gleitbewegung medial-lateral, kranial-kaudal)
- Widerstandtests: Extension positiv (Schmerz und Schwäche)
- Atrophie des Quadrizeps
- Insbesondere Jugendliche oder junge Erwachsene betroffen (15.–30. Lebensjahr)

Spezialisierungstests

Die Untersuchung des Patellofemoralen Schmerzsyndroms ist eine Ausschlussdiagnostik. Wenn alle häufiger vorkommenden, meist traumatisch bedingten Pathologien des Kniegelenkes ausscheiden (VKB-Ruptur, Meniskuspathologie, kapsuloligamentäre Pathologie), kann durch klinische Zeichen und Tests versucht werden, diese Diagnose zu stellen.

Leider wird häufig sehr sorglos mit der Diagnose Patellofemorales Schmerzsyndrom umgegangen und es kommt zu einer Vermischung mit anderen Pathologien (z. B. Plikasyndrom). Man muss davon ausgehen, dass aufgrund der multifaktoriellen Ursachen des Patellofemoralen Schmerzsyndroms ein Test allein nicht aussagekräftig ist. Wir stellen deshalb mehrere Möglichkeiten vor. Der Test, der am deutlichsten die Problematik widerspiegelt, sollte als Retest wieder benutzt werden. Keiner der beschriebenen Tests ist nur für das Patellofemorale Schmerzsyndrom spezifisch. Sie sind deshalb in Kombination mit der klinischen Anamnese und der ärztlichen Diagnostik (bildgebenden Verfahren) zu verwenden.

Eccentric-Step-Test

Der am häufigsten angewandteste Test ist der so genannte Eccentric-Step-Test. Der Patient steht auf einem Bein, die Hände werden seitlich am Becken abgestützt (**Abb. 6.34**). Er steigt dann so langsam wie möglich von einer Stufe nach unten. Die Höhe beträgt ca. 15–20 cm oder 50 % der individuellen Unterschenkellänge. Der Test wird im Seitenvergleich durchgeführt und gilt dann als positiv, wenn der typische Schmerz provoziert wird (Nijs et al. 2005).

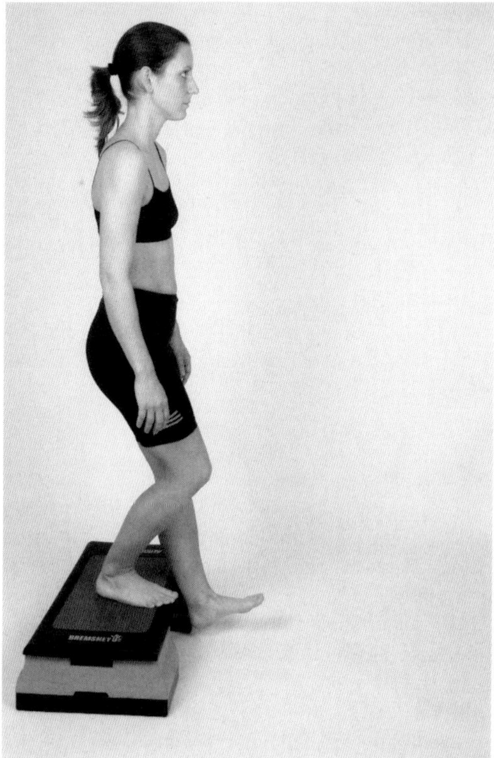

Abb. 6.34 Eccentric-Step-Test.

Maximale Aktivität der Knieextensoren in verschiedenen Knieflexionswinkeln (120°, 90°, 60°, 30°)
Der Patient liegt in Rückenlage und soll aus verschiedenen Gelenkstellungen heraus maximal gegen den Widerstand des Therapeuten das Knie extendieren. Typische Schmerzen im Seitenvergleich sind als positiv zu werten.

Apprehensiontest nach Fairbank
Der Untersuchende drückt bei extendiertem Kniegelenk die Patella nach lateral. Versucht der Patient, das Kniegelenk zu beugen, treten Schmerzen auf und der Patient beendet aus Angst vor der Luxation die Bewegung (ist auch bei Instabilität positiv).

Spezifische Provokation bei Lateralisierungstendenz der Patella
Der Patient flektiert das Kniegelenk bis zur Schmerzgrenze. Anschließend drückt der Untersuchende die Patella nach medial und nach lateral. Bei bestehender Lateralisation der Patella:

- Lindert die Medialisierung der Patella den Schmerz
- Verstärkt die Lateralisierung der Patella den Schmerz

Differenzialdiagnose

Folgende Pathologien sollten bei Unklarheit ausgeschlossen bzw. verifiziert werden:

- Plikasyndrom (Plica mediopatellaris, infrapatellaris und sehr selten Plica lateralis)
- Hypertrophie bzw. Pathologie des Hoffa-Fettkörpers
- Corpus liberum (freier Gelenkkörper, Gelenkmaus)

Therapie

Konservativ

Tab. 6.22 stellt den möglichen Behandlungsablauf bei konservativer Therapie des Patellofemoralen Schmerzsyndroms dar.

Entzündungsphase
Beim Patellofemoralen Schmerzsyndrom können sowohl entzündliche Veränderungen auftreten (z. B. durch Reizung des lateralen Retinakulums) als auch nicht entzündliche Akutphasen bestehen. Dye (2005) beschreibt Schmerzzustände, die durch eine Erhöhung des intraossären Drucks bei Belastung entstehen.

Zunächst steht die Schmerzbehandlung im Vordergrund. Eine Reduktion der körperlichen Aktivität bis hin zur funktionellen Immobilisation ist in Abhängigkeit vom Reizzustand zu empfehlen. Hochakute Gelenke können mit einer Extensionsschiene zur Entlastung der ventralen Weichteile gelagert werden. Des Weiteren hat sich die Verwendung von Braces oder Tapes bewährt. Diese verändern zwar nicht die Lage der Patella im femoralen Gleitlager, entlasten aber entzündete Weichteile und schaffen so ein geeignetes Umfeld für eine normale Regeneration (Muhle et al. 1999, Dye 2005). MacGregor et al. (2005) konnten bei korrekter Anlage zusätzlich eine verstärkte Aktivierung des Quadrizeps nachweisen (**Abb. 6.35**).

Proliferationsphase
Bei moderater Schmerzreaktion kann mit Mobilisationen begonnen werden. Im Mittelpunkt stehen dabei verspannte Muskelgruppen (Hamstrings, Triceps surae, Quadrizeps), das laterale Retinakulum und die Gleitfähigkeit der Patella (siehe Kap. 8.1.5).

Der Quadrizepsaktivierung (Koordination A) wird in dieser Phase eine besondere Bedeutung beige-

Tabelle 6.22 Kkonservative Therapie des Patellofemoralen Schmerzsyndroms

	Entzündungsphase	*Proliferationsphase*	*Remodellierungsphase*
Beweglichkeit	▪ Reduzierte körperliche Aktivität ▪ Funktionelle Immobilisation, evtl. Extensionsbrace oder Tape	▪ Mobilisation frei. ▪ Patellagleiten herstellen. ▪ Dehnung verspannter Muskulatur und anderer Weichteile	▪ Mobilisation frei, s.o.
Kraft	Kein Training möglich	▪ Keine Wundheilung: A,B,C. ▪ Ansonsten kein Training möglich	▪ A, B, C, D, E. ▪ Krafttraining mit symmetrischen und asymmetrischen Übungen ▪ Bewegungsausmaß frei
Koordination	Kein Training möglich	▪ A: Quadrizepskontrolle. ▪ B: Feedback. ▪ Hilfsmittel Tape oder Biofeedback	▪ A, B, C.
Ausdauer	Kein Training möglich	▪ A, B. ▪ Lokale Ausdauer mit symmetrischen und asymmetrischen Übungen im geschlossenen (0–60° bzw. 30–60° Flexion) und offenen System	▪ A, B, C.

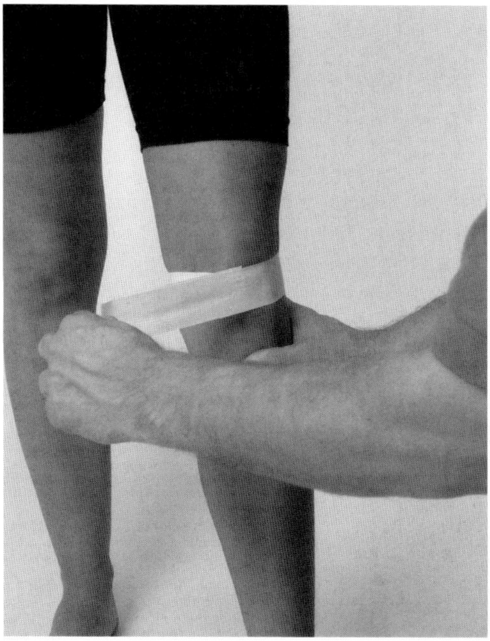

Abb. 6.35 Tapeanlage zur Entlastung und neurophysiologischen Stimulierung der Mm. vastii des Quadrizeps.

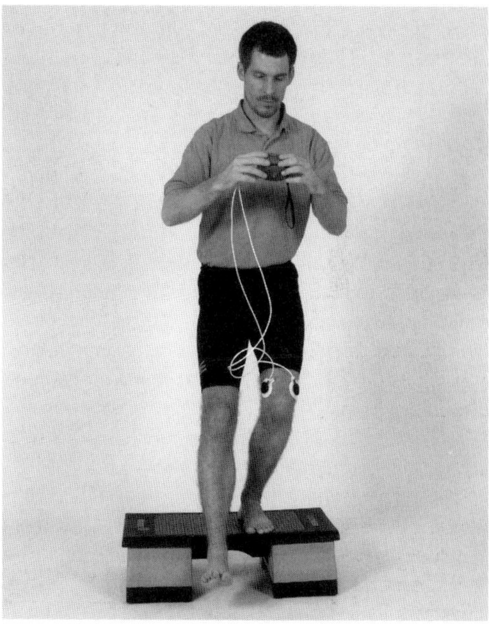

Abb. 6.36 Biofeedbackgeräte unterstützen den Patienten bei funktionellen Aktivitäten. Die Elektroden werden hier über dem VMO appliziert. Bei korrekter Anspannung bekommt der Patient visuelle und akustische Rückmeldung.

messen, denn sie stellt den Schlüssel für ein gutes Therapieergebnis dar (Natri Kannus und Järvinen 1998, Bizzini et al. 2003). Bei neurophysiologischen Störungen (zeitliche Kopplung von VMO und VL) kommen Tapes (siehe oben) und Biofeedbackgeräte zum Einsatz (**Abb. 6.36**). Diese unterstützen den Patienten mit visuellen und akustischen Signalen bei funktionellen Aktivitäten wie dem Aufstehen aus dem Sitz, Treppauf- oder -abgehen.

Auch wenn in der Literatur widersprüchliche Meinungen über ein isoliertes VMO-Training bestehen, kann man davon ausgehen, dass dies nicht möglich ist und dass es keine Übung gibt, die den VMO isoliert trainiert. Die einzige selektive Trainingsmöglichkeit wäre die Elektrostimulation, wie sie von Robertson und Ward (2002) sowie Callaghan und Oldham (2004) beschrieben wurde und bei Patienten erfolgreich angewandt werden kann. Wir empfehlen deshalb, das Training der Vastii auf ihre einzige „selektive“ Funktion zu beschränken. Nach Lieb und Perry (1968) ist dies die Patellaführung in der Frontalebene. Alle Übungen, die diese Funktion fordern, sind effektiv und sollten in der Therapie bevorzugt werden.

Gerade im Kontext des Patellofemoralen Schmerzsyndroms sind Übungen im geschlossenen System, die eine Stabilisation der LBH-Region mit einschließen, besonders zu beachten. Zunächst werden symmetrische Übungen wie die Kniebeuge oder Kreuzheben ausgeführt. Der Körperschwerpunkt wird über dem Kniegelenk gehalten, um das Lastmoment gering zu halten. Bei hypermobilen Gelenken sollte die Mobilität auf die „sicheren“ Winkelgrade 30–60° Flexion beschränkt werden. Bei korrekter Biomechanik kann von 0–60° trainiert werden. Ein isoliertes Quadrizepstraining im offenen System ist bei korrekt geführten Gelenken zu empfehlen und ergänzt das Trainingsprogramm. Die Ausführung (ROM) orientiert sich an den oben genannten Winkelgraden. Die Intensität wird durch die Übungsauswahl (asymmetrische Übungen: Lunge, Step up und Step down) und die Trainingsmethoden gesteigert.

Ob und zu welchem Zeitpunkt der Patient ein wirkliches Krafttraining durchführen kann, ist vom Reizzustand abhängig. Müssen Wundheilungsphasen beachtet werden, bleibt dies der letzten Phase vorbehalten. Nicht entzündlich bedingte Schmerzzustände können progressiver in ein Krafttraining überführt werden.

Remodellierungsphase

In der letzten Phase bestehen grundsätzlich keine Limitierungen mehr, d. h. der Patient wird entsprechend seiner ADL- oder sportartspezifischen Belastung trainiert. Die Progression wird innerhalb der Krafttrainingsmethoden und dem Stufenmodell Koordination funktionell gesteuert. Über eine Partizipation an kniebelastenden Sportarten entscheiden der Einbeinsprungtest, Kraftwerte des Quadrizeps im Seitenvergleich und koordinative Fähigkeiten.

Die beschriebenen Interventionen wurden mittlerweile in diversen Untersuchungen mit unterschiedlichen Follow-up-Perioden auf ihre Effektivität hin überprüft (Dursun, Dursun und Kilic 2001, Crossley et al. 2002, Witvrouw et al. 2004). Die daraus gewonnenen Ergebnisse lassen den Schluss zu, dass momentan noch kein überlegenes Therapieprogramm gefunden wurde. Es ist deshalb nicht möglich, bestimmte Übungen im geschlossenen oder offenen System grundsätzlich zu favorisieren. Die Auswahl sollte in Anlehnung an die aktuelle Pathologie und die individuelle Belastbarkeit des Patienten erfolgen und beinhaltet dementsprechend eine Mischung aus verschiedenen Übungsformen.

Operativ

Eine operative Versorgung kommt insbesondere bei einem Malalignment der Patella oder einer Instabilität in Frage. Oftmals bedingen sich beide Pathologien, d. h. durch eine Lateralisierung wird eine Instabilität begünstigt.

Die Operationsmethoden zielen darauf ab, das Tracking-Verhalten der Patella zu verbessern. Auf der ventrolateralen Seite werden Teile des Retinaculum laterale durchtrennt („Lateral release“). Ventromedial kommen verschiedene Verfahren zur Anwendung (Myers et al. 1999, Cosgarea 1999, Strobel, Eichhorn und Schießler 1998):

- Versetzung des VMO-Ansatzes nach außen und unten, um die Kraftwirkung in der Frontalebene zu verbessern
- Verlagerung des medialen Drittels der Patellasehne auf das Lig. collaterale mediale sowie die Rekonstruktion des Lig. patellofemorale mediale
- Raffung des Retinaculum mediale
- Versetzung der Tuberositas tibiae

In den meisten Fällen werden ligamentäre Strukturen verletzt bzw. rekonstruiert. Man kann sich daher an den Wundheilungszeiten, die für Ligamente gelten, orientieren (siehe Kap. 1.2.2). Bei einer Versetzung der Tuberositas tibiae müssen ca. 6 Wochen für die Stabilisierung des Knochenfragmentes veranschlagt werden.

Tab. 6.23 zeigt das Behandlungsschema nach teilweiser Durchtrennung des Retinaculum laterale („Lateral release“). In den folgenden Abschnitten werden die Maßnahmen in den einzelnen Wundheilungsphasen erläutert.

Entzündungsphase

Operativ versorgte Patienten weisen durch das massive Trauma eine ausgeprägte Entzündungsphase auf. Temperaturdifferenzen von über 4–5° im Seitenvergleich sind keine Seltenheit. Der Reizzustand darf unter keinen Umständen durch eine zu aggressive Nachbehandlung unterhalten werden. Eine funktionelle Immobilisation während der akuten Entzündungsphase ist deshalb oft nicht zu vermeiden.

Tabelle 6.23 Nachbehandlung bei operativer Therapie des Patellofemoralen Schmerzsyndroms („Lateral release")

	Entzündungsphase	*Proliferationsphase (< 6 Wochen)*	*Remodellierungsphase (> 6. Woche)*
Beweglichkeit	Funktionelle Immobilisation, evtl. Extensionsbrace	Mobilisation frei, Patellagleiten herstellen	Mobilisation frei, s.o.
Kraft	Kein Training möglich	Kein Training möglich	▪ A, B, C, D, E ▪ Krafttraining mit symmetrischen und asymmetrischen Übungen ▪ Bewegung frei
Koordination	Kein Training möglich	▪ A: Quadrizepskontrolle ▪ B: Feedback ▪ Hilfsmittel Tape oder Biofeedback	▪ A, B, C
Ausdauer	Kein Training möglich	▪ A, B ▪ Lokale Ausdauer mit symmetrischen und asymmetrischen Übungen im geschlossenen und offenen System (30–60 °Flexion)	▪ A, B, C

Proliferationsphase (bis 6. Woche)

Die Gewichtsbelastung wird schmerzabhängig freigegeben. Eine Entlastung durch Gehstützen ist allerdings häufig mehrere Tage bis Wochen nötig. Sobald die Extension im Kniegelenk vollständig möglich ist, der Patient sein Bein gestreckt anheben kann (ASLR) und beim Gehen schmerzfrei ist, können die Gehhilfen weggelassen werden (Webber und Woodall 2004).

Die Mobilität darf schmerzabhängig innerhalb der Proliferationsphase gesteigert werden. Problematisch gestaltet sich zu Beginn die Mobilisation in die Flexion, da hierbei die meisten traumatisierten Strukturen wie die Patellarsehne oder die Retinaculae gedehnt werden. Die Mobilisationstechniken sind deshalb unterhalb der Schmerzgrenze auszuführen und an den Reizzustand des Gelenkes anzupassen.

Analog zur konservativen Nachbehandlung liegt der Fokus auf einer suffizienten Quadrizepsaktivierung, d. h. sowohl das zeitliche Innervationsprogramm als auch Kraft müssen optimiert bzw. wiederhergestellt werden. Bei fortgeschrittener Heilung der Hautschnitte kommen dafür die gleichen Hilfsmittel (Biofeedback, Tape) und Übungen (Koordination A) in Frage wie bei der konservativen Therapie. Sobald eine lokale Gelenkstabilität erarbeitet ist, können die Anforderungen durch Geräte wie das Posturomed, die Dotte-Schaukel oder den Therapiekreisel erschwert werden (Koordination B-Feedback).

Symmetrische Übungen wie die Squat werden unter größtmöglicher ossärer Sicherung zwischen 30–60° durchgeführt. Die Intensität ist zunächst gering, der Schwerpunkt liegt auf einer Verbesserung der lokalen Ausdauer (Ausdauer A). Bei ausreichender Beweglichkeit kann ein allgemein aerobes Ausdauertraining erfolgen.

Remodellierungsphase (< 6. Woche)

Nach der Proliferationsphase sollte der Patient das volle Bewegungsausmaß und eine gute Quadrizepsaktivierung besitzen. Der Schwerpunkt liegt nun auf den Krafttrainingsmethoden. Bei vielen Patienten reichen asymmetrische Übungen, wie die Einbeinkniebeuge ohne Zusatzgewicht aus, um eine Ermüdung innerhalb 15–20 Wiederholungen zu produzieren. Das Bewegungsausmaß kann auf 0–90° Flexion erweitert werden. Übungen aus dem Stufenmodell Koordination (C) bereiten den Patienten auf sportspezifische Belastungen vor. Bei 80% Quadrizepskraft und Weite im Einbeinsprungtest steht der Teilnahme am normalen Trainingsbetrieb nichts mehr im Wege.

6.5.4 Knorpelpathologie

Degenerative oder traumatische Zerstörung des retropatellaren Gelenkknorpels.

Pathogenese

Degenerative Veränderungen des retropatellaren Gelenkknorpels sind ein häufiger Befund, wenngleich Inzidenz bzw. Prävalenz für dieses Schadensbild nicht genau angegeben werden können. Die meisten epidemiologischen Untersuchungen beziehen sich auf das Kniegelenk insgesamt und differenzieren nicht zwischen retropatellaren und tibiofemoralen Degenerationen. Nach Outerbridge (1961) werden vier Stadien der Knorpelschädigung unterschieden:

- Grad 1: Erweichung des Knorpels (Chondromalazie)
- Grad 2: Fissuren (< 50 % der Knorpeldicke betroffen)
- Grad 3: Fissuren (> 50 % der Knorpeldicke betroffen)
- Grad 4: Knorpelverlust bis zum subchondralen Knochen

Die zellulären Reaktionen, die der Knorpeldegradierung zugrunde liegen, sind dem Kapitel 1.1.2 zu entnehmen.

Am häufigsten oder im initialen Stadium der Degeneration ist die mediale Patellafacette betroffen, später im fortgeschrittenen Zustand gesellt sich die laterale Facette dazu (Hackenbroch 2002). Nach Lee, Morris und Csintalan (2003) sind die meisten Veränderungen in dem Bereich lokalisiert, der zwischen 40–80 ° Flexion belastet wird. Trotzdem sollte nicht grundsätzlich von dieser Schadenslokalisation ausgegangen und innerhalb der Befundaufnahme der betroffene Bereich ermittelt werden. Degenerative Veränderungen sind anamnestisch über lange Jahre mit dem Patellofemoralen Schmerzsyndrom verbunden und stellen eventuell die unmittelbare Folge und histologische Manifestation dieses Syndroms dar. Dementsprechend können die meisten biomechanischen und neurophysiologischen Befunde auch in dieser Patientengruppe gefunden werden. So gehen z. B. rezidivierende Patellainstabilitäten in über 90 % der Fälle mit Knorpeldegenerationen einher (Nomura und Inoue 2004). Diese Tatsache stellt den Kliniker bezüglich der Differenzialdiagnose vor eine schwierige Aufgabe und eine genaue Abklärung der Ursache ist nur in Kombination mit der ärztlichen Diagnostik und bildgebenden Verfahren möglich.

Klinik

Symptome

Subjektiv

- Anteriorer Knieschmerz
- Schmerzen bei Kniebelastung, insbesondere bei tiefen Kniebeugen und beim Treppensteigen, v.a. abwärts
- Anlaufschmerz (z. B. beim Aufstehen vom Sitzen), Movie Sign

Objektiv

- Hypomobilität der Patella
- Krepitation bei aktiver und passiver Bewegung
- Bei aktivierter Arthrose deutliche Temperaturerhöhung und Schwellung
- Atrophie der knieumgebenden Muskulatur, insbesondere des Quadrizeps
- Widerstandstests: Extension positiv (Schmerz und Schwäche)
- Dehnungsschmerz M. rectus femoris

Spezialisierungstests

Grundsätzlich können alle Tests schmerzauslösend sein, die auch für das Patellofemorale Schmerzsyndrom beschrieben wurden. Besondere Bedeutung haben Tests, die dem Therapeuten Informationen über die genaue Schadenslokalisation vermitteln. Die isometrische Quadrizepsaktivität ist daher besonders aussagekräftig (s.o.). Bei einem positiven Befund kann der Test durch die spezifische Provokation in eben dieser Gelenkstellung bestätigt werden.

Spezifische Provokation durch Kompression

Der Patient flektiert das Kniegelenk bis zur Schmerzgrenze. Anschließend drückt der Untersuchende die Patella nach dorsal gegen das Femur. Kompression der Patella provoziert Schmerzen.

Therapie

Konservativ

Auch die Behandlung von Knorpelpathologien des Patellofemoralgelenks orientiert sich an den Wundheilungsphasen. **Tab. 6.24** stellt die Therapiemöglichkeiten im Überblick dar.

Entzündungsphase

Bei einer aktivierten Arthrose muss die körperliche Aktivität reduziert werden. Eventuell können Gehstützen verwendet werden, um die Anforderung an die knieumgebende Muskulatur zu reduzieren. Physikalische Maßnahmen und entzündungshemmende Medikamente sind in diesem Fall indiziert, um den selbstzerstörenden Prozess zu unterbinden. Die Beweglichkeit sollte auf extensionsnahe Winkelgrade limitiert werden, um die Belastung auf den retropatellaren Knorpel gering zu halten. Tapes und Schienen entlasten das entzündete Gewebe und sind ebenfalls zu empfehlen.

Tabelle 6.24 Konservative Therapie bei degenerativen Knorpelphatologien des Patellofemoralgelenks

	Entzündungsphase	*Proliferationsphase*	*Remodellierungsphase*
Beweglichkeite	Funktionelle Immobilisation, evtl. Extensionsbrace, Tape oder Schiene	Mobilisation frei, Patellagleiten herstellen (unbelastet-belastet)	Mobilisation frei, s.o.
Kraft	Kein Training möglich	Kein Training möglich	▪ A, B, C, D, E ▪ Krafttraining mit symmetrischen und asymmetrischen Übungen ▪ Bewegungsausmaß 0–90 ° Flexion
Koordination	Kein Training möglich	▪ A: Quadrizepskontrolle ▪ B: Feedback ▪ Hilfsmittel Tape oder Biofeedback	A, B, C
Ausdauer	Kein Training möglich	▪ A, B ▪ Lokale Ausdauer mit symmetrischen und asymmetrischen Übungen im geschlossenen und offenen System (0–60 °Flexion)	A, B, C

Proliferationsphase

Nach abgeklungenem Reizzustand (Schmerz wird intermittierend, Temperaturdifferenz nimmt ab) sollte das Gelenk unterhalb der Schmerzgrenze mobilisiert werden. Zu Beginn werden die Automobilisationen unbelastet in Extension durchgeführt (Kap. 8.1.5). Es besteht dabei ein nur minimaler Kontakt der Patella zum Femur und die Kompressionskräfte sind dementsprechend gering. Tritt keine Verschlechterung der Symptomatik ein, werden die Gleittechniken sukzessive in tieferen Flexionswinkeln appliziert (Kap. 8.1.5). Ist es innerhalb der Befundaufnahme gelungen, die genaue Schadenslokalisation zu ermitteln, kann dieser Bereich im akuten Zustand bewusst ausgespart werden. Später sollen gerade diese Knorpelareale mit Gleittechniken und Kompressionstechniken bearbeitet werden.

Bevor ein Krafttraining begonnen werden kann, muss die korrekte Patellaführung (Tracking) im Gelenk sichergestellt werden. Verspannte Muskelgruppen (Hamstrings, Triceps surae, Quadrizeps) und das Retinaculum laterale sollten bei Bedarf gedehnt und detonisiert werden. Die aktive Führung durch den Quadrizeps wird mit Übungen aus dem Stufenmodell Koordination (A und B) optimiert. Es sei hier noch einmal darauf hingewiesen, dass ein Krafttraining nur dann biopositive Effekte aufweist, wenn das Gelenk sauber geführt ist. Alle mobilisierenden Maßnahmen und koordinativen Trainingsinhalte können deshalb als grundlegende Vorraussetzung für die weitere Trainingsprogression angesehen werden.

Remodellierung

In der letzten Phase darf das Gelenk intensiver mobilisiert werden. Dehnschmerzen dürfen während der Mobilisation auftreten, sollten aber nach der Einheit wieder verschwunden sein. Knöcherne Einschränkungen durch osteophytäre Anlagerungen sollten selbstverständlich respektiert werden.

Wenn es der Reizzustand zulässt, kann nun ein Krafttraining in die Trainingsplanung integriert werden. Symmetrische Übungen wie die Kniebeuge sind in extensionsnahen Winkelgraden (0–60 ° Flexion) nicht nur funktionell, sondern werden auch von Patienten mit ausgeprägten Degenerationen toleriert. Später kann das Bewegungsausmaß bei komplikationslosem Verlauf auf 0–90 ° Flexion erweitert werden. Die Trainingsprogression kann entweder durch ein höheres Gewicht oder durch asymmetrische Übungen vorgenommen werden.

Der Einsatz von Schnellkraft und Reaktivkraftmethoden muss von Patient zu Patient abgewogen werden und hängt von der spezifischen Belastbarkeit des Knorpels und dem Sollwert des Patienten ab. Jüngere Patienten mit einem entsprechenden sportartspezifischen Profil (Fußballer, Sprinter, Werfer) müssen selbstverständlich an Spitzenbelastungen herangeführt werden. Ältere oder körperlich nicht aktive Patienten können auf schnelle Bewegungen im Stufenmodell Koordination (C) vorbereitet werden. Funktionelle Testverfahren (Kraft oder Weite beim Einbeinsprungtest im Seitenvergleich) entscheiden letztendlich, wann der Patient in belastende Trainingsmethoden bzw. Sportarten einsteigen kann.

Operativ

Operationsmethoden

Posttraumatische Knorpeldefekte können mit neueren operativen Verfahren, wie der Autologen Chondrozytentransplantation (ACT) oder der Mosaikplastik (Autologe Osteochondrale Transplantation) behandelt werden. Als Grundvoraussetzung sollte allerdings ein tragfähiger Umgebungsknorpel gegeben sein. Generalisierte arthrotische Veränderungen stellen also keine Indikation für solche Verfahren dar (Behrens et al. 2004). Die Nachuntersuchungsergebnisse für das Patellofemoralgelenk sind in der Regel schlechter als für das Tibiofemoralgelenk. Offensichtlich sind langfristig gute Ergebnisse von der Lokalisation des Schadens (inferiore oder laterale Schäden haben eine bessere Prognose als mediale oder zentrale Läsionen) und insbesondere vom Alignment der Patella abhängig. Nach Minas und Bryant (2005), Alford und Cole (2005) müssen bei entsprechenden Befunden Begleitoperationen (z. B. „Lateral release" oder Versetzung der Tuberositas tibiae) durchgeführt werden, um eine gleichmäßige Belastung des retropatellaren Knorpels zu gewährleisten. Möglicherweise liegt die Zukunft auch in der Züchtung von kompletten Kniescheiben, was Untersuchungen in den nächsten Jahrzehnten zeigen werden (Atheshian und Hung 2005).

Nach der operativen Behandlung traumatischer Knorpelschäden des Patellofemoralgelenks orientiert sich die Therapie am Heilungsverlauf. **Tab. 6.25** stellt das Nachbehandlungsschema für den Zustand nach einer ACT dar. Nach vergleichbaren Operationen erfolgt die Nachbehandlung in Anlehnung an dieses Schema.

Entzündungsphase

Postoperativ wird das Gelenk in einer Extensionsschiene ruhig gestellt um eine Adhäsion der implantierten Zellen zu gewährleisten. Die Dauer dieser initialen Ruhigstellung sollte nach Bailey et al. (2003) mindestens 6 Stunden betragen. Danach beginnt die schmerzfreie Mobilisation mittels der CPM-Schiene in einem Bewegungsausmaß von 0–30° Flexion für 4–12 Stunden pro Tag.

Die Gewichtsbelastung wird zu diesem Zeitpunkt schmerzabhängig freigegeben. Der Einsatz von Gehstützen ist zu Beginn erwünscht, kann aber in Abhängigkeit vom Reizzustand des Gelenkes und bei Erreichen funktioneller Vorraussetzungen wieder abgebaut werden. Auch hier sollte die passive Extension und ein ASLR ohne Hemmung möglich sein (Irrgang und Pezzullo 1998).

Proliferationsphase (bis 3. Monat)

Die Beweglichkeit bleibt für ca. 6 Wochen auf 30° Flexion limitiert. Dies kann durch eine Orthese unterstützt bzw. sichergestellt werden. Danach sollte bis zum Ende der Proliferationsphase die volle Mobilität im Kniegelenk erarbeitet werden. Behrens et al. empfehlen eine progressive Steigerung von 30° in einem 14-Tage-Intervall. Zu diesem

Tabelle 6.25 Nachbehandlung bei operativer Therapie traumatischer Knorpelpathologien des Patellofemoralgelenks (ACT)

	Entzündungsphase	*Proliferationsphase (< 3. Monat)*	*Remodellierungsphase (> 3. Monat)*
Beweglichkeit	Ca. 6 h Immobilisation in Extension, danach CPM 4–12 h täglich	▪ Bis 6.Woche: 0–30° Flexion (Automobilisation unbelastet) ▪ > 6.Woche: progressive Steigerung (30° im 14 Tage-Intervall, Automobilisation belastet)	Mobilisation frei, s.o.
Kraft	Kein Training möglich	Kein Trainining möglich	▪ A, B, C, D, E ▪ Krafttraining mit symmetrischen und asymmetrischen Übungen ▪ ROM 0–90°
Koordination	Kein Training möglich	▪ A: Quadrizepskontrolle ▪ B: Feedback ▪ Hilfsmittel Tape oder Biofeedback	A, B, C
Ausdauer	Kein Training möglich	▪ A, B ▪ Lokale Ausdauer mit symmetrischen und asymmetrischen Übungen im geschlossenen und offenen System (0-30° Flexion bis 6. Woche), später 0–60° Flexion)	A, B, C

Zweck führt der Patient Automobilisationen durch. Zunächst unbelastet in extensionsnahen Winkelgradenspäter belastet auch in größeren Flexionswinkeln (Kap. 8.1.5).

Alle durchgeführten Übungen werden zunächst auf eine optimale Patellaführung fokussiert. Die Aktivierung des Quadrizeps (Stufenmodell Koordination A) sichert die lokale Gelenkstabilität und wird dann in den Stand übernommen. Übungen im geschlossenen und offenen System werden entsprechend der biomechanischen Vorgaben in das Trainingsprogramm integriert. Innerhalb der ersten 6 Wochen bleibt die Bewegung unabhängig von der Ausgangsstellung auf 0–30° Flexion limitiert, später gilt für das geschlossene System und für den Kniestrecker ein Limit von 0–60°Flexion. Wird mit Gewichtsmanschette trainiert, bleibt die Bewegungsamplitude auf 0–30° beschränkt.

Remodellierungsphase

In der letzten Wundheilungsphase bestehen keine grundsätzlichen Limitierungen mehr. Die aktive Bewegung wird freigegeben und das Ausmaß schrittweise gesteigert. Die Intensität darf entsprechend den einzelnen Krafttrainingsmethoden ebenfalls erhöht werden. Gelenkwinkel, in denen Spitzenbelastungen wirken, können ausgespart werden, sollten aber gerade in Bezug auf die sportartspezifische Vorbereitung später integriert werden.

Moderate Sportarten wie Radfahren oder Schwimmen können ab dem 3. Monat empfohlen werden. Die Wiedereingliederung in kniebelastende Sportarten findet zwischen dem 9. und 12. Monat statt und sollte nur nach einem adäquaten Training der koordinativen Fähigkeiten (Koordination C) und einem entsprechenden Ergebnis funktioneller Testverfahren erfolgen (Kraft im Seitenvergleich und Weite im Einbeinsprungtest > 80%).

6.5.5 Sehnenreizung (Tendinose)

Chronische Schmerzzustände an der Patellarsehne, ausgelöst durch Desorganisation und Degeneration der kollagenen Faserstruktur.

Pathogenese

An der Patellarsehne lassen sich die gleichen degenerativen Veränderungen wie an anderen Sehnen des menschlichen Körpers feststellen (siehe Kapitel 1.1.2). Diese stellen die häufigste Schmerzursache aller Pathologien des Streckapparats, welche unter dem Begriff „Jumper's Knee" subsummiert werden, dar. (Tibesku und Pässler 2005). Betroffen ist in den meisten Fällen der dorsale proximale Bereich direkt unter der Patellaspitze. Vom direkt angrenzenden Hoffa-Körper erreichen Gefäße und Nerven den Sehnenbereich und sorgen für die charakteristische Neovaskularisation (Alfredson et al. 2005, Peers und Lysens 2005, Terslev et al. 2001).

Klinik

Symptome

Subjektiv

- Anteriorer Knieschmerz
- Schmerz beim Laufen und Springen (insbesondere Sportarten mit exzentrischen Komponenten). Abhängig vom Ausmaß der Beschwerden unterscheidet man (nach Wilk 1998, McConnel 2001):
  - Grad 1: Schmerz ausschließlich nach körperlicher Belastung
  - Grad 2: Schmerz vor und nach der Belastung, während der Belastung reduziert sich der Schmerz
  - Grad 3: aufgrund der Schmerzsymptomatik müssen die sportlichen Aktivitäten eingeschränkt werden
  - Grad 4: ständiger Schmerz, auch bei Alltagsbewegungen

Objektiv

- Dehnungsschmerz (M. rectus femoris)
- Widerstandstests: Extension positiv (Schmerz und Schwäche)
- Palpationsschmerz und Verdickung der Sehne
- Gleitfähigkeit der Patella kann eingeschränkt sein
- Verstärkte Antetorsion (siehe Hüftgelenk), Überpronation oder Achsabweichung im Kniegelenk (Genu valgum oder varum)

Spezialisierungstests

Zur Abgrenzung gegenüber anderen Pathologien des Patellofemoralgelenks eignen sich exzentrische Muskelkontraktionen mit hohen Geschwindigkeiten. Zusätzlich kann durch Braces oder Tapes die Patellaführung sichergestellt werden, um die Belastung noch mehr auf das Sehnengewebe zu fokussieren. Am häufigsten wird der Eccentric-Step-Test durchgeführt (s.o.).

Therapie

Konservativ

Entzündungsphase
Nicht vorhanden

Proliferationsphase
Nicht vorhanden

Remodellierungsphase
In der Behandlung von degenerativen Sehnenproblematiken hat sich der Einsatz eines exzentrischen Trainingsprogramms bewährt. Dieses ist ausführlich in Kapitel 1.1.2 Maladaption und Behandlung von Sehnenpathologien beschrieben.

Im initialen Stadium (langsame und verlängerte exzentrische Phase) eignen sich insbesondere die Einbeinkniebeuge und der Step down für die Reizsetzung. Später, wenn die Geschwindigkeit gesteigert wird, können die Drop Lunge (von einer Stufe in der Einbeinkniebeuge landen) oder allgemeine Sprungformen integriert werden. Neben dem exzentrischen Trainingsprogramm sollten alle Kofaktoren in die Behandlung mit einbezogen werden:

- Kontrolle der Trainingsmethodik bzw. Trainingsprogression
- Kontrolle der Ausrüstung (z. B. Schuhwerk)
- Evtl. Schienenversorgung oder Applikation von Tapes
- Malalignment der Patella oder der gesamten unteren Extremität
- Kraft und Innervationsprogramm des Quadrizeps

Operativ

Manche Patienten mit einer 3- oder 4-gradigen Tendinose reagieren trotz intensiver Behandlung nicht mit einer Verbesserung der Symptomatik und benötigen eine operative Versorgung. Nach Tibesku und Pässler (2005) kommt dann die Resektion des Degenerationsherdes in Frage. Einen anderen Ansatz verfolgen Alfredson und Öhberg (2005), die unter Ultraschallkontrolle die medikamentöse Sklerosierung der neuen Gefäße durchführen. Die ersten Ergebnisse sind vielversprechend, nach 6 Monaten kann eine deutliche Schmerzreduktion und eine Resolution der Gefäßinvasion beobachtet werden.

6.6 Gelenkflächen

Degenerative und traumatische Veränderungen des Gelenkknorpels stellen die häufigsten chronischen Erkrankungen überhaupt dar. Fast jeder 60-Jährige zeigt an mindestens einem Gelenk radiologisch nachgewiesene oder klinische Arthrosezeichen. Das Kniegelenk nimmt unter den Gelenken der unteren Extremität eine Sonderstellung ein. Es zeichnet sich durch eine besonders hohe Prävalenz von degenerativen Veränderungen aus. Nach Pedersen und Saltin (2006) beträgt sie nach dem 65. Lebensjahr über 70 %.

6.6.1 Anatomie

Das Kniegelenk besteht aus dem Patellofemoral- und dem Tibiofemoralgelenk. Beide ergänzen sich funktionell und bilden eine Einheit. Das Patellofemoralgelenk wurde in Kapitel 6.5 behandelt. Das Tibiofemoralgelenk wird in vielen anatomischen Büchern als Ginglysmus (Scharniergelenk) bezeichnet (Leonhardt et al. 1987). Die weiteren Ausführungen werden zeigen, dass diese Bezeichnung nicht ganz korrekt ist. Da das Tibiofemoralgelenk mehrere Freiheitsgrade aufweist, sollte es eher als Drehscharniergelenk bezeichnet werden.

Tibia
Die Tibia besteht aus dem Tibiakopf, dem Schaft und dem distalen Knöchelbereich. Der Tibiakopf besteht aus den beiden ausladenden Condylen, Condylus medialis und lateralis, die nach kranial gerichtet als das so genannte Tibiaplateau bezeichnet werden. Das Tibiaplateau trägt die beiden überknorpelten Gelenkflächen, Facies articularis superior medialis und lateralis, die mit den Femurcondylen artikulieren. Die beiden Gelenkfacetten werden durch die Eminentia intercondylaris getrennt. Vor dieser Erhebung erstreckt sich die Area intercondylaris anterior, hinter der Erhebung befindet sich die Area intercondylaris posterior. Beide knorpelfreien Zonen dienen sowohl den Kreuzbändern als auch den Menisken als Insertion (s. **Abb. 6.1**).

Das Tibiaplateau ist keine horizontal gestellte Fläche, sondern fällt etwas nach dorsal ab. Wie stark der Neigungswinkel ist, hängt unter anderem vom Alter und der mechanischen Belastung des Gelenks ab. In jungen Jahren oder beim Säugling ist die Neigung grundsätzlich größer und kann über 20 ° betragen. Erklärt wird diese Neigung durch die intrauterine Beugehaltung, die einen stärkeren Druck auf den dorsalen Anteil der Tibia produziert. Mit der Vertikalisierung verringert sich der Druck dorsal und nimmt ventral zu. Dadurch reduziert sich auch die Neigung des Tibiaplateaus. Aufgrund dieses variablen mechanischen Einflussfaktors ist es nicht überraschend, dass die Winkelgrade im Erwachsenenalter stark variieren. Während Leonhardt et al. (1987) lediglich noch 4 ° angeben, beziffert Hochschild (2002) die Neigung auf 9 °, Meyer und Haut (2005) finden dagegen 10-15 °. In der Frontalebene sind beide Seiten des Tibiaplateaus nach kranial hin konkav. In der Sagittalebene ist die mediale Seite konkav, die laterale konvex (Kapandji 1992).

Die Gelenkfacetten haben in der Transversalebene eine ovale Form. Die Knorpeldicke ist variabel und beträgt zwischen 2 und 5 mm. In der Regel ist der Knorpel der lateralen Gelenkfacette etwas dicker als der Knorpel der medialen Gelenkfacette (Eckstein et al. 2002, Hinterwimmer et al. 2004). Unter den Menisken ist die Knorpelschicht dünner als im medialen meniskusfreien Anteil, was vermutlich durch eine belastungsbedingte Anpassung zu erklären ist (Andriacchi et al. 2006, Quinn, Hunziker und Häuselmann 2005). Bestätigt wird dies durch Li et al. (2005a). Ihrer Untersuchung zufolge ist die Knorpelschicht in der Region am dicksten, die beim initialen Kontakt während des Gehens (Extensionsstellung des Kniegelenks) belastet wird.

Femur

Der Femur besteht aus dem Femurkopf, dem Femurhals, dem Schaft und den beiden Condylen. Diese verbinden sich mit den Gelenkfacetten des Tibiaplateaus und komplettieren das Tibiofemoralgelenk. Der Condylus femoris medialis verläuft weiter nach außen und ist etwas länger und stärker als der Condylus femoris lateralis. Beide Condylen werden durch die Fossa intertrochanterica bzw. durch die Trochlea femoris getrennt.

In der sagittalen Ebene betrachtet fällt auf, dass der Krümmungsradius der Femurcondylen nicht einem Kreisausschnitt entspricht. Nach dorsal hin nimmt die Länge des Krümmungsradius ab, nach ventral nimmt er zu. Dadurch entsteht eine Vielzahl von Krümmungszentren, die auf einer bogenförmigen Linie (Evolute) lokalisiert sind. Des Weiteren ist der anterior-posteriore Durchmesser der Condylen größer als der kranio-kaudale Durchmesser. Dies hat für die Stellung der Patella und damit für die Wirkungslinie des Lig. patellae weitreichende Folgen (s. **Abb. 6.3a–b**).

Die femorale Knorpeldicke ist ebenfalls variabel und beträgt zwischen 2 und 4 mm. Tendenziell weist die mediale Femurcondyle eine etwas dickere Knorpelschicht auf (Hinterwimmer et al. 2004, Eckstein et al. 2002).

Insgesamt scheint der Kniegelenkknorpel eine besondere Disposition für degenerative Veränderungen aufzuweisen. Im Vergleich zu Knorpelzellen aus dem oberen Sprunggelenk weisen Chondrozyten des Tibiofemoralgelenks eine verminderte Matrixsyntheseleistung in Ruhe und bei körperlicher Belastung auf. Des Weiteren sind sie sensibler für Transmitter des katabolen Systems (z. B. MMP`s und Entzündungsmediatoren), jedoch unsensibler für anabole Substanzen (z. B. IGF). Dieses physiologische Defizit resultiert in einer weniger belastbaren Matrixstruktur und einer geringeren Reaktionsbereitschaft auf Trainingsreize und Regenerationsfähigkeit nach Mikrotraumen (Fetter et al. 2006, Kuettner und Cole 2005).

Innervation

Knorpelgewebe selbst ist aneural und avaskulär. Dennoch kann man durch Druck auf das Tibiaplateau und die Femurcondylen Empfindungen auslösen (Dye, Vaupel und Dye 1998). Dies ist durch die reichhaltige Innervation des subchondralen Knochens zu erklären. Mechanische Belastung wird über die Knorpelschichten auf den Knochen übertragen. Es entstehen dadurch physiologische Afferenzen für die Bewegungskoordination. Bei dauerhafter Belastung könnte diese Zone zusammen mit den kapsuloligamentären Strukturen aber auch für die Schmerzgeneration verantwortlich sein (Dye 2005).

6.6.2 Biomechanik

Die Belastung auf die Gelenkflächen wird durch Kompressions-, Scher- und Torsionskräfte determiniert. Diese absoluten Kräfte werden auf einen Teil der Gelenkfläche verteilt (relative Kräfte). Des Weiteren beeinflussen Verletzungen am Kapsel-Band-Apparat oder der Menisken die Belastungsverteilung auf den Knorpel.

Absolute Kompressionskräfte

In der Behandlung von Knorpelpathologien wird Kompressionskräften eine besondere Bedeutung beigemessen. Die Diskussion in Kapitel 6.4.2 ist daher hilfreich und für die Belastung des Gelenkknorpels analog zu übernehmen. Zusammenfassend sollen hier noch einmal die Kernaussagen für die Kompressionsbelastung in verschiedenen Übungssituationen beschrieben werden.

Bewegung im offenen System

Quadrizeps und Hamstrings

Bei Kontraktionen der Oberschenkelmuskulatur (Quadrizeps, Hamstrings) entstehen hohe Kompressionskräfte, die das Mehrfache des Körpergewichts betragen können (Smidt 1973, Escamilla et al. 2001). Der Betrag der Kraft hängt insbesondere von der Intensität der muskulären Belastung und der Wirkungslinie des Muskels ab. Bei Knie-Extensionsübungen im Sitzen (z. B. Gewichtsmanschette) nimmt die Belastung in den terminalen 10–20° überproportional zu. Die Kompressionsbelastung ist dann höher als bei der vertikalisierten Squat (Wilk et al. 1996).

Bewegung im geschlossenen System

Leg press und Squat

Die Kompressionsbelastung im geschlossenen System weist bei gleicher muskulärer Aktivierung und Intensität nur geringe Unterschiede zum offenen System auf (s. **Tab. 6.17**). Im Vergleich zur Extensionsübung im Sitzen nimmt aber das Lastmoment nicht in Extension, sondern in Flexion zu. Die Spitzenwerte in der Leg press oder der Squat treten daher immer in tiefen Beugepositionen auf. Um die Kräfte insgesamt möglichst gering zu halten, sollte der Körperschwerpunkt bei der Squat über dem Kniegelenk gehalten werden. Das Lastmoment und die Anforderung an die stabilisierende Muskulatur können dadurch minimiert werden.

Absolute Scher- und Torsionskräfte

Kräfte in der Transversal- und Sagittalebene werden in der existenten Literatur unterschiedlich beurteilt. Dies ist einerseits durch unterschiedliche Untersuchungsdesigns bedingt (mit und ohne Berechnung von Muskelkräften) und andererseits durch das Fehlen von geeigneten In-vivo-Messverfahren zu erklären. Während Kompressionskräfte durch Sensoren in Prothesen relativ eindeutig bestimmt werden können, ist es deutlich schwieriger, Messwerte in den anderen Ebenen zu erfassen.

Bewegung im offenen System

Quadrizeps

Nach Wilk et al. (1996) bestehen Maximalwerte in tiefen Beugepositionen. In mittleren Beugewinkeln (40-70°) sind sie minimal, extensionsnah steigen die Scherkräfte wieder moderat an. Lutz et al. (1993) und Smidt (1973) kommen für den Bereich der geringsten Scherkräfte zu ähnlichen Resultaten (ca. 50-70°, siehe **Abb. 6.37**). Dieser Winkelbereich fällt mit der „neutral active quardiceps position" zusammen, in der das Lig. patellae einen annähernd geraden Verlauf aufweist und so fast ausschließlich Kompressionskräfte und keine Scherkräfte produziert.

Hamstrings

Bei isolierter Kontraktion der Hamstrings werden über das gesamte Bewegungsausmaß posteriore Scherkräfte produziert. Diese sind in extensionsnahen Winkelgraden, bedingt durch den fast geraden Verlauf der Wirkungslinie der Kniebeuger, gering. Mit steigendem Beugewinkel verläuft die Wirkungslinie der Hamstrings annähernd parallel zum Tibiaplateau und die Scherkraftkomponen-

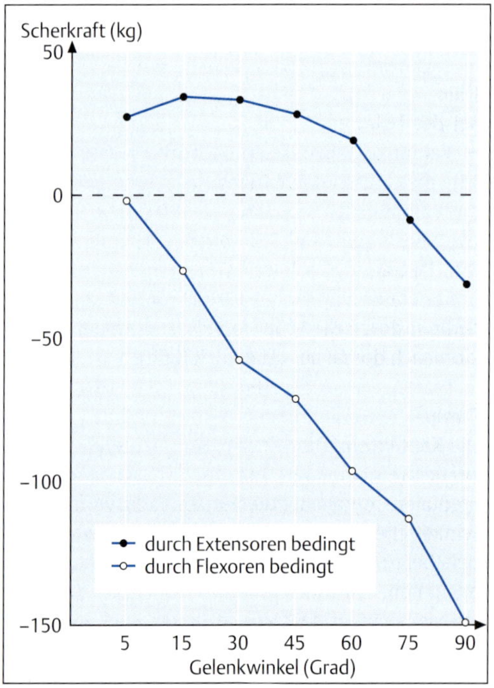

Abb. 6.37 Produzierte Scherkräfte im offenen System durch isolierte Quadrizeps- oder Hamstringkontraktion (Smidt 1973).

te nimmt zu (siehe **Abb. 6.37**, Smidt 1973, Lutz et al. 1993).

Bewegung im geschlossenen System

Leg press und Squat

Nach Wilk et al. (1996) und Escamilla et al. (1998) nehmen die Scherkräfte mit steigender Flexion zu. Dies gilt sowohl für die liegende Leg press als auch für die vertikalisierte Squat. Wie hoch die Werte letztendlich sind, ist vom entwickelten Drehmoment der aktivierten Muskulatur abhängig.

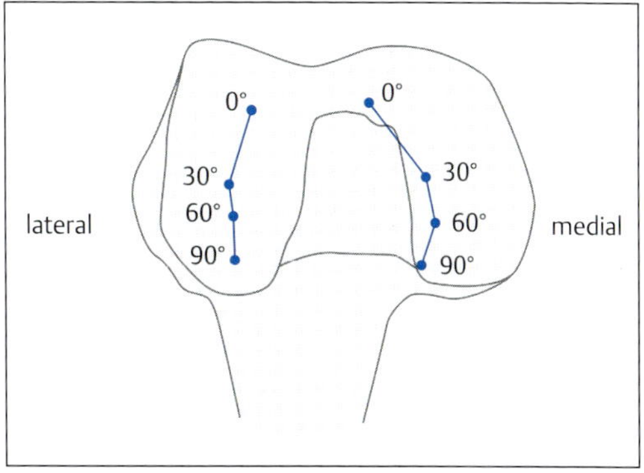

Abb. 6.38 Kontaktpunkte auf den beiden Femurcondylen bei der Einbeinkniebeuge (Li et al. 2005b).

Relative Kräfte

Physiologische Kontaktpunkte

Durch das Roll-Gleit-Verhalten von Femur und Tibia werden die absoluten Kräfte nicht auf die gesamte Knorpelfläche, sondern lediglich auf eine kleine Fläche verteilt. In Abhängigkeit von der Gelenkwinkelstellung verändert sich auf beiden Knochenpartnern die Lokalisation des Knorpelareals, das mit den höchsten Kräften belastet wird. Interessanterweise ist die Knorpeldicke direkt an die Biomechanik des Gelenks adaptiert, d. h. anhand der Knorpelstruktur können die Kontaktpunkte von Femur und Tibia bei funktionellen Aktivitäten (z. B. Gehen oder Squat) nachvollzogen werden.

Tibia

Bei der belasteten Flexionsbewegung wandert der Femur auf der Tibia nach hinten. Diese Bewegung ist auf der lateralen Seite deutlich ausgeprägter als auf der medialen Seite (9 mm bzw. 1,5 mm). Die Kontaktpunkte sind auf beiden Seiten eher am inneren zentralen Anteil der Gelenkfacette lokalisiert. Am lateralen Tibiaplateau dehnt sich dieser Bereich bedingt durch die größere Verlagerung bei der Flexion nach dorsal aus (Li et al. 2005b).

Femur

Die Kontaktpunkte an den Femurcondylen wandern bei der Kniebeugung von ventral nach dorsal. An der medialen Condyle werden unabhängig vom Gelenkwinkel eher die medialen Anteile des Gelenkknorpels belastet. Die laterale Condyle weist in extensionsnahen Positionen einen zentralen Kontaktpunkt auf, der sich mit der Beugung etwas nach innen verlagert (siehe **Abb. 6.38**, Li et al. 2005b).

Die Größe der wirkenden Kompressions- und Scherkräfte und deren Verteilung auf die Kontaktpunkte kann sich durch ein Malignment der unteren Extremität beträchtlich verändern. So führt ein eingefallenes Längsgewölbe häufig zu Rotations- oder Valgusfehlstellungen im Kniegelenk und damit zu einer ungleichmäßigen Belastungsverteilung auf dem Gelenkknorpel. Andere Abweichungen (z. B. Genu varum, Fehlstellungen der Hüfte) haben den gleichen Effekt.

Das Wissen um die Kontaktpunkte bei Gelenkbewegungen liefert dem Therapeuten oder dem Operateur wertvolle Informationen:

- Die meisten degenerativen oder traumatischen Veränderungen des Gelenkknorpels sind auf den tibiofemoralen Kontaktpunkten lokalisiert.
- Treten z. B. bei der aktiven Bewegungsprüfung innerhalb der Untersuchung nur in manchen Gelenkwinkeln Schmerzen auf, kann unter Umständen auf die Lokalisation des Defekts geschlossen werden.
- Bei der osteochondralen Transplantation (siehe Kapitel Knorpel oder Behandlung operativ) werden die Knochen-Knorpelstifte ausschließlich aus Zonen gewonnen, die keine oder nur eine geringe Kompressionsbelastung aufweisen.

Weichteilverletzungen

Die oben beschriebenen Kräfte und deren Verteilung auf die tibiofemoralen Gelenkflächen sind das Resultat einer physiologischen Biomechanik des Arthrons. Jede biomechanische Veränderung führt zwangsläufig zu aphysiologischer Gelenkbelastung.

Kreuzbandverletzungen

Nach Kreuzbandverletzungen kommt es zu größeren Kräften in allen Ebenen. Die Translation in der Sagittal- und Transversalebene nimmt zu und führt dazu, dass der Femur mit einer kleineren Fläche und nicht mit den physiologischen Kontaktpunkten auf der Tibia artikuliert. Bei den vorderen Kreuzbandverletzungen verbleibt die Tibia posttraumatisch häufig in einer anterioren Subluxation (Almekinders et al. 2004) oder weist eine exzessive anteriore Translation bei Quadrizepsbelastungen auf (Barrance et al. 2006). Hintere Kreuzbandverletzungen zeichnen sich durch eine Subluxation und eine größere Translation nach posterior aus (Strobel 2002, Logan et al. 2005). Da die Knorpelflächen abseits der physiologischen Kontaktpunkte eine geringere mechanische Belastbarkeit aufweisen, ist dies immer mit einer Mehrbelastung verbunden (Li et al. 2005a, Andriacchi et al. 2006).

Meniskusverletzungen

Nach einer operativen Entfernung von Meniskusgewebe verändern sich die Belastungsverhältnisse für den Knorpel dramatisch. Kompressionskräfte müssen auf einer kleineren Fläche verteilt werden. Ein Massenverlust von 16-34% hat eine Belastungssteigerung um 350% zur Folge (Cole, Carter und Rodeo 2002). Insbesondere in endgradigen Gelenkpositionen nehmen auch die Scherkräfte auf die Gelenkflächen zu (siehe **Abb. 6.39**, Li et al. 2004).

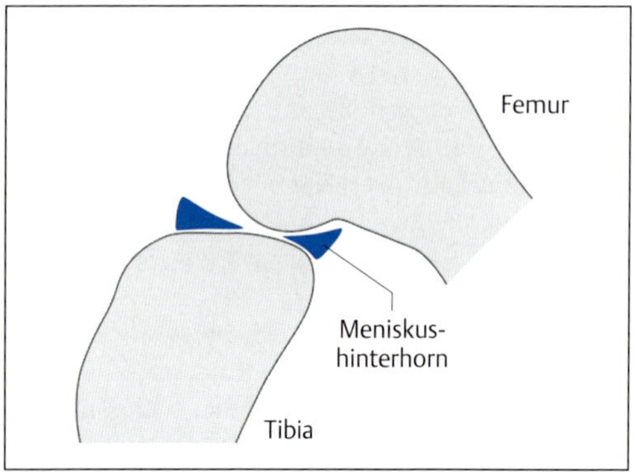

Abb. 6.39 In endgradiger Flexion artikulieren die Hinterhörner des Meniskus mit den Femurcondylen und entlasten das hintere Kreuzband und den Gelenkknorpel. Bei Hinterhornverletzungen oder einer Meniskektomie geht dieser Effekt verloren (Li et al. 2004).

Während also die Mehrbelastung des Gelenkknorpels durch eine veränderte Biomechanik unbestritten ist, muss offen bleiben, ob sich tatsächlich eine frühzeitige Degeneration mit Symptomen (Schmerz und Funktionseinschränkung) entwickelt. Dies hängt unter anderem von der Entwicklung muskulärer Kompensationsstrategien und der genetischen Disposition ab (Dayal et al. 2005).

Messung der Knorpelbelastung

Seit einigen Jahren versuchen diverse Wissenschaftler, die Knorpelbelastung mittels hochauflösender MRT-Aufnahmen zu quantifizieren. Es werden dabei die Verformung und der Dicken- bzw. Volumenverlust der Knorpelfläche unter Belastung bestimmt. Diesen Untersuchungen liegen folgende Annahmen bzw. Tatsachen zugrunde:

- Der Grad der Verformung des Knorpels unter Belastung ist von den biomechanischen Eigenschaften des Gewebes abhängig (z. B. „stiffness").
- Die biomechanischen Eigenschaften werden durch die histologische Struktur bestimmt (z. B. Grundsubstanzgehalt oder kollagene Faserstruktur).
- Regionale Variabilität der histologischen Struktur (siehe oben) und/oder traumatische bzw. degenerative Veränderungen des Knorpels bewirken eine unterschiedliche Deformierung unter Belastung (ein degenerativer Knorpel zeigt z. B. ein anderes Deformationsverhalten als ein physiologischer Gelenkknorpel).
- Verschiedene Belastungsformen verursachen unterschiedlich große Deformationen des Knorpels (z. B. statische oder dynamische Belastungen).

Ziel dieser Untersuchungen könnte es sein, bionegative Grenzwerte für die Deformation des Gelenkknorpels unter Belastung zu erhalten. Des Weiteren könnten Belastungs- und Trainingsformen identifiziert werden, die eine geringe mechanische Beanspruchung des Knorpels produzieren und auch beim degenerierten Knorpel noch biopositive Anpassungserscheinungen auslösen. Von diesem Ziel ist man momentan noch weit entfernt, dennoch lassen sich erste Schlussfolgerungen aus den Untersuchungsergebnissen ableiten. Eckstein et al. (1999, 2000, 2005) verwendeten in ihren Untersuchungen Kniebeugen, Sprungformen oder Radfahren. Die Ergebnisse sind daher in diesem Kontext besonders aussagekräftig und wertvoll:

- Dynamische Belastungen (normale Squats) führen zu einem größeren Volumenverlust des Gelenkknorpels als statische Belastungen (z. B. statische Squat in einem Gelenkwinkel). Dies ist dadurch zu erklären, dass ein größerer Anteil der Gelenkfläche belastet wird. Der maximale Dickenverlust dagegen ist bei der statischen Squat größer, da die Belastung auf ein begrenztes Knorpelareal fokussiert ist.
- Die größte Verformung des Knorpels ist bei reaktiven Belastungen zu erwarten (z. B. Sprünge).
- Zu Beginn der Belastung kommt es bedingt durch die Verdrängung von Wasser zu einer schnellen

Deformation. Die Belastung wird also zunächst von den flüssigen Bestandteilen des Knorpels aufgenommen. Bei einer dauerhaften Belastung wird die Verformung immer geringer, bis eine Art Gleichgewicht erreicht wird. Die Belastung wird nun von den festen Bestandteilen des Knorpels getragen. Nach Belastungsabbruch kommt es zu einer langsamen Regeneration. Nach 45 Minuten ist eine 50%ige, nach 90 Minuten eine 100%ige Regeneration vollzogen.

- Die Deformation ist auf die oben beschriebenen Kontaktpunkte beschränkt. Allerdings werden die Gelenkfacetten von Femur und Tibia nicht in gleichem Maße deformiert. Der femorale Knorpel ist deutlich steifer und der Dickenverlust ist fast ausschließlich auf die tibiale Gelenkfläche begrenzt (siehe **Abb. 6.40**, Eckstein et al. 2005).

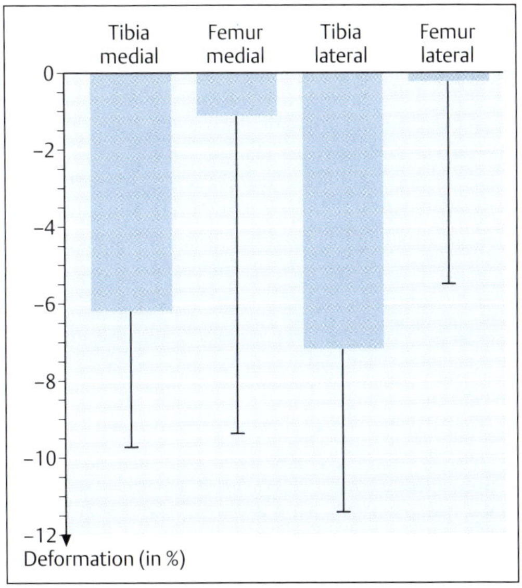

Abb. 6.40 Deformation des tibialen und femoralen Knorpels bei impact Belastungen (Eckstein et al. 2005).

Nach Auswertung der beschriebenen Untersuchungsergebnisse eignen sich unserer Meinung nach insbesondere dynamische Belastungen über ein größeres ROM, reaktive Belastungen sind zunächst zurückzustellen. Bei intensiveren Belastungen (z. B. Krafttraining) sollte die Serienzeit kurz gehalten werden, um die flüssigen Bestandteile der Knorpelmatrix an der Belastungsübernahme zu beteiligen. Eventuell sind mehrere kurze Trainingseinheiten über den Tag verteilt sinnvoller als eine längere Einheit (siehe auch Tabelle 1.3). Ist die Lokalisation des Schadens bekannt, kann das ROM über eine bestimmte Zeit limitiert werden.

Zusammenfassung:

- Muskelkontraktionen führen zu hohen Kompressionsbelastungen. Diese können das Mehrfache des Körpergewichts betragen.
- Im geschlossenen System nehmen die Kompressions- und Scherkräfte mit steigender Flexion zu. In Extension ist die Belastung, bedingt durch die verminderte muskuläre Intensität, geringer.
- Bei Übungen im offenen System (Kniestrecker) nimmt die Kompressionsbelastung in extensionsnahen Winkelgraden nicht ab. Zwischen 0 und 50° Flexion ist sie sogar höher als im geschlossenen System.
- Bei Extensionsübungen im offenen System sind die Scherkräfte in mittleren Flexionswinkeln (50-70°) minimal, isolierte Hamstringkontraktionen produzieren mit steigender Flexion hohe Scherkräfte.
- Bei belasteter Gelenkbewegung werden die Kompressions- und Scherkräfte nicht auf die gesamte Knorpelfläche gleichmäßig verteilt. Es werden insbesondere die inneren Anteile der Gelenkfacetten von Femur und Tibia belastet.
- Weichteilverletzungen (z. B. Kreuzband- oder Meniskusverletzungen) verändern die biomechanischen Verhältnisse des Gelenks und führen zu unphysiologischer Belastung.
- Die Knorpelbelastung kann durch die Verformung des Knorpels mittels hochauflösender MRT-Aufnahmen quantifiziert werden.
- Zu Beginn der Therapie sind folgende Winkelgrade unproblematisch:
  - Squat: 0-60° Flexion (Oberkörperschwerpunkt über Kniegelenk).
  - Leg press: 0-60° Flexion.
  - Kniestrecker/Kniebeuger: Kompressionskräfte sind abhängig von der Intensität der muskulären Arbeit. Die geringsten Scherkräfte treten zwischen 50 und 70° Flexion (Quadrizeps) sowie zwischen 0 und 30° (Hamstrings) auf.

6.6.3 Degenerative Knorpelpathologie (Gonarthrose)

Degenerative Zerstörung des tibiofemoralen Gelenkknorpels mit sekundärer schubweise verlaufender Synovitis.

Pathogenese

Die Gonarthrose kann ohne ersichtliche Ursache, primär oder durch angeborene oder erworbene

Gelenkerkrankungen sowie durch Traumen sekundär entstehen (Hackenbroch 2002). Allgemeine Risikofaktoren für die Entstehung einer sekundären Arthrose sind in Kapitel 1.1.2. beschrieben. Wir verweisen zur weiteren Diskussion auf die dortigen Ausführungen.

Speziell für den tibiofemoralen Gelenkknorpel scheinen Weichteilverletzungen (Kreuzband- oder Meniskusverletzungen) oder Knochenödeme eine beschleunigte Abnützung zu begünstigen. Beynnon et al. (2005) konnten selbst zwei Jahre nach einer operativ versorgten Kreuzbandruptur einen erhöhten Knorpelmetabolismus anhand von Biomarkern in der Synovialflüssigkeit messen. Die Werte entsprachen dem chemischen Milieu von Gelenken in einer präarthrotischen Phase. Offensichtlich kann durch eine Traumatisierung im Gelenkraum unabhangig von der Versorgung ein degenerativer Prozess in Gang gesetzt werden. Ob dies durch eine Veränderung des Gelenkstoffwechsels bedingt ist oder durch eine veränderte Biomechanik oder eine Kombination von beidem, ist momentan unklar.

Des Weiteren genießen Abweichungen der Beinachse einen hohen Stellenwert in der Ätiologie der Gonarthrose. Während aber angeborene, zum Teil auch ausgeprägte X- oder O-Beinstellungen häufig keine Folgen nach sich ziehen, sind schon kleine, posttraumatisch erworbene Veränderungen nach z. B. einer Fraktur für eine Arthroseentwicklung maßgeblich (Hackenbroch 2002). Die Folgen einer signifikanten Fehlstellung werden mit dem Begriff Konkavitätsarthrose umschrieben. Bei einem Genu varum kommt es häufig zur Degeneration des medialen Kompartments, ein Genu valgum führt in der Regel zu einer Arthrose der Lateralseite.

Nach Otte (2001) sind neuromuskuläre Insuffizienzen ein weiterer Faktor in der Entwicklung der Gonarthrose. Insbesondere bei schnellkräftigen Muskelleistungen ist eine rechtzeitige Sicherung für eine korrekte Belastungsübertragung von Bedeutung. Normalerweise findet in solchen Situationen (z. B. initialer Kontakt während des Gehens) eine Vorinnervation des Quadrizeps statt, d. h. noch bevor die Ferse Kontakt mit dem Boden aufnimmt, steigt die EMG-Amplitude des Quadrizeps. Bei älteren Menschen ist dieses Phänomen, bedingt durch den Kraftverlust und die verminderte visuelle Antizipation, sogar noch ausgeprägter (Hinman et al. 2005). Bei Arthrose-Patienten hingegen scheint dieses Muster gestört zu sein. Hinman et al. (2002) konnten dies bei einem funktionellen Test (Step down) bestätigen. Der Quadrizeps (M. vastus lateralis) reagierte verspätet. Die verminderte bzw. verspätete Aktivierung der Kniestreckmuskulatur bei impact Belastungen verursacht höhere Gelenkkräfte, die den tibiofemoralen Knorpel vermehrt belasten. Gleichzeitig stellen diese Befunde die theoretische Grundlage für Trainingsprogramme in Prävention und Rehabilitation beim arthrotischen Patienten dar.

Klinik

Symptome

Subjektiv

- Häufig besteht ein ventraler Knieschmerz. Bei Konkavitätsarthrosen gibt der Patient einen medialen oder lateralen Schmerz an.
- Im entzündlichen Stadium kann ein Dauer-, Ruhe- oder Nachtschmerz bestehen. Ansonsten ist der Schmerz meistens bewegungs- und belastungsabhängig. Häufig schmerzauslosende Bewegungsmuster sind Gehen, Stehen, Laufen, Treppensteigen (auf- oder abwärts) und Aufstehen nach längerem Sitzen (Anlaufschmerz).
- Manche Patienten berichten von einer Gangunsicherheit mit „giving way"-Episoden, sowie einer (oft morgendlichen) Steifigkeit oder einem Blockierungsgefühl.
- Ein traumatischer Auslöser ist möglich, liegt aber oft schon Jahre zurück. Viele Patienten geben einen langsam fortschreitenden Verlauf ohne eindeutigen Auslöser an.

Objektiv

- Abweichungen der Beinachse (Genu varum, valgum oder recurvatum).
- Schwellung (Mini- oder Maxierguss).
- Bei einer medial oder lateral betonten Gonarthrose kommt es zu einer umschriebenen Temperaturerhöhung über dem jeweiligen Kniegelenkspalt. Ist das ganze Kniegelenk betroffen, ist die Hyperthermie unter der Patellaspitze lokalisiert. Die Maximalwerte liegen deutlich unter den Werten einer rheumatoiden Arthritis.
- Das Kniegelenk ist hypomobil. Eine Einschränkung im Verhältnis Flexion-Extension 4-5:1 spricht für eine Arthrose oder Arthritis. Neben der angulären Einschränkung sind Traktion und Gleiten reduziert.
- Krepetieren.
- Kraftverlust und Atrophie (insbesondere Quadrizeps).
- Gestörte Propriozeption (z. B. Winkelreproduktion) und verändertes Innervationsprogramm der stabilisierenden Muskulatur.

- Durch die Funktionseinschränkungen besitzt der Patient oft einen schlechten Fitnesszustand (z. B. aerobe Kapazität).
- Widerstandstests können bedingt durch die verursachten Kompressions-, Scher- oder Torsionskräfte schmerzauslösend sein.
- Begleitverletzungen (Ligamente, Meniskus).
- Bildgebende Verfahren: Auf der Röntgenaufnahme sind insbesondere im fortgeschrittenen Stadium die typischen Arthrosemerkmale zu sehen:
  - Gelenkspaltverschmälerung.
  - Subchondrale Sklerose oder Knochenzysten.
  - Osteophyten.
- Weiterführende Verfahren wie die MRT-Aufnahme sind insbesondere für die Differenzialdiagnose wichtig (ligamentäre oder Meniskus-Verletzungen, Osteonekrosen usw.).

Spezialisierungstests

Als Spezialisierungstests sind alle Testverfahren anzusehen, die zur Differenzialdiagnose zu anderen Pathologien beitragen (ligamentäre Stabilität, Meniskusprovokation). Problematisch ist, dass eventuell vorhandene Begleitverletzungen sowohl Ursache als auch Folge einer Knorpeldegeneration sein können. Spezielle manuelle Tests, die auf eine Arthrose hindeuten, bestehen unserer Meinung nach nicht.

Differenzialdiagnose

- Ligamentäre und Meniskus-Verletzungen.
- Erkrankungen des Muskel-Sehnen-Apparats.
- Arthritiden.
- Intraartikuläre Frakturen.
- Pathologien des Patellofemoralgelenks.

Therapie

Die Behandlung von degenerativen Knorpelläsionen gestaltet sich für Therapeuten und Patienten als äußerst schwierige Aufgabe, denn es ist nicht mit einer Heilung oder Regeneration zu rechnen, sondern allenfalls mit einer Schmerzreduktion oder Funktionsverbesserung. Diese Ziele werden auch nur dann erreicht, wenn der Patient eine gute Compliance aufweist. Pedersen und Saltin (2006) empfehlen daher, die Behandlung ein Leben lang aufrechtzuerhalten.

Konservativ

In der Literatur besteht Einigkeit darüber, dass alle Formen der Arthrose mit einem überwiegend aktiven Therapieansatz behandelt werden müssen. Diverse Metaanalysen und Reviews belegen dies (Pedersen und Saltin 2006, van Baar et al. 1999, Clark 1999). Für den Inhalt der Trainingsprogramme scheint es momentan keinen gold standard zu geben, d. h. verschiedene aktive Interventionsmöglichkeiten sind bezüglich Schmerzreduktion und Funktionsverbesserung ähnlich wirksam. Unserer Meinung nach sollte man sich am Defizit des Patienten orientieren (siehe Klinik). Verfolgt man diesen Ansatz, so stehen neben der Schmerzreduktion Kraft- und Ausdauertraining sowie koordinative Ziele und die Erhaltung der Gelenkbeweglichkeit im Vordergrund.

Entzündungsphase

Bei einer aktivierten Arthrose sollte zunächst auf mechanische Belastung durch aktive Therapie verzichtet werden. Die Entzündungsreaktion dient nicht der Heilung, sondern der Gelenkdestruktion. Die physikalische und medikamentöse Therapie sowie die Behandlung durch diäthetische Maßnahmen stehen hier im Vordergrund. Neben den gängigen entzündungshemmenden Medikamenten (SAIDs, NSAIDs) können mittlerweile auch oral verabreichte Matrixbestandteile wie Glukosamin und Hyaluronsäure empfohlen werden. Sie haben nicht nur einen moderaten antiinflammatorischen Effekt, sondern verlangsamen auch den Knorpelabbau (Wenk 2006). Manche Patienten können durch passive Gelenkbewegung (CPM) den Abtransport der Entzündungsmediatoren beschleunigen.

Proliferationsphase

Nicht vorhanden.

Remodellierungsphase

Bei eingeschränkter Gelenkbeweglichkeit kommen Mobilisationen zur Anwendung. Manualtherapeutische Traktions- und Gleittechniken dehnen unflexible Kapselanteile und stellen das eingeschränkte Gleiten im Gelenk wieder her. Weiterführend unterstützt der Patient die Behandlung durch Automobilisationen. Diese sind zunächst im absolut schmerzfreien Bewegungsausmaß auszuführen. Bei abgeklungenem Reizzustand sind Dehnschmerzen am Ende der physiologischen Bewegungsamplitude erlaubt. Neben der Erweiterung der Bewegungsamplitude wird der Gelenkknorpel dabei durch dosierte Kompressionsreize (produziert durch die aktivierte Muskulatur) auf weitere Trainingsbelastungen vorbereitet. Die Automobilisationen können ohne und mit einem Gurt ausgeführt werden, um das Gleiten in eine bestimmte Richtung (anterior-posterior Gleiten der Tibia) zu akzentuieren. Die genaue Ausführung ist Kapitel 8.1.4 zu entnehmen. Folgende Verfahren eignen sich für das Tibiofemoralgelenk:

- Flexion: Mobilisation im Sitz mit Rollbrett, Kniestand, Mobilisation im Sitz mit Gurt (anterior-posterior Gleiten).
- Extension: Mobilisation im Sitz mit Rollbrett, Mobilisation im Sitz mit Unterstützung der Hände, Mobilisation im Stand mit Gurt (anterior Gleiten).

Der wichtigste lokale Stabilisator ist der Quadrizeps. Er weist bei Patienten mit einer Gonarthrose nicht nur ein Kraftdefizit, sondern auch eine verminderte und verzögerte Aktivierung auf (Hinman et al. 2002). Die Rekonditionierung dieses Muskels stellt daher einen Schlüssel zu einer erfolgreichen Behandlung dar. Im Stufenmodell Koordination stellt der Patient zunächst die lokale Gelenkstabilität wieder her (Stufe A, Kapitel 8.2.5). Mit Feedback-Belastungen (Stufe B) werden langsame Bewegungsmuster kontrolliert. In welchem Maße hochexplosive Bewegungsmuster (Feedforward, Stufe C) trainiert werden, ist vom Soll-Ist-Wert des Patienten abhängig. Patienten, die an entsprechenden Sportarten partizipieren (Fußball, Basketball usw.), durchlaufen das ganze Stufenmodell, um auf die Belastung vorbereitet zu werden. Therapeut und Patient befinden sich dabei auf einer Gratwanderung, um die sicherlich sehr hohen Belastungen des Gelenkknorpels bei impact Belastungen mit der aktuellen Belastbarkeit des Gewebes in Einklang zu bringen. Sportlern mit ausgeprägten Schädigungen sollte von solchen Sportarten abgeraten werden.

Krafttrainingsmethoden sollten grundsätzlicher Bestandteil der Behandlung sein, keine andere Intervention erreicht so konsistent positive Untersuchungsergebnisse (Pedersen und Saltin 2006, Clark 1999). Alle wichtigen Muskelgruppen der gesamten unteren Extremität und des Rumpfes sollten in das Programm miteinbezogen werden. Pedersen und Saltin (2006) empfehlen ein dynamisches Krafttraining mit 10 Übungen, jeweils 2 Sätze mit dem 12-Wiederholungsmaximum. Es werden immer 2 verschiedene Übungen im Wechsel durchgeführt. Bei stark eingeschränkter Beweglichkeit oder Schmerzen kann auch ein isometrisches Krafttraining angeleitet werden. Nach Topp et al. (2002) ist die Schmerzreduktion und Funktionsverbesserung mit den dynamischen Methoden vergleichbar. Wir bevorzugen das Stufenmodell Kraft und führen den Patienten durch die Stufen A, B und C. Die Schnell- und Reaktivkraftmethoden werden aus den oben beschriebenen Gründen zurückgestellt und kommen nur im Einzelfall zur Anwendung. Die Gelenkbelastung wird durch die biomechanischen Gegebenheiten (siehe oben) gesteuert:

- Bei vertikalisierten Übungen sollte der Körperschwerpunkt über dem Kniegelenk platziert werden.
- Die Kompressionsbelastung steigt mit der muskulären Intensität. Im Allgemeinen werden daher symmetrische Übungen (z. B. Squat) besser toleriert als asymmetrische (z. B. Lunge). Eine methodische Reihe könnte daher folgende Übungen beinhalten (ansteigend in der Intensität):
  - Squat mit Teilbelastung oder Beinpresse.
  - Squat und Variationen (z. B. Zercher Squat).
  - Dead Lift.
  - Squat Lunge.
  - Lunge.
  - Step up/down.
- Die Scherkräfte können bei Bedarf durch eine Begrenzung des ROM gering gehalten werden.

Unabhängig von der Krafttrainingsmethode muss der Patient koordinative Vorraussetzungen beherrschen. Ohne lokale Gelenkstabilität und stabile Beinachse birgt ein Krafttraining, bedingt durch die hohe mechanische Belastung, auch Gefahren. Shar-

Tabelle 6.26 Nachbehandlung bei konservativer Therapie degenerativer Knorpelpathologien des Tibiofemoralgelenks

	Entzündungsphase	*Proliferationsphase (nicht vorhanden)*	*Remodellierungsphase*
Beweglichkeit	▪ Funktionelle Immobilisation ▪ CPM		Mobilisation frei
Kraft	kein Training möglich		▪ A, B, C ▪ D, E bei passendem Soll-Ist-Wert ▪ Krafttraining mit symmetrischen und asymmetrischen Übungen
Koordination	kein Training möglich		▪ A: Aktivierung Quadrizeps ▪ B: Feedback ▪ C: Feedforward

ma et al. (2003) ermittelten bei instabilen Kniegelenken mit Achsabweichungen eine radiologisch nachgewiesene schnellere Progression, wenn ein höheres Kraftpotenzial bestand. Bei guter Bewegungsqualität dagegen kann eine schnelle Progression der Degeneration durch Krafttraining verhindert werden (Mikesky et al. 2006).

Arthrosepatienten reduzieren ihre körperliche Aktivität schmerzbedingt. Es kommt dadurch zu einer allgemeinen Dekonditionierung, die sich insbesondere in einer verminderten aeroben Kapazität äußert. Ein aerobes Ausdauertraining (lokal und allgemein) sollte deshalb den Trainingsplan ergänzen, wenngleich die Wirkungen auf die Pathologie selbst begrenzt sind (Pedersen und Saltin 2006).

Operativ

Für die operative Therapie des degenerativen Knorpelschadens steht eine Reihe von Verfahren zur Verfügung. Sie kommen dann zur Anwendung, wenn der Patient konservativ keine Verbesserung erfährt und der Schmerz und die Funktionseinschränkung für den Patienten nicht tolerierbar sind.

Lavage und Debridement

Unter einem Debridement versteht man die Summe operativer Maßnahmen an einem degenerativ veränderten Gelenk. Es umfasst die Entfernung von Meniskusanteilen, knöchernen Randwülsten und der Synovia. Zusätzlich wird am Knorpel eine Glättung sowie bei Bedarf eine Anfrischung der subchondralen Platte zur Knorpelneubildung durchgeführt. Die Spülung des Gelenkraumes entfernt katabole Enzyme und frei zirkulierende Knorpeldebris (Wirth und Kohn 1999). Trotz der weit verbreiteten Anwendung wird dieses Verfahren äußerst kritisch beurteilt. Verantwortlich dafür sind die nur in den ersten Jahren guten bis sehr guten Nachbehandlungsergebnisse dieser Methode. Nach einem längerem Follow-up (3-5 Jahre) werden die Resultate zusehends schlechter. Ioannidis (2004) und Aaron et al (2006) heben daher die genaue Patientenselektion hervor und empfehlen das Debridement für folgende Patientengruppen:

- Jüngere oder Patienten mittleren Alters (<60 Jahre).
- Normale Biomechanik (korrekte Beinachse).
- Kurze Anamnese mit intermittierenden, mechanisch auslösenden Symptomen (z. B. Blockierungsgefühl).
- Keine ausgeprägten Degenerationen (Röntgenbild).

Während also zumindest im kürzeren Follow-up und bei genauer Selektion der Patientengruppe eine Schmerzreduktion zu erwarten ist, bezeichnen andere Autoren das Debridement lediglich noch als „Placebo-Behandlung", das in der Knorpeltherapie keine Berechtigung mehr hat (Dann 2004).

Stimulierung von Stammzellen

Diese Techniken sind eher für traumatische Knorpeldefekte oder umschriebene kleinere degenerierte Areale geeignet. Degenerationen, die beide Knochenpartner betreffen und große Areale einnehmen, gelten in der Regel als Kontraindikation. Ausnahme stellt allenfalls die Abrasionsarthroplastik dar, die aber bedingt durch die sehr bescheidenden Behandlungsresultate ohnehin nur noch selten verwendet werden sollte (Ioannidis 2004, Dann 2004).

Zelltransplantationen und osteochondrale Transplantation (Mosaikplastik)

Sind beide für die Behandlung von Knorpelschäden mit geringer bis mittlerer Ausdehnung geeignet (siehe Kapitel 6.1.4). Die Arthrose gilt in der Regel als Kontraindikation (Behrens et al. 2004, Alford und Cole 2005).

Korrekturosteotomien

Eignen sich insbesondere bei der Behandlung von Konkavitätsarthrosen bei jüngeren Patienten, die für einen Gelenkersatz noch zu jung sind (Lobenhoffer, Agneskirchner und Zoch 2004, Pape et al. 2004). Des Weiteren werden sie in Kombination mit anderen operativen Verfahren (Transplantationen oder Totalendoprothesen) durchgeführt. Ziel ist eine Korrektur der Beinachse, um eine mechanische Überlastung des betroffenen Kompartments zu verhindern. Eine zusätzlich durchgeführte Osteotomie ist oftmals essenziell für den Behandlungserfolg (Alford und Cole 2005). Wird eine isolierte Korrektur vorgenommen, kann es zu einer Erholung des Gelenkknorpels durch eine adaptive Faserknorpelbildung kommen (Odenbring et al. 1992).

Endoprothetischer Gelenkersatz

Für den endoprothetischen Gelenkersatz besteht eine Fülle von verschiedenen Operationsmethoden. Eine detaillierte Beschreibung der einzelnen Techniken oder der verwendeten Materialien wäre unrealistisch und würde diesen Rahmen sprengen. Wir möchten daher auf die gängige Literatur verweisen und empfehlen dem interessierten Leser den Artikel von Walker (2005).

Im Folgenden gehen wir auf ausgewählte Aspekte ein, die unserer Meinung nach für die trainingstherapeutische Nachbehandlung von Bedeutung sind.

Bicondyläre/unicondyläre Techniken: Bei generalisierten Arthrosen werden beide Kondylen des Femurs und der Tibia ersetzt. Konkavitätsarthrosen können mit einer unicondylären Technik versorgt werden. Obwohl der Gewebeverlust und das intraoperative Trauma bei der unikondylären Technik geringer sind, können die Nachbehandlungsergebnisse insbesondere in der zweiten Lebensdekade nicht mit den bikondylären Prothesen mithalten. Hauptproblem stellt neben der Materialhaltbarkeit insbesondere die Progression des kontralateralen Kompartments und eine damit verbundene Schmerzgeneration dar. Neuere Prothesenmodelle liefern im kurzen bzw. mittleren Follow-up vielversprechende Daten zur Lösung dieses Problems (Deshmuk und Scott 2006).

Zementiert/unzementiert: Diese Diskussion wird im Vergleich zum endoprothetischen Hüftgelenkersatz weniger intensiv geführt. In der Regel wird die zementierte Prothese empfohlen (Saleh et al. 2006). Bei guter Patientenselektion erzielt die unzementierte Prothese dennoch sehr gute Ergebnisse. Die optimale Indikation wird für Patienten <=60 Jahre gestellt, die eine sehr gute Knochenstabilität und Passform für die Komponenten der Prothese aufweisen. Ein optimaler Knocheneinwuchs ist nach ca. 6-8 Wochen abgeschlossen. Allerdings unterliegt dieser Prozess diversen Einflussfaktoren, die das Zeitintervall beträchtlich verlängern können (nach Saleh et al. 2006):

- *Transplantatmaterial:* Verschiedene Materialien weisen eine unterschiedliche Biokompatibilität auf. Die Knochenbildung wird dadurch mehr oder weniger gefördert.
- *Porengröße der Transplantatoberfläche:* Es besteht eine optimale Porengröße, die einen schnellen und stabilen Knocheneinwuchs gewährleistet. Sind die Poren zu klein, wird die Knochenbildung gehemmt, sind sie zu groß, entsteht eher fibröses Bindegewebe und weniger Knochen.
- *Mikromotion (MM):* Unter MM versteht man die Bewegung zwischen Prothesenkomponenten und angrenzendem Knochen oder dem Zement. Je größer die MM, desto schlechter ist der Knocheneinwuchs. Auch hier kommt es tendenziell zur Bildung eines fibrösen Bindegewebes und weniger zur Knochenbildung. Limitiert wird die Bewegung der Komponenten durch eine optimale Passform, ein gutes Press-fit und zusätzlich verwendete Schrauben.
- *Biologisches Alter:* Die Syntheseleistung der Knochenzellen nimmt mit steigendem Alter ab.
- *Chemisches Milieu:* Systemerkrankungen und manche Medikamente (z. B. Entzündungshemmer) sind mit einem geringeren Knocheneinwuchs assoziiert.

Kongruenz/Inkongruenz: Die Prothesenkomponenten können eine unterschiedliche Passform zueinander aufweisen. Grundsätzlich können weder völlig kongruente Prothesenteile noch inkongruente Prothesenteile empfohlen werden. Für beide Typen gibt es Für und Wider. Wird z. B. ein konkaves Tibiaplateau gewählt, das optimal zum Krümmungsradius der Femurcondylen passt, mag die Stabilität erhöht und das Roll-Gleiten der Condylen während der Bewegung geführter sein. Das Bewegungsausmaß dagegen ist eher reduziert. Bei guter ligamentärer Stabilität (Erhaltung der Seitenbänder und des hinteres Kreuzband) werden in der Regel weniger führende Komponenten verwendet. Bei großem Gewebeverlust muss die Stabilität durch die Prothesenteile gewährleistet werden (siehe **Abb. 6.41a–c**).

> *Die Auswahl der Prothesenkomponenten hat insbesondere praktische Konsequenzen, denn während nicht geführte Prothesen durchaus von manuellen Gleittechniken profitieren können, würde man bei gekoppelten oder sehr gut geführten Prothesen die Materialbelastung bzw. den Abrieb unnötig forcieren.*

Gekoppelt/nicht gekoppelt: Kniegelenke mit einer grundsätzlich schlechten ligamentären Stabilität oder Revisionen können mit einer gekoppelten Prothese versorgt werden (siehe **Abb. 6.41b**). Charakteristische Merkmale eines gekoppelten Prothesendesigns sind (nach Walker 2005):

- Die passive Stabilität wird in allen Ebenen erhöht. Oftmals werden die Frontalebene (varus-valgus) und die Sagittalebene (Hyperextension) besonders beachtet.
- Die Verbindung wird durch Scharniere oder eine Art Zapfengelenk erreicht. Sie schützt vor einer (Sub-)Luxation.
- Die Fixation erfordert, bedingt durch die höheren Hebelkräfte, eine Fixierung mit längerem Protheseschaft.

Manche Bewegungsrichtungen werden in Abhängigkeit von der Form der Komponenten ausdrücklich limitiert, andere begünstigt. Eine genaue Information über das zu erwartende Bewegungsausmaß ist daher für die Nachbehandlung essenziell.

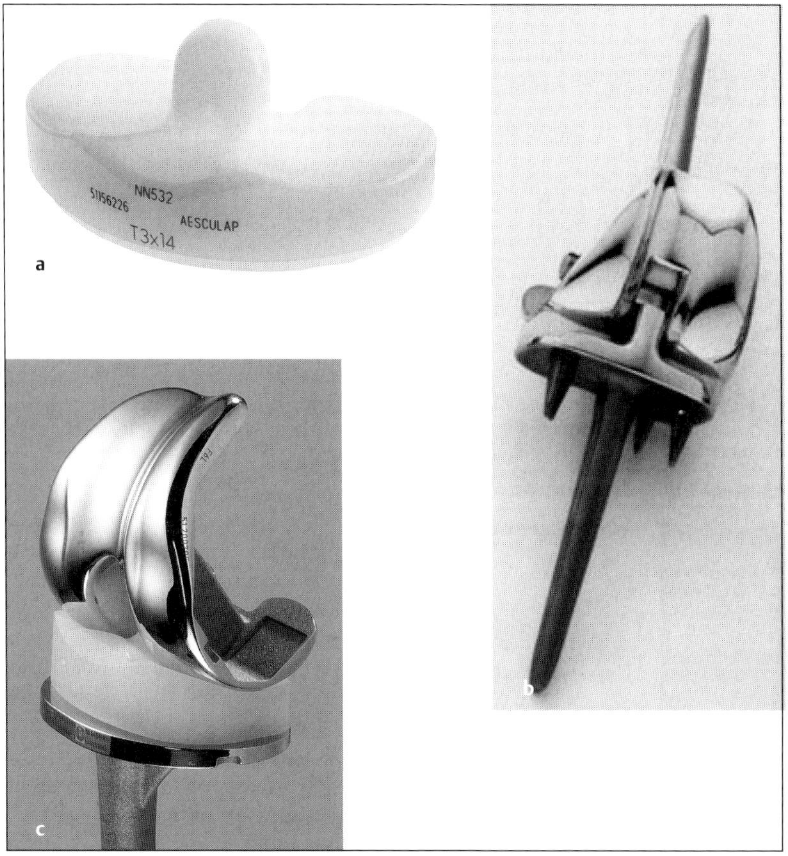

Abb. 6.41a–c Prothesenkomponenten. **a** Geführte Prothesenkomponenten. **b** Gekoppelte Prothesenkomponenten. **c** Mobile Inlays (nach Walker 2005).

Mobile/fixierte Inlays: Fixierte Inlays sind fest auf den Metallkomponenten verankert, mobile Inlays sind annähernd frei beweglich und gleichen in Form und Funktion einem Meniskus (siehe **Abb. 6.41c**). Die druckaufnehmende Fläche wird dadurch deutlich erhöht, die Kompressionsbelastung pro Quadratzentimeter reduziert. Durch die größere Mobilität des Inlays findet aber bei diesen Prothesentypen mehr Gleiten und weniger Rollen statt, was möglicherweise den Abrieb erhöht (siehe Komplikationen, Walker 2005). Biomechanische Messungen ermitteln für mobile Inlays bei funktionellen Belastungen (z. B. Step up) ein ähnliches Bewegungsverhalten wie das normaler Kniegelenke. Ob dies ein besseres Nachbehandlungsergebnis zur Folge hat, wird momentan in weiteren Studien überprüft (Rees et al 2005).

Patellofemoralgelenk: Die Rückseite der Patella wird nicht grundsätzlich ersetzt. In Meta-Analysen können zwar tendenziell bessere Ergebnisse hinsichtlich des vorderen Knieschmerzes oder Schmerz beim Treppensteigen für ersetzte Patella-Rückflächen festgestellt werden, durch die Verwendung von unterschiedlichen Materialien und Operationstechniken können aber keine pauschalen Empfehlungen gegeben werden (Nizard et al. 2005, Parvizi et al. 2005). Nach Rand (2004) ist die Indikation bei folgenden Faktoren zu stellen:

- Präoperatives Patellofemorales Schmerzsyndrom oder patellares Malignment (siehe Kapitel 6.5.3).
- Entzündliche Arthritis oder Knorpelschäden Grad 3/4 nach Outerbridge (1961, siehe Kapitel 6.5.4).
- Ungenügende Kongruenz zwischen der femoralen Prothesenkomponente und der Patellarückfläche.

Bei Patienten mit einer schlechten Knochenqualität (z. B. Osteoporose) wird die Ersetzung der Patellarückfläche kritisch gesehen. Selbst wenn kein Eingriff an der Patella erfolgt, kommt es allein durch die Zugänge zum Gelenkraum häufig zur Traumatisierung des Streckapparats. Postoperative Probleme und Schmerzen sind daher häufig zu finden.

Zusammenfassend gibt es bei der operativen Versorgung des degenerativen Knorpelschadens insbesondere für den endoprothetischen Gelenkersatz eine Vielzahl unterschiedlicher Methoden, die die Nachbehandlung beeinflussen. Ein direkter und intensiver Kontakt mit dem Operateur ist daher für das postoperative Prozedere unerlässlich. Dennoch kann für 80-90% der Patienten ein relativ allgemeines Nachbehandlungsschema verwendet werden, das sich an funktionellen Parametern und der Heilung der intraoperativ verletzten Strukturen orientiert (Ranawat, Ranawat und Mehta 2003). Patienten mit Risikofaktoren für Komplikationen (siehe unten, 10-20%) erhalten zusätzliche Übungen oder Instruktionen und werden individueller behandelt.

Betrachtet man die Heilungszeiten für muskuläre, kapsuloligamentäre und knöcherne Strukturen und bezieht den Knocheneinwuchs bei nicht zementierten Prothesen mit ein, kann nach der Entzündungsphase eine ca. 6-wöchige Proliferationsphase veranschlagt werden. Die Remodellierungsphase beträgt ca. 1 Jahr (siehe Kapitel 1).

Entzündungsphase

Die Akutphase stellt für den Therapeuten eine besondere Herausforderung dar, denn das Assessment über die Hauttemperatur ist hier nur bedingt zu verwenden. Erstens produzieren Prothesen durch den höheren Reibungskoeffizienten grundsätzlich mehr Reibungswärme (Pritchett 2006) und zweitens kommt es durch von der Prothesenoberfläche abgeriebene Partikel zu einem lang anhaltenden subakuten Prozess (Kinov et al. 2006). Beide Vorgänge verursachen einen deutlichen Temperaturanstieg, der im Vergleich zu anderen Pathologien wie z. B. einer Meniskusnaht deutlich größer und nur gering rückläufig ist. Die Hauttemperatur über dem operierten Gelenk kann dadurch auch nach mehreren Monaten über die Grenze von 2° hinaus erhöht sein. Die physikalische Therapie (Eis) hat unserer Meinung nach bei solchen Patienten einen höheren Stellenwert und sollte insbesondere im akuten Zustand und nach der Trainingseinheit angewendet werden. Um den Reizzustand des Gelenks zu evaluieren, eignen sich aus diesem Grund insbesondere die Schmerzsymptomatik (Dauer-, Ruhe-, Nacht- oder mechanischer Schmerz) und die Schwellung.

Wirth und Kohn (1999) empfehlen in der akuten Entzündungsphase eine funktionelle Immobilisation in Streckstellung. Sobald schmerzfreie Bewegungsamplituden bestehen, kann mit der Mobilisation begonnen werden. Hauptaugenmerk in der Entzündungsphase liegt auf der Kontrolle des Reizzustandes des Gelenks und der Evaluation von Risikofaktoren für Komplikationen (siehe **Tab. 6.27**, Scuderi und Trousdale 2006). Liegen Risikofaktoren vor, so sollte der Patient umgehend informiert und gegebenenfalls mit zusätzlichen Interventionen versorgt werden.

Tabelle 6.27 Evaluation von Risikofaktoren in der Entzündungsphase

Komplikation	*Risikofaktoren (den Patient betreffend)*
Postoperative Hypomobilität	▪ Präoperative Kontrakturen (insbesondere Knieflexoren und Extensoren) ▪ Weibliches Geschlecht ▪ Übergewicht (Impingement durch Weichteilhemmung) ▪ Geringe Schmerztoleranz ▪ Schlechte Compliance
Wundheilungsstörungen	▪ Rauchen ▪ Systemerkrankungen (z. B. Erkrankungen des rheumatischen Formenkreises) ▪ Medikamentenabusus ▪ Mangelernährung ▪ Vorherige Operationen ▪ Durchblutungsstörungen, verminderte Sauerstoffsättigung

Proliferationsphase (<=6. Woche)

Bei intermittierender Schmerzsituation beginnt der Patient mit der Mobilisation des Gelenks. Bewegungsschienen (CPM) können insbesondere bei Patienten mit Risikofaktoren für Bewegungseinschränkungen eine zusätzliche Behandlungsmöglichkeit darstellen. Eine obligatorische Applikation produziert nicht grundsätzlich bessere Nachbehandlungsergebnisse und ist daher nicht notwendig (Leach, Reid, Murphy 2006, MacDonald et al. 2000). Wir bevorzugen die aktive Automobilisation. In Abhängigkeit von der OP-Methode (Führung oder Kopplung der Prothese) und der Information des Operateurs (zu erwartendes Bewegungsausmaß) können folgende Automobilisationen angeleitet werden (siehe Kapitel 8.1.4 bzw. 8.1.5. Tibiofemoral und Patellofemoral):

- *Tibiofemoral Flexion:* Im Sitz mit Rollbrett, im Sitz mit Gurt (nur bei ungekoppelten Prothesen).
- *Tibiofemoral Extension:* Im Sitz mit Rollbrett, im Sitz mit Handunterstützung, im Stand mit Gurt bzw. Seilzug (nur bei ungekoppelten Prothesen).
- *Patellofemoral:* Gleiten im Sitzen, unbelastet und belastet.

Eine zu aggressive Mobilisation in mittlere und tiefe Beugewinkel (>40°) wird von manchen Autoren mit

Wundheilungsstörungen in Verbindung gebracht. Dies ist durch die Kompression des peripatellaren Gefäßbündels in Flexion zu erklären. Die Intensität der Mobilisation sollte daher immer im Einklang mit dem Reizzustand des Gelenks einhergehen. Trotzdem sollten am Ende der Proliferationsphase mindestens 90° Flexion und eine vollständige Extension (<10° Defizit) erreicht werden. Ansonsten wird schon zu diesem Zeitpunkt eine Weichteilmanipulation für das Flexionsdefizit empfohlen (Scuderi und Trousdale 2006).

Die Gewichtsbelastung wird schmerzabhängig freigegeben. Trotzdem kann der Patient Gehstützen verwenden. Grundvoraussetzung für einen annähernd normalen Gangzyklus sind eine gute Quadrizepsaktivierung (korrekter ASLR in Rückenlage), eine ausreichende Kniegelenkextension und Schmerzfreiheit.

Ein Schlüssel zu einem guten funktionellen Ergebnis stellt eine suffiziente Quadrizepsaktivierung dar (Silva et al. 2003). Nach Stevens, Mizner und Snyder-Mackler (2003) weisen aber viele Patienten neuromuskuläre Störungen und einen verminderten Querschnitt in der Streckmuskulatur auf. Selbst 3 Monate postoperativ ist dieses Defizit noch signifikant (Peterson und Snyder-Mackler 2006). Den koordinativen Trainingsmethoden (Stufe A und B) kann daher in der Proliferationsphase eine besondere Bedeutung zugesprochen werden. Neben der isolierten Aktivierung des Quadrizeps sollten zusätzlich die Schlüsselmuskeln der LBH-Region und der Sprunggelenke ins Training miteinbezogen werden. Gerade das Alignment des Patellofemoralgelenks ist auf stabile Nachbargelenke angewiesen (siehe Kapitel 6.5.2). Hilfsmittel wie Myofeedbackgeräte und die funktionelle Elektrostimulation werden in diesem Zusammenhang in mehreren Studien sehr positiv bewertet und sollten bei Bedarf eingesetzt werden (Bhave et al. 2005, Stevens, Mizner und Snyder-Mackler 2003).

Arthrotische Patienten weisen schon postoperativ eine Reduktion der Ausdauerleistungsfähigkeit auf. Die Indikation für ein allgemeines oder lokal aerobes Grundlagenausdauertraining scheint somit gegeben. Problematisch könnte die Hitzeentwicklung im operierten Gelenk sein, die bei zyklisch länger andauernden Belastungen bis zu 9° betragen und somit destruierenden Charakter annehmen kann (Pritchett 2006). Die Temperaturentwicklung ist allerdings neben den Materialeigenschaften von individuellen Faktoren, wie zum Beispiel dem Trainingszustand und dem Syniovia-Volumen, abhängig und muss individuell behandelt werden. Die Hauttemperaturmessung ist dafür sehr gut geeignet. Die Temperaturerhöhung sollte 5° nicht überschreiten. Ist dies der Fall, sollte man eher eine Intervall- und keine Dauermethode verwenden.

Remodellierungsphase (>6. Woche)

In der letzten Phase liegt der Schwerpunkt auf der Krafttrainingsmethodik. Nach Bhave (2006) sind zunächst Übungen im geschlossenen System zu favorisieren. Später, bei komplikationslosem Verlauf, sollten Übungen im offenen System hinzugefügt werden. Eine mögliche methodische Reihe könnte folgende Übungen beeinhalten:

- Squat mit Teilbelastung oder Beinpresse,
- Squat und Variationen (z. B. Zercher Squat),
- Dead Lift,
- Squat Lunge,
- Lunge,
- Step up/down,
- Kniestrecker/Kniebeuger.

Tabelle 6.28 Nachbehandlung bei operativer Therapie degenerativer Knorpelpathologien des Tibiofemoralgelenks (TEP)

	Entzündungsphase	*Proliferationsphase (<6. Woche)*	*Remodellierungsphase (>6. Woche)*
Beweglichkeit	▪ Funktionelle Immobilisation ▪ CPM	▪ Mobilisation frei ▪ >90° Flexion, <10° Extensionsdefizit	▪ Mobilisation frei ▪ Cave: Physiologische Limitierung durch die Prothese
Kraft	kein Training möglich	kein Training möglich	▪ A, B, C ▪ D, E bei passendem Soll-Ist-Wert ▪ Krafttraining mit symmetrischen und asymmetrischen Übungen
Koordination	kein Training möglich	▪ A: Quadrizepsaktivierung ▪ B: Feedback	A, B, C
Ausdauer	kein Training möglich	A, B	A, B, C

Die Krafttrainingsmethoden der Stufen A, B, C sind uneingeschränkt durchzuführen (Ausnahme Komplikationen), Reaktivkraft- und Schnellkraftmethoden sind beim Prothesenträger nur bedingt zu empfehlen. Übungen aus dem Stufenmodell Koordination, Stufe C, sollten dagegen ins Programm integriert werden, wenngleich die impact Belastung so gering wie möglich sein sollte. Die Sprungformen sind dahingehend zu verändern, dass weniger vertikale, sondern eher horizontale Beschleunigungen produziert werden.

Komplikationen

Im Allgemeinen können die Nachbehandlungsergebnisse von Knieprothesen unterschiedlichster Art als gut bis sehr gut bezeichnet werden. Die allgemeine Lebensqualität nimmt bedingt durch die Schmerzreduktion und die wiedergewonnene Funktion zu. Die Überlebensrate beträgt im 10-Jahres-Follow-up mittlerweile deutlich über 90%. In der zweiten Lebensdekade nimmt die Überlebensrate ab, beträgt aber immer noch über 80% (Deshmuk und Scott 2006, Saleh et al. 2006). Trotz dieser guten Resultate wird eine Reihe von Komplikationen beschrieben, die manche Patienten zu einer frühen Revision oder anderen Interventionen zwingen.

Hypomobilität (Arthrofibrose)

Die postoperative Mobilität ist von individuellen Faktoren (siehe Tabelle 6.27. Risikofaktoren in der Entzündungsphase) und technischen, die Operation betreffenden Faktoren abhängig. Mögliche Ursachen für eine operationsbedingte Bewegungseinschränkung umfassen:

- Zu große Prothesenkomponenten.
- Ungenügender Weichteilrelease (Resektion von Ligamenten, Osteophyten oder kapsulären Verdickungen).
- Malalignment der Patella (Lateralisierung oder Patella infera).
- Intra-artikuläre Adhäsionen.
- Postoperative Infektion, Hämarthros.
- Versagen der Komponenten.

Nach ca. 6 Wochen sollten 90° Flexion erreicht werden. Ist dies nicht der Fall, wird eine Manipulation empfohlen. Nach 3 Monaten kann eine offene Lösung von Adhäsionen in Betracht gezogen werden (Scuderi und Trousdale 2006).

Instabilität

1-2% aller Patienten entwickeln eine Instabilität. Diese sind bei 10-20% aller Revisionen die Ursache. Häufig sind ligamentäre Dysbalancen für ein instabiles Gelenk verantwortlich. Diese entstehen unter anderem durch einen zu aggressiven Weichteilrelease, ein fehlerhaftes Prothesendesign oder ein Komponentenversagen.

Neurovaskuläre Verletzungen

Durch die Operationsmethoden bedingt, sind folgende Nerven und Gefäßstränge besonders gefährdet:

- N. peronaeus (bei der Korrektur der Beinachse).
- A. poplitea (bei der Resektion der Tibia).
- N. Saphenus (bei medialen minimal invasiven Zugängen).

Wundheilungsstörungen

Neben den in Tabelle 6.27. genannten Faktoren beeinflussen insbesondere die chirurgische Schnitttechnik und das Ausmaß der Weichteilverletzungen (z. B. lateral release) die Wundheilung.

Prothesenlockerung

Die aseptische Lockerung stellt unter den prothesenbezogenen Komplikationen mit 3,3-6,2% den häufigsten Fall dar (Wirth und Kohn 1999). Für die Pathogenese werden mechanische und chemische Einflussfaktoren beschrieben:

Mikromotion: Mechanische Belastung führt zu kleinen Bewegungen zwischen den Komponenten und dem Knochen bzw. Zement. Sind diese zu hoch, kommt es zu einem geringeren Knocheneinwuchs bei nicht zementierten Prothesen. Stattdessen bildet sich eine fibröse Membran (Saleh et al. 2006). Die Praxisrelevanz aus Untersuchungen über die Mikromotion ist momentan noch begrenzt, d. h. sieht man einmal von impact Belastungen ab, lassen sich keine Übungsformen identifizieren, die einen nachgewiesenen negativen Effekt auf die Mikromotion besitzen. Mikromotion findet überwiegend in den ersten 6-8 Wochen statt und ist mit dem Knocheneinwuchs beendet. Wir führen daher Krafttrainingsmethoden und schnelle Übungsformen (Stufenmodell Koordination, Stufe C) erst in der Remodellierungsphase durch. Operativ versucht man, dieses Problem durch eine optimale Passform, ein gutes Press-fit und zusätzliche Fixierungen mit Schrauben zu limitieren.

Stress shielding: Findet insbesondere um den Prothesenschaft statt. Die Belastung auf den Knochen wird im Vergleich zu physiologischen Biege-, Torsions- oder Kompressionskräften durch die Komponenten reduziert. Es kommt dadurch zu einer „physiologischen" Knochenresorption und unter Umständen zu einer Lockerung.

Osteolyse: Der Verlust von Knochengewebe kann, wenn er die Prothesenumgebung betrifft, zu einer Lockerung führen. Das Ausmaß des Knochenabbaus hängt dabei vom chemischen Milieu um die Komponenten ab. Der Reibungskoeffizient von Prothesenkomponenten ist trotz aller Bemühungen deutlich höher als der normaler Gelenkflächen. Dies führt zu einem Abrieb von Partikeln aus dem verwendeten Material (z. B. Keramik, Metall, Polyäthylen). Die Partikel werden von Abwehrzellen phagozytiert. Die Zellen setzen daraufhin Entzündungsmediatoren und Sauerstoffradikale frei. Die Aktivität von Osteoblasten wird dadurch gehemmt, Osteoklasten dagegen werden aktiviert. Im Weiteren geht Knochenmasse verloren und wird durch weicheres fibröses Bindegewebe ersetzt (Kinov et al. 2006, Hairi, Maloney und Rubash 2006). In **Abb. 6.42** sind diese Prozesse schematisch dargestellt.

Der Knochenkatabolismus kann auch durch übermäßige Gelenkerwärmung induziert werden. Nach Pritchett (2006) können die oben beschriebenen Reaktionen schon bei einer Temperaturerhöhung von 5-6 ° entstehen. Ein Wert, der bei In-vivo-Messungen der Kniegelenksynovia bei TEP`s schon nach 20-40-minütigen Ausdauerbelastungen erreicht werden kann. Allerdings ist die Erwärmung nicht bei allen Patienten gleich und von dem Material, der Synoviamenge und dem Trainingsstatus des Einzelnen abhängig.

Zusammenfassung

- Die Gonarthrose ist eine häufige Pathologie, die ohne ersichtliche Ursache oder durch angeborene oder erworbene Gelenkerkrankungen entstehen kann.
- Patienten, die an einer Gonarthrose leiden, weisen funktionelle Einschränkungen und Defizite auf:
  - Bewegungseinschränkung.
  - Kraftverlust und Atrophie.
  - Koordinative Störungen.
  - Verminderte allgemeine Fitness.
- Die konservative Therapie sollte insbesondere durch einen aktiven Therapieansatz geprägt sein. Die Inhalte orientieren sich am Defizit des Patienten.
- Die operative Therapie kann durch symptomatische Verfahren (Lavage und Debridement) und den endoprothetischen Gelenkersatz erfolgen. Es bestehen unterschiedliche Techniken, die im 10-Jahres-Follow-up zu guten bis sehr guten Resultaten führen.
- Prothesenbezogene Komplikationen sind die aseptische Lockerung, Wundheilungsstörungen, Instabilität, Hypomobilität und neurovaskuläre Verletzungen.

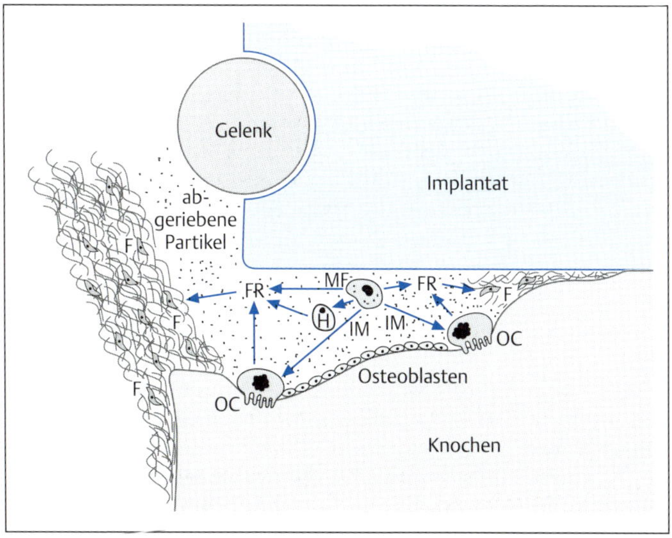

Abb. 6.42 Ablauf der chemischen Osteolyse (nach Kinov et al. 2006) FR = freie Radikale, F = Fibroblast mit fibrösem Bindegewebe, IM = Entzündungsmediatoren, MF = Makrophage, H = Histozyt, OC = Osteoklasten.

6.6.4 Traumatische Knorpelpathologie

Traumatische Zerstörung eines umschriebenen Knorpelareals durch direktes oder indirektes Trauma.

Die Inzidenz von traumatischen Knorpelschäden kann nicht eindeutig bestimmt werden, da sie häufig nicht von degenerativen Befunden getrennt wird. Die Tatsche, dass sich aus einem akuten Befund nicht selten degenerative Folgen entwickeln, erschwert die Einordnung zusätzlich. Es kann aber davon ausgegangen werden, dass die Existenz von Knorpelschäden relativ hoch ist. In Assoziation mit VKB, HKB oder Meniskusverletzungen wird die Inzidenz von Bone bruises auf bis zu 80 % beziffert (Miller et al. 1998, Mair, Schlegel und Gill 2004, Bretlau et al. 2002). Noyes et al. (1980) dagegen beschreiben bei blutigen Gelenkergüssen, die ohne ligamentäre Verletzung entstanden sind, in 20 % der Fälle einen Knorpelschaden als Symptomursache. Traumatische Knorpelläsionen können nach Pässler (2004) und Dann (2004) in verschiedene Kategorien eingeteilt werden:

- Mikrotrauma: Oberflächliche Matrixdefekte.
- Chondrale Defekte: Unblutige Knorpelverletzungen (reichen nicht bis in den subchondralen Knochen).
- Osteochondrale Fraktur: Blutige Knorpelverletzungen (reichen bis in den subchondralen Knochen.

Mikrotraumen und chondrale Defekte entsprechen den in Kapitel 1.2.2 beschriebenen Partial thickness defects, die osteochondrale Fraktur entspricht dem Full thickness defect. Die meisten Knorpelläsionen sind am medialen Femurcondylus lokalisiert. Nach Irrgang und Pezzulo (1998) sind insbesondere die Bereiche betroffen, die zwischen 30 und 70° Flexion Kontakt mit dem Tibiaplateau haben.

Pathogenese

Traumatische Knorpelläsionen entstehen entweder durch direkte Traumen (z. B. durch Sturz auf das Kniegelenk) oder durch indirekte Traumen (in Begleitung von kapsuloligamentären Verletzungen, Dann 2004, Wilson et al. 2006). Die Intensität und die Geschwindigkeit der einwirkenden Kraft sind dafür entscheidend, welche Anteile des Knorpels beschädigt werden. Lahm et al. (2005) untersuchten im Tierversuch verschiedene Belastungsszenarien. Bei schnellen Kompressionskräften unter 1800 Newton kam es zu keinen signifikanten Schädigungen, Kräfte zwischen 1800 und 2500 Newton zerstörten den subchondralen Knochen ohne oberflächliche Knorpelschädigung (Bone bruise). Kompressionskräfte über 3000 Newton produzierten sowohl Knorpelschäden als auch subchondrale Verletzungen. Die Befunde von Lahm et al. belegen, dass der Knorpel bei mittleren bis hohen Kräften zunächst durch die flüssige Phase (Wasserverdrängung aus dem Knorpel) geschützt wird. Er gibt die Belastung auf den subchondralen Knochen weiter. Erst bei überproportional hohen Kräften werden die festen Bestandteile des Knorpels miteinbezogen (feste Phase).

Die zellulären Reaktionen, die den Verletzungen folgen, und die mögliche Progression des Befundes sind in Kapitel 1.2.2 Wundheilung Knorpel ausführlich beschrieben und werden hier deshalb nicht weiter erörtert.

Klinik

Symptome

Subjektiv

- Häufig besteht ein lokaler Knieschmerz. In Abhängigkeit von der Lokalisation des Schadens werden eher das mediale oder das laterale Plateau angegeben. Medialer Knieschmerz ist deutlich häufiger.
- Im entzündlichen Stadium kann ein Dauer-, Ruhe- oder Nachtschmerz bestehen. Ansonsten ist der Schmerz meistens bewegungs- und belastungsabhängig. Insbesondere impact Belastungen wirken symptomauslösend.
- In der Anamnese wird ein plötzlicher Beginn angegeben. Das Trauma kann allerdings schon einige Zeit zurückliegen.
- Manche Patienten berichten von giving way-Episoden mit und ohne Blockierungsgefühl.

Objektiv

- Schwellung (Mini- oder Maxierguss).
- Partial thickness defects haben oft keine oder nur eine moderate Temperaturerhöhung. Full thickness defects haben eine deutlichere Temperaturerhöhung über dem gesamten Kniegelenk. Der Maximalwert ist direkt über dem Schaden (medialer oder lateraler Kniegelenkspalt) lokalisiert.
- Die Gelenkbeweglichkeit ist oft unauffällig. Zeitlich begrenzte Blockierungen und Krepitieren sind aber möglich (insbesondere bei freien Gelenkkörpern).
- Widerstandstests können bedingt durch die verursachten Kompressions-, Scher- oder Torsionskräfte schmerzauslösend sein.
- Begleitverletzungen (insbesondere bei indirektem Trauma).

- Bildgebende Verfahren: Das Röntgenbild ist häufig unauffällig. Im MRT sind Bone bruises durch subchondrale Aufhellungen zu sehen (s. **Tab. 6.4**). Knorpelschäden sind durch eine Unterbrechung der Knorpeloberfläche gekennzeichnet.

Die beschriebenen Symptome gelten insbesondere für Läsionen im akuten Zustand. Traumen, die schon längere Zeit zurückliegen, können bedingt durch das limitierte Heilungspotenzial degenerative Veränderungen des Gelenkknorpels auslösen. Es sind daher Befunde wie beim Arthrosepatienten möglich.

Spezialisierungstests

Als Spezialisierungstests sind alle Testverfahren anzusehen, die zur Differenzialdiagnose zu anderen Pathologien beitragen (ligamentäre Stabilität, Meniskusprovokation). Problematisch ist, dass eventuell vorhandene Begleitverletzungen sowohl Ursache als auch Folge eines Knorpelschadens darstellen können. Spezielle manuelle Tests, die auf einen traumatischen Knorpelschaden hindeuten, gibt es unserer Meinung nach nicht.

Differenzialdiagnose

- Ligamentäre und Meniskus-Verletzungen.
- Erkrankungen des Muskel-Sehnen-Apparats.
- Arthritiden.
- Intraartikuläre Frakturen.
- Pathologien des Patellofemoralgelenks.
- Arthrose des Tibiofemoralgelenks.

Therapie

Konservativ

Die konservative Therapie von symptomatischen traumatischen Knorpelläsionen wird in der Regel nicht empfohlen. Problematisch gestaltet sich aber häufig die Identifikation von Patienten, die ausschließlich oder hauptsächlich durch einen Knorpelschaden eingeschränkt sind. Gerade bei multiplen Schadensbildern wie z. B. beim „unhappy triad" (siehe Kapitel 6.2) bestehen neben der Kreuz- und Seitenbandverletzung Schäden am Meniskus und dem Knorpel. Welche Struktur letztendlich schmerzauslösend ist oder primär versorgt werden muss, kann nur schwer bestimmt werden. Manche Autoren kritisieren die steigende Anzahl von Knorpelreparaturen und fordern insbesondere einen defensiveren Umgang mit der ACT (Shelbourne, Jari und Gray 2003).

Patienten, deren Trauma schon Jahre zurückliegt, entwickeln unter Umständen degenerative Veränderungen. Sie sind entsprechend den Schemata konservative bzw. operative Therapie des degenerativen Knorpelschadens zu behandeln.

Operativ

Bei der operativen Behandlung des traumatischen Knorpelschadens unterscheidet Dann (2004):

- *Vaskuläre Techniken*: Induktion einer Blutung durch Verletzung der subchondralen Endplatte, Stimulierung von Stammzellen (Abrasionsarthroplastik, Pridie-Bohrung, Mikrofrakturierung,

Tabelle 6.29 Kriterien für die operative Behandlung traumatischer Knorpelschäden

	ACT	*Mosaikplastik*	*Mikrofraktur*
Defektart	traumatisch	traumatisch	traumatisch
Defektgröße	2-10cm²	<4cm²	<4cm²
Defekttiefe	subchondral intakt, ICRS-Grad 3-4 (ICRS = Einteilung von Knorpelschäden vorgelegt durch die International Cartilage Repair Society)	subchondrale Mitbeteiligung, ICRS-Grad 3-4	subchondral intakt, ICRS-Grad 3-4
(biologisches) Patientenalter	<=50 Jahre	<=50 Jahre	<=45 Jahre
Arthron	intakte Ligamentur und Menisken (<1/3 Verlust, tragfähiger Umgebungsknorpel)	intakte Ligamentur und Menisken (<1/3 Verlust, tragfähiger Umgebungsknorpel)	intakte Ligamentur und Menisken (<1/3 Verlust), tragfähiger Umgebungsknorpel)
Beinachse	kein Malalignment	kein Malalignment	kein Malalignment

Osteochondraler Transfer (Mosaikplastik), Anfrischung und Refixation von osteochondralen Fragmenten).

- *Avaskuläre Techniken*: Transplantation von Knorpelzellen mit und ohne Trägermaterialien (Autologe Chondrocyten Transplantation (ACT), Matrix gekoppelte Autologe Chondrocyten Transplantation (MACT).
- *Achskorrekturen:* Müssen teilweise begleitend bei vaskulären und avaskulären Techniken durchgeführt werden.
- *Plazebotechniken:* Lasertechnik, Hochfrequenzbikoagulation, Lavage und Debridement.

Bedingt durch die mittlerweile guten bis sehr guten Ergebnisse im kurzen bis mittleren Follow-up und deren weiten Verbreitung, sollen im Weiteren die ACT/MACT, der Osteochondrale Transfer (Mosaikplastik) und die Mikrofrakturierung im Mittelpunkt stehen. Die Indikationsstellung ist **Tabelle 6.29** zu entnehmen (Nehrer 2004, Alford 2005, Behrens et al. 2004, Steinwachs et al. 2003).

Manche Autoren werden nach guten Erfahrungen mit den Methoden mittlerweile mutiger und dehnen die Indikation auf größere Defekte mit degenerativen Anteilen aus (Hangody und Rathonyi 2004).

Die postoperativen Heilungszeiten sind im Kapitel 1.2.2 Wundheilung Knorpel beschrieben. Für alle drei Verfahren kann eine ca. dreimonatige Proliferationsphase veranschlagt werden. Die Remodellierungsphase dauert ca. 1 Jahr. Aufgrund der ähnlichen Wundheilungszeiten ist eine Trennung in verschiedene Nachbehandlungsschemata nicht notwendig.

Entzündungsphase

Nach Bailey et al. (2003) und Bentley et al. (2003) wird das betroffene Kniegelenk in den ersten 6-24 Stunden in einer Extensionsschiene immobilisiert. Bewegungen sind zunächst kontraindiziert, um die Adhäsion des Transplantats zu ermöglichen. Bei entsprechender Schmerzreaktion wird nach dieser initialen Phase sofort mit der Mobilisation begonnen. Seit Salter et al. (1980) ist die passive Bewegungsschiene ein fundamentales Behandlungsprinzip in der frühen postoperativen Phase. Mehrere Autoren empfehlen einheitlich zwischen 4 und 8 Stunden passive Mobilisation pro Tag (Marlovits et al. 2004, Horas et al. 2003, Steadman et al. 2003). Steht keine Bewegungsschiene zur Verfügung, kann auf aktive Automobilisationen zurückgegriffen werden. Es müssen mehrere tausend Wiederholungen pro Tag durchgeführt werden. Slegde (2001) empfiehlt, Serien mit jeweils 500 Wiederholungen mehrmals am Tag durchzuführen. Am besten eignet sich die Flexionsmobilisation im Sitz mit Rollbrett. Mobilisationen für das Patellofemoralgelenk sollten ebenfalls durchgeführt werden (Gleiten unbelastet im Sitz). Vorsicht ist bei Schäden an der Trochlea femoris geboten. Patellofemorale Mobilisationen sollten dann noch zurückgestellt werden.

Proliferationsphase (<=3. Monat)

In der Proliferationsphase wird die Mobilität schmerzabhängig freigegeben. Eine grundsätzliche Limitierung besteht nicht. Bezüglich der Gewichtsbelastung wird in vielen Schemata eine 6-12-wöchige Teilbelastung oder gar Entlastung empfohlen (Vasara et al. 2005, Bailey et al. 2003). Gleichzeitig soll der Patient aber in dieser Phase isometrische Kräftigungsübungen oder gar plyometrische Übungen durchführen. Betrachtet man die Ergebnisse im Kapitel Biomechanik, so können wir dieser Empfehlung nicht folgen, denn sobald kniegelenkumgebende Muskeln arbeiten, entstehen relativ große Kompressions- und Scherkräfte. Wenn also frühe Kräftigungsübungen befürwortet werden, dann steht auch einer dosierten Gewichtsbelastung nichts im Wege. Dass eine frühe Vollbelastung (nach 24-48 Stunden) keine negativen Folgen nach sich zieht, konnten Bentley et al. (2003) zeigen. Ihre Patientengruppe wurde nach 1-2 Tagen ausdrücklich zur Vollbelastung ermutigt. Trotzdem sollten Gehstützen verwendet werden, um Stürze und impact Belastungen zu vermeiden. Ein weiterer Vorschlag kommt von Peterson (2004). Er empfiehlt, die postoperative Belastung nicht grundsätzlich von der Operationsmethode abhängig zu machen, sondern von der Größe und der Lokalisation des Schadens. Patienten mit kleineren Defekten, die nicht direkt in Belastungszonen liegen, dürfen sofort schmerzabhängig voll belasten. Größere Läsionen, die direkt in Hauptbelastungszonen liegen, werden defensiver behandelt.

> *Wir empfehlen daher eine dosierte Gewichtsbelastung an Gehstützen, die schmerzabhängig gesteigert werden sollte.*

Nach der 4.-6. Woche können die Gehstützen entfernt werden, wenn der Patient eine vollständige passive Extension im Kniegelenk, eine gute Quadrizepsaktivierung (ASLR ohne Hemmung) und Schmerzfreiheit aufweist.

Der Schwerpunkt in dieser Phase liegt auf den koordinativen Trainingsmethoden (Stufenmodell Koordination A, B). Symmetrische Belastungen (Squat mit Teilbelastung, Beinpresse) sollten unter besonderer Beachtung der Beinachse durch-

Tabelle 6.30 Nachbehandlung bei operativer Therapie traumatischer Knorpelpathologien des Tibiofemoralgelenks (ACT, Mosaikplastik, Mikrofrakturierung)

	Entzündungsphase	*Proliferationsphase (< 3. Monat)*	*Remodellierungspase (> 3. Monat)*
Beweglichkeit	▪ funktionelle Immobilisation ▪ CPM: 4-8h ▪ Aktiv: 5x500	Mobilisation frei	Mobilisation frei
Kraft	kein Training möglich	kein Training möglich	▪ A, B, C, D, E ▪ Krafttraining mit symmetrischen und asymmetrischen Übungen
Koordination	kein Training möglich	▪ A: Quadrizepsaktivierung, ▪ B: Feedback	A, B, C
Ausdauer	kein Training möglich	A, B (symmetrische Übungen)	A, B, C

geführt werden und können bei neuromuskulären Störungen durch Myofeedbackgeräte und funktionelle Elektrostimulation ergänzt werden. Das ROM wird anhand der Schadenslokalisation oder der Biomechanik (Kompressions- und Scherkräfte) gesteuert. Ein Krafttraining oder asymmetrische Übungen (Lunge, Squat Lunge oder Side Lunge) sind bedingt durch die hohen mechanischen Kräfte in der Proliferationsphase nicht möglich. Ein allgemeines und lokales Ausdauertraining komplettieren das Trainingsprogramm.

Remodellierungsphase

In der letzten Phase liegt der Schwerpunkt auf den Krafttrainingsmethoden. Ein Trainingsprogramm könnte folgende Übungen beinhalten:

- Squat mit Teilbelastung oder Beinpresse,
- Squat und Variationen (z. B. Zercher Squat),
- Dead Lift,
- Squat Lunge,
- Lunge,
- Step up/down,
- Kniestrecker/Kniebeuger.

Reaktives Krafttraining und Übungen aus dem Stufenmodell Koordination, Stufe C sind bei einem reizfreien und frei beweglichen Gelenk sowie Kraftwerten von mindestens 80% im Vergleich zur nicht verletzten Seite möglich. Kniebelastende Sportarten werden nicht vor dem 6. Monat empfohlen und sollten nur bei ausreichenden funktionellen Werten erlaubt werden (z. B. 80% im Seitenvergleich beim Einbeinsprungtest).

Zusammenfassung

- Traumatische Knorpelläsionen können unblutig (chondral) oder blutig (osteochondral) sein. Das Heilungspotenzial von chondralen Verletzungen ist begrenzt.
- Lang bestehende traumatische Läsionen können Degenerationen auslösen.
- Operative Verfahren wie die Autologe Chondrocyten Transplantation, die Mosaikplastik und die Mikrofraktur fordern vom Patienten, bedingt durch eine längere Periode verminderter Belastbarkeit, eine gute Compliance.

Literatur

Literatur zu Kap. 6.1 und 6.2

Adachi N, Ochi M, Uchio Y et al. Mechanoreceptors in the anterior cruciate ligament contribute to the joint position sense. Acta Orthop Scand. 2002; 73: 330.

Almekinders L, Pandarinath R, Rahusen F. Knee stability following anterior cruciate ligament rupture and surgery. The Journal of Bone and Joint Surgery. 2004; 86a: 983.

Anderson A, Snyder R, Lipscomb B. Anterior cruciate ligament reconstruction. The American Journal of Sports Medicine. 2001; 29: 272.

Andriacchi T, Hurwitz D, Bush-Joseph C et al. Clinical implications of functional adaptions in patients with ACL deficient knees. Sportorthopädie-Sporttraumatologie. 1997; 18: 153.

Armour T, Forwell L, Litchfield R et al. Isokinetic evaluation of internal/external tibial rotation strength after the use of hamstring tendons for anterior cruciate ligament reconstruction. The

American Journal of Sports Medicine. 2004; 32: 1639.

Augustsson J, Thomee R, Karlsson J. Ability of a new hop test to determine functional deficits after anterior cruciate ligament reconstruction. Knee Surgery, Sports Traumatology, Arthroscopy. 2004; 12: 350.

Barber-Westin S, Noyes F, Mangine R et al. Quantitative assessment of functional limitations in normal and anterior cruciate ligament deficient knees. Clinical Orthopaedics and Related Research. 1990; 255: 204.

Barrack R, Munn B. Effects of knee ligament injury and reconstruction on proprioception. In: Lephart S, Fu F. Proprioception and neuromuscular control in joint stability. GB; Human Kinetics: 2000.

Becker R, Voigt D, Stärke C et al. Biomechanical properties of quadruple tendon and patellar tendon femoral fixation techniques. Knee Surgery, Sports Traumatology, Arthroscopy. 2001; 9: 337.

Beynnon B, Johnson R, Fleming B. The strain behavior of the anterior cruciate ligament during squatting and active flexion–extension. The American Journal of Sports Medicine. 1997a; 25: 823.

Beynnon B, Risberg M, Tjomsland O et al. Evaluation of knee joint laxity and the strucutral properties of the anterior cruciate ligament graft in the human. A case report. The American Journal of Sports Medicin. 1997b; 25: 203.

Beynnon B, Uh B, Johnson R et al. The elongation behavior of the anterior cruciate ligament graft in vivo. The American Journal of Sports Medicine. 2001; 29: 161.

Beynnon B, Fleming B, Labovitch Ret al. Chronic anterior cruciate ligament deficiency is associated with increased anterior translation of the tibia during the transition from non-weightbearing to weightbearing. Journal of Ortopaedic Research. 2002; 20: 332.

Beynnon B, Johnson R, Abate J et al. Treatment of anterior cruciate ligament injuries, part 2. The American Journal of Sports Medicine. 2005; 33: 1751.

Biedert R, Stauffer E, Friederich N. Occurence of free nerve endings in the soft tissue of the knee joint. The American Journal of Sports Medicine. 1992; 20: 430.

Bizzini M, Munzinger U. Bewegungsanalyse der Einbeinkniebeuge: Beeinflussung der ventralen tibialen Translation durch eine definierte Körperstellung. Konsequenzen in der Kreuzbandrehabilitation. Manuelle Therapie. 1998; 2: 19.

Blanpied P. Changes in muscle activation during wall slides and squat-machine exercise. Journal of Sport Rehabilitation. 1999; 8: 123.

Boeckmann R, Ellenbecker T. Biomechanics. In: Ellenbecker T. Knee Ligament Rehabilitation. London, UK; Churchill Livinigstone: 2000.

Brand J, Weiler A, Caborn D et al. Graft fixation in cruciate ligament reconstruction. The American Journal of Sports Medicine. 2000; 28: 761.

Brinckmann P, Frobin W, Leivseth G. Ortopädische Biomechanik. Stuttgart; Thieme: 2000.

Buckup K. Klinische Tests an Knochen, Gelenken und Muskeln. 3. erweiterte und aktualisierte Auflage. Stuttgart; Thieme: 2005.

Buelow J, Siebold R, Ellermann A. A prospective evaluation of tunnel enlargement in anterior cruciate ligament reconstruction with hamstrings: extracortical versus anatomical fixation. Knee Surgery, Sports Traumatology, Arthroscopy. 2002; 10: 80.

Carter T, Edinger S. Isokinetic evaluation of anterior cruciate ligament reconstruction: hamstring versus patellar tendon. Arthroscopy. 1999; 15: 169.

Chmielewski T, Stackhouse S, Axe M et al. A prospective analysis if incidence and severity of quadrizeps inhibition in a consecutive sample of 100 patients with complete acute anterior cruciate ligament rupture. Journal of Orthopaedic Research. 2004; 22: 925.

Chmielewski T, Mizner R, Padamonsky W et al. In: Kolt G, Snyder-Mackler L. Physical Therapies in Sport and Exercise. London, UK; Churchill Livingstone: 2003.

Daniel D, Stone ML, Barnett P. Use of the quadriceps active test to diagnose posterior cruciate-ligament disruption and measure posterior laxity of the knee. Journal of Bone and Joint Surgery. 1988; 70a: 386.

Davis I, Ireland M. ACL-injuries – The Gender Bias, consensus statement. Journal of Orthopaedic Sports Physical Therapy. 2003; 33: A6.

DeMorat G, Weinhold P, Blackburn T et al. Aggressive quadriceps loading can induce noncontact anterior cruciate ligament injury. The American Journal of Sports Medicine. 2004; 32: 477.

Dunn W, Lyman S, Lincoln A et al. The effect of anterior cruciate ligament reconstruction on the risk of knee reinjury. The American Journal of Sports Medicine. 2004; 32: 1906.

Dye S, Vaupel G, Dye C. Conscious neurosensory mapping of the internal structures of the human knee without intraarticular anesthesia. The American Journal of Sports Medicine. 1998; 26: 773.

Ejerhed L, Kartus J, Sernert N et al. Patellar tendon or semitendinosus tendon autografts for anterior cruciate ligament reconstruction? The American Journal of Sports Medicine. 2003; 31: 19.

Escamilla RF. Knee biomechanics of the dynamic squat exercise. Medicine & Science in Sports & Exercise. 2001; 33: 127.

Escamilla RF, Fleisig GS, Zheng N et al. Biomechanics of the knee during closed kinetic chain and open kinetic chain exercises. Medicine & Science in Sports & Medicine. 1998; 30: 556.

Escamilla RF, Fleisig GS, Zheng N et al. Effects of technique variations on knee biomechanics during the squat and leg press. Medicine & Science in Sports & Exercise. 2001; 33: 1552.

Faber K, Dill J, Thain L. Intermediate follow-up of occult osteochondral lesions following ACL reconstruction. Arthroscopy. 1996; 12: 370.

Faber K, Dill J, Amendola A et al. Occult osteochondral lesions after anterior cruciate ligament rupture. The American Journal of Sports Medicine. 1999; 27: 489.

Falconiero R, Distefano V, Cook T. Revascularization and Ligamentization of autogenous anterior cruciate ligament grafts in humans. The Journal of Arthroscopic and Related Surgery. 1998; 14: 197.

Ferretti A, Conteduca F, Morelli F et al. Regeneration of the semitendinosus tendon after its use in anterior cruciate ligament reconstruction. The American Journal of Sports Medicine. 2002; 30: 204.

Fithian D, Paxton E, Stone M et al. Prospective trial of a treatment algorithm for the management of the anterior cruciate ligament-injured knee. The American Journal of Sports Medicine. 2005; 33: 335.

Fitzgerald GK, Axe MJ, Snyder-Mackler L. A decision-making scheme for returning patients to high level activity with nonoperative treatment after anterior cruciate ligament rupture. Knee Surgery, Sports Traumatology, Arthroscopy. 2000a; 8: 76.

Fitzgerald GK, Axe MJ, Snyder-Mackler L. Proposed practice guidelines for nonoperative anterior cruciate ligament rehabilitation of physically active individuals. Journal of Orthopaedic & Sports Physical Therapy. 2000b; 30: 194.

Fitzgerald GK, Axe MJ, Snyder-Mackler L. The efficacy of perturbation training in nonoperative anterior cruciate ligament rehabilitation programs for physically active individuals. Physical Therapy. 2000c; 80: 128.

Fleming B. Biomechanics of the anterior cruciate ligament. Keynote Address 2. Journal of Orthopaedic Sports Physical Therapy. 2003; 33: A-13.

Fleming B, Beynnon B, Renstrom P et al. The strain behavior of the anterior cruciate ligament during stair climbing: an in vivo study. The Journal of Arthroscopic and Related Surgery. 1999; 15: 185.

Fleming B, Renström P, Ohlen G et al. The gastrocnemius muscle is an antagonist of the anterior cruciate ligament. Journal of Orthopaedic Research. 2001; 19: 1178.

Fleming B, Ohlen G, Renström P et al. The effect of compressive load and knee joint torque on peak anterior cruciate ligament strains. The American Journal of Sports Medicine. 2003; 31: 701.

Freiwald J, Engelhardt M, Reuter I et al. Die nervöse Versorgung des Kniegelenks. Krankengymnastik. 1998; 50: 212.

Fry A, Smith C, Schilling B. Effect of knee position on hip and knee torques during the barbell squat. Journal of Strength and Conditioning Research. 2003; 17: 629.

Fu F, Bennett C, Lattermann C et al. Current trends in anterior cruciate ligament reconstruction. Part 1: Biology and Biomechanics of Reconstruction. The American Journal of Sports Medicine. 1999; 27: 821.

Fu F, Bennett C, Lattermann C et al. Current trends in anterior cruciate ligament reconstruction. Part 2: Operative procedures and clinical correlations. The American Journal of Sports Medicine. 2000; 28: 124.

Garrick J, Requa R. Anterior cruciate ligament injuries in men and women: how common are they? In: Griffin L. Prevention of Noncontact ACL Injuries. American Academy of Orthopaedic Surgeons; 2001.

Gill S, Turner M, Battaglia T et al. Semitendinosus regrowth. The American Journal of Sports Medicine. 2004; 32: 1173.

Goldblatt J, Fitzsimmons S, Balk E et al. Reconstruction of the anterior cruciate ligament: Meta-analysis of patellar tendon versus hamstring tendon autograft. The Journal of Arthroscopic and Related Surgery. 2005; 21: 791.

Goradia V, Rochat M, Kida M et al. Natural history of a hamstring tendon autograft used for anterior cruciate ligament reconstruction in a sheep model. The American Journal of Sports Medicine. 2000; 28: 40.

Graham V, Gehlsen G, Edwards J. Electromyographic evaluation of closed and open kinetic chain knee rehabilitation exercise. Journal of Athletic Training. 1993; 28: 23.

Griffin L. The Henning program. In: Griffin L. Prevention of Noncontact ACL Injuries. American Academy of Orthopaedic Surgeons; 2001.

Hame S, Oakes D, Markolf K. Injury to the anterior cruciate ligament during alpine skiing. The American Journal of Sports Medicine. 2002; 30: 537.

Hantes M, Mastrokalos D, Yu J et al. The effect of early motion on tibial tunnel widening after anterior cruciate ligament replacement using hamstring tendon grafts. The Journal of Arthroscopic and Related Surgery. 2004; 20: 572.

Harner C, Fu F, Irrgang J et al. Anterior and posterior cruciate ligament reconstruction in the new millenium: a global perspective. Knee Surgery, Sports Traumatology, Arthroscopy. 2001; 9: 330.

Henning C, Lynch M, Glick K. An in vivo strain gage study of elongation of the anterior cruciate ligament. The American Journal of Sports Medicine. 1985; 13: 22.

Hewett TE, Ford KR, Myer GD. Anterior cruciate ligament injuries in female athletes. Part 2, A meta-analysis of neuromuscular interventions aimed at injury prevention. The American Journal of Sports Medicine. 2006; 34: 490.

Hewett T, Riccobene J, Lindenfeld T. The Cincinnati Sportsmetrics training programm. In: Griffin L. Prevention of Noncontact ACL Injuries. American Academy of Orthopaedic Surgeons; 2001.

Hirokawa S, Solomonow M, Lu Y et al. Anterior-posterior and rotational displacement of the tibia elicited by quadriceps contraction. The American Journal of Sports Medicine. 1992; 20: 299.

Hochschild J. Strukturen und Funktionen begreifen. Band 2. LWS, Becken und Hüftgelenk, untere Extremität. Stuttgart: Thieme; 2002.

Hooiveld M, Roosendaal G, Wenting M. Short-term exposure of cartilage to blood results in chondrocyte apoptosis. American Journal of Pathology. 2003; 162: 943

Höher J, Möller H, Fu F. Bone tunnel enlargement after anterior cruciate ligament reconstruction: fact or fiction. Knee Surgery, Sports Traumatology, Athroscopy. 1998; 6: 231.

Hurd W, Chmielewski T, Synder-Mackler L. Pertubation-enhanced neuromuscular training alters muscle activity in female athletes. Knee Surgery, Sports Trauamtology, Arthroscopy. 2005; published online june 2005.

Huston L, Wojtys E. Hormonal risk factors. In: Griffin L. Prevention of Noncontact ACL Injuries. American Academy of Orthopaedic Surgeons; 2001.

Irrgang J, Harner C. Recent Advances in ACL Rehabilitation: Clinical factors that influence the program. Journal of Sports Rehabilitation. 1997; 6: 111.

Irrgang J, Snyder-Mackler L, Wainner R. Development of a patient-reported measure of function of the knee. Journal of Bone and Joint Surgery (AM). 1998a; 80a: 1132.

Irrgang J, Pezzullo D. Rehabilitation following surgical procedures to address articular lesions in the knee. Journal of Orthopaedic Sports Physical Therapy. 1998b; 28: 232.

Johnson D, Urban W, Caborn D et al. Articular cartilage changes seen with magnetic resonance imaging–detected bone bruises associated with acute anterior cruciate ligament rupture. The American Journal of Sports Medicine. 1998; 26: 409.

Johnson D, Bealle D, Brand J. The effect of a geographic lateral bone bruise on knee inflammation after acute anterior cruciate ligament rupture. The American Journal of Sports Medicine. 2000; 28: 152.

Joint Letter. Alarming rate of arthritis in men 14 years after ACL injuries. 2002; 8: 25.

Jurist K, Otis J. Anterior-posterior tibiofemoral displacements during isometric extension efforts. The American Journal of Sports Medicine. 1985; 13: 254.

Kapandji IA. Funktionelle Anatomie der Gelenke. Band 2. Stuttgart: Enke; 1992.

Kartus J, Movin T, Papadogiannakis N et al. Radiographic and histologic evaluation of the patellar tendon after harvesting its central third. The American Journal of Sports Medicine. 2000; 28: 218.

Kasperczyk W, Bosch U, Oestern HJ et al. Staging of patellar tendon autograft healing after cruciate ligament reconstruction. Clinical Orthopaedics and Related Research. 1993; 286: 271.

Kennedy J, Alexander I, Hayes C. Nerve supply of the human knee and its functional importance. The American Journal of Sports Medicine. 1982: 10: 329.

Kirkendall D, Garrett W. Biomechanical considerations. In: Griffin L. Prevention of Noncontact ACL Injuries. American Academy of Orthopaedic Surgeons; 2001.

Kirkley A, Mohtadi N, Ogilvie R. The effect of exercise on anterior-posterior translation of the normal knee and knees with deficient or reconstructed anterior cruciate ligaments. The American Journal of Sports Medicine. 2001; 29: 311.

Kleiner J, Amiel D, Harwood F et al. Early histologic, metabolic, and vascular assessment of anterior cruciate ligament autograft. Journal of Orthopaedic Research. 1989; 7: 235.

Kousa P, Järvinen N, Teppo L et al. Initial fixation strength of bioabsorbable and titanium interference screws in anterior cruciate ligament reconstruction. The American Journal of Sports Medicine. 2001; 29: 420.

Kousa P, Järvinen T, Vihavainen M et al. The fixation strength of six hamstring tendon graft fixation devices in anterior cruciate ligament reconstruction. The American Journal of Sports Medicine. 2003; 31: 174.

Kvist J. Sagittal tibial translation during exercises in the anterior cruciate ligament-deficient knee. Scandinavian Journal of Medicine & Science in Sports. 2005; 15: 148.

Kvist J. Rehabilitation following anterior cruciate ligament injury. Sports Medicine. 2004; 4: 269.

Lahm A, Uhl M, Edlich M et al. An experimental canine model for subchondral lesions of the knee joint. The Knee. 2005; 12: 51.

L'Insalata J, Klatt B, Fu F et al. Tunnel expansion following anterior cruciate ligament reconstruction: a comparison of hamstring and patellar tendon autografts. Knee Surgery, Sports Traumatology. Arthroscopy. 1997; 5: 234.

Liu S, Al-Shaikh R, Panossian Vet al. Estrogen affects the cellular metabolism of the anterior cruciate ligament. The American Journal of Sports Medicine. 1997; 25: 704.

Lutz G, Palmitier R, An K et al. Comparison of tibiofemoral joint forces during open-kinetic-chain and closed-kinetic-chain exercises. The Journal of Bone and Joint Surgery. 1993; 75a: 732.

Majima T, Yasuda K, Tago H et al. Rehabilitation after hamstring anterior cruciate ligament reconstruction. Clinical Orthopaedics and Related Research. 2002; 397: 370.

Mandelbaum B, Silvers H, Watanabe D et al. Effectiveness of a neuromuscular and proprioceptive training program in preventing anterior cruciate ligament injuries in female athletes. The American Journal of Sports Medicine. 2005; 33: 1003.

Marumo K, Saito M, Yamagishi T et al. The ligamentization process in human anterior cruciate ligament reconstruction with autogenous patellar and hamstring tendons. The American Journal of sports Medicine. 2005; 33: 1166.

Marx R, Jones E, Angel M et al. Beliefs and attitudes of members of the AAOS regarding the treatment of anterior cruciate ligament injury. The Journal of Arthroscopy and Related Surgery. 2003; 19: 762.

Miller M, Osborne J, Gordon W et al. The natural history of bone bruises. The American Journal of Sports Medicine.1998; 26: 15.

Noonan T, Garrett W. The effect of bone bruising on post ACL reconstruction rehabilitation. Steadman-Hawkins Fellows Meeting; december 6–9,1998, Vail.

Noyes F, Barber-Westin S, Mangine R. Abnormal lower limb symmetry determined by function hop tests after anterior cruciate ligament rupture. The American Journal of Sports Medicine. 1991; 19: 513.

Noyes F, Barber-Westin S, Fleckenstein C et al. The drop screening test. The American Journal of Sports Medicine. 2005; 33: 197.

O'Brien W. Degenerative arthritis of the knee following anterior cruciate ligament injury: role of the meniscus. Sports Medicine and Arthroscopic Review. 1993; 1: 114.

Olsen O, Myklebust G, Engebretsen L et al. Injury mechanisms for anterior cruciate ligament injuries in team handball. The American Journal of Sports Medicine. 2004; 32: 1002.

Paine R, Johnson R. Instrumented Examination. In: Ellenbecker T. Knee Ligament Rehabilitation. London, UK; Churchill Livinigstone: 2000.

Palmitier R, An K, Scott S et al. Kinetic chain exercise in knee rehabilitation. Sports Medicine. 1991; 11: 402.

Papageorgiou CD, Ma CB, Abramowitch SD et al. A multidisciplinary study of the healing of an intraarticular anterior cruciate ligament graft in a goat model. The American Journal of Sports Medicine. 2001; 29: 620.

Papandrea P, Vulpiani M, Ferreti A et al. Regeneration of the semitendinosus tendon harvested for anterior cruciate ligament reconstruction. The American Journal of Sports Medicine. 2000; 28: 556.

Petersen W, Zantop T, Rosenbaum D et al. Rupturen des vorderen Kreuzbandes bei weiblichen Athleten. Teil 2: Präventionsstrategien und Präventionsprogramme. Deutsche Zeitschrift für Sportmedizin. 2005; 56: 157.

Pinczewski L, Deehan D, Salmon L, et al. A five-year comparison of patellar tendon versus four-strand hamstring tendon autograft for arthroscopic reconstruction of the ACL. The American Journal of Sports Medicine. 2002; 30: 523.

Risberg M, Lewek M, Snyder-Mackler L. A systematic review of evidence for anterior cruciate ligament rehabilitation: how much and what type? Physical Therapy in Sports. 2004; 5: 125.

Roos H, Karlsson J. Anterior cruciate ligament instability and reconstruction. Scandinavian Journal of Medicine & Science in Sports. 1998; 8: 426.

Roosendaal G, Vianen M, van den Berg M et al. Cartilage damage as a result of hemarthrosis in a human in vitro model. The Journal of Rheumatology. 1997; 24: 1350.

Rougraff B, Shelbourne D, Gerth P et al. Arthroscopic and histologic analysis of human patellar tendon autografts used for anterior cruciate ligament reconstruction. The American Journal of Sports Medicine. 1993; 21: 277.

Rudroff T. Functional capability is enhanced with semitendinosus than patellar tendon ACL repair. Medicine & Science in Sports & Exercise. 2003; 35: 1486.

Rupp S, Seil R, Müller B et al. Biomechanische Grundlagen der Rehabilitation nach VKB-Ersatzplastik. Deutsche Zeitschrift für Sportmedizin, Sonderheft. 1998; 1: 221.

Ryder S, Johnson R, Beynnon B et al. Prevention of ACL injuries. Journal of Sport Rehabilitation. 1997; 6: 80.

Sakai H, Yajima H, Hiraoka H et al. The influence of tibial fixation on tunnel enlargement after hamstring tendon anterior cruciate ligament reconstruction. Knee Surgery, Sports Traumatology; Arthroscpoy. 2004; 12: 364.

Shaieb M, Kan D, Chang S et al. A prospective randomized comparison of patellar tendon versus semitendinosus and gracilis tendon autografts for anterior cruciate ligament reconstruction. The American Journal of Sports Medicine. 2002; 30: 214.

Shelbourne D, Gray T. Results of anterior cruciate ligament reconstruction based on meniscus and articular cartilage status at the time of surgery. The American Journal of Sports Medicine. 2000; 28: 446.

Shelbourne D, Gray T. Anterior cruciate ligament reconstruction with autogenous patellar tendon graft followed by accelerated rehabilitation. The American Journal of Sports Medicine. 1997; 25: 786.

Spindler K, Kuhn J, Freedman K et al. Anterior cruciate ligament reconstruction autograft choice: Bone-tendon-bone versus hamstring. The American Journal of Sports Medicine. 2004; 32: 1986.

Spindler K, Warren T, Callison J. Clinical outcome at a minimum of five years after reconstruction of the anterior cruciate ligament. The Journal of Bone and Joint Surgery. 2005; 87a: 1673.

Solomonow M, Baratta R, Zhou B et al. The synergistic action of the anterior cruciate ligament and thigh muscles in maintaining joint stability. The American Journal of Sports Medicine. 1987; 15: 207.

Solomonow M, Krogsgaard M. Sensimotor control of knee stability. A review. Scandinavian Journal of Medicine & Science in Sports. 2001; 11: 64.

Svensson M, Kartus J, Christensen L et al. A long-term histological evaluation of the patellar tendon in humans after harvesting its central third. Knee Surgery, Sports Traumatology, Arthroscopy. 2005; 13: 398.

Tandogan R, Taser Ö, Kayaalp A. Analysis of meniscal and chondral lesions accompanying anterior cruciate ligament tears: relationship with age, time from injury and level of sport. Knee Surgery, Sports Traumatology, Arthroscopy. 2004; 12: 262.

Trimble M, Bishop M, Buckley B. The relationship between clinical measurements of lower extremitiy posture and tibial translation. Clinical Biomechanics. 2002; 17: 286.

Tsuda E, Okamura Y, Otsuka H et al. Direct evidence of the anterior cruciate ligament-hamstring reflex arc in humans. The American Journal of Sports Medicine. 2001; 29: 83.

Urabe Y, Kobayashi R, Sumida S et al. Electromyographic analysis of the knee during jump landing in male and female athletes. The Knee. 2005; 12: 129.

Viola R, Sterett W, Newfield D et al. Internal and external tibial rotation strength after anterior cruciate ligament reconstruction using ipsilateral semitendinosus and gracilis tendon autografts. The American Journal of Sports Medicine. 2000; 28: 552.

Weber M, Woodall W. Knee Rehabilitation. In: Andrews J, Harrelson G, Wilk K. Physical Rehabilitation of the injured athlete. 3rd edition. Phyladelphia: Saunders; 2004.

Webster K, Feller J, Hameister K. Bone tunnel enlargement following anterior cruciate ligament reconstruction: a randomised comparison of hamstring and patellar tendon grafts with 2-year follow-up. Knee Surgery, Sports Traumatology; Arthroscopy. 2001; 9: 86.

Weimann A, Rodieck M, Zantop et al. Primary stability of hamstring graft fixation with biodegradable suspension versus interference screws. The Journal of Arthroscopy and Related Surgery. 2005; 21: 266.

Wilk K. Are there speed limits in rehabilitation? Journal of Orthopaedic & Sports Physical Therapy. 2005; 35: 50.

Wilk K, Escamilla R, Fleisig G et al. A comparison of tibiofemoral joint forces and electromyographic activity during open and closed kinetic chain exercises. The American Journal of Sports Medicine. 1996; 24: 518

Wilk K, Zheng N, Fleisig G et al. Kinetic chain exercise: implications for the anterior cruciate ligament patient. Journal of Sport Rehabilitation. 1997; 6: 125.

Wilke A. Vordere Kreuzbandläsion. Darmstadt; Steinkopf-Verlag: 2004.

Williams G, Barrance P, Snyder-Mackler L et al. Altered quadriceps control in people with anterior cruciate ligament deficiency. Medicine & Science in Sports & Exercise. 2004a; 36: 1089.

Williams G, SnyderMackler L, Barrance P et al. Muscle and tendon morphology after reconstruction of the anterior cruciate ligament with autologous semitendinosus-gracilis graft. The Journal of Bone and Joint Surgery. 2004b; 86a: 1936.

Wilson T, Kantaras A, Atay A et al. Tunnel enlargement after anterior cruciate ligament surgery. The American Journal of Sports Medicine. 2004; 32: 543.

Wojtys E, Huston L, Boyton M et al. Association between the menstrual cycle and anterior cruciate ligament injuries in female athletes. The American Journal of Sports Medicine. 1998 ; 26: 614.

Wojtys E, Huston L, Boyton M et al. The effect of the menstrual cycle on anterior cruciate ligament injuries in women as determined by hormone levels. The American Journal of Sports Medicine. 2002; 30: 182.

Zazulak B, Ponce P, Straub S et al. Gender comparison of hip muscle activity during single-leg landing. Journal of Orthopaedic Sports Physical Therapy. 2005; 35: 292.

Zimny M. Mechanoreceptors in articular tissues. The American Journal of Anatomy. 1988; 182: 16.

Literatur zu 6.3

Amis A, Bull A, Gupte C et al. Biomechanics of the pcl and related structures: posterolateral, posteromedial and meniscofemoral ligaments. Knee Surgery, Sports Traumatology, Arthroscopy. 2003; 11: 271.

Arnoczky S, McDevitt C. The Meniscus: Structure, function, repair, and replacement In: Buckwalter J, Einhorn T, Simon S. Orthopaedic Basic Science. American Academy of Orthopaedic Surgeons; 2000.

Barrack R, Munn B. Effects of knee ligament injury and reconstruction on proprioception. In: Lephart S, Fu F. Proprioception and neuromuscular control in joint stability. GB; Human Kinetics: 2000.

Bergfeld J, Graham S, Parker R et al. A biomechanical comparison of posterior cruciate ligament reconstructions using single- and double-bundle tibial inlay techniques. The American Journal of Sports Medicine. 2005; 33: 976.

Biedert R. Postoperative Belastbarkeit des Bewegungsapparats. In: Ow D, Hüni G. Muskuläre Rehabilitation. Erlangen: Perimed; 1989.

Biedert R, Stauffer E, Friederich N. Occurence of free nerve endings in the soft tissue of the knee joint. The American Journal of Sports Medicine. 1992; 20: 430.

Biedert R, Lobenhoffer P, Lattermann C et al. Free nerve endings in the medial and posteromedial capsuloligamentous complexes: occurence and distribution. Knee Surgery, Sports Traumatology, Arthroscopy. 2000; 8: 68.

Borsa P, Sauers E, Lephart S. Functional training for the restoration of dynamic stability in the PCL-injured knee. Journal of Sport Rehabilitation. 1999; 8: 362.

Brand J, Weiler A., Caborn D et al. Graft fixation in cruciate ligament reconstruction. The American Journal of Sports Medicine. 2000; 28: 761.

Calabrese G, Bergfeld J. Posterior cruciate ligament reconstruction and rehabilitation. In: Ellenbecker T. Knee Ligament Rehabilitation. London, UK; Churchill Livinigstone: 2000.

Chen C, Chen W, Shih C et al. Arthroscopic posterior cruciate ligament reconstruction with quadriceps tendon autograft. The American Journal of Sports Medicine. 2004; 32: 361.

Chmielewski T, Mizner R, Padamonsy W et al. Knee. In: Kolt G, Snyder-Mackler L. Physical Therapies in Sport and Exercise. London, UK; Churchill Livinigstone: 2003.

Christel P. Basic principles for surgical reconstruction of the pcl in posterior knee instability. Knee Surgery, Sports Traumatology, Arthroscopy. 2003; 11: 289.

Cooper D, Stewart D. Posterior cruciate ligament reconstruction using single-bundle patella tendon graft with tibial inlay fixation. The American Journal of Sports Medicine. 2004; 32: 346.

Daniel D, Stone ML, Barnett P. Use of the quadriceps active test to diagnose posterior cruciate-ligament disruption and measure posterior laxity of the knee. Journal of Bone and Joint Surgery. 1988; 70a: 386.

DeFrate L, Gill T, Li G. In vivo function of the posterior cruciate ligament during weightbearing knee flexion. The American Journal of Sports Medicine. 2004; 32 :1923.

Diamantopolous A, Tokis A, Tzurbakis M et al. The posterolateral corner of the knee: evaluation under microsurgical dissection. The Journal of Arthroscopy and Related Surgery. 2005; 21: 826.

Dye S, Vaupel G, Dye C. Conscious neurosensory mapping of the internal structures of the human knee without intraarticular anesthesia. The American Journal of Sports Medicine. 1998; 26: 773.

Escamillla RF. Knee biomechanics of the dynamic squat exercise. Medicine & Science in Sports & Medicine. 2001; 33: 127.

Escamillla RF, Fleisig GS, Zheng N et al. Biomechanics of the knee during closed kinetic chain and open kinetic chain exercises. Medicine & Science in Sports & Medicine. 1998; 30: 556.

Escamillla RF, Fleisig GS, Zheng N et al. Effects of technique variations on knee biomechanics during the squat and leg press. Medicine & Science in Sports & Medicine. 2001; 33: 1552.

Fontbote C, Sell T, Laudner K et al. Neuromuscular and biomechanical adaptions of patients with isolated deficiency of the posterior cruciate ligament. The American Journal of Sports Medicine. 2005; 33: 982.

Fox R, Harner C, Sakane M et al. Determination of the in situ forces in the human posterior cruciate ligament using robotic technology. The American Journal of Sports Medicine. 1998; 26: 395.

Fu F, Bennett C, Lattermann C et al. Current trends in anterior cruciate ligament reconstruction. Part1: Biology and Biomechanics of Reconstruction. The American Journal of Sports Medicine. 1999; 27: 821.

Gill T, DeFrate L, Wang C et al. The biomechanical effect of posterior cruciate ligament reconstruction on knee joint function. The American Journal of Sports Medicine. 2003; 31: 530.

Hantes M, Mastrokalos D, Yu J et al. The effect of early motion on tibial tunnel widening after anterior cruciate ligament replacement using hamstring tendon grafts. The Journal of Arthroscopic and Related Surgery. 2004; 20: 572.

Harner C, Höher J. Evaluation and treatment of posterior cruciate ligament injuries. The American Journal of Sports Medicine. 1998; 26: 471.

Harner C, Fu F, Irrgang J et al. Anterior and posterior cruciate ligament reconstruction in the new millenium: a global perspective. Knee Surgery, Sports Traumatology, Arthroscopy. 2001; 9: 330.

Hochschild J. Strukturen und Funktionen begreifen. Band 2. LWS, Becken und Hüftgelenk, untere Extremität. Stuttgart: Thieme; 2002.

Höher J, Scheffler S, Weiler A. Graft choice and graft fixation in PCL reconstruction. Knee Surgery, Sports Traumatology, Arthroscopy. 2003; 11: 297.

Kapandji IA. Funktionelle Anatomie der Gelenke. Band 2. Stuttgart: Enke; 1992.

Kasperczyk W, Bosch U, Oesternig HJ et al. Staging of patellar tendon autograft healing after cruciate ligament reconstruction. Clinical Orthopaedics and Related Research. 1993; 286: 271.

Kennedy J, Alexander I, Hayes C. Nerve supply of the human knee and its functional importance. The American Journal of Sports Medicine. 1982; 10: 329.

Kousa P, Järvinen N, Teppo L et al. Initial fixation strength of bioabsorbable and titanium interference screws in anterior cruciate ligament reconstruction. The American Journal of Sports Medicine. 2001; 29: 420.

Kousa P, Järvinen T, Vihavainen M et al. The fixation strength of six hamstring tendon graft fixation devices in anterior cruciate ligament reconstruction. The American Journal of Sports Medicine. 2003; 31: 174.

LaPrade R, Konowalchuk B. Popliteomeniscal fascicle tears causing symptomatic lateral compartment knee pain. The American Journal of Sports Medicine. 2005; 33: 1231.

LaPrade R, Wentorf F, Crum J. Assessement of healing of grade 3 posterolateral corner injuries. Journal of Orthopaedic Research. 2004; 22: 970.

LaPrade R, Tso A, Wentorf F. Force measurements on the fibular collateral ligament, popliteofibular ligament, and popliteus tendon to applied loads. The American Journal of Sports Medicine. 2004; 32: 1695.

Leonhardt H, Tillmann B, Tödury G et al. Anatomie des Menschen. Stuttgart: Thieme; 1987.

Li G, Gill T, DeFrate LE. Biomechanical consequences of pcl deficiency in the knee under simulated muscle loads – an in vitro experimental study In: Shepard R, Alexander M, Cantu R et al. Year Book of Sports Medicine 2003. Mosby: 2003.

Li G, Zayontz S, Most E et al. In situ forces of the anterior and posterior cruciate ligaments in high knee flexion: an in vitro investigation. Journal of Orthopaedic Research. 2004a; 22: 293.

Li G, DeFrate LE, Zayontz S et al. The effect of tibiofemoral joint kinematics on patellofemoral contact pressures under simulated muscle loads. Journal of Orthopaedic Research. 2004b; 22: 801.

Li G, DeFrate LE, Sun H et al. In vivo elongation of the anterior cruciate ligament and posterior cruciate ligament during knee flexion. The American Journal of Sports Medicine. 2004c; 32: 1415.

Logan M, Williams A, Lavelle J et al. The effect of posterior cruciate ligament deficiency on knee kinematics. The American Journal of Sports Medicine. 2005; 32: 1915.

Lutz G, Palmitier R, An K et al. Comparison of tibiofemoral joint forces during open-kinetic-chain and closed-kinetic-chain Exercises. The Journal of Bone and Joint Surgery. 1993; 75a: 732.

Mair S, Schlegel T, Gill T. Incidence and location of bone bruises after acute posterior cruciate ligament injury. The American Journal of Sports Medicine. 2004; 32: 1681.

Mangine R, Becker B. Nonoperative posterior cruciate ligament rehabilitation. In: Ellenbecker T. Knee Ligament Rehabilitation. London, UK; Churchill Livinigstone: 2000.

Margheritini F, Mariani P. Diagnostic evaluation of posterior cruciate ligament injuries. Knee Surgery, Sports Traumatology, Arthroscopy. 2003; 11: 282.

Markolf K, Zemanovic J, McAllister D. Cyclic loading of posterior cruciate ligament replacements fixed with tibial tunnel and tibial inlay methods. The Journal of Bone and Joint surgery. 2002; 84a: 518.

Markolf K, O'Neill G, Jackson S et al. Effects of applied quadriceps and hamstrings muscle loads an forces in the anterior and posterior cruciate ligaments. The American Journal of Sports Medicine. 2004; 32: 1144.

Noyes F, Barber-Westin S. Posterior cruciate ligament replacement with a two strand quadriceps tendon-patellar bone autograft and a tibial inlay technique. The Journal of Bone and Joint Surgery. 2005; 87a: 1241.

Noyes F, Heckmann T, Barber-Westin S. Posterior cruciate ligament and posterolateral reconstruction. In: Ellenbecker T. Knee Ligament Rehabilitation. London, UK; Churchill Livinigstone: 2000.

Nyland J, Lachman N, Kocabey Y et al. Anatomy, function and rehabilitation of the popliteus musculotendinous complex. Journal of Orthopaedic & Sports Physical Therapy. 2005; 35: 165.

Paine R, Johnson R. Instrumented Examination. In: Ellenbecker T. Knee Ligament Rehabilitation. London, UK; Churchill Livinigstone: 2000.

Papageorgiou C, Ma B, Abramowitch S et al. A multidisciplinary study of the healing of an intraarticular anterior cruciate ligament graft in a goat model. The American Journal of Sports Medicine. 2001; 29: 620.

Raunest J, Sager M, Bürgener E. Propriozeptive mechanisms in the cruciate ligaments: an electromyographic study on reflex activity in the tigh muscles. The Journal of Trauma. 1996; 41: 488.

Safran M, Harner C, Giraldo J, et al. Effects of injury and reconstruction of the posterior cruciate ligament on proprioception and neuromuscular control. In: Lephart S, Fu F. Proprioception and Neuromuscular Control in Joint Stability. GB; Human Kinetics: 2000.

Sekiya J, Haemmerle M, Stabile K., et al. Biomechanical analysis of a combined double-bundle posterior cruciate ligament and posterolateral corner reconstruction. The American Journal of Sports Medicine. 2005; 33: 360.

Shearn J, Grood E, Noyes F et al. Two-bundle posterior cruciate ligament reconstruction: how bundle tension depends on femoral placement. The Journal of Bone and Joint Surgery. 2004; 86a: 1262.

Shelbourne D, Davis T, Patel D. The natural history of acute, isolated, nonoperatively treated posterior cruciate ligament injuries. The American Journal of Sports Medicine. 1999; 27: 27.

Strobel M, Weiler A, Schulz M et al. Fixed posterior subluxation in posterior cruciate ligament-deficient knees. The American Journal of Sports Medicine. 2002; 30: 32.

Toritsuka Y, Horibe S, Hiro-Oka A et al. Conservative treatment for rugby football players with an acute isolated posterior cruciate ligament injury. Knee Surgery, Sports Traumatology, Arthroscopy. 2004; 12: 110.

Vogrin T, Höher J, Aroen A et al. Effects of sectioning the posterolateral structures on knee kinematics and in situ forces in the posterior cruciate ligament. Knee Surgery, Sports Traumatology, Arthroscopy. 2000; 8: 93.

Weber M, Woodall W. Knee Rehabilitation. In: Andrews J, Harrelson G, Wilk K. Physical Rehabilitation of the injured athlete. 3. Ed. Philadelphia: Saunders; 2004.

Wilk K, Escamilla R, Fleisig G et al. A comparison of tibiofemoral joint forces and electromyographic activity during open and closed kinetic chain exercises. The American Journal of Sports Medicine. 1996; 24: 518.

Wind W, Bergfeld J, Parker R. Evaluation and treatment of posterior cruciate ligament injuries. The American Journal of Sports Medicine. 2004; 32: 1765.

Yasuda K, Tohyjama H, Inoue M. The effect of pcl injury on muscle performance. Journal of Sport Rehabilitation. 1999; 8: 322.

Zaffagnini S, Martelli S, Garcia L et al. Computer analysis of PCL fibres during range of motion. Knee Surgery, Sports Traumatology, Arthroscopy. 2004; April.

Literatur zu Kap. 6.4

Ahmed A, Burke D. In vitro measurement of static pressure distribution in synovial joints – part 1:

tibial surface of the knee. Journal of Biomechanical Engineering. 1983; 105: 216.

Akseki D, Ozcan O, Boja H et al. A new weightbearing meniscal test and the comparison with McMurrays test and joint line tenderness. Arthroscopy. 2004; 20: 951.

Alhalki M, Hull M, Howell S. Contact mechanics of the medial tibial plateau after implantation of a medial meniscal autograft. The American Journal of Sports Medicine. 2000; 28: 370.

Arnoczky S, Warren R. Microvasculature of the human meniscus. The American Journal of Sports Medicine. 1982; 10: 90.

Arnoczky S, Cooper T, Stadelmaier D et al. Magnetic resonance signals in healing menisci: an experimental study in dogs. The Journal of Arthroscopy and Related Surgery. 1994; 10: 552.

Arnoczky S, McDevitt C. The Meniscus: Structure, function, repair, and replacement In: Buckwalter J, Einhorn T, Simon S. Orthopaedic Basic Science. American Academy of Orthopaedic Surgeons. 2000.

Assimakopolous A, Katnis P, Agiptos M et al. The Innervation of the human meniscus. Clinical Orthopaedics and Related Research. 1992; 275: 232.

Baratta R, Solomonow M, Zhou B et al. Muscular coactivation. The American Journal of Sports Medicine. 1988; 16: 113.

Barber A. Accelerated rehabilitation for meniscus repairs. The Journal of Arthroscopic and Related Surgery. 1994; 10: 206.

Barrack R, Munn B. Effects of knee ligament injury and reconstruction on proprioception. In: Lephart S, Fu F. Proprioception and neuromuscular control in joint stability. GB; Human Kinetics: 2000.

Becker R, Stärke C, Heymann M et al. Biomechanical properties under cyclic loading of seven meniscus repair techniques. Clinical Orthopaedics and Related Research. 2002; 400: 236.

Biedert R. Postoperative Belastbarkeit des Bewegungsapparats. In: Ow D, Hüni G. Muskuläre Rehabilitation. Erlangen; Perimed: 1989.

Biedert R, Stauffer E, Friederich N. Occurence of free nerve endings in the soft tissue of the knee joint. The American Journal of Sports Medicine. 1992; 20:430.

Bretlau T, Tuxoe J, Larsen L et al. Bone bruises in the acutely injured knee. Knee Surgery, Sports Traumatology, Arthroscopy. 2002; 10: 96.

Buma P, Ramrattan N, van Tienen T. Tissue engineering of the meniscus. Biomaterials. 2004; 25: 1523.

Chan P, Kneeland B, Gannon F et al. Identification of the vascular and avascular zones of the human meniscus using magnetic resonance imaging: correlation with histology. The Journal of Arthroscopy and Related Surgery. 1998; 14: 820.

Cole B, Carter T, Rodeo S. Allograft meniscal transplantation. The Journal of Bone and Joint Surgery. 2002; 84a: 1236.

Cooper DE, Arnoczky S, Warren R. Meniscal repair. Clinics in Sports Medicine. 1991; 10: 529.

Deutsch A, Hink J, Fox J et al. Peripheral meniscal tears: MR findings after conservative treatment or arthroscopic repair. Radiology. 1990; 176: 485.

Dye S, Vaupel G. Functional anatomy of the knee: bony geometry, static and dynamic restraints, sensory and motor innervation. In: Lephart S, Fu F. Proprioception and neuromuscular control in joint stability. GB; Human Kinetics: 2000.

Dye S, Vaupel G, Dye C. Conscious neurosensory mapping of the internal strucures of the human knee without intraarticular anesthesia. American Journal of Sports Medicine. 1998; 26: 773.

Eriksson E. Meniscus repair. Knee Surgery, Sports Traumatology, Arthroscopy. 2003; 11: 1.

Escamilla R. Knee biomechanics of the dynamic squat exercise. Medicine & Science in Sports & Exercise. 2001; 33: 127.

Escamilla R., Fleisig G, Zheng N et al. Biomechanics of the knee during closed kinetic chain and open kinetic chain exercises. Medicine & Science in Sports & Exercise. 1998; 30: 556.

Escamilla R, Fleisig G, Zheng N et al. Effects of technique variations on knee biomechanics during the squat and leg press. Medicine & Science in Sports & Exercise. 2001; 33: 1552.

Evans PJ, Bell GD, Frank C. Prospective evaluation of the McMurray test. American Journal of Sports Medicine. 1993; 21: 604.

Fisher R, Markel D, Koman J et al. Pull-out and shear failure strengths of arthroscopic meniscal repair systems. Knee Surgery, Sports Traumatology, Arthroscopy. 2002; 10: 294.

Fowler PJ, Lubliner JA. The predictive value of five clinical signs in the evaluation of meniscal pathology. Arthroscopy. 1989; 5:184.

Goodyear-Smith F, Arroll B. Rehabilitation after arthroscopic meniscectomy: a critical review of the trials. International Orthopaedics. 2001; 24: 350.

Goto H, Shuler F, Lamsam C et al. Transfer of LacZ Marker Gene to the meniscus. The Journal of Bone and Joint Surgery. 1999; 81a: 918.

Graham V, Gehlsen G, Edwards J. Electromyographic evaluation of closed and open kinetic chain knee

rehabilitation exercise. Journal of Athletic Training. 1993; 28: 23.
Grood E, Suntay W, Noyes F et al. Biomechanics of the knee-extension exercise. The Journal of Bone and Joint Surgery. 1984; 66a, 725.
Guisasola I, Vaquero J, Forriol F. Knee immobilization on meniscal healing after suture. Clinical Orthopaedics and Related Research. 2002; 395: 227.
Hochschild J. Strukturen und Funktionen begreifen. Band 2. LWS, Becken und Hüftgelenk, untere Extremität. Stuttgart: Thieme; 2002.
Karachalios T, Hantes M, Zibis A et al. Diagnostic accuracy of a new clinical test (the Thessaly Test) for early detection of meniscal tears. The Journal of Bone & Joint Surgery Am. 2005; 87a: 955.
Kurosaka M, Yagi M, Yoshiya S et al. Efficacy of the axially loaded pivot shift test for the diagnosis of a meniscal tear. International Orthopaedics. 1999; 23: 271.
Li G, DeFrate L, Park M et al. In vivo articular cartilage contact kinematics of the knee. The American Journal of Sports Medicine. 2005; 33: 102.
Lutz G, Palmitier R, An K et al. Comparison of tibiofemoral joint forces during open-kinetic-chain and closed-kinetic-chain Exercises. The Journal of Bone and Joint Surgery. 1993; 75a: 732.
Mariani P, Santori N, Adriani E et al. Accelerated rehabilitation after arthroscopic meniscal repair: a clinical and magnetic resonance imaging evaluation. The Journal of Arthroscopic and Related Surgery. 1996; 12: 680.
Meister K, Indelicato P, Spanier S et al. Histology of the torn meniscus. The American Journal of Sports Medicine. 2004; 32: 1479.
Metcalf M, Barrett G. Prospective evaluation of 1485 meniscal tear patterns in patients with stable knees. The American Journal of Sports Medicine. 2004; 32: 675.
McAllister D, Motamedi A. Spontaneous healing of a bucket-handle lateral meniscal tear in an anterior cruciate ligament-deficient knee. The American Journal of Sports Medicine. 2001; 29: 660.
Mintzner C, Richmond J, Taylor J. Meniscal repair in the young athlete. The American Journal of Sports Medicine. 1998; 26: 630.
Murrell G, Maddali S, Horovitz L et al. The effects of time course after anterior cruciate ligament injury in correlation with meniscal and cartilage loss. The American Journal of Sports Medicine. 2001; 29: 9.
Noyes F, Barber-Westin S. Arthroscopic repair of meniscal tears extending into the avascular zone in patients younger than twenty years of age. The American Journal of Sports Medicine. 2002; 30: 589.
Noyes F, Barber-Westin S, Rankin M et al. Meniscal transplantation in symptomatic patients less than fifty years old. The Journal of Bone and Joint Surgery. 2005; 87a, supplement 1: 149.
Noyes F, Barber-Westin S, Rankin M. Meniscal transplantation in symptomatic patients less than fifty years old. The Journal of Bone and Joint Surgery. 2004; 86a: 1392.
O'Shea J, Shelbourne D. Repair of locked bucket-handle meniscal tears in knees with chronic anterior cruciate ligament deficiency. The American Journal of Sports Medicine. 2003; 31: 216.
Papageorgiou C, Gil J, Kanamori A et al. The biomechanical interdependence between the anterior cruciate ligament replacement graft and the medial meniscus. The American Journal of Sports Medicine. 2001; 29: 226.
Peretti G, Gill T, Xu J et al. Cell-based therapy for meniscal repair. The American Journal of Sports Medicine. 2004; 32: 146.
Prentice W. Rehabilitation Techniques in Sports Medicine. WCB McGraw-Hill; 1999.
Pyne S. Current progress in meniscal repair and postoperative rehabilitation. Current Sports Medicine Reports. 2002; 1: 265.
Rankin C, Lintner D, Noble P et al. A biomechanical analysis of mensical repair techniques. The American Journal of Sports Medicine. 2002; 30: 492.
Rath E, Richmond J, Yassir W et al. Mensical allograft transplantation. The American Journal of Sports Medicine. 2001; 29: 410.
Rodeo S. Arthroscopic meniscal repair with use of the outside-in technique. The Journal of Bone and Joint Surgery. 2000; 82a: 127.
Rubman M, Noyes F, Barber-Westin S. Arthroscopic repair of mensical tears that extend into the avascular zone. The American Journal of Sports Medicine. 1998; 26: 87.
Scholten RJ, Deville WL, Opstelten W et al. The accuracy of physical diagnostic tests for assessing meniscal lesions of the knee: a meta-analysis. Journal Fam Pract. 2001; 50: 938.
Sgaglione N, Steadman R, Shaffer B et al. Current concepts in meniscal surgery: resection to replacement. The Journal of Arthroscopic and related Surgery. 2003; 19: 161.
Shelbourne D, Patel D, Adsit W et al. Rehabilitation after meniscal repair. Clinics in Sports Medicine. 1996; 15: 595.
Shepard M, Hunter D, Davies M et al. The clinical significance of anterior horn meniscal tears diagno-

sed on magentic resonance images. The American Journal of Sports Medicine. 2002; 30: 189.
Smidt G. Biomechanical analysis of knee flexion and extension. Journal of Biomechanics. 1973; 6: 79.
Staerke C, Bochwitz C, Groebel K et al. The effect of meniscus compression on the biomechanical properties of repaired meniscal lesions. Archive of Orthopaedic Traumatology Surgery. 2004; 124: 221.
Strobel M, Eichhorn J, Schießler W. Arthroskopie des Kniegelenks. Deutscher Ärzte-Verlag. 1998.
Szomor Z, Martin T, Bonar F et al. The protective effects of meniscal transplantation on cartilage. The Journal of Bone and Joint Surgery. 2000; 82a: 80.
Taylor S, Walker P, Perry J et al. The forces in the distal femur and the knee during walking and other activities measured by telemetry. The Journal of Arthroplasty. 1998; 13: 428.
Tenuta J, Arciero R. Arthroscopic evaluation of meniscal repairs. The American Journal of Sports Medicine. 1994; 22: 797.
Thompson W, Thaete L, Fu F et al. Tibial meniscal dynamics using three-dimensional reconstruction of magnetic resonance images. The American Journal of Sports Medicine. 1991; 19: 210.
Tumia N, Johnstone A. Promoting the proliferative and synthetic activity of knee meniscal fibrochondrocytes using basic fibroblast gowth factor in vitro. The American Journal of Sports Medicine. 2004; 32: 915.
Van Trommel M, Simonian P, Potter H et al. Different regional healing rates with the outside-in tecchnique for meniscal repair. The American Journal of Sports Medicine. 1998; 26: 446.
Verdonk P, Forsyth R, Wang J et al. Characterisation of human knee meniscus cell phenotype. Osteoarthritis and Cartilage. 2005; 13: 548.
Wilk K, Escamilla R, Fleisig G et al. A comparison of tibiofemoral joint forces and electromyographic activity during open and closed kinetic chain exercises. The American Journal of Sports Medicine. 1996; 24: 518.
Wirth C, Peters G, Milachowski K et al. Long-term results of meniscal allograft transplantation. The American Journal of Sports Medicine. 2002; 30: 174.
Wright V, Fu F. Management of meniscal injuries. Current opinions in Orthopaedics. 2005; 16: 100.
Yagishita K, Muneta T, Ogiuchi T. Healing potential of meniscal tears without repair in knees with anterior cruciate ligament reconstruction. The American Journal of Sports Medicine. 2004; 32: 1953.
Zimny M, Albright D, Dabezies E. Mechanoreceptors in the human medial mensicus. Acta Anat. 1988; 133: 35.

Literatur zu Kap. 6.5

Albert M. Eccentric muscle training in sports and orthopaedics. Second Edition. London, UK; Chruchill Livingstone: 1995.
Alford JW, Cole BJ. Cartilage Restoration, part 2. The American Journal of Sports Medicine. 2005; 33: 443.
Alfredson H, Pietila T, Jonsson P et al. Eccentric calf muscle training for the treatment of chronic achilles tendinosis. American Journal of Sports Medicine. 1998; 26: 360.
Alfredson H, Forsgren S, Thorsen K et al. In vivo microdyalisis and immunohistochemical analyses of tendon tissue demonstrated high amounts of free glutamate and glutamate NMDAR 1 receptors, but no signs of inflammation in jumpers knee. Journal of Orthopaedic Research. 2001; 19: 881.
Alleyne K, Galloway M. Management of osteochondral injuries of the knee. Clinics in Sports Medicine. 2001; 20: 343.
Athanasiou K, Sha A, Hernandez J et al. Basic science of articular cartilage repair. Clinics in Sports Medicine. 2001; 20: 223.
Atheshian G, Hung C. Patellofemoral joint biomechanics and tissue engineering. Clinical Orthopaedics and Related Research. 2005; 81: 81.
Bailey A, Goodstone N, Roberts S et al. Rehabilitation after owestry autologous-chondrocyte implantation: The Oscell protocol. Journal of Sport Rehabilitation. 2003; 12: 104.
Behrens P, Bruns J, Erggelet C et al. Indikations- und Durchführungsempfehlungen der Arbeitsgemeinschaft Geweberegeneration und Gewebeersatz zur Autologen Chondrocytentransplantation. Zeitschrift für Orthopädie. 2004; 142: 529.
Besier T, Draper C, Gold G et al. Patellofemoral joint contact area increases with knee flexion and weight bearing. Journal of Orthopaedic Research. 2005; 23: 345.
Biedert R, Stauffer E, Friederich N. Occurence of free nerve endings in the soft tissue of the knee joint. American Journal of Sports Medicine. 1992; 20: 430.
Bizzini M. Sensomotorische Rehabilitation nach Beinverletzungen. Stuttgart: Thieme; 2000.
Bizzini M, Childs J, Piva S et al. Systematic review of the quality of randomized controlled trials for patellofemoral pain syndrome. Journal of Orthopaedic Sports Physical Therapy. 2003; 33: 4.

Bose K, Kanagasuntheram R, Osman M. Vastus medialis oblique, an anatomic and physiologic study. Orthopaedics. 1980; 3: 880.

Brindle T, Mattacola C, McCrory J. Electromyographic changes in the gluteus medium during stair ascent and descent in subjects with anterior knee pain. Knee Surg. Sports Traumatol. Arthrosc. 2003; 11: 244.

Brittberg M, Lindahl A, Nilsson A et al. Treatment of deep cartilage defects in the knee with ACT. The New England Journal of Medicine. 1994; 331: 889.

Callaghan M, McCArthy C, Oldham J. Electromyographic characteristics of the quadriceps in patellofemoral pain syndrome. Manual Therapy. 2001; 6(1): 27.

Cohen Z, Roglic H, Grelsamer et al. Patellofemoral stresses during open and closed kinetic chain exercises. American Journal of Sports Medicine. 2001; 29: 480.

Cosegara A, Schatzke MD, Seth AK et al. Biomechanical analysis of flat and oblique tibial tubercle osteotomy for recurrent patellar instability. 1999; 27: 507.

Cowan S, Bennel K, Croosley K et al. Delayed onset of EMG activity of vastus medialis obliquus relative to vastus lateralis in subjects with patellofemoral pain syndrome. Archives of Physical Medicine and Rehabilitation. 2001; 82: 183.

Cowan S., Bennel K, Crossley K et al. Physical therapy alters recruitment of the vasti in patellofemoral pain syndrome. Medicine & Science in Sports & Exercise. 2002; 34: 1879.

Cowan S, Bennel K, Crossley K et al. Altered vasti recruitment when people with patellofemoral pain syndrome complete a postural task. Archives of Physical Medicine and Rehabilitation. 2002; 83: 989.

Cowan S, Bennel K, Crossley K et al. Simultaneous feedforward recruitment of the vasti in untrained postural tasks can be restored by physical therapy. Journal of Orthopaedic Research. 2003; 21: 553.

Crossley K, Bennel K, Green S et al. Physical therapy for patellofemoral pain. American Journal of Sports Medicine. 2002; 30: 857.

Dhaher Y, Kahn L. The effect of vastus medialis forces on patellofemoral contact: a model based study. Journal of Biomechanical Engineering. 2002; 124: 758.

Doucette S, Child D. The effect of open and closed chain exercise and knee joint position on patellar tracking in lateral patellar compression syndrome. Journal of Orthopaedic and Sports Therapy. 1996; 23: 104.

Dursun N, Dursun E, Kilic Z. Electromyographic biofeedback-controlled exercise versus conservative care for patellofemoral pain syndrome. Archives of Physical Medicine and Rehabilitation. 2001; 82: 1692.

Dye S, Vaupel G, Dye C. Conscious neurosensory mapping of the internal strucures of the human knee without intraarticular anesthesia. American Journal of Sports Medicine. 1998; 26: 773.

Dye S, Vaupel G. Functional anatomy of the knee: bony geometry, static and dynamic restraints, sensory and motor innervation. In: Lephart S., Fu F. Proprioception and neuromuscular control in joint stability. GB; Human Kinetics: 2000.

Escamilla R. Knee biomechanics of the dynamic squat exercise. Medicine & Science in Sports & Exercise. 2001; 33: 127.

Escamilla R, Fleisig G, Zheng N et al. Biomechanics of the knee during closed kinetic chain and open kinetic chain exercises. Medicine & Science in Sports & Exercise. 1998; 30: 556.

Escamilla R, Fleisig G, Zheng N et al. Effects of technique variations on knee biomechanics during the squat and leg press. Medicine & Science in Sports & Exercise. 2001; 33: 1552.

Fulkerson J. Diagnosis and treatment of patients with patellofemoral pain. American Journal of Sports Medicine. 2002; 30: 447.

Fyfe I, Stanish W. The use of eccentric training and stretching in the treatment and prevention of tendon injuries. Clinics in Sports Medicine. 1992; 11: 601.

Grood E, Suntay W, Noyes F et al. Biomechanics of the knee-extension exercise. The Journal of Bone and Joint Surgery. 1984; 66a, Nr.5, 725.

Hochschild J. Strukturen und Funktionen begreifen. Band 2. LWS, Becken und Hüftgelenk, untere Extremität. Stuttgart: Thieme; 2002.

Hubbard J, Sampson H, Elledge J. Prevalence and morphology of the vastus medialis oblique muscle in human cadavers. The Anatomical Record. 1997; 249: 135.

Huberti H, Hayes W. Patellofemoral contact pressures. The Journal of Bone and Joint Surgery. 1984; 66a: 715.

Hungerford D, Barry M. Biomechanics of the patellofemoral joint. Clinical Orthopaedics and Related Research. 1979; 144: 9.

Karst GM, Willet GM. Onset timing of electromyographic activity in the vastus medialis oblique and vastus lateralis muscles in subjects with and without patellofemoral pain syndrome. Physical Therapy. 1995; 75: 813.

Lieb F, Perry J. Quadriceps function. The Journal of Bone and Joint Surgery. 1968; 50a: 1535.

Lee TQ, Morris G, Csintalan RP. The influence of tibial and femoral rotation on patellofemoral contact area and pressure. Journal of Orthopaedic & Sports Physical Therapy. 2003; 33: 686.

MacGregor K, Gerlach S, Mellor R et al. Cutaneous stimulation from patella tape causes a differenzial increase in vasti muscle activity in people with patellofemoral pain. Journal of Orthopaedic Research. 2005; 23: 351.

Mariani P, Caruso I. An electromyographic investigation of subluxation of the patella. The Journal of Bone and Joint Surgery. 1979; 61-B: 169.

Matthews L, Sonstegard D, Henke J. Load-bearing characteristics of the patellofemoral joint. Acta Orthop. Scandinav. 1977; 48: 511.

McConnel J. Management of patellofemoral problems. Manual Therapy. 1996; 1: 60.

McConnel J, Cook J. Anterior knee pain. In: Brukner P, Khan K. Clinical Sports Medicine. 2.Edition. Sydney: McGraw-Hill; 2001.

McGinty G, Irrgang J, Pezzullo D. Biomechanical considerations for rehabilitation of the knee. Clinical Biomechanics. 2000; 15: 160.

Meert G. Das Becken aus osteopathischer Sicht. München, Jena: Urban & Fischer; 2003.

Milgrom C, Kerem E, Finestone A. Patellofemoral pain caused by overactivity: a prospective study of risk factors in infantry recruits. The Journal of Bone and Joint Surgery. 1991; 73a: 1041.

Minas T, Bryant T. The role of autologous chondrocyte implantation in the patellofemoral joint. Clinical Orthopaedics and Related Research. 2005; 436: 30.

Mink A, Ter Veer H, Vorselaars J. Manuelle Therapie der Extremitäten. Neckarsulm, Lübeck, Ulm: Jungjohann; 1996.

Mow C, Flatow E, Ateshian G. Biomechanics. In: Buckwalter J, Einhorn T, Simon S. Ortopaedic Basic Science. 2. Edition. American Academy of Ortopaedic Surgeons; 2000.

Muhle C, Brinkmann G, Skaf et al. Effect of a patellar realignment brace on patients with patellar subluxation and dislocation. The American Journal of Sports Medicine. 1999; 27: 350.

Myers P, Williams A, Dodds R et al. The three-in-one proximal and distal soft tissue patellar realignment procedure. The American Journal of Sports Medicine. 1999; 27: 575.

Natri A, Kannus P, Järvinnen M. Which factors predict the long-term outcome in chronic patellofemoral pain syndrome? A 7-year prospective follow-up study. Medicine & Science in Sports & Exercise. 1998; 30: 1572.

Neptune R, Wright I, van den Bogert A. The Influence of ortotic devices and vastus medialis strength and timing on patellofemoral loads during running. Clinical Biomechanics. 2000; 15: 611.

Nijs J, Van Geel C, Van der Auwera C et al. Diagnostic value of five clinical tests in patellofemoral pain syndrome. 2005; article in press.

Nomura E, Inoue M. Cartilage lesions of the patella in recurrent patellar dislocation. The American Journal of Sports Medicine. 2004; 32: 498.

Owings T, Grabiner M. Motor control of the VMO and VL muscles is disrupted during eccentric contractions in subjects with patellofemoral pain. American Journal of Sports Medicine. 2002; 30: 483.

Peers KHE, Lysens RJJ. Patellar tendinopathy in athletes. Sports Medicine. 2005; 35: 71.

Pfund R, Zahnd F. Leitsymptom Schmerz, unterer Abschnitt, Band 2. Stuttgart; Thieme: 2003.

Powers C. Rehabilitation of patellofemoral joint disorders: a critical review. Journal of Orthopaedic and Sports Therapy 1998; 28: 345.

Powers C. The influence of altered lower-extremitiy kinematics on patellofemoral joint dysfunction: a theoretical perspective. Journal of Orthopaedic & Sports Physical Therapy. 2003; 33: 639.

Powers CM, Ward SR, Fredericson M et al. Patellofemoral kinematics during weight-bearing and non-weight-bearing knee extension in persons with lateral subluxation of the patella: a preliminary study. Journal of Orthopaedic Sports Physical Therapy. 2003; 33: 677.

Prentice W. Rehabilitation Techniques in Sports Medicine. Third Edition. Boston: McGraw-Hill; 1999.

Reilly D, Martens M. Experimental analysis of the quadriceps muscle force and patello-femoral joint reaction force for various activities. Acta Orthop Scandinav. 1972; 43: 126.

Sharma L, Dunlop D, Chue S et al. Quadriceps strength and osteoarthritis progression in malaligned and lax knees. Annals of Internal Medicine. 2003; 138: 613.

Smidt G. Biomechanical analysis of knee flexion and extension. Journal of Biomechanics. 1973; 6: 79.

Steinkamp L, Dillingham M, Markel M et al. Biomechanical considerations in patellofemoral joint rehabilitation. American Journal of Sports Rehabilitation. 1993; 21: 438.

Tibesku CO, Pässler HH. Jumpers Knee – eine Übersicht. Sportverletzung – Sportschaden. 2005; 19: 63.

Van Wingerden B. Bindegewebe in der Rehabiliatation. 2. völlig überarbeitete Auflage. Schaan; Scipro: 1998.

Voight M, Wieder D. Comparative reflex response times of vastus medialis obliquus and vastus lateralis in normal subjects and subjects with extensor mechanism dysfunction. American Journal of Sports Medicine. 1991; 19: 131.

Wilk K, Davies G, Mangine R et al. Patellofemoral disorders: a classification system and clinical guidelines for nonoperative rehabilitation. Journal of Orthopaedic and Sports Therapy. 1998; 28: 307.

Witrouw E, Lysens R, Bellemans J et al. Intrinsic risk factors for the development of anterior knee pain in an athletic population. American Journal of Sports Medicine. 2000; 28: 480.

Witvrouw E, Danneels L, van Tiggelen D et al. Open versus closed kinetic chain exercises in patellofemoral pain. The American Journal of Sports Medicine. 2004; 32: 1122.

Literatur zu Kap. 6.6

Aaron RK, Skolnick AH, Reinert SE et al. Arthroscopic debridement for osteoarthritis of the knee. The Journal of Bone and Joint Surgery. 2006;88a:936.

Alford J, Cole B. Cartilage restoration, part 2. The American Journal of Sports Medicine. 2005; 33: 443.

Almekinders L, Pandarinath R, Rahusen F. Knee stability following anterior cruciate ligament rupture and surgery. The Journal of Bone and Joint Surgery. 2004; 86a: 983.

Andriacchi TP, Briant PL, Bevill SL et al. Rotational changes at the knee after acl injury cause cartilage thinning. Clinical Orthopaedics and Related Research. 2006; 442: 39.

Barrance PJ, Williams GN, Snyder-Mackler L et al. Altered knee kinematics in ACL-deficient noncopers: a comparison using dynamic MRI. Journal of Orthopaedic Research. 2006; 24: 132.

Behrens et al. Indikations- und Durchführungsempfehlungen der Arbeitsgemeinschaft „Geweberegeneration und Gewebeersatz" zur autologen Chondrozytentransplantation. Zeitschrift für Orthopädie und ihre Grenzgebiete. 2004; 142: 529.

Bennel KL, Hinman RS, Metcalf BR et al. Relationship of knee joint proprioception to pain and disability in individuals with knee osteoarthritis. Journal of Orthopaedic Research. 2003; 21: 792.

Bailey A, Goodstone N, Roberts S. Rehabilitation after Oswestry autologous-chondrocyte implantation: the OsCell protocol. Journal of Sport Rehabilitation. 2003; 12: 104.

Bentley G, Biant LC, Carrington RW et al. A prospective, randomised comparison of autologous chondrocyte implantation versus mosaicplasty for osteochondral defects in the knee. The Journal of Bone and Joint Surgery. 2003;85:223.

Beynnon B, Uh B, Abate J et al. Rehabilitation after anterior cruciate ligament reconsruction. The American Journal of Sports Medicine. 2005; 33: 347.

Bhave A, Mont M, Tennis S et al. Functional problems and treatment solutions after total hip and knee joint arthroplasty. The Journal of Bone and Joint Surgery. 2005; 87a (supplement 2): 9.

Bhave A. Rehabilitation after total knee arthroplasty. In: Barrack RL, Booth RE, Lonner JH et al. Orthopaedic knowledge update hip and knee reconstruction. Rosemount: American Academy of Orthopaedic Surgeons; 2006.

Bretlau T, Tuxoe J, Larsen L et al. Bone bruises in the acutely injured knee. Knee Surgery, Sports Traumatology, Arthroscopy. 2002; 10: 96.

Clark AK. Effectiveness of rehabilitation in arthritis. Clinical Rehabilitation. 1999; 13 (supplement 1): 51.

Cole B, Carter T, Rodeo S. Allograft meniscal transplantation. The Journal of Bone and Joint Surgery. 2002; 84a: 1236.

Dann K. Operative Versorgung von akuten Knorpelschäden. Sportorthopädie&Sporttraumatologie. 2004; 20: 181.

Dayal N, Chang A, Dunlop D et al. The natural history of anteroposterior laxity and its role in knee osteoarthritis progression. Arthritis&Rheumatism. 2005; 52: 2343.

Deshmuk RV, Scott RD. Unicompartmental knee arthroplasty: long term results. In: Barrack RL, Booth RE, Lonner JH et al. Orthopaedic knowledge update hip and knee reconstruction. Rosemount: American Academy of Orthopaedic Surgeons; 2006.

Dye S, Vaupel G, Dye C. Conscious neurosensory mapping of the internal strucures of the human knee without intraarticular anesthesia. The American journal of Sports Medicine. 1998; 26: 773.

Dye S. The pathophysiology of patellofemoral pain. Clinical Orthopaedics and Related Research. 2005; 436: 100.

Eckstein F, Lemberger B, Gratzke C et al. In vivo cartilage deformation after different types of activity and ist dependence on physical training status. Annals of the Rheumatic Disease. 2005; 64: 291.

Eckstein F, Faber S, Mühlbauer R et al. Functional adaption to human joints to mechanical stimuli. Osteoarthritis&Cartilage. 2002; 10: 44.

Eckstein F, Lemberger B, Stammberger T et al. Patellar cartilage deformation in vivo after static versus dynamic loading. Journal of Biomechanics. 2000; 33: 819.

Eckstein F, Tieschky M, Faber S et al. Functional analysis of articular cartilage deformation, recovery and fluid flow following dynamic exercise in vivo. Anat. Embryol. 1999; 200: 419.

Escamillla RF, Fleisig GS, Zheng N et al. Biomechanics of the knee during closed kinetic chain and open kinetic chain exercises. Medicine & Science in Sports & Medicine. 1998; 30: 556.

Escamilla R. Knee biomechanics of the dynamic squat exercise. Medicine & Science in Sports & Exercise. 2001; 33: 127.

Fetter NL, Leddy HA, Guilak F et al. Composition and transport properties of human ankle and knee cartilage. Journal of Orthopaedic Research. 2006; 24; 211.

Hackenbroch MH. Arthrosen. Basiswissen zu Klinik, Diagnostik und Therapie. Stuttgart: Thieme; 2002.

Hairi S, Maloney WJ, Rubash HE. Osteolysis in total knee arthroplasty. In: Barrack RL, Booth RE, Lonner JH et al. Orthopaedic knowledge update hip and knee reconstruction. Rosemount: American Academy of Orthopaedic Surgeons; 2006.

Hangody L, Rathonyi G. Mosaicplasty in active sportsmen. Sportorthopädie&Sporttraumatologie. 2004;20:159.

Hinman RS, Bennell KL, Metcalf BR et al. Delayed onset of quadriceps activity and altered knee kinematics during stair stepping in individuals with knee osteoarthritis. Archives of Physical Medicine And Rehabilitation. 2002; 83: 1080.

Hinman RS, Cowan SM, Crossley KM et al. Age related changes in electromyographic quadriceps activity during stair ascent. Journal of Orthopaedic Research. 2005; 23: 322.

Hinterwimmer S, Krammer M, Krötz M et al. Cartilage atrophy in the knees of patients after seven weeks of partial loading. Arthritis&Rheumatism. 2004; 50: 2516.

Hochschild J. Strukturen und Funktionen begreifen. Band 2. LWS, Becken und Hüftgelenk, untere Extremität. Stuttgart: Thieme; 2002.

Horas U, Pelinkovic D, Herr G et al. Autologous chondrocyte implantation and osteochondral cylinder transplantation in cartilage repair of the knee joint. The Journal of Bone and Joint Surgery. 2003; 85-A: 185.

Ioannidis G. The current role of arthroscopy in the treatment of osteoarthritis of the knee. Current opinions in Orthopaedics. 2004; 15: 31.

Irrgang JJ, Pezzullo D. Rehabilitation following surgical procedures to address articular lesions in the knee. Journal of Orthopaedic Sports Physical Therapy. 1998; 28: 232.

Kapandji IA. Funktionelle Anatomie der Gelenke. Band 2. Stuttgart: Enke; 1992.

Kinov P, Leithner A, Radl R et al. Role of free radicals in aseptic loosening of hip arthroplasty. Journal of Orthopaedic Research. 2006; 24: 55.

Kuettner KE, Cole AA. Cartilage degeneration in different human joints. Osteoarthritis & Cartilage. 2005; 13: 93.

Lahm A, Uhl M, Edlich M et al. An experimental canine model for subchondral lesions of the knee joint. The Knee. 2005; 12: 51.

Leach W, Reid J, Murphy F. Continuos passive motion following total knee replacement: A prospective randomized trialwith follow-up to 1 year. Knee Surgery, Sports Traumatology, Arthroscopy. 2006; published online.

Leonhardt H, Tillmann B, Tödury G et al. Anatomie des Menschen. Thieme: Stuttgart; 1987.

Li G, Zayontz S, Most E et al. In situ forces of the anterior and posterior cruciate ligaments in high knee flexion: an in vitro investigation. Journal of Orthopaedic Research. 2004; 22: 293.

Li G, Park SE, DeFrate LE et al. The cartilage thickness distribution in the tibiofemoral joint and ist correlation with cartilage-to-cartilage contact. Clinical Biomechanics. 2005a; 20: 736.

Li G, DeFrate LE, Park SE et al. In vivo articular cartilage contact kinematics of the knee. The American Journal of Sports Medicine. 2005b; 33: 102.

Lobenhoffer P, Agneskirchner J, Zoch W. Die öffnende valgisierende Osteotomie der proximalen Tibia mit Fixation durch einen medialen Plattenfixateur. Der Orthopäde. 2004; 33: 153.

Logan M, Williams A, Lavelle J et al. The effect of posterior cruciate ligament deficiency on knee kinematics. The American Journal of Sports Medicine. 2005; 32: 1915.

Lutz G, Palmitier R, An K et al. Comparison of tibiofemoral joint forces during open-kinetic-chain and closed-kinetic-chain Exercises. The Journal of Bone and Joint Surgery. 1993; 75a: 732.

MacDonald SJ, Bourne RB, Rorabeck CH et al. Prospective randomized clinical trial of continuos passive motion after total knee arthroplasty. Clinical Orthopaedics and Related Research. 2000; 380: 30.

Mair S, Schlegel T, Gill T. Incidence and loacation of bone bruises after acute posterior cruciate ligament injury. The American Journal of Sports Medicine. 2004; 32: 1681.

Marlovits S, Striessing G, Kutscha-Lissberg F et al. Early postoperative adherence of matrix-induced autologous chondrocyte implantation for the treatment of full-thickness cartilage defects of the femoral condyle. Knee Surgery, Sports Traumatology, Arthroscopy. 2004; October: published online.

Meyer EG, Haut RC. Excessive compression of the human tibiofemoral joint causes ACL rupture. Journal of Biomechanics. 2005; 38: 2311.

Mikesky AE, Mazzuca SA, Brandt KD et al. Effects of strength training on the incidence and progression of knee osteoarthritis. Osteoarthrits&Cartilage. 2006; 13 (supplement A): S33.

Miller M, Osborne J, Gordon W et al. The natural history of bone bruises. The American Journal of Sports Medicine.1998; 26: 15.

Nehrer S, Dorotka R, Schatz K et al. Autologe Knorpelzelltransplantation – neue Konzepte in der Behandlung von Knorpeldefekten. Sportorthopä die&Sporttraumatologie. 2004; 20: 153.

Nizard RS, Biau D, Porcher R et al. A meta-analysis of patellar replacement in total knee arthroplasty. Clinical Orthopaedics and Related Research. 2005; 432: 196.

Noyes FR, Bassett RW, Grood ES et al. Arthroscopy in acute traumatic hemarthrosis of the knee. The Journal of Bone and Joint Surgery. 1980; 62a: 687.

Odenbring S, Egund N, Lindstrand A. Cartilage regeneration after proximal tibial osteotomy for medial gonarthrosis. Clinical Orthopaedics and Related Research. 1992;4:211.

Otte P: Der Arthrose-Prozeß. Teil 1 : Osteochondrale Strukturen. Nürnberg: Novartis Pharma Verlag; 2001.

Outerbridge RE. The etiology of chondromalacia patellae. The Journal of Bone and Joint Surgery. 1961; 43-B: 725.

Pässler HH. Die Mikrofraktur – eine knochenmarkstimulierende Technik zur Behandlung von Knorpeldefekten. Sportorthopädie&Sporttraumatolog ie. 2004; 20: 171.

Pape D, Sell R, Adam F et al. Bildgebung und präoperative Planung der Tibiakopfosteotomie. Der Orthopäde. 2004; 33: 122.

Parvizi J, Rapuri VR, Saleh KJ et al. Failure to resurface the patella during total knee arthroplasty may result in more knee pain and secondary surgery. 2005; 432: 191.

Peterson SC, Snyder-Mackler L. Quadriceps femoris muscle recovery after total knee arthroplasty. Os teoarthritis&Cartilage. 2006; 13 (supplement a): S68.

Peterson L. Autologous chondrocyte transplantation in active sportsmen. Sportorthopädie&Sporttrau matologie. 2004; 20: 167.

Pritchett JW. Heat generated by knee protheses. Clinical Orthopaedics and related Research. 2006; 442: 195.

Quinn TM, Hunziker EB, Häuselmann HJ. Variation of cell and matrix morphologies in articular cartilage.Osteoarthritis&Cartilage. 2005; 13: 672.

Pedersen BK, Saltin B. Muscle, bone and joint diseases, Osteoarthritis Evidence for prescribing exercise as therapy in chronic disease. Scandinavian Journal of Medicine and Science in Sports. 2006; 16 (supp. 1): 3.

Ranawat CS, Ranawat AS, Mehta A. Total knee arthroplasty rehabilitation protocol what makes the difference? Journal of Arthroplasty. 2003; 18 (supplement 1): 27.

Rand JA. Extensor mechanism complications following total knee arthroplasty. The Journal of Bone and Joint Surgery. 2004; 86a: 2061.

Rees JL, Beard DJ, Price AJ et al. Real in vivo kinematic differences between mobile-bearing and fixed-bearing total knee arthroplastics. Clinical Orthopaedics and Related Research. 2005; 432: 204.

Saleh KJ, Mulhall KJ, Hofman AA et al. Primary total knee arthroplasty outcomes. In: Barrack RL, Booth RE, Lonner JH et al. Orthopaedic knowledge update hip and knee reconstruction. Rosemount: American Acadey of Orthopaedic Surgeons; 2006.

Salter RB, Simmonds DF, Malcolm BW et al. The biological effects of continous passive motion on healing of full thickness defects in articular cartilage: an experimental study in the rabbit.The Journal of Bone and Joint Surgery. 1980; 62: 1232.

Scuderi GR, Trousdale RT. Complications after total knee arthroplasty. In: Barrack RL, Booth RE, Lonner JH et al. Orthopaedic knowledge update hip and knee reconstruction. Rosemount: American Acadey of Orthopaedic Surgeons; 2006.

Silva M, Shepard EF, Jackson WO et al. Knee strength after total knee arthroplasty. Journal of Arthroplasty. 2003; 18: 605.

Sharma L, Dunlop D, Chue S et al. Quadriceps strength and osteoarthritis progression in malaligned and lax knees. Annals of Internal Medicine. 2003; 138: 613.

Shelbourne D, Jari S, Gray T. Outcome of untreated traumatic articular cartilage defects of the knee. The Journal of Bone and Joint Surgery. 2003; 85a: 8.

Sledge SL. Microfracture techniques in the treatment of osteochondral injuries. Clinics in Sports Medicine. 2001; 20: 365.

Smidt G. Biomechanical analysis of knee flexion and extension. Journal of Biomechanics. 1973; 6: 79.

Steadman JR, Briggs KK, Rodrigo JJ et al. Outcomes of microfracture for traumatic chondral defects of the knee: average 11-year follow-up. The Journal of Arthroscopic and Related Surgery. 2003; 19: 477.

Steinwachs M, Kreuz P, Krause S et al. Klinische Ergebnisse nach Mikrofrakturierung bei der Behandlung von Knorpeldefekten. Sportorthopädie &Sporttraumatologie. 2003; 19: 291.

Stevens JE, Mizner RL, Snyder-Mackler L. Quadrizeps strength and volitional activation before and after total knee arthroplasty for osteoarthritis. Journal of Orthopaedic Research. 2003; 21: 775.

Strobel M, Weiler A, Schulz M et al. Fixed posterior subluxation in posterior cruciate ligament-deficient knees. The American Journal of Sports Medicine. 2002; 30: 32.

Topp R, Woolley S, Hornyak J et al. The effect of dynamic versus isometric resistance training on pain and functioning among adults with osteoarthritis of the knee. Archives of Physical Medicine and Rehabilitation. 2002; 83: 1187.

Van Baar ME, Assendelft WJJ, Dekker J et al. Effectiveness of exercise therapy in patients with osteoarthritis of the hip or knee. Arthritis&Rheumatism. 1999; 42: 1361.

Vasara A, Nieminen M, Jurvelin J et al. Identation stiffness of repair tissue after autologous chondrocyte transplantation. Clinical Orthopaedics and Related Research. 2005; 433: 233.

Walker PS. Biomechanics of total knee replacement design. In: Mow VC, Huiskes R. Basic Orthopaedic biomechanics and Mechano-Biology. Lippincott: Williams&Wilkins; 2005.

Wenk S. Nutzen und Wirkung der oralen Glukosamintherapie bei Arthrose. Manuelle Therapie. 2006; 10: 82.

Wilk K, Escamilla R, Fleisig G et al. A comparison of tibiofemoral joint forces and electromyographic activity during open and closed kinetic chain exercises. The American Journal of Sports Medicine. 1996; 24: 518.

Wilson W, van Burken C, van Donkelaar C et al. Causes of mechanically induced collagen damage in articular cartilage. Journal of Orthopaedic Research. 2006; 24: 220.

Wirth CJ, Kohn D. Gelenkchirurgie. Offene und arthroskopische Verfahren. Stuttgart: Thieme; 1999.

7 Sprunggelenk

Der Fuß hat sich im Lauf der Evolution von einem Greiforgan zu einem Fortbewegungsorgan entwickelt (Koebke 2002). Hierdurch ergeben sich völlig andere biomechanische Anforderungen, denen der Fuß nachkommen muss. Mit dem Erreichen des zweibeinigen Gangs hat sich der Körperschwerpunkt nach kranial verlagert, die Unterstützungsfläche ist kleiner geworden. Aufgrund dessen wurde der Fuß kompensatorisch größer und vergrößerte auch seine sensorische Repräsentation im Gehirn.

Die Fläche der sensorischen Repräsentation des Fußes im Kortex ist größer als die der Hand. Dies spiegelt die Wichtigkeit der Fußsohle als perzeptives Organ wider, insbesondere hinsichtlich des Gleichgewichtserhalts und der Anpassung an verschiedene Oberflächen (Pisani 2005). Dieser Anpassung sollten wir innerhalb der Therapie Rechnung tragen und versuchen, den Fuß und alle weiteren auf ihm aufbauenden Gelenke in seiner Funktion zu beüben. Wenn wir mit Patienten Koordination, Kraft und verschiedene Alltagsaktivitäten trainieren, sollten wir uns daran erinnern, dass der Fuß zu einem großen Teil des Tages (wenn wir nicht gerade im Bett oder auf dem Sofa liegen) Kontakt mit dem Boden hat und der Mensch sich vertikalisiert im Raum befindet. Dies sollten wir bei der Übungsauswahl berücksichtigen.

Ein Fuß absorbiert ca. 63,5 Tonnen beim Gehen einer Meile und 110 Tonnen beim Rennen einer Meile (Dutton 2004).

Dabei werden ca. 60 % der Belastung über den Rückfuß, 8 % über den Mittelfuß und 28 % über die Metatarsalia absorbiert.

Funktionell setzt sich der Fuß aus 28 Knochen (inklusive zweier Sesambeine) zusammen, die über 55 Gelenke miteinander verbunden sind (Dutton 2004). Das obere Sprunggelenk (Art. talocruralis) ermöglicht das größte Bewegungsausmaß.

Die Bewegungen des Fußes laufen immer auf mehreren Ebenen gleichzeitig ab. Folgende Bewegungen sind isoliert zu erkennen (Leardini 2000):

- Dorsalextension und Plantarflexion (in der Sagittalebene).
- Innen- und Außenrotation (in der Horizontalebene).
- Pro- und Supination (in der Frontalebene).

Als Kombination dieser Bewegungen entstehen eine Inversionsbewegung (Plantarflexion, Innenrotation und Supination) und eine Eversionsbewegung (Dorsalextension, Außenrotation und Pronation). Allerdings herrscht bezüglich der Nomenklatur große Uneinigkeit (Towers 2003).

Bei der Beurteilung der Funktion ist es wichtig, die anderen beteiligten Gelenke des Fußes nicht zu vernachlässigen, weil sie entscheidenden Einfluss auf die Gesamtfunktion haben.

Der Fuß besitzt 3 Hauptfunktionen, die konträrer kaum sein könnten (Sarrafian 1993):

- Flexibilität, um Belastung zu absorbieren und sich an den Untergrund anzupassen.
- Stabilität, um als Hebel für die Fortbewegung zu fungieren.
- Reizaufnahme der Kontaktfläche, vor allem über die Fußsohle, aber auch über die Ligamente der beteiligten Gelenke (Oberflächen- und Tiefensensibilität).

Der Fuß meistert diese Aufgaben, unter anderem durch seine komplexe Mechanik, welche besonders im subtalaren Gelenk und den mittleren bzw. transversalen Tarsalgelenken deutlich wird (Stagni 2003).

7.1 Anatomie

7.1.1 Gelenke des Fußes

Articulatio talocruralis

Das obere Sprunggelenk, Art. talocruralis, setzt sich aus der Tibia, der Fibula und dem Talus zusammen. Die 3 artikulierenden Flächen der Tibia und Fibula bezeichnet man als Facies articularis malleoli medialis, Facies articularis inferior tibiae und Facies articularis malleoli lateralis. Die Trochlea tali besitzt 3 Gelenksfacetten, die Facies malleolaris medialis und lateralis sowie die Facies superior. Sie ist ventral ca. 0,5 cm breiter als dorsal (Hochschild 2002). Die Form entspricht dem Ausschnitt eines Kegelstumpfes, dessen Spitze nach medial zeigt (Grass 2000).

Articulatio tibiofibularis

Die distale Verbindung zwischen Tibia und Fibula ist inkonstant als echtes Gelenk vorhanden. Bartonicek (2003) fand bei 23 von 30 Leichenpräparaten einen direkten Kontakt mit einer knorpeligen Gelenkfläche, welche sich in der anterioren Hälfte der tibiofibularen Verbindung befand. Im posterioren Abschnitt befand sich eine V-förmige Plica, die einen vertikalen Verlauf zwischen den Knochen zeigte. Nur in einem Viertel der Fälle zeigt sich eine reine Syndesmosenverbindung ohne Gelenkfläche, bei denen sich die posteriore Plica dann weiter nach anterior ausbreitete.

Die distale tibiofibulare Gelenkfläche weicht von anterior-medial nach posterior-lateral um ca. 5° von der Sagittalebene ab. Dies sollte bei einer Mobilisationsbehandlung berücksichtigt werden.

Articulatio talotarsalis

Das untere Sprunggelenk setzt sich aus einer hinteren (Art. subtalaris) und einer vorderen (Art. talocalcaneonavicularis) Kammer zusammen (Sarrafian 1993). Die vorderen zwei Gelenkflächen besitzen eine Konkavität auf dem Kalkaneus. Die hintere Kammer besitzt eine konvexe Gelenkfläche (Keener 2005). Zwischen den beiden Gelenkflächen befindet sich der Sulcus calcanei, der den Boden des Canalis tarsi bildet. Lateral weitet er sich und endet als Sinus tarsi (Rockar 1995). Der Verlauf ist von dorso-medial nach ventro-lateral. Rechtwinklig dazu liegt die Drehachse des unteren Sprungelenkes, welche in der Sagittalebene durchschnittlich um ca. 42° (28,5°–68,5°) von distal-dorsal, nach proximal-plantar und in der Transversalebene um ca. 23° (4°–47°) von distal-medial, nach proximal-lateral geneigt ist (Ledoux 2004). Das Bewegungsausmaß und die Gelenkachse werden in der Literatur sehr unterschiedlich angegeben (Ledoux 2004, Stagni 2003). Dies liegt an den unterschiedlichen Untersuchungsweisen sowie der schwierigen Darstellung der Bewegung.

Der Kalkaneus besitzt plantar ein Fettkissen, welches zwischen 10 und 20 mm dick sein kann (Whittle 1999). Es ist an der medialen Tuberositas calcanea befestigt und teilt sich in einzelne Kammern. Es kann zwischen 47 und 66% der Aufprallenergie des Fußes absorbieren und bietet somit eine wichtige initiale Stoßdämpfung für die gesamte untere Extremität (Aerts 1995 und 1996). Die Haut, die an keiner anderen Stelle des Körpers so dick ist, und das Fettpolster können gemeinsam bis zum 4-fachen des Körpergewichtes absorbieren (Dutton 2004). Ab dem Alter von 40 Jahren nehmen die Dicke sowie die Stoßabsorptionskraft des Fettpolsters ab.

Mittlere bzw. transversale Tarsalgelenke

Die mittleren bzw. transversalen Tarsalgelenke bestehen aus 2 Teilgelenken (Dutton 2004). Aus didaktischen Gründen haben wir ein 3. Gelenk zu dieser Ausführung dazugenommen, da sich diese 3 Gelenke funktionell wie ein Kugelgelenk verhalten (Sizer 2003).

Die transversalen Tarsalgelenke spielen eine Schlüsselrolle innerhalb der Funktionsausübung des Fußes (Sammarco 2004). Nur durch ihr Zusammen-

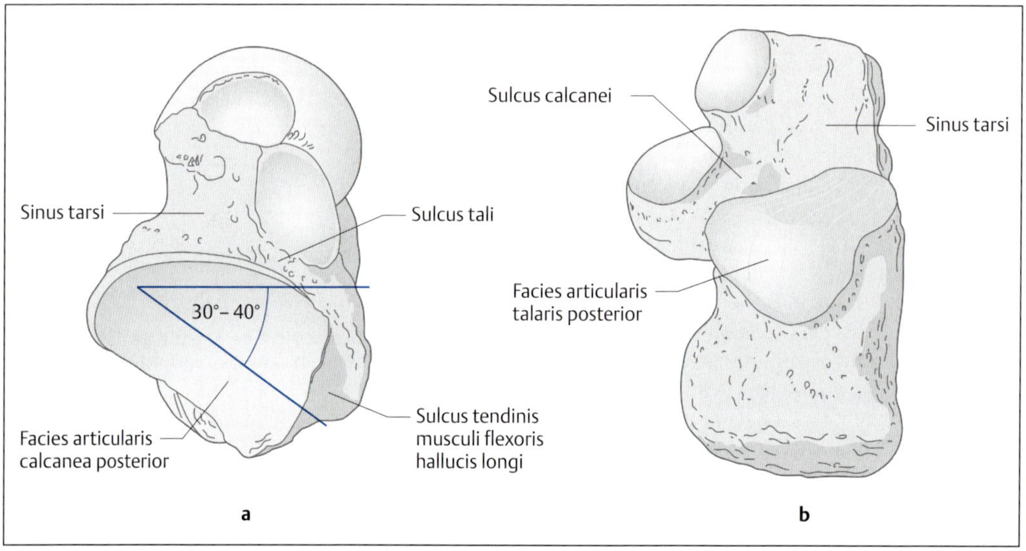

Abb. 7.1a–b Gelenkflächen des unteren Sprunggelenks und Ausrichtung des sinus tarsi. a Gelenkflächen am Talus. b Gelenkflächen am Kalkaneus (Hochschild 2002).

spiel entsteht hier die Möglichkeit, um 3 Achsen zu bewegen. Die beteiligten Gelenke sind:
- Art. talonaviculare,
- Art. calcaneocuboidea,
- Art. cubonaviculocuneiforme (Sizer 2003).

Folgende Bewegungsmöglichkeiten bestehen (Sizer 2003):
- Dorsalextension/Plantarflexion.
- Adduktion/Abduktion.
- Supination/Pronation.

Diese Gelenke tragen einen wichtigen Anteil an der Mobilität bzw. Stabilität des Fußes in geschlossener bzw. offener Kette. So zeigen sich mittlere Tarsalgelenke für ca. 25% der Dorsalextension und ca. 45% der Plantarflexion der gesamten Beweglichkeit des Sprunggelenkkomplexes verantwortlich (Sizer 2003). Dies sollte bei einer eingeschränkten Beweglichkeit berücksichtigt werden, da meist nur das obere Sprunggelenk untersucht und behandelt wird. Sie gewährleisten, dass der Fuß sich jedem Untergrund anpassen und dadurch das Gleichgewicht erhalten kann.

7.1.2 Ligamente

Ligamente des oberen Sprunggelenks

Die Ligamente spielen für die Biomechanik und die Wahrnehmung des Fußes eine entscheidende Rolle (**Abb. 7.2 a u. b**).

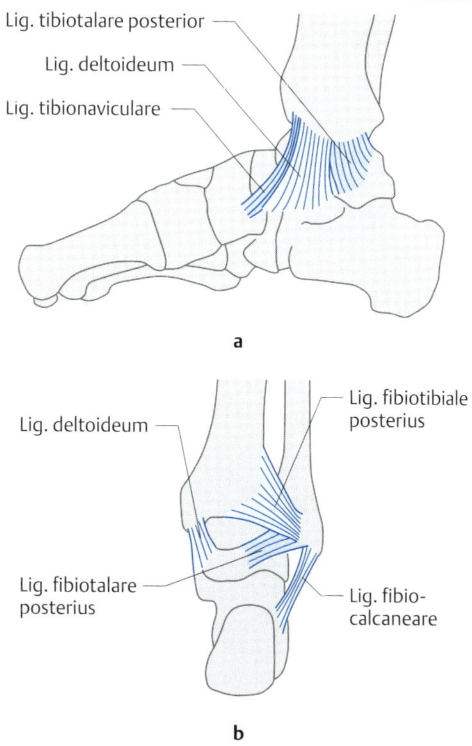

Abb. 7.2 a–b Ligamente des oberen Sprunggelenks. **a** Mediale Bänder. **b** Dorsale und laterale Bänder.

Laterale Ligamente

Die Außenbänder sind teilweise kapselverstärkende Bänder, die sich aus 3 Anteilen zusammensetzen:
- Lig. talofibulare anterius (LTFA).
- Lig. calcaneofibulare (LCF).
- Lig. talofibulare posterius (LTFP).

Sie unterscheiden sich hinsichtlich Größe und Dicke (siehe **Tab. 7.1**). Die beiden wichtigsten und am häufigsten traumatisierten Ligamente (Lig. fibulotalare anterius, Lig. fibulocalcaneare) entspringen beide von der anterioren Kante der Fibula. Das Lig. fibulotalare anterius verläuft annähernd horizontal sowie 45° nach medial versetzt (Karlsson 1995). Die Insertion hat einen Abstand zur Fibulaspitze, der ca. 10 mm beträgt. Der Ansatz am Talus hat 18 mm Abstand zum Gelenkspalt des subtalaren Gelenks (Burks 1994). Es ist eine Verdickung der Kapsel (Lynch 1999).

Das Lig. fibulocalcaneare entspringt direkt unterhalb des Lig. fibulotalare anterius und ist ca. 8,5 mm von der Fibulaspitze nach kranial versetzt. Der Beginn der distalen Insertion ist ca. 13 mm vom subtalaren Gelenkspalt entfernt. Es hat einen um ca. 133° (113–150°) nach posterior versetzten Verlauf (zur Horizontalen) und setzt am posterioren Kalkaneus unterhalb der Insertion der Peronaeussehnen an (Hintermann 1999). Der Verlauf ist rechtwinklig zum subtalaren Gelenk. Es verläuft extrakapsulär (Leardini 2001). Der Winkel zwischen Lig. fibulocalcaneare und Lig. fibulotalare anterius beträgt in der Sagittalebene ca. 105° (zwischen 70 und 140°). Je größer dieser Winkel ist, desto mehr neigt die Person zu einer Sprunggelenkinstabilität (Vaes 2001).

Tabelle 7.1 Größe und Dicke der Ligamente des oberen Sprunggelenks (Hintermann 1999, Lynch 1999, Burks 1994)

	Lig. fibulotalare anterius	*Lig. fibulocalcaneare*	*Lig. fibulotalare posterius*	*Lig. deltoideum*
Länge	15-20 mm	20-36 mm	20-30 mm	10-45 mm
Breite	6-10 mm	5-8 mm	4-8 mm	5-16 mm
Dicke	2 mm	5-8 mm	3-5 mm	2-10 mm

Das posteriore fibulotalare Ligament hat seinen Ursprung an der medialen Fläche des lateralen Malleolus und zieht von dort aus horizontal nach medial an den posterioren Aspekt des Talus (Burks 1994). Das Ligament ist Teil der Gelenkkapsel und gut durchblutet (Hintermann 1999).

Mediale Ligamente

Die medialen Ligamente setzen sich aus vier bzw. fünf einzelnen Bestandteilen zusammen, die gemeinsam aufgrund ihrer Form Lig. deltoideum genannt werden:

- Lig. tibiotalaris anterior.
- Lig. tibiocalcaneare.
- Lig. tibionavicularis.
- Lig. tibiotalaris posterior.
- Lig. tibiospring.

Hinsichtlich der Nomenklatur und der Anzahl der Bänder herrscht große Uneinigkeit (Boss 2002, Milner 1998). Manche Autoren (Beumer 2003) unterscheiden eine oberflächliche (Lig. tibionavicularis, Lig. tibiocalcaneare, Lig. tibiotalaris posterior) und eine tiefe Schicht (tiefe Anteile der Lig. tibiotalaris anterior und Lig. tibiotalaris posterior), wobei unklar ist, welche Ligamente zu welchem Anteil gehören (Klein 1994).

Unstrittig ist, dass sich sämtliche Anteile über das obere und untere Sprunggelenk ausbreiten und somit einen stabilisierenden und bewegungssteuernden Einfluss auf beide Gelenke haben (Hintermann 1999). Sie spielen pathomorphologisch jedoch nicht annähernd die Rolle der lateralen Ligamente, da sie deutlich seltener verletzt werden.

Syndesmosis tibiofibularis

Die tibiofibulare Syndesmose setzt sich aus 4 bzw. 5 verschiedenen anatomischen Strukturen zusammen (Bartonicek 2003, Clanton 2002, Krüger-Franke 2001, Zwipp 2000). Von ventral nach dorsal sind das:

- Lig. tibiofibulare anterius.
- Lig. tibiofibulare interosseum.
- Distaler Anteil der Membrana interossea cruris.
- Lig. tibiofibulare posterius (oberflächiger und tiefer Anteil).
- Lig. tibiofibulare transversum.

Die Anatomie ist in der Literatur äußerst variabel beschrieben (Bartonicek 2003). Das Lig. tibiofibulare transversum ist inkonstant vorhanden und häufig kein eigenständiges Band. Das Lig. tibiofibulare interosseum ist die kürzeste Struktur, die Tibia und Fibula verbindet (Clanton 2002). Der ventrale Anteil der Syndesmose ist dünner und weniger stabil als der dorsale Anteil (**Tab. 7.2**).

Tabelle 7.2 Größe und Dicke der Syndesmosis tibiofibularis (Bartonicek 2003, Clanton 2002)

	Ventraler Anteil	*Dorsaler Anteil*
Dicke	4 mm	5–6,3 mm
Länge	16–30 mm	20–30 mm
Breite	13–20 mm	12–20 mm

Ligamente des unteren Sprunggelenks

Die Nomenklatur der Ligamente des unteren Sprunggelenks ist nicht einheitlich. Neben der Ausrichtung der Gelenkflächen sind es die Bänder, die eine entscheidende Rolle bei der Bewegungssteuerung spielen und das Ausmaß der Bewegungen des gesamten Fußkomplexes begrenzen (Stagni 2003). Wir möchten an dieser Stelle eine Einteilung von Leardini (2000) übernehmen und darstellen. Diese unterscheidet sich teilweise zu den üblichen im deutschen Sprachraum vorherrschenden Bezeichnungen. Er teilt die Ligamente in 3 Komplexe ein:

Intrinsich-zentrale Ligamente

Die intrinsisch-zentralen Ligamente bestehen aus dem Lig. talocalcaneum interosseum anterius und posterius (Stagni 2003).

Das Lig. talocalcaneum interosseum anterius (auch Lig. cervicale) ist ein breites, flaches Band, welches anterior-lateral im Sinus tarsi liegt (Stagni 2003). Es entspringt direkt hinter der vorderen Gelenkfläche und vor dem Retinaculum musculorum extensorum intermedium. Die Fasern ziehen von posterior-lateral und inferior nach anterior-medial und superior (Sarrafian 1993).

Das Lig. talocalcaneum interosseum posterius liegt hinter dem anterioren Ligament direkt im Sinus tarsi. Es setzt vor der hinteren Gelenkfläche an und verläuft schräg nach posterior-lateral und superior. Es besteht aus zwei Anteilen (Huson 1985).

Intrinsich-periphere Ligamente

Die intrinsich-peripheren Ligamente sind die Ligg. talocalcaneum mediale, laterale und posterius. Das Lig. talocalcaneum laterale hat verschiedene Ausprägungen und verläuft, wenn es vorhanden ist, parallel zum Lig. fibulocalcaneare (Harper 1991). Es ist nicht immer angelegt oder es verschmilzt mit dem Lig. fibulocalcaneare (Stagni 2003). Es ist kurz und flach (Burks 1994).

Die Ligg. talocalcaneum posterius und mediale sind dünne und kurze, ca. 15–20 mm lange Bänder, welche von distal-lateral nach proximal-medial verlaufen.

Extrinsiche Ligamente

Die extrinsichen Ligamente sind das Lig. tibiocalcaneare und das Lig. fibulocalcaneare. Diese Bänder, die primär zum oberen Sprunggelenk gezählt werden, haben durch die Überquerung des unteren Sprunggelenks einen indirekten Einfluss auch auf dieses Gelenk (Hertel 1999, **Abb. 7.3**).

Ligamente der mittleren bzw. transversalen Tarsalgelenke

Zu den Ligamenten der mittleren Tarsalgelenke ist in der Literatur nur wenig zu finden, obwohl sie biomechanisch wichtige Funktionen übernehmen. Folgende Ligamente stabilisieren diesen Gelenkkomplex (**Abb. 7.3**):

- Art. cubonaviculocuneiforme:
  - Lig. bifurcatum, bestehend aus den Ligg. calcaneonaviculare und calcaneocuboideum.
  - Lig. cuneonaviculare dorsale und plantare.
  - Lig. calcaneocuboideum plantare als kürzerer Teil des Lig. plantare longum.
- Art. talonaviculare (Ledoux 2004):
  - Lig. calcaneonaviculare superomedial und inferior (Pfannenband oder Spring ligament; Sammarco 2004).
  - Lig. talonaviculare dorsale (Kapselverdickung)
  - Lig. calcaneonaviculare laterale.
- Art. calcaneocuboidea:
  - Lig. calcaneocuboideum laterale (Pars inferior und superior).
  - Lig. calcaneocuboideum (lateraler Anteil des Lig. bifurcatum).
  - Lig. calcaneocuboideum plantare.

Aufgrund der Vielzahl der Ligamente möchten wir uns hier auf eine reine Aufzählung beschränken und die relevanten Details innerhalb der Biomechanik abhandeln. Die komplexen Funktionen dieser Ligamente sind teilweise noch nicht weiter untersucht worden.

7.1.3 Muskulatur

12 der 13 extrinsischen Muskeln und die 19 intrinsischen Muskeln kontrollieren und bewegen den Fuß (Sammarco 2001).

Aufgrund der als bekannt vorausgesetzten muskulären Verhältnisse am Fuß wollen wir nur Besonderheiten einiger Muskeln hervorheben. Aufgrund ihrer Funktion überwiegt die posterior liegende Muskelgruppe in Masse und Kraft die anterior liegende Muskulatur (**Abb. 7.4**).

M. tibialis anterior

Der M. tibialis anterior ist für die Dorsalextension und die Supination zuständig. Er ist der stärks-

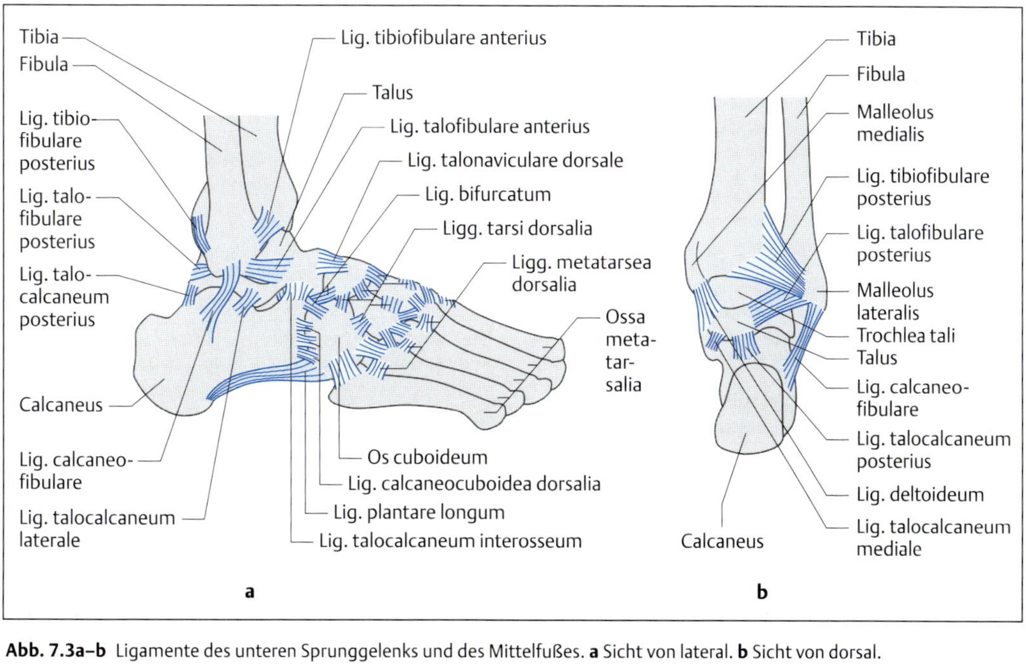

Abb. 7.3a–b Ligamente des unteren Sprunggelenks und des Mittelfußes. **a** Sicht von lateral. **b** Sicht von dorsal.

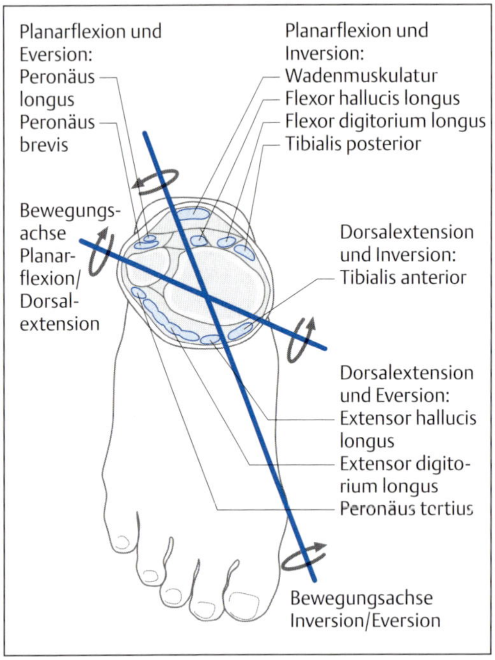

Abb. 7.4 Funktion der einzelnen Muskeln. Die Funktion ist abhängig von der Lage des Muskels zur Drehachse.

te Extensor. Weiterhin stabilisiert er das Os naviculare und hat damit einen Einfluss auf das Quer- und Längsgewölbe des Fußes. In der Dynamik ist er besonders im ersten Teil der Standbeinphase (Initial contact und Loading response) aktiv, um die Plantarflexion exzentrisch zu kontrollieren und ein zu schnelles Aufsetzen des Vorfußes zu verhindern. Im restlichen Teil der Standbeinphase zeigt er geringe Aktivität, was seine posturale Aufgabe belegt (Louwrens 1995). In der Pre-swing-Phase wird er wieder aktiv, um den Fuß vom Boden zu heben. Er bleibt während der gesamten Schwungbeinphase aktiv, besonders kurz vor Einleitung der Standbeinphase (Terminal swing).

M. gastrocnemius

Dieser Muskel wird im Zusammenhang mit der Tendinose der Achillessehne besprochen (Kap. 7.6).

M. tibialis posterior

Der M. tibialis posterior kann eine Plantarflexion und Inversion durchführen. Des Weiteren stabilisiert er mit seinen 3–5 Sehnenansätzen das mediale Fußgewölbe, indem er die Mittelfußknochen ineinander verkeilt (Hintermann 1996). Seine stabilisierende Funktion ist während der späten Mid-Stance-Phase gefragt, wo er auch die Stabilität des Fußes unter dem Unterschenkel gewährleistet (Otis 2001). Im Terminal stance gewährleistet er durch seine Aktivität eine Supination mit folgender Varusstellung des Kalkaneus, was Stabilität für die proximalen Tarsalgelenke bedeutet (Yeung 1994). Bei Dysfunktionen oder Rupturen des M. tibialis posterior kann das Quer- und Längsgewölbe nicht mehr stabilisiert werden. Es kommt zu einer Elongation der medialen Ligamente des Fußgewölbes mit Abflachung des Fußgewölbes, Abduktion des Vorfußes und einer Dorsalextension der Großzehe (Hintermann 1996). Der M. tibialis posterior kann mittels des „first metatarsal rise sign“ (siehe Kapitel Untersuchung) überprüft werden (Sizer 2003, Geideman 2000, Hintermann 1996).

Bei einem Vergleich dreier verschiedener Übungen für den M. tibialis posterior konnte Kulig (2004) folgende Aktivierung feststellen (in Reihenfolge des Aktivierungsgrades):

- Fußadduktion mit Widerstand von lateral-superior (Fuß hatte Bodenkontakt),
- Zehenstand („heel raise“),
- Fußsupination.

Beim Zehenstand waren der M. gastrocnemius, M. peronaeus longus und M. soleus stärker aktiv als der M. tibialis posterior.

M. peronaeus longus et brevis

Die Peronäen unterstützen die Plantarflexion und Eversion des Fußes und können den Kalkaneus in Valgusstellung bewegen. Damit können sie den Fuß in der Standbeinphase in Zusammenarbeit mit dem M. tibialis posterior stabilisieren. Der genaue Startpunkt der Aktivität während des Gehens wird unterschiedlich beschrieben. Manche Autoren konnten eine Aktivität vor der Initial-contact-Phase feststellen (Ambagtsheer 1978), andere während der Initial-contact-Phase und andere erst, nachdem der gesamte Fuß den Boden berührt hatte (Winter 1987). Als Plantarflexoren sind sie eher schwach. In Bezug auf die Eversion sind sie sehr kräftig und unterstützen dynamisch die lateralen Bänder des Fußes. Der M. peronaeus brevis ist der kräftigste Abduktor des Vorfußes und Evertor des gesamten Fußes (Hintermann 1996, Otis 2004). Der M. peronaeus longus kann die erste Metatarsale nach plantar bewegen (Molloy 2003).

7.2 Biomechanik

Wegen der vielen Gelenke ist die biomechanische Analyse der Bewegungen des Fußes sehr komplex. Wir wollen einen groben Überblick über die Biomechanik der relevantesten Strukturen des Sprunggelenks geben, die benötigt werden, um ein therapeutisches Vorgehen zu begründen und nachzuvollziehen. Problematisch erscheint uns, dass biomechanische Untersuchungen meist an einzelnen Gelenken durchgeführt werden und nicht die daraus entstehenden Veränderungen auf den gesamten Fußkomplex beschreiben können. Andere Untersuchungen werden an Leichenpräparaten vollzogen, indem versucht wird, alltägliche Bewegungen zu simulieren.

Fußgewölbe

Das Fußgewölbe haben wir an den Anfang gesetzt, da es sowohl Einfluss auf die proximalen Tarsalgelenke als auch auf das untere und das obere Sprunggelenk hat. Die Wertigkeit des Fußgewölbes darf nicht überschätzt, aber auch nicht unterschätzt werden. Der Einfluss auf die Entstehung von Beschwerden im Bereich der Achillessehne und des Patellofemoralgelenks scheint ohne Frage gegeben zu sein (**Abb. 7.5**, **Abb. 7.6**).

Das Fußgewölbe gibt immer wieder Anlass zur Diskussion. Abweichungen oder Aufhebungen des Längs- bzw. Quergewölbes werden mit vielen Pathologien in Verbindung gebracht, wie z. B. Plantarfaszitis, Tendinosen der Achillessehne, patellofemoraler Schmerz. Interessanterweise findet man in der Literatur wenige Aussagen, welche diese Behauptungen bestätigen und die Ursachen und Folgen des Verlustes des Fußgewölbes genauer erklären (Hunt 2004).

Das Fußgewölbe hat einen longitudinalen und einen medialen Anteil. Das longitudinale Gewölbe befindet sich zwischen Tuber calcanei als proximalem Kontaktpunkt zum Untergrund und den Metatarsalköpfchen als distalen Kontaktpunkten. Das mediale Gewölbe hat seinen höchsten Punkt im Bereich des Os naviculare und liegt etwa 15–18 mm über dem Boden. Das Os naviculare wird gerne mit einem Schlussstein in einem Torbogen verglichen, welches die Stabilität der Bogenstruktur verstärkt.

Man kann 3 verschiedene Arten stabilisierender Strukturen identifizieren: ligamentäre, muskuläre und knöchernen Strukturen.

Die Ligamente, die zur Stabilisierung des Fußgewölbes beitragen, sind (in Reihenfolge ihrer Bedeutung, Sammarco 2001):
- Plantarfaszie.
- Lig. plantare longus et brevis.
- Lig. calcaneonaviculare plantare.

Die Plantarfaszie zieht bei Verlängerung den medialen Bogen nach kranial (Windenprinzip nach Hicks 1954). Dies geschieht hauptsächlich in 2 Gangphasen, um den Fuß zu stabilisieren. In der Initial-contact-Phase durch Voraktivierung des M. extensor hallucis longus kommt es zu einer Vorspannung durch die Großzehenextension. In der Terminal stance-Phase kommt es kurz vor dem Abstoßen des Fußes von proximal zu einer Großzehenextension (Dutton 2004). Dies führt ebenfalls zur Vorspannung der Plantarfaszie mit daraus folgendem Aufbau des Fußgewölbes. Beide Phasen benötigen besonders große Stabilität des Fußes. Zur Stabilisierung des Gewölbes kommt es demnach nicht durch Krallen der Zehen, sondern durch deren Streckung. Beim Zehenkrallen nähern sich die Enden der Fas-

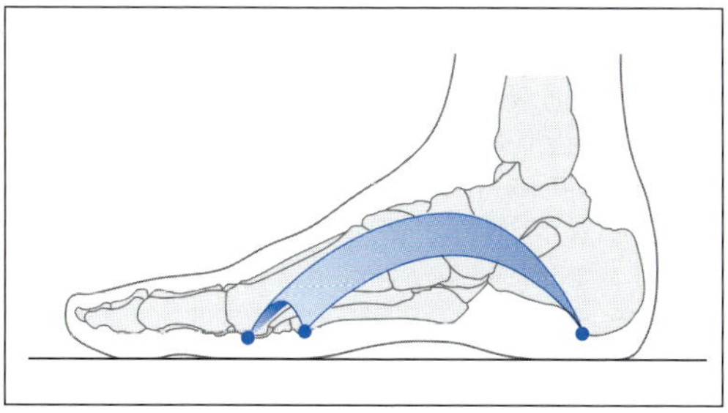

Abb. 7.5 Längsgewölbe des Fußes (Hochschild 2002).

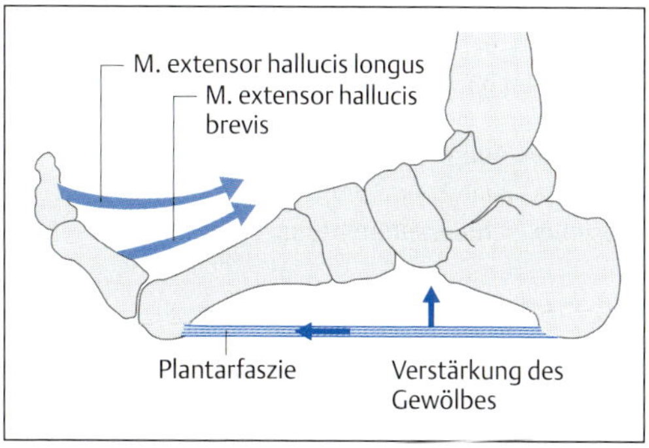

Abb. 7.6 Spannung der Plantarfaszie (Windenmechanismus): Durch eine Extension der Großzehe kommt es zu Spannungszunahme in der Plantarfaszie. Dadurch wird der Fuß z. B. in der Initial-Contact-Phase beim Gehen stabiler (Hochschild 2002).

zie einander an und die stabilisierende Funktion lässt nach. Huang (1993) zeigte, dass die Durchtrennung der Plantarfaszie zu einer um 25% verringerten Gewölbestabilität führte. Das Lig. calcaneonaviculare plantare bildet eine Schlinge um den Talus und verhindert damit mediale und laterale Bewegungen (Davies 1996).

Zur Stabilisierung tragen die extrinsischen Muskeln sowie ein Teil der intrinsischen Muskulatur des Fußes bei. Dazu gehören der M. tibialis anterior und posterior, der M. peronaeus longus (Molloy 2003) sowie die kurzen Fußflexoren. Auch dem M. flexor hallucis longus und dem M. abductor hallucis wird eine entsprechende Funktion zugesprochen (Kapandji 1999). Dem M. tibialis posterior kommt die wichtigste stabilisierende Funktion zu (Thordarson 1995).

Die Bedeutung der intrinsischen Fußmuskeln wird kontrovers diskutiert. Häufig wird ein Krallen der Zehen zur Aktivierung der kurzen Fußmuskeln empfohlen, um das mediale Gewölbe zu erhalten bzw. wiederherzustellen. Dies reduziert aber den stabilisierenden Effekt der Plantarfaszie (s.o.). Um die intrinsischen Muskeln zu aktivieren, bietet sich der „kurze Fuß" nach Janda an, bei dem die Kontaktpunkte Ferse und Metatarsale I und V nicht angenähert werden, sondern nur das Gewölbe dazwischen aufgerichtet wird. Dabei darf der Kalkaneus nicht in eine Varusposition kommen, da dadurch die Aufrichtung des Gewölbes erschwert wird. Dies kann therapeutisch durch ein kleines Handtuch oder durch den flachen Anteil eines Keils unter dem Kalkaneus verhindert werden.

Während des Gehens kommt es beim Initial contact durch antizipatorische Voraktivierung der Mm. tibialis anterior und extensor hallucis longus zu einer Vorspannung der Faszie, die in der Mid-stance-Phase durch die beginnende Dorsalextension der Großzehe von proximal vermehrt aufgebaut wird und die Höhe und Stabilität des Gewölbes in der Terminal-stance-Phase erhöht (Towers 2003).

Pes planus

Ossär hat ein Pes planus (Plattfuß) verschiedene Auswirkungen. Es kommt zu einer Valgusstellung des Kalkaneus, zu einer Dorsalextension, Abduktion und Eversion der Metatarsale I und des Os Naviculare, wobei der Talus eine Plantarflexion vollführt (Ledoux 2004). Insgesamt geht ein Pes planus nicht mit einer vermehrten Beweglichkeit des Fußes einher, sondern im Gegenteil mit einer tendenziell verminderten Beweglichkeit (Hunt 2004). Vor allem die Vorfußadduktion in der Mid-stance- und der Terminal-stance-Phase ist verringert.

Die Ursachen für einen Abflachen oder den Verlust des Fußgewölbes sind vielfältig. Dementsprechend machen einfache Therapieansätze keinen Sinn. Man sollte versuchen, die Ursache zu evaluieren oder bei keiner klar erkennbaren Ursache möglichst umfassend zu behandeln. Bei plantaren Druckmessungen konnte Cavanagh (1997) nur in ca. 30–35% der Fälle die Veränderungen des Drucks unter der Ferse oder der Metatarsale I durch Fußstellungsveränderungen erklären. Dies zeigt, wie schwierig es für uns Therapeuten sein kann, ohne technische Hilfsmittel adäquat zu diagnostizieren und zu therapieren. Vereinfachungen und standardisierte Therapien sind hier nicht immer hilfreich.

Einige Ursachen für die Veränderung des Fußgewölbes sollen hier aufgezählt werden (Meehan 2003):

- Dysfunktion (neuromuskläre Schädigungen, Teilruptur, Ruptur etc.) des M. tibialis posterior,
- Laxität der gelenkigen oder ligamentären Verbindungen (McCormack 2001),
- Trauma mit Verletzung der muskulären, ligamentären oder artikulären Strukturen (Kalkaneusfraktur, Talonavicularfraktur, Spring-ligament-Ruptur, Plantarfaszienruptur etc.),
- Arthrosen (Talonavicular-, Tarsometatarsalgelenk),
- Tumoren.

Der umgangssprachliche Plattfuß ist ein allgemein gehaltener Begriff, der ein aufgehobenes mediales und longitudinales Gewölbe beschreibt, unabhängig von der Ursache und den komplexen Auswirkungen auf den gesamten Fußkomplex. Folgende Probleme können als Folge eines Pes planus auftreten:

- Schwierigkeiten, in der Terminal-Stance-Phase Stabilität zu erhalten (Kalkaneus in Valgusstellung), ist die Voraussetzung für die proximale Tarsalgelenke-Mobilität (Towers 2003).
- M.-tibialis-posterior-Problematik aufgrund der permanenten Überdehnung dieser Struktur.
- Tendinosen/Tendinitiden der Achillessehne aufgrund der permanenten medialen Zugbelastung.
- Veränderter retropatellarer Anpressdruck durch vermehrte Innenrotation des Unterschenkels.

Der Erwachsene Pes planus wird unterschieden in einen erworbenen oder einen angeborenen (van Boerum 2003). Der Pes planus bleibt meist asymptomatisch und muss dann auch nicht unbedingt behandelt werden. Bei persistierenden lokalen Schmerzen oder konsekutiven Beschwerden an anderen Stellen sollte versucht werden, die aktive Stabilisation des Fußgewölbes zu verbessern. Bei Fehlschlagen dieser Strategie sollte mittels passiver Hilfsmittel (Einlagen, Orthesen) oder einer Operation die Problematik angegangen werden (McCormack 2001).

Oberes Sprunggelenk

Articulatio talocruralis

Das Art. talocruralis ist ein Sattelgelenk, das vorwiegend die Dorsalextension und Plantarflexion ermöglicht. Hierbei werden 20–30° Dorsalextension und 50° Plantarflexion als normal angegeben, wobei dieses Bewegungsausmaß aus mehreren Gelenken gewonnen wird (Dutton 2004).
Außerdem sind kleine Rotationsbewegungen des Talus um die Längsachse möglich: in Dorsalextension Außenrotation, in Plantarflexion Innenrotation. Bei gewichtsbelasteter Dorsalextension dreht sich der Unterschenkel über den Talus in Innenrotation (Michelson 1995) – was einer Außenrotation des Talus gegenüber der Tibia entspricht.

In verschiedenen Positionen kommt es zu unterschiedlichen ligamentären Spannungsverhältnissen und Kompressionskräften auf die knöchernen Strukturen. Die Drehachse des oberen Sprunggelenks liegt genau unterhalb der beiden Malleolenspitzen. Sie steigt ca. 8° von lateral-inferior nach medial-superior an und weicht in der Transversalebene von posterior-lateral nach anterior-medial um ca. 6° ab.

Der Talus besitzt eine relativ große druckaufnehmende Fläche (ca. 11-13 cm²). Dadurch entsteht pro Flächeneinheit ein geringerer Druck als in anderen druckbelasteten Gelenken (Greenwald 1977). Die Druckverteilung auf dem Talus ist abhängig von der Standbeinphase und der Integrität der Ligamente. Mit größerem Gelenkflächenkontakt verringert sich die Belastung pro cm² und umgekehrt. Ward (1997) berichtet von einer Kontaktfläche von 1,5–9,4 cm² während des Gehens. Die Druckänderungen zwischen Dorsalextension, Neutralstellung und Plantarflexion werden sehr unterschiedlich angegeben, abhängig von der Belastung und der Art der Messung (Castro 2002).

Stormont (1985) zeigte, dass bei Kompressionsbelastung des Gelenks die komplette Stabilität für Inversion und Eversion von den Gelenkflächen übernommen wird, egal in welcher Position der Fuß sich befand. In unbelasteter oder teilbelasteter Position sind vor allem die Ligamente für die Gelenkstabilität verantwortlich. Daraus könnte man ableiten, dass bei instabilen Gelenken – wenn keine Knorpeldefekte vorhanden sind – zuerst in voller Belastung trainiert werden sollte, weil dann die höchstmögliche Stabilität erreicht wird. Dies wurde von Cass (1994) deutlich widerlegt. Er konnte zeigen, dass die Gelenkflächen nur geringen Anteil bei der Verhinderung der In- und Eversion haben.

Die druckaufnehmende Fläche verändert sich in Abhängigkeit von Bewegungen des Fußes. In Dorsalextension wird der anteriore Anteil mehr belastet, bei Plantarflexion der posteriore (Calhoun 1994). Bei osteochondralen Verletzungen des Talus, z. B. Osteochondrosis dissecans, kann man sich dieses Wissen zunutze machen, um eine optimale Ausgangsstellung für die Therapie zu finden.

Die Durchtrennung von Ligamenten (hier das Lig. tibiocalcaneare) führte zu einer 30% höheren maximalen Druckbelastung, einer Abnahme der Kontaktfläche um 43% und verursachte einen Shift des Druckschwerpunktes um 4 mm nach lateral (Earll 1996).

Nach Durchtrennung von Ligamenten entsteht im Talus eine vermehrte Gleitbewegung, die sich aber in belasteter Ausgangsstellung wieder reduzieren soll, da der Knochen durch die Kompression bzw. die Bodenreaktionskräfte automatisch in die Position der maximalen Kongruenz rutscht (Pereira 1996). Cawley (1991) musste in Belastung 91% mehr Kraft aufwenden, um eine Inversion auszulösen, im Vergleich zur unbelasteten Situation.

In Bewegung kann der Druck auf den Talus ansteigen, beim Rennen z. B. bis auf das 13-fache des Körpergewichts (Burdett 1982). Der Druckanstieg ist abhängig von der Gelenkstellung und der aktivierten Muskulatur. So kann die größere posteriore Muskelgruppe höheren Druck generieren als die anteriore. Beim normalen Gehen entsteht ein Druck, der etwa dem 4-fachen des Körpergewichtes entspricht (Procter 1982).

Ligamente des oberen Sprunggelenks

Die Ligamente des oberen Sprunggelenks werden in verschiedenen Positionen gespannt. Das *Lig. fibulotalare anterius* kommt ab ca. 16° Plantarflexion unter Spannung. Daher kann, in Abhängigkeit von den Schmerzen, das Sprunggelenk nach einer Verletzung sehr früh bis in diese Stellung bewegt werden, ohne die Gefahr einer erneuten Traumatisierung (Ozeki 2002). In Supination nimmt die Spannung weiter zu (Bahr 1998). Weiterhin kann das vordere Lig. fibulotalare die Inversion, die Talusinnenrotation und das anterior Gleiten des Talus verhindern (Nigg 1990, Cawley 1991). So kann es nach einem Inversionstrauma zu einer Posteriorstellung der Fibula relativ zum Talus kommen.

Die zwei weiteren lateralen Bänder (Lig. fibulocalcaneare, Lig. fibulotalare posterius) kommen ab ca. 18° Dorsalextension unter Spannung.

Das *Lig. fibulocalcaneare* arbeitet analog der Ligg. collaterale laterale und mediale des Kniegelenks und kann das Heraushebeln des Talus verhindern (Hintermann 1999). Kjaersgaard-Andersen (1987) konnte nach Durchtrennung des Lig. fibulocalcaneare eine Zunahme der Talusrotation um 20% und der Inversion um 61–77% feststellen. Leardini (2000) und Martin (2002) konnten jeweils die höchste Spannung für das Band in Dorsalextension und Inversion feststellen. Es hat zusätzlich einen stabilisierenden Effekt auf das untere Sprunggelenk (Stephens 1992). Wie groß dieser ist, bleibt unklar. Martin (2002), konnte nur eine sehr geringe Zunahme der subtalaren Mobilität nach Durchtrennung des Lig. fibulocalcaneare feststellen, wenn in einer geschlossenen Kette getestet wurde (6,6° auf 7,7°). In Plantarflexion und in Plantarflexion mit Inversion nähert sich das Band an. Damit geht in dieser Position etwas an subtalarer Stabilität verloren (Martin 2002) Das Lig. fibulotalare anterius und das Lig. fibulocalcaneare arbeiten antagonistisch, indem eines in Dorsalextension, das andere in Plantarflexion gespannt ist (Bahr 1998).

Das *Lig. fibulotalare posterius* kann das Posteriorgleiten des Talus verhindern und wird nur sehr selten verletzt. Isolierte Verletzungen dieses Bandes kommen fast nie vor. Die maximale Verlängerung, welches die genannten Bänder aushielten, bevor sie zerrissen, lag zwischen 5,2 und 7,9% (Ozeki 2002).

Die *medialen Bänder* kommen ab ca. 10° Dorsalextension oder Plantarflexion unter Spannung. Medial zeigt das Lig. tibiocalcaneare nur geringe Stabilität, während die tibiotalaren Bänder viel Spannung tolerieren (Siegler 1988).

Die Bänder der Syndesmose zeigen eine deutlich höhere Reißfestigkeit als die lateralen Bänder, was ein Grund für die geringere Verletzungshäufigkeit ist und die Wichtigkeit der Stabilität dieser Verbindung aufzeigt. Bei Reißversuchen von Beumer (2003) kam es sowohl zu ligamentären als auch zu knöchernen Ausrissen.

Tabelle 7.3 Übersicht Reißfestigkeit der Bänder des oberen Sprunggelenks (Attarian 1985, Beumer 2003)

Band	*Reißfestigkeit in Newton*
Lig. fibulotalare anterius	139 N
Lig. fibulocalcaneare	261 N
Lig. fibulotalare posterius	346 N
Lig. deltoideum	714 N
Lig. tibiotalaris posterior (Teil des LD)	446 N
Lig. tibiofibularis anterior	499 N
Lig. tibiofibularis posterior	708 N

Leardini (1999) macht 2 Ligamente und die Gelenkflächen für die Bewegungssteuerung verantwortlich. Die anderen Bänder können zwar Bewegungen limitieren, aber sie sind nicht an der Steuerung der Bewegung beteiligt. Das Lig. fibulocalcaneare und das Lig. tibiocalcaneare zeigen eine annähernd gleichbleibende Rotationsachse bei passiver Flexion, so dass jeweils medial und lateral ein Band die Bewegung vorgibt. Bei Verletzungen dieser Bänder könnte es daher zu Veränderungen der Biomechanik des oberen Sprunggelenks kommen.

Articulati tibiofibularis proximalis et distalis

Die Verbindung zwischen Fibula und Tibia ist in 3 Etagen angelegt. Knienah ist das straffe proximale Tibiofibulargelenk (Art. tibiofibularis proximalis) angelegt. Mittig bindet die Membrana interossea die 2 Knochen aneinander. Fußnah findet man das distale tibiofibulare Gelenk, Art. tibiofibularis distalis (Grass 2000).

Die Fibula übernimmt ca. 10-17% der Bodenreaktionskräfte der unteren Extremität (Wang 1996, Skraba 1984). Durch Varusstellung des Beins (Genu varum, Crus varum) oder in Plantarflexionsstellung nimmt diese Kraft ab.

Bei einer Bewegung des Fußes kommt es zu folgenden Bewegungen im distalen Tibiofibulargelenk.

Bei Bewegung des Sprunggelenks von Plantarflexion in Dorsalextension kommt es zu einer Weitung der Malleolengabel um ca. 1–1,5 mm, einer Außenrotation um ca. 2–6° und zu einer Translation der Tibia nach posterior und distal (ca. 2,4 mm) (Sammarco 2001, Clanton 2002, Grass 2000, Peter 1994). Bei Plantarflexion ist die entgegengesetzte Translation vorhanden. Andere Autoren finden eine entgegengesetzte Translation bei Dorsalextension und Plantarflexion (Wang 1996, Seiler 1999). Diese unterschiedlichen Ergebnisse lassen auf individuelle Unterschiede schließen.

Die Position von Tibia und Fibula im Verhältnis zur Transversalachse des Talus hat einen Einfluss auf die Stabilität des oberen Sprunggelenks. Steht die Fibula mehr posterior, hat das obere Sprunggelenk eine geringere Stabilität (McDermott 2004). Es wird diskutiert, ob diese Bewegungen unter Belastung etwas größer sind (Löfvenberg 1990). Eine konsekutive Bewegung der proximalen tibiofibularen Verbindung wird angezweifelt (Soavi 2000).

Ohne Einwirkung von Rotations- und Scherkräften im Stand bleibt die Syndesmose wenig belastet

(Pereira 1996). Bei Bewegung unter Belastung kann es bei Verletzungen der Syndesmose zur Subluxation des Talus aus der Malleolengabel kommen.

Die Membrana interossea ist für die Kraftübertragung auf die Fibula verantwortlich. Nach Durchtrennung der Membrana interossea konnte Skraba (1984) nur noch eine geringe Druckübernahme der Fibula feststellen. Dadurch kam es in der simulierten Standbeinphase beim Gehen zu veränderten Druckverhältnissen im Sprunggelenk. Außerdem reduziert sich unter diesen Bedingungen die Stabilität des oberen Sprunggelenks, da die Fibula nicht mehr an die Tibia „angebunden“ ist (Scranton 1976).

Pereira (1996) konnte im Gegensatz zu früheren Studien (Ramsey 1976, Zindrick 1985) keine signifikante Veränderung der Position und der Kontaktfläche des Talus nach Durchtrennung der Membrana interossea feststellen (2,5% Kontaktflächenverkleinerung, bei zusätzlicher Durchtrennung des Lig. deltoideum sind es 19% Kontaktflächenverkleinerung).
Ogilvie-Harris (1994) fand folgende Verteilung der ligamentären Stabilitätsübernahme nach Durchtrennung der einzelnen Ligamente (**Tab. 7.4**):

Tabelle 7.4 Ligamentäre Stabilitätsübernahme nach Durchtrennung einzelne Ligamente (Ogilvie-Harris 1994)

Ligamente	*Stabilitäts-übernahme*
Lig. tibiofibulare anterius (LTFA)	35%
Lig.tibiofibulare interosseum (LTFI)	22%
Lig. tibiofibulare posterius (oberflächiger Teil; LTFP)	9%
Lig. tibiofibulare posterius (tiefer Anteil; LTFP)	33%

Eine Ruptur von 2 von 3 dieser Ligamente führte zu deutlicher Instabilität und zu einer Zunahme der Mobilität der distalen tibiofibularen Verbindung. So kam es bei Xenos (1995) bzw. Clanton (2002) zu einer Vergrößerung der Separation um 4–12 mm nach Durchtrennung des LTFA.

Unteres Sprunggelenk

Das untere Sprunggelenk trägt besonders in geschlossener Kette zu einem erheblichen Teil zur Bewegungssteuerung des Fußes bei. Dieses Gelenk ist verantwortlich für die Kraftübertragung vom Fuß auf das Bein. Die Bewegungen im unteren Sprunggelenk sind abhängig von der Kontur und Orientierung der Gelenkflächen sowie der Ausrichtung der Ligamente (Stagni 2003). Die Bewegungsachse kommt von ventral-lateral-proximal und zieht nach dorsal-medial-distal und ermöglicht eine Varus- bzw. Valgusstellung des Kalkaneus (Ledoux 2004). Sie nennt sich manchmal auch Henke'sche Achse. Diese Achse ist sehr interindividuell angelegt. Bewegungen um diese Achse werden Varus (Basis des Kalkaneus bewegt sich nach medial) und Valgus (Basis des Kalkaneus bewegt sich nach lateral) genannt.

Trotz seiner geringen Mobilität ist das untere Sprunggelenk eines der interessantesten und komplexesten Gelenke. Das Fersenbein nimmt beim Gehen zuerst Kontakt mit dem Boden auf und steuert damit die weiterlaufenden Bewegungen nach proximal und distal. Beim Initial contact kommt der Kalkaneus in einer Varusposition auf, was für die distal folgenden mittleren bzw. transversalen Tarsalgelenke eine stabile Position bedeutet. In dieser Phase muss der Fuß stabil sein, um die großen Kräfte, die auf einer kleinen Fläche verteilt werden, zu absorbieren. In der Standbeinphase kommt es zu einer Valgusstellung, die den mittleren bzw. transversalen Tarsalgelenken Mobilität bzw. Anpassung an den Untergrund gewährleistet. In der Terminal-stance-Phase wird der Fuß wieder durch eine Varusposition des Kalkaneus stabilisiert. Dadurch entsteht ein stabiler Hebelarm, der für die Abstoßphase benötigt wird

Neuere Studien zeigen, dass in keiner Position die Ligamente ohne Spannung sind und so jeder Bewegungsausschlag durch Ligamente mitgesteuert wird. Kjaersgaard-Andersen (1987, 1988) konnte nach einer Sektion des Lig. fibularocalcaneare eine Zunahme der Adduktion zwischen 3,1 und 4,6° und eine 43%ige Zunahme der Beweglichkeit nach Durchtrennung der Ligg. talocalcaneum interosseum feststellen. Martin (1998) kam bei einer ähnlichen Studie zu einer Beweglichkeitszunahme um 7,5–7,7° subtalar. Verletzungen dieser Ligamente können gravierende Folgen für die Stabilität des gesamten Fußkomplexes haben, da wir keine Muskeln haben, die das untere Sprunggelenk solitär stabilisieren können.

Mittlere oder transversale Tarsalgelenke

Die Gelenke werden über den Kalkaneus gesteuert und können so den Fuß flexibel gestalten (z. B. in der Mid-stance-Phase), um sich dem Untergrund anzupassen oder den Fuß steif machen (z. B. in der Terminal-stance-Phase), um als Hebel für den Abdruck zu dienen (Sammarco 2004). Der Varusposition des Kalkaneus folgt eine verriegelte und damit stabile Position der transversalen Tarsalgelenke. Dies wird in der Initial-contact-Phase und in der Pre-swing-Phase benötigt. Die Valgusposition des Kalkaneus bedeutet für die transversalen Tarsalgelenke eine entriegelte Position, welche sie für die Anpassung an unebenes Terrain benötigen. Dies wird in der Mid-stance- und Terminal-stance-Phase benötigt. Durch Hypo- oder Hypermobilitäten kann es so zu Abweichungen dieses Mechanismus kommen, der über eine gewisse Zeit und Wiederholungszahl zu verschiedenen Folgeproblemen führen kann.

7.3 Allgemeine Untersuchung

Die Untersuchung des Fußes ist wegen seiner komplexen Anatomie und Biomechanik schwierig. Nicht immer gelingt es, Schmerzen eindeutig einer Struktur zuzuordnen oder bestimmte Strukturen als Ursache auszuschließen. Dennoch ist es wichtig, die Ursache von Beschwerden genau festzustellen, weil hiervon die Durchführung einer optimalen Therapie abhängt. Wird zum Beispiel das obere Sprunggelenk bei einem Knorpelschaden zu früh belastet, kann dies gravierende Langzeitschäden nach sich ziehen.

Subjektive Untersuchung

Alter

Am Fuß gibt es nur wenige Erkrankungen, die in einem bestimmten Alter auftreten. Das Alter eines Patienten lässt daher nur selten Rückschlüsse auf die Ursache seiner Beschwerden zu. Folgende Pathologien können einem bestimmten Alter zugeordnet werden (Sizer 2003):

- Morbus Köhler: aseptische Nekrose des Os naviculare bei Kindern zwischen 3 und 8 Jahren,
- M. Sever: Apophysitis oder avaskuläre Nekrose des Kalkaneus, bei Kindern zwischen 8 und 12 Jahren,
- juvenile rheumatoide Arthritiden können im Alter zwischen 10 und 20 Jahren auftreten,
- Osteochondrosis dissecans: tritt meist zwischen dem 15 und 25 Lebensjahr auf und betrifft den Talus,
- Systemerkrankungen (z. B. M. Reiter): treten zwischen 16 und 35 Jahren auf,
- Sehnen- und Sehnenscheidenerkrankungen werden erst ab dem 20. Lebensjahr erwartet. Bei besonders aktiven Jugendlichen können in Ausnahmefällen Pathologien der Achillessehne schon früher auftreten,
- sekundäre Arthrosen treten ab dem 25. Lebensjahr auf und können durch Erkrankungen des rheumatischen Formenkreises oder traumatisch bedingt sein,
- primäre Arthrosen werden – wahrscheinlich aufgrund des spezifischen Knorpelaufbaus im oberen Sprunggelenk – nur selten festgestellt.

Art der Beschwerden

Es können Schmerzen, Bewegungseinschränkungen, Kraftverlust und Sensibilitätsstörungen auftreten. Die im Alltag eingeschränkten Bewegungen und Tätigkeiten sollten erfragt werden. Kompressionsneuropathien können Sensibilitätsveränderungen hervorrufen. Sie können aber auch nur Schmerzen provozieren. Einschießende Schmerzen deuten auf eine Osteochondrosis dissecans, einen freien Gelenkkörper, auf die Kompression eines Nervs oder eines Ganglions hin. Schmerzen, die von einem freien Gelenkkörper hervorgerufen werden, zeichnen sich durch wechselnde Schmerzlokalisationen aus. Bei anderen Pathologien, wie z. B. das anteriore oder posteriore tibiotarsale Kompressionssyndrom (ATKKS und PTKKS) bleiben sie an einer Stelle bestehen.

Auslöser der Beschwerden

Auslöser der Beschwerden können ein Trauma, eine einmalige oder wiederholte Überlastung sein. Manchmal ist kein ersichtlicher Grund als Ursache auszumachen. Bei traumatischer Auslösung sollte nach dem Verletzungsmechanismus gefragt werden. Oft deutet dieser bereits auf multiple Strukturverletzungen hin (Kapsel-Band-Apparat, Knorpel, Muskulatur, Knochen etc.). Bei Verdacht auf Knochen- und Knorpelverletzungen sind Zusatzuntersuchungen erforderlich. Das therapeutische Vorgehen muss diesen Befunden angepasst werden, damit Heilungsvorgänge nicht gefährdet und weitere Schäden vermieden werden. Wenn Beschwerden durch repetitve Bewegungen ausgelöst wurden, sollte an eine Sehnen- oder Schleimbeutelpathologie gedacht werden. Auch Kompressionsneuropathien können so provoziert werden.

Symptomlokalisation

Je weiter man an den Extremitäten nach distal kommt, desto genauer ist eine Lokalisation von Beschwerden möglich. Das heißt, je entfernter man sich vom Rumpf befindet, desto größer wird die Chance, dass die Schmerzen durch eine Struktur ausgelöst werden, die sich in direkter Umgebung befinden. **Tabelle 7.5** nennt häufige Pathologien entsprechend ihrer Lokalisation.

Tabelle 7.5 Einteilung der Lokalisationen (nur häufige Pathologien)

Lokalisation der Beschwerden	*Mögliche Pathologien*
Anterior	▪ Nervenkompression des N. peronaeus profundus (Hirose 2004) ▪ Verletzung des M. tibialis anterior (Ruptur, Teilruptur oder Tendinose, Tendinitis) ▪ Ligamentäre Pathologie ▪ Anteriores Impingementsyndrom (verschiedene Strukturen können verantwortlich sein)
Posterior	▪ Achillessehnentendonose, -tendinitis ▪ Haglund-Exostose ▪ Bursitis ▪ USG-Pathologie ▪ Posteriores Impingementsyndrom (verschiedene Strukturen können verantwortlich sein)
Plantar	▪ Fasciitis plantaris ▪ Pes planus (Überdehnung periartikulärer Strukturen) ▪ Morton-Neurinom
Lateral	▪ Ligamentäre Verletzung der Außenbänder, Lig. bifurcatum ▪ Syndesmosenverletzung (Clanton 2002) ▪ Nervenkompression des N. peronaeus superficialis bzw. N. suralis (Hirose 2004) ▪ Verletzung der Mm. peronei (Ruptur, Teilruptur oder Tendinose, Tendinitis)
Medial	▪ Knorpelpathologie ▪ Lig. deltoideum Ruptur ▪ Verletzung des M. tibialis posterior (Ruptur, Teilruptur oder Tendinose, Tendinitis) ▪ Nervenkompression des N. tibialis (Tarsaltunnelsyndrom)

Schmerzintensität

Siehe Kap. 5.3.

Objektive Untersuchung

Inspektion

Bei der Inspektion sollte auf Stellungsabweichungen, lokale oder globale Schwellungen geachtet werden. Der Fuß wird von allen Seiten betrachtet und im Seitenvergleich beurteilt. Auch Atrophien sind möglich. Die Stellung des Kalkaneus ist im Stand von hinten zu beachten. Es kann eine vermehrte Varus- oder Valgusstellung vorhanden sein, welches vor allem in der Dynamik Konsequenzen haben kann. Besonderes Augenmerk gilt den Ausprägungen des Fußgewölbes.

Den *Pes planus* erkennt man an einem abduzierten Vorfuß. Der mediale Fußrand ist prominenter und lateral ist eine konkave Wölbung erkennbar. Das mediale Fußgewölbe ist eingebrochen. Der Kalkaneus steht hier meist in Valgusstellung und es sind von hinten betrachtet lateral mehr Zehen als auf der kontralateralen Seite zu sehen („too many toe sign“; Johnson 1983). Dabei sollte dem Untersucher immer klar sein, dass Abweichungen nicht unbedingt eine Pathologie darstellen müssen (Snook 2001). Es gibt viele Menschen, die größere Stellungsabweichungen aufweisen, ohne dabei Probleme zu bekommen. Bei der Beurteilung von Abweichungen von der Normalität (dessen, was wir als normal empfinden!) sollte immer überlegt werden, ob diese Abweichungen tatsächlich mit den aktuellen Beschwerden des Patienten in Zusammenhang stehen können. Eine übermäßige Betonung von Abweichungen kann bei Patienten das Gefühl von Krankheit eher verstärken. Eine Beobachtung, die man v.a. bei Patienten mit Wirbelsäulenbeschwerden machen kann.

Der aktive Zehenstand beidseits ermöglicht den Vergleich der Kalkaneusstellung rechts und links. Erwartet wird normalerweise eine Varusstellung (Meehan 2003). Bei der Beobachtung des Gangbilds achtet man v.a. auf sichtbare Gangabweichungen (Devinney 2000).

Palpation

Bei der Palpation beurteilt man zunächst die Hauttemperatur. Bei Entzündungen und akuten Verletzungen erwartet man eine lokale Erwärmung. Mittels des bereits beschriebenen Infrarotthermometers (s. Kap. 1.2). kann ein festgestellter Temperaturunterschied quantifiziert werden. Oft kommt es im Rahmen von Verletzungen oder systemischen Erkrankungen (rheumatische Erkrankungen) auch zu Störungen der Schweißsekretion. Hornhaut und andere Veränderungen der Fußsohle (Warzen z. B.) deuten auf Zonen erhöhter Belastung hin.

Bei unklaren Beschwerden ist für die Differenzierung der Schmerz verursachenden Struktur eine Palpation im Detail unerlässlich (Reichert 2005). Diese setzt eine genaue Kenntnis der Anatomie voraus. Gute Hinweise für die Palpation der Fußregion (und anderer Regionen der unteren Extremität und des Beckens) findet man z. B. bei Reichert (2005).

Schnelltests

Schnelltests sollen in kurzer Zeit einen Überblick über die vorhandene Problematik geben. Hauptaugenmerk sollte dabei auf die Belastungsfähigkeit des Gelenks gelegt werden. Wenn ein Patient direkt nach einem Trauma und auch ca. 5 Tage danach nicht belasten kann, sollte unbedingt ein Röntgenbild gemacht werden (Ottawa Ankle Rules, siehe Zusatztests). Weiterhin sollte auch auf das Bewegungsausmaß und die Intensität von Schmerzen geachtet werden. Folgende Tests werden durchgeführt:

Belastete Dorsalextension: Dabei wird der Patient aufgefordert, beide Knie gleichzeitig nach vorne unten zu schieben und die Fersen dabei so lange wie möglich auf dem Boden zu lassen. Beobachtet wird dabei, ob beide Fersen gleichzeitig abheben. Treten Schmerzen auf oder wird eine Bewegungseinschränkung festgestellt, macht man anschließend einen Relokalisationstest (s.u., Spezialtests Außenbandruptur).

Belasteter Einbeinzehenstand: Der Patient wird aufgefordert, mit jeder Seite nacheinander 10 Wiederholungen zu machen. Geachtet wird dabei auf Schmerzen und Kraftunterschiede (Anzahl der Wiederholungen).

„First metatarsal rise sign": Der Test soll die passive Funktion der M.-tibialis-posterior-Sehne überprüfen, welche für die Stabilität des Fußgewölbes notwendig ist. Dabei steht der Patient auf beiden Beinen gleichmäßig. Der Unterschenkel wird vom Therapeuten nach außen rotiert, was einer Varusstellung des Kalkaneus entspricht. Kommt es hierbei zum Abheben des Köpfchens des Metatarsale I, spricht man von einem positiven Test (Dysfunktion der M.-tibialis-posterior-Sehne).

Beweglichkeit

Beurteilt werden das Bewegungsausmaß und die Schmerzen im Seitenvergleich. Diese Tests sind manualtherapeutisch durchzuführen, um Einschränkungen der meist weniger beachteten Gelenke zu erkennen:

- Oberes Sprunggelenk: Dorsalextension-Plantarflexion.
- Unteres Sprunggelenk: Inversion (Varusstellung der Ferse)/Eversion (Valgusstellung der Ferse).
- Mittlere bzw. transversale Tarsalgelenke: Dorsalextension-Plantarflexion, Abduktion-Adduktion, Supination-Pronation.

Widerstands- und Dehntests

Widerstandstests werden durchgeführt, um muskuläre, tendinöse und ligamentäre Verletzungen zu eruieren. Direkt nach jeder Anspannung in eine Bewegungsrichtung wird die Gegenrichtung als Dehnung durchgeführt. Hierbei werden die Ligamente, Sehnen und Sehnescheiden auf Spannung gebracht und damit provoziert. Wenn die Schmerzen beginnen, sollte nicht weiter in diese Bewegungsrichtung bewegt werden, um eventuell verletzte Strukturen nicht noch mehr zu traumatisieren. Die Lokalisation der Schmerzen ist relevant und hilft bei der Auffindung der Schmerz auslösenden Struktur. Bei Unklarheit muss eine Detailpalpation durchgeführt werden. Getestet werden folgende Kombinationsbewegungen:

- Widerstand gegen Dorsalextension und Pronation (M. extensor digitorum longus, M. extensor hallucis longus), danach Dehnung in Plantarflexion und Supination (Lig. fibulotalare anterius, Muskel und Sehnenscheide des M. extensor digitorum longus).
- Widerstand gegen Plantarflexion und Supination (M. tibialis posterior, M. flexor digitorum longus, M. flexor hallucis longus, M. triceps surae), danach Dehnung in Dorsalextension und Pronation (Lig. tibiocalcaneare, Lig. tibiotalaris posterior, Muskel und Sehnenscheide der 3 oben genannten Muskeln).
- Widerstand gegen Dorsalextension und Supination (M. tibialis anterior), danach Dehnung in Plantarflexion und Pronation (Lig. tibiotalaris anterior, Lig. tibionavicularis, Muskel und Sehnenscheide des M. tibialis anterius).
- Widerstand Plantarflexion und Pronation (M. peronaeus longus, M. peronaeus brevis), danach Dehnung in Dorsalextension und Supination (Lig. fibulotalare posterius, Lig. fibulocalcaneare, Muskel und Sehnenscheide der Mm. peronaei).

Zusatztests/Zusatzuntersuchung

Weitere Zusatztests werden bei den jeweiligen Pathologien angesprochen. Notwendige Zusatzuntersuchungen sollten bei unklaren Befunden in die Wege geleitet werden (Röntgen, CT, MRT, Szintigramm, Arthrograpie etc.). Bei traumatischen Ereignissen muss zum Ausschluss von Frakturen und osteochondralen Verletzungen ein Röntgenbild, ein CT oder ein MRT gemacht werden. Um unnötige Röntgenbilder zu vermeiden, sollten die Ottawa Ankle Rules angewandt werden, da z. B. nur 15 % der Patienten mit Inversionstrauma eine Fraktur erleiden (Bachmann 2003). Demnach ist eine Röntgenuntersuchung nur dann erforderlich, wenn der Patient direkt nach dem Trauma und in der Ambulanz nicht fähig ist, Gewicht auf sein Bein zu übernehmen und an der Tibia- bzw. Fibulaspitze (bis 6 cm nach kranial) sowie am Os naviculare oder an der Basis des Os metatarsale V Druckschmerz besteht.

7.4 Inversionstrauma

Eine Traumatisierung von verschiedenen Bindegewebebestandteilen der lateralen Fußseite, meist durch eine plötzliche, übermäßige Inversionsbewegung, kombiniert mit Plantarflexion oder Dorsalextension des Fußes über das physiologische Bewegungsausmaß hinaus.

Das Inversionstrauma kann zu einer mechanischen oder einer funktionellen Instabilität führen oder zu einer Kombination von beiden. Mechanische Instabilität bezeichnet die zu geringe Stabilität aufgrund struktureller Verletzungen (Kapsel-Band-Apparat). Von einer funktionellen Instabilität spricht man bei sensomotorischen Steuerungsproblemen. Beide Formen können zu Einschränkungen führen, die Einschränkungen der Alltags-, Freizeit- oder Sportbelastung nach sich ziehen.

Von einer chronischen Sprunggelenksinstabilität spricht man, wenn die Beschwerden (Schmerz, Unsicherheitsgefühl, Einschränkungen im Alltag, rezidivierende Inversionstraumen) länger als 3 Monate andauern.

Die Außenbandruptur des Sprunggelenks ist die häufigste Sportverletzung (10–20% aller Sportverletzungen, Tiling 1994). In Deutschland werden jährlich 450.000 Sprunggelenksorthesen verkauft. In Amerika wird von bis zu 10.000-23.000 Bandrupturen am Tag ausgegangen (Renström 1987, Hertel 2002). Sporttreibende Frauen sind signifikant häufiger betroffen (z. B. 25% erhöhtes Risiko beim Basketball; Hertel 2002).

Am häufigsten ist das Lig. fibulotalare anterius betroffen (93%), gefolgt vom Lig. fibulocalcaneare (60%) und in seltensten Fällen vom Lig. fibulotalare posterius. Zusätzlich kann es zu Syndesmosenverletzungen und zu Rupturen der Ligamente des unteren Sprunggelenks und der lateralen Ligamente des unteren Sprunggelenks kommen, was zusätzlich zu einer subtalaren Instabilität führen kann. Weitere Begleitverletzungen, wie subchondrale Läsionen des Talus oder Frakturen der Fibula, können entstehen.

Ein großer Teil der fibularen Bandrupturen heilt unproblematisch aus. 73% der Betroffenen erleiden eine erneute Verletzung (Arnold 2004). In ca. 10–30% der Fälle kommt es zu einer chronischen Sprunggelenkinstabilität oder zu einem unbefriedigenden Ergebnis hinsichtlich der Alltags- und Sporttauglichkeit. Häufig werden später auftretende Sekundärprobleme, nicht mehr mit dem ursprünglichen Trauma im Zusammenhang gebracht.

Pathogenese

Die Außenbandruptur entsteht durch eine übermäßige Inversionsbewegung, gekoppelt mit Plantarflexion oder seltener mit Dorsalextension (Williams 2003). Über die Bedeutung von Risikofaktoren für die Entstehung einer Außenbandruptur streiten sich die Experten. Da nicht endgültig festgestellt werden kann, welche Faktoren entscheidend sind, sollten in der Therapie möglichst viele Faktoren berücksichtigt werden.

Risikofaktoren

Folgende Risikofaktoren (Erst- und Retraumatisierung) werden diskutiert:

- Vorhandensein eines Inversionstraumas (Thacker 1999),
- verminderte Muskelkraft bzw. muskuläre Dysbalancen (Munn 2003),
- verminderte posturale Kontrolle (Willems 2005, Refshauge 1998, Lentell 1995),
- geringere Einbeinstand-Stabilität (Leanderson 1993),
- verminderte Kinästhesie (Konradsen 2002, 1998),
- Malalignment (Liu 2001, Williams 2003),
- veränderte Muskelreaktionszeit (Karlsson 1992),
- veränderte Mobilität.(Williams 2003),
- verlangsamte Nervenleitgeschwindigkeit (Hertel 2000). Nerven können durch die Überdehnung in ihrer Leitgeschwindigkeit reduziert sein,
- geringere Sprintgeschwindigkeit (Willems 2005),
- Sportarten mit schnellen Richtungswechseln (MacAuley 1999),
- höheres Körpergewicht bei Männern (Tyler 2006, McHugh 2006).

Verminderte Muskelkraft bzw. muskuläre Dysbalance: Bei Untersuchungen lassen sich unterschiedliche Defizite feststellen. Da für alle Fußbewegungen mittlerweile Defizite gefunden wurden, halten wir es für sinnvoll, alle Bewegungen zu beüben. Hinsichtlich eines pathologischen Kraftverhältnisses halten wir es für schwierig zu therapieren. Leanderson (1999) fand bei Balletttänzerinnen ein Ungleichgewicht, ansonsten lässt sich dies schwierig nachweisen. Die Umsetzung in die Praxis halten wir für sehr problematisch. Folgende Quellen für eine Reduktion der Kraft lassen sich finden:

- Inversoren (Munn 2003, Wilkerson 1997, Ryan 1994).
- Eversoren (Tropp 1986, Leanderson 1999). Das Kraftdefizit der Eversoren wird sehr umstrit-

ten gesehen. Die meisten Studien können dieser Annahme nicht beipflichten (Kaminski 1999, Baumhauser 1995). Mehrere Studien fanden kein Kraftdefizit der Eversoren. Hartsell (1999) fand bei chronisch instabilen Sprunggelenken ein Kraftdefizit sowohl der In- als auch der Eversoren.

- Verhältnis Inversoren: Eversoren (Leanderson 1999).
- Plantarflexoren-Dorsalextensoren (Willems 2005).

Malalignment: Stellungsänderungen von Fußknochen können die Stabilität des oberen Sprunggelenks beeinflussen (Liu 2001, Williams 2003):

- Cuboidposition (Jennings 2005): Eine posttraumatische Plantarstellung des Os cuboideum kann erneute Inversionstraumen begünstigen.
- Talusposition (Denegar 2002): Der Unterschenkel kann im Verhältnis zum Talus weiter posterior stehen, da die stabilisierende Funktion des Lig. fibulotalare anterius nach einem Trauma fehlen kann.
- Fibulaposition: Eren (2003) und Berkowitz (2004) konnten zeigen, dass Menschen mit einer mehr posterior positionierte Fibula (AMI-Index, **Abb. 7.7**) häufiger ein Inversisonstrauma erlitten. Bei den instabilen Patienten kam ein AMI-Index (Axialer Malleolar-Index) größer als 15 ° achtmal so häufig vor. Die Stabilität der Sprunggelenksgabel scheint hierdurch geringer zu sein.

Veränderte Muskelreaktionszeit: Der verspätete Einsatz der Mm. peronei kann das Auftreten eines Inversionstraumas begünstigen (Vaes 2001, Hertel 2000, Konradsen 1991, 1992, Brunt 1992). Die Latenzzeit der Mm. peronaei nimmt mit zunehmender Plantarflexion zu. Trotzdem ist die Datenlage uneinheitlich. Ab einem gewissen Inversionswinkel sind die Eversoren nicht mehr hilfreich im Verhindern eines Inversionstraumas. Entscheidend scheint vielmehr die Voraktivierung dieser Muskulatur zu sein. Bei höherer Voraktivierung besteht geringere Gefahr, in einen traumatisierenden Inversionswinkel zu gelangen. Vaes (2001) konnte eine schnellere Supinationsbeschleunigung bei chronisch instabilen Sprunggelenken feststellen, was zu einem vermehrten Supinationswinkel in der gleichen Zeit führte. Dies erhöht die Gefahr der erneuten Traumatisierung erheblich. Die unterschiedlichen Ergebnisse der Studien sind teilweise mit den unterschiedlichen Designs zu erklären.

Beobachtet wurden auch der verspätete Einsatz des M. tibialis anterior und die frühere Aktivierung des M. gastrocnemius (Beynnon 2002).

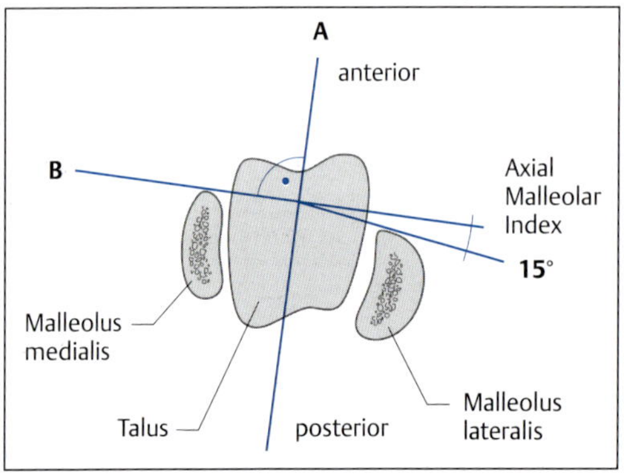

Abb. 7.7 AMI-Index (horizontaler Schnitt eines CT oder MRT). Werte >15° kommen häufiger bei Menschen mit instabilen Gelenken vor.

Veränderte Mobilität:

- Vermehrte Mobilität der Art. metatarsophalangea I (Willems 2005).
- Bewegungseinschränkungen der Dorsalextension (Williams 2003).
- Vermehrte Plantarflexion beim Landen (Wright 2000).

Prävention von Inversionstraumen

An der Vielzahl der Risikofaktoren erkennt man die Problematik bei der Behandlung von Inversionstraumen. Therapeutische Maßnahmen gegen die genannten Risikofaktoren bzw. Folgen eines Inversionstraumas werden weiter unten angesprochen. Besser ist es, die Wahrscheinlichkeit für das Auftreten eines Inversionstraumas zu reduzieren. Thacker (1999) hat präventive Maßnahmen begutachtet. In seinem Review suchte er nach Maßnahmen, die Sportler mit und ohne vorheriges Trauma durchführen können, um das Risiko einer Verletzung zu reduzieren. Durch folgende Faktoren war die Verletzungshäufigkeit zu beeinflussen:

- Sportplatzpräparierung,
- Konditionelle Vorbereitung,
- Aufklärung von Sportler und Trainer hinsichtlich der Risikofaktoren,
- Gelenkstabilisierende Hilfsmittel.

Gelenkstabilisierende Hilfsmittel

Für das obere Sprunggelenk gibt es unterschiedliche Hilfsmittel, die dazu beitragen sollen, die Gelenkstabilität zu erhöhen:

- Tapes,
- Braces:
  - weiche,

- semi-rigide (Bewegungseinschränkung hauptsächlich gegen In- und Eversion),
- rigide (Bewegungseinschränkung in alle Richtungen),
- spezielle Schuhe.

Evidenz: Surve (1994) konnte zeigen, dass der Einsatz von Sprunggelenksorthesen für Fußballspieler ohne vorherige Verletzung ohne Nutzen war. Bei vorangegangenen Verletzungen jedoch konnte die Rerupturrate gesenkt werden. Dies war auch bei Basketballspielern zu erkennen (Sitler 1994). Einige Studien zeigen positive subjektive Erfahrungen von Sportlern, auch wenn bis dahin kein Trauma vorlag (Shapiro 1994).

Insgesamt kann die Inzidenz durch den Einsatz von Tapes oder Schienen bei Sportlern mit vorangegangenem Inversionstrauma auf ein normales Verletzungsniveau gesenkt werden. Außerdem verringert sich die Stärke der Verletzungen (Verhagen 2000).

Wie hilfreich Schuhe beim Vermeiden von Verletzungen sind und auf welche Weise sie funktionieren, ist immer wieder Gegenstand wissenschaftlicher Diskussionen und Untersuchungen. Es scheint mehr auf das Alter der Schuhe anzukommen als auf die Schuhhöhe (Verhagen 2000).

Olmsted (2004) versuchte eine Kosten-Nutzen-Rechnung für Tapes und Braces bei sportlich aktiven Personen aufzustellen. So benötigt es 26 getapte Basketballspieler mit vorangegangenem Trauma um ein Inversionstrauma zu verhindern. Bei Basketballspielern ohne vorheriges Trauma sind es schon 143, die getapt werden müssten, um ein Trauma zu verhindern (number need to treat; NNT: Anzahl der Personen die eine Behandlung präventiv erhalten müssen, um das Eintreffen eines Ereignisses zu verhindern). Bei Fußballern war die Zahl geringer (5 zu 57). Der Kosten-Nutzen-Vergleich zwischen Tape und Brace ging eindeutig zu Gunsten der Braces aus, da sie auf längere Sicht deutlich kostengünstiger waren.

Bewegungslimitierung: Eils (2003) zeigte, dass mithilfe von Braces der maximale Inversionswinkel beschränkt wurde, abhängig vom Modell. Verhagen (2001) konnte in einer Übersichtsstudie folgende Schlussfolgerungen ziehen: Tape kann signifikant die Eversion und Inversion einschränken (abhängig von der Art und Anlage des Tapeverbandes). Der Effekt geht aber, abhängig von der durchgeführten Sportart, nach 10–30 Minuten deutlich verloren (18–46% Verlust der ursprünglichen Stabilität). Diesen deutlichen Verlust der mechanischen Stabilität über Dauer der Benutzung konnte Alt (1999) nicht aufzeigen. Der maximale Inversionswinkel konnte durchschnittlich um 35% reduziert werden, wobei eine aufwendigere Tapeanlage bessere Ergebnisse als eine materialschonendere Variante zeigte. Bei den Braces zeigten nur die rigiden und semi-rigiden eine dauerhafte Bewegungslimitierung. Bei den rigiden waren Werte (Verlust von anfänglicher Stabilität) wie bei den Tapes zu verzeichnen! Beide Schuhtypen (halbhohe und normale) zeigten gerade in der Position, in der Inversionstraumen normalerweise geschehen (Plantarflexion), keinerlei Unterschiede. Das Ausmaß der Bewegungslimitierung lag unter denen der Tapes, der rigiden und der semi-rigiden Braces. Ob Schuhe überhaupt einen präventiven Charakter besitzen, ist bis heute nicht ausreichend geklärt. Diese Ergebnisse führen zur Schlussfolgerung, dass weniger mechanische Effekte als vielmehr propriozeptive Mechanismen für die Präventivwirkung bewegungslimitierender Maßnahmen verantwortlich sind. Wenn der mechanische Effekt eine Rolle spielen soll (Akutphase), dann sollten semi-rigide Schienen benutzt werden. Folgende Autoren fanden eine Verbesserung der mechanischen Stabilität durch Hilfsmittel (Tape und Braces): Tohyama (2005), Vaes (1998), Bruns (1996), Shapiro (1994).

Leistungsveränderung: Rosenbaum (2005) konnte zumindest für die semirigiden und weichen Braces keine Leistungsverluste feststellen, so dass sie, wenn sie subjektiv nicht behindern, den Sportlern nicht abgeraten werden müssen. Verschiedene Studien berichten für Braces und Tapes geringere Leistungsfähigkeit, z. B. beim Hochsprung und Sprint (Burks 1994, Robbins 1998). Weitere Studien, die eine Leistungsveränderung feststellen konnten, waren:

- Fußtappinggeschwindigkeit um 14% vermindert, Kraft in Plantarflexion und Inversion um 14–22% bzw. 15–28% vermindert (Kauranen 1997),
- keine veränderte 40 m Sprintzeit (Verbrugge 1996),
- verringerte submaximale Laufleistung, keine veränderte Sprungwurfgenauigkeit (MacKean 1995),
- verbesserte Kinästhesie fanden verschiedene Autoren (Leanderson 1996, Jerosch 1995, Robbins 1995).

Die Verbesserung des Gleichgewichts durch externe Hilfsmittel konnte Arnold (2004) für chronische Instabilitäten nachweisen. Matsusaka (2001) konnte eine schnellere Verbesserung des Gleichgewichtes mittels 2 Tapestreifen am lateralen Unterschenkel über den lateralen Malleolus bis zur Sohle nachweisen.

Erklärungsmodell: Die Wirkung von prophylaktischen Braces, Tapes oder Schuhen wird unterschiedlich erklärt. Meistens ist die Rede von einer verbesserten Propriozeption (mehr Feedback, Verhagen 2001), die zu einer früheren Schutzreaktion der Mm. peronaei führen soll (Garn 1988, Gross 1987), wobei offen bleibt, ob die Peronäen wirklich effektiv in einer Feedbackreaktion ein Inversionstrauma verhindern können (Konradsen 1997) oder nur die antizipatorische Aktivität erhöht werden sollte. Selbst die frühere Aktivierung der Peronäen durch Hilfsmittel bleibt in der Literatur offen:

- Bessere Aktivierungszeiten fanden:
  - Karlson (1992),
  - Garn (1988),
  - Gross (1987).
- Schlechtere oder keine Veränderung der Aktivierungszeiten fanden:
  - Shima (2005),
  - Firer (1994),
  - Konradsen (1991),
  - Vaes (1985).

Die kompensatorische Muskelaktivität in Untersuchungen ohne vorherige Muskelaktivität (plötzliche Inversion durch ein Trapdoormechanismus) kommt zeitlich zu spät, um eine Inversion zu verhindern (Fernandes 2000, **Abb. 7.8)**). Gollhofer (1997) konnte nach 120 ms schon eine Inversionspostion von 40° feststellen (ca. 400 deg/sec), die ausreicht, um Verletzungen hervorzurufen. Bei Gesunden war die Reaktionszeit des dominanten Fußes um ca. 6 ms schneller, was keinen relevanten Effekt auf die Verletzungsverhinderung haben könnte (Fernandes 2000).

Konradsen (2005) versuchte den Trapdoormechanismus genauer zu untersuchen. Jeder Proband musste ohne Voraktivierung jeweils ohne Brace und mit Brace den Versuch durchführen. Der 3. Versuch war mit Voraktivierung der Mm. peronei durchzuführen.

Man konnte bei fast allen Probanden ein typisches Muster, welches aus 3 Phasen bestand, erkennen:

- kurzer, verzögerter Reflex (nach ca. 65 ms),
- automatische Gleichgewichtsreaktion (nach ca. 85 ms),
- willkürliche Aktivität (nach ca. 266 ms).

Die Entwicklung der Eversionskraft nahm mit der Zeit zu. Die Zeit, bis 66% der maximalen Eversionskraft entwickelt wurden, war:

- ohne Brace: 326 ms,
- mit Brace: 230 ms,
- mit Voraktivierung: 89 ms.

Ziel in der Therapie sollte es somit sein, durch adäquate Übungen (Stufe C Koordination) eine erhöhte antizipatorische Feedforwardaktivität aufzubauen, um eine traumatisierende Gelenkstellung zu vermeiden.

Problematisch erscheint im Zusammenhang mit externen Hilfsmitteln die Gefahr der Traumatisierung anderer Bereiche: Hohe Schuhe z. B. bedeuten eine größerer Verletzungsgefahr für die Kniegelenke (Arnold 2004).

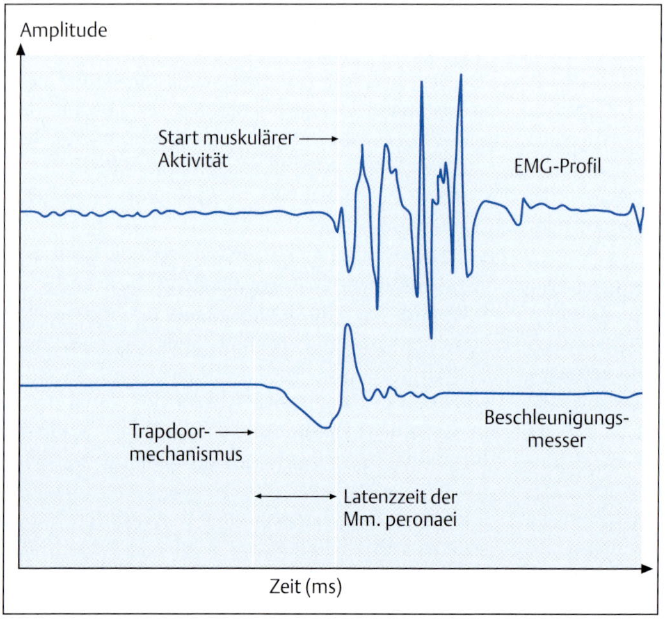

Abb. 7.8 Verzögerter Einsatz der Mm. peronei nach Auslösung eines Trapdoormechanismus. Ohne ausreichende Feedforwardaktivierung der Muskulatur kann ein Inversionstrauma nicht mehr verhindert werden (Fernandes 2000).

Grundsätzlich bleiben im Hinblick auf die Prävention von Inversionstraumen einige Fragen offen und müssen durch weitere Untersuchungen geklärt werden:

- Wie lange sollte ein Hilfsmittel posttraumatisch getragen werden?
- Welches Hilfsmittel ist wann am effektivsten?
- Können Hilfsmittel prophylaktisch genutzt werden?
- Sind Hilfsmittel bei chronisch instabilen Sprunggelenken sinnvoll?
- Gibt es Indikatoren, die auf eine erhöhte Verletzungsgefahr hindeuten?

Klinik

Anamnese

Bei der Anamnese sollte nach dem Verletzungsmechanismus gefragt werden, da dieser Hinweise auf die verletzten Strukturen (cave: Begleitverletzungen) geben kann. In diesem Zusammenhang sollte die Lokalisation der Beschwerden geklärt werden. Schmerzen an der Innenseite nach einem Inversionstrauma können auf eine osteochondrale Verletzung hindeuten. Dies macht weitere Untersuchungen (Röntgen o.Ä.) erforderlich. Weiterhin interessiert, ob die Verletzung das erste Mal oder schon häufiger aufgetreten ist.

Begleitverletzungen der umliegenden Strukturen sind häufig vorhanden und lassen sich nur schwer differenzieren. Zu fragen ist, ob die Schwellung schnell oder erst nach ca. einem Tag aufgetreten ist (Differenzierung Hämatom und Gelenkerguss). Eine Einblutung ins Gelenk ist für den Knorpel problematisch (siehe Kap. 1.2.2). Bei starker Einblutung sollte über eine Gelenkpunktion nachgedacht werden, da die Folgen durch das geronnene Blut für den Knorpel fatal sein können.

Inspektion

Bei der Inspektion sollte auf Schwellung mit oder ohne Hämatom geachtet werden. Lokale Schwellungen, z. B. auf Höhe des Lig. bifurcatum, deuten auf weitere verletzte Bänder hin, welche die aktive Therapie nicht beeinflussen müssen, aber vielleicht einen zusätzlichen Tape benötigen (Os cuboideum nach dorsal etc.).

Um die Schwellung zu quantifizieren, eignet sich besonders die Figure-of-eight. In mehreren Studien konnte die Reliabilität dieser Messung nachgewiesen werden (Petersen 1999, Mawdsley 2000).

Figure-of-eight (Tatro-Adams 1995): Anhand der Figure-of-eight kann der Fortschritt der Wundheilung quantifiziert und während der Aufnahme der aktiven Rehabilitation eine Überbelastung sichtbar gemacht werden (**Abb. 7.9**). Das Sprunggelenk wird in Nullstellung und das Kniegelenk in leichter Flexion positioniert. Das Maßband wird in folgenden Verlauf angelegt: Zwischen Malleolus lateralis und der Sehne des M. tibialis anterior wird begonnen. Dann wird das Maßband nach medial unter der Fußsohle hindurch bis proximal der Metatarsalen V geführt. Von dort aus über den Fußrücken, über den medialen Malleolus wieder zurück zum lateralen Mallelus. Am Startpunkt wird die Strecke in cm abgelesen.

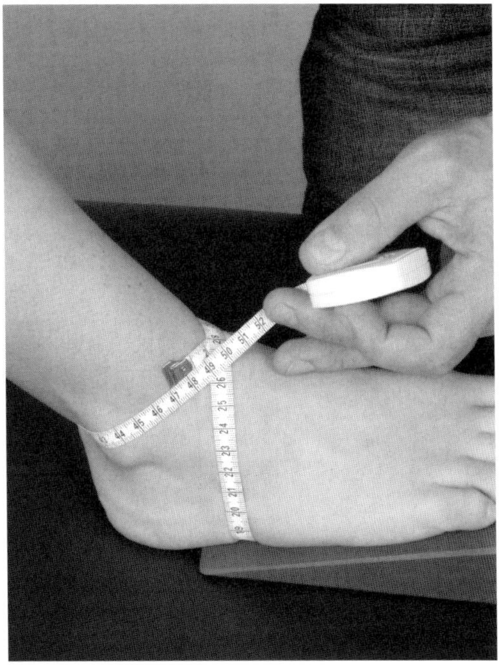

Abb. 7.9 Figure-of-eight.

Palpation

Die Palpation (bzw. Thermographie) sollte die Quantifizierung der Wärmedifferenzen enthalten, um damit die Progression neben den funktionellen Werten zu steuern. Die Struktur, die bei der Palpation den größten Schmerz und die größte Schwellung zeigt, ist meist verletzt (Lynch 1999).

Durch die Detailpalpation können schmerzhafte Strukturen ausfindig gemacht werden, um diese einer speziellen physiotherapeutischen bzw. manualtherapeutischen Behandlung zuzuführen.

Funktionsuntersuchung

Die Funktionsuntersuchung sollte dem Schmerz angepasst werden. Die Beweglichkeitsuntersuchung sollte die schmerzhaften Bewegungen ausfindig machen, ohne mehr Gewebe zu traumatisieren. Nach einem Inversionstrauma kann es zu einer lokalen oder globalen Arthritis kommen, die Schmerzen bei allen Bewegungen verursachen kann. So können auch angrenzende Gelenke (unteres Sprunggelenk, proximale Tarsalgelenke etc.) betroffen sein, die meist innerhalb der Nachbehandlung nur einen sehr geringen Stellenwert einnehmen. Widerstands- und Dehntests sollen herausfinden, ob Sehnen, Muskeln oder Ligamente verletzt sind.

Der Patient sollte gefragt werden, ob er das Bein bzw. den Fuß belasten kann und wo es dabei zu Schmerzen kommt (medialer Schmerz deutet auf eine osteochondrale Verletzung hin).

Spezialisierungstests

Bei den Spezialisierungstests geht es nicht darum herauszufinden, wie viele Bänder lädiert sind (dies ist auch nur sehr vage möglich), sondern ob der Kapsel-Band-Apparat traumatisiert ist und andere Begleitverletzungen vorhanden sind, welche die konservative Nachbehandlung beeinflussen können.

Da die Anzahl der rupturierten Ligamente bzw. das Ausmaß der kapsulo-ligamentären Traumatisierung nicht die Nachbehandlung beeinflusst, sehen wir keinen Bedarf, die Aufklappbarkeit mechanisch (Scheuba-Apparat) zu prüfen. Außer viel Schmerz bei akuten Verletzungen hat dieser Test kaum Aussagekraft und gibt keine relevante Informationen für die Therapie (Lynch 1999). Es besteht vielmehr die Gefahr einer zusätzlichen bzw. erneuten Traumatisierung. Erfreulicherweise nimmt die Anzahl der so getesteten Sprunggelenke deutlich ab. Auch bei chronischer Instabilität wird die Vorgehensweise nicht allein durch das Ausmaß an Aufklappbarkeit bestimmt, sondern durch die Problematik im Alltag. Wenn der Patient sich funktionell instabil fühlt (giving way, Unsicherheitsgefühl, Einschränkungen in der Leistungsfähigkeit im Alltag und Sport, rezidivierendes Umknicken) und eine strukturelle Instabilität vorliegt (Anterior Drawer etc.), sollte über eine Operation nachgedacht werden.

Anterior Drawer Test (Lynch 1999, Hollis 1995, Lahde 1988)

Der Test soll die Integrität des Lig. fibulotalare anterius beurteilen.

Test: Mehrere Versionen sind bekannt. Der Patient liegt in Rückenlage oder sitzt. Eine Hand fixiert die distale Tibia gelenknah von ventral. Die andere Hand greift von dorsal um der Fuß und zieht in Neutralposition und aus ca. 15° Dorsalextension den Talus nach anterior (**Abb. 7.10**).

Beurteilung: Das Gesamtbewegungssausmaß (Translation nach anterior und posterior) wird wie folgt beurteilt:

- Ist im Seitenvergleich vermehrt Beweglichkeit zu erkennen, wird von einer Kapsel-/Bandruptur ausgegangen.
- Ist in Neutralposition mehr Laxität im Seitenvergleich als in Dorsalextension zu erkennen, wird von einer Verletzung des Lig. fibulotalare anterius ausgegangen.
- Ist sowohl in Neutralposition wie in Dorsalextension vermehrt Bewegung im Seitenvergleich zu erkennen, kann man von einer zusätzlichen Verletzung des Lig. fibulocalcaneare ausgehen (Hollis 1995).

Schmerzen im Verlauf des Lig. fibulotalare anterius können den Befund bestätigen. Dieser Test wird nicht zur Schmerzprovokation eingesetzt, weil dadurch erneute Schädigungen auftreten können.

Tohyama (2003) zeigte, dass mit geringerer Kraft bei Patienten mit Inversionstrauma eine größere

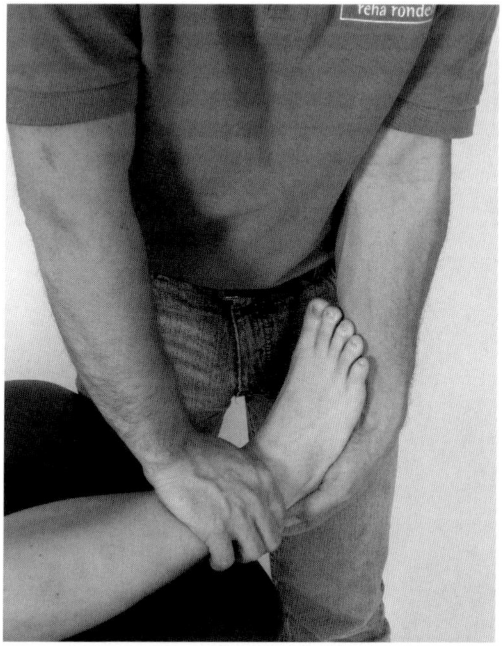

Abb. 7.10 Anterior Drawer in Neutralposition.

Gleitbewegung nach anterior möglich war als bei größerer Kraft (30 N vs. 60 N).

Talar-Tilt (Buckup 1995)

Der Test soll beurteilen, ob eine Verletzung des lateralen Kapsel-Band-Apparates vorliegt, vor allem der Ligg. fibulotalare anterius und posterius sowie das Lig. fibulocalcaneare. Der Schmerz des Patienten ist zu tolerieren. Beachtet werden sollte, wo der Schmerz auftritt.

Test: In Rückenlage wird der Unterschenkel mit einer Hand fixiert und mit der anderen Hand der Talus gelenknah umgriffen. Mit einer Supinationsbewegung wird versucht, das Sprunggelenk aufzuklappen, jedoch niemals über den Schmerz hinaus, da so erneut kapsuloligamentäre Strukturen traumatisiert werden können. Der Test kann in Neutral-, Dorsalextensions- und Plantarflexionsposition für die verschiedenen lateralen Ligamente durchgeführt werden (**Abb. 7.11**).

Beurteilung: Entscheidend sind die Schmerzen und die Aufklappbarkeit im Seitenvergleich. Eine vermehrte Supination mit Schmerzen am Außenknöchel spricht für die Verletzung der lateralen Strukturen. Dieser Test trifft keine Aussage darüber, wie viele Bänder verletzt sind oder ob eine Operationsindikation besteht. In Dorsalextension wird mehr das LFC und LFTP getestet, in Neutral- und Plantarflexionsposition wird mehr das LFTA getestet.

Relocation-Test

Der Test soll beurteilen, ob eine Dorsalextensionseinschränkung bzw. ein anteriorer Schmerz durch eine anteriore Position des Talus (bzw. posteriore Position des Unterschenkels) verursacht wird. Dies könnte durch eine Verletzung der lateralen Sprunggelenksbänder verursacht sein mit einer anschließenden fehlenden anterioren Stabilität.

Test: Der Patient steht und belastet beide Beine gleich. Indem er seine Knie nach vorne unten schiebt, macht er eine Dorsalextension. Wenn eine Seite mit der Ferse früher abhebt, wird dieses Bewegungsausmaß als Referenz gemerkt. Beim 2. Versuch wird diese Seite zuerst entlastet. Der Therapeut gibt von dorsal Schub über den Unterschenkel nach anterior. Dann werden beide Seiten wieder gleich belastet und der Patient geht wieder in die belastete Dorsalextension. Der Therapeut beobachtet, wann die Ferse abhebt (**Abb. 7.12**).

Beurteilung: Hebt die Ferse beim 2. Versuch später ab und oder kommt es zur Eliminierung des typischen Schmerzes, liegt die Einschränkung an der Fehlposition des Talus bzw. der Tibia. Kommt es zu keiner Verbesserung (meist mit posteriorem Schmerz), ist eine andere Struktur für die Einschränkung verantwortlich. Bleibt der Schmerz anterior und verbessert sich die Bewegung nicht, muss man an ein anteriores Impingementsyndrom denken (s.u.).

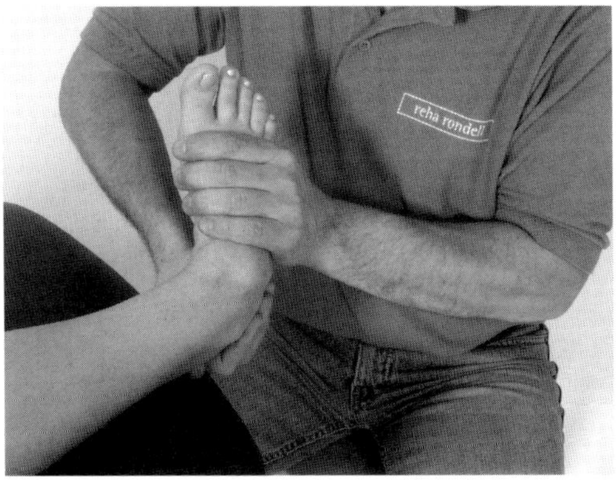

Abb. 7.11 Talar-Tilt-Test.

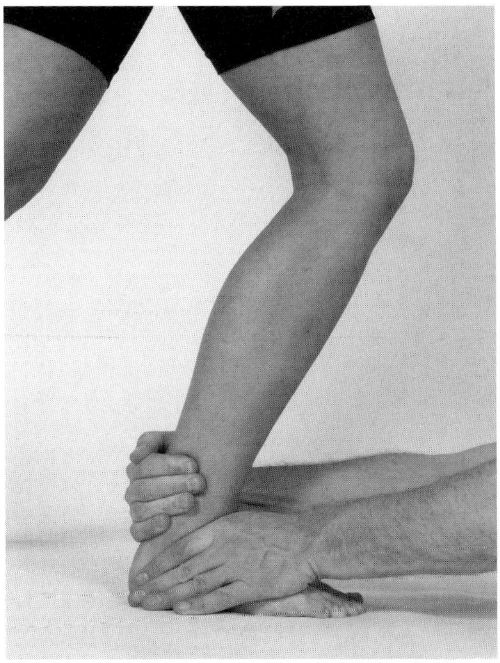

Abb. 7.12 Relocation-Test.

Weitere Befunde

Relevant für die Therapie sind Begleitverletzungen, die das therapeutische Regime verändern und verzögern können. Die Nachbehandlung richtet nach der Traumatisierung des sensibelsten Bindegewebes (z. B. Knorpel). Deshalb sollte bei der Funktionsuntersuchung, den Spezialisierungstests und den Zusatzuntersuchungen das Hauptaugenmerk auf Begleitverletzungen gelegt werden. Als relevanteste und häufigste Begleitverletzungen sind hier folgende aufzuzählen:

- Sprunggelenkfraktur (Röntgenbild),
- Syndesmosenruptur (Spezialisierungstest, Röntgenbild),
- Sinus-Tarsi-Syndrom (klinisches Bild, Probeinjektion),
- Instabilität des subtalaren Gelenkes (klinisches Bild, Mobilität unteres Sprunggelenk),
- Osteochondrosis dissecans des Talus (klinisches Bild, MRT),
- Traumatische Arthritis angrenzender Gelenke (unteres Sprunggelenk, proximale Tarsalgelenke etc.; klinisches Bild),
- Verletzungen weiterer Ligamente (klinisches Bild, Mobilität unteres Sprunggelenk und proximale Tarsalgelenke).

Tests, mit denen sich einige der genannten Verletzungen nachweisen lassen, finden sich weiter unten bei den Ausführungen zu den Begleitverletzungen.

Scores

Für das Sprunggelenk werden viele verschiedenen Scores beschrieben. In einer Metaanalyse in 2 Zeitschriften konnten Button et al. (2004) 49 verschiedene Scores entdecken, wobei die meisten hinsichtlich ihrer Validität und Ansprechbarkeit nicht untersucht sind.

Der am häufigsten benutzte Score ist der American Orthopaedic Foot and Ankle Society Score (AOFAS). Dieser Score zeigte nicht die erwünschte Validität und ist schlecht für Sportler anwendbar, da diese häufig bei den gefragten leichten Aktivitäten beschwerdefrei sind und trotzdem ihre gewünschten Aktivitäten nicht durchführen können. Deshalb empfehlen wir einen anderen 2-teiligen Score, der durch einen Zusatz auch für Sportler benutzt werden kann.

Wir wollen ihnen 2 verschiedene Scores vorstellen.

- Einen Funktionsscore nach de Bie (1997), der für akute Patienten konzipiert wurde. Der Funktionsscore wurde 2002 von Gokeler auf Deutsch übersetzt, wurde aber in dieser Fassung noch nicht validiert. Er soll die Schwere einer Verletzung (ohne zusätzliche technische Hilfsmittel) und die Notwendigkeit von Therapie beurteilen. Weiterhin kann er zur Verlaufsbeurteilung genutzt werden.
- Und den FADI (Foot and Ankle Disability Score, Martin 1999), um den Verlauf einer Therapie bei chronischen Sprunggelenksinstabilitäten zu beurteilen. Der FADI und der FADI Sport wurden 1999 von Martin erstmalig beschrieben. Er wurde für Patienten und Sportler mit chronischer Sprunggelenkinstabilität entwickelt. Seine Validität und Ansprechbarkeit auf Veränderungen wurden untersucht (Hale 2005).

Beschreibung des Funktionsscore (de Bie 1997, Gokeler 2002)

Der Score sollte optimalerweise innerhalb der ersten 5 Tage durchgeführt werden.

- Bei einer Punktezahl >40 kann mit einer Wiederaufnahme aller relevanten ADLs innerhalb von 2 Wochen gerechnet werden. Hier wäre keine Notwendigkeit für eine Therapie zu sehen. Dem Patienten könnte man erklären, wie er sich die nächsten Tage zu verhalten und wie die Wundheilung abzulaufen hat.
- Bei Punkten <40 ist eine adäquate Therapie einzuleiten, die sich nach den Wundheilungsphasen und den Kriterien der Progression richtet (Time-based und Criterion-based).

Unserer Meinung nach sollte der Patient >95 Punkte haben, um wieder am Freizeit- oder Leistungssport teilzunehmen. Lediglich bei der Schwellung kann es sein, dass diese etwas länger vorhält.

Der Score setzt sich aus 5 Bereichen zusammen (s.u.), wobei der Bereich Schmerz die höchste Wertigkeit besitzt. Der Patient kreuzt für jeden Bereich einen auf ihn zutreffenden Punkt an.

Schmerz	
kein Schmerz	35 Punkte
beim Sport	30 Punkte
beim Laufen/Joggen auf unebenen Untergrund	25 Punkte
beim Laufen/Joggen auf ebenem Untergrund	20 Punkte
beim Gehen auf unebenen Untergrund	15 Punkte
beim Gehen auf ebenem Untergrund	10 Punkte
bei jeglicher Belastung des betroffenen Fußes	5 Punkte
Dauerschmerz	0 Punkte

Dynamische Instabilität (giving way, motorisches Versagen)	
zu keiner Zeit	25 Punkte
gelegentlich beim Sport (weniger als einmal pro Tag)	20 Punkte
regelmäßig beim Sport (täglich)	15 Punkte
gelegentlich bei Alltagsbelastungen (weniger als einmal pro Tag)	10 Punkte
häufig bei Alltagsbelastungen (täglich)	5 Punkte
bei jedem Schritt	0 Punkte
Gewichtsübernahme	
Springen (auf einem Bein)	20 Punkte
einbeiniger Zehenstand mit dem betroffenen Bein	15 Punkte
Gewichtsbelastung auf dem betroffenen Bein	10 Punkte
Gewichtsbelastung beim beidbeinigen Stand	5 Punkte
keine Gewichtsbelastung möglich	0 Punkte
Schwellung	
Keine Schwellung	10 Punkte
Leichte Schwellung	6 Punkte
Starke Schwellung	3 Punkte
Sehr starke Schwellung	0 Punkte
Gangmuster	
Laufen ist möglich	10 Punkte
Normales Gangmuster	6 Punkte
Leichtes Humpeln	3 Punkte
Deutliches Humpeln	0 Punkte

Beschreibung des FADI (Foot and Ankle Disability Score, Martin 1999)

Patienteninstruktion: Bitte beantworten Sie jede Frage mit nur einer Antwort, welche am besten ihren Zustand in den letzten Wochen beschreibt. Wenn die gefragte Aktivität durch etwas anderes als Ihren Fuß bzw. Ihr Sprunggelenk beeinträchtigt wird, notieren Sie bitte „nicht anwendbar". Die Angaben beziehen sich auf beide Füße. Es wird nicht zwischen den Seiten unterschieden.

Skala bei Aktivitätsfragen	
4	keine Beschwerden
3	leichte Beschwerden
2	mäßige Beschwerden
1	starke Beschwerden
0	nicht durchführbar
N/A	nicht anwendbar
Skala bei Schmerzfragen	
4	kein Schmerz
3	leichte Schmerzen
2	mäßige Schmerzen
1	starke Schmerzen
0	Fuß ist nicht belastbar

FADI-Elemente:
1. Stehen
2. Gehen auf ebenem Untergrund
3. Gehen auf ebenem Untergrund ohne Schuhe
4. Bergauf gehen
5. Bergab gehen
6. Treppe aufwärts gehen
7. Treppe abwärts gehen
8. Gehen auf unebenem Untergrund
9. „Kurven hoch und runter steigen" (Stepping up and down curves)
10. Kniebeugen
11. Schlafen
12. An die Zehen fassen
13. Direkt losgehen
14. 5 Minuten und weniger gehen
15. Annähernd 10 Minuten gehen
16. 15 Minuten und mehr gehen
17. Hausarbeiten
18. Aktivitäten des täglichen Lebens
19. Körperpflege
20. Leichte bis mäßige Arbeit (stehende, gehende Tätigkeit)
21. Anstrengende Arbeit (ziehen/drücken, tragen, steigen)
22. Freizeitaktivitäten
23. Allgemeines Schmerzniveau
24. Ruheschmerz
25. Schmerz bei normaler Aktivität
26. Schmerz am Morgen

Die *Maximalpunktzahl* beträgt 104 Punkte.

FADI Sport:
1. Rennen/Sprinten
2. Springen
3. Landen
4. Schnelles Kniebeugen
5. Grätschen, seitliche Bewegungen
6. Aktivitäten mit geringer Belastung
7. Fähigkeit, seine Aktivitäten mit einer normalen Technik durchzuführen
8. Fähigkeit, seinen Sport so lange wie gewünscht durchzuführen

Die *Maximalpunktzahl* beträgt 32 Punkte.

Therapie

Streitpunkt ist immer wieder die Entscheidung über die Art der Behandlung, insbesondere die Frage, wann nicht mehr konservativ behandelt werden kann. Die Einteilung in Verletzungsgrad I–III (siehe Mattacola 2002) ist nicht besonders hilfreich, da selbst beim Verletzungsgrad III meist keine Unterschiede zwischen konservativem und operativem Vorgehen erzielt werden, wie Kannus (1991) in einer Metaanalyse zeigen konnte. Tendenziell zeigte sich das konservative Vorgehen überlegen. So wird selbst bei Hochleistungssportlern heutzutage nur bei chronischen Instabilitäten operativ vorgegangen.

Povacz (1998) zeigte die Relevanz von passiver und aktiver Rehabilitation nach konservativ versorgten Sprunggelenksverletzungen. Er konnte bei seiner Untersuchung zeigen, dass die funktionellen Ergebnisse bei konservativ versorgten Patienten denen der operativen entsprachen, nur dass die konservativ behandelten Patienten kürzere Wiederherstellungszeiten benötigten und weniger Fehltage hatten. Auch Shrier (1995) konnte die besseren Ergebnisse für die frühfunktionelle Behandlung im Vergleich zur Immobilisation oder Operation feststellen. Ardevol (2002) zeigte schnellere und bessere Rückkehr zu Aktivitäten als Schienenimmobilisation, wobei nach 12 Monaten keine Unterschiede mehr zu erkennen waren. Pijnenburg (2000) zeigte in einer Metaanalyse die Vorteile einer funktionellen Behandlung im Vergleich zu keiner Behandlung deutlich auf. Zu kurze Behandlungszeiträume mit zu geringer äußerer Unterstützung des Sprunggelenks führten vermehrt zu Langzeitsymptomen.

Ziele der Rehabilitation sind:
- Wiederherstellung der Berufs-, Alltags- und Sportfähigkeit,
- Prävention einer Retraumatisierung,
- Verhinderung einer chronischen Instabilität.

Dies soll erreicht werden, indem die Bindegewebeheilung optimal unterstützt wird und die Defizite der motorischen Grundeigenschaften so gut es geht ausgeglichen werden (Hintermann 1999). Man erwartet eine Rückkehr zur alten Leistungsfähigkeit nach 4–8 Wochen (Lynch 1999), wobei bei größeren Schäden bzw. Begleitverletzungen von einer längeren Zeit ausgegangen werden muss. Gokeler (2002) geht bei einer Grad-III-Verletzung von 8–12 Wochen Dauer bis zur vollständigen Sportfähigkeit aus. Begleitverletzungen lassen diese Zeiten schnell bis auf das Doppelte ansteigen (z. B. Syndesmosenverletzung, Lynch 1999).

Konservativ

> *Die Vorgehensweise sollte sich immer an dem Bindegewebe orientieren, welches am langsamsten heilt.*

Wir zeigen hier die Vorgehensweise für ein akutes Inversionstrauma mit Verletzung des lateralen Kapsel-Band-Apparates (siehe **Tab. 7.7**). Bei einer chronischen Sprunggelenksinstabilität kann grundsätzlich genauso vorgegangen werden, nur wird, wenn

Tabelle 7.6 Verletzungsgrade und Symptome

	Grad I	*Grad II*	*Grad III*
Betroffene Struktur	Dehnung des LFTA (und des LFC)	Teil- oder Totalruptur des LFTA und Dehnung des LFC	Ruptur des LFTA und LFC
Wann treten Schmerzen auf?	Nur bei Vollbelastung	Bei geringen Belastungen	Dauerschmerz
Wo befindet sich die Schwellung?	Lateral	Lateral (manchmal auch medial)	Lateral und medial
Wie schnell tritt die Schwellung auf?	Langsam, da keine Gefäße verletzt worden sind	Schnell. Ein großer Teil der Schwellung ist schnell zu erkennen, da Gefäße verletzt wurden	Schnell. Siehe Grad II
Test: Anterior Drawer	Negativ	In Neutralstellung positiv, aber nicht in Dorsalextension	Sowohl in Neutralstellung wie in Dorsalextension positiv

nicht ein erneutes Trauma vorliegt, in der Proliferationsphase mit der Progression begonnen.

Die frühfunktionelle konservative Therapie orientiert sich an den Wundheilungsphasen, an der betroffenen Struktur und an individuellen Faktoren wie z. B. Trainingserfahrung, momentane Leistungsfähigkeit, Motivation. Um den individuellen Leistungs- bzw. Belastungsstand zu evaluieren, benötigt man funktionelle Tests, die Defizite sichtbar machen und ein Fortschreiten der Belastungsprogression bei Erreichen des Etappenziels ermöglichen (s.o., Spezialisierungstests). Diese Vorgehensweise, die auf zeitlichen und funktionellen Kriterien basiert, ist momentan die bevorzugte Behandlungsweise.

Verschiedene Faktoren bestimmen das Vorgehen innerhalb der Behandlung; deswegen benötigen Therapeuten Anhaltspunkte, wann sie die Intensität der Behandlung erhöhen können. Dieser Prozess sollte keine Bauch- bzw. Erfahrungsentscheidung sein, sondern sollte sich an nachvollziehbaren Tests und Parametern orientieren. Hierzu gehört auch ein Rechts-links-Seitenvergleich.

Entzündungsphase

In der Entzündungsphase stehen das Patientenmanagement und die Schmerzlinderung im Vordergrund der Behandlung. Begleitverletzungen müssen abgeklärt und wenn notwendig mitbehandelt werden.

Die Therapie richtet sich in der Entzündungsphase nach den bekannten Richtlinien (siehe Kap. 1.2.1) Wundheilung, Entzündungsphase). Treten verstärkt Entzündungszeichen auf, müssen diese entsprechend behandelt werden (Eis, Medikamente etc.). Liegt eine physiologische Entzündung vor, wird die Ruhigstellung des Gelenks (funktionelle Immobilisation) durch eine Schiene oder einen Tapeverband gewährleistet. Letzterer muss regelmäßig erneuert werden. Bei Belastungsschmerzen sollten Gehhilfen benutzt werden.

Der Nutzen einer Kältebehandlung bei Vorliegen einer *physiologischen* Entzündung für das funktionelle Outcome konnte bisher noch nicht bewiesen werden. Selbst für eine effektive Schmerzlinderung ist der Einsatz von Eis fragwürdig (Wolf 2005). Hubbard (2004) konnte bei einer Literaturstudie kaum Belege dafür finden, dass eine Akutbehandlung mit Eis zusätzlich zur Kompression Vorteile bringt. Wir sind daher der Meinung, dass der Einsatz von Eis mit Bedacht erfolgen und die Notwendigkeit im Einzelfall hinterfragt werden sollte.

Ausdauer: Die aerobe Ausdauer kann trainiert werden, wenn das betroffene Sprunggelenk dabei nicht belastet wird (z. B. Oberkörperergometer). Die Belastungsparameter orientieren sich an der Leistungsfähigkeit des Patienten.

Progression: Die Entzündungsphase gilt klinisch als abgeschlossen, wenn keine Dauer- und Ruheschmerzen mehr angegeben werden, die Temperaturerhöhung geringer als 2 ° C ist und die Figure-of-eight-Differenz unter 0,5–1,0 cm im Seitenvergleich beträgt (Davies 2002).

Proliferationsphase

Innerhalb der Proliferationsphase stehen folgende Ziele im Mittelpunkt der Behandlung:

- Bewegungserweiterung bzw. Wiederherstellung der Beweglichkeit.
- Bindegewebestrukturierung.
- Verbesserung der Koordination (Stufe A und B).

Beweglichkeit: Die Bewegungserweiterung kann als Therapeutentechnik oder als Automobilisati-

Tabelle 7.7 Konservative Therapie bei Inversionstrauma

	Entzündungsphase	*Proliferationsphase (bis 3. Woche)*	*Remodellierungspase (ab 3. Woche)*
Beweglichkeit	▪ Funktionelle Immobilisation in schmerzfreier Position (NN oder Dorsalextension)	▪ Bewegungen im spannungs- und schmerzfreien Raum möglich ▪ Bei Bedarf Mobilisation der angrenzenden Gelenke	▪ Frei, bei Bedarf mobilisieren ▪ Bei Bedarf Mobilisation der angrenzenden Gelenke
Kraft	▪ Kein Training möglich ▪ Entfernte Gelenke möglich	▪ Kein Training möglich ▪ Entfernte Gelenke möglich	▪ Stufe A, B,C, D, E
Ausdauer	▪ Kein Training möglich ▪ Oberkörpertraining	▪ Stufe A, B	▪ Individuell benötigte Ausdauer beüben
Koordination	▪ Kein Training möglich ▪ Nicht betroffene Seite möglich	▪ Stufe A ▪ Stufe B: in spannungsfreien Ausgangsstellungen	▪ Stufe A, B, C ▪ Stufe C: nach Progression (siehe Koordination Stufe C)

on erfolgen. Sie sollte nur so weit erfolgen, bis der Patient ein Spannungsgefühl angibt, und immer schmerzfrei sein. So lässt sich eine erneute Traumatisierung in dieser Phase verringerter Stabilität des Bindegewebes verhindern. Neben den üblichen Bewegungen des Fußes sind manchmal Gleittechniken aus der Manuellen Therapie angebracht. Hierbei zeigen, abhängig vom Befund, Talusmobilisationen nach anterior oder posterior gute Ergebnisse (Collins 2004, Green 2001). Denegar (2002) konnte zeigen, dass nach Inversionstraumen besonders das Gleiten des Talus nach posterior und die subtalare Beweglichkeit eingeschränkt sind.

Falls die Fibula und die Tibia aufgrund der fehlenden stabilisierenden Ligamente gegenüber dem Talus von anterior nach posterior „verschoben" (Berkowitz 2004, Eren 2003) sind, sollten bewegungserweiternde Maßnahmen nur in korrigierter Position erfolgen (**Abb. 7.13**).

Dies ist klinisch für das Sprunggelenk mit einem verbesserten Bewegungsausmaß in die Dorsalextension nach unbelastetem Anteriorschub der Tibia bzw. Fibula mit anschließender belasteter Dorsalextension festzustellen (siehe **Abb. 7.13** oder klinische Testung).

Therapeutisch kann versucht werden, über einen Tapestreifen mit Zug nach anterior die Position der Fibula und Tibia nach anterior kurzfristig zu verbessern (**Abb. 7.14**). In der neu angepassten Position kann dann das Koordinationstraining durchgeführt werden. Diese Tapeanlage sollte nur dann eingesetzt werden, wenn der Patient subjektive Verbesserung angibt oder eine Bewegungseinschränkung verbessert werden kann. Dies ist ein empirischer Ansatz, der subjektiv bei einigen Patienten Erfolg bringt.

Auch die angrenzenden Gelenke sollten untersucht und wenn notwendig mitbehandelt werden. Nach Inversionstraumen kann es zu traumatischen Arthritiden des unteren Sprunggelenks und der proximalen Tarsalgelenke kommen, die manualtherapeutisch behandelt werden sollten (Testung siehe Untersuchung).

Newell (1981) fand bei 4 % von Sportlern mit Fußproblemen ein nach kaudal verlagertes Os cuboideum mit typischen klinischen Zeichen. Jennings (2005) konnte in einer Fallstudie durch eine Mobilisation des Os cuboideums nach dorsal Schmer-

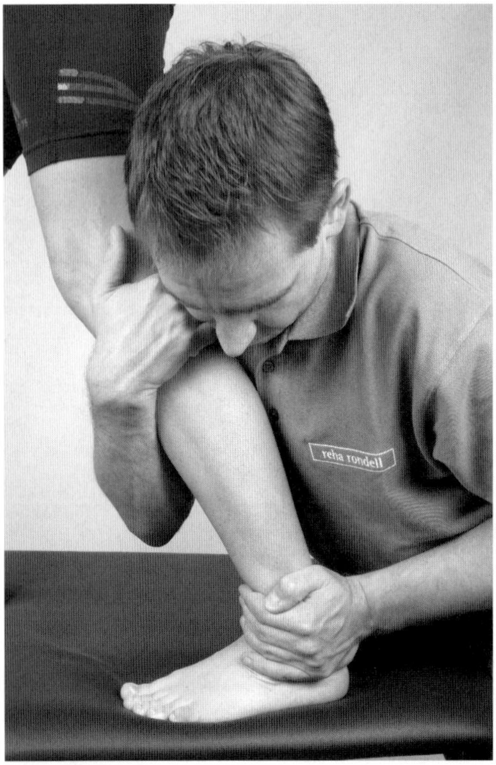

Abb. 7.13 Test und BehandlungTibia/Fibula nach anterior.

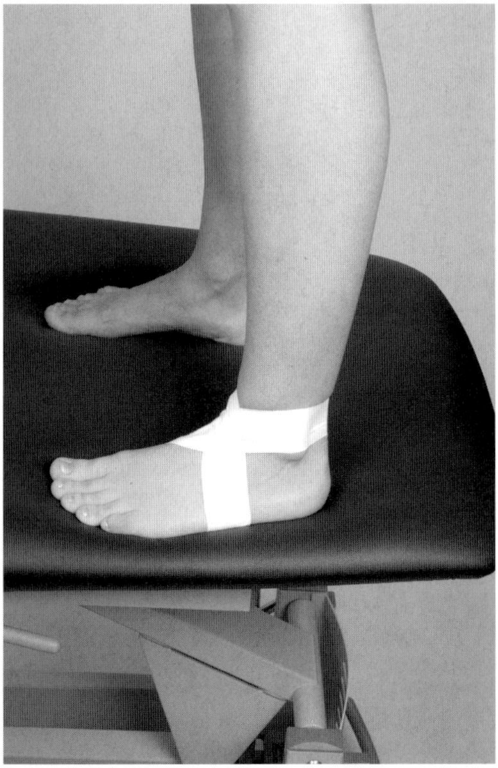

Abb. 7.14 Tapeanlage.

zen häufig eliminieren. Typische Schmerzangaben waren:

- Schmerz lateral im Cuboidbereich,
- Schmerz bei Palpation des Os cuboideum (dorsal oder plantar),
- Schmerz bei lateralem Aufklappen oder Verdrehen des Vorfußes, bei fixiertem Kalkaneus,
- Schmerz bei Testung der proximalen Tarsalgelenke,
- Schmerzen beim Gehen und bei funktionellen Tests (Einbeinsprung etc.).

Bindegewebestrukturierung: Aktive oder passive Bewegung innerhalb des spannungsfreien Bewegungsausmaßes in alle Richtungen (Dorsalextension, Plantarflexion, Pronation, Supination) mit vielen Wiederholungen (50–200) sollen die Umwandlung und Strukturierung der Kollagenfasern Typ III- bzw. Typ I stimulieren.

Krafttraining im Sinne des Stufenmodells mit subjektiver Erschöpfung und Laktatbildung kann aufgrund der geringen Stabilität des Gewebes noch nicht durchgeführt werden.

Koordination: In dieser Phase findet das Training auf den Stufen A, B-I und B-II statt. Freeman (1967) war einer der ersten Autoren, der die Relevanz der neuromuskulären Steuerung für die Stabilität des Sprunggelenks erkannte. Nach Verletzungen des Fußes konnten verschiedene Autoren Defizite hinsichtlich der sensomotorischen Steuerung nachweisen:

- Vermindertes Erkennen von Bewegung in die Inversion und Eversion (Garn 1988).
- Erhöhte Reizschwelle für Vibration (Bullock-Saxton 1994 und 1995).
- Verringerung der passiven wie auch aktiven Repositionierung (Boyle 1998).
- Eine Injektion von verschiedenen Flüssigkeiten (Simulation eines Ödems) in die Außenbänder führte zu einer verringerten Muskelaktivierung von M. tibialis anterior, der Mm. peronaei in den ersten 100 ms ihrer Aktivität (Myers 2003).
- Bullock-Saxton (1994 und 1995) stellte auch an proximalen Muskeln fest, dass es zu einer signifikanten Verzögerung des M. glutaeus maximus bei Hüftextension bei Patienten mit Inversionstrauma kam. Je schlechter das Vibrationsempfinden distal war, desto verzögerter wurde die M.-glutaeus-Aktivierung festgestellt.
- Beckman (1995) konnte eine frühere Aktivierung des M. glutaeus medius als Adaptation feststellen. Klar ist, dass sich die proximale Muskelaktivierung verändern kann. Momentan besteht keine Möglichkeit, dies einfach innerhalb der Praxis zu diagnostizieren und zu behandeln.

Stufe A: Da nicht endgültig klar ist, welche Muskeln in welchem Umfang zur aktiven Stabilisation des oberen Sprunggelenks beitragen, sollten alle relevanten Muskeln im Sinne eines Aktivierungstrainings (Koordination Stufe A) beübt werden (gleichmäßige Anspannung bzw. Bewegung in guter Qualität). Folgende Muskeln sind hier von Bedeutung:

- M. tibialis anterior (Dorsalextension und Supination).
- Mm. peronei (Plantarflexion und Pronation).
- M. gastrocnemius/M. tibialis posterior (Plantarflexion und Supination).

Sensomotorische Defizite sind in dieser Phase meist noch vorhanden und das Training sollte dem Patienten und dem Trauma angepasst werden (Mattacola 2002).

Vor der Standbeinphase ist der M. tibialis anterior aktiv. Diese Aktivität kurz vor dem Initial contact mit einer Varusstellung des Kalkaneus kann geübt werden. Dies kann durch ein EMG-Feedback mit oder ohne zusätzliches Muskelstimulationsgerät auf dem M. tibialis anterior geübt werden.

Für Stufe B-I (statische Stabilität) gibt es unterschiedliche Aussagen. Riemann (2004) fand keine einheitlichen Ergebnisse bei einer Literaturübersicht. Die posturale Kontrolle war bei einigen Patienten verändert, bei anderen wiederum nicht.

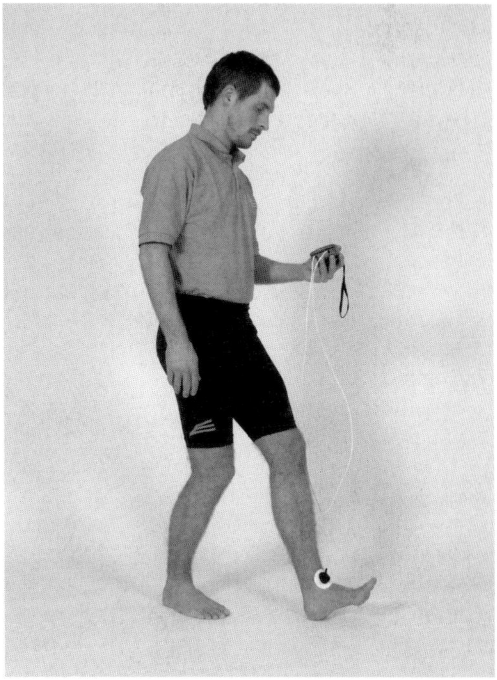

Abb. 7.15 EMG-Feedback bei Stimulation des M. tibialis anterior.

Die Gründe für die unterschiedlichen Ergebnisse könnten die mangelnde Genauigkeit der Untersuchungen sein oder eine unterschiedliche Ausprägung der Verletzung.

Gribble (2004) konnte beim Star-Excursion-Test (siehe Kap. 2.3.4 Grundlagen der Koordination) eine deutlich verringerte Reichweite bei Patienten mit chronisch instabilen Sprunggelenken feststellen. Bei Tests mit Basketballspielern konnte McGuine (2000) vor der Saison feststellen, dass schlechteres Gleichgewicht zu einer deutlich erhöhten Verletzungsrate innerhalb der Saison führte. Dies könnte auf die präventive Wirkung eines solchen Trainings hinweisen.

Verschiedene Mechanismen werden für das schlechtere Gleichgewicht verantwortlich gemacht (Rezeptoren, afferente Nerven, zentrale Verarbeitung). Es scheint kein einheitliches Muster erkennbar zu sein. Auch die Kompensationsmechanismen scheinen unterschiedlich zu sein (z. B. Kompensation über vermehrte Hüftstrategie). Dementsprechend sollte ein Training der Stufe B-I durchgeführt werden, solange keine einheitlichen Erkenntnisse vorhanden sind oder die Patienten nicht besser zugeordnet werden können. In aktuellen Studien konnte die Effektivität eines systematisch geplanten sensomotorischen Trainings nachgewiesen werden (Richie 2001, Lynch 1999, Adamson 1997, Pintsaar 1996, Wester 1996, Hoffman 1995). Holme (1999) konnte durch zusätzliches Gleichgewichts- und Kinästhesietraining eine verringerte Wiederverletzungsrate aufzeigen. Ball (1997) stellte einen interessanten Zusatz zum klassischen Training mit mobilen Unterlagen vor, indem er unter ein Wackelbrett den Auslöser eines Elektrostimulationsgerätes baute. Bei Inversion kam es zu einer zusätzlichen Aktivierung der Mm. peronaeii durch die Elektrostimulation. Seine Studie zeigte ein besseres Stabilisationsvermögen bei den Patienten, die zusätzlich mit Elektrostimulation behandelt wurden. Der Transfer in den Alltag (Veränderung der Rezidivrate) wurde nicht untersucht.

Wegen der höheren Stabilität findet koordinatives Training der Stufe B-I zunächst in Neutralstellung oder Dorsalextension statt (Stormont 1985). Später sollte aber unbedingt auch in Plantarflexionsstellung bzw. mit nicht vollständigem Fußsohlenkontakt (z. B. Zehenstand oder Fersenstand) trainiert werden, da hier geringere Gelenksicherung vorliegt und Inversionstraumen sich bevorzugt in Plantarflexionsstellung ereignen. Weiterhin kann der Initial contact beübt werden (Fersenkontakt mit unterschiedlichen Unterlagen oder Geschwindigkeiten).

Aufbau und Variation sollten den Grundsätzen des motorischen Lernens entsprechen. Die Steigerung der Schwierigkeit geschieht durch die Veränderung dreier Parameter. Folgende Parameter können adaptiert werden (siehe Kapitel 2.3.3 Grundlagen der Koordination):

- Ausgangsstellung (Größe der Unterstützungsfläche),
- Unterlage (mobil bzw. instabil),
- sonstige Störfaktoren (dual bzw. multi-tasking).

Durch die Kombination der 3 Parameter kann die Schwierigkeit optimal dem Patienten und seinen aktuellen und späteren Bedürfnissen und Anforderungen angepasst werden.

In Stufe B-II sollten Alltagsfunktionen beübt werden, welche dem Patienten anhand der Auswertung der Fragebögen (Scores) noch Schwierigkeiten verursachen. Das könnte das normale Gehen sein oder das Treppauf- oder Treppabgehen. Es wird nach den Parametern der Stufe B-II vorgegangen.

Tabelle 7.8 Koordinationstraining

	Wiederholungen	***Serien/ Übungen***	***Pause***	***Rhythmus/ Dauer***	***Regenerationszeit***
Stufe A	10	3–5 Serien	30 Sekunden	10 Sekunden statisch	Jederzeit erneut durchführbar
Stufe B-I	1–20	6 Übungen	30 Sekunden	1–30 Sekunden	24–48 Stunden
Stufe B-II	10–15	1-3 Serien	30–60 Sekunden	2–0–2	24–48 Stunden

Ausdauer: Für das Training der allgemeinen Ausdauer kann das betroffene Gelenk miteinbezogen werden, wenn das Bewegungsausmaß und die Belastung angepasst werden. Optimale Belastungen sind das Fahrradergometer (vermehrte Fersenbelastung, damit das Bewegungsausmaß geringer wird und damit schmerzfrei durchgeführt werden kann), Nordic Walking, Aquagymnastik sowie weitere bekannte Möglichkeiten. Stufen A und B werden angewandt.

In der Stufe A (lokale aerobe Muskelausdauer) können weiterhin alle Übungen angewandt werden, die später auch im Krafttraining durchgeführt werden, nur dass die Parameter verändert werden (siehe Kap. 2.▯ Grundlagenkapitel Ausdauer). Hierbei sollten alle Bewegungsrichtungen mittels Theraband, Seilzug oder Gewichtsmanschette beübt werden, ohne dass es zu einer subjektiven Ermüdung kommt.

Progression: Wenn das aktive und passive Bewegungsausmaß unter 10° im Seitenvergleich liegen und es zu keiner rezidivierenden Schwellneigung (Figure-of-eight) nach Belastung kommt, kann in der Behandlung vorangeschritten und in die Remodellierungsphase übergegangen werden.

Remodellierungsphase

In der Remodellierungsphase sollte die Wiederherstellung der Sportfähigkeit erreicht werden (8–12 Wochen). Dies sollte durch eine sukzessive Steigerung der Belastung und des Trainingsumfangs mit regelmäßiger funktioneller Testung geschehen. Berücksichtigt werden sollte, dass auch 6–8 Wochen nach der Traumatisierung die Stabilität noch reduziert ist, aber normalerweise keinerlei Schmerzen mehr vorliegen. Deswegen sollten Anforderungen (Kraft und Koordination) kontinuierlich gesteigert werden, um nicht eine plötzliche Überbelastung zu provozieren. Aufgrund der Schmerzfreiheit wiegen sich viele Patienten in falscher Sicherheit.

Beweglichkeit: Ziel dieser Phase sollte es sein, die Beweglichkeit wieder komplett herzustellen. Falls hier noch Defizite bestehen sollten, dürfen die Techniken bis zur Schmerzgrenze bzw. bei massiven Einschränkungen auch in den Schmerz hinein durchgeführt werden, wenn keine strukturellen Gründe dagegen sprechen. Wenn Schmerzen bei einer Dorsalextensionsmobilisation anterior und bei einer Plantarflexionsmobilisation posterior bestehen sollten, muss dies unbedingt abgeklärt werden. Hier kann ein anteriores oder posteriores Impingement (s.u.) vorhanden sein, welches durch die Mobilisation nicht besser wird. Von einer weiteren Mobilisation muss in diesem Fall Abstand genommen werden. Angrenzende Gelenke (unteres Sprunggelenk, mittlere Tarsalgelenke), die sich einer Automobilisation entziehen, sollten bei Bedarf einem Manualtherapeuten zugeführt werden.

Koordination: Bei Bedarf können auch in der Remodellierungsphase noch Übungen der Stufe B-I/II durchgeführt werden. Außerdem kann mit Feedforward-Übungen (siehe Kap. 2.3.4 Koordination: Stufe C) begonnen werden, um schnelle Bewegungsprogramme und antizipatorische Aktivität zu fördern bzw. zu erlernen.

Für Stufe B-II können die Übungen des Krafttrainings mit einer geringeren Dosierung (15–20 Wiederholungen, ohne subjektive Ermüdung) durchgeführt werden.

In Stufe C sollte von Hüpfen (keine maximale Höhe bzw. Weite) über das Sprung-ABC, das Lauf-ABC (siehe Kap. 2.3.4 Koordination: Stufe C) oder andere Übungen mit höherer Geschwindigkeit die Belastung gesteigert werden. Hierbei ist besonders die Qualität der Ausführung wichtig. Fußstellung, Beinachse, Rumpfposition und Dauer bis zum Erreichen einer stabilen Position sind zu beachten.

Ross (2005) konnte deutliche Unterschiede in den Stabilisationszeiten bei einer einbeinigen Landung bei instabilen Sprunggelenken feststellen. Leistungsdefizite waren auch bei anderen einbeinigen Sprüngen zu erkennen (einbeiniger Weitsprung, 8er-Sprünge, Rechts-links-Sprünge, Hoch-runter-Sprünge; Docherty 2005). Diese funktionellen Aktivitäten müssen mit dem Patienten auch geübt werden, damit die Leistungsfähigkeit in Freizeit- und Leistungssport gewährleistet ist.

Hier spielen, wie in den anderen Phasen auch, die Motivation und die Angst eine entscheidende Rolle (Vlaeyen 2000). Patienten müssen Vertrauen in ihre Leistungsfähigkeit bekommen, um später an ihre vorherigen Leistungen anzuknüpfen. Angstvermeidung (fear avoidance) sollte sofort erkannt und adäquat mit angepasster Aktivität behandelt werden.

Tests und Aufbau dieser Stufen sind in Kap. 2.3.4 (Grundlagen der Koordination) nachzulesen.

Ausdauer: Alle Ausdauerbelastungen, die der Patient für seinen Alltag oder seinen Sport benötigt, müssen durchgeführt werden (siehe Kap. 2.2 Grundlagenkapitel Koordination). Es gibt keine Beschränkungen hinsichtlich der Belastbarkeit.

Kraft: In dieser Phase kann mit Krafttraining begonnen werden. Kraftausdauer, Hypertrophie sowie später Maximal-, Schnell- und Reaktivkraft sind die relevantesten Ziele.

Im Krafttraining eignen sich Übungen für alle umliegenden Muskeln des Gelenks. Kraftverhältnisse zwischen Agonisten und Antagonisten zu evaluieren macht ohne das Wissen, welche Anforderungen bestehen, wenig Sinn (die meisten Referenzwerte sind nicht auf die Allgemeinheit übertragbar). Problematisch erscheint uns auch der hohe finanzielle und personelle Aufwand mit einem fraglichen funktionellen Nutzen. Deshalb werden alle Muskeln bzw. Bewegungen trainiert. Bis auf wenige Ausnahmen (z. B. Plantarflexoren) werden diese Muskeln in der offenen Kette, z. B. mittels Theraband, Seilzug oder Gewichtsmanschette trainiert.

Verschiedene Autoren (Munn 2003, Wilkerson 1997) haben dargestellt, dass gerade die exzentrische Kraft der Inversoren abgeschwächt ist. Daraus folgt eine fehlende Kontrolle des Beines in der Standbeinphase, welche zu einer lateralen Verschiebung des Körperschwerpunkts führt, bis der mediale Fußrand abhebt und in die Inversion kippt (**Abb. 7.17**).

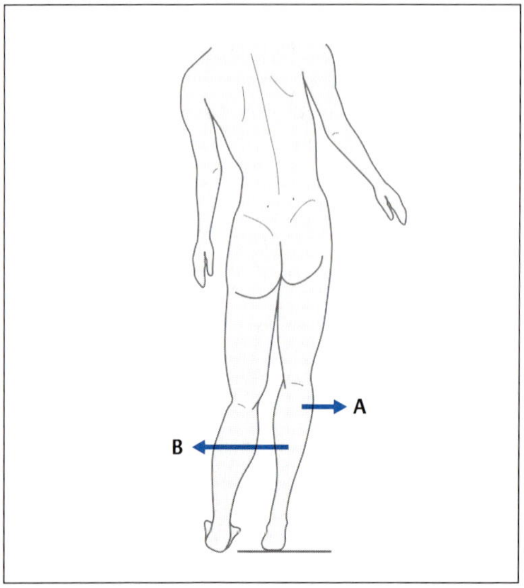

Abb. 7.16 Fehlende Kontrolle des Standbeins. A = Körperschwerpunkt verlagert sich nach lateral. B= Inversoren arbeiten exzentrisch, um den Verlust des Gleichgewichts mit einer folgenden Inversion zu verhindern.

Im Folgenden werden Übungen für die unterschiedlichen Bewegungen genannt.

Plantarflexion (s. Kap. 3.5)

- Plantarflexion im Sitz, dabei Gewicht bzw. Beincurl auf den Oberschenkeln hochdrücken.
- Beidbeiniger Zehenstand.
- Beidbeiniger Zehenstand aus der Vordehnung (Dorsalextension), z. B. an einer Treppe.
- Einbeiniger Zehenstand.
- Einbeiniger Zehenstand aus der Vordehnung.

Alle Übungen sind zur Steigerung mit Zusatzgewichten (Hantelstange, Rucksack, Gewichtsweste) durchführbar. Alle Übungen sind mit gestrecktem und gebeugtem Kniegelenk durchführbar (Betonung M. gastrocnemius bzw. M. soleus). Alle Übungen werden mit leichter Gleichgewichtshilfe (Geländer festhalten) ausgeübt (Ziel ist Kraft, nicht Gleichgewicht). Alle Übungen können in einer Richtung betont werden (exzentrische/konzentrische Betonung), indem in eine Richtung das andere Bein mithilft.

Dorsalextension: Für die Dorsalextension sind nur wenige Übungen vorhanden. Die Dorsalextension kann am leichtesten mittels Theraband oder Seilzug im Liegen beübt werden. Es kann die Bewegung mit Supination oder Pronation kombiniert werden, um den M. tibialis anterior oder die Mm. extensor digitorum longus und extensor hallucis longus zu betonen. Im Stand lässt sich diese Übung aufgrund des geringen Bewegungsausmaßes nur sehr schlecht durchführen. Auf der Beinpresse oder im Stand lassen sich die Dorsalextensoren durch Abrollen des Fußes in den Fersenstand intensiv trainieren. Ein zusätzliches Theraband, von innen oder außen kommend, kann einzelne zusätzliche Betonung einer Muskelpartie hervorrufen (**Abb. 7.17**).

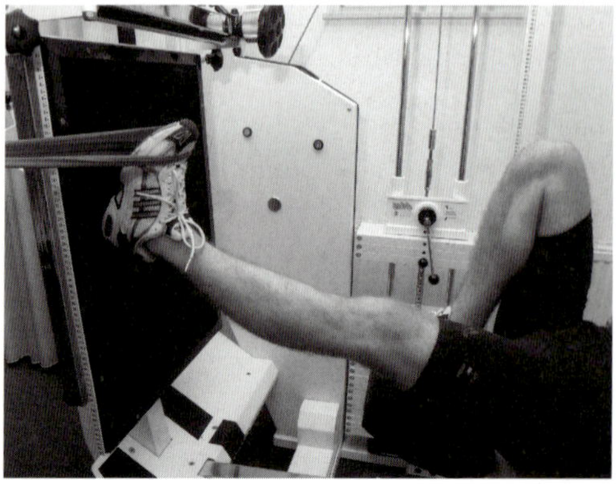

Abb. 7.17 Kräftigung der Dorsalextensoren. Die Betonung einzelner Muskeln kann durch ein zusätzliches Theraband von außen oder innen erreicht werden.

Inversion: Als reine Kräftigung kann die Inversion mittels Theraband oder Seilzug in Rückenlage beübt werden. Der Widerstand kommt aus der Gegenrichtung. Es ist besonders Wert auf die exzentrische Komponente zu legen. Möglich ist auch die Beübung aus dem Sitz, mit einem Gewicht auf den Oberschenkeln (analog zu den Plantarflexoren), mit einer Betonung der Inversionsbewegung (immer kombiniert mit der Plantarflexion). Eine weitere Möglichkeit ist die Vorfußadduktion aus dem Sitz, mit Fuß auf dem Boden (Kulig 2004). Diese Übung zeigte die höchste Aktivität des M. tibialis posterior.

Eversion: Manche Autoren propagieren die Relevanz des Eversorentrainings. Dies ist mit Dorsalextension (M. extensor digitorum longus) oder Plantarflexion (Mm. peronei) möglich. Auch hier bietet sich die Rückenlage trotz der unfunktionellen Ausgangsstellung an. Mittels Theraband kann der gewünschte Widerstand von der Richtung und der Intensität gesteuert werden.

Andere Muskeln: Alle Muskeln der unteren Extremität und des Rumpfes sollten trainiert werden, da verschiedene Autoren auch innerhalb der Muskelketten Abschwächungen und zeitlich veränderte Aktivierungsmuster erkannten (Bullock-Saxton 1994). Alle Übungen sind in Kapitel 8 dargestellt.

Progression: Wir wollen hier einen funktionellen Test-Algorithmus vorstellen (Davies und Zillmer 1999). Dieser kann für die gesamte untere Extremität durchgeführt werden, wobei die Übertragbarkeit auf die Hüfte noch nicht eindeutig nachgewiesen ist. Davies und Zillmer hoffen, dass diese Testung in den nächsten Jahren noch besser validiert wird, sowie mehr Daten gesammelt werden, um genauere und aussagekräftigere Vorgaben für Alter, Sportart, Verletzung etc. aufstellen zu können. Die Beschreibung und Beurteilung dieser Tests sind in Kap. 2.3.4 (Grundlagenteil Koordination) nachzulesen.

Vorteile dieser Testung sind der geringe Zeit- und Platzbedarf sowie die Alltagsrelevanz der Tests für die Patienten. Wenn eine Teststufe mit dem notwendigen Ergebnis bewältigt wurde, darf die nächste Stufe angegangen werden. Mit Krafttraining darf begonnen werden, wenn keinerlei Schmerzen bestehen oder wenn der Star-Excursion-Test Normwerte im Seitenvergleich erreicht.

Der Aufbau der Testung und Behandlung sieht wie folgt aus:

- < 5 % Differenz
- Star-Excursion-Test (Koordination Stufe B-II) und Wiederholungszahl in der Übung „heel raise" <20 % Differenz im Seitenvergleich,
- Zweibein-Weitsprung (Koordination Stufe C),
- Einbein-Weitsprung (Koordination Stufe C),
- Sprung-Testung (Koordination Stufe C, Noyes 1991, Docherty 2005),
- Sportspezifische Testung. Individuelle Testung auf die Bedürfnisse der Sportart ausgerichtet.

Die Rückkehr zum Sport sollte frühestens vollzogen werden, wenn die Beweglichkeit seitengleich vorhanden ist und die Sprungtestung von Noyes bzw. Docherty mindestens 85 % im Seitenvergleich zeigt.

Operativ

Kannus und Renström konnten 1991 die Gleichwertigkeit der konservativen und operativen Behandlung nachweisen. Heute wird die operative Therapie nur noch in wenigen Ausnahmefällen bei akuten Traumen durchgeführt. Auch bei rezidivierenden Sprunggelenktraumen oder chronischer Instabilität bleibt die Notwendigkeit von Operationen nach heutigem Stand der Wissenschaft umstritten (Nyska 2002). Die kürzeren Rehabilitationszeiten, die geringeren Komplikationen und Kosten sind ein klares Argument für das Weglassen von Operationen.

Hauptindikation für ein operatives Vorgehen ist das Scheitern einer kontrollierten konservativen Therapie (Yeung 1994, Lofvenberg 1994) mit einer persistierenden funktionellen und mechanischen Instabilität (Lynch 1999), die zu wiederholten Inversionstraumen und im täglichen Leben zu Einschränkung mit oder ohne Schmerzen führt (chronische Instabilität). Vorher sollte aber das Vorhandensein von anderen Problemen (z. B. Instabilität des unteren Sprunggelenks, Hypomobilität der proximalen Tarsalgelenke etc.) ausgeschlossen sein, um Therapieversager zu vermeiden. Eine rein mechanische Instabilität, die sich durch Stresstests nachweisen lässt, ist keine ausreichende Indikation für ein operatives Vorgehen (Nyska 2002).

Seit der ersten Beschreibung einer Operation für das laterale Sprunggelenk sind über 50 verschiedene Vorgehensweisen beschrieben worden (Peters 1991). Die große Anzahl an verschiedenen Operationen lässt nur einen einzigen Schluss zu: Ein optimales Verfahren wurde bisher nicht gefunden wurde.

Operationsverfahren

Ist eine Operation nicht zu umgehen, gibt es verschiedene Möglichkeiten. Wir wollen hier nur einen kurzen Überblick über die möglichen Verfahren geben. Die Einteilung der Operationsmethoden folgt der Darstellung von Peters (1991).

Anatomische Operationen: Die anatomischen Verfahren versuchen die Rekonstruktion der verletzten Strukturen. Dabei werden die traumatisierten Strukturen in Verkürzung wieder zusammengenäht, z.T. auch unter Hinzunahme einer benachbarten Struktur (z. B. Retinaculum extensorum, Lig. fibulocalcaneare). Dies kann in einem offenen oder arthroskopischen Verfahren geschehen.

Schmidt (2005) konnte keine arthrotischen Veränderungen, keine veränderten peronealen Reaktionszeiten sowie eine Normalisierung der Ergebnisse des Anterior-Drawer-Tests und des Talar-Tilt feststellen. 71 % der Operierten konnten wieder sportliche Aktivitäten durchführen. Krips (2002) zeigte in seiner Studie die Überlegenheit der anatomischen Rekonstruktion nicht nur bei akuten Verletzungen, sondern gerade auch bei chronischen Instabilitäten. Die Patienten zeigten funktionell, sowohl in der Aufnahme der Sportart als auch in der Beweglichkeit, bessere Werte.

Nichtanatomische Operationen: Diese Verfahren versuchen, mit Hilfe einer Bandplastik die Stabilität des oberen Sprunggelenks wiederherzustellen.

Endogene Operationen: Zu den endogenen Verfahren gehören die Tenodesen, bei denen verletzte Bandstrukturen durch die Sehnen von Muskeln ersetzt werden. Hierfür werden üblicherweise die lateral liegenden Sehnen folgender Muskeln teilweise oder komplett benutzt: M. peronaeus brevis, M. peronaeus longus, M. plantaris (Segesser 1996), M. tensor fascie latae, M. gastrocnemius (Anderson 1985). Das bekannteste Verfahren ist die Watson-

Jones-Plastik. Weitere Verfahren sind bei Nyska aufgeführt (2002).

Die Resultate sollen in 72% (Becker 1999) der Fälle zufrieden stellend sein. Häufige postoperative Probleme sind verlängerte Heilungszeiten, gestörte muskuläre Stabilisation und persistierende Schmerzen. Viele Operationen verringern massiv die subtalare Beweglichkeit mit drastischen Folgen für die Biomechanik des Gehens. Arthrotische Veränderungen treten bei ca. 60% der Operierten auf (Boszotta 1989). Becker (1999) konnte postoperativ normale Werte für den Anterior-Drawer-Test, den Talar-Tilt sowie die peronealen Reaktionszeiten nachweisen.

Diese Verfahren sollten nur dann genutzt werden, wenn keine Möglichkeit mehr besteht, die natürlichen anatomischen Gegebenheiten des Kapsel-Band-Apparates mittels einer anatomischen Rekonstruktion wiederherzustellen (Schmidt 2004).

Exogene Operationen: Bei diesem Verfahren werden nicht körpereigene Materialien, wie z. B. Kunstfasern (Karbon, Polyester) oder Rinderkollagen verwendet. Sie werden kaum durchgeführt, da es häufig zu Abstoßungsprozessen kommt. Bei der Therapie der vorderen Kreuzbandruptur haben diese Probleme bereits zur Einstellung vergleichbarer Verfahren geführt.

Nachbehandlung

Die therapeutische Vorgehensweise orientiert sich am Schema der nichtoperativen Behandlung. Die Progression richtet sich auch hier nach funktionellen Parametern und nach der Wundheilungszeit (kriterien- und zeitabhängige Behandlungsprogression). Wichtig ist ein gutes Patientenmanagement, um Betroffenen die Notwendigkeit der jeweiligen Maßnahmen deutlich zu machen und sie für eine aktive Mitarbeit zu gewinnen.

Gelegentlich geben Ärzte eine lange Immobilisationszeit vor (Lynch 1999). Die Angaben variieren von 7 Tagen bis 6 Wochen. Unserer Ansicht nach sollte die Immobilisation die normale Entzündungszeit nicht überschreiten und sich dann an den subjektiven Parametern (subjektives Spannungsgefühl und Schmerzen) orientieren. So werden frühzeitig positive Reize für die Reorganisation bindegewebiger Strukturen gesetzt. Eventuell sind etwas größere Kraftdefizite vorhanden als bei der konservativen Behandlung, da bei Sehnenplastiken nicht mehr die volle Kraftübertragung möglich ist.

7.5 Begleitverletzungen

Im Zusammenhang mit einem Inversionstrauma können verschiedene Begleitverletzungen und -probleme auftreten, die eine schnelle Genesung und Wiederaufnahme der Alltagsbelastungen und des Sportes verzögern oder gar komplett unmöglich machen. Problematisch ist die meist unzureichende Diagnostik. Folgende Verletzungen können auftreten (Auswahl von häufigen Pathologien):

- Syndesmosenverletzungen.
- Osteochondrale Verletzungen (meist am Talus).
- Sinus-Tarsi-Syndrom bzw. subtalare Instabilität.
- Anteriores bzw. posteriores Impingementsyndrom (van Dijk 2002).

Wir möchten darauf hinweisen, dass diese Verletzungen nicht zwingend durch ein Inversionstrauma verursacht werden. Es können auch andere Auslöser dafür verantwortlich sein.

7.5.1 Syndesmosenverletzungen

Bei Syndesmosenverletzungen kommt es zu einer Schädigung der stabilen Bandverbindungen zwischen Tibia und Fibula, die für die Stabilität der Malleolengabel unerlässlich sind (**Abb. 7.18**). In

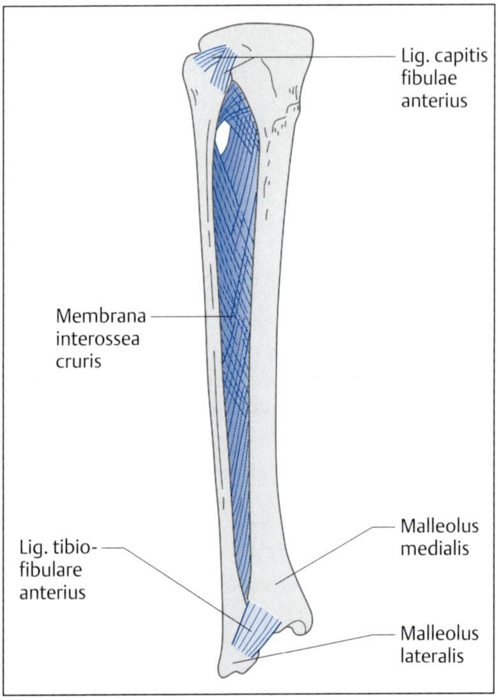

Abb. 7.18 Syndesmosenbänder (Hochschild 2002).

1–18% tritt eine Verletzung nach Sprungelenkstraumata auf (Clanton 2002, Hopkinson 1990, Soavi 2000). Leider wird diese Verletzung im Zusammenhang mit Inversionstraumen häufig übersehen und nicht adäquat behandelt. Folge ist oft eine verminderte Stabilität und Belastbarkeit des oberen Sprunggelenks. Diese Verletzung führt häufig zu Einschränkungen in Sport und Alltag. Sie gilt als eines der am schwierigsten zu behandelnden Sprunggelenksprobleme.

Pathogenese

Der Verletzungsmechanismus beinhaltet meist eine Außenrotation bzw. Pronations-Eversions-Bewegung (Grass 2000) des Fußes mit einer Innenrotation des Unterschenkels (siehe Spezialtestung) oder einer reinen Abduktion des Fußes, wobei hierbei das Lig. deltoideum rupturiert werden muss oder eine Fraktur des medialen Malleolus stattfindet (Clanton 2002). Auch eine übermäßige Dorsalextension kann eine Syndesmosenruptur verursachen.

Klinik

Akute Syndesmosenverletzungen werden nach Clanton (2002) in 3 Schweregrade unterteilt:

- Typ 1: Klinisch und im MRT stabile Syndesmosenverletzung (vorderes Syndesmosenband betroffen). Keine Diastase zu erkennen.
- Typ 2: Funktionelle Instabilität, die nur nach Stressaufnahmen zu erkennen ist (Diastase erkennbar).
- Typ 3: Instabilität, die bereits auf dem Röntgen zu erkennen ist. Bei Typ 3 (Frank Diastase) gibt es 4 verschiedene Gradierungen.
- Grad I: Laterale Subluxation der Fibula, ohne Fraktur.
- Grad II: Laterale Subluxation der Fibula mit plastischer Deformation.
- Grad III: Posteriore Subluxation oder Dislokalisation der Fibula.
- Grad IV: Superiore Subluxation der Fibula oder Dislokalisation des Talus.

Spezialisierungstests

Squeeze-Test (Grass 2000, Teitz 1998)

Test: Kompression (Zusammendrücken) von Fibula und Tibia direkt oberhalb der Mitte des Unterschenkels. Teitz (1998) konnte zeigen, dass es bei der Kompression zu einer Separation von Tibia und Fibula kommt, wenn die Syndesmose verletzt ist (**Abb. 7.19**).

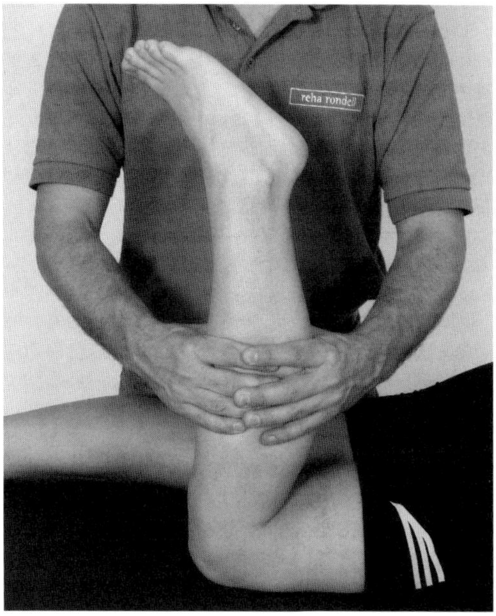

Abb. 7.19 Squezze-Test.

Beurteilung: Typischer Schmerz über der anterioren oder posterioren Syndesmose gilt als positiv für eine Syndesmosenverletzung (Beumer 2003).

External-Rotation-Test (Außenrotationstest nach Frick 1986; Clanton 2002)

Dieser Test zeigt bei einem Vergleich verschiedener Syndesmosentests die beste Intertester-Übereinstimmung (Alonso 1998).

Test: Passive Außenrotation des Fußes aus Neutralstellung in 90° Knieflexion, mit Gegenhalten der Tibia. Dieser Test kann im Sitz sowie im Stand (belastet) durchgeführt werden. Im Stand dreht sich der Patient belastet mit dem Unterschenkel nach innen (**Abb. 7.20**).

Beurteilung: Typischer Schmerz über der anterioren oder posterioren Syndesmose gilt als positiv für eine Syndesmosenverletzung.

Therapie

Das Ausmaß der Verletzung bestimmt das therapeutische Vorgehen. Nicht jede Syndesmosenverletzung muss operativ versorgt werden (Krüger-Franke 2001). Nur Typ 3 muss operativ mit einer trikortikalen Stellschraube versorgt werden. Bei Typ 2 bleibt das konservative Vorgehen umstritten (Ogilvie-Harris 1994). Laut Krüger-Franke (2001) sollten Typ-2-

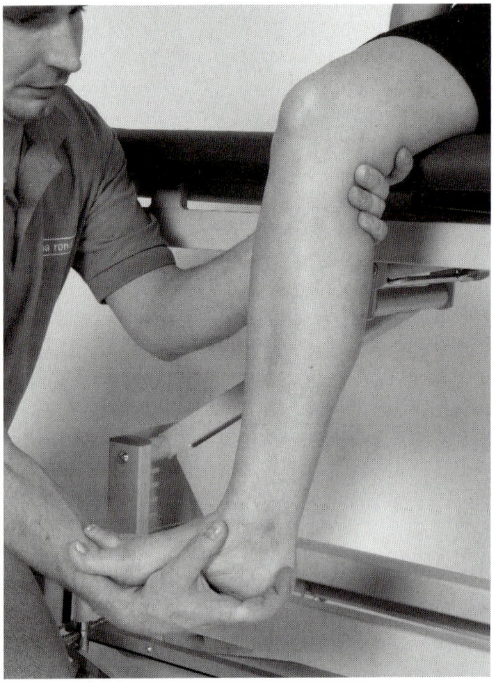

Abb. 7.20 External-Rotation-Test.

Verletzungen 4 Wochen mit einem Unterschenkelgips ohne Belastung versorgt werden, mit anschließender Teilbelastung von 2–4 Wochen wiederum mit Unterschenkelgehgips. Bei unzureichender Stabilität wird dann eine Operation empfohlen. Typ 1 wird mit funktioneller Immobilisation (Tape oder Brace) und schmerzangepasster Belastung behandelt. Es wird von einer doppelt so langen Wiederherstellung, im Vergleich zum reinen Inversionstrauma, der Sportfähigkeit ausgegangen. Nach ca. 8–12 Wochen sollte eine sportliche Betätigung möglich sein.

Konservativ

Die Therapie orientiert sich an der Behandlung des Inversionstraumas. Wobei die Progression aufgrund der größeren bindegewebigen Verletzung meist deutlich länger dauert.

Die Stabilität sollte mittels einer Brace oder eines Tapes die ersten Wochen hergestellt werden, um die Adaptation in einer Diastasestellung zu verhindern.
Beweglichkeit: Bei der Mobilisation sollte unbedingt darauf geachtet werden, dass schmerzadaptiert behandelt wird. Wenn dies beachtet wird, kann man davon ausgehen, dass keine Instabilität bestehen bleibt. Neben der maximalen Plantarflexion und Inversion wird hier noch die Dorsalextension limitiert sein, weil die Tibia und die Fibula sich bei Dorsalextension sich auseinander bewegen, was die Syndesmose belastet. Im Falle einer konservativen Therapie kann man versuchen, mit einem Tapeverband oder einer Brace um das distale Tibiofibulargelenk die Malleolengabel zu stabilisieren.

Angrenzende Gelenke (unteres Sprunggelenk und mittlere Tarsalgelenke) sollten untersucht und bei Bedarf behandelt werden.
Koordination: Koordinationstraining sollte anfänglich in mehr Plantarflexion (ca. 20°) stattfinden (Brosky 1995). Wenn keine Schmerzen mehr vorhanden sind, kann in allen Gelenkstellungen trainiert werden.

Ausdauer kann sofort unter Entlastung des betroffenen Abschnittes beübt werden.

7.5.2 Osteochondrale Verletzungen des Talus

Pathogenese

Osteochondrale Verletzungen, teilweise mit Ablösung des frakturierten Anteils, sind eine seltene, aber beachtenswerte Pathologie. Hierbei kommt es zur Schädigung der Knorpeloberfläche mit oder ohne des darunter liegenden subchondralen Knochens.

Es wird in primäre oder sekundäre Ursachen eingeteilt. Die primäre Problematik zeigt eine chronische Störung des subchondralen Knochens, z. B. durch eine verminderte vaskuläre Versorgung (Giannini 2005). Für die sekundäre Problematik werden endokrine oder genetische Ursachen verantwortlich gemacht.

Aufgrund der geringen reparativen Kapazität von Knorpelgewebe heilen solche Verletzungen selten spontan aus.

Die Inzidenz wird mit 0,11–6,5 % aller Sprunggelenkverletzungen angegeben (Zinman 2002). Äthiologisch werden Traumen, ischämische Nekrosen, hormonelle Faktoren sowie angeborene Faktoren genannt (Bauer 1987). Trauma wird als die häufigste Ursache angegeben (Naumetz 1980). Gerade bei persistierenden Beschwerden, die länger als 3 Monate nach einem Inversionstrauma bestehen, sind in mehr als der Hälfte der Fälle osteochondrale Läsionen dafür verantwortlich (6,5 % osteochondral, 40–50 % chondral; Dann 1996). Van Dijk (1996) fand bei 20 von 30 arthroskopisch versorgten Außenbandrupturen eine frische Verletzung des medialen

Knorpels an Tibia und Talus, teilweise mit einem gelockerten Knorpelstück.

Der tibiale Knorpel ist im Vergleich zum talaren Knorpel steifer. Die mediale und laterale Facette des Talus ist wiederum der am wenigsten widerstandsfähige Bereich auf dem Talus (Athanasiou 1995).

Die mediale Seite wird in Plantarflexion und Inversion, die laterale in Dorsalextension und Eversion traumatisiert (Zinman 2002).

Klinik

Klinisch lässt sich eine Knorpelläsion schwer nachweisen. Die Patienten berichten von persistierenden Schmerzen in der Tiefe des Gelenks, lateral oder medial. Krepitation, Klicken, rezidivierende Schwellungen, schmerzhaft eingeschränktes Bewegungsausmaß sowie einschießender Schmerz mit folgendem motorischem Versagen, was auch in verschiedenen Gelenkstellungen stattfinden kann, können Hinweise für diese Art von Verletzung sein. Keines dieser Zeichen hat einen nachgewiesenen positiven Vorhersagewert.

Funktionsuntersuchung

Bei der Funktionsuntersuchung zeigt sich kein spezifisches Zeichen. Meist sind eine diffuse Schmerzhaftigkeit und eine eingeschränkte endgradige Beweglichkeit in verschiedene Richtungen aufgrund der Synovitis oder der knöchernen Kompression zu erkennen.

Zusatzuntersuchungen

Zur genauen Diagnostik sind Röntgen, CT, MRT oder ein Szintigramm notwendig.

Therapie

Die Therapie richtet nach dem Ausmaß des Knorpelschadens. Giannini (2005) gibt eine Übersicht über die Vorgehensweise bei diesen Verletzungen. Für ihn ist immer eine operative Vorgehensweise indiziert. Higuera (1998) empfiehlt sogar bis zum Grad III eine konservative Therapie (**Tab. 7.9**).

Über die Sinnhaftigkeit der Anbohrung darf diskutiert werden, da durch die Wärmeentwicklung des Bohrers immer auch Knorpelzellen zerstört werden.

Konservativ

Andere Autoren befürworten eine konservative Vorgehensweise, meist bis Grad II (Navid 2002). Die konservative Therapie von Grad-I- und Grad-II-Verletzungen erfolgt schmerzangepasst ähnlich der Therapie von Knorpelverletzungen des Kniegelenks (Bone bruises, siehe Kap. 6.2.3). Zur trainingstherapeutischen Nachbehandlung bei nachgewiesenem Knochen-Knorpel-Schaden sind keine Literaturangaben zu finden.

Tabelle 7.9 Ausmaß des Knorpelschadens und Behandlung

Läsionstyp	*Größe des Schadens*	*Behandlung*
Akut Grad I	< 1 cm²	Debridement
Akut Grad II	> 1 cm²	Fixation
Chronisch Grad 0	-	Anbohrung
Chronisch Grad I	< 1,5 cm²	Mikrofrakturierung
Chronisch Grad II	> 1,5 cm²	ACT
Chronisch Grad IIa	> 1,5 cm²	ACT
Chronisch Grad III	> 5 mm Tiefe	Mosaikplastik

Die Therapie richtet sich nach dem schwächsten Gewebe, welches hier der Knorpel ist. Bei dieser Pathologie wird anhand der verzögerten Wundheilungsphasen des Knorpels vorangeschritten (siehe Kniegelenk). Die Therapie kann unter Umständen gleich aussehen wie bei der Außenbandruptur, nur dass deutlich langsamere Progressionen vorhanden sind und Patienten die ersten Wochen, auch bei nicht vorhandenen Schmerzen, Gehstützen verwenden. Trotz der nur geringen Entlastung, die mit Gehstützen zu erreichen ist (siehe Kapitel Hüfte), sollte versucht werden, die mechanische Belastung zu reduzieren. Die Teilbelastungszeiten des Kniegelenks sollten momentan übernommen werden. Es dürfen niemals Schmerzen auftreten. Zusätzlich sollte in der Entzündungs- und Proliferationsphase regelmäßig eine CPM-Schiene benutzt werden.

Nach Beendigung der Teilbelastungsphase kann mit der Therapie in der Proliferationsphase (siehe Inversionstrauma) begonnen werden. Man sollte sich an den Parametern zur Steigerung der Belastung anhand des Inversionstraumas orientieren. Frühester Sportbeginn sollte nach 4–6 Monaten angepeilt werden.

Operativ

Osteochondrale Transplantation
Mit Zunahme der autologen Knorpeloperationen am Kniegelenk sieht man diese Operation immer häufiger auch am Talus. Hier möchten wir auf das Nachbehandlungsschema des Kniegelenks verweisen. Biedert (1989) und Angermann (1989) fanden ernüchternde Ergebnisse in einem kurzen Nachuntersuchungszeitraum für Operationen, die sich aber mit zunehmender Zeit verbesserten. Langzeitergebnisse sind noch nicht vorhanden.

Exzision
Eine weitere Möglichkeit besteht in einer Entfernung des freien Gelenkkörpers (mit/ohne Kürettage) mit Anbohrung (Bridie-Bohrung, Drilling) der verletzten Stelle oder einer Wiederbefestigung des Fragmentes (Zinman 2002, Kristensen 1990). Eine neue Übersichtsarbeit gibt Vorschläge für die operative Vorgehensweise nach osteochondralen Verletzungen des Talus (Giannini 2005).

Giannini (2005) empfiehlt sofort postoperativ eine CPM, mit steigenden Umfängen. Nach 3 Wochen wird eine langsam steigende Belastungszunahme für die Patienten bis zum Grad I der chronischen Läsionen empfohlen. Nach 4–6 Monaten kann mit niederen Intensitäten Sport wieder betrieben werden. Für die ACT und die Mosaikplastik wird eine Entlastung bis zur 6. Woche mit schmerzabhängiger Zunahme der Belastung bis zur 8. Woche empfohlen. Hier ist eine Sportaufnahme nach 8–10 Monaten anzustreben (siehe Kap. 1.2.2 Bindegewebe und Wundheilung).

7.5.3 Sinus-Tarsi-Syndrom/ subtalare Instabilität

Wir besprechen diese Pathologien gemeinsam in einem Abschnitt, weil die Unterscheidung bis heute nicht einfach ist und von einigen Autoren nicht getroffen wird. Das Sinus-Tarsi-Syndrom ist ein sehr ungenau gehaltener Begriff in der orthopädischen Medizin. Bei diesem Syndrom entstehen Schmerzen und ein Instabilitätsgefühl des Rückfußes, welches durch den Sinus tarsi verursacht wird. Es herrscht keine Einigkeit in der Literatur über die Krankheitsentstehung, klinische Tests oder bildgebende Verfahren (Pisani 2005). Einige Autoren unterscheiden nicht zwischen Sinus-Tarsi-Syndrom und subtalarer Instabilität.

Die subtalare Instabilität ist eine mechanische und/oder eine neuromuskuläre Insuffizienz des unteren Sprunggelenks.

Pathogenese

Sinus-Tarsi-Syndrom: Die Pathogenese ist unklar. 70% sind laut Zwipp (1991) posttraumatisch, 30% durch Fußdeformitäten oder Erkankungen des rheumatischen Formenkreis verursacht. Die Problematik kommt durch eine „Verklumpung des Mikrorecessus der synovialen Membran des subtalaren Gelenkes zustande". Es besteht keine ligamentäre Instabilität oder osteochondrale Verletzung (Zwipp 1991). Schwarzenbach (1997) fand posttraumatische fibrotische Veränderungen des umliegenden Gewebes und der Venen. Dies führt zu einer Abflussstörung, welche einen erhöhten Druck, mit schlechterer Kongruenz des Gelenkes verursacht.

Subtalare Instabilität: Meist durch ein Trauma (mechanisches und neuromuskuläres Defizit; Pisani 2005), eine generalisierte Laxität oder durch eine unzureichende knöcherne Kongruenz der posterioren Fazette des Talus bzw. des Kalkaneus (Kato 1995) verursachte Instabilität des unteren Sprunggelenks, die zu einem subjektiven Instabilitätsgefühl führen kann. Die subtalare Instabilität wird häufig durch ein Inversionstrauma verursacht. Hierbei kann es zu kombinierten Verletzungen des oberen und unteren Sprungelenks kommen. Hertel (1999) berichtet, dass 75% der talocruralen Instabilitäten auch eine subtalare Instabilität aufweisen. Die Instabilität des unteren Sprunggelenks wird durch Verletzungen (Ruptur oder Dehnung) der stabilisierenden Ligamente verursacht. Neben dem Lig. fibulocalcaneare werden das Lig. talocalcaneare interosseum und laterale für die Instabilität verantwortlich gemacht (Keefe 2002). Ein weiterer Verletzungsmechanismus ist eine hohe Impaktbelastung auf die Ferse, wie sie bei Dreispringern oder Basketballern auftreten (Pisani 2005). Hierbei kann es durch vermehrte Translationen des Kalkaneus auf dem Talus zu Verletzungen der Ligamente kommen.

Klinik

Das Sinus-Tarsi-Syndrom wird in der Literatur kontrovers besprochen (Frey 1999). Die Ursachen, die Schmerz auslösende Struktur sowie das therapeutische Vorgehen sind unklar (Pisani 2005, Trattnig 1995). Die Diagnose wird klinisch gestellt. Folgende Symptome deuten auf ein Sinus-tarsi-Syndrom (Zwipp 1999):

- Schmerzen anterolateral,
- Lokaler Druckschmerz im Sinus tarsi,
- Instabilitätsgefühl des Rückfußes,
- Schwierigkeiten, über unebenen Untergrund zu gehen oder sportliche Belastungen durchzuführen.

Bei Unklarheit in der Diagnosestellung sollte ein Arthrogram des unteren Sprunggelenks gemacht werden. Beim Arthrogram kann es zu Überschneidungen mit der subtalaren Instabilität kommen, wobei das Instabilitätsgefühl des Sinus-Tarsi-Syndroms nicht durch eine knöcherne Mehrbewegung zustande kommt (funktionelle Instabilität versus mechanische Instabilität).

Mögliche Ursachen für die Schmerzen und das subjektive Instabilitätsgefühl des Sinus-Tarsi-Syndroms sind:

- Kompression des N. peronaeus profundus (Dellon 2005),
- verzögerter N.-peronaeus-Reflex durch ligamentäre Vernarbung (Khin-Myo-Hla 1999, Tailard 1981),
- Überdehnung neuraler Struktur mit konsekutiver Leitungsverzögerung (Nyska 2002, Nitz 1985),
- Proliferation von fibrösem Bindgewebe bzw. Aussackung der Kapsel (Nyska 2002, Tailard 1981),
- fibrotische Veränderungen der Venen mit vermindertem venösem Abfluss und erhöhtem intrasinusalem Druck (Schwarzenbach 1997),
- Ganglion (Light 1991).

Die subtalare Instabilität zeigt klinisch folgendes Bild (Pisani 2005):

- Giving way (analog zum VKB) mit plötzlichem Versagen der Fußstabilität,
- Unsicherheitsgefühl, vor allem auf unebenen Untergründen,
- Schmerz im Bereich des unteren Sprunggelenks (häufig lateral, kann aber auch posterior oder medial vorkommen),
- Schmerzen nach sportlicher Belastung,
- Kalkaneus bewegt sich häufig in eine Varusposition.

Diagnostisch kann eine subtalare Instabilität durch Arthrographie mit Kontrastmittel (Sugimoto 2002), verschiedene gehaltene Röntgenaufnahmen oder mittels MRT dargestellt werden. Klinische Tests sind nur sehr unzuverlässig.

Spezialisierungstest

Als Schmerzprovokationstest bietet sich ein Test an, der von Sizer (2003) beschrieben wurde. Thermann (1997) beschreibt einen ähnlichen Test der sich nur von der Ausgangsttellung unterscheidet.

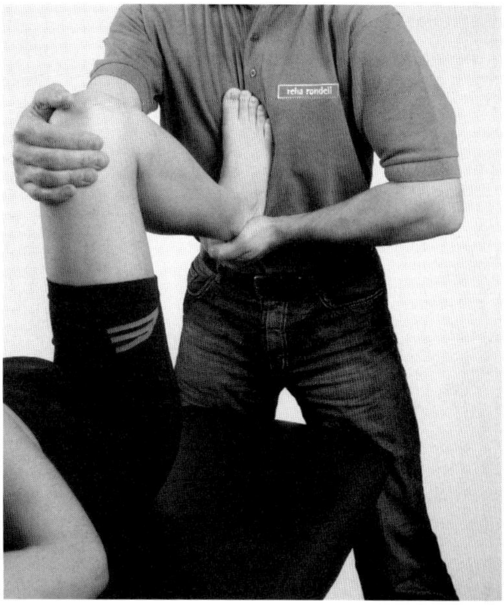

Abb. 7.21 Schmerzprovokation des unteren Sprunggelenks (hier Varus). Für Valgustestung sollten die Hände getauscht werden.

Test: Der Patient liegt in Rückenlage mit dem Bein 90 ° in Hüft- und Kniegelenksflexion. Dabei wird der Fuß über das Brustbein des Therapeuten in leichter Dorsalextension stabilisiert, um eine Provokation des oberen Sprungelenks zu vermeiden (**Abb. 7.21**). Eine Hand stabilisiert das Kniegelenk, die andere Hand führt mittels einer Adduktionsbewegung des Ellbogens eine Varus- bzw. Valgusbewegung durch. Die Hände müssen gewechselt werden. Verursacht diese Testung Schmerz und passen die klinischen Zeichen und die Entstehungsgeschichte dazu, kann man von einer subtalaren Instabilität ausgehen.

Beurteilung: Bei Auslösung des typischen Schmerzes und Ausschluss anderer Pathologien kann von einer subtalaren Instabilität ausgegangen werden.

Therapie

Problematisch erscheinen uns die Diagnostik und die therapeutische Vorgehensweise, da bis heute unklar ist, welche diagnostischen Kriterien die Therapie bestimmen können. So bleibt uns therapeutisch nur die Behandlung der Symptome mittels Medikamente, Trainingstherapie (inklusive Braces) und operativer Therapie.

Von ärztlicher Seite sollte eine Probeinfiltration (Lokalanästhetikum oder bei pathologischen Entzündungsvorgängen mit einem Corticosteroid) in den Gelenkspalt verabreicht werden. Bei Beseitigung der Schmerzen kann man von einem Sinus-Tarsi-Syndrom ausgehen (Zwipp 1991).

Zwipp (1991) konnte bei allen seinen Patienten durch 6 oder weniger Injektionen die Beschwerden beheben. Khin-Myo-Hla (1999) konnte durch Injektionen in den Sinus tarsi die Reaktionszeiten des M. peronaeus brevis auf einer plötzlich wegkippenden Unterlage von 82 ms auf 69 ms reduzieren mit gleichzeitig einhergehendem subjektivem Stabilitätsgefühl der Patienten. Auch eine Denervation des N. peronaeus profundus kann hilfreich sein (Dellon 2005).

Konservativ

Beweglichkeit: Die Beweglichkeit im unteren Sprunggelenk sollte durch einen Tape oder eine rigide Brace limitiert werden, um weitere Probleme zu verringern bzw. zu vermeiden. Bewegungseinschränkungen der angrenzenden Gelenke, insbesondere des oberen Sprunggelenks und der mittleren bzw. transversalen Tarsalgelenke, sollten beseitigt werden.

Koordination: Die subtalare Instabilität sollte intensivst durch Koordinationstraining der Stufe A–C therapiert werden. Hier kann versucht werden, auch in Kombination mit EMS (Elektromuskelstimulation), eine verbesserte Voraktivierung der Peronäen und des M. tibialis anterior zu erreichen. Durch Koordinationstraining soll das Instabilitätsgefühl durch eine verbesserte Feedforward-Aktivierung reduziert werden. Diese Verbesserungen treten unseren persönlichen Erfahrungen nach, wenn überhaupt, nur sehr langsam und bei intensivem Training ein. Sollte die konservative Therapie, die am Anfang mit Unterstützung einer rigiden Brace durchgeführt werden sollte (Keefe 2002, Kato 1995, Shear 1993) scheitern, kann über die operative Rekonstruktion der verletzen Strukturen nachgedacht werden (Keefe 2002).

Operativ

Bei Versagen der konservativen Therapie kann eine Operation in Erwägung gezogen werden (Nyska 2002, Keefe 2002). Es werden anatomische und nicht anatomische Rekonstruktionen, analog zur operativen Versorgung des oberen Sprunggelenks, vorgeschlagen. Häufig wird die Entfernung der Synovia, des fibrosierten Gewebes und des Fettkörpers empfohlen. Nur in wenigen Fällen ist eine Arthrodese des unteren Sprunggelenks indiziert (Oloff 2001, Kuwada 1994).

Momentan sind aufgrund der geringen Anzahl von Operationen keine Vergleichsstudien oder Langzeitergebnisse vorhanden (Karlsson 1997).

7.5.4 Anteriores und posteriores Tibiotalares Impingementsyndrom (ATTKS und PTTKS)

Pathogenese

Weichteilverletzungen und knöcherne Impingementsyndrome können nach Inversionstraumen oder anderen Mikro- oder Makrotraumen des Fußes Ursache für chronischen Schmerz und Funktionseinschränkung sein (DiGiovanni 2000). Kapsel, Knorpel und Knochengewebe, die hypertrophieren oder sich in ihrer Position verändern, können zu Einklemmungen (mechanischer Schmerz) und Entzündungsprozessen (chemischer Schmerz) führen (Tol 2004). Knöchern können der Talus und die distale Tibia mit Osteophytenanlagerungen reagieren. Die betroffenen Lokalisationen sind anterior (anterior-medial, anterior, anterior-lateral) und posterior. Besonders der anterior-mediale und anteriore Bereich scheinen bei chronischen Sprunggelenksinstabilitäten betroffen zu sein (van Dijk 2002, Cannon 2000).

Die genauen Ursachen für die hypertrophischen Prozesse sind unklar. Bei der Traktionshypothese soll es durch repetitiven Zug an Kapselgewebe zu Verknöcherungen der abnormal belasteten Anteile kommen (Ferkel 1991). Tol (2004) zeigte, dass der Kapselansatz anterior 3–6 mm von der üblichen Anbaustelle entfernt ist und so nicht für die Hypertrophie verantwortlich gemacht werden kann. Er beschreibt den Knorpelrand, der nicht durch Gewichtsbelastung permanent belastet wird, als die

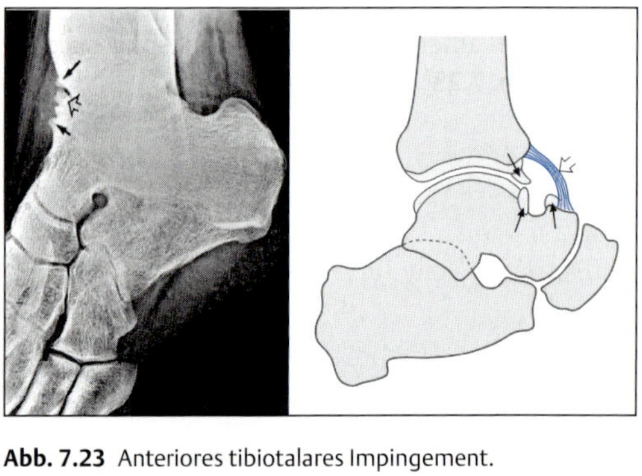

Abb. 7.23 Anteriores tibiotalares Impingement.

betroffene Stelle. Durch Traumen werden die Knochen- und Knorpelzellen stimuliert und reagieren mit einer Proliferation von Gewebe. Forcierte, repetitive Dorsalextension (z. B. durch Landungen oder Abbremsen) bzw. Plantarflexion kann diesen Prozess unterhalten (Biedert 1991).

Klinik

Klinisch lassen sich häufig schmerzhafte, harte Bewegungseinschränkungen feststellen. Bei einem anterioren Impingementsyndom ist die Dorsalextension eingeschränkt, bei einem posterioren die Plantarflexion (Cannon 2000). Klinische Diagnosestellung ist einem MRT überlegen (Liu 1997). Letztere sollte aber bei Unklarheiten zu Rate gezogen werden. Weiterhin ist die Bestätigung über andere bildgebende Verfahren wie z. B. Röntgen oder CT möglich (Robinson 2002, Schaffler 2003).

Spezialisierungstest für ein anteriores Impingementsyndrom

Impingement-Test (nach Molloy 2003)
Molloy (2003) konnte an einer Gruppe mit 73 Patienten eine Sensitivität von 94,8 % und eine Spezifität von 88 % für diesen Test aufzeigen. In Leichenpräparaten konnte er zeigen, dass ein Druck im Gelenkspalt eine Kapselfalte in das Gelenk bewegt und so bei einer vorhandenen Hypertrophie Schmerzen durch Einklemmung verursachen kann.

Test: Der Therapeut sitzt vor den Füßen des Patienten und hält den betroffenen Fuß mit der Gegenhand (linker Fuß, rechte Hand). Die Finger greifen um den Kalkaneus, der Daumen befindet sich anteriorlateral im Gelenkspalt und versucht, einen Schmerz zu provozieren (1. Schritt). Dann bewegt die andere Hand den Fuß in Dorsalextension ohne Palpation im Gelenkspalt (2. Schritt). Häufig ist eine eingeschränkte Mobilität vorhanden. Im 3. Schritt wird die Dorsalextension (aus Plantarflexion starten) mit der Palpation anterio-lateral im Gelenkspalt durchgeführt (**Abb. 7.23**).

Beurteilung: Wenn die kombinierte Testung (3. Schritt) den typischen Schmerz verursacht oder verstärkt zur reinen Palpation, geht man von einem positiven Impingement-Test aus.

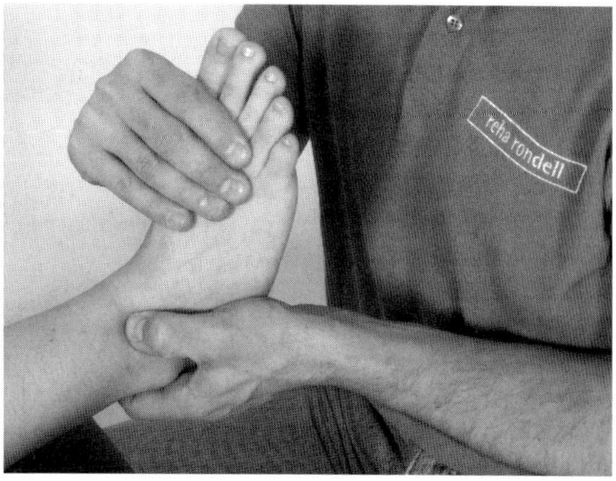

Abb. 7.23 Impingement-Test. Hier wird der 3. Schritt der Testung gezeigt.

Therapie

Konservativ

Bei der konservativen Behandlung muss das Training der Dorsalextension (ATTKS) und Plantarflexion (PTTKS) unterbleiben (z. B. Sprünge, Landungen etc.). Vor allem die forcierte Mobilisation in die eingeschränkte Bewegungsrichtung führt immer wieder zur Verstärkung des Problems mit neuerlichen osteophytären Anlagerungen. Ob ein spezielles Kraft- und Koordinationstraining Scherkräfte minimieren kann und damit die Beschwerden verringert, bleibt offen.

Operativ

Bei Versagen einer konservativen Therapie kann arthroskopisch oder offen eine Entfernung des hypertrophierten Gewebes durchgeführt werden (Henderson 2004). Die Ergebnisse sind gut (Henderson 2004), solange keine chondralen Verletzungen vorliegen oder erneute Traumen stattfinden (Urguden 2005).

Zusammenfassung

- Die Außenbandruptur ist die häufigste Verletzung des Bewegungsapparats.
- Häufig wird eine konservative Behandlung vernachlässigt. So kann es zu einer Vielzahl an Folgeproblemen kommen.
- Eine operative Versorgung nach Inversionstraumen ist nur noch in Ausnahmefällen, bei chronischen Instabilitäten, indiziert. Ansonsten zeigt die frühfunktionelle Behandlung gleichwertige bis bessere Ergebnisse.
- Die Progression orientiert sich an klinischen Parametern, funktionellen Tests und an den Wundheilungszeiten des betroffenen Gewebes.
- Da es meistens schwierig bis unmöglich ist, äthiologische Faktoren zu eruieren, muss die Therapie ein breites Spektrum der Behandlung von Risikofaktoren abdecken.
- Begleitverletzungen müssen besonders bei ungenügendem Heilungsfortschritt abgeklärt und behandelt werden.

7.6 Achillessehne

Anatomie

Die Achillessehne ist die längste und dickste Sehne des Körpers (Jozsa 1997, **Abb. 7.24**). Sie setzt sich aus den Enden zweier bzw. dreier Muskeln zusammen. Der M. plantaris trägt meist einen kleinen Beitrag zur Achillessehne bei (O'Brien 2005). Sie ist ca. 15 cm lang und beginnt mit der muskulo-tendinösen Verbindung von M. soleus und M. gastrocnemius. An dieser Verbindung ist sie flach, bis ca. 4 cm proximal der distalen Ansatzstelle hat sie eine rundlichere Form, von der sich die Sehne wieder abflacht und ausweitet, um an der hinteren Fläche des Kalkaneus anzusetzen (O`Brien 2005). In diesem Bereich enthält sie mehr knorpelige Bestandteile. Die tendinöse Zusammensetzung der Achillessehne variiert. So kann der M. gastrocnemius zwischen 48 und 66% der Sehne bestreiten (O'Brian 2005). Die Sehnenfasern verdrehen sich in ihrem Verlauf, so dass Fasern, die tief von der tibialen Seite entspringen, distal oberflächlich an der fibularen Seite inserieren und umgekehrt (O'Brian 2005). Bei einigen Menschen verdrehen sich so die Fasern sogar zweimal, bis sie wieder an ihrer ursprünglichen Stelle inserieren. Diese Verdrehung verursacht Kompression innerhalb der Sehne und führt zu einer Avaskularität mit konsekutiver Veränderung der Zellen zu vermehrt Chondrozyten. Diese Stelle der größten Torsion befindet sich etwa 2–6 cm proximal der Ansatzstelle – der Stelle, die am häufigsten für Tendinosen und Risse verantwortlich ist (Jozsa 1997). Die Insertion der Sehne breitet sich distal auf einer Breite von ca. 1,2–2,5 cm deltaförmig aus (Shepsis 2002). Einige der oberflächlichen Fasern der Achillessehne setzen sich plantar bis zur Plantarfaszie fort, wobei die Faseranzahl mit zunehmendem Alter abnimmt (Allenmark 1992, Schepsis 2002).

Proximal der Insertion befindet sich zwischen Sehne und Kalkaneus die Bursa tendinitis calcanei, welche ebenso wie die zwischen Achillessehne und oberflächlicher Haut liegende zweite Bursa subcalcanearis für Schmerzen verantwortlich sein kann (Schepsis 2002).

Die Achillessehne ist nicht in eine echte Sehnenscheide eingehüllt, sondern in ein Paratenon, welches aus einer dünnen Schicht von Zellen besteht und worüber die Durchblutung des mittleren Anteils der Sehne von vorne her gewährleistet wird (O'Brian 2005). Das Paratenon ist eine elastische Hülle, in der die Achillessehne frei zwischen den Geweben gleiten kann (Paavola 2005). Im Paratenon befinden sich Blutgefäße und Nerven. Zwischen Paratenon und der nächsten, weiter innen liegenden Schicht (Epitenon) befindet sich Flüssigkeit, um möglichst wenig Reibung zu verursachen (O'Brian 2005).

Die vaskuläre Versorgung ist sehr variabel und wird in 3 Regionen eingeteilt: der Muskel-Sehnen-Übergang, die Sehne und der Übergang der Sehne an den Knochen. Die arterielle Versorgung wird über longitudinal verlaufende Arterien, welche sich im Sehnenverlauf befinden, gewährleistet. Am Muskel-Sehnen-Übergang besteht die beste Versorgung, die hauptsächlich anterior durch ein gut versorgtes Bindegewebe mit Blutgefäßen erfolgt (Carr 1989).

Hinsichtlich der Verteilung der Blutversorgung innerhalb der Sehne herrscht Uneinigkeit. Während Carr (1989) von einer fast avaskulären Zone berichtet, die ca. 2–6 cm proximal des Kalkaneus liegt, konnte Aström (1994) dies nicht bestätigen. In dieser Untersuchung konnte mittels Dopplersonographie nur eine geringere Durchblutung an der Insertion, nicht aber am Rest der Sehne festgestellt werden. Frauen haben eine stärkere Durchblutung als

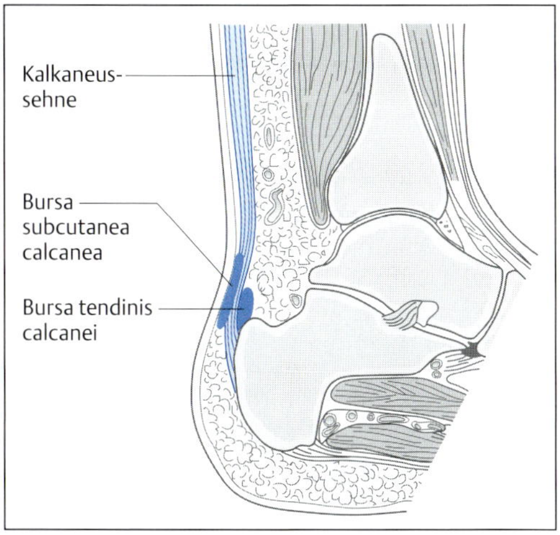

Abb. 7.24 Aufbau der Achillessehne.

Männer, welche sich bei beiden Geschlechtern im Alter reduziert (Aström 1994).

Die Gefäßdichte ist im proximalen Anteil der Sehne am größten (73,4 Gefäße/cm²), gefolgt vom distalen Abschnitt (56,6 Gefäße/cm²). Der mittlere Anteil hat die geringste Dichte an Gefäßen (28,2 Gefäße/cm²; O'Brian 2005).

Die Durchblutung passt sich der körperlichen Aktivität an. So konnte Boushel (2000) einen 7fachen Anstieg der Durchblutung des paratendinösen Gewebes bei intensiven Wadenübungen feststellen, bei einem gleichzeitigen Abfall der Sauerstoffsättigung des Gewebes. Der Anstieg der Durchblutung betrug trotz dieser Steigerung nur ca. 20% der maximal möglichen Durchblutung. Langberg (1998) konnte bei dynamischen Wadenübungen einen 4fachen Anstieg der Durchblutung 5 cm proximal der Insertion feststellen, aber nur einen 2fachen Anstieg 2 cm proximal der Insertion.

Biomechanik

Die zweigelenkigen Anteile des M. triceps surae, haben Einfluss auf das Sprunggelenk und das Kniegelenk. Der M. soleus als eingelenkiger Anteil kann nur das Sprunggelenk bewegen (O'Brian 2005). Der Muskel mit seiner Endsehne führt eine Plantarflexion im Sprunggelenk aus und eine Flexion im Kniegelenk. Ist der Fuß auf dem Boden, kann er zusammen mit den Hamstrings das Knieglenk strecken.
Die mechanischen Beanspruchungen der Achillessehne sind nur in wenigen Untersuchungen betrachtet worden. Die Zugbelastungen, die sie aushalten muss, sind immens und spiegeln ihre Stärke eindrücklich wider. Die Achillessehne überträgt die größten Kräfte innerhalb des Körpers (O'Brian 2005). Sie muss beim Rennen bis zum 12,5fachen des Körpergewichts aushalten, was einer maximalen Belastung von 9000 Newton entspricht (Komi 1992 und 1984, **Tab. 7.10**). Die Belastung steigt mit der Geschwindigkeit und der muskulären Beanspruchung der Tätigkeit. Bei veränderter Position des Kalkaneus kann es zur Beeinflussung der Zugrichtung der Sehne kommen. Häufig geht eine Valgusfehlstellung mit einer vermehrten Zugbelastung der medialen Sehnenanteile einher. Die in der Tabelle aufgelisteten Werte sind durch unterschiedliche Messverfahren ermittelt worden. Akizuki (2001) konnte zeigen, dass eine Immobilisation des Fußes in unterschiedlichen Plantarflexionsstellungen reduzierte Aktivierungen im EMG zur Folge hatte und damit die Belastung auf die Achillessehne reduziert war.

Tabelle 7.10 Übersicht der *Sehnenkräfte bei verschiedenen Aktivitäten* (Curwin 2005, Fukashiro 1995, Akizuki 2001)

Aktivität	*Kraft (in Newton)*
Gehen	1000–3000 N
Rennen (langsam)	4000–5000 N
Rennen (schnell)	8000–9000 N
Radfahren	5000–6000 N
Richtungswechsel	2000–4500 N
Springen (Landung)	2200–3500 N
Hüpfen	3800 N
Gehen mit immobilisiertem Fuß (in Neutralstellung)	369 N
Gehen mit immobilisiertem Fuß (in ca. 5° Plantarflexion)	282 N
Gehen mit immobilisiertem Fuß (in ca. 10° Plantarflexion	191 N

Der M. soleus ist der stärkere Muskel für die Plantarflexion. Der M. gastrocnemius ist als zweigelenkiger Muskel auch an der Knieflexion beteiligt (Perry 1997). Achillessehnen von Männern haben eine größere maximale Reißfestigkeit, eine höhere Steifigkeit und einen größeren Querschnitt als die Achillessehnen von Frauen.

Die Anpassung der Achillessehne auf mechanische Reize wird sehr unterschiedlich beschrieben und bleibt bis heute nicht völlig geklärt. Entscheidend scheint wohl nicht nur der mechanische Reiz an sich zu sein, sondern vor allem die Stärke des mechanischen Reizes. Auch Trainingsparameter wie z. B. Intensität, Pause, Umfang könnten einen Einfluss haben. Diese Faktoren sind noch zu ungenau untersucht. So konnte Hansen (2003) durch ein regelmäßiges Laufprogramm bei gesunden Untrainierten keine Veränderungen der Struktur und der mechanischen Eigenschaften feststellen. Andererseits haben Läufer dickere Achillessehnen als Menschen, die keinen regelmäßigen Sport ausüben (Rosager 2002).

7.6.1 Tendinose der Achillessehne

Die Tendinose der Achillessehne ist eine chronisch ablaufende strukturelle Degeneration, die zu einer abnehmenden Belastbarkeit der Sehne führt. Zu unterscheiden sind Insertionstendinosen (direkt am Kalkaneus) und „mid portion"-Tendinosen (2–6 cm proximal des Kalkaneus). Bei den Insertionstendinosen müssen andere Pathologien ausgegrenzt werden.

Der Begriff der Achillodynie wird in der Fachliteratur sehr unspezifisch gehalten und deutet auf eine chronische, degenerative Schmerzproblematik der Achillessehne hin (Järvin 2005). Sie sollte nicht mit der deutlich seltener vorkommenden Tendinitis verwechselt werden, welche akut mit deutlichen Entzündungszeichen auftritt (**Tab. 7.11**). Deshalb möchten wir uns hier auf den Begriff der Tendinose einigen, wenn es um Patienten geht, die meist schon längere Zeit Beschwerden im Bereich der Achillessehne angeben und keine Entzündungszeichen zeigen. Hierbei geht man international von einer *degenerativen Sehnenerkrankung* (Tendinose) aus.

Es gibt 2 Lokalisationen, an denen Tendinosen auftreten können. Dies ist im mittleren Bereich (mid portion), ca. 2–6 cm proximal der Ansatzstelle am Kalkaneus, sowie direkt am Ansatz (Insertionstendinose). Hier besteht die Gefahr einer Verwechslung bzw. Vermischung der Problematik mit einer Bursitis oder einer Haglund-Exostose (knöcherne Ausziehung am posterioren Kalkaneus). Unterscheidungen zwischen einer Pathologie der Sehne (Tendinitis oder Tendinose) und einer Pathologie des Paratenons können klinisch nicht sicher gemacht werden (Järvinen 2005).

In diesem Kapitel wird primär die „mid portion"-Tendinose besprochen. Die Behandlung der Insertionstendinose kann grundsätzlich gleich aussehen, wobei die Erfolge nicht so groß sind wie bei der „mid portion"-Form, weil hier zusätzlich zum Sehnengewebe noch anderes Gewebe für die Schmerzen verantwortlich sein kann (Bursa, Knochen).

Pathogenese

Siehe Kap. 1.1.

Risikofaktoren

Ätiologisch werden verschiedene Faktoren für die Entstehung einer Tendinose verantwortlich gemacht, die meist sehr ungenau gehalten werden und damit schwer zu überprüfen sind. Tendinosen kommen häufig bei Sportlern mit repetitiven Belastungen (Lang- und Mittelstreckenläufer, Badminton-, Volleyball- und Fußballspieler) vor (Järvinen 2005), können aber auch ohne besondere körperliche Belastungen auftreten (Leppilahti 1998). Aström (1998) konnte keinen Zusammenhang zwischen körperlicher Aktivität und vermehrtem Auftreten von Tendinosen erkennen.

Durch die sehr unterschiedlichen Ursachen kommt es häufig zur subjektiven, vom Arzt oder Therapeuten durchgeführten Ursachenfindung. Dies könnte ein Grund sein, dass einige Therapien ohne großen Erfolg bleiben, da sie nicht bei der richtigen Ursache angewandt werden (Kader 2002). Weiterhin besteht die Frage, ob diese Faktoren Folge oder Ursache sind.

Die Risikofaktoren können in intrinsische sowie extrinsische Faktoren eingeteilt werden:

- Intrinsische Faktoren.
  - Geschlecht (Männer > Frauen; Kvist 1994).
  - Alter (Leppilahti 1998, Järvinen 2005): ab ca. 30 Jahre Abnahme der Sehnenqualität.
  - Malalignments (Fehlpositionierung; Järvinen 2005, Kvist 1994): Varus-, Valgusstellung des Kalkaneus, Pes planus, Pes cavus, Instabilitäten des oberen oder unteren Sprunggelenks. Hyperpronation des Fußes gilt als die Hauptproblematik der Fehlstellungen (Järvinen 2005). Beinlängendifferenzen unter 2 cm werden als nicht relevant eingestuft (Järvinen 2005, Nigg 2001). Bei Leistungssportlern wird ab 1 cm Längendifferenz ein Ausgleich empfohlen (Järvinen 2005).
  - Beweglichkeitseinschränkungen: Hypomobilität des unteren Sprunggelenks (Kvist 1994) und eingeschränkte Dorsalextension des oberen Sprunggelenks (Kvist 1994, Järvinen 2005).
  - Übergewicht (Vora 2005).
  - Nebenwirkungen von Medikamenten wie Corticosteroide, Antibiotika etc.
- Extrinsische Faktoren.
  - Trainingsfehler, -überbelastung wie schlechte Technik (Maffulli 2002) oder Training bei kaltem Wetter (Milgrom 2003). Hierbei werden vor allem die zu hohe Intensität und der zu

hohe Umfang als Trainingsfehler besprochen. Viele Sportler steigern ihre Umfänge und Intensitäten zu schnell (Järvinen 2005).
- Schlechtes Schuhwerk (Teitz 1997).
- Muskelschwäche bzw. -dysbalance wie geringere neuromuskuläre Effizienz der Plantarflexoren (Hirschmüller 2005) oder geringere Kraft der Plantarflexoren (Mahieu 2006).
- Vorherige Verletzungen (Kader 2002).
- Umweltbedingungen wie harter und rutschiger Untergrund (Mahieu 2006).

Klinik

Tabelle 7.11 Klinische Unterscheidung der Tendinose und der Tendinitis (Khan 1999)

	Tendinose	*Tendinitis*
Prävalenz	Häufig	Selten
Wiederherstellungszeit	3-6 Monate	4–6 Wochen
Wiederherstellungswahrscheinlichkeit	Ca. 80 %	99 %
Konservative Therapie	Kollagensynthese erhöhen, Krafttraining	Entzündungshemmung, Kurzfristige Entlastung
Operative Therapie	Entfernung von degeneriertem Gewebe	Keine Therapie bekannt
Prognose der operativen Therapie	70-85 %	
Schmerzen	Bei Belastung	Dauer-, Ruhe- und Nachtschmerz
Sonstige klinische Zeichen	Druckdolenz, lokale Schwellung, keine Temperaturerhöung	Druckdolenz, Schwellung, Temperaturerhöhung

Subjektive Untersuchung

Anamnese

Tendinosen der Achillessehne entstehen häufig im Alter zwischen 30 und 45 Jahren. Mittel-, Langstreckenläufer und Springer sind am häufigsten betroffen, was nicht heißt, dass diese Problematik nicht auch bei sportlich inaktiven Personen vorkommen kann. Meistens bestehen die Beschwerden (Schmerz, Bewegungseinschränkung und eingeschränkte Sportfähigkeit) schon über Monate oder Jahre hinweg (länger als 6 Wochen; Vora 2005). Je länger die Beschwerden bestehen, desto schlechter sind die Therapieergebnisse.

Es bestehen keine Dauer-, Ruhe- oder Nachtschmerzen. Die Patienten berichten von Beschwerden normalerweise nur bei und/oder nach sportlichen Belastungen, die meist aufgrund der Schmerzen sukzessive reduziert wurden. Im Alltag bestehen wenig Einschränkungen und Beschwerden. Die Betroffenen berichten häufig von morgendlichen Anlaufschmerzen, die nach einigen Minuten wieder verschwinden.

Als Behandlungsziel wird die Rückkehr zur früheren Belastbarkeit angestrebt, bei Sportlern sollte dies in einem überschaubaren Zeitraum geschehen.

Objektive Untersuchung

Inspektion

Bei der Inspektion fällt eine lokale oder diffuse Schwellung am Ansatz (hier wäre an eine Insertionstendinose oder an eine Bursitis zu denken; Järvinen 2005) oder ca. 2–6 cm proximal der Ansatzstelle auf (Williams 1993). Weiterhin ist auf Abweichungen hinsichtlich der Fußstellung, des Fußgewölbes und des Kalkaneus zu achten.

Palpation

Palpatorisch lässt sich eine lokale Schmerzhaftigkeit, manchmal mit einer Krepitation des Paratenon, feststellen. Die schmerzhafte Palpation ist eines der sichersten Zeichen für das Vorliegen einer Tendinose. Die Unterscheidung zu einer Tendinitis ist über die Anamnese zu gewährleisten. Eine Temperaturerhöhung ist aufgrund der fehlenden Entzündung nicht zu erwarten.

Funktionsuntersuchung

Die Beweglichkeit des oberen und unteren Sprunggelenks sowie der mittleren Tarsalgelenke muss überprüft werden. Der Einfluss von veränderter Beweglichkeit dieser Abschnitte auf die Entstehung von Achillessehnenbeschwerden wird kontrovers diskutiert (s.o.). Häufig sind Bewegungseinschränkungen zu erkennen. Besondere Beachtung gilt dem unteren Sprunggelenk.

Widerstandstests sind in belasteter Form durchzuführen. An den Ergebnissen dieser Tests wird die therapeutische Vorgehensweise festgemacht. Der Zehenstand sollte mit jedem Bein 20-mal wiederholt werden. Es wird auf Schmerzen und Kraftreduktion geachtet. Abzugrenzen sind Pathologien des M. tibialis posterior, die mehr medial bestehen (Plantarflexion und Inversion gegen Widerstand), aber grundsätzlich aufgrund der gleichen Muskelfunktion mit der gleichen Therapie (exzentrisches Training) bedacht werden können.

Eine bessere Beurteilung der Sehnenfunktion erlaubt der folgende Test, der es auch ermöglicht, akute von chronischen Prozessen abzugrenzen. Tenitiden der Achillessehne werden nicht nach dem u.g. Schema behandelt (siehe auch **Tab. 7.11**).

Belastungstest
Der typische Schmerz des Patienten darf bei dem Test ausgelöst werden, weil nur so eine Bewertung möglich und im Folgenden mit einer Besserung der Beschwerden zu rechnen ist (s.u.).

Test: Der Patient führt selbstständig 3 Serien à 15 Wiederholungen der Übung „heel raises" (Zehenstand) durch (Shalabi 2004). Die Betonung liegt auf der exzentrischen Komponente (3-0-1-Rhythmus Minimum).

Beurteilung: Kommt es zu keiner oder nur zu einer kurzen Beschwerdeverstärkung, ist von einem degenerativen Prozess auszugehen, der durch Training wieder umgekehrt werden kann. Der Schmerz sollte am Folgetag nicht in einen Ruhe-, Dauer- oder Nachtschmerz übergehen. Dann wäre eher von einer Tendinitis auszugehen, die anfangs keine zu großen mechanischen Belastungen benötigt.

Spezialisierungstests

Zwei Spezialisierungstests sind in der Literatur beschrieben, die aber nur in einer Untersuchung auf ihren Vorhersagewert überprüft wurden (Maffulli 2003). Einen davon stellen wir an dieser Stelle vor.

Arc Sign (Maffulli 2003)
Test: Der Patient wird aufgefordert, seinen Fuß zu extendieren und zu flektieren, wobei der Untersucher die vermutete bzw. geschwollene Stelle der Achillessehne palpiert.

Beurteilung: Treten bei der Bewegung an der vermuteten Stelle Schmerzen auf, geht man von einer Achillessehnentendinose aus. Bewegt sich die verdickte Stelle bei Dorsalextension nach proximal, geht man eher von einer Sehnenpathologie aus. Bleibt die verdickte Stelle unbewegt stehen, geht man eher von einer Erkrankung des Paratenons aus (Vora 2005).

Zusatzuntersuchungen: Als Zusatzuntersuchung werden die Ultraschalluntersuchung und das MRT genannt (Vora 2005). Beide zeigen jedoch häufig falsch-positive Ergebnisse.

Score

In der Literatur gibt es nur einen Fragebogen, der zur Verlaufskontrolle der Behandlung für Achillessehnentendinosen geeignet ist. Der Vorteil eines Fragebogens liegt in der besseren Darstellung von Behandlungserfolgen und -misserfolgen.

Der VISA-A-Fragebogen wurde 2001 von Robinson et al. entworfen und seitdem für mehrere Studien verwandt (Silbernagel 2001, Maffulli 2004). Wir möchten diesen Fragebogen, der speziell für Tendinosen der Achillessehne entwickelt wurde, empfehlen, da wir es für notwendig halten, unsere Arbeit so objektiv wie möglich zu dokumentieren.

Der VISA-A zeigte eine gute Intra- und Intertester-Reliabilität sowie eine gute Validität. Die Sensibilität für Veränderungen (Responsiveness) wurde noch nicht untersucht (Robinson 2001). Andere Fragebögen (Roos 2001) beziehen sich mehr allgemein auf die Fußfunktion, wie z. B. der FAOS (Foot and Ankle Outcome Score), der momentan noch nicht in deutscher Sprache vorhanden ist (Link auf englische Fassung: www.koos.nu). Der Fragebogen besteht aus 8 Fragen mit einer Höchstpunkteanzahl von 100.

Therapie

Konservativ

Es gibt eine Vielzahl konservativer Therapien. Viele bekannte Verfahren sind sehr umstritten und zeigen nur eine geringe Wirksamkeit in Studien (Vora 2005). In Zukunft sollten vermehrt prospektive Studien initiiert werden, um diesem Dilemma zu entkommen. Wir wollen hier einige bekannte und einige neuere Verfahren vorstellen, welche in der Literatur auftauchen.

Besprechung bekannter Therapieansätze
Aström (1992) konnte in einer randomisierten, plazebokontrollierten Doppel-blind-Studie aufzeigen, dass NSAID`s (nicht steroidale entzündungshemmende Medikamente) im Vergleich zu Plazebos bei chronischen Achillessehnenbeschwerden nicht besser wirken. Kortikosteroide verzeichnen bei chronischen Beschwerden keine Erfolge. Teilrupturen können vermehrt nach Injektionen mit Kortison auftreten (Aström 1998). Nicht alle Untersuchungen teilen diese Ansicht.

Andere bekannte physikalische Verfahren (Eis, Wärme, Massage, Ultraschall, Elektrostimulation, Lasertherapie) werden häufig angewandt, doch fehlen klinische Studien zu ihrer Wirksamkeit (Alfredson 2005). Die Anwendung einer dorsalen Nachtschiene alleine oder zusätzlich zu einem exzentrischen Training, um den Fuß in Neutralstellung zu immobilisieren, zeigte schlechtere Ergebnisse als exzentrisches Training alleine (Roos 2004).

Andere Maßnahmen wie Ruhigstellung oder der Einsatz einer Fersenerhöhung ist bei einer Tendinose grundsätzlich abzulehnen, da sie die Problematik nicht positiv beeinflussen können, aber die Degeneration der Sehne verstärken. Bei akuten Entzündungen können solche Maßnahmen unter Umständen vorübergehend indiziert sein.

Neue therapeutische Ansätze

In den letzten Jahren kam es zur Entwicklung vieler neuer Verfahren, die sich momentan im Forschungsstadium befinden und für die es noch keine Langzeitergebnisse gibt. Trotzdem kann man davon ausgehen, dass diese Verfahren zukünftig einen hohen Stellenwert in der Behandlung von Sehnenerkrankungen bekommen könnten. Es bleibt abzuwarten, ob sich alle Erfolg versprechenden Verfahren in der Praxis bewähren können. Wir wollen diese Verfahren erwähnen und auf Grundlagenliteratur verweisen (Übersicht in Maffulli 2005).

Sklerorisierung (Alfredson 2005, Öhberg 2003, 2002): Mittels Ultraschall kontrollierte Injektion eines sklerorisierenden Medikaments (Polidocanol), welches die Neovaskularisation innerhalb der Sehne zerstören soll. In den ersten Wochen kommt es zu einer vermehrten Durchblutung (ca. 1–3 Wochen) mit anschließender Abnahme der Vaskularisation. Dieses Phänomen ist bisher nicht ganz genau zu erklären (Alfredson 2006) und könnte für die anfänglich erlaubte Zunahme der Beschwerden verantwortlich sein. Auch nach Krafttraining war eine direkte Zunahme der Sehnendicke durch gesteigerte Durchblutung oder Wasseraufnahme zu erkennen (Shalabi 2004). Später soll sich aufgrund der nicht mehr vorhandenen Gefäße und Nerven der Schmerz reduzieren (Alfredson 2005).

Wachstumsfaktoren (Almekinders 2005, Sharma 2005): Wachstumsfaktoren können die Zellteilung und -differenzierung stimulieren. Dies kann über das direkte Einbringen von Wachstumsfaktoren oder das Stimulieren der vorhandenen Wachstumsfaktoren geschehen.

Gentherapie (Martinek 2005, Sharma 2005): DNA wird über einen Träger in das gewünschte Gebiet eingebracht (lokal oder systemisch). Die DNA kann nun im Gewebe das von ihr erwünschte Material produzieren.

Mesenchymzelltransplantation (Sharma 2005): Direktes Einbringen von undifferenzierten mesenchymalen Stammzellen in betroffenes Gewebe, die sich aufgrund des Sauerstoffgehaltes und der mechanischen Umgebung des umliegenden Gewebes differenzieren.

Trainingstherapeutische Ansätze

Für eine umfassende Erklärung der Wirkungsweise des exzentrischen Trainings bitten wir sie das Kapitel 1.2.2. zu lesen.

Der auslösende Stimulus für das Auftreten von Schmerzen ist häufig ein für den aktuellen Zustand der Achillessehne zu hoher mechanischer Reiz (Järvinen 2005). Dies sollte aber nicht gleichbedeutend mit einer Schonung als Therapieansatz sein. Das Gegenteil, der Versuch, die Sehne besser zu strukturieren und damit widerstandsfähiger gegen mechanische Belastungen zu machen, sollte der Fall sein.

Weiterhin sieht man schon über einen längeren Zeitraum vorangegangenes Einsprossen von Blutgefäßen, die von Nerven begleitet werden und somit Schmerzen in Gebieten auslösen können, die bisher nicht oder kaum innerviert waren (Alfredson 2005). Schmerzhafte Sehnen zeigen eine deutliche lokale Zunahme der Durchblutung im Vergleich zur nicht betroffenen Seite (Knobloch 2006).

Die konservative Nachbehandlung besteht in der Beseitigung ursächlicher Faktoren (Hypomobilität des unteren Sprunggelenks und der mittleren Tarsalgelenke, fehlende Stabilität der Tibia nach anterior etc.) sowie in einem kontrollierten exzentrisch betonten Training (Alfredson 2005). **Tabelle 7.12** gibt einen Überblick über die möglichen Maßnahmen.

Intensives exzentrisches Training ist die einzige Maßnahme die sich in Studien als effektiv erwiesen hat. Auch im Vergleich zu konzentrischem Training konnte die Überlegenheit hinsichtlich der Schmerzreduktion aufgezeigt werden (Silbernagel 2001).

Automobilisationen in die Dorsalextension, die meist eingeschränkt ist, können zusätzlich durchgeführt werden, zeigen bisher aber keinen alleinigen Effekt. Bei maximaler Dorsalextension konnte festgestellt werden, dass die Durchblutung abnahm (Öhberg 2004). Dies ist einer der vermuteten Effekte, weshalb exzentrisches Training so effektiv sein soll. Durch die starke Spannungsentwicklung im Gewebe mit maximaler Dorsalextension könnten die Gefäße mit ihren freien Nervenendigungen und die Glutamatrezeptoren zerstört werden. Dies sollte in weiteren Untersuchungen geklärt werden.

Folgende Pathologien sollten bei ungenügendem Behandlungserfolg ausgeschlossen werden:

- Entzündung der Bursa tendinis calcanei und Bursa subcutanea calcanea.
- Haglund-Exostose.
- Posteriores Impingementsyndrom.
- Knochenfragment (Abrissfraktur des Kalkaneus).
- Zusammentreffen verschiedener Pathologien.

Tabelle 7.12 Konservative Therapie bei Tendinose der Achillessehne

	Entzündungsphase	*Proliferationsphase*	*Remodellierungsphase*
Beweglichkeit	entfällt	entfällt	▪ Bewegungseinschränkungen beseitigen ▪ Spannungsgefühl sollte bei der Dorsalextensionsmobilisation dorsal und nicht ventral sein! ▪ Mobilisation angrenzender Gelenke
Kraft	entfällt	entfällt	▪ Exzentrisch betontes Krafttraining ▪ 15 Wiederholungen ▪ 3 Serien ▪ In den Schmerz hinein ▪ Schnelle Progression
Koordination	entfällt	entfällt	▪ A ▪ B-I/II: Feedback ▪ C: Feedforward frühestens nach 6–8 Wochen
Ausdauer	entfällt	entfällt	▪ A, B, C

Das Training muss nicht den Heilungsphasen angepasst werden, da es sich bei der Tendinose der Achillessehne wie bereits erwähnt um einen chronischen Krankheitsprozess handelt. Wichtigster Bestandteil ist das exzentrische Training der Wadenmuskulatur, das wir im Folgenden näher beschreiben wollen.

Exzentrisches Training

Grundlage für die Durchführung ist der oben genannte Belastungstest. Die letzten Wiederholungen sollen schmerzhaft sein. Ist dies nicht der Fall, muss eine Belastungssteigerung durchgeführt werden (Alfredson 2005). Die Betonung liegt auf der exzentrischen Komponente (3-0-1-Rhythmus Minimum). Die Symptome können die ersten 1–2 Wochen etwas zunehmen (Alfredson 2003), sollten dann aber mit der Zeit (3–8 Wochen) wieder abnehmen (siehe Kap. 1.2.2).

Progression der Belastung: War die Durchführung des Eingangstests erfolgreich, wird beim Training in gleicher Weise fortgefahren. Der Patient führt „heel raises" mit gestrecktem und gebeugtem Kniegelenk durch.

Diese Übungen werden täglich 2-mal à 3 Serien mit 15 Wiederholungen durchgeführt. Bei den letzten Wiederholungen sollen Schmerzen auftreten, die aber am nächsten Tag wieder verschwunden sein müssen und nicht in einen Dauerschmerz übergehen dürfen (Alfredson 2005)! Ist kein Schmerz bei der Übung mehr zu provozieren, muss die Intensität der Übungen erhöht werden, indem z. B. mit Zusatzgewichten gearbeitet wird (Hantelstange, Rucksack mit Gewicht). Eine andere Möglichkeit besteht darin, über die Geschwindigkeit die Belastung zu steigern, um Patienten auf Sport- und Alltagsbelastungen, die schnelles Abbremsen benötigen, ausreichend vorzubereiten (Curwin 2005; siehe Kap. 1.1.2 Bindegewebe Sehnenbehandlung).

Ist der Patient bei den Übungen schmerzfrei, sollte in der Progression wie bei einem Inversionstrauma in der Remodellierungsphase weitergegangen werden (siehe Inversionstrauma: Remodellierungsphase), um auch im Bereich des Kraft- und Koordinationstrainings ausreichend auf kommende Belastungen vorbereitet zu sein.

Das exzentrische Training sollte nach Beseitigung der Beschwerden wegen der langen Turnover-Rate von kollagenen Fasern unbedingt weitergeführt werden (bis zu 24 Monate). Diese Therapie erfordert ein gutes Patientenmanagement, da vielen Patienten die Verbesserung zu langsam geht und ihre Geduld auf die Probe gestellt wird. Häufig werden auch die klinischen Verbesserungen von den Patienten aufgrund der langsamen Fortschritte nicht bemerkt. Hier bietet es sich an, regelmäßig einen Score durchzuführen, um die Verbesserungen für den Patienten nachvollziehbar zu machen.

Wirkung des exzentrischen Trainings: Alfredson (2005 und 2003), Fahlström (2003) und andere konnten in mehreren Studien eindeutig die Effektivität dieser Vorgehensweise belegen. Schmerzen und Funktionseinschränkungen waren in bis zu 90% der Fälle zu eliminieren.

Dieses Training ist besonders bei „mid portion"-Tendinosen effektiv. Bei anderen Lokalisationen sind auch Erfolge zu verzeichnen, aber nicht in gleichem Maße. Die Gründe für die guten Ergebnisse durch exzentrisches Training sind nicht vollständig verstanden. Mögliche Erklärungen sind:

- Verbesserte Faseranzahl- und -ausrichtung, Abnahme der hypertrophierten Sehnendicke (Öhberg 2004) sowie vergrößerte Ansatzstelle am Knochen. Dadurch werden die mechanische Belastung der Sehne und die Übertragung auf den Knochen verbessert.
- Verbesserter anaerober Stoffwechsel. Im Alter kommt es zu vermehrtem anaerobem Stoffwechsel. Das exzentrische Training (bis in die maximal verlängerte Position) und auch Streching führen zu einer Durchmesserverkleinerung der Blutgefäße und zu vermehrten Bedarf an Enzymen des anaeroben Stoffwechsels. Dies führt zu einer lokalen Ischämie mit nachfolgendem Adaptationsprozess der Sehne (Alfredson 2000). Öhberg (2004 und 2001) konnte in Dorsalextensionsstellung eine Abnahme der pathologischen Durchblutung in der Sehne erkennen. Die guten Ergebnisse durch exzentrisches Training in dieser Studie gingen einher mit verbesserter Sehnenstrukturierung und mit einer nachlassenden Durchblutung (nach ca. 2–3 Monaten). Die ersten 1–3 Wochen ist mit einer vermehrten Durchblutung zu rechnen, die klinisch mit einem vermehrten Schmerz einhergehen kann. Wieso es anfänglich zu einer Durchblutungssteigerung mit anschließender Durchblutungsabnahme im betroffenen Gebiet kommt, bleibt unklar (Alfredson 2006). Bei den erfolglos behandelten Patienten war auch die pathologische Durchblutung noch vorhanden.

Sonstige Maßnahmen

Beweglichkeit: Der Patient soll mit gestrecktem und/oder mit gebeugtem Knie endgradige statische oder rhythmisch intermittierende Mobilisationen durchführen, um vorhandene Bewegungseinschränkungen zu beseitigen (Maffulli 2003). Angrenzende Gelenke müssen bei Bedarf ebenfalls mobilisiert werden.

Koordination: Hirschmüller (2005) konnte zusätzlich zur geringeren Kraft der Plantarflexoren bei Läufern auch geringere neuromuskuläre Effizienz der Plantarflexoren feststellen und empfiehlt deswegen, zusätzlich Koordinationstraining in die Therapie zu integrieren. Stufe B-I/II und C der Koordination können zusätzlich als Eigentraining angeleitet werden, wenn Defizite vorhanden sind. Als alleinige Therapie gibt es keinen Hinweis auf eine Beeinflussung der Pathologie. Bei Läufern sollte dies vor allem durch die Wahl der richtigen Laufschuhe geschehen und unter Beachtung der Kriterien des motorischen Lernens. Beinachsentraining in der Dynamik könnte hier vielleicht einen Einfluss haben (Stufe B-I, B-II und C).

Operativ

Eine operative Behandlung einer Tendinose der Achillessehne ist nur in Ausnahmefällen und nach ausreichender und konsequenter konservativer Therapie indiziert. Kvist (1994) und Paavola (2000) berichten, dass ca. 25–29 % der chronischen Patienten operativ versorgt werden müssen. Die Operationsrate steigt mit zunehmendem Alter des Patienten, der Dauer der Symptome und dem Ausmaß der degenerativen Veränderung an (Kvist 1994). Die Reoperationsrate liegt bei ca. 20 %. Die Zufriedenheit mit dem operativen Vorgehen liegt zwischen 56 und 80 % (gut bis sehr gut), wobei sich die Ergebnisse mit zunehmendem Untersuchungszeitraum verschlechtern (Schepsis 1994, Leppilahti 1991).

Folgende Verfahren werden am häufigsten angewandt:

- Medial (häufigere Vorgehensweise) oder lateral der Achillessehne wird longitudinal ein Hautschnitt durchgeführt. Das degenerierte Gewebe wird entfernt und mit einer „side to side"-Naht oder mit einem Sehnenlappen wieder verschlossen (Rolf 1997, Schepsis 1994).
- Multiple longitudinale Einstiche („Scarifikation") in das degenerierte bzw. maximal geschwollene Sehnengewebe (Bestimmung der Lokalisation präoperativ durch Ultraschall). Ziel ist, die bisher insuffizient abgelaufenen Heilungsversuche anzuregen und lokal eine vorübergehende vermehrte Durchblutung der Sehne, mit einer Normalisierung des Stoffwechsels zu erreichen. Vorteil dieser Vorgehensweise ist die schnelle Belastbarkeit der Sehne. Es wird keine Teilbelastung benötigt und der Patient soll nach 2 Wochen wieder joggen können (Maffulli 1997).

Die postoperative Vorgehensweise ist abhängig von der Operation und von den Vorgaben des Operateurs. Hier finden sich in der Literatur deutliche Abweichungen (Paavola 2002). Einige Autoren empfehlen eine Immobilisation, meist mit einer Teilbelastung, in einer Schiene oder einem speziellen Schuh (teilweise mit einer Fersenerhöhung; Alfredson 1998, Rolf 1997), während andere direkt am 2.–3. postoperativen Tag volle Belastung erlauben (Maffulli 1997).

Die Belastung sollte sich immer an den klinischen Zeichen orientieren (siehe Kap. 1.2), um sowohl eine Überlastung als auch eine Unterlastung zu vermeiden. Konkret bedeutet dies:

- Entzündungsphase: funktionelle Immobilisation,

- Proliferationsphase: Belastung unterhalb der Schmerzgrenze,
- Remodellierungsphase: Die Mobilisation kann an den Schmerz bzw. später in den Schmerz hinein durchgeführt werden, falls das noch nötig sein sollte.

Prinzipiell kann anhand des Schemas zur operativen Versorgung der Achillessehnenruptur (s.u.) vorgegangen werden. Die Steigerung der Belastung sollte für die untere Extremität mit der gleichen Vorgehensweise durchlaufen werden und ist im Kapitel konservative Behandlung des Inversionstraumas nachzulesen.

Die Rückkehr zur sportlichen Betätigung wird nach 3-6 Monaten (Astöm 1995, Saltzman 1998) angegeben, wobei man sich an funktionellen Werten bzw. Vergleichen und nicht an einer kalendarischen Zeit orientieren sollte.

Alfredson konnte in zwei Studien zeigen, dass es lange dauert, bis die Kraft des M. gastrocnemius wiederhergestellt war (Alfredson 1998, 1996). Nach 6-12 Monaten war immer noch eine signifikante Kraftdifferenz zu erkennen. Weiterhin war zu erkennen, dass der Kalkaneus eine signifikant reduzierte Knochenmasse im Vergleich zur gesunden Seite zeigte (ca. 18% Verlust) und damit sicherlich für reaktive Belastungen nicht optimal vorbereitet ist. Hier wird sichtbar, wie lange der Turnover benötigt, um wieder optimale Verhältnisse zu schaffen.

Zusammenfassung

- Klinische Zeichen ermöglichen die Diagnose der Tendinose der Achillessehne. Es bestehen ein intermittierender belastungsabhängiger Achillessehnenschmerz, eine lokale oder diffuse Schwellung und eine eingeschränkte Belastbarkeit, besonders bei sportlicher Aktivität. Klinisch sind keine Entzündungszeichen zu erkennen.
- Bei der chronischen Tendinose der Achillessehne muss von einer degenerativen Erkrankung ausgegangen werden. Die Bestimmung dieses Zustands geschieht über einen Belastungstest mit exzentrisch betonten „heel raises".
- Die Erkrankung kann, vor allem wenn sie früh behandelt wird, konservativ behandelt werden. Nur bei Versagen einer intensiven konservativen Therapie ist eine operative Vorgehensweise indiziert.
- Die konservative Behandlung zeigt mit der Betonung der exzentrischen Muskelbelastung an der Schmerzgrenze momentan die besten Behandlungserfolge.

7.6.2 Achillessehnenruptur

Komplette oder partielle Aufhebung der Kontinuität der Achillessehne. Die Ruptur geht meist einher mit deutlichem Funktionsverlust und Schmerzen.

In Deutschland wird mit ca. 16.000 Rupturen jährlich gerechnet, womit diese Verletzung zu den häufigsten Verletzungen des Bewegungsapparates gehört (Lill 1996). Jozsa (1989) hält die Achillessehnenruptur für die häufigste Sehnenruptur überhaupt, die für ca. 40% aller Sehnenoperationen verantwortlich ist. In den letzten Jahrzehnten kam es zu einem sprunghaften Anstieg der Achillessehnenrupturen (Movin 2005). Der zunehmende Freizeitsport wird dafür verantwortlich gemacht.

Ca. 70–75% der Patienten geben als Auslöser eine sportliche Betätigung an (Majewski 2002, Leppilahti 1998), meistens bei Antritten, plötzlichen Richtungsänderungen oder Sprüngen. Die verantwortlich zu machenden Sportarten sind national sehr stark unterschiedlich (Dänemark: Badminton, Deutschland: Fußball; Scherzer 1994). Im Schnitt sind ca. 10% der Patienten sportlich völlig inaktiv. Männer sind deutlich häufiger betroffen als Frauen, wobei das Hauptverletzungsalter zwischen 30 und 40 Jahren liegt (Leppilahti 1998). Patienten mit einer Achillessehnenruptur haben ein 200fach erhöhtes Risiko, auf der kontralateralen Seite ebenfalls eine Ruptur zu erleiden (Kongsgaard 2005).

Die Hauptrupturstelle (ca. 80%) liegt, aquivalent zur Tendinose, 2–6 cm oberhalb der Ansatzstelle.

Pathogenese

Die Pathogenese ist bis heute nicht eindeutig geklärt, wobei 2 Haupthypothesen diskutiert werden. Die Degenerationshypothese geht davon aus, dass eine Sehne nur dann reißen kann, wenn vorher adäquate Mikroverletzungen vorhanden waren. So muss eine Tendinose oder Tendinitis dem Trauma vorangegangen sein, welche aber auch vorher klinisch stumm verlaufen sein kann. In diesem Falle könnte eine Sehne auch ohne adäquates Trauma zerreißen. Diese These wird auch von Tallon (2001) gestützt, der zeigen konnte, dass rupturierte Sehnen deutlich mehr Degenerationszeichen zeigten als Sehnen von Kontrollpersonen. Sie enthalten mehr Kollagen Typ III mit geringerer Stabilität, welches besonders nach Verletzungen innerhalb der Proliferationsphase gefunden wird. Dies spricht für fehlgeschlagene Heilungsversuche der Sehne.

Die zweite Hypothese geht davon aus, dass eine Sehne auch ohne vorherige Schädigung durch einen maximalen Spannungsreiz reißen kann (Majewski 2002). Bei Belastungen mit hoher Kraft und Geschwindigkeit entstehen Zugkräfte, die über die maximale Belastbarkeit hinausgehen und damit die Sehne zerstören können. Verantwortlich für diesen schädigenden Mechanismus soll die fehlende Hemmung des Muskel-Sehnen-Übergangs sein (Leppilahti 1998, Inglis 1981).

Weitere Faktoren, welche eine Verletzung mitbedingen können, sind der Gebrauch von anabolen Steroiden, Antibiotika und Kortikosteroiden (Järvinen 2005). Diese Medikamente sind als bindegewebeverändernd bekannt, wobei nicht zwingend eine Problematik daraus entstehen muss (Laseter 1991, McGarvey 1996). Kortikosteroide spielen aufgrund der häufig inaktiven Benutzer (Rheumatiker, Asthmatiker) in der Gesamtzahl nur eine geringe Rolle. Trotzdem konnte nachgewiesen werden, dass Kortikosteroidinjektionen zu lokalen Bindegewebenekrosen (Zelltod, Atrophie von Sehnengewebe) führen können (Khan 1999, Baruah 1984). 2–3 lokale Injektionen mit einer Pause von 2-3 Wochen und ohne maximale Belastung sind sicher möglich. Die Frage nach der Logik einer solchen therapeutischen Maßnahme bei einer degenerativen Problematik muss andererseits gestellt werden. Bei einer Bursitis oder einer akuten Tendinitis kann diese Vorgehensweise zu rechtfertigen sein und unter Umständen Schmerzlinderung bringen.

Genetische Faktoren werden kontrovers diskutiert. Die Blutgruppe AB0 und 0 scheint eine erhöhte Inzidenz zu zeigen (Järvinen 2005, Maffulli 2000, Jozsa 1989). Die Ursache dafür bleibt unklar. Bei den konstitutionellen Faktoren scheint nur eine zu geringe Pronation und damit eine schlechtere Stoßabsorption in der Intial-contact-Phase relevant zu sein. Beinlängendifferenzen zeigen kein erhöhtes Risiko (Leppilahti 1998). Verschiedene Erkrankungen werden mit einem gesteigerten Risiko einer Ruptur in Verbindung gebracht (Dent 1991, Maffulli 1999, Myerson 1999):

- Niereninsuffizienz.
- Hyperurikämie.
- Genetische Kollagenveränderungen.
- Arteriosklerose.

Klinik

Subjektive Untersuchung

Eine komplette Ruptur der Achillessehne wird klinisch selten übersehen. Bei einer Teilruptur kann es bei der klinischen Diagnostik zu größeren Problemen kommen. Sie wird aber aufgrund der technischen Möglichkeiten (z. B. Ultraschall, MRT) meist sicher erkannt.

Circa 20% der Rupturen werden übersehen und haben eine inadäquate Behandlung (Leppilahti 1998) zur Folge.

Anamnese

Meist liegt ein adäquates Trauma vor, bei dem ein Ausfallschritt, ein Antritt, ein Sprung oder eine ähnlich plötzliche Beschleunigung oder Richtungsänderung ausgeführt wurde. Begleitend kann es zu einem lauten Knallen kommen (Peitschenschlag), der vom Patienten oft nicht zugeordnet werden kann. Anschließend kann es zum motorischen Versagen des Beines kommen mit der Unfähigkeit, das Bein in Plantarflexionsstellung zu belasten. Es werden aber auch Fälle ohne besondere Auslöser berichtet. Hier muss von einer degenerativen Vorschädigung ausgegangen werden, auch wenn in vielen Fällen bisher keine Probleme an der Achillessehne aufgetreten sind (Böhm 1990).

Objektive Untersuchung

Inspektion

Bei der Inspektion kann ein Hämatom bzw. eine Schwellung imponieren, vor allem wenn das Trauma schon etwas zurückliegt. Der Fuß wird meist in einer passiven Plantarflexionsstellung gehalten.

Palpation

Bei der Palpation kann eine Lücke meist 2–6 cm proximal des Kalkaneus getastet werden, die aber nicht immer sicher erkannt wird (Maffulli 1998).

Funktionsuntersuchung

Bei der Funktionsuntersuchung zeigt sich eine aufgrund der Schwäche und der Schmerzen eingeschränkte aktive Plantarflexion, vor allem wenn das Körpergewicht gegen die Schwerkraft bewegt werden soll (aktiver Einbeinzehenstand).

Die passive und aktive Dorsalextension kann aufgrund der Dehnung der noch intakten Sehnenanteile oder wegen der Kompression des Hämatoms Schmerzen verursachen.

Spezialisierungstests

Valide Tests für die Bestätigung einer Achillessehnenruptur sind neben dem Einbeinzehenstand die Palpation einer Lücke (Unterbrechung) der Achillessehne. Hilfreich ist der sicherlich bekannteste Test für eine Achillessehnenruptur, der Thompson-Test („squeeze test“, Wadenkompressionstest). Es sollten mindestens 2 Tests positiv sein. Die ungenauesten Aussagen hinsichtlich einer Ruptur zeigte die Palpation der Lücke in nicht anästhesiertem Zustand (Maffulli 1998). Zur Bestätigung ist ein Ultraschall, in schwierigen Fällen ein MRT vonnöten.

Einbeinzehenstand (Kader 2005)

Test: Einbeinzehenstand mit Festhalten an der Wand (Gleichgewichtskontrolle).

Beurteilung: Unfähigkeit, eine Wiederholung durchzuführen, deutet auf eine Ruptur hin.

Thompson-Test (Scott 1992)

Test: Zusammendrücken der Wade aus Bauchlage mit extendiertem Kniegelenk (**Abb. 7.25**).

Beurteilung: Bei einer intakten Sehne bewegt sich der Fuß in Plantarflexion. Bewegt sich der Fuß nicht in Plantarflexion, wird von einer Achillessehnenruptur ausgegangen.
Der Simmonds-Test wird mit flektiertem Kniegelenk durchgeführt (Kader 2005).

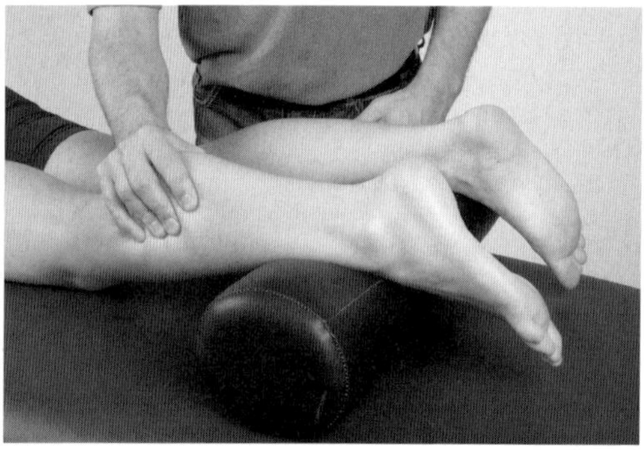

Abb. 7.25 Thompson-Test.

Therapie

In der Fachwelt herrscht große Uneinigkeit hinsichtlich des optimalen therapeutischen Vorgehens nach Achillessehnenrupturen. Da Vergleichsstudien rar sind, fällt es schwer, eine eindeutige Empfehlung auszusprechen. Häufig wird in der Praxis das Vorgehen empfohlen, welches dem Behandler gängig ist und das er selbst gut beherrscht. So kommt es in der Praxis zu den unterschiedlichsten Therapieempfehlungen. Die momentan gängigen Vorgehensweisen sind (Maffulli 1999):

- Konservative Behandlung (Weber 2003):
  - Immobilisation in einem Schuh, Gips oder Brace für ca. 4-9 Wochen ohne anfängliche erlaubte Belastung und Bewegung.
  - Frühfunktionelle Mobilisation mit sofort erlaubter Bewegung und schmerzadaptierter Teil- bzw. Vollbelastung.
- Operative Behandlung:
  - Offene Rekonstruktion.
  - Perkutane Rekonstruktion (Turgut 2002).
  - Kombiniertes Verfahren mit Mini-open-Technik und perkutaner Technik (Assal 2002).

Andere Einteilungen nach der Art der Versorgung der Sehne sind möglich (Leppilahti 1998):

- Naht ohne Augmentation,
- Naht mit Augmentation,
- Rekonstruktion.

Bei allen operativen Verfahren wird momentan intensiv diskutiert, welche Vorgehensweise zu bevorzugen ist. Postoperativ gibt es zwei Strömungen, die entweder eine schmerzadaptierte Belastung in ca. 20° Plantarflexion erlauben oder eine komplette Immobilisation für ca. 4–8 Wochen vorgeben. Ziel in der Zukunft sollte es sein, diagnostische Kriterien zu erarbeiten, welche eine systematische Zuweisung zu einer operativen und postoperativen Behandlungsmethode ermöglichen. Ansatzweise ist dies durch Majewski (2002) geschehen, der einen Behandlungsalgorithmus vorstellt, wie mit verschiedenen Rupturen umzugehen ist (**Abb. 7.26**. Leider steht eine randomisierte kontrollierte Studie (RCT) dazu noch aus.

Khan (2005) führte eine Metaanalyse durch. Seine Ergebnisse lauten wie folgt:

- Vergleich offene Operation versus konservatives Vorgehen: Operativ geringere Rerupturrate, höhere Komplikationsrate, mehr Wundinfektionen.
- Vergleich offene Operation versus perkutane Operation: Offene Operation zeigte höhere Rerupturrate, höhere Komplikationsrate, mehr Wundinfektionen.
- Vergleich konservative Therapie, Schienenimmobilisation versus funktionelles Brace: Höhere Rerupturrate bei der Schienenimmobilisation (12,2% zu 2,4%).
- Vergleich konservative Therapie, Schienenimmobilisation versus Schienenimmobilisation mit anschließendem funktionellem Brace: Höhere Rerupturrate und Komplikationsrate bei der reinen Schienenimmobilisation.

Die Vorteile der konservativen Behandlung liegen in den geringeren Kosten und dem Vermeiden der Operationsrisiken. Die Nachteile werden heftig diskutiert (Lynch 2004), da eindeutige prospektive randomisierte klinische Studien bisher Mangelware sind (Möller 2001, Majewski 2000, Cetti 1993, Nistor

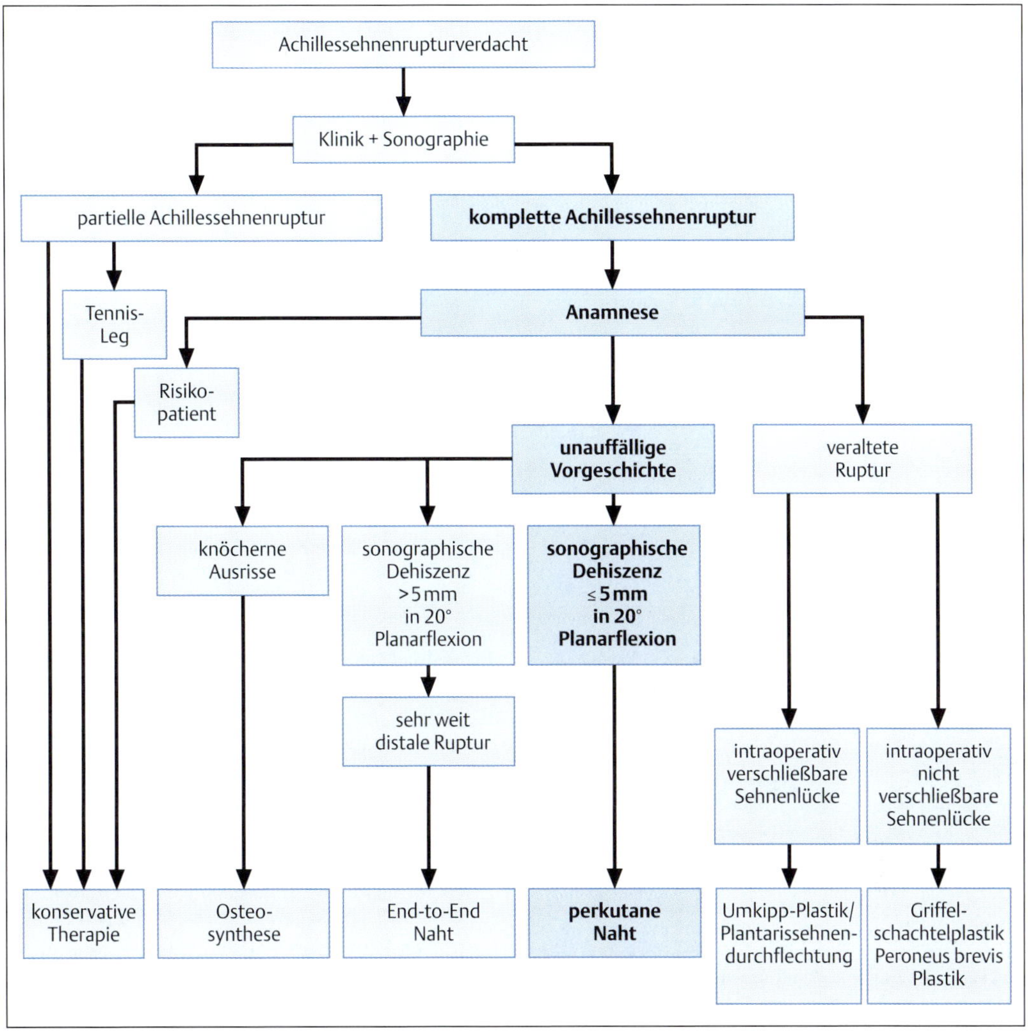

Abb. 7.26 Behandlungsalgorithmus (Majewski 2002).

1981). Die vorhandenen Studien zeigen eine erhöhte Rerupturrate, ein schlechteres funktionelles Outcome und eine geringere Patientenzufriedenheit. Die Rerupturrate lag bei Möller (2001 und 2002) bei den konservativ behandelten Patienten bei 20,8 % im Vergleich zu 1,7 % der operativ versorgten Patienten. Bhandari (2002) und auch Kocher (2002) konnten in Metaanalysen ein Verhältnis von 3,1 zu 13 % bzw. 2,2 zu 12,1 % zugunsten der operativ versorgten Achillessehnen feststellen. Hierbei wurde aber nicht hinsichtlich der verschiedenen operativen Verfahren unterschieden. Neuere Studien konnten diese hohen Rerupturraten nicht bestätigen (Ingvar 2005). Jaakkola (2001) verglich ein operatives frühfunktionelles Verfahren mit einem konservativen Verfahren, das 5–6 Wochen Immobilisationszeit vorsieht. Die funktionellen Ergebnisse waren nach 3,5 Jahren gleich mit einer höheren Rerupturrate (7,7 %) der konservativ versorgten Patienten.

Für weniger aktive, ältere Patienten, deren Ruptur gleich erkannt wird (innerhalb einer Woche) und Patienten mit einem Operationsrisiko bietet die konservative Vorgehensweise eine adäquate Möglichkeit der Behandlung (Leppilahti 1998). Wenn das Ziel in einer Wiederaufnahme von Leistungs- oder Freizeitsport besteht, sollte momentan Abstand von der konservativen Behandlung genommen werden und eine operative Versorgung angestrebt werden.

Die Vorteile der operativen Behandlung liegen in der momentan geringeren Rerupturrate, der höheren Patientenzufriedenheit und der besseren funktionellen Ergebnisse (Kraft, Beweglichkeit, Sporttauglichkeit; Khan 2005). In den letzten Jahren häufen sich Studien, die diese Vorteile nicht mehr so eindeutig bestätigen können (Ingvar 2005, van der Linden-van der Zwaag 2004). Nachteile sind die häufiger auftretenden Komplikationen, die mit dem operativen Eingriff zusammenhängen (Cetti 1993). Wills (1986) gibt eine Komplikationsrate von 20% an. Die Komplikationsrate nimmt aber mit ansteigenden Jahresoperationszahlen der Operateure ab. Lim (2001) konnte zeigen, dass die Komplikationsrate bei der perkutanen Versorgung geringer ausfiel, wobei seine Patientengruppen sehr klein waren. Mögliche Komplikationen können sein (Young 2005):

- Reruptur
- Keloidbildung
- Nervenschädigung (N. suralis)
- Wundheilungsstörung
- Infektion
- Tiefe Venenthrombose
- Gewebedehiszenz
- Funktionsminderung

Jungen, sportlich aktiven Patienten und Patienten mit einer Ruptur, die länger als eine Woche zurückliegt, muss empfohlen werden, sich operieren zu lassen. Welche Operationsmethode im Einzelnen die überlegene ist, hängt unter anderem von der Erfahrung des Operateurs sowie des individuellen Zustands der rupturierten Sehne ab.

Konservativ frühfunktionell

Die konservative Behandlung wird mit einer funktionellen Immobilisation zwischen 0 und 20° Plantarflexion gestartet. In dieser Position ist die Dehiszenz (Auseinanderklaffen) der Stumpfenden tolerabel, um den späteren Kraftverlust so gering wie möglich zu halten. Die Position wird palpatorisch oder durch Ultraschall kontrolliert. Dabei wird untersucht, ob die Stumpfenden sich einander wieder näher als ca. 5 mm angenähert haben (Weber 2003, Zwipp 1990). Bei den meisten Patienten liegt diese Position um die 20° Plantarflexion, kann aber auch deutlich mehr sein (McCormis 1997). In dieser Position wird der Fuß mit einem Tape, einer Fersenerhöhung, einem halbhohen handelsüblichen Schuh oder einem speziellen Brace versorgt. Der Patient darf sofort tolerierbar voll belasten. Sollten noch Schmerzen vorhanden sein, müssen Gehhilfen angeboten werden. Es macht Sinn, die ersten zwei Wochen nicht forciert die Belastung zu fordern. Tapeverbände sollten regelmäßig gewechselt werden. Die weitere Vorgehensweise wird meist wie folgt beschrieben:

- Nach ca. 6 Wochen wird die Fersenerhöhung um 2 cm abgebaut.
- Ab der ca. 8. Woche wird die Fersenerhöhung entfernt.
- Weitere 4 Wochen (8.-12. Woche) sollte ein halbhoher Schuh getragen werden.

Zwipp (1990) konnte unter Ultraschallkontrolle feststellen, dass es zu einer zunehmenden Wiederherstellung der Kontinuität der Sehne im Rupturbereich ab der 2. Woche kam. Das Maximum der Zunahme der Regeneration, welche die Zugfestigkeit der Achillessehne erhöht, lag in der 8.–12. Woche. Die Zunahme der Regeneration führt zu einer physiologischen Dickenzunahme um das 2–3fache. Die Reißfestigkeit der Sehne wird aller Voraussicht noch nach einem Jahr reduziert sein, wie man an Tieren feststellen konnte (Bruns 2000). Bei Schafen, denen man die Achillessehne durchtrennte, wurde eine interessante Entdeckung gemacht. Diese belasteten 2 Wochen das betroffene Bein gar nicht (was nicht heißt, dass keine mechanischen Reize auf die betroffene Struktur kommen). Ab der 3. Woche kam es zur reduzierten Gewichtsbelastung inklusive eines Hinkmechanismus. Nach 6 Wochen übernahmen alle Schafe ihr komplettes Gewicht auf die betroffene Seite, auch wieder mit einem geringen Hinkmechanismus, der aber nach 8 Wochen verschwunden war (Bruns 2000). Der durchschnittliche Sehnendurchmesser war nach 3 Monaten 240%, nach 6 Monaten 167% und nach 12 Monaten 147% im Vergleich zur nicht betroffenen Seite. Die durchschnittliche Reißfestigkeit betrug nach 3 Monaten 28,8%, nach 6 Monaten 30,2 und nach einem Jahr 56,7% (Bruns 2000). Diese Werte können eine grobe Orientierung bieten, wobei sie nicht direkt auf den Menschen zu übertragen sind.

Die gesamte Rehabilitation (siehe **Tab. 7.13**) richtet sich nach dem Schmerzempfinden des Patienten. Der Patient darf in der Proliferationsphase bei Mobilisationen keine Schmerzen haben. Erst in der Remodellierungsphase darf bei den Mobilisationen sukzessive bis an die Schmerzgrenze heran belastet werden. Nach der Therapie dürfen keine Dauerschmerzen auftreten.

Entzündungsphase

Das Patientenmanagement steht in dieser Phase im Vordergrund. Der Fuß ist in einem erhöhten Schuh (4 cm), evtl. auch mit Tape, ruhig gestellt. Ein wichtiges Ziel ist die Schmerzlinderung (Wundschmerz). Außerdem werden in dieser Phase begleitende Faktoren behandelt. Der Fuß wird in dieser Zeit auch durch das entlastete Gehen mit Gehstützen ausreichend belastet. Lässt der Ruhe-, Dauer- und Nacht-

Tabelle 7.13 Konservative frühfunktionelle Therapie der Achillessehnenruptur

	Entzündungsphase	*Proliferationsphase (3–6. Woche)*	*Remodellierungsphase (ab 6. Woche)*
Beweglichkeit	▪ Funktionelle Immobilisation in ca. 20° Plantarflexion	▪ Mobilisation im schmerzfreien Bereich frei (ab 6. Woche) ▪ Cave: angrenzende Gelenke beachten	▪ Mobilisation frei
Kraft	▪ Kein Training möglich ▪ Stützkrafttraining, wenn nötig	▪ Kein Training möglich	▪ A, B, C, D, E (ab 8. Woche)
Koordination	▪ Kein Training möglich	▪ A: Lokale Stabilisatoren ▪ B: Feedback	▪ A ▪ B: Feedback ▪ C: Feedforward (ab. 12. Woche)
Ausdauer	▪ Training der oberen Extremität ▪ Stufe A, B	▪ A, B ▪ Lokale Ausdauer mit Übungen aus Stufe 1–2	▪ A, B, C

schmerz nach und sinken die Temperaturdifferenzen zwischen den Beinen, wird in der Proliferationsphase weiter vorangeschritten.

Proliferationsphase

Der Patient wird sofort im Umgang mit dem Schuh instruiert. Die Fersenerhöhung wird auf 2 cm reduziert. Bis zur 6. Woche kann der Fuß noch mit einem Tapeverband ruhig gestellt werden. Gangschulung kann durchgeführt werden. Auch in dieser Phase sollten unter Umständen noch Hilfsmittel benutzt werden, falls bei Belastung Schmerzen auftreten. Durch die Bewegung beginnt sich das Bindegewebe neu auszurichten. Dem Patienten sollte, ohne ihn dabei zu verängstigen und seine Aktivität zu reduzieren, erklärt werden, dass seine Sehne noch nicht annähernd die ursprüngliche Stabilität erreicht hat (ca. 20% der ursprünglichen Stabilität; siehe Kap. 1.1.2 Bindegewebe).

Beweglichkeit: Training der umliegenden und kontralateralen Gelenke ist durchführbar. Das betroffene Sprunggelenk wird nur spannungs- und schmerzfrei bewegt! Die Dorsalextension sollte, wenn möglich, sehr vorsichtig erfolgen. Nach Rücksprache mit dem Arzt können die mittleren oder transversalen Tarsalgelenke und das untere Sprunggelenk manualtherapeutisch untersucht und behandelt werden.

Kraft: Training der umliegenden und kontralateralen Gelenke ist durchführbar. Das betroffene Gelenk wird nicht beübt.

Koordination: Bressel (2004) konnte bei Patienten mit einer Achillessehnenruptur in der Vorgeschichte feststellen, dass sowohl auf der betroffenen als auch auf der nicht betroffenen Seite propriozeptive Defizite im Vergleich zu einer Kontrollgruppe bestanden (27–31% höhere Fehlerrate). Somit ist von der Notwendigkeit eines koordinativen Trainings auszugehen. Problematisch erscheint nur, dass der gesunde Fuß als Referenzwert entfällt, weil es nach bindegewebigen Verletzungen, durch Ausschüttung von z. B. Substanz P in Rückenmark und Gehirn zu zentralen Adaptationen kommt.

Stufen A und B-I sind erlaubt. Folgende Übungen können z. B. bei Schmerzfreiheit und nicht allzu großen Ausweichbewegungen durchgeführt werden:

- Repositionierung mit Hilfe eines Laserpointers im erlaubten Bewegungsausmaß (Stufe A).
- Isometrische schmerzfreie Anspannungen aller Muskeln im Schuh (Stufe A).
- Statische Zwei- und Einbeinstandübungen, auch mit verschiedenen Unterlagen, sind möglich (Stufe B-I, Progression siehe Kap. 2.3).

Ausdauer: Stufen A und B auch der betroffenen Extremität (z. B. Radfahren) sind erlaubt. Dies ist möglich, wenn mehr mit der Ferse getreten oder eine Kurbellängenveränderung durchgeführt wird. Weiterhin können alle Übungen, die später im Krafttraining benutzt werden, mit deutlich geringerer Intensität (40–50 Wiederholungen ohne subjektive Ermüdung) durchgeführt werden.

Remodellierungsphase

Ab der 6. Woche kann der Tape abgelegt werden. Ab der 8. Woche kann die Fersenerhöhung ausbleiben. In dieser Woche kann auch mit Kraftausdauertraining begonnen werden. Frühestens ab der 12. Woche werden Koordinationsübungen der Stufe C freigegeben (Hüpfen, Sprung-ABC, Lauf-ABC etc.), wenn die funktionelle Testung der Stufe B-II diese Belastungen erlauben (Star-Excursion-Test).

Meist findet dies jedoch viel später statt. Die Sportaufnahme ist nach frühestens 6 Monaten möglich, wenn die funktionellen Parameter (Beweglichkeit, Schmerz, Kraft, Koordination) wieder in Ordnung sind und die dazugehörige Testung (siehe Kapitel Koordination) durchgeführt wurde. Trotzdem sollte uns bewusst sein, dass die komplette Reißfestigkeit der Sehne noch nicht wiederhergestellt ist. Auch nach 12 Monaten ist noch nicht die vorherige Reißfestigkeit wieder vorhanden (Bruns 2000).

Beweglichkeit: Mit der Wiederherstellung der Dorsalextension sollte ab der 6. Woche langsam begonnen werden. Ab der 8.–12. Woche darf langsam steigernd in den Schmerz hinein gearbeitet werden, ohne einen erneuten Entzündungsschmerz zu provozieren. Die Bewegungseinschränkungen sind meist schwierig zu beseitigen und ihre Behandlung benötigt viel Zeit.

Kraft: Ab der 8. Woche darf mit Kraftausdauerübungen (Stufe A) begonnen werden. Die Progression der Tendinose darf angewandt werden (siehe Kap. 7.6.1). Da meist größere Kraftdefizite und Atrophien vorhanden sind, muss hier auch ein Krafttraining der Stufe B (Hypertrophie) mit Betonung der Exzentrik stattfinden (Strukturierung der Sehne). Wenn längere Zeit sport- oder alltagseinschränkende Kraftdefizite vorherrschen, sollte dringend ein Maximalkrafttraining (Stufe C) integriert werden.

Krafttraining der Stufen D und E (Schnellkraft und Reaktivkrafttraining) sollte erst begonnen werden, wenn funktionelle Tests belegen, dass Stufe C der Koordination erreicht wurde.

Aufbau eines Krafttrainings der Plantarflexoren (Bilder siehe Kapitel 8):

- Plantarflexion im Sitz mit Gewicht auf den Oberschenkeln.
- Beidbeiniger Zehenstand.
- Beidbeiniger Zehenstand aus dem Überhang (z. B. Treppe).
- Einbeiniger Zehenstand.
- Einbeiniger Zehenstand aus dem Überhang.

Alle Übungen sind zur Steigerung mit Zusatzgewichten (Hantelstange, Rucksack, Gewichtsweste) durchführbar. Alle Übungen sind mit gestrecktem und gebeugtem Kniegelenk durchführbar (Betonung M. gastrocnemius bzw. M. soleus). Alle Übungen werden mit leichter Gleichgewichtshilfe (Geländer festhalten) durchgeführt. Alle Übungen können in einer Richtung betont werden (exzentrische/konzentrische Betonung), indem in der konzentrischen Phase das zweite Bein mithilft.

Koordination: Stufen A, B, und C sind erlaubt. Sprünge der Stufe C werden frühestens ab der 12. Woche angewandt, wenn die Progression der Stufe C (siehe Kapitel Koordination) optimal durchlaufen wurde. Bei den meisten Patienten kann aus quantitativen und qualitativen Gründen nicht vor dem 6. Monat mit Sprüngen begonnen werden. Es sollte dem Therapeuten bewusst sein, dass die Stabilität der Sehne noch deutlich reduziert ist. Im koordinativen Training spielen vor allem die optimale Beinachse und das Fußgewölbe die wichtigste Rolle. Ziel ist es, diese zu beherrschen oder bei Abweichungen zu korrigieren.

Progression der Stufe C:

- Hüpfen (submaximale Sprünge).
  - Auf der Stelle.
  - Vorwärts/rückwärts.
  - Rechts/links.
  - Wechselsprünge.
  - Rhythmus vorgeben.
- Sprünge.
  - Sprung-ABC, Lauf-ABC.
  - Variationen siehe oben.
- Tiefsprünge.
  - Sprünge aus verschiedenen Höhen.
- Tiefsprünge mit anschließendem Hochspringen.
  - Sprünge aus verschiedenen Höhen.

Alle Übungen sind zweibeinig oder einbeinig, mit offenen oder geschlossenen Augen, sowie mit anderen externen Reizen durchführbar. Die Werte der Progression dieser Stufen sind unbedingt einzuhalten (siehe Testung im Kapitel Koordination).

Ausdauer: Alle für den Patienten relevanten Ausdauerformen müssen integriert werden.

Konservativ mit Immobilisation

Der große Unterschied zur frühfunktionellen Behandlung liegt in der langen Immobilisationszeit. Die betroffene Extremität wird je nach Arzt zwischen 4 und 10 Wochen (Kader 2005) in einer Schiene, einem Gips o.Ä. ruhig gestellt. In dieser Ruhigstellungsphase darf meist mindestens 4 Wochen nicht belastet (Wallace 2004) oder nur teilbelastet werden, unabhängig vom Schmerz. Danach kann in der Proliferationsphase die frühfunktionelle Behandlungsweise (dem Schmerz angepasst) fortgesetzt werden.

Prinzipiell lassen sich keine Vorteile durch eine lange vollständige Immobilisation erkennen. Das Erreichen normaler Beweglichkeit und Kraft wird durch lange Immobilisationszeiten deutlich verzögert. Wenn die subjektiven Schmerzangaben des Patienten toleriert werden, besteht keine größere Gefahr der Reruptur durch eine frühfunktionelle Vorgehensweise. Dementsprechend sollte man Abstand von der konservativen Behandlung mit anschließender Immobilisation gewinnen. Khan (2005) konnte die Überlegenheit der frühen Belastung aufzeigen.

Operativ

Methoden

In den letzten 20 Jahren wurde eine Vielzahl verschiedener operativer Verfahren entwickelt. Die Effektivität der einzelnen Verfahren wird sehr unterschiedlich bewertet. Langzeituntersuchungen (über 20 Jahre) sind nur für die wenigsten durchgeführt worden.

Wir wollen an dieser Stelle die drei gängigsten Verfahren vorstellen. Spezifitäten der postoperativen Behandlung werden wir an entsprechender Stelle erwähnen.

- **Offene Rekonstruktion: End-to-End-Naht.** Medial der Achillessehne wird ein ausreichend großer Hautschnitt gesetzt. Zerstörtes Gewebe wird entfernt. Die stabilen, meist etwas retrahierten (zurückgezogenen) Stumpfenden werden mittels eines absorbierbaren Fadens mit einer Kessler End-to-End-Naht zusammengezogen. Bei größerem Gewebedefekt kann mittels einer Umklappplastik (Gewebe einer anderen Sehnenscheide wird als Füllmaterial benutzt) das fehlende Gewebe ersetzt werden.
- **Kombiniertes Verfahren** mit Mini-open-Technik und perkutaner Unterstützung (Assal 2002, Calder 2005). Beim kombinierten Verfahren wird eine kleine Inzision zur Eröffnung der Haut und des subkutanen Fettgewebes medial der Verletzungsstelle ca. 1,5–2 cm lang durchgeführt (Rippstein 2002), um später die Sehnenstümpfe unter Sichtkontrolle adaptieren zu können. Dann wird das Paratenon eröffnet und die beiden Stumpfenden werden gesucht. Mit einem speziellen Gerät wird mit Hilfe von Nähten der proximale Stumpfanteil befestigt und dann nach distal gezogen. Genauso wird mit dem distalen Stumpfanteil verfahren. Die beiden Anteile werden dann zusammengenäht. Auch bei diesem Verfahren sind mittlerweile verschiedene Operationsvariationen beschrieben (Gorschwesky 2004).
- **Perkutane Operation:** Bei der perkutanen Operation werden 6 kleine Inzisionen durchgeführt, wobei sich jeweils zwei auf Höhe der Ruptur, zwei auf Höhe des muskulotendinösen Übergangs und zwei ca. 1 cm proximal des Kalkaneus befinden (Majewski 2006). Die Stumpfenden werden mit einem kreuzförmig eingebrachten Fadenmaterial gleichmäßig zusammengezogen. Dies geschieht in lokaler Betäubung, damit dem Patienten die Rückmeldung über eventuell auftretende Irritationen des N. suralis möglich ist. Nachteilig bei diesem Verfahren sind die nicht vorhandenen Sichtverhältnisse. Um Verletzungen des N. suralis zu vermeiden, können zwei lateral liegende Inzisionen (proximale und mittlere Inzision) etwas größer gestaltet werden (ca. 1,5 cm), um hier den N. suralis unter Sichtkontrolle zu schonen (Majewski 2006). Das Ergebnis sollte mittels Ultraschall kontrolliert werden (Cretnik 2005). Teilweise wird dieses Verfahren noch zusätzlich mit einer endoskopischen Unterstützung durchgeführt (Turgut 2002). Vorteile sind die geringere Narbenbildung, bessere Wundheilung (McClelland 2002), kürzere Operationszeiten (Haji 2004) und die geringeren Kosten. Das Verfahren erfordert mehr Erfahrung und genaueres Arbeiten des Operateurs. Die Rerupturrate ist wie bei anderen Operationsmethoden vergleichbar gering (Tomak 2004).

Diskussion: Die verschiedenen Operationstechniken unterscheiden sich nicht grundsätzlich von der Belastbarkeit der Sehne postoperativ. Hierfür ist die Verankerungstechnik verantwortlich. Standardmäßig benutzte Achillessehnennähte halten etwa 45–250 N aus, bevor sie reißen (Mullaney 2006). Cretnik (2000) fand Reißfestigkeiten von 69–326 N. Seltener benutzte Nahttechniken halten bis zu 453 N (Triple-bundle-Technik) aus (Jaakkola 2000). Geschätzte Achillessehnenbelastungen von 369 N treten auf, wenn der Fuß beim Gehen in Neutralstellung immobilisert wird. Mit Fersenerhöhung auf ca 10° Plantarflexion verringert sich die Belastung auf 191 N (Akizuki 2001).

Bis heute bleibt unklar, welche mechanischen Belastungen optimal sind. Zu wenig Belastung führt zu Atrophie, Adhäsionen und schlechteren funktionellen Ergebnissen (Akizuki 2001). Zu viel mechanische Belastung führt zu einer erhöhten Rerupturrate oder verzögert die Dauer der Ausheilung (Mullaney 2006). Aus diesem Grund sollte auch hier schmerzadaptiert, kriterien- und zeitorientiert vorgegangen werden. Zu schnelle Belastung mit Schmerzen wird nicht das gewünschte Ergebnis bringen. Eine frühe Belastung, die mittels Hilfsmittel langsam gesteigert werden kann, wird das Mittel der Wahl sein.

Chilemi (2002) zeigte, dass selbst nach einem Jahr die Ultrastruktur der Sehne noch verändert war. Die Fasern waren noch nicht optimal strukturiert. In den ersten Wochen kam es zu einer Zunahme des Sehnendurchmessers, der erst nach ca. 1 Jahr wieder nach und nach abnahm, aber noch nicht mit der gesunden Seite zu vergleichen war.

Zandbergen (2005) konnte in Tierversuchen keine mechanische Überlegenheit einer Operationsmethode nachweisen und empfiehlt, den Kostenfaktor stärker zu beachten. Andere Faktoren, wie z. B. die Erfahrung des Operateurs, Einsicht ins Operationsgebiet etc., sollten ebenfalls berücksichtigt werden. Somit scheint bei ausreichender Erfahrung und Können des Operateurs die perkutane Adaptation der Achillessehne hinsichtlich Kosten und funktionellen Outcomes in Zukunft die Methode der Wahl zu sein (Majewski 2006, persönliche Mitteilung).

Nachbehandlung

Die postoperative Nachbehandlung richtet sich normalerweise nach den Angaben des Operateurs. Diese sind durch die persönlichen Erfahrungen und das Wissen des Operateurs gesteuert. Leider entsprechen diese Therapieschemata häufig nicht dem aktuellen Stand der Wissenschaft oder sind nicht angepasst an den einzelnen Patienten. So versuchen wir auch bei dieser Pathologie, unsere Vorgehensweise an klinischen Parametern und Funktionstests zu orientieren.

Grundsätzlich werden 2 Nachbehandlungskonzepte unterschieden:

- Immobilisation in einem Schuh, Gips oder Brace für ca. 4–9 Wochen (Suchak 2006, Wills 1986) ohne erlaubte Bewegung und/oder Belastung.
- Frühfunktionelle Mobilisation mit sofort erlaubter Bewegung (unterschiedliches Ausmaß) und schmerzadaptierter Teil- oder Vollbelastung. Auch hier werden verschiedene Hilfsmittel nach Bedarf genutzt, wie z. B. Brace, Schuh, Tapeverband, Unterarmgehstützen (Jennings 2004, Speck 1998, Aoki 1998).

Die beiden Verfahren unterscheiden sich hinsichtlich der Dauer der Ruhigstellung, der Position der Ruhigstellung, der Erlaubnis der Gewichtsübernahme auf den Fuß sowie in Bezug auf das erlaubte aktive und passive Bewegungsausmaß. Die Studienlage zeigt für beide Verfahren Vor- und Nachteile, die gegeneinander aufgewogen werden müssen. Nur wenige Studien haben zwischen diesen beiden Verfahren direkt verglichen, so dass trotz allem ein Vergleich schwer fällt (Costa 2006, Mortensen 1999, Kangas 2003).

Kangas (2003) empfiehlt für Sportler und gut motivierte Patienten die frühfunktionelle Mobilisation, wobei er nur bei der isokinetischen Kraft einen Langzeitvorteil erkennen konnte, nicht aber für das funktionelle Outcome. Auch Kauranen (2002) konnte keine bedeutsamen Unterschiede zwischen den 2 verschiedenen postoperativen Vorgehensweisen feststellen. Er untersuchte aktive Parameter (Reaktionszeit, Tappingzeit: Zeit der Bodenberührungen in einer definierten Zeit etc.). Kerkhoffs (2002) konnte Vorteile hinsichtlich des kurzfristigen funktionellen Outcomes feststellen (kürzerer Krankenhausaufenthalt, schnellere Sportaufnahme), welche aber auf lange Sicht keine Rolle mehr spielten. Mortensen (1999) verglich zwei Behandlungsschemata, wobei die eine Gruppe nach 2 Wochen aktiv in die Dorsalextension bewegen durfte, die andere Gruppe wurde für 8 Wochen immobilisiert. Die frühfunktionell behandelte Gruppe hatte weniger Bewegungseinschränkungen, konnte schneller wieder arbeiten und Sport betreiben und war subjektiv zufriedener. Buchgraber (1997) fand bei der funktionellen Mobilisation weniger Krankheitstage sowie geringere Mobilitäts- und Kraftunterschiede.

So sollten Kostenfaktoren und psychologische Faktoren (fear avoidance, Hospitalisation etc.) mehr in den Vordergrund gestellt werden, um das Nachbehandlungsregime nach der Operation zu beurteilen. Hier sind tendenziell Vorteile für die frühfunktionelle Behandlung zu erkennen.

Nach der Freigabe der Beweglichkeit werden beide Nachbehandlungsverfahren absolut identisch gehandhabt. Entscheidend sind funktionelle Faktoren wie Schmerz, Beweglichkeit, Kraft und Koordination. Kibler (1997 und 1992) orientiert sich ebenfalls an den Wundheilungsphasen, die nur klinisch bestimmt werden können. So findet die Progression anhand klinischer Funktionstests statt.

Gewichtsbelastung versus Entlastung: Gewichtsübernahme auf den betroffenen Fuß wird seit Jahren intensiv diskutiert (Maffulli 2003, Carter 1992, Solvebornb 1994). Immer mehr Operateure lassen eine langsam ansteigende Gewichtsbelastung in einem speziellen Schuh oder Brace zu. Maffulli (2003) zeigte, dass Patienten, die direkt postoperativ mit dem Vorfuß belasten durften und nach 2 Wochen in einem speziellen Brace nach tolerierbarem Schmerz belasteten, bessere Ergebnisse hatten. Alle Patienten konnten am 10. postoperativen Tag voll belasten und benötigten nach 2,5 Wochen keine Unterarmgehstützen mehr.

Suchak (2006) konnte in einem systematischen Review (mit geringer Fallzahl) positive Tendenzen hinsichtlich der frühen Gewichtsbelastung finden. Sowohl die subjektive Patientenzufriedenheit als auch die Reruptur- und die Komplikationsrate zeigte geringe Überlegenheit.

Tabelle 7.14 Nachbehandlung nach operativer Therapie der Achillessehnenruptur

	Entzündungsphase	*Proliferationsphase (3–6. Woche)*	*Remodellierungsphase (ab 6. Woche)*
Beweglichkeit	▪ Kein Training möglich	▪ Schmerzfreie Bewegung in Plantarflexion und wenn möglich in Dorsalextension (bis max. 0°)	▪ Ab 6. Woche: Mobilisation an die Schmerzgrenze heran ▪ Ab der 8.–12. Woche darf bei hartnäckigen Bewegungseinschränkungen, langsam steigernd, in den Schmerz hinein gearbeitet werden ▪ Volles Bewegungsausmaß wird angestrebt
Kraft	▪ Kein Training möglich	▪ Kein Training möglich ▪ Umliegende Gelenke möglich	▪ Stufe A, B, C, D, E ▪ Stufen D und E können erst nach Abschluss der Stufe Koordination durchgeführt werden ▪ Sportartspezifische Belastungen frühestens ab 6. Monat ▪ Sprünge frühestens ab 6. Monat
Ausdauer	▪ Training über obere Extremität	▪ Stufe A, B	▪ Stufe A, B, C
Koordination	▪ Kein Training möglich	▪ Stufe A, B	▪ Stufe A, B ▪ Stufe C

Entzündungsphase: In der Entzündungsphase und sicherlich auch einige Tage danach macht es Sinn, die Sehne funktionell zu immobilisieren. Kibler (1997) empfiehlt 7–10 Tage, welches erfahrungsgemäß die Zeit ist, in der noch Entzündungszeichen zu erkennen sind. Maffulli (2003) erlaubt direkt postoperativ, den Vorfuß zu belasten, wobei der Fuß entweder in einem erhöhten Schuh oder in einer Schiene immobilisiert wird. Die Ruhigstellungsposition erfolgt meist zwischen 30° und 0° Plantarflexion, abhängig von der Adaptation der Sehnenstümpfe.

In dieser Phase sollten die bekannten therapeutischen Maßnahmen durchgeführt werden: Patienteninformation, wenn nötig Lymphdrainage oder bei pathologischen Entzündungsprozessen Eis, Quarkumschläge, Medikamente oder Ähnliches. Mechanische Belastung im Heilungsgebiet sollte, so gut es möglich ist, vermieden werden.

Zu frühe Mobilisation innerhalb der Entzündungsphase kann nachteilige Folgen haben, da es zu einer vermehrten Narbenbildung, einer verstärkten Entzündungsphase (See 2004, Enwemeka 1989) und einer Ausheilung in Verlängerung durch zu große plastische Deformation kommen kann (Mullaney 2006).

Kräftigungen auf der kontralateralen Seite oder an proximal liegenden Gelenken können unter Umständen indiziert sein (Sportler, schlechte Stützkraft etc.), müssen aber nicht unbedingt durchgeführt werden. Ausdauertraining ist gelenkfern möglich.

Proliferationsphase: In der Proliferationsphase sollte die Bewegungsverbesserung im Mittelpunkt stehen. Die Stabilität der Sehnennaht ist abhängig von der Adaptationstechnik und vom verwendeten Nahtmaterial (Cretnik 2000). Es sollte aber jedem Therapeuten bewusst sein, dass die mechanische Stabilität am Anfang nicht ausreicht, um mit großer Kraft die Dorsalextension zu verbessern. Vor allem schnelle Bewegungen (Sprünge, Stürze etc.) sollten vermieden werden.

Eine spezielle Narbenbehandlung halten wir bei physiologischem Wundheilungsverlauf für nicht notwendig, da durch Bewegungen in die Dorsalextension die innere Naht wie auch die außen sichtbare Hautnarbe in ihrer physiologischen Richtung strukturiert und damit keine Beweglichkeit einschränken wird. Zu viel Bewegung wird eher zu einer hypertrophierenden Narbe führen. Bisher haben wir auch nach intensiver Suche keine Studie gefunden, die einen positiven Effekt von Narbenmassage hinsichtlich der Narbenverklebungen bei physiologischem Heilungsverlauf aufzeigen konnte (siehe auch Patino 1999).

Beweglichkeit: Die hauptsächlich relevante Bewegungsrichtung ist die Dorsalextension. Erlaubt wird hier meist nur die Bewegung bis in die Neutralposition, die bei völliger subjektiver Schmerz- und Spannungsfreiheit auch leicht überschritten werden darf. Trotzdem sollten auch die anderen Bewegungsrichtungen des Fußes beachtet und bei Bedarf miteinbezogen werden. Die unterhalb der Schmerzgrenze in die subjektive Spannung hinein durchgeführten Mobilisationen sollten regelmäßig als Automobilisationen ausgeübt werden (zuerst ohne Gewichtsbelastung, später auch mit Gewichtsbelastung).

Kraft: Krafttraining macht in dieser Phase noch keinen Sinn, da die Stabilität der Narbe noch nicht gewährleistet ist. Kräftigungen umliegender Abschnitte sollten nun nach Bedarf intensiviert werden.

Ausdauer: Stufen A und B sind anzuwenden. Beim Fahrradergometer sollte darauf geachtet werden, dass das Bewegungsausmaß, durch Verstellung der Tretkurbel oder durch Belastung des Fußes mit der Ferse statt des Vorfußes, gering gehalten wird.

Koordination: In dieser Phase ist ein strukturiertes Koordinationstraining sinnvoll. Es muss der Kraft, der Mobilität, den Schmerzen und dem Hilfsmittel angepasst sein. Stufe A/B des Koordinationsmodells ist anzuwenden. Die Ausgangsstellung wird so weit wie möglich erschwert, um realistische Verhältnisse zu schaffen.

Manchmal kann es hilfreich sein, Stöcke (z. B. Nordic-Walking-Stöcke) zu benutzen, um dem Patienten eine Sicherheit zu geben. Diese sollten nach und nach weggelassen werden, wenn dies die Belastung erlaubt. Es sollte auf die Stellung des Kalkaneus geachtet werden, da hier in der mittleren Standbeinphase häufig übermäßige Pronation zu erkennen ist. Wenn möglich sollte sofort in der Vertikalen geübt werden.

Remodellierungsphase: In dieser Phase steht die Wiederherstellung der Kraft und der Alltagstauglichkeit im Vordergrund. Bei Achillessehnenrupturen ist das Hauptproblem die verbleibende Schwäche und die eingeschränkte Alltags- bzw. Sportfunktion. Um eine optimale Wiederherstellung zu erreichen, muss die Therapie mehr und mehr in ein Training übergehen. Hier muss eine sorgfältige Soll-Ist-Wert-Analyse durchgeführt werden, bei der die Defizite sichtbar werden, die im Training angegangen werden müssen. Eine Trainingsperiodisierung ist für Sportler zwingend notwendig. Sportrückkehr ist nach 6 Monaten möglich, wenn die funktionellen Parameter in Ordnung sind.

Beweglichkeit: Wenn Beweglichkeitseinschränkungen vorhanden sind, müssen diese durch Automobilisationen bzw. therapeutische Techniken beseitigt werden. Nicht nur die Plantarflexion, sondern auch die anderen Bewegungsrichtungen sollten auf Einschränkungen untersucht werden. Dabei sollte beachtet werden, dass mehr Beweglichkeit nicht unbedingt weniger Schmerzen oder mehr Funktionsgewinn bedeuten muss (manchmal sogar eher das Gegenteil).

Zu beachten sind pathologische Bewegungseinschränkungen wie z. B. anteriore oder posteriore Tibiaausziehungen (knöcherne Anbauten, Tenosynovitis, Sesambeine), die ein anteriores oder posteriores tibiotalares Impingementsyndrom hervorrufen können. Hier ist eine weitere Mobilisation kontraindiziert, da sie reaktiv die Einschränkung eher verstärken wird. Eine genaue Ursachensuche ist hier notwendig, um gezielt dagegen anzugehen. Manchmal kann bei knöchernen Ausziehungen eine operative Entfernung des überstehenden Anteils indiziert sein.

Beweglichkeitsübungen, die Schmerzen verursachen und keinerlei Bewegungsverbesserung zeigen, sollten kritisch hinterfragt werden. Hypothetische Bewegungsnormen sind nicht auf alle Patienten zu übertragen und somit nicht grundsätzlich als Ziel für alle Patienten realistisch. Am Sprunggelenk sollte ein Seitenvergleich eine grobe Orientierung des zu erwartenden Bewegungsausmaßes geben.

Kraft: Ambacher (2001) konnte signifikante Maximal- und Schnellkraftdefizite nach operativ versorgter Achillessehnenruptur nachweisen, die durch ein intensives Krafttraining rückgängig gemacht werden müssen. Diese Phase sollte nicht vor einem Jahr beendet werden, da die Kraftverluste nur durch intensives und lang anhaltendes Training kompensiert werden können. Weiterhin scheint entscheidend zu sein, dass die gewählte Therapie bzw. Sportart die verletzte Struktur ausreichend belastet. So konnte man an Tieren zeigen, dass Lauftherapie einen signifikanten Einfluss auf die maximale Reißfestigkeit einer verletzten Sehne hat (See 2004). Durch Schwimmen konnte keinerlei Verbesserung im Vergleich zur Kontrollgruppe nachgewiesen werden. Ob der entscheidende Impuls zur Strukturierung der Sehne durch die Belastung gegen die Schwerkraft kam oder durch die geringere Muskelaktivierung und das geringe Bewegungsausmaß, bleibt unklar (See 2004). So muss das Krafttraining nach und nach in der Intensität gesteigert werden, um die auch nach der Beseitigung der Immobilisation weiter voranschreitende Atrophie zu stoppen und später zu beseitigen (Maxwell 1992). Ein Hypertrophietraining muss im Anschluss an ein Kraftausdauertraining durchgeführt werden, um die meist massiven Atrophien zu reduzieren. Weiterhin sollte besonders auf das Training der Plantarflexoren aus der Plantarflexion heraus geachtet werden. Mullaney (2006) fand bei operierten Patienten noch nach mehr als einem Jahr ein Kraftdefizit der Plantarflexoren aus 10° und 20° Plantarflexion. Er konnte eine Differenz von 20% bzw. 34% im Verhältnis zur gesunden Seite nachweisen. Diese Differenz konnte nicht aus Neutral- und Dorsalextensionsstellung gefunden werden (Mullaney 2006).

Vorschläge für den Aufbau eines Krafttrainings der Plantarflexoren finden sich im Abschnitt der konservativen Behandlung von Achillessehnenrupturen (siehe Remodellierungsphase). Es sollten aber auch die anderen Muskeln, die zur Bewegung und Stabilität des Fußes beitragen, in ein Krafttraining integriert werden, so dass alle Bewegungsrichtungen trainiert werden sollten.

Koordination: In der Remodellierungsphase sollten hauptsächlich Übungen der Stufen B und C durchgeführt werden. Die Progression richtet sich nach den Leistungen des Patienten (siehe Progression Außenbandruptur). Die Progression der Stufe C ist im Abschnitt der konservativen Behandlung von Achillessehnenrupturen dargestellt.

Ausdauer: Hier können alle Ausdauerarten beübt werden, je nach Ziel des Patienten. Die Steigerung der Umfänge und der Intensität sollte wesentlich langsamer vonstatten gehen als die Anpassungen des Herz-Kreislauf-Systems.

Progression: Die Progression kann sich an der Behandlung der Außenbandruptur orientieren. Hier können die gleichen Übungen gemacht werden mit individuellen Betonungen.

Zusammenfassung

- Die Achillessehnenruptur kann konservativ und operativ behandelt werden. Für beide Vorgehensweisen gibt es sowohl eine frühfunktionelle Mobilisation als auch eine Immobilisation als Empfehlung. Die Ergebnisse sind uneinheitlich und die Entscheidung für ein Therapieverfahren sollte unter Berücksichtigung von Alter und Aktivitätsniveau des Patienten getroffen werden.
- Hauptproblem bei der Nachbehandlung bleiben die Funktionseinschränkungen des Patienten, die meist im Zusammenhang mit reduzierter Kraft, Beweglichkeit, persistierenden Schmerzen und der eingeschränkten Sportfähigkeit zu sehen sind.
- Patienten können nach Abklingen der Entzündungsphase schmerzadaptiert mobilisiert werden. Die weitere Therapie sollte anhand von funktionellen Tests gesteigert werden. Sportliche Aktivität sollte frühestens nach 6–12 Monaten begonnen werden mit dem Wissen, dass die Stabilität der Sehne noch nicht vollständig wiederhergestellt ist.

Literatur zu Kapitel 7

Adamson C, Cymet T. Ankle sprains: evaluation, treatment, rehabilitation. Md Med J. 1997; 46:530.

Aerts P, Ker RF, de Clercq D et al. The effects of isolation on the mechanics of the human heel pad. J Anat. 1996; 188:417.

Aerts P, Ker RF, de Clercq D et al. The mechanical properties of the human heel pad: a paradox resolved. J Biomech. 1995; 28:1299.

Akizuki KH, Gartman EJ, Nisonson B et al. The relative stress on the Achilles tendon during ambulation in an ankle immobiliser: implications for rehabilitation after Achilles tendon repair. Br J Sports Med. 2001; 35:329.

Alfredson H, Pietilä T, Lorentzon R. Chronic Achilles tendinitis and calf muscle strength. Am J Sports Med. 1996; 24:829.

Alfredson H, Pietilä T, Öhberg L et al. Achilles tendinosis and calf muscle strength: the effect of short-term immobilization after surgical treatment. Am J Sports Med. 1998; 26:166.

Alfredson H, Nordström P, Lorentzon R. Prolonged progressive calcaneal bone loss despite early weightbearing rehabilitation in patients surgically treated for Achilles tendinosis. Calcif Tissue Int. 1998; 62:166.

Alfredson H, Thorsen K, Lorentzon R et al. In situ microdialysis in tendon tissue: high levels of glutamate but not prostaglandin E^2 in chronic Achilles tendon pain. Knee Surg Sports Traumatol Arthrosc. 1999; 7:378.

Alfredson H, Pietiä T, Jonsson P et al. Heavy-load eccentric calf muscle training for the treatment of chronic Achilles tendinosis. Am J Sports Med. 1998; 26:360.

Alfredson J, Lorentzon R. Chronic Achilles tendinosis. Recommendations for treatment and prevention. Sports Med. 2000; 29:135.

Alfredson H, Lorentzon R. Intratendinous glutamate levels and eccentric training in chronic Achilles tendinosis: a prospective study using microdialysis technique. Knee Surg Sports Traumatol Arthrosc. 2003; 11:196.

Alfredson H, Ohberg L. Neovascularisation in chronic painful patellar tendinosis–promising results after sclerosing neovessels outside the tendon challenge the need for surgery. Knee Surg Sports Traumatol Arthrosc. 2005; 13:74.

Alfredson H, Ohberg L. Sclerosing injections to areas of neo-vascularisation reduce pain in chronic Achilles tendinopathy: a double-blind randomi-

sed controlled trial. Knee Surg Sports Traumatol Arthrosc. 2005; 13:338.
Alfredson H. Conservative management of Achilles tendinopathy: new ideas. Foot Ankle Clin N Am. 2005; 10:321.
Alfredson H. Conservative management of Achilles tendinopathy: new ideas. Foot Ankle Clin. 2005; 10:321.
Alfredson H. The chronic painful Achilles and patellar tendon: research on basic biology and treatment. Scand J Med Sci Sports. 2005;15:252.
Alfredson H, Ohberg L. Increased intratendinous vascularity in the early period after sclerosing injection treatment in Achilles tendinosis: a healing response? Knee Surg Sports Traumatol Arthrosc. 2006;14:399.
Allenmark C. Partial Achilles tendon tears. Clin Sports Med 1992;11:759.
Almekinders LC. The use of growth factors in the management of tendinopathies. In: Maffulli N, Renträm P, Leadbetter WB. Tendon injuries. Basic sciences and clinical medicine. Springer-Verlag 2005.
Alonso A, Khoury L, Adams R. Clinical tests for ankle syndesmosis injury: reliability and prediction of return to function. J Orthop Sports Phys Ther. 1998;27:276.
Alt W, Lohrer H, Gollhofer A. Functional properties of adhesive ankle taping: neuromuscular and mechanical effects before and after exercise. Foot Ankle Int. 1999;20:238.
Ambacher T, Kuhn P, Schmidt R et al. Muscle strength and functional results after surgical repair of Achilles tendon rupture with fibrin gluing. Zentralbl Chir. 2001;126:989.
Ambagtsheer JB. The function of the muscles of the lower leg in relation to movements of the tarsus. Acta Orthop Scand Suppl. 1978;172:1.
Anderson ME. Reconstruction of the lateral ligaments of the ankle using the plantaris tendon. J Bone Joint Surg Am. 1985;67:930.
Angermann P, Jensen P. Osteochondritis dissecans of the talus: long-term results of surgical treatment. Foot Ankle. 1989;10:161.
Aoki M, Ogiwara N, Ohta T et al. Early active motion and weightbearing after cross-stitch Achilles tendon repair. Am J Sports Med. 1998;26:794.
Ardevol J, Bolibar I, Belda V et al. Treatment of complete rupture of the lateral ligaments of the ankle: a randomized clinical trial comparing cast immobilization with functional treatment. Knee Surg Sports Traumatol Arthrosc. 2002;10:371.
Arndt AN, Komi PV, Bruggeman GP et al. Individual muscle contribution to the in vivo Achilles tendon force. Clin Biomech. 1998;13:532.
Arnold BL, Docherty CL. Bracing and rehabilitation – what's new. Clin Sports Med. 2004;23:83.
Assal M, Jung M, Stern R et al. Limited open repair of Achilles tendon ruptures: a technique with a new instrument and findings of a prospective multicenter study. J Bone Joint Surg Am. 2002;84:161.
Aström M, Rausing A. Chronic Achilles tendinopathy. A survey of surgical and histopathologic findings. Clin Orthop Relat Res. 1995;316:151.
Aström M, Westlin N. Blood flow in chronic Achilles tendinopathy. Clin Orthop. 1994;308:166.
Aström M, Westlin N. No effect of piroxicam on achilles tendinopathy. A randomized study of 70 patients. Acta Orthop Scand. 1992;63:631.
Aström M. Partial rupture in chronic achilles tendinopathy. A retrospective analysis of 342 cases. Acta Orthop Scand. 1998;69:404.
Athanasiou KA, Niederauer GG, Schenck RC Jr. Biomechanical topography of human ankle cartilage. Ann Biomed Eng. 1995;23:697.
Attarian DE, McCrackin HJ, Devito DP et al. A biomechanical study of human lateral ankle ligaments and autogenous reconstructive grafts. Am J Sports Med. 1985; 13: 377.
Bachmann LM, Kolb E, Koller MT et al. Accuracy of Ottawa ankle rules to exclude fractures of the ankle and mid-foot: systematic review. BMJ. 2003; 326: 417.
Bahr R, Pena F, Shine J et al. Ligament force and joint motion in the intact ankle: a cadaveric study. Knee Surg Sports Traumatol Arthrosc. 1998; 6: 115.
Ball S. Propriozeptives Training mit Elektrostimulation. Zeitschrift für Krankengymnastik. 1997; 49: 1281.
Bartonicek J. Anatomy of the tibiofibular syndesmosis and its clinical relevance. Surg Radiol Anat. 2003; 25: 379.
Baruah DR. Bilateral spontaneous rupture of the Achilles tendons in a patient on long-term systemic steroid therapy. Br J Sports Med. 1984; 18: 128.
Bauer RS, Ochsner PE. Nosology of osteochondrosis dissecans of the trochlea of the talus. Z Orthop Ihre Grenzgeb. 1987; 125: 194.
Baums MH, Heidrich G, Schultz W et al. Autologous chondrocyte transplantation for treating cartilage defects of the talus. J Bone Joint Surg Am. 2006; 88: 303.

Becker HP, Ebner S, Ebner D et al. 12-year outcome after modified Watson-Jones tenodesis for ankle instability. Clin Orthop Relat Res. 1999; 358: 194.

Beckman SM, Buchanan TS. Ankle inversion injury and hypermobility: effect on hip and ankle muscle electromyography onset latency. Arch Phys Med Rehabil. 1995; 76: 1138.

Berkowitz MJ, Kim DH. Fibular position in relation to lateral ankle instability. Foot Ankle Int. 2004; 25: 318.

Beumer A, Valstar ER, Garling EH et al. Kinematics of the distal tibiofibular syndesmosis: radiostereometry in 11 normal ankles. Acta Orthop Scand. 2003; 74: 337.

Beynnon BD, Murphy DF, Alosa DM. Predictive Factors for Lateral Ankle Sprains: A Literature Review. J Athl Train. 2002; 37: 376.

Bhandari M, Guyatt GH, Siddiqui F et al. Treatment of acute Achilles tendon ruptures: a systematic overview and metaanalysis. Clin Orthop Relat Res. 2002; 400: 190.

Biedert R. Anterior ankle pain in sports medicine: aetiology and indications for arthroscopy. Arch Orthop Trauma Surg. 1991; 110: 293.

Biedert R. Osteochondral lesions of the talus. Unfallchirurg. 1989; 92: 199.

Böhm E, Thiel A, Czieske S. Achilles tendon rupture. Anamnestic and morphologic studies and considerations on the etiology. Sportverletz Sportschaden. 1990; 4: 22.

Boss AP, Hintermann B. Anatomical study of the medial ankle ligament complex. Foot Ankle Int. 2002; 23: 547.

Boszotta H, Sauer G. Chronic fibular ligament insufficiency at the upper ankle joint. Late results after modified Watson-Jones plastic surgery. Unfallchirurg. 1989; 92: 11.

Boushel R, Langberg H, Green S et al. Blood flow and oxygenation in peritendinous tissue and calf muscle during dynamic exercise in humans. J Physiol. 2000; 524: 305.

Boyce SH, Quigley MA, Campbell S. Management of ankle sprains: a randomised controlled trial of the treatment of inversion injuries using an elastic support bandage or an Aircast ankle brace. Br J Sports Med. 2005; 39: 91.

Boyle J, Negus V. Joint position sense in the recurrently sprained ankle. Aust J Physiother. 1998; 44: 159.

Bressel E, Larsen BT, McNair PJ et al. Ankle joint proprioception and passive mechanical properties of the calf muscles after an Achilles tendon rupture: a comparison with matched controls. Clin Biomech. 2004; 19: 284.

Brosky T, Nyland J, Nitz A et al. The ankle ligaments: consideration of syndesmotic injury and implications for rehabilitation. J Orthop Sports Phys Ther. 1995; 21: 197.

Bruns J, Kampen J, Kahrs J, et al. Achilles tendon rupture: experimental results on spontaneous repair in a sheep-model. Knee Surg Sports Traumatol Arthrosc. 2000; 8: 364.

Bruns J, Scherlitz J, Luessenhop S. The stabilizing effect of orthotic devices on plantar flexion/dorsal extension and horizontal rotation of the ankle joint. An experimental cadaveric investigation. Int J Sports Med. 1996; 17: 614.

Brunt D, Andersen JC, Huntsman B et al. Postural responses to lateral perturbation in healthy subjects and ankle sprain patients. Med Sci Sports Exerc. 1992; 24: 171.

Buchgraber A, Passler HH. Percutaneous repair of Achilles tendon rupture. Immobilization versus functional postoperative treatment. Clin Orthop Relat Res. 1997; 341: 113.

Buckup K. Klinische Tests an Knochen, Gelenken und Muskeln: Untersuchungen, Zeichen, Phänomene. Stuttgart: Thieme; 1995.

Budny A. Subtalar joint instability: current clinical concepts. Clin Podiatr Med Surg North Am. 2004; 21: 449.

Bullock-Saxton JE, Janda V, Bullock M. The influence of ankle sprain injury on muscle activation during hip extension. Int J Sports Med. 1994; 15: 330.

Bullock-Saxton JE. Local sensation changes and altered hip muscle function following severe ankle sprain. Phys Ther. 1994; 74: 17.

Bullock-Saxton JE. Sensory changes associated with severe ankle sprain. Scand J Rehabil Med. 1995; 27: 161.

Burdett RG. Forces predicted at the ankle during running. Med Sci Sports Exerc. 1982; 14: 308.

Burks RT, Morgan J. Anatomy of the lateral ankle ligaments. Am J Sports Med. 1994; 22: 72.

Burks, RT, Bean BG, Marcus R et al. Analysis of athletic performance with prophylactic ankle devices. Am J Sports Med 1991; 10: 104.

Button G, Pinney S. A meta-analysis of outcome rating scales in foot and ankle surgery: is there a valid, reliable, and responsive system? Foot Ankle Int. 2004; 25: 521.

Calder JDF, Saxby TS. Early, active rehabilitation following mini-open repair of Achilles tendon rupture: a prospective study. Br J Sports Med. 2005; 39: 857.

Calhoun JH, Eng M, Li F et al. A comprehensive study of pressure distribution in the ankle joint with

inversion and eversion. Foot Ankle Int. 1994; 15: 125.
Cannon LB, Hackney RG. Anterior tibiotalar impingement associated with chronic ankle instability. J Foot Ankle Surg. 2000; 39: 383.
Carr AJ, Norris SH. The blood supply of the calcaneal tendon. J Bone Joint Surg Br. 1989; 71: 100.
Carter TR, Fowler PJ, Blokker C. Functional postoperative treatment of Achilles Ftendon repair. Am J Sports Med. 1992; 20: 459.
Cass JR, Settles H. Ankle in stability: in vitro kinematics in response to axial load. Foot Ankle Int. 1994; 15: 134.
Castro MD. Ankle biomechanics. Foot Ankle Clin. 2002; 7: 679.
Cavanagh PR, Morag E, Boulton AJM et al. The relationship of static foot structure to dynamic foot function. J Biomechanics. 1997; 30: 243.
Cawley PW, France EP. Biomechanics of the lateral ligaments of the ankle: an evaluation of the effects of axial load and single plane motions on ligament strain patterns. Foot Ankle. 1991; 12: 92.
Cetti R, Christensen SE, Ejsted R et al. Operative versus nonoperative treatment of Achilles tendon rupture. A prospective randomized study and review of the literature. Am J Sports Med. 1993; 21: 791.
Chillemi C, Gigante A, Verdenelli A et al. Percutaneous repair of Achilles tendon rupture: ultrasonographical and isokinetic evaluation. Foot and Ankle Surgery. 2002; 8: 267.
Clanton TO, Paul P. Syndesmosis injuries in athletes. Foot Ankle Clin. 2002; 7: 529.
Collins N, Teys P, Vicenzino B. The initial effects of a Mulligan's mobilization with movement technique on dorsiflexion and pain in subacute ankle sprains. Man Ther. 2004; 9: 77.
Cordova ML, Ingersoll CD, LeBlanc MJ. Influence of ankle support on joint range of motion before and after exercise: a meta-analysis. J Orthop Sports Phys Ther. 2000; 30: 170;
Costa ML, MacMillan K, Halliday D et al. Randomised controlled trials of immediate weight-bearing mobilisation for rupture of the tendo Achillis. J Bone Joint Surg Br. 2006; 88: 69.
Cretnik A, Kosanovic M, Smrkolj V et al. Percutaneous versus open repair of the ruptured Achilles tendon. A comparative study. Am J Sports Med. 2005; 33: 1369.
Curwin SL. Rehabilitation aften tendon injuries. In: Maffulli N, Renström P, Leadbetter WB. Tendon injuries. Basic sciences and clinical medicine. Springer-Verlag 2005.
Dann K, Wahler G, Neubauer N et al. Concomitant injuries after upper ankle joint dislocations. Sportverletz Sportschaden. 1996; 10: 67.
Davies GJ, Matheson JW. In: Nyska M, Mann G. The Unstable Ankle. Human Kinetics; 2002.
Davies GJ, Zillmer DA. Functional progression of exercise during rehabilitation. In Ellenbecker, TS, ed. Knee Ligament Rehabilitation. Churchill Livingstone: New York; 1999.
Davis WH, Sobel M, Diarlo EF et al. Gross, histological, and microvascular anatomy and biomechanical testing of the spring ligament complex. Foot Ankle Int. 1996; 17: 317.
De Bie RA, de Vet HC, van den Wildenberg FA, et al. The prognosis of ankle sprains. Int J Sports Med. 1997; 18: 285.
Dellon AL, Barrett SL. Sinus tarsi denervation: clinical results. J Am Podiatr Med Assoc. 2005; 95: 108.
Denegar CR, Hertel J, Fonseca J. The effect of lateral ankle sprain on dorsiflexion range of motion, posterior talar glide, and joint laxity. J Orthop Sports Phys Ther. 2002; 32: 166.
Dent CM, Graham GP. Osteogenesis imperfecta and Achilles tendon rupture. Injury. 1991; 22: 239.
Devinney S, Prieskorn D. Neuromuscular examination of the foot and ankle. Foot Ankle Clin. 2000; 5: 213.
DiGiovanni BF, Fraga CJ, Cohen BE et al. Associated injuries found in chronic lateral ankle instability. Foot Ankle Int. 2000; 21: 809.
Docherty CL, Arnold BL, Gansneder BM et al. Functional-Performance Deficits in Volunteers With Functional Ankle Instability. J Athl Train. 2005; 40: 30.
Dutton M. Orthopaedic: Examination, Evaluation & Intervention. New York: McGraw-Hill; 2004.
Earll M, Wayne J, Brodrick C et al. Contribution of the deltoid ligament to ankle joint contact characteristics: A cadaver study. Foot Ankle Int. 1996; 17:317.
Eils E, Rosenbaum D. A multi-station proprioceptive exercise program in patients with ankle instability. Med Sci Sports Exerc. 2001; 33: 1991.
Eils E, Rosenbaum D. The main function of ankle braces is to control the joint position before landing. Foot Ankle Int. 2003; 24: 263.
Enwemeka CS. Inflammation, cellularity, and fibrillogenesis in regenerating tendon: implications for tendon rehabilitation. Phys Ther. 1989; 69: 816.
Eren OT, Kucukkaya M, Kabukcuoglu Y et al. The role of a posteriorly positioned fibula in ankle sprain. Am J Sports Med. 2003; 31: 995.

Fahlström M, Jonsson P, Lorentzon R et al. Chronic Achilles tendon pain treated with eccentric calf-muscle training. Knee Surg Sports Traumatol Arthrosc. 2003; 11: 327.

Ferkel RD, Karzel RP, Del Pizzo W et al. Arthroscopic treatment of anterolateral impingement of the ankle. Am J Sports Med. 1999; 19: 440.

Fernandes N, Allison GT, Hopper D. Peroneal latency in normal and injured ankles at varying angles of perturbation. Clin Orthop Relat Res. 2000; 375: 193.

Flick AB, Gould N. Osteochondritis dissecans of the talus (transchondral fractures of the talus): review of the literature and new surgical approach for medial dome lesions. Foot Ankle. 1985; 5: 165.

Franco AH. Pes cavus and pes planus. Analyses and treatment. Phys Ther. 1987; 67: 688.

Freeman MA, Wyke B. Articular reflexes at the ankle joint: an electromyographic study of normal and abnormal influences on ankle joint mechanoreceptors upon reflex activity in the leg muscles. Br J Surg 1967; 54: 990.

Frey C, Feder KS, DiGiovanni C. Arthroscopic evaluation of the subtalar joint: does sinus tarsi syndrome exist? Foot Ankle Int. 1999; 29: 185.

Frick H. Diagnosis, therapy and results of acute instability of the syndesmosis of the upper ankle joint. Orthopade. 1986; 15: 423.

Frick H. Zur Entstehung, Klinik, Diagnostik und Therapie der isolierten Verletzung der tibiofibularen Syndesmose. Unfallheilkd. 1978; 81: 542.

Fukashiro S, Komi PV, Järvinen M et al. In vivo Achilles tendon loading during jumping in humans. Eur J Appl Physiol. 1995; 71: 453.

Garn SN, Newton RA. Kinesthetic awareness in subjects with multiple ankle sprains. Phys Ther 1988; 68: 1667.

Geideman WM, Johnson JE. Posterior tibial tendon dysfunction. J Orthop Sports Phys Ther. 2000; 30: 68.

Giannini S, Buda R, Faldini C et al. Surgical treatment of osteochondral lesions of the talus in young active patients. J Bone Joint Surg Am. 2005; 87 Suppl 2: 28.

Gisslen K, Ohberg L, Alfredson H. Is the chronic painful tendinosis tendon a strong tendon? : A case study involving an Olympic weightlifter with chronic painful Jumper's knee. Knee Surg Sports Traumatol Arthrosc. 2006; 22. [Epub ahead of print.]

Gokeler A, Knopf M, Lehmann M et al. Neue Erkenntnisse in der physiotherapeutischen Behandlung beim akuten Inversionstrauma des Sprunggelenks. In: Engelhardt M, Freiwald J, Zichner L. Sprunggelenk und Fuß. Novartis Pharma Verlag; Wehr. 2002.

Gollhofer A, Scheuffelen C, Lohrer H. Neuromuskuläre Trainingsformen und ihre funktionelle Auswirkung auf die Stabilisierung im Sprunggelenk. In: Zichner L, Engelhardt M, Freiwald J. Neuromuskuläre Dysbalance. Novartis Pharma Verlag; 1997.

Gorschewsky O, Pitzl M, Purz A et al. Percutaneous repair of acute Achilles tendon rupture. Foot Ankle Int. 2004; 25: 219.

Grass R, Herzmann K, Biewener A et al. Verletzungen der unteren tibiofibularen Syndesmose. Unfallchirurg. 2000; 3: 520.

Green T, Refshauge K, Crosbie J et al. A randomized controlled trial of a passive accessory joint mobilization on acute ankle inversion sprains. Phys Ther. 2001; 81: 984.

Greenwald AS, Matejczyk MB. Pathomechanics of the human ankle joint [proceedings] Bull Hosp Joint Dis. 1977; 38: 105.

Gribble PA, Hertel J, Denegar CR et al. The Effects of Fatigue and Chronic Ankle Instability on Dynamic Postural Control. J Athl Train. 2004; 39: 321.

Gross MT. Effects of recurrent lateral ankle sprains on active and passive judgments of joint position. Phys Ther. 1987; 67: 1505.

Haji A, Sahai A, Symes A et al. Percutaneous versus open tendo achillis repair. Foot Ankle Int. 2004; 25: 215.

Hale SA, Hertel J. Reliability and Sensitivity of the Foot and Ankle Disability Index in Subjects With Chronic Ankle Instability. J Athl Train. 2005; 40: 35.

Hansen P, Aagaard P, Kjaer M et al. Effect of habitual running on human Achilles tendon load-deformation properties and cross-sectional area. J Appl Physiol. 2003; 95: 2375.

Harper MC. The lateral ligamentous support of the subtalar joint. Foot Ankle. 1991; 11: 354.

Hartsell HD, Spaulding SJ. Eccentric/concentric ratios at selected velocities for the invertor and evertor muscles of the chronically unstable ankle. Br J Sports Med. 1999; 33: 255.

Henderson I, La Valette D. Ankle impingement: combined anterior and posterior impingement syndrome of the ankle. Foot Ankle Int. 2004; 25: 632.

Hertel J. Functional Anatomy, Pathomechanics, and Pathophysiology of Lateral Ankle Instability. J Athl Train. 2002; 37: 364.

Hertel J. Functional instability following lateral ankle sprain. Sports Med. 2000; 29: 361.

Hertel J. The complex etiology of lateral ankle instability. J Orthop Sports Phys Ther. 2005; 35: A9.
Hicks JH. The mechanics of the foot. II. The plantar aponeurosis and the arch. J Anat. 1954; 88: 25.
Higuera J, Laguna R, Peral M et al. Osteochondritis dissecans of the talus during childhood and adolescence. J Pediatr Orthop. 1998; 18: 328.
Hintermann B, Gachter A. The first metatarsal rise sign: a simple, sensitive sign of tibialis posterior tendon dysfunction. Foot Ankle Int. 1996; 4: 236.
Hintermann B. Biomechanics of the unstable ankle joint and clinical implications. Med Sci Sports Exerc. 1999; 31: S459.
Hirose CB, McGarvey WC. Peripheral nerve entrapments. Foot Ankle Clin. 2004; 9: 255.
Hirschmüller A, Baur H, Müller S et al. Quantifizierung der Kraftfähigkeit und der neuromuskulären Effizienz bei Gesunden und Läufern mit chronischen Achillessehnenbeschwerden. Deutsche Zeitschrift für Sportmedizin. 2005; 56: 39.
Hochschild J. Strukturen und Funktionen begreifen: funktionelle Anatomie – therapierelevante Details. Band 2. LWS, Becken und Hüftgelenk, untere Extremität. Stuttgart: Thieme; 2002.
Hoffman M, Payne VG. The effects of proprioception ankle disc training on healthy subjects. J Orthop Sports Phys Ther. 1995; 21: 220.
Hollis JM, Blasier RD, Flahiff CM. Simulated lateral ankle ligamentous injury. Change in ankle stability. Am J Sports Med. 1995; 23: 672.
Holme E, Magnusson SP, Becher K et al. The effect of supervised rehabilitation on strength, postural sway, position sense and re-injury risk after acute ankle ligament sprain. Scand J Med Sci Sports. 1999; 9: 104.
Hopkinson WJ, St Pierre P, Ryan JB et al. Syndesmosis sprains of the ankle. Foot Ankle. 1990; 10: 325.
Huang CK, Kitaoka HB, An KN et al. Chao EY. Biomechanical evaluation of longitudinal arch stability. Foot Ankle. 1993; 14: 353.
Hubbard TJ, Denegar CR. Does Cryotherapy Improve Outcomes With Soft Tissue Injury? J Athl Train. 2004; 39: 278.
Hunt AE, Smith RM. Mechanics and control of the flat versus normal foot during the stance phase of walking. Clin Biomech. 2004; 19: 391.
Huson A. Biomechanics of the subtalar joint: a reappraisal. Chir. Piede. 1985; 9: 389.
Inglis AE, Sculco TP. Surgical repair of ruptures of the tendo Achilles. Clin Orthop. 1981; 156: 160.
Ingvar J, Tagil M, Eneroth M. Nonoperative treatment of Achilles tendon rupture. Acta Orthop. 2005; 76: 597.
Jaakkola JI, Beskin JL, Griffith LH et al. Early ankle motion after triple bundle technique repair vs. casting for acute Achilles tendon rupture. Foot Ankle Int. 2001; 22: 979.
Jaakkola JI, Hutton WC, Beskin JL et al. Achilles tendon rupture repair: biomechanical comparison of the triple bundle technique versus the Krakow locking loop technique. Foot Ankle Int. 2000; 21: 14.
Järvinen TAH, Kannus P, Maffulli N et al. Achilles tendon disorders. Etiology and epidemiology. Foot Ankle Clin N Am. 2005; 10: 255.
Jennings AG, Sefton GK, Newman RJ. Repair of acute rupture of the Achilles tendon: a new technique using polyester tape without external splintage. Ann R Coll Surg Engl. 2004; 86: 445.
Jennings J, Davies GJ. Treatment of cuboid syndrome secondary to lateral ankle sprains: a case series. J Orthop Sports Phys Ther. 2005; 35: 409.
Johnson KA. Tibialis posterior tendon rupture. Clin Orthop Relat Res. 1983; 177: 140.
Jozsa L, Kvist M, Balint BJ et al. The role of recreational sport activity in Achilles tendon rupture: a clinical, pathoanatomical, and sociological study of 292 cases. Am J Sports Med. 1989; 17: 338.
Kader D, Mosconi, Benazzo F et al. Achilles Tendon Rupture. In: Mafulli N, Renström P, Leadbetter WB. Tendon injuries. Springer-Verlag; 2004.
Kader D, Saxena A, Movin T et al. Achilles tendinopathy: some aspects of basic science and clinical management. Br J Sports Med. 2002; 36: 239.
Kangas J, Pajala A, Siira P et al. Early functional treatment versus early immobilization in tension of the musculotendinous unit after Achilles rupture repair: a prospective, randomized, clinical study. J Trauma. 2003; 54: 1171.
Kannus P, Renström P. Current concepts review. Treatment of acute tears of the lateral ligaments of the ankle. Operation, cast, or early controlled mobilization. J Bone Joint Surg. 1991; 73: 305.
Kapandji IA. Funktionelle Anatomie der Gelenke. Stuttgart: Hippokrates Verlag; 1999.
Karlsson J, Andreasson GO. The effect of external ankle support in chronic lateral ankle joint instability. An electromyographic study. Am J Sports Med. 1992; 20: 257.
Karlsson J, Eriksson BI, Renström PA. Subtalar ankle instability. Sports Med. 1997; 24: 337.
Karlsson J, Lansinger O. Lateral instability of the ankle joint. Clin Orthop Relat Res. 1992; 276: 253.
Karlsson J, Rudholm O, Bergsten T et al. Early range of motion training after ligament reconstruction of the ankle joint. Knee Surg Sports Traumatol Arthrosc. 1995; 3: 173.

Kato T. The diagnosis and treatment of instability of the subtalar joint. J Bone Joint Surg Br. 1995; 77: 400.

Kauranen K, Kangas J, Leppilahti J. Recovering motor performance of the foot after Achilles rupture repair: a randomized clinical study about early functional treatment vs. early immobilization of Achilles tendon in tension. Foot Ankle Int. 2002; 23: 600.

Keefe DT, Haddad SL Subtalar instability. Etiology, diagnosis, and management. Foot Ankle Clin. 2002; 7: 577.

Kerkhoffs GM, Struijs PA, Raaymakers EL et al. Functional treatment after surgical repair of acute Achilles tendon rupture: wrap vs walking cast. Arch Orthop Trauma Surg. 2002; 122: 102.

Khan KM, Cook J. The painful nonruptured tendon: clinical aspects. Clin Sports Med. 2003; 22: 711.

Khan KM, Cook JL, Bonar F et al. Histopathology of common tendinopathies. Update and implications for clinical management. Sports Med. 1999; 27: 393.

Khan KM, Cook JL, Maffulli N et al. Where is the pain coming from in tendinopathy? It may be biochemical, not only structural, in origin. Br J Sports Med. 2000; 34: 81.

Khan KM, Cook JL. Overuse tendon injurers: where does the pain come from? Sports Med Arthroscopy. 2000; 8: 17.

Khan RJ. Treatment of acute achilles tendon ruptures. J Bone Joint Surg Am. 2006; 88:1160.

Khan RJK, Fick D, Keogh A et al. Treatment of acute Achilles tendon ruptures. A meta-analysis of randomized, controlled trials. J Bone Joint Surg Am. 2005; 87: 2202.

Khin-Myo-Hla, Ishii T, Sakane M et al. Effect of anesthesia of the sinus tarsi on peroneal reaction time in patients with functional instability of the ankle. Foot Ankle Int. 1999; 20: 554.

Kibler WB, Chandler TJ, Pace BK. Principles of rehabilitation after chronic tendon injuries. Clin Sports Med. 1992; 11: 661.

Kibler WB. Diagnosis, treatment and rehabilitation principles in complete tendon ruptures in sports. Scand J Med Sci Sports. 1997; 7: 119–29.

Kitaoka HB, Luo ZP, An KN. Effect of posterior tibial tendon on the arch of the foot during simulated weightbearing: Biomechanical analysis. Foot Ankle Int. 1997; 18: 43.

Kjaersgaard-Andersen P, Wethelund JO, Helmig P et al. The stabilizing effect of the ligamentous structures in the sinus and canalis tarsi on movements in the hindfoot. An experimental study. Am J Sports Med. 1988; 16: 512.

Kjaersgaard-Andersen P, Wethelund JO, Nielsen S. Lateral talocalcaneal instability following section of the calcaneofibular ligament: a kinesiologic study. Foot Ankle. 1987; 7: 355.

Klein MA. MR imaging of the ankle: normal and abnormal findings in the medial collateral ligament. AJR Am J Roentgenol. 1994; 162: 377.

Knobloch K, Kraemer R, Lichtenberg A et al. Achilles tendon and paratendon microcirculation in midportion and insertional tendinopathy in athletes. Am J Sports Med. 2006; 34: 92.

Knudson GA, Kitaoka HB, Lu CL et al. Subtalar joint stability. Talocalcaneal interosseous ligament function studied in cadaver specimens. Acta Orthop. Scand. 1997; 68: 442.

Kocher MS, Bishop J, Marshall R et al. Operative versus nonoperative management of acute Achilles tendon rupture. Expected-value decision analysis. Am J Sports Med. 2002; 30: 783.

Koebke J. Statik und Kinetik des menschlichen Fußes. In: Wirth CJ, Zichner L. Orthopädie und orthopädische Chirurgie: Das Standardwerk für Klinik und Praxis. Stuttgart: Thieme; 2002.

Komi PV, Fukashiro S, Järvinen M. Biomechanical loading of Achilles tendon during normal locomotion. Clin Sports Med. 1992; 11: 521.

Komi PV, Salonen M, Järvinen M. In vivo measurements of Achilles tendon forces in man. Med Sci Sports Exerc. 1984; 16: 165.

Kongsgaard M, Aagaard P, Kjaer M et al. Structural Achilles tendon properties in athletes subjected to different exercise modes and in Achilles tendon rupture patients. J Appl Physiol. 2005; 99: 1965.

Konradsen L, Sensori-motor control of the uninjured and injured human ankle. J Electromyogr Kinesiol. 2002; 12: 199.

Konradsen L Holmer P, Sondergaard L. Early mobilizing treatment for grade III ankle ligament injuries. Foot Ankle. 1991; 12: 69.

Konradsen L, Olesen S, Hansen HM. Ankle sensorimotor control and eversion strength after acute ankle inversion injuries. Am J Sports Med. 1998; 26: 72.

Konradsen L, Peura G, Beynnon B et al. Ankle eversion torque response to sudden ankle inversion Torque response in unbraced, braced, and pre-activated situations. J Orthop Res. 2005; 23: 315.

Konradsen L, Ravn JB. Rolonged peroneal reaction time in ankle instability. Int J Sports Med. 1991; 12: 290.

Konradsen L, Voigt M, Hojsgaard C. Ankle inversion injuries. The role of the dynamic defense mechanism. Am J Sports Med. 1997; 25: 54.

Krips R, van Dijk CN, Lehtonen H et al. Sports activity level after surgical treatment for chronic anterolateral ankle instability. A multicenter study. Am J Sports Med. 2002; 30: 13.

Kristensen G, Lind T, Lavard P et al. Fracture stage 4 of the lateral talar dome treated arthroscopically using Biofix for fixation. Arthroscopy. 1990; 6: 242.

Krüger-Franke M, Schurk B, Kugler A. Diagnostik und Therapie der isolierten Ruptur der distalen tibiofibularen Syndesmose. In: Engelhardt M, Freiwald J, Zichner L. Sprunggelenk und Fuß. Novartis Pharma Verlag; 2002.

Kulig K, Burnfield JM, Requejo SM et al. Selective activation of tibialis posterior: evaluation by magnetic resonance imaging. Med Sci Sports Exerc. 2004; 36: 862.

Kuwada GT. Long term retrospective analysis of the treatment of sinus tarsi syndrome. J. Foot Ankle Surg. 1994; 33: 28.

Kvist M. Achilles tendon injuries in athletes: a review. Sports Med. 1994; 18: 173.

Laseter JT, Russell JA. Anabolic steroid-induced tendon pathology: a review of the literature. Med Sci Sports Exerc. 1991; 23: 1.

Leanderson J, Bergqvist M, Rolf C et al. Early influence of an ankle sprain on objective measures of ankle joint function. A prospective randomised study of ankle brace treatment. Knee Surg Sports Traumatol Arthrosc. 1999; 7: 51.

Leanderson J, Ekstam S, Salomonsson C. Taping of the ankle–the effect on postural sway during perturbation, before and after a training session. Knee Surg Sports Traumatol Arthrosc. 1996; 4: 53.

Leanderson J, Eriksson E, Nilsson C, Wykman A. Proprioception in classical ballet dancers. A prospective study of the influence of an ankle sprain on proprioception in the ankle joint. Am J Sports Med. 1996 ; 24: 370.

Leanderson J, Wykman A, Eriksson E. Ankle sprain and postural sway in basketball players. Knee Surg Sports Traumatol Arthrosc. 1993; 1: 203.

Leardini A, O'Connor JJ, Catani F et al. A geometric model of the human ankle joint. J Biomech. 1999; 32: 585.

Leardini A, O'Connor JJ, Catani F et al. Kinematics of the human ankle complex in passive flexion; a single degree of freedom system. J Biomech. 1999; 32: 111.

Leardini A, O'Connor JJ, Catani F et al. The role of the passive structures in the mobility and stability of the human ankle joint: a literature review. Foot Ankle Int. 2000; 21: 602.

Leardini A, Stagni R, O'Connor JJ. Mobility of the subtalar joint in the intact ankle complex. J. Biomech. 2001; 34: 805.

Ledoux WR, Sangeorzan BJ. Clinical biomechanics of the peritalar joint. Foot Ankle Clin. 2004; 9: 663.

Lee TK, Maleski R. Physical examination of the ankle for ankle pathology. Clin Podiatr Med Surg. 2002; 19: 251.

Lentell G, Baas B, Lopez D et al. The contributions of proprioceptive deficits, muscle function, and anatomic laxity to functional instability of the ankle. J Orthop Sports Phys Ther. 1995; 21: 206.

Lephart SM, Pincivero DM, Giraldo JL et al. The role of proprioception in the management and rehabilitation of athletic injuries. Am J Sports Med. 1997; 25: 130.

Leppilahti J, Forsman K, Puranen J et al. Outcome and prognostic factors of Achilles rupture repair using a new scoring method. Clin Orthop Relat Res. 1998; 346: 152.

Leppilahti J, Orava S, Karpakka J et al. Overuse injuries of the Achilles tendon. Ann Chir Gynaecol. 1991; 80: 202.

Leppilahti J, Orava S. Total Achilles tendon rupture. A review. Sports Med. 1998; 25: 79.

Light M, Pupp G. Ganglions in the sinus tarsi. J Foot Surg. 1991; 30: 350.

Lill H, Moor C, Schmidt A et al. Current status of treatment of Achilles tendon ruptures. Results of a nationwide survey in Germany. Chirurg. 1996 Nov; 67: 1160.

Lim J, Dalal R, Waseem M. Percutaneous vs. open repair of the ruptured Achilles tendon – A prospective randomized controlled study. Foot Ankle Int. 2001; 22: 559.

Liu SH, Nuccion SL, Finerman G. Diagnosis of anterolateral ankle impingement. Comparison between magnetic resonance imaging and clinical examination. Am J Sports Med. 1997; 25: 389.

Liu W, Siegler S, Techner L. Quantitative measurement of ankle passive flexibility using an arthrometer on sprained ankles. Clin Biomech. 2001; 16: 237.

Lofvenberg R, Karrholm J, Lind B. The outcome of non-operated patients with chronic lateral instability of the ankle: a 20-year follow-up study. Foot Ankle Int. 1994; 15: 165.

Lofvenberg R, Karrholm J, Selvik G. Fibular mobility in chronic lateral instability of the ankle. Foot Ankle. 1990; 11: 22.

Lohrer H, Alt W, Gollhofer A. Neuromuscular properties and functional aspects of taped ankles. Am J Sports Med. 1999; 27: 69.

Lynch RM. Achilles tendon rupture: surgical versus non-surgical treatment. Accid Emerg Nurs. 2004; 12: 149.

Lynch SA, Renstrom PA. Treatment of acute lateral ankle ligament rupture in the athlete. Conservative versus surgical treatment. Sports Med. 1999; 27: 61.

MacAuley D. Ankle injuries: same joint, different sports. Med Sci Sports Exerc. 1999; 31: S409.

Maffulli N, Kader D. Tendinopathy of tendo achillis. J Bone Joint Surg Br. 2002; 84: 1.

Maffulli N, Reaper JA, Waterston SW et al. ABO blood groups and Achilles tendon rupture in the Grampian region of Scotland. Clin J Sport Med. 2000; 10: 269.

Maffulli N, Tallon C, Wong J et al. Early weightbearing and ankle mobilization after open repair of acute midsubstance tears of the Achilles tendon. Am J Sports Med. 2003; 31: 692.

Maffulli N, Tallon C, Wong J et al. No adverse effect of early weight bearing following open repair of acute tears of the Achilles tendon. J Sports Med Phys Fitness. 2003; 43: 367.

Maffulli N, Testa V, Capasso G et al. Calcific insertional Achilles tendinopathy: reattachment with bone anchors. Am J Sports Med. 2004; 32: 174.

Maffulli N, Testa V, Capasso G et al. Results of percutaneous longitudinal tenotomy for Achilles tendinopathy in middle- and long-distance runners. Am J Sports Med. 1997; 25: 835.

Maffulli N. Rupture of the Achilles tendon. Current concepts review. J Bone Joint Surg Am. 1999; 81-A: 1019.

Maffulli N. The clinical diagnosis of subcutaneous tear of the Achilles tendon. A prospective study in 174 patients. Am J Sports Med. 1998; 26: 266.

Mahieu NN, Witvrouw E, Stevens V et al. Intrinsic risk factors for the development of Achilles tendon overuse injury. A prospective study. Am J Sports Med. 2006; 34: 226.

Majewski M, Rickert M, Steinbruck K. Achilles tendon rupture. A prospective study assessing various treatment possibilities. Orthopade. 2000; 29: 670.

Majewski M, Widmer KH, Steinbrück K. Die Achillessehnenruptur – Erfahrungen aus 25 Jahren sportorthopädischer Behandlung. Sportverl Sportschad. 2002; 16: 167.

Majewski M. Persönliche Mitteilung. 2006.

Martin LP, Wayne JS, Monahan TJ et al. Elongation behavior of calcaneofibular and cervical ligaments during inversion loads applied in an open kinetic chain. Foot Ankle Int. 1998; 19: 232.

Martin LP, Wayne JS, Owen JR et al. Elongation behavior of calcaneofibular and cervical ligaments in a closed kinetic chain: pathomechanics of lateral hindfoot instability. Foot Ankle Int. 2002; 23: 515.

Martin RL, Burdett RG, Irrgang JJ. Development of the Foot and Ankle Disability Index (FADI) [abstract]. J Orthop Sports Phys Ther. 1999; 29: A32.

Martinek V. Gene Therapy in Tendon Ailments. In: Maffulli N, Renström P, Leadbetter WB. Tendon injuries. Basic sciences and clinical medicine. Springer-Verlag 2005.

Matsusaka N, Yokoyama S, Tsurusaki T et al. Effect of ankle disk training combined with tactile stimulation to the leg and foot on functional instability of the ankle. Am J Sports Med. 2001; 29: 25.

Mattacola CG, Dwyer MK. Rehabilitation of the Ankle After Acute Sprain or Chronic Instability. J Athl Train. 2002; 37: 413.

Mawdsley RH, Hoy DK, Erwin PM. Criterion-Related Validity of the Figure-of-Eight Method of Measuring Ankle Edema. J Orthop Sports Phys Ther. 2000; 30; 149.

Maxwell LC, Moody MR, Enwemeka CS. Muscle atrophy continues after early cast removal following tendon repair. Anat Rec. 1992; 233: 376.

McClelland D, Maffulli N. Percutaneous repair of ruptured Achilles tendon. J R Coll Surg Edinb. 2002; 47: 613.

McCormack AP, Ching RP, Sangeorzan BJ. Biomechanics of procedures used in adult flatfoot deformity. Foot Ankle Clin. 2001; 6: 15.

McCrory JL, Martin DF, Lowery RB et al. Etiologic factors associated with Achilles tendonitis in runners. Med Sci Sports Exerc. 1999; 31: 1374.

McDermott JE, Scranton PE Jr, Rogers JV. Variations in fibular position, talar length, and anterior talofibular ligament length. Foot Ankle Int. 2004; 25: 625.

McGarvey WC, Singh D, Trevino SG. Partial Achilles tendon ruptures associated with fluoroquinolone antibiotics: a case report and literature review. Foot Ankle Int. 1996; 17: 496.

McGuine TA, Greene JJ, Best T et al. Balance as a predictor of ankle injuries in high school basketball players. Clin J Sport Med. 2000; 10: 239.

McHugh MP, Tyler TF, Tetro DT et al. Risk factors for noncontact ankle sprains in high school athletes: the role of hip strength and balance ability. Am J Sports Med. 2006; 34: 464.

Meehan RE, Brage M. Adult acquired flat foot deformity: clinical and radiographic examination. Foot Ankle Clin. 2003; 8: 431.

Merkel KH, Hess H, Kunz M. Insertion tendinopathy in athletes. A light microscopic, histochemical and electron microscopic examination. Pathol Res Pract. 1982; 173: 303.

Michelson JD, Helgemo SL Jr. Kinematics of the axially loaded ankle. Foot Ankle Int. 1995; 16: 577.

Milgrom C, Finestone A, Zin D et al. Cold weather training: a risk factor for Achilles paratendinitis among recruits. Foot Ankle Int. 2003; 24: 398.

Milner CE, Soames RW. Anatomy of the collateral ligaments of the human ankle joint. Foot Ankle Int. 1998; 19: 757.

Milner CE, Soames RW. The medial collateral ligaments of the human ankle joint: anatomical variations. Foot Ankle Int. 1998; 19: 289.

Möller M, Karlsson J, Lind K et al. Tissue expansion for repair of severely complicated Achilles tendon ruptures. Knee Surg, Sports Traumatol, Arthrose. 2001; 9: 228.

Möller M, Lind K, Movin T et al. Calf muscle function after Achilles tendon rupture. A prospective, randomised study comparing surgical and nonsurgical treatment. Scand J Med Sci Sports. 2002; 12: 9.

Möller M, Movin T, Granhed H et al. Acute rupture of tendon Achilles. A prospective randomised study of comparison between surgical and non-surgical treatment. J Bone Joint Surg Br. 2001; 83: 843.

Molloy S, Solan MC, Bendall SP. Synovial impingement in the ankle. A new physical sign. J Bone Joint Surg Br. 2003; 85: 330.

Mortensen NHM, Skov O, Jensen PE. Early motion of the ankle after operative treatment of a rupture of the Achilles tendon. J Bone Joint Surg Am. 1999; 81: 983.

Movin T, Ryberg A, McBride DJ et al. Acute rupture of the Achilles tendon. Foot Ankle Clin. 2005; 10: 331.

Mullaney MJ, McHugh MP, Tyler TF et al. Weakness in End-Range Plantar Flexion After Achilles Tendon Repair. Am J Sports Med. 2006; 13: Epub ahead of print.

Mulligan EP. Leg, ankle, and foot rehabilitation. In: Andrews JR, Harrelson GL, Wilk KE. Physical rehabilitation of the injured athlete. Philadelphia: Saunders; 2004.

Munn J, Beard DJ, Refshauge KM, Lee RY. Eccentric muscle strength in functional ankle instability. Med Sci Sports Exerc. 2003; 35: 245.

Myers JB, Riemann BL, Hwang JH et al. Effect of peripheral afferent alteration of the lateral ankle ligaments on dynamic stability. Am J Sports Med. 2003; 31: 498.

Myerson MS. Achilles tendon ruptures. Instr Course Lect. 1999; 48: 219.

Naumetz VA, Schweigel JF. Osteocartilagenous lesions of the talar dome. J Trauma. 1980; 20: 924.

Navid DO, Myerson MS. Approach alternatives for treatment of osteochondral lesions of the talus. Foot Ankle Clin. 2002; 7: 635.

Newell SG, Woodle A. Cuboid syndrome. Phys Sports Med. 1981; 9: 71.

Nigg BM, Skarvan G, Frank CB et al. Elongation and forces of ankle ligaments in a physiological range of motion. Foot Ankle. 1990;11: 30.

Nigg BM. The role of impact forces and foot pronation: a new paradigm. Clin J Sports Med. 2001; 11: 2.

Nistor L. Surgical and non-surgical treatment of Achilles tendon rupture. A prospective randomized study. J Bone Joint Surg Am. 1981; 63: 394.

Nitz AJ, Dobner JJ, Kersey D. Nerve injury and grades II and III ankle sprains. Am J Sports Med. 1985; 13: 177.

Noyes FR, Barber SD, Mangine RE. Abnormal lower limb symmetry determined by function hop tests after anterior cruciate ligament rupture. Am J Sports Med. 1991; 19: 513.

Nussbaum ED, Hosea TM, Sieler SD et al. Prospective evaluation of syndesmotic ankle sprains without diastasis. Am J Sports Med. 2001; 29: 31.

Nyska M, Mann G, Lidor C. In: Nyska M, Mann G. The Unstable Ankle. Human Kinetics; 2002.

Nyska M, Mann G. Overview of the operative treatment of ankle instability. In: Nyska M, Mann G. The Unstable Ankle. Human Kinetics; 2002.

Nyska M, Mann G. The Unstable Ankle. Human Kinetics; 2002.

O'Brien M. The anatomy of the Achilles tendon. Foot Ankle Clin N Am. 2005; 10: 225.

Öhberg L, Alfredson H. Effects on neovascularisation behind the food results with eccentric training in chronic mid-portion Achilles tendinosis? Knee Surg Sports Traumatol Arthrosc. 2004; 12: 465.

Öhberg L, Alfredson H. Sclerosing therapy in chronic Achilles tendon insertional pain-results of a pilot study. Knee Surg Sports Traumatol Arthrosc. 2003; 11: 339.

Ohberg L, Alfredson H. Ultrasound guided sclerosis of neovessels in painful chronic Achilles tendinosis: pilot study of a new treatment. Br J Sports Med. 2002; 36: 173.

Öhberg L, Lorentzon R, Alfredson H. Eccentric training in patients with chronic Achilles tendinosis: normalised tendon structure and decreased

thickness at follow up. Br J Sports Med. 2004; 38: 8.
Öhberg L, Lorentzon R, Alfredson H. Good clinical results but persisting side-to-side differences in calf muscle strength after surgical treatment of chronic Achilles tendinosis: a 5-year follow-up. Scand J Med Sci Sports. 2001; 11: 207.
Öhberg L, Lorentzon R, Alfredson H. Neovascularization in Achilles tendons with painful tendinosis but not in normal tendons: an ultrasonographic investigation. Knee Surg Sports Traumatol Arthrosc. 2001; 9: 233.
Olgivie-Harris DJ, Reed SC, Hedman TP. Disruption of the ankle syndesmosis: Biomechanical study of ligamentous restraints. Arthroscopy. 1994; 10: 558.
Olmsted LC, Vela LI, Denegar CR et al. Prophylactic Ankle Taping and Bracing: A Numbers-Needed-to-Treat and Cost-Benefit Analysis. J Athl Train. 2004; 39: 95.
Oloff LM, Schulhofer SD, Bocko AP. Subtalar joint arthroscopy for sinus tarsi syndrome: a review of 29 cases. J Foot Ankle Surg. 2001; 40: 152.
Otis JC, Deland JT, Lee S et al. Peroneus brevis is a more effective evertor than peroneus longus. Foot Ankle Int. 2004; 25: 242.
Otis JC, Gage T. Function of the posterior tibial tendon muscle. Foot Ankle Clin. 2001; 6: 1.
Ozeki S, Yasuda K, Kaneda K et al. Simultaneous strain measurement with determination of a zero strain reference for the medial and lateral ligaments of the ankle. Foot Ankle Int. 2002; 23: 825.
Paavola M, Järvinen TAH. Paratendinopathy. Foot Ankle Clin N Am. 2005; 10: 279.
Paavola M, Kannus P, Järvinen TAH et al. Achilles tendinopathy. Current concepts review. J Bone Joint Surg Am. 2002; 84: 2062.
Paavola M, Kannus P, Paakkala T et al. Long-term prognosis of patients with Achilles tendinopathy. An observational 8-year follow-up study. Am J Sports Med. 2000; 28: 634.
Palmieri RM, Ingersoll CD, Hoffman MA et al. Arthrogenic muscle response to a simulated ankle joint effusion. Br J Sports Med. 2004; 38: 26.
Patino O, Novick C, Merlo A et al. Massage in hypertrophic scars. Burn Care Rehabil. 1999; 20: 268.
Pereira DS, Koval KJ, Resnick RB et al. Tibiotalar contact area and pressure distribution: the effect of mortise widening and syndesmosis fixation. Foot Ankle Int. 1996; 17: 269.
Perry JR. Achilles tendon anatomy: normal and pathologic. Foot Ankle Clin. 1997; 2: 363.
Peter RE, Harrington RM, Henley MB et al. Biomechanical effects of internal fixation of the distal tibiofibular syndesmotic joint: comparison of two fixation techniques. J Orthop Trauma. 1994; 8: 215.
Peters JW, Trevino SG, Renstrom PA. Chronic lateral ankle instability. Foot Ankle. 1991; 12: 182.
Petersen EJ, Irish SM, Lyons CL et al. Reliability of water volumetry and the figure-of-eight method on subjects with ankle joint swelling. J Orthop Phys Ther. 1999; 29: 609.
Pijnenburg AC, Van Dijk CN, Bossuyt PM et al. Treatment of ruptures of the lateral ankle ligaments: a meta-analysis. J Bone Joint Surg Am. 2000; 82: 761.
Pintsaar A, Brynhildsen J, Tropp H. Postural corrections after standardised perturbations of single limb stance: effect of training and orthotic devices in patients with ankle instability. Br J Sports Med. 1996; 30: 151.
Pisani G, Pisani PC, Parino E. Sinus tarsi syndrome and subtalar joint instability. Clin Podiatr Med Surg North Am. 2005; 22: 63.
Povacz P, Unger SF, Miller WK et al. A randomized, prospective study of operative and non-operative treatment of injuries of the fibular collateral ligaments of the ankle. J Bone Joint Surg. 1998; 80: 345.
Procter P, Paul JP. Ankle joint biomechanics. J Biomech. 1982; 15: 627.
Ramsey PL, Hamilton W. Changes in tibiotalar area of contact caused by lateral talar shift. J. Bone Joint Surg. 1976; 58A: 356.
Reichert B. Anatomie in vivo. Bd. 1: Palpieren und verstehen im Bereich der Extremitäten. Stuttgart: Thieme; 2005.
Refshauge KM, Kilbreath SL, Raymond J. Deficits in detection of inversion and eversion movements among subjects with recurrent ankle sprains. J Orthop Sports Phys Ther. 2003; 33: 166.
Refshauge KM, Taylor JL, McCloskey DI et al. Movement detection at the human big toe. J Physiol. 1998; 513: 307.
Reichert B. Anatomie in vivo 1. Palpieren und verstehen im Bereich der Extremitäten. Thieme-Verlag; Stuttgart. 2005.
Renstrom PA, Konradsen L. Ankle ligament injuries. Br J Sports Med. 1997; 31: 11.
Richie DH. Functional instability of the ankle and the role of neuromuscular control: a comprehensive review. J Foot Ankle Surg. 2001; 40: 240.
Riemann BL, Myers JB, Stone DA et al. Effect of lateral ankle ligament anesthesia on single-leg stance stability. Med Sci Sports Exerc. 2004; 36: 388.

Rippstein PF, Jung M, Assal M. Surgical repair of acute Achilles tendon rupture using a „mini-open“ technique. Foot Ankle Clin. 2002; 7: 611.

Robbins S, Waked E. Factors Associated with Ankle Injuries. Sports Med. 1998; 25: 63.

Robinson JM, Cook JL, Purdam C et al. The VISA-A questionnaire: a valid and reliable index of the clinical severity of Achilles tendinopathy. Br J Sports Med. 2001; 35: 335.

Robinson P, White LM, Salonen D et al. Anteromedial impingement of the ankle: using MR arthrography to assess the anteromedial recess. AJR Am J Roentgenol. 2002; 178: 601.

Rolf C, Movin T. Etiology, histology, and outcome of surgery in Achillodynia. Foot Ankle Int. 1997; 18: 565.

Roos EM, Brandsson S, Karlsson J. Validation of the foot and ankle outcome score for ankle ligament reconstruction. Foot Ankle Int. 2001; 22: 788.

Roos EM, Engström M, Lagerquist A et al. Clinical improvement after 6 weeks of eccentric exercise in patients with mid-portion Achilles tendinopathy – a randomized trial with 1-year follow-up. Scand J Med Sci Sports. 2004; 14: 286.

Rosager S, Aagaard P, Dyhre-Poulsen P et al. Load-displacement properties of the human triceps surae aponeurosis and tendon in runners and non-runners. Scand J Med Sci Sports. 2002; 12: 90.

Rosenbaum D, Kamps N, Bosch K et al. The influence of external ankle braces on subjective and objective parameters of performance in a sports-related agility course. Knee Surg Sports Traumatol Arthrosc. 2005; 13: 419.

Ross SE, Guskiewicz KM, Yu B. Single-leg jump-landing stabilization times in subjects with functionally unstable ankles. J Athl Train. 2005; 40: 298.

Saltzman CL, Tearse DS. Achilles tendon injuries. J Am Acad Orthop Surg. 1998; 6: 316.

Sammarco GJ, Hockenbury RT. Biomechanics of the foot and ankle. In: Nordin M, Frankel VH. Basic biomechanics of the musculoskeletal system. Philadelphia: Lippincott Williams & Wilkins; 2001.

Sammarco VJ. The talonavicular and calcaneocuboid joints: anatomy, biomechanics, and clinical management of the transverse tarsal joint. Foot Ankle Clin. 2004; 9: 127.

Sarrafian SK. Biomechanics of the subtalar joint complex. Clin Orthop. 1993; 290: 17.

Schaffler GJ, Tirman PF, Stoller DW et al. Impingement syndrome of the ankle following supination external rotation trauma: MR imaging findings with arthroscopic correlation. Eur Radiol. 2003; 13: 1357.

Schepsis AA, Jones H, Haas AL. Achilles tendon disorders in athletes. Am J Sports Med. 2002; 30: 287.

Schepsis AA, Wagner C, Leach RE. Surgical management of Achilles tendon overuse injuries. Am J Sports Med. 1994; 22: 611.

Scherzer VS, Krüger-Franke M. Einfluss des Verletzungsmechanismus auf die Prognose der operativ versorgten Achillessehnenruptur. Sportverletz Sportschaden. 1994; 8: 186.

Schmidt R, Benesch S, Friemert B et al. Anatomical repair of lateral ligaments in patients with chronic ankle instability. Knee Surg Sports Traumatol Arthrosc. 2005; 13: 231.

Schmidt R, Cordier E, Bertsch C et al. Reconstruction of the lateral ligaments: do the anatomical procedures restore physiologic ankle kinematics? Foot Ankle Int. 2004; 25: 31.

Schwarzenbach B, Bora C, Lang A et al. Blood vessels of the sinus tarsi and the sinus tarsi syndrome. Clin. Anat. 1997; 10: 172.

Scott BW, al Chalabi A. How the Simmonds-Thompson test works. J Bone Joint Surg Br. 1992; 74: 314.

Scranton PE, McMasters JH, Kelley E. Dynamic fibular function. Clin Orthop. 1976; 118: 76.

See EKN, Ng GYF, Ng COY et al. Running exercises improve the strength of a partially ruptured Achilles tendon. Br J Sports Med. 2004; 38: 597.

Segesser B, Goesele A. Weber fibular ligament-plasty with plantar tendon with Segesser modification. Sportverletz Sportschaden. 1996; 10: 88.

Seiler H. The upper ankle joint. Biomechanics and functional anatomy. Orthopade. 1999; 28: 460.

Shalabi A, Kristoffersen-Wiberg M, Aspelin P et al. Immediate Achilles tendon response after strength training evaluated by MRI. Med Sci Sports Exerc. 2004; 36: 1841.

Shalabi A, Kristoffersen-Wilberg M, Svensson L et al. Eccentric training of the Gastrocnemius-Soleus complex in chronic Achilles tendinopathy results in decreased tendon volume and intratendinous signal a evaluated by MRI. Am J Sports Med. 2004; 32: 1286.

Shapiro MS, Kabo JM, Mitchell P et al. Ankle sprain prophylaxis: an analysis of the stabilizing effects of braces and tape. Am J Sports Med. 1994; 22: 78.

Sharma P, Maffulli N. The future: rehabilitation, gene therapy, optimization of healing. Foot Ankle Clin. 2005; 10: 383.

Shear MS, Baitch SP, Shear DB. Sinus tarsi syndrome: the importance of biomechanically-based evaluation and treatment. Arch Phys Med Rehabil. 1993; 74: 777.

Shima N, Maeda A, Hirohashi K. Delayed latency of peroneal reflex to sudden inversion with ankle taping or bracing. Int J Sports Med. 2005; 26: 476.

Shrier I. Treatment of lateral collateral ligament sprains of the ankle: a critical appraisal of the literature. Clin J Sport Med. 1995; 5: 187.

Siegler S, Block J, Schneck CD. The mechanical characteristics of the collateral ligaments of the human ankle joint. Foot Ankle. 1988; 8: 234.

Silbernagel KG, Thomee R, Thomee P et al. Eccentric overload training for patients with chronic Achilles tendon pain. A randomized controlled study with reliability testing of the evaluation methods. Scand J Med Sci Sports. 2001; 11: 197.

Sitler M, Ryan J, Wheeler B et al. The efficacy of a semirigid ankle stabilizer to reduce acute ankle injuries in basketball. A randomized clinical study at West Point. Am J Sports Med. 1994; 22: 454.

Sizer PS, Phelps V, James R, Matthijs O. Diagnosis and Management of the Painful Ankle/Foot Part 1: Clinical Anatomy and Pathomechanics. Pain Practice. 2003; 3: 238.

Sizer PS, Phelps V, James R, Matthijs O. Diagnosis and Management of the Painful Ankle/Foot Part 2: Examination, Interpretation, and Management. Pain Practice. 2003; 3: 343.

Sjölander P, Johansson H, Djupsjöbacka M. Spinal and supraspinal effects of activity in ligaments afferents. J Electromyogr Kinesiol. 2002; 12: 167.

Skraba JS, Greenwald AS. The role of the interosseus membrane on tibiofibular weight bearing. Foot Ankle. 1984; 4: 301.

Snook AG. The relationship between excessive pronation as measured by navicular drop and isokinetic strength of the ankle musculature. Foot Ankle Int. 2001; 22: 234.

Soavi R, Girolami M, Loreti I et al.. The mobility of the proximal tibio-fibular joint. A Roentgen Stereophotogrammetric Analysis on six cadaver specimens. Foot Ankle Int. 2000; 21: 336.

Solveborn SA, Moberg A. Immediate free ankle motion after surgical repair of acute Achilles tendon ruptures. Am J Sports Med. 1994; 22: 607.

Soma CA, Mandelbaum BR. Achilles tendon disorders. Clin Sports Med. 1994; 13: 811.

Sora MC, Strobl B, Staykov D et al. Evaluation of the ankle syndesmosis: a plastination slices study. Clin Anat. 2004; 17: 513.

Speed CA. Fortnightly review: corticosteroid injections in tendon lesions. BMJ. 2001; 323: 382.

Stagni R, Leardini A, O'Connor JJ et al. Role of passive structures in the mobility and stability of the human subtalar joint: a literature review. Foot Ankle Int. 2003; 24: 402.

Stephens MM, Sammarco GJ. The stabilizing role of the lateral ligament complex around the ankle and subtalar joints. Foot Ankle. 1992; 13: 130.

Stormont DM, Morrey BF, An KN et al. Stability of the loaded ankle. Relation between articular restraint and primary and secondary static restraints. Am J Sports Med. 1985; 13: 295.

Suchak AA, Spooner C, Reid DC et al. Postoperative rehabilitation protocols for Achilles tendon ruptures: a meta-analysis. Clin Orthop Relat Res. 2006; 445: 216.

Surve I, Schwellnus MP, Noakes T et al. A fivefold reduction in the incidence of recurrent ankle sprains in soccer players using the Sport-Stirrup orthosis. Am J Sports Med. 1994; 22: 601.

Tailard W, Meyer JM, Garcia J et al. The sinus tarsi syndrome. Int. Orthop. 1981; 5: 117.

Tallon C, Maffulli N, Ewen SW. Ruptured Achilles tendons are significantly more degenerated than tendinopathic tendons. Med Sci Sports Exerc. 2001; 33: 1983.

Tatro-Adams D, McGann SF, Carbone W. Reliability of the figure-of-eight method of ankle measurement. J Orthop Phys Ther. 1995; 22: 161.

Teitz CC, Garrett WE, Miniaci A et al. Tendon problems in athletic individuals. Instr Course Lect. 1997; 46: 569.

Teitz CC, Harrington RM. A biochemical analysis of the squeeze test for sprains of the syndesmotic ligaments of the ankle. Foot Ankle Int. 1998; 19: 489.

Thacker SB, Stroup DF, Branche CM et al. The prevention of ankle sprains in sports: a systematic review of the literature. Am J Sports Med. 1999; 27: 753.

Thacker SB, Stroup DF, Branche CM et al. The prevention of ankle sprains in sports. A systematic review of the literature. Am J Sports Med. 1999; 27: 753.

Thordarson DB, Schmotzer H, Chon J et al. Dynamic support of the human longitudinal arch. Clin Orthop. 1995; 316: 165.

Tiling T, Bonk A, Hoher J et al. Acute injury to the lateral ligament of the ankle joint in the athlete. Chirurg. 1994; 65: 920.

Tohyama H, Yasuda K, Beynnon BD et al. Stabilizing effects of ankle bracing under a combination of inversion and axial compression loading. Knee Surg Sports Traumatol Arthrosc. 2006; 14: 373.

Tohyama H, Yasuda K, Ohkoshi Y et al. Anterior drawer test for acute anterior talofibular ligament injuries of the ankle. How much load should be

applied during the test? Am J Sports Med. 2003; 31: 226.
Tol JL, van Dijk CN. Etiology of the anterior ankle impingement syndrome: a descriptive anatomical study. Foot Ankle Int. 2004; 25: 382.
Tomak SL, Fleming LL. Achilles tendon rupture: an alternative treatment. Am J Orthop. 2004; 33: 9.
Towers JD, Deible CT, Golla SK. Foot and ankle biomechanics. Semin Musculoskelet Radiol. 2003; 7: 67.
Trattnig S, Breitenseher M, Haller J et al. Tarsal tunnel syndrome. MRI diagnosis. Radiologe. 1995; 35: 468.
Turgut A, Günal I, Maralcan G et al. Endoscopy, assisted percutaneous repair of the Achilles tendon ruptures: a cadaveric and clinical study. Knee Surg, Sports Traumatol, Arthrosc. 2002; 10: 130.
Tyler TF, McHugh MP, Mirabella MR et al. Risk factors for noncontact ankle sprains in high school football players: the role of previous ankle strains and body mass index. Am J Sports Med. 2006; 34: 471.
Urguden M, Soyuncu Y, Ozdemir H et al. Arthroscopic treatment of anterolateral soft tissue impingement of the ankle: evaluation of factors affecting outcome. Arthroscopy. 2005; 21: 317.
Vaes P, De Boeck H, Handelberg F et al. Comparative radiologic study of the influence of ankle joint bandages on ankle stability. Am J Sports Med. 1985; 13: 46.
Vaes P, Van Gheluwe B, Duquet W. Control of acceleration during sudden ankle supination in people with unstable ankles. J Orthop Sports Phys Ther. 2001; 31: 741.
Van Boerum DH, Sangeorzan BJ. Biomechanics and pathophysiology of flat foot. Foot Ankle Clin. 2003; 8: 419.
Van der Linden-van der Zwaag HM, Nelissen RG, Sintenie JB. Results of surgical versus non-surgical treatment of Achilles tendon rupture. Int Orthop. 2004; 28: 370.
Van Dijk CN, Mol BW, Lim LS et al. Diagnosis of ligament rupture of the ankle joint. Physical examination, arthrography, stress radiography and sonography compared in 160 patients after inversion trauma. Acta Orthop Scand. 1996; 67: 566.
Van Dijk CN, Wessel RN, Tol JL et al. Oblique radiograph for the detection of bone spurs in anterior ankle impingement. Skeletal Radiol. 2002; 31: 214.
Verhagen EA, van der Beek AJ, van Mechelen W. The effect of tape, braces and shoes on ankle range of motion. Sports Med. 2001; 31: 667.
Verhagen EA, van Mechelen W, de Vente W. The effect of preventive measures on the incidence of ankle sprains. Clin J Sport Med. 2000; 10: 291.
Vlaeyen JW, Linton SJ. Fear-avoidance and its consequences in chronic musculoskeletal pain: a state of the art. Pain. 2000; 85: 317.
Vora AM, Myerson MS, Oliva F et al. Tendinopathy of the main body of the Achilles tendon. Foot Ankle Clin N Am. 2005; 10: 293.
Wallace RG, Traynor IE, Kernohan WG et al. Combined conservative and orthotic management of acute ruptures of the Achilles tendon. J Bone Joint Surg Am. 2004; 86-A: 1198.
Wang QW, Whittle M, Cunningham J et al. Fibula and its ligaments in load transmission and ankle joint stability. Clin Orthop. 1996; 330: 261.
Ward KA, Soames RW. Contact patterns at the tarsal joints. Clin Biomech. 1997; 12: 496.
Weber M, Niemann M, Lanz R et al. Nonoperative treatment of acute rupture of the Achilles tendon. Results of a new protocol and comparison with operative treatment. Am J Sports Med. 2003; 31: 685.
Wester JU, Jespersen SM, Nielsen KD et al. Wobble board training after partial sprains of the lateral ligaments of the ankle: a prospective randomized study. J Orthop Sports Phys Ther. 1996; 23: 332.
Whittle MW. Generation and attenuation of transient impulsive forces beneath the foot: a review. Gait Posture. 1999; 10: 264.
Wilkerson GB, Pinerola JJ, Caturano RW. Invertor vs. evertor peak torque and power deficiencies associated with lateral ankle ligament injury. J Orthop Sports Phys Ther. 1997; 26: 78.
Willems T, Witvrouw E, Delbaere K et al. Relationship between gait biomechanics and inversion sprains: a prospective study of risk factors. Gait Posture. 2005; 21: 379.
Willems TM, Witvrouw E, Delbaere K et al. Intrinsic risk factors for inversion ankle sprains in females. a prospective study. Scand J Med Sci Sports. 2005; 15: 336.
Willems TM, Witvrouw E, Delbaere K et al. Intrinsic risk factors for inversion ankle sprains in male subjects: a prospective study. Am J Sports Med. 2005; 33: 415.
Williams DS 3rd, McClay Davis I, Baitch SP. Effect of inverted orthoses on lower-extremity mechanics in runners. Med Sci Sports Exerc. 2003; 35: 2060.
Williams JG. Achilles tendon lesions in sport. Sports Med. 1993;16:216.

Wills CA, Washburn S, Calozzo V et al. Achilles tendon rupture. A review of the literature comparing surgical versus nonsurgical treatment. Clin Orthop. 1986; 207: 156.

Winter DA, Yack HJ. EMG profiles during normal human walking: stride-to-stride and inter-subject variability. Electroencephalogr Clin Neurophysiol. 1987; 67: 402.

Wolf U. Evidenz für Kryotherapie bei Verletzungen und Erkrankungen des Bewegungsapparates. Physioscience 2005; 1: 120.

Wong J, Barrass V, Maffulli N. Quantitative review of operative and nonoperative management of achilles tendon ruptures. Am J Sports Med. 2002; 30: 565.

Wright IC, Neptune RR, van den Bogert AJ et al. The influence of foot positioning on ankle sprains. J Biomech. 2000; 33: 513.

Xenos JS, Hopkinson WJ, Mulligan ME et al. The tibiofibular syndesmosis. Evaluation of the ligamentous structures, methods of fixation, and radiographic assessment. J Bone Joint Surg Am. 1995; 77: 847.

Yeung MS, Chan KM, So CH et al. An epidemiological survey on ankle sprain. Br J Sports Med. 1994; 28: 112.

Young A, Stokes M, Iles JF. Effects of joint pathology on muscle. Clin Orthop. 1987; 219: 21.

Young CC, Niedfeldt MW, Morris GA et al. Clinical examination of the foot and ankle. Prim Care. 2005; 32: 105.

Young JS, Kumta SM, Maffulli N. Achilles tendon rupture and tendinopathy: management of complications. Foot Ankle Clin. 2005; 10: 371.

Zandbergen RA, de Boer SF, Swierstra BA et al. Surgical treatment of Achilles tendon rupture: examination of strength of 3 types of suture techniques in a cadaver model. Acta Orthop. 2005; 76: 408.

Zindrick MR, Hopkins GE, Knight GW et al. The effect of lateral talar shift upon the biomechanics of the ankle joint. Orthop. Trans. 1985; 9: 332.

Zinman C, Nyska M, Mann G. Osteochondral Fractures of the Talus. In: Nyska M, Mann G. The Unstable Ankle. Human Kinetics; 2002.

Zwipp H, Krettek C. Diagnosis and therapy of acute and chronic ligament instability of the lower ankle joint. Orthopade. 1986; 15: 472.

Zwipp H, Swoboda B, Holch M et al. Sinus tarsi and canalis tarsi syndromes. A post-traumatic entity. Unfallchirurg. 1991; 94: 608.

Zwipp H, Thermann H, Südkamp N et al. Ein innovatives Konzept zur primärfunktionellen Behandlung der Achillessehnenruptur. Sportverl Sportschad. 1990; 4: 29.

8 Praktische Übungen

8.1 Automobilisationen

8.1.1 Automobilisation LWS

Extension

- **Ausgangsstellung 1:** Der Patient liegt auf dem Bauch, die Hände stützen auf Höhe der Schultergelenke (**Abb. 8.1a**). Je weiter die Hände nach vorne platziert werden, desto geringer ist die Extension in der LWS möglich.
  - **Mobilisation:** Der Patient streckt die Arme bei passiv hängendem Rumpf und Becken (**Abb. 8.1b**).
- **Ausgangsstellung 2:** Der Patient steht im symmetrischen Zweibeinstand, beide Hände sind im dorsalen Hüftbereich abgestützt (**Abb. 8.2a**).
  - **Mobilisation:** Der Patient führt eine maximale Extension aus (**Abb. 8.2b**).

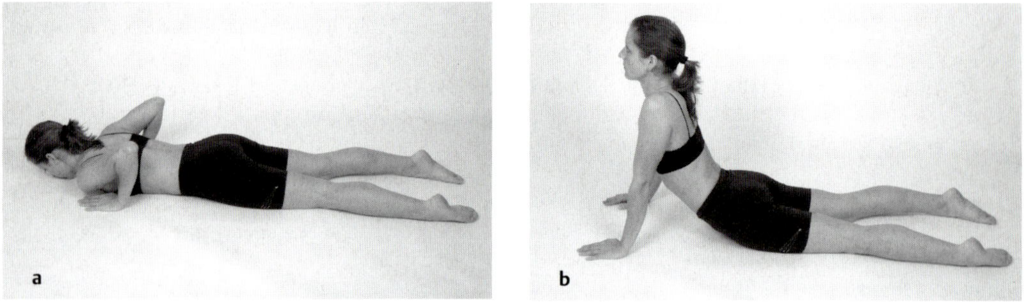

Abb. 8.1a–b Extension LWS. **a** Ausgangsstellung 1. **b** Mobilisation in die Extension.

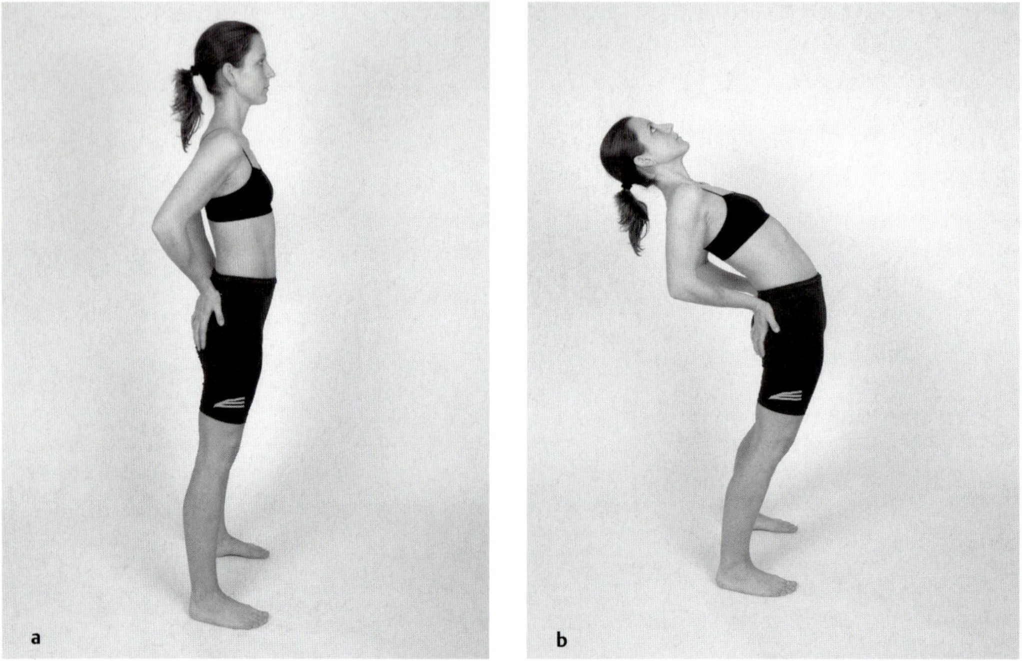

Abb. 8.2a–b Extension LWS. **a** Ausgangsstellung 2. **b** Mobilisation in die Extension.

Flexion

- **Ausgangsstellung 1:** Der Patient liegt auf dem Rücken, beide Füße sind aufgestellt (**Abb. 8.3a**).
  - **Mobilisation:** Der Patient zieht beide Kniegelenke zur Brust, durch die weiterlaufende Bewegung entsteht eine Flexion in der LWS (**Abb. 8.3b**).
- **Ausgangsstellung 2:** Der Patient sitzt, die Hände stützen seitlich der Oberschenkel auf den Stuhl (**Abb. 8.4a**).
  - **Mobilisation:** Der Patient beugt seine LWS und den gesamten Rumpf zwischen den abduzierten Hüftgelenken nach vorne unten (**Abb. 8.4b**).
- **Ausgangsstellung 3:** Der Patient steht im symmetrischen Zweibeinstand, die Arme hängen seitlich (**Abb. 8.5a**).
  - **Mobilisation:** Der Patient führt eine Flexion der Wirbelsäule bei gestreckten Kniegelenken aus (**Abb. 8.5b**).

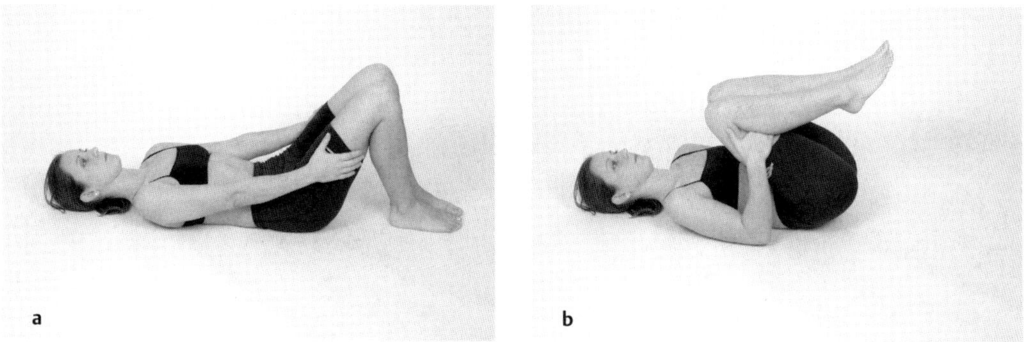

Abb. 8.3a–b Flexion LWS. **a** Ausgangsstellung 1. **b** Mobilisation in die Flexion.

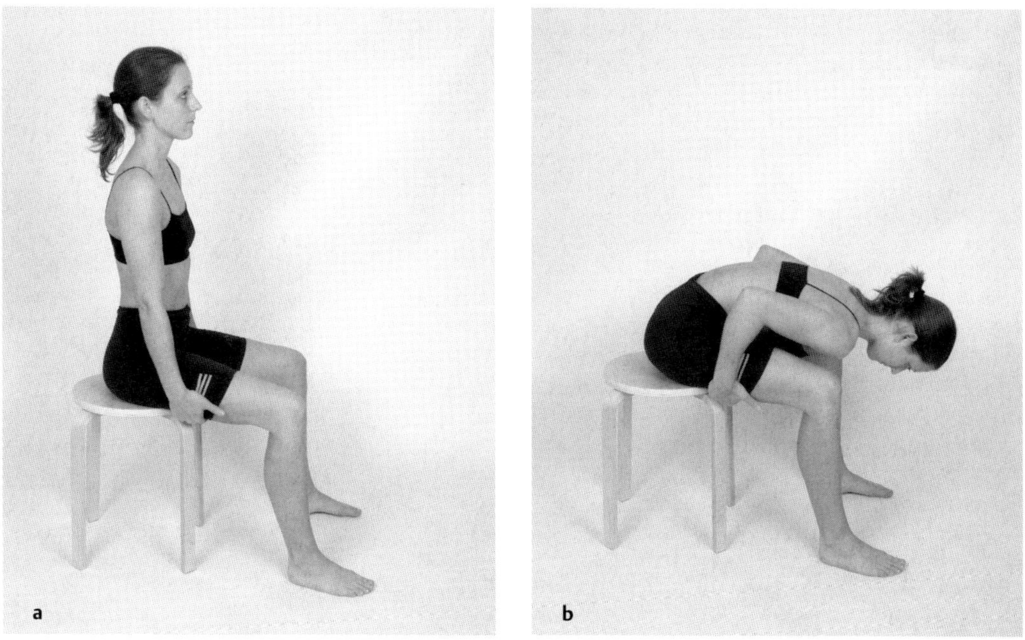

Abb. 8.4a u. b Flexion LWS. **a** Ausgangsstellung 2. **b** Mobilisation in die Flexion.

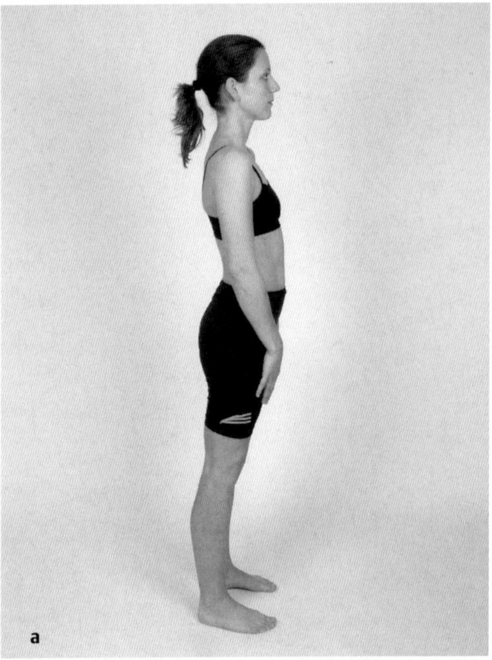

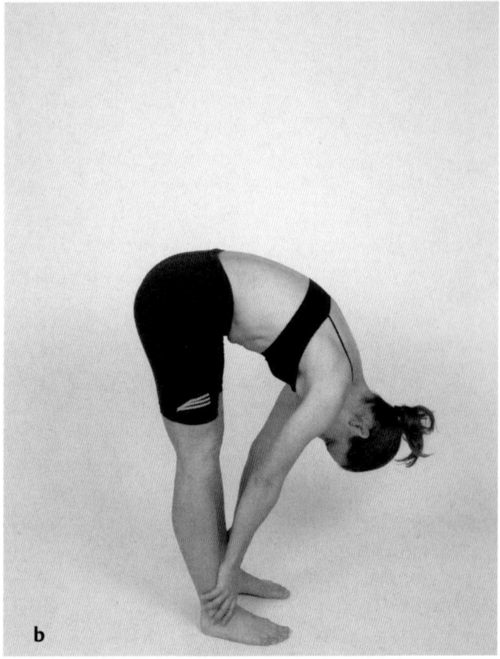

Abb. 8.5a–b Flexion LWS. **a** Ausgangsstellung 3. **b** Mobilisation in die Flexion.

Lateralflexion

- **Ausgangsstellung:** Der Patient steht im symmetrischen Zweibeinstand, die Arme stützen seitlich an den Beckenkämmen (**Abb. 8.6**).
  - **Mobilisation:** Der Patient verschiebt sein Becken auf eine Seite und mobilisiert die Lateralflexion.

Lateralflexion und Shiftkorrektur

- **Ausgangsstellung:** Der Patient steht und lehnt sich an eine Wand (**Abb. 8.7a**).
  - **Mobilisation:** Der Patient nähert die Hüfte der Wand an und mobilisiert die Lateralflexion der LWS (**Abb. 8.7b**). Diese Mobilisation kann bei diskogenen Beschwerdebildern zur Shiftkorrektur verwendet werden.

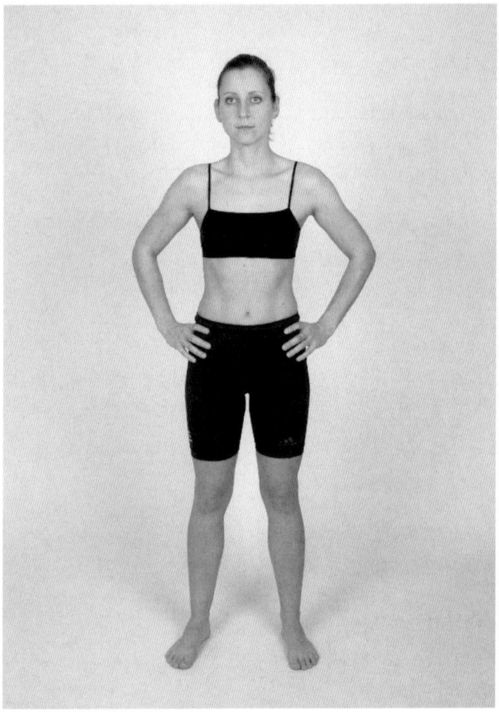

Abb. 8.6 Ausgangsstellung für die Lateralflexion.

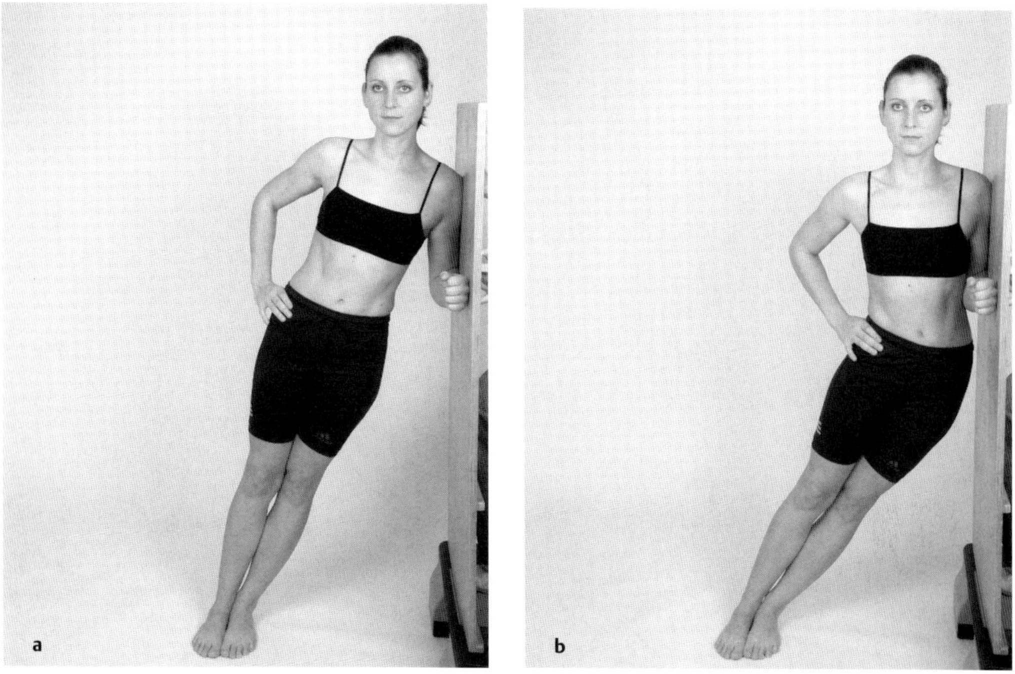

Abb. 8.7a–b Lateralflexion und Shiftkorrektur. **a** Ausgangsstellung. **b** Endstellung.

Extension und Lateralflexion

- **Ausgangsstellung 1:** Der Patient liegt auf dem Bauch, die Hände stützen auf Höhe der Schultergelenke. Das Becken des Patienten ist in die zu mobilisierende Richtung verschoben (in diesem Fall soll die Lateralflexion nach links mobilisiert werden, **Abb. 8.8a**).
  - **Mobilisation:** Der Patient streckt die Arme bei passiv hängendem Rumpf und Becken, die Extension verstärkt die Lateralflexion auf der linken Seite (**Abb. 8.8b**).
- **Ausgangsstellung 2:** Der Patient lehnt sich an eine Wand (siehe Automobilisation Lateralflexion, S. 441, siehe oben, Abb. 8.7a)

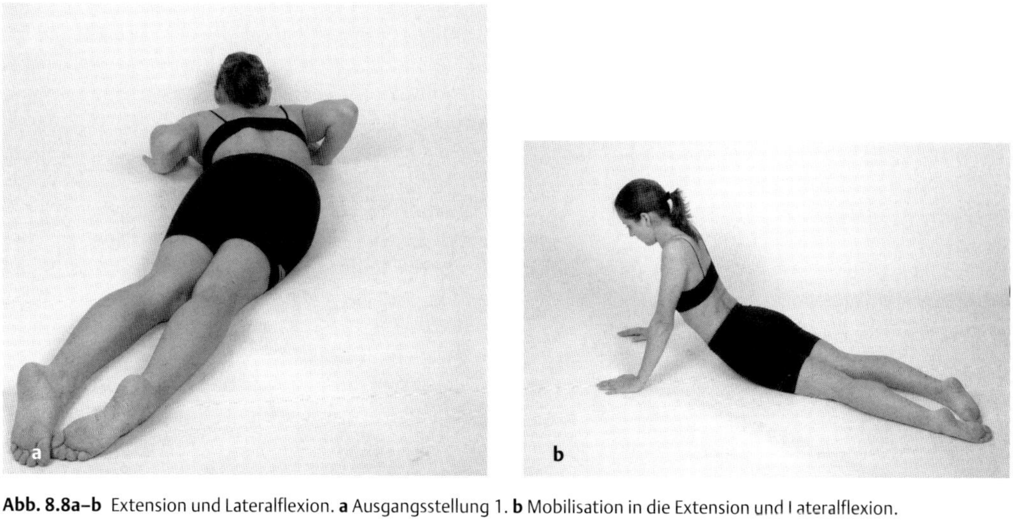

Abb. 8.8a–b Extension und Lateralflexion. **a** Ausgangsstellung 1. **b** Mobilisation in die Extension und Lateralflexion.

– **Mobilisation:** Der Patient nähert die Hüfte der Wand an und mobilisiert die Lateralflexion der LWS. Zusätzlich führt er nun eine Extension aus (**Abb. 8.9**).

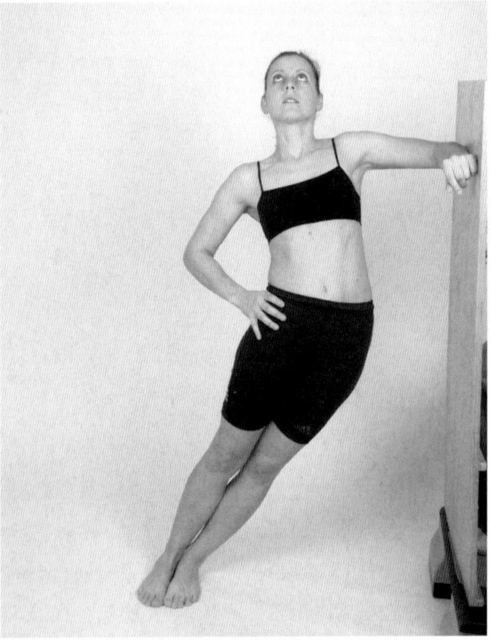

Abb. 8.9 Extension und Lateralflexion.

Flexion und Lateralflexion

- **Ausgangsstellung:** Der Patient sitzt, die Hände stützen seitlich der Oberschenkel auf den Stuhl (siehe Automobilisation Flexion im Sitzen, S. 439, Abb. 8.4a).
  - **Mobilisation:** Der Patient beugt und neigt seinen Oberkörper auf einer Seite neben dem Oberschenkel nach unten (rechts oder links am Oberschenkel vorbei). Es entsteht eine Kombination aus Flexion und Lateralflexion (**Abb. 8.10**).

Dreidimensional

- **Ausgangsstellung:** Der Patient liegt in einer stabilen Seitenlage, der zu beübende Wirbelsäulenbereich ist durch eine Rolle in Lateralflexion und Lordose vorpositioniert (hier Lateralflexion rechts), Hüft- und Kniegelenke sind in moderater Beugung.
  - **Mobilisation:** Der Patient führt eine aktive Rotation aus (hier nach links, **Abb. 8.11**).

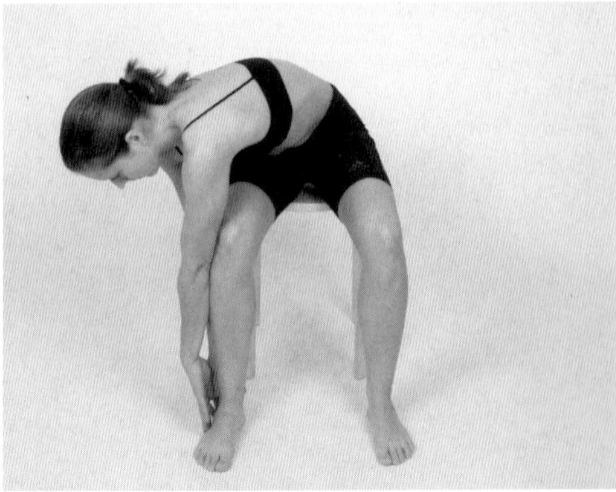

Abb. 8.10 Flexion und Lateralflexion.

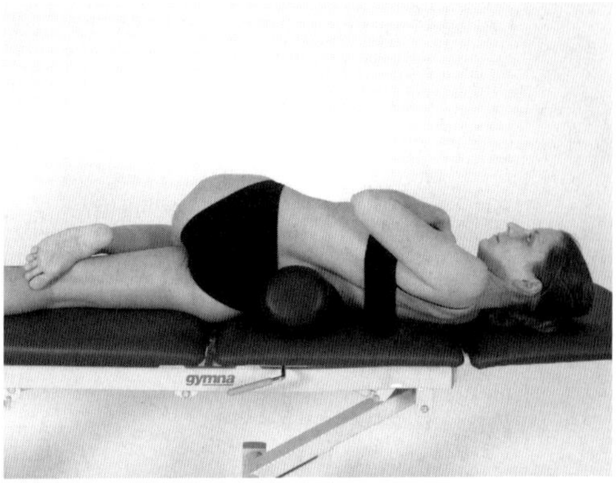

Abb. 8.11 Dreidimensionale Mobilisation.

Mechanische Beeinflussung des Wassergehalts der Bandscheibe – Rehydratation

Um die Wasseraufnahme in die Bandscheibe zu beschleunigen, eignen sich alle Ausgangsstellungen, die mit einer geringen Muskelspannung und einer geringen Lasteinwirkung einhergehen. Des Weiteren sollte eine Extensionsstellung der LWS möglich sein, um die Facettengelenke mit in die Lastübernahme einzubeziehen. Sollte die Extension nicht möglich sein (z. B. schmerzbedingt), kann auch die flektierte Stellung in entlasteter Ausgangsstellung zur Wasseraufnahme genutzt werden (geringerer Effekt).

- **Ausgangsstellung 1:** Bauchlage (**Abb. 8.12a**), Bauchlage im Unterarmstütz (**Abb. 8.12b**) oder Bauchlage im Handstütz (siehe Mobilisation Extension in Bauchlage, S. 438, Abb. 8.1b).

- **Ausgangsstellung 2:** Rückenlage, Beine leicht unterlagert, LWS in neutraler Position (**Abb. 8.13**).
- **Ausgangsstellung 3:** Sitz, Lehne nach hinten (hinter die Vertikale) gestellt, das Rumpfgewicht ist an die Lehne abgegeben. Die Lordose ist mit einem Kissen unterstützt (**Abb. 8.14**).
- **Ausgangsstellung 4:** Sitz, Ellbogen stützen auf die Kniegelenke (**Abb. 8.15**).

*Die **Wasseraufnahme** wird erreicht durch das statische Verbleiben in der Ausgangsstellung (ca. 3–5 Minuten).*

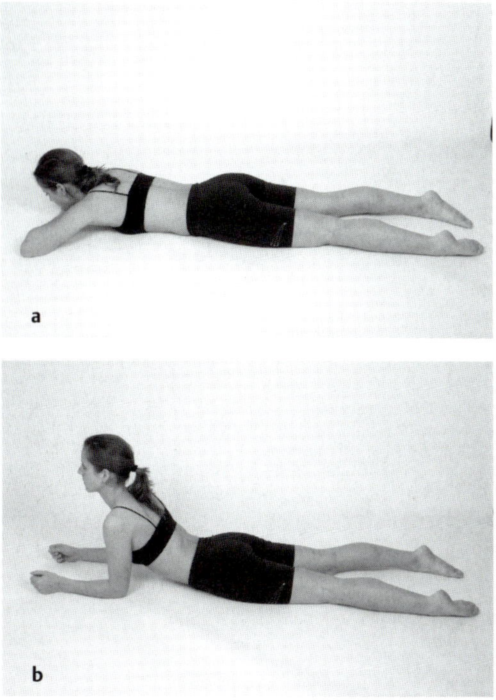

Abb. 8.12a–b Rehydration in Bauchlage. **a** Ausgangsstellung 1. **b** Ausgangsstellung 1 im Unterarmstütz.

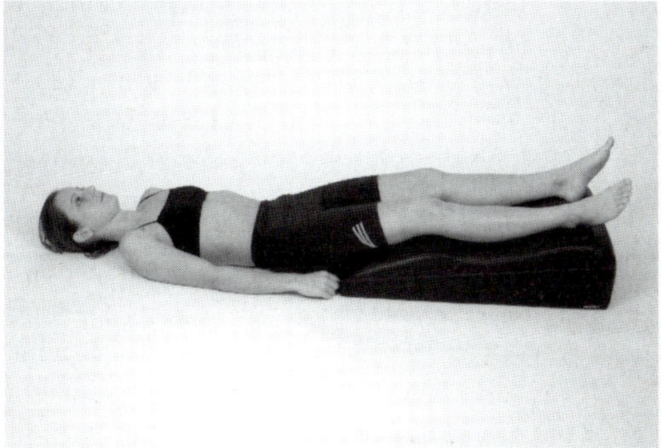

Abb. 8.13 Rehydration in Rückenlage.

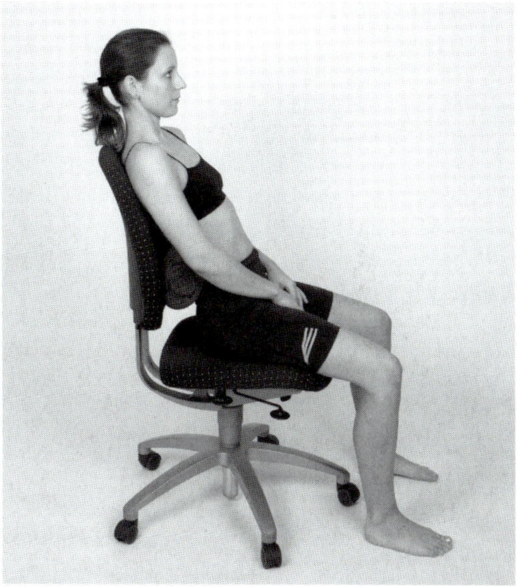

Abb. 8.14 Rehydration im Sitz.

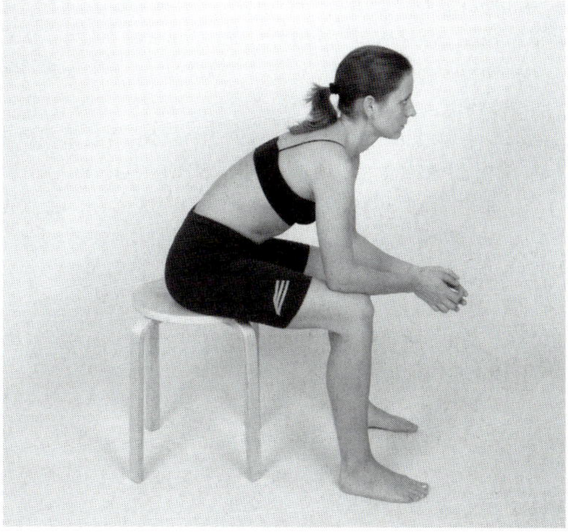

Abb. 8.15 Rehydration im Sitz mit nach vorn abgestütztem Oberkörper.

8.1.2 Automobilisation SIG

Ilium nach anterior

- **Ausgangsstellung:** Der Patient ist im Einbeinkniestand, das Hüftgelenk des zu mobilisierenden Beckengelenks befindet sich in extendierter Stellung. Der Oberkörper ist zur Entspannung des Lig. iliolumbale leicht über das zu mobilisierende Beckengelenk gebeugt.
  - **Mobilisation:** Der Patient bewegt rhythmisch das zu mobilisierende Beckengelenk über eine Hüftextension in eine anteriore Rotation. Zusätzlich können die Hüftflexoren oder der M. rectus femoris aktiviert werden, um die Rotation aktiv zu unterstützen (siehe Automobilisation M. iliopsoas, S. 446, Abb. 8.19b).

Ilium nach posterior

- **Ausgangsstellung 1:** Der Patient steht, das Bein der betroffenen Seite ist auf einen Hocker aufgestellt (Hüftflexion, die Höhe des Hockers so wählen, dass durch die entstehende Hüftflexion das Ilium nach posterior rotiert (**Abb. 8.16a**).
  - **Mobilisation:** Der Patient führt eine maximale Flexion der Wirbelsäule durch und führt so das Sakrum in eine Nutationsstellung und verstärkt damit die Rotation des Iliums nach posterior (**Abb. 8.16b**). Zusätzlich können die Hüftextensoren aktiviert werden, um die Rotation zu unterstützen.
- **Ausgangsstellung 2:** Der Patient liegt auf dem Rücken, das zu beübende Bein ist im Hüft- und Kniegelenk gebeugt, das kontralaterale Bein ist gestreckt auf dem Boden abgelegt. Der Patient hat beide Hände in der Kniekehle verschränkt.
  - **Mobilisation:** Der Patient führt sein Bein rhythmisch in die Hüftflexion und induziert dadurch eine Rotation des Iliums nach posterior. Zusätzlich können die Hüftextensoren aktiviert werden, um die Rotation zu unterstützen (siehe auch Automobilisation Hüftflexion, S. 448, **Abb. 8.16c**).

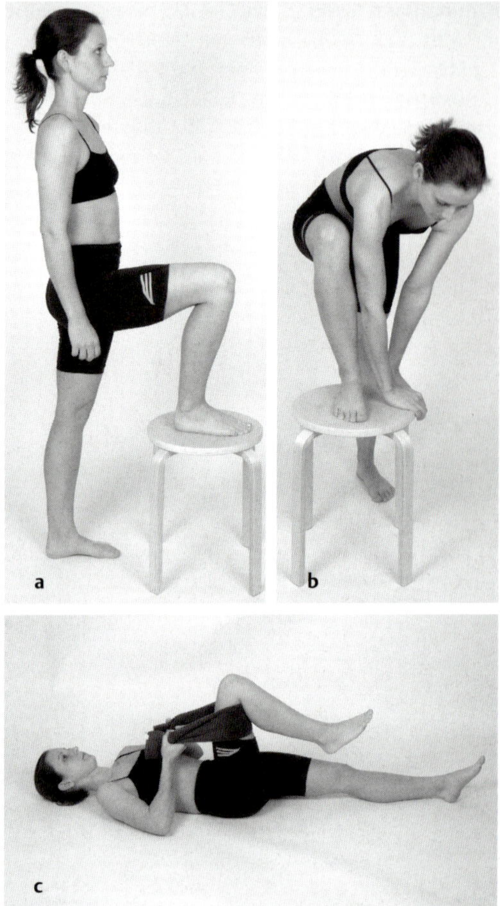

Abb. 8.16a–c Ilium nach posterior. **a** Ausgangsstellung. **b** Rotation des Iliums nach posterior. **c** Variante für die Mobilisation der Rotation des Iliums nach posterior.

8.1.3 Automobilisation Hüfte

Extension

Die Hüftextension kann durch verschiedene Strukturen bzw. deren Schmerzhaftigkeit begrenzt sein. Am häufigsten entstehen Einschränkungen durch die ventrale Hüftgelenkskapsel, durch den M. iliopsoas oder durch den M. rectus femoris. Bei der Wahl eines zu großen Pfannenersatzes kommt es selten zu einem Friktionssyndrom des M. iliopsoas auf dem Rand des Azetabulums.

Je nach klinischer Problematik muss die Automobilisation mit unterschiedlichem Schwerpunkt erfolgen. Klinisch lässt sich der M. rectus femoris aufgrund der Schmerzangabe als Störquelle identifizieren. Macht er Probleme, klagen die Patienten häufig über Schmerzen am ventralen Oberschenkel im Muskelbauch. Die anderen beiden Probleme lassen sich nur schwer differenzieren. Häufig klagen Patienten über Schmerzen im Bereich der Leiste.

- **Ausgangsstellung:** Der Patient ist im Halbsitz an der Bankkante. Das zu mobilisierende Bein steht auf dem Boden (**Abb. 8.17a**).
  - **Mobilisation:** Durch eine aktive Knieextension kommt es zu einer Extension im Hüftgelenk. Die LWS wird bei der Übung aktiv gegen eine weiterlaufende Extension stabilisiert (**Abb. 8.17b**).

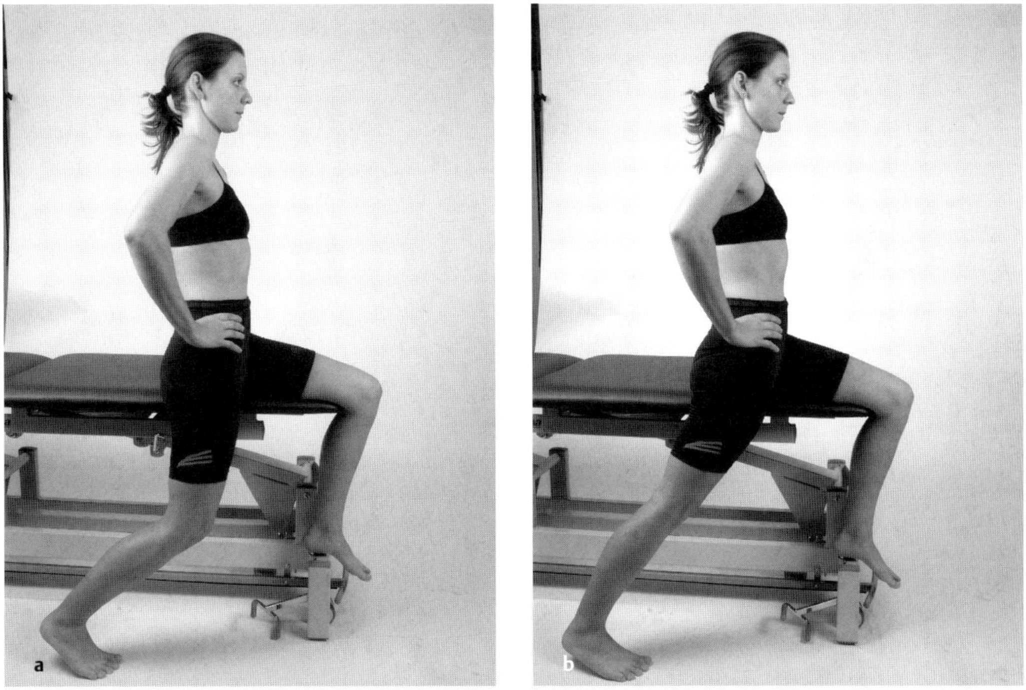

Abb. 8.17a–b Extension im Hüftgelenk. **a** Ausgangsstellung. **b** Mobilisation in die Extension.

Mobilisation des M. rectus femoris

- **Ausgangsstellung:** Der Patient befindet sich im Einbeinkniestand (**Abb. 8.18a**).
  - **Mobilisation:** Der Unterschenkel wird mit der Hand oder einem Handtuch rhythmisch intermittierend oder statisch in die Knieflexion gezogen. Die LWS soll bei der Übung aktiv stabilisiert werden (**Abb. 8.18b**).

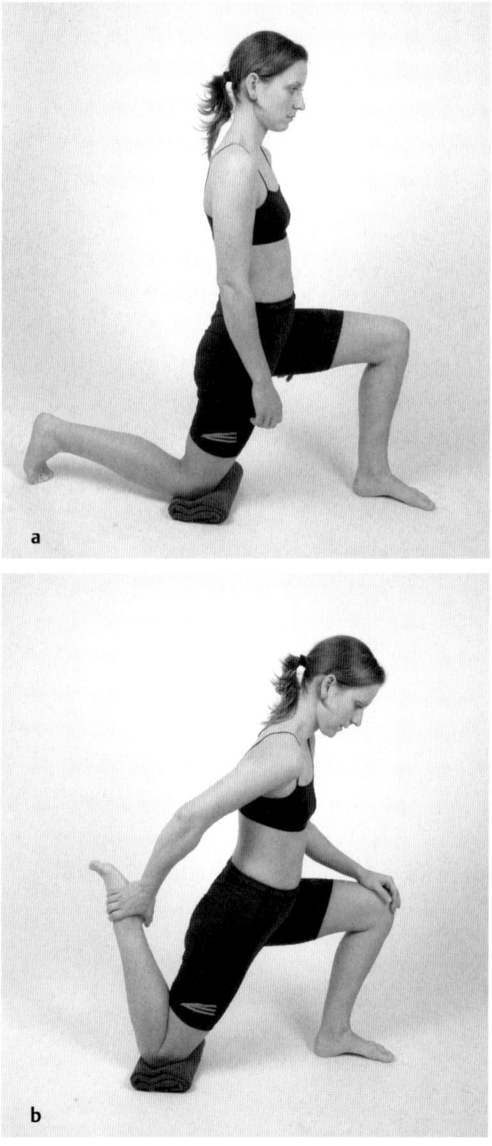

Abb. 8.18a–b Mobilisation des Rectus femoris. **a** Ausgangsstellung. **b** Mobilisation.

Mobilisation des M. iliopsoas, Betonung M. iliacus/ventrale Kapselanteile

- **Ausgangsstellung 1:** Der Patient ist im Einbeinkniestand (**Abb. 8.19a**).
  - **Mobilisation:** Das hintere Bein wird mobilisiert, indem der Patient das Becken rhythmisch intermittierend oder statisch nach ventral bewegt. Dabei sollte der Rumpf zu der zu mobilisierenden Seite geneigt werden (Mc Gill 2004, **Abb. 8.19b**). Verstärkt werden kann diese Position durch eine Innenrotation im Hüftgelenk, dabei bewegt sich der Unterschenkel nach außen.

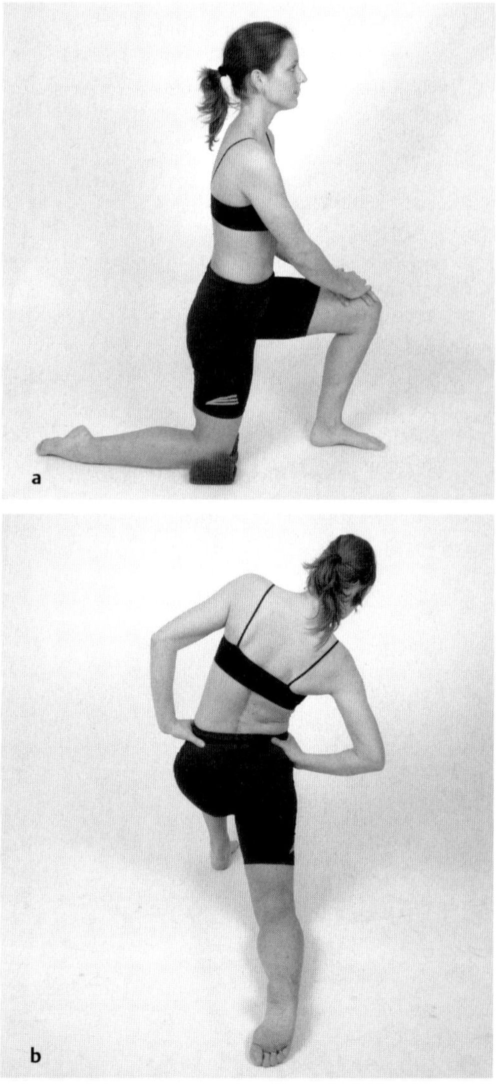

Abb. 8.19a–b Mobilisation des Iliopsoas mit Betonung des Iliacus. **a** Ausgangsstellung 1.**b** Mobilisation.

- **Ausgangsstellung 2:** Der Patient ist in Rückenlage, mit einem Bein im Überhang (Hüftextension). Das andere Bein wird angestellt. Die Lendenwirbelsäule kann bei starker Ausweichbewegung unterlagert werden (Hände, Handtuch).
  - **Mobilisation:** Rhythmisch intermittierende oder statische Bewegung des Beines in die Hüftextension.

Mobilisation des M. iliopsoas, Betonung M. psoas major

- **Ausgangsstellung 1:** Der Patient ist im Einbeinkniestand.
  - **Mobilisation:** Das hintere Bein wird mobilisiert, indem der Patient das Becken rhythmisch intermittierend oder statisch nach ventral bewegt. Dabei sollte der Rumpf von der zu mobilisierenden Seite weggeneigt werden (Mc Gill 2004). Verstärkt werden kann diese Position durch eine Innenrotation im Hüftgelenk, dabei bewegt sich der Unterschenkel nach außen (**Abb. 8.20a–b**).
- **Ausgangsstellung 2:** Der Patient ist in Rückenlage mit dem Bein im Überhang in Hüftextension. Zusätzlich wird der Rumpf geneigt, weg von der zu mobilisierenden Seite (Mc Gill 2004). Die Lendenwirbelsäule kann bei starker Ausweichbewegung unterlagert werden (Hände, Handtuch).
  - **Mobilisation:** Rhythmisch intermittierend oder statische Bewegung in die Hüftextension.

Flexion

Die Flexion ist für den Alltag eine der wichtigsten Bewegungen des Hüftgelenks und sollte mindestens bis 90° möglich sein. Später kann die Flexion bis ca. 110° mobilisiert werden, da alltägliche Bewegungen wie das Hinsetzen oder Aufstehen erst dann uneingeschränkt möglich sind. Erreicht wird dieses Bewegungsausmaß aber nur durch weiterlaufende Bewegungen des Beckens und der LWS, da die rein koxofemorale Beweglichkeit meist bei 70–80° endet.

> *An dieser Stelle werden für die Flexion mehr artikulär betonte Techniken gezeigt. Muskuläre Techniken für die Mobilisation der ischiokruralen Muskulatur sind hinlänglich bekannt.*

- **Ausgangsstellung 1:** Der Patient ist in Rückenlage.
  - **Mobilisation:** Der Patient zieht den Oberschenkel rhythmisch intermittierend oder statisch zum Körper. Die Übung kann auch mit einem Handtuch durchgeführt werden, das um den Oberschenkel greift (**Abb. 8.21a**).
- **Ausgangsstellung 2:** Der Patient sitzt (**Abb. 8.21b**).
  - **Mobilisation:** Der Oberkörper wird rhythmisch intermittierend oder statisch nach vorne unten bewegt bzw. über den Unterschenkel gezogen (in Richtung Schuhe). Dies kann auch einseitig betont erfolgen. Hierbei wird auch die Wirbelsäule in Flexion mobilisiert (**Abb. 8.21c**).

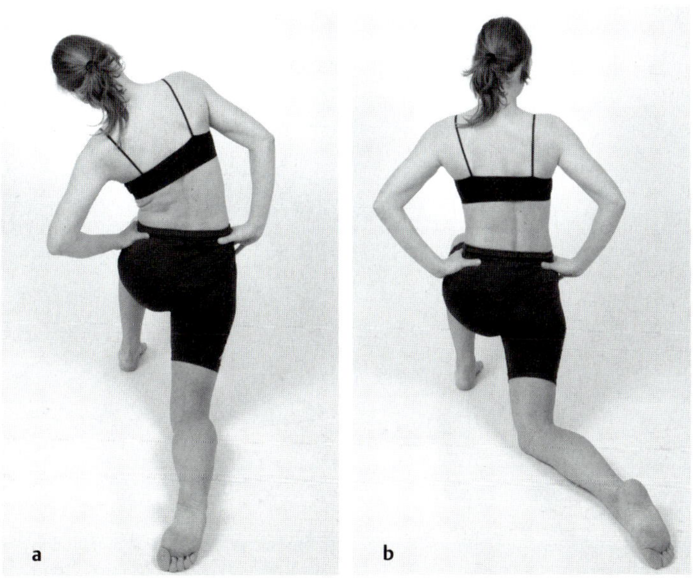

Abb. 8.20a–b Mobilisation des Iliopsoas mit Betonung des Psoas major. **a** Mobilisation. **b** Verstärkung durch die Innenrotation im Hüftgelenk.

- **Ausgangsstellung 3:** Der Patient sitzt (**Abb. 8.21d**).
  - **Mobilisation:** Der Patient bewegt den Oberschenkel mit seinen Händen zu sich heran und versucht, mit der Lendenwirbelsäule stabil zu bleiben, um eine weiterlaufende Bewegung zu verhindern (**Abb. 8.21e**).

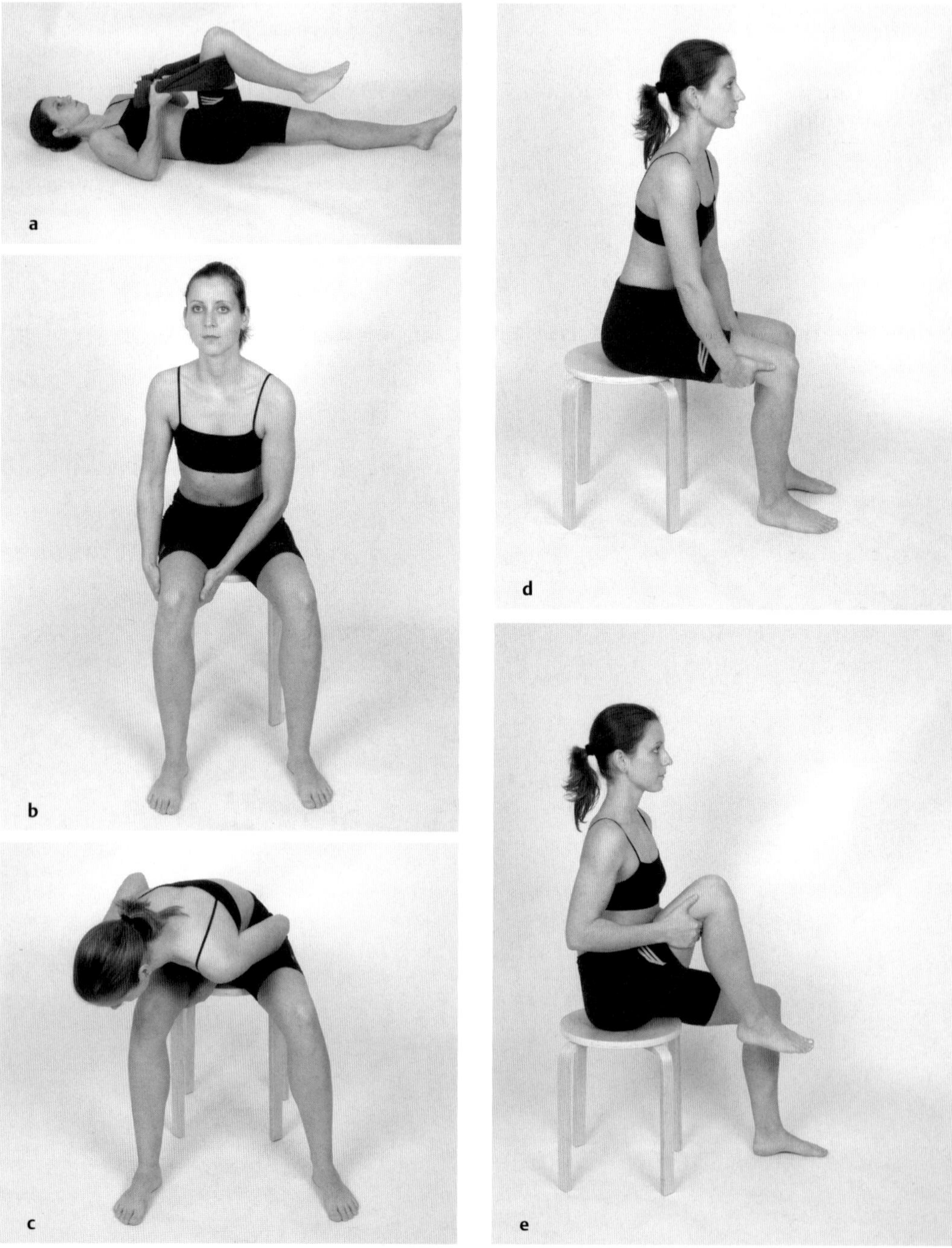

Abb. 8.21a–e Flexion Hüftgelenk. **a** Mobilisation vom Bein aus mithilfe des Handtuchs. **b** Ausgangsstellung 2. **c** Mobilisation vom Oberkörper aus. **d** Ausgangsstellung 3. **e** Mobilisation vom Bein aus.

Abduktion

Adduktorenmobilisation (eingelenkige Adduktoren)

- **Ausgangsstellung:** Siehe zweigelenkige Adduktoren, nur dass das Bein mit flektiertem Knie (Entspannung des M. gracilis) auf einen Stuhl abgestellt ist.
  - **Mobilisation:** Rhythmisch intermittierend oder statisch Mobilisation durch verstärkte Gewichtsverlagerung.

Adduktorenmobilisation (zweigelenkige Adduktoren)

- **Ausgangsstellung:** Der Patient steht in einer Side-Lunge-Position. Das Gewicht befindet sich mehr auf der nicht zu mobilisierenden Seite. Dieses Bein ist leicht flektiert. Das zu mobilisierende Bein bleibt gestreckt (**Abb. 8.22a**).
  - **Mobilisation:** Rhythmisch intermittierende oder statische Mobilisation durch verstärkte Gewichtsverlagerung (**Abb. 8.22b).**

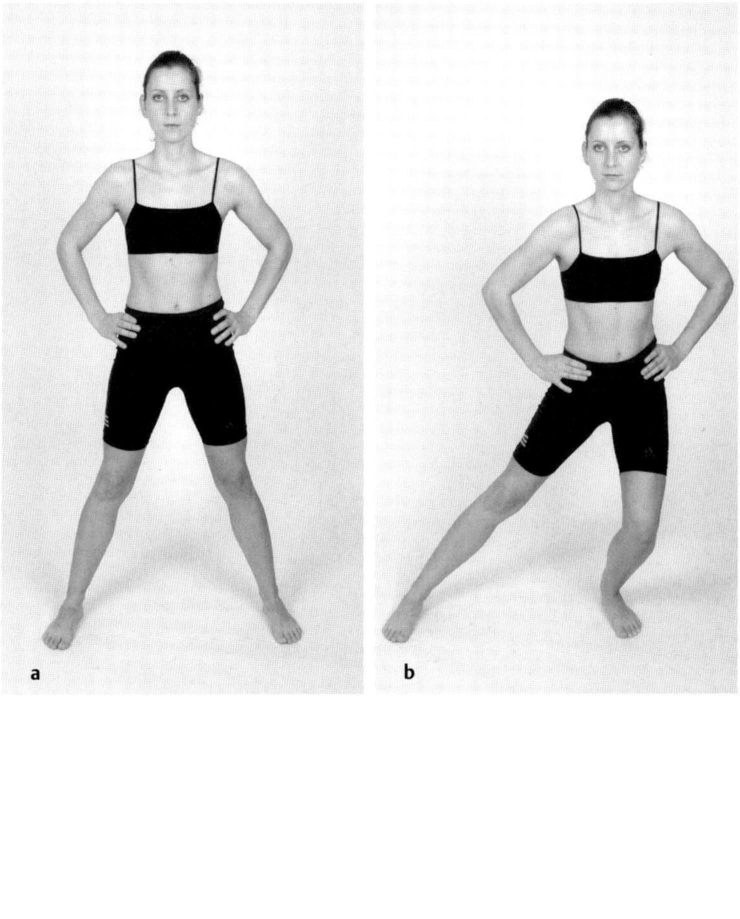

Abb. 8.22a–b Mobilisation der Adduktoren. **a** Ausgangsstellung. **b** Mobilisation.

Innenrotation

- **Ausgangsstellung 1:** Der Patient steht auf dem zu mobilisierenden Bein.
  - **Mobilisation:** Der Patient macht einen Kreuzschritt über das Standbein. Durch die von proximal eingeleitete Beckenbewegung mobilisiert er das Hüftgelenk des Standbeins in die Innenrotation (**Abb. 8.23a**).
- **Ausgangsstellung 2:** Der Patient steht mit der zu mobilisierenden Seite auf einem Rotationsteller.
  - **Mobilisation:** Das Bein wird in die Innenrotation bewegt (**Abb. 8.23b**).

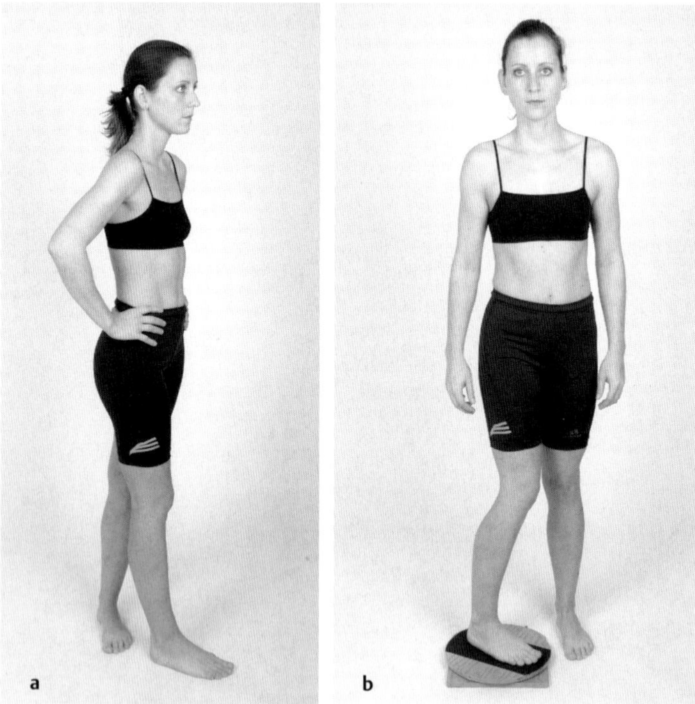

Abb. 8.23a–b Innenrotation. **a** Vom Becken aus. **b** Vom Bein aus.

Außenrotation

- **Ausgangsstellung 1:** Der Patient sitzt. Die Beine werden übereinander geschlagen, wobei das zu mobilisierende Bein oben ist.
  - **Mobilisation:** Das Knie der betroffenen Seite wird rhythmisch oder statisch nach außen unten bewegt (**Abb. 8.24a**).
- **Ausgangsstellung 2:** Der Patient steht auf dem zu behandelnden Bein.
  - **Mobilisation:** Der Patient macht einen Kreuzschritt hinter das Standbein. Durch die von proximal eingeleitete Beckenbewegung mobilisiert er das Hüftgelenk des Standbeins in die Außenrotation (**Abb. 8.24b**).

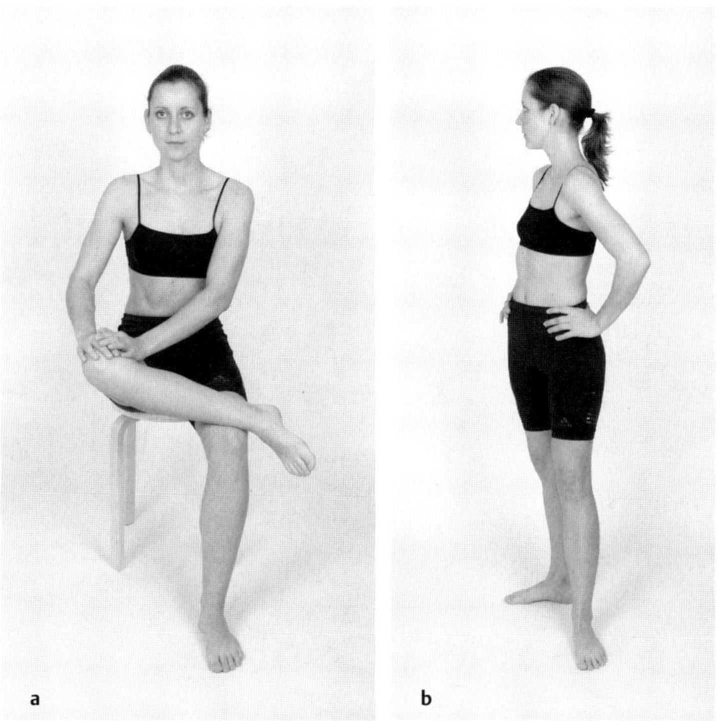

Abb. 8.24a–b Außenrotation.
a Vom Bein aus. **b** Vom Becken aus.

8.1.4 Automobilisation Tibiofemoralgelenk

Flexion

- **Ausgangsstellung 1:** Der Patient sitzt, das Bein ist auf einem Rollbrett abgestellt (**Abb. 8.25**).
  - **Mobilisation:** Die Ferse wird in Richtung Gesäß bewegt in die Knieflexion.
- **Ausgangsstellung 2:** Der Patient ist im Kniestand (**Abb. 8.26a**).
  - **Mobilisation:** Der Patient nähert das Gesäß den Fersen an, das Kniegelenk bewegt sich dabei in die Flexion (**Abb. 8.26b**).
- **Ausgangsstellung 3:** Der Patient sitzt, das Bein ist bis an die Bewegungsgrenze in die Flexion geführt. Um den Gleitvorgang im Gelenk zu unterstützen, wird ein Traktionsgurt unterhalb des Kniegelenkspalts angelegt.
  - **Mobilisation:** Der Patient bringt die Ferse weiter zum Gesäß und führt das Kniegelenk in die Flexion. Zusätzlich kann der Patient eine posteriore (**Abb. 8.27a**) oder eine anteriore (**Abb. 8.27b**) Gleitbewegung mit dem Gurt induzieren.
- **Ausgangsstellung 4:** Der Patient liegt auf dem Rükken, beide Füße sind an einer Wand aufgestellt.
  - **Mobilisation:** Das Bein wird unter Quadrizepskontrolle an der Wand herabgeführt (Wall slides) (**Abb. 8.28**).

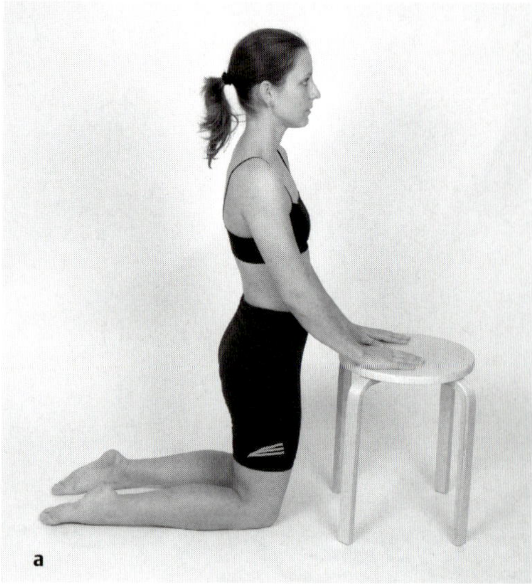

a

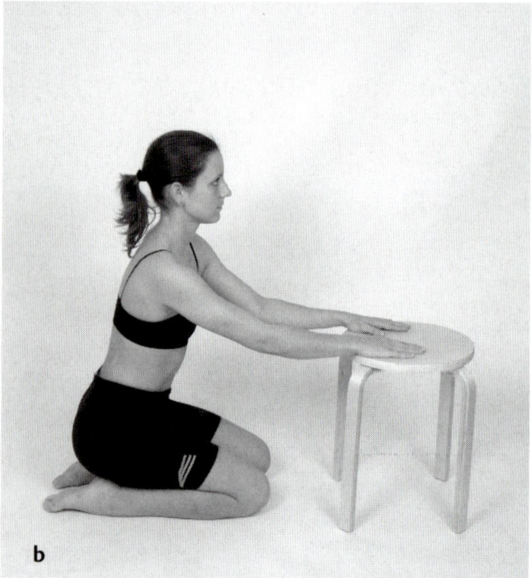

b

Abb. 8.26a–b Knieflexion. **a** Ausgangsstellung 2. **b** Mobilisation.

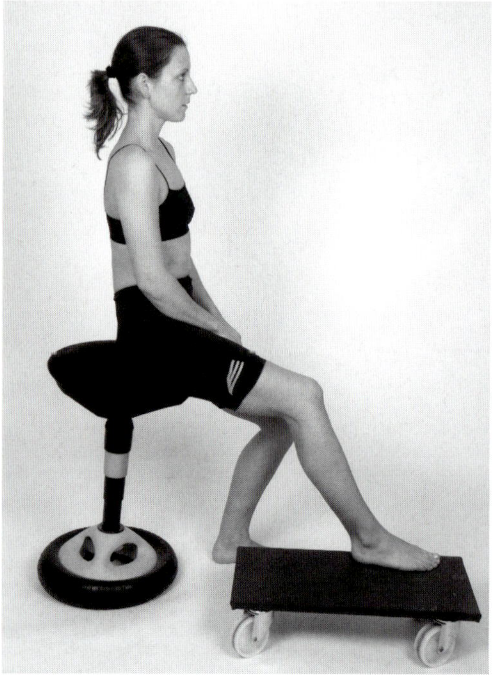

Abb. 8.25 Knieflexion mit Hilfe des Rollbretts.

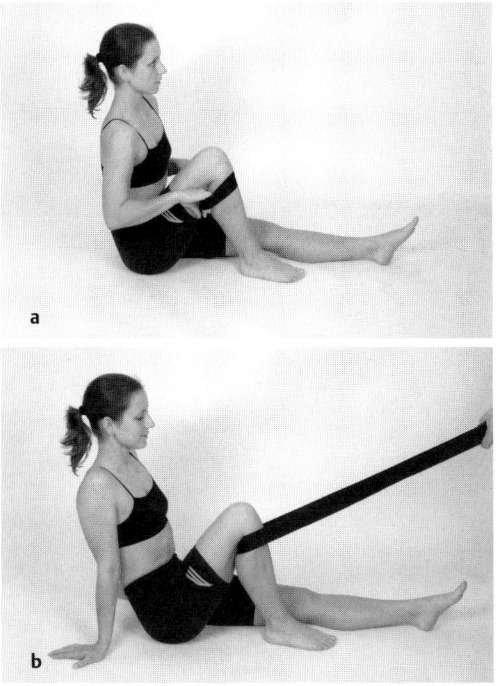

Abb. 8.27a–b Knieflexion. **a** Posteriore Gleitbewegung. **b** Anteriore Gleitbewegung.

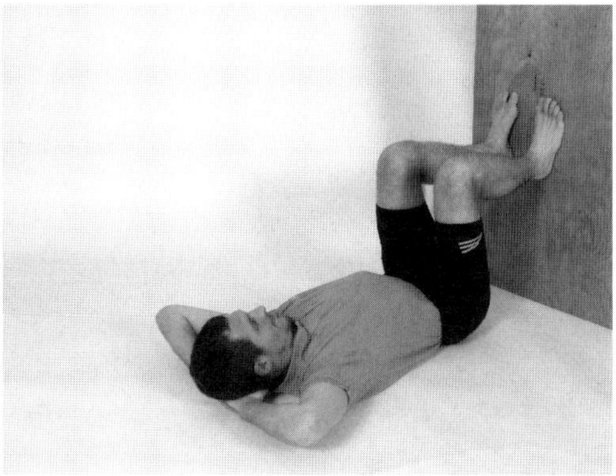

Abb. 8.28 Knieflexion in Ausgangsstellung 4.

Extension

- **Ausgangsstellung 1:** Der Patient sitzt, das Bein ist auf einem Rollbrett abgestellt.
  - **Mobilisation:** Die Ferse zu beübenden Beines wird vom Gesäß weg in die Extension des Kniegelenks bewegt (**Abb. 8.29**).
- **Ausgangsstellung 2:** Der Patient sitzt, das Bein ist in maximaler Extensionsstellung auf dem Boden abgestellt. Der Patient modelliert beide Hände oberhalb des Kniegelenkspalts an den Femur.
  - **Mobilisation:** Der Patient führt das Kniegelenk mit beiden Händen in die Extension (**Abb. 8.30a**). Um die Schlussrotation zu betonen, kann eine Rotation des Femurs nach innen hinzugefügt werden (**Abb. 8.30b**).
- **Ausgangsstellung 3:** Der Patient steht in leichter Schrittstellung, das zu beübende Bein steht hinten. Um den Gleitvorgang im Gelenk zu unterstützen, wird ein Traktionsgurt unterhalb des Kniegelenkspalts angelegt (**Abb. 8.31a**).
  - **Mobilisation:** Der Patient führt das Kniegelenk aktiv in die Extension. Die ventrale Translation der Tibia wird durch den Gurt unterstützt (**Abb. 8.31b**).

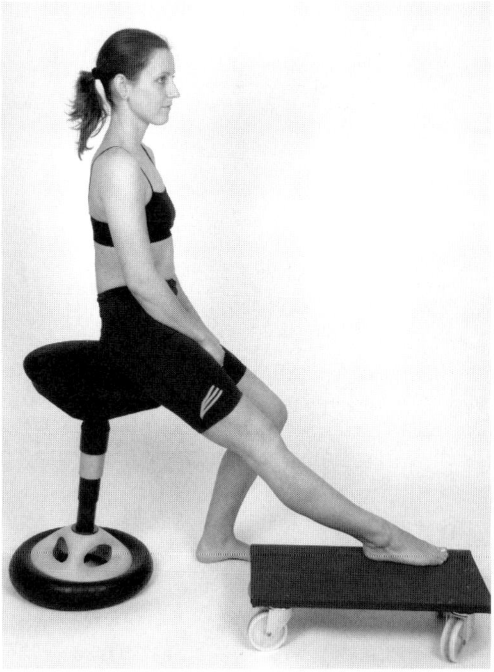

Abb. 8.29 Knieextension mit Hilfe des Rollbretts.

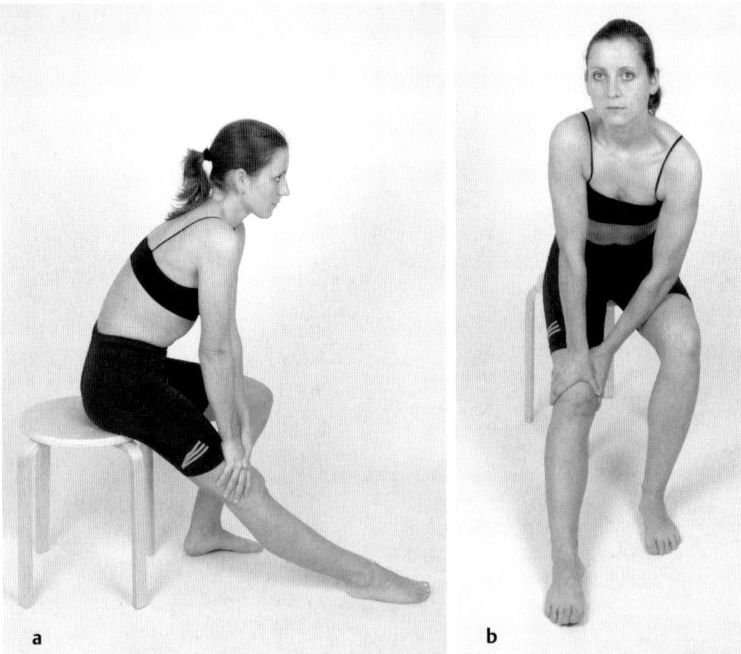

Abb. 8.30a–b Knieextension. **a** Mobilisation in die Extension in Ausgangsstellung 2. **b** Betonen der Schlussrotation.

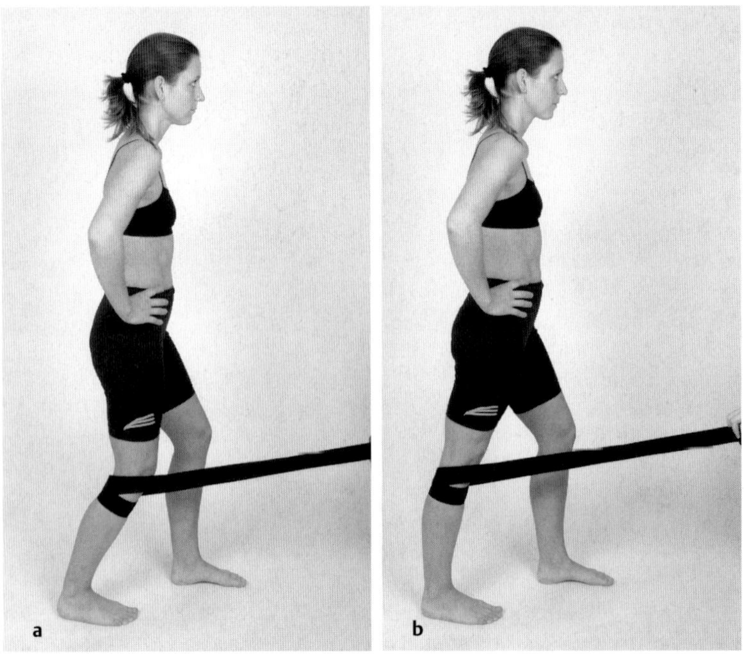

Abb. 8.31a–b Knieextension. **a** Ausgangsstellung 3. **b** Aktiv in die Extension.

8.1.5 Automobilisation Patellofemoralgelenk

Gleiten unbelastet-belastet

- **Ausgangsstellung:** Der Patient sitzt, das Bein ist in Extension und unbelastet (**Abb. 8.32a**) oder in der aktuellen Behandlungsstellung, in Flexion und belastet (**Abb. 8.32b**) auf dem Boden abgestellt. Der Patient modelliert seinen Handballen an den oberen Patellapol.
  - **Mobilisation:** Der Patient führt einen rhythmischen Schub in die eingeschränkten Richtungen aus (kaudal, medial, lateral) und verbessert so das Gleiten der Patella.

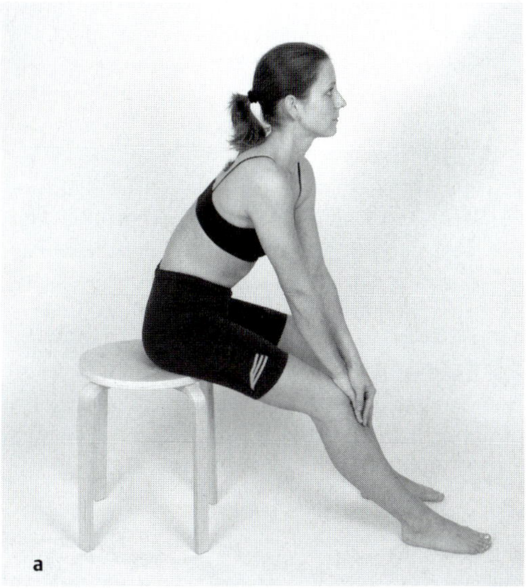
a

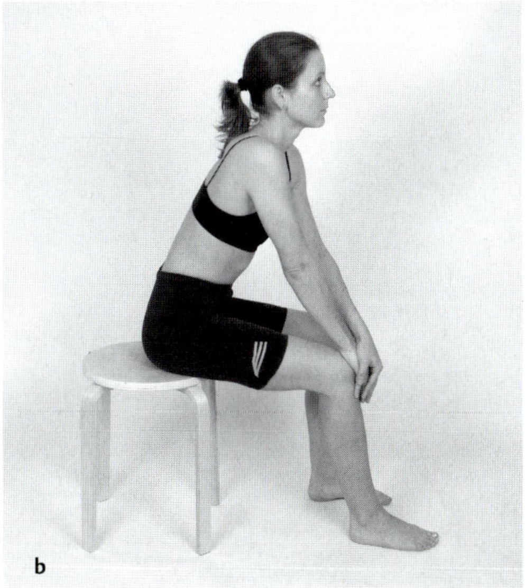
b

Abb. 8.32a–b Gleiten der Patella. **a** Ausgangsstellung, unbelastet. **b** Ausgangsstellung belastet.

Kompressionsmobilisation

- **Ausgangsstellung:** Der Patient sitzt, das Bein ist in der aktuellen Behandlungsstellung auf dem Boden abgestellt. Der Patient legt beide Hände von vorne auf die Patella.
  - **Mobilisation:** Der Patient führt einen rhythmischen Druck auf die Patella in Richtung des Gleitlagers aus (**Abb. 8.33**).

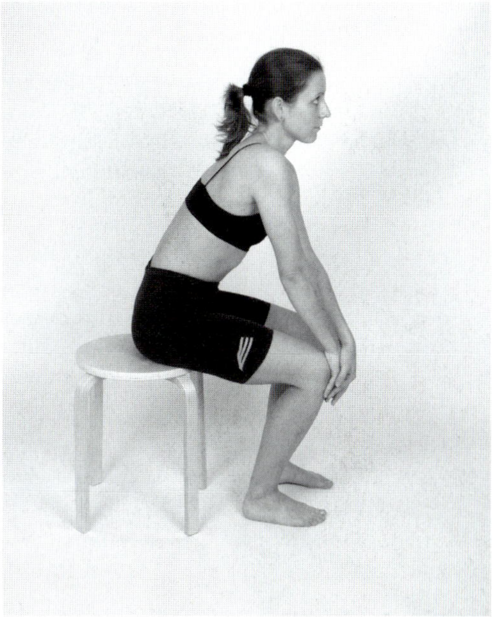

Abb. 8.33 Kompressionsmobilisation.

8.1.6 Automobilisation Fuß

Bei der Planung von Automobilisationen am Fuß sollte bedacht werden, dass neben dem oberen auch das untere Sprunggelenk und die proximalen Tarsalgelenke ursächlich mit an Bewegungseinschränkungen beteiligt sein können. Dies wird in der allgemeinen Untersuchung herausgefunden. Diese Gelenke lassen sich *nicht* mit einer Automobilisation selektiv mobilisieren und benötigen zusätzlich eine manualtherapeutische Behandlung. Die Automobilisation hat den größten Einfluss auf das obere Sprunggelenk. Bei untypischem Voranschreiten der Beweglichkeitszunahme oder ungewohnten Schmerzbildern sollte ein Arzt oder Manualtherapeut hinzugezogen werden.

Dorsalextension

Diese Bewegungsrichtung verursacht bei Einschränkungen meist die größten Probleme. Es sollten mindestens 10° Dorsalextension möglich sein, um im Alltag keine durch mangelnde Beweglichkeit bedingten Schwierigkeiten beim Gehen zu haben. Berücksichtigt werden muss, dass ein anteriores Impingement, eine posterior positionierte Tibia o.Ä. Einschränkungen verursachen, die *nicht* durch eine klassische Automobilisation zu beseitigen sind. Es kann im Gegenteil eher zur Verschlimmerung der Beschwerden kommen.

- **Ausgangsstellung 1:** Der Patient steht mit gestrecktem oder leicht flektiertem Kniegelenk. Der zu behandelnder Fuß steht hinten.
  - **Mobilisation:** Rhythmisch oder statisch gehalten wird in die Dorsalextension bewegt, d. h., das Knie wird nach vorne geschoben. Das Spannungs- bzw. Dehnungsgefühl sollte posterior im Muskelbauch oder im Kalkaneusbereich empfunden werden. (**Abb. 8.34a u. b**). Wenn der Fuß zu sehr in die Eversion sinkt, kann zur Verbesserung der Stabilität des Fußgewölbes und der Mobilisationswirkung ein Sandsack unter den medialen Fersenrand gelegt werden. (**Abb. 8.34c**).
- **Ausgangsstellung 2:** Der Patient sitzt, der Fuß ist auf einem Rollbrett abgelegt.
  - **Mobilisation:** Der Fuß wird unter den Körper bewegt. Rhythmische oder statisch gehaltene Position. Diese Übung ist für Patienten gedacht, bei denen z. B. Knorpelläsionen vorhanden sind (eine osteochondrale Verletzung des Talus, bone bruise, etc.) und die volle Belastung nicht indiziert ist (siehe Mobilisation der Knieflexion, S. 452).
- **Ausgangsstellung 3:** Der Patient steht in Schrittstellung auf einer Therapieliege. Das zu behandelnde Bein steht hinten. Bei mangelnder Stabilität des Fußgewölbes kann ein Sandsack oder ein Therapiekeil unter den medialen Fersenrand gelegt werden. Der Therapeut steht hinter dem Patienten (**Abb. 8.35a**).
  - **Mobilisation:** Der Patient belastet zuerst das vordere Bein. Dann schiebt der Therapeut die Tibia nach anterior. Danach werden beide Beine wieder gleich belastet. Jetzt kommt die Bewegung des Patienten in die Dorsalextension, beide Kniegelenke werden nach vorne geschoben. Der Therapeut unterstützt die Bewegung. Die Schubrichtung des Therapeuten ist ca. 10° nach posterior (im Verhältnis zur Unterschenkellängsachse) und lateral ausgerichtet (**Abb. 8.35b**).

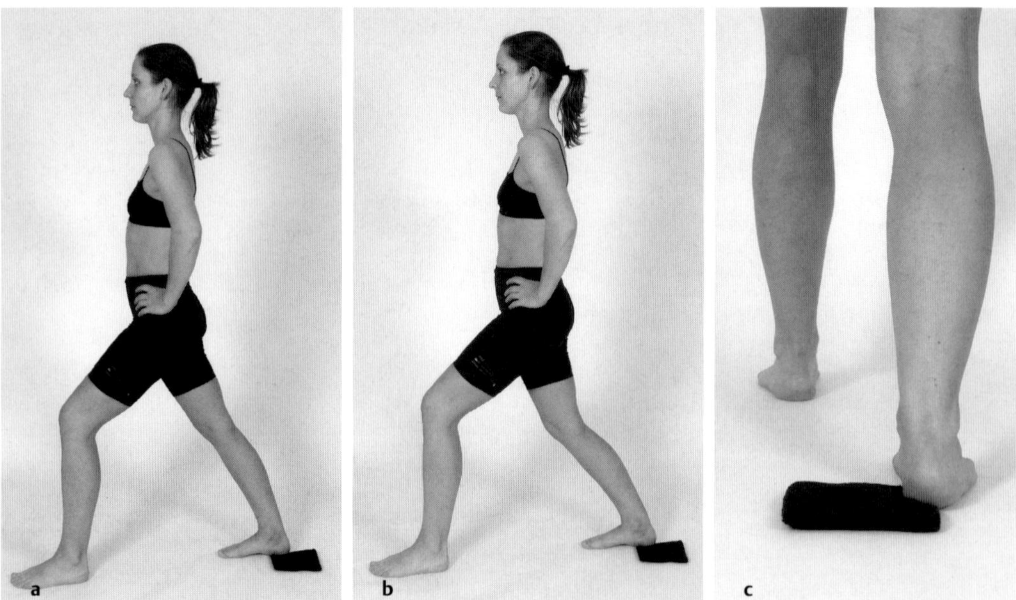

Abb. 8.34a–c Dorsalextension. **a** Ausgangsstellung 1. **b** Mobilisation vom Unterschenkel aus. **c** Der Sandsack unter dem medialen Fersenrand wirkt der Eversion der Ferse entgegen.

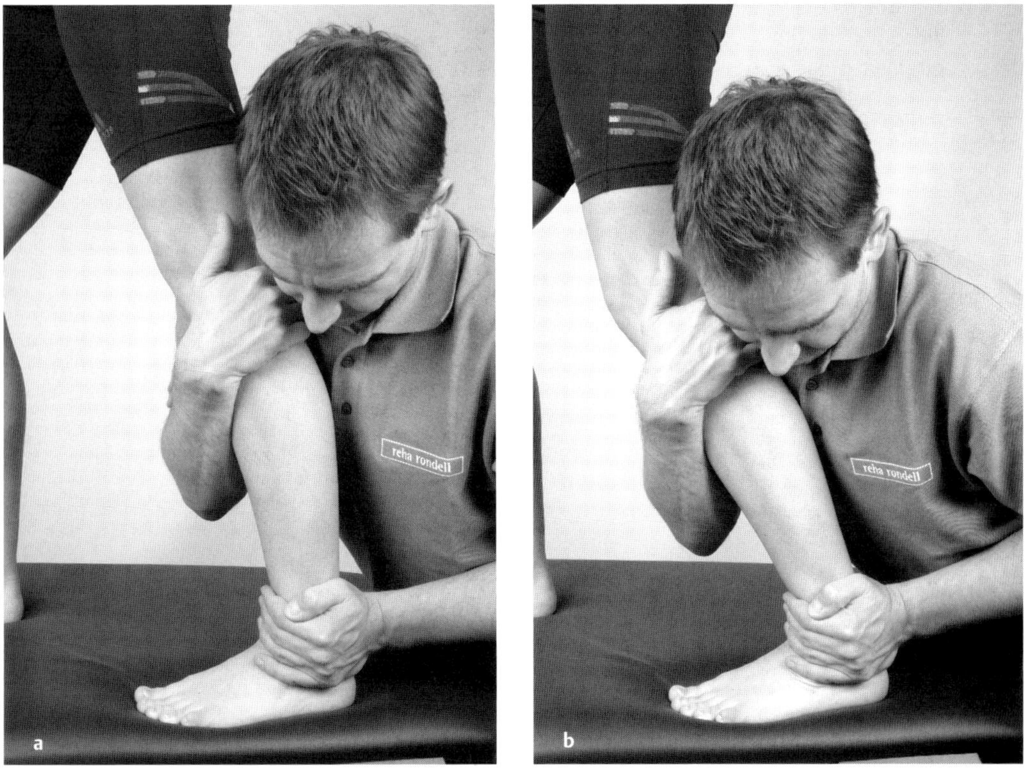

Abb. 8.35a–b Dorsalextension. **a** Ausgangsstellung 3. **b** Schieben der Tibia nach anterior.

- **Ausgangsstellung 4** Der Patient steht in Schrittstellung. Das zu behandelnde Bein steht hinten. Bei mangelnder Stabilität des Fußgewölbes kann ein Sandsack oder ein Therapiekeil unter den medialen Fersenrand gelegt werden. Der Patient mobilisiert über einen Zug (MT-Gurt) von anterior um den dorsalen Unterschenkel die Tibia und die Fibula nach anterior (bei Dorsalextension bewegt sich der Unterschenkel nach anterior).
  - **Mobilisation:** Der Patient bewegt sich in die Dorsalextension unter Beibehaltung des Zugs nach anterior (ohne Bild).
- **Variation:** Die gleiche Mobilisation kann auch unter einem Zug, mittels eines Gurtes, des Unterschenkels nach posterior durchgeführt werden (Talus geht im Verhältnis dazu nach anterior). Diese Variante wird nur in sehr wenigen Ausnahmen benötigt (ohne Bild).
  - **Mobilisation:** Der Patient liegt in Bauchlage mit den Fußspitzen aufgestellt gegen eine Wand (Neutralstellung des Sprunggelenks). Um den distalen Unterschenkel wird eine Gewichtsmanschette (ca. 2–3 kg) befestigt. Dieses Gewicht soll bei einer posterioren Stellung des Unterschenkels helfen, den Unterschenkel wieder nach anterior zu bringen. Position sollte täglich 5–10 Minuten eingenommen werden.

Plantarflexion

Die Plantarflexion macht meist wenige Beschwerden, da die Einschränkungen selten so groß sind, dass sie sich im Alltag beeinträchtigend bemerkbar machen. Problematisch können das Sitzen auf den Fersen sein und in Abdruckphase beim Springen. Beim Gehen benötigt man maximal ca. 15° Plantarflexion in der Pre-swing-Phase, um sich abzudrükken.

Auch hier sollte man Einschränkungen anderer Gelenke beachten und bei einem posterioren Schmerz an ein posteriores Impingementsyndrom denken.

- **Ausgangsstellung 1:** Der Patient sitzt auf einem Stuhl. Der Fuß ist auf einem Rollbrett abgelegt.
  - **Mobilisation:** Der Fuß wird nach vorne, weg vom Körper bewegt (siehe Mobilisation der Knieextension, S. 453).
- **Ausgangsstellung 2:** Der Patient befindet sich im Kniestand. Die Füße sind in Verlängerung der

Unterschenkel (siehe Mobilisation der Knieflexion, S. 452).
  - **Mobilisation:** Der Patient nähert das Gesäß den Fersen an (siehe Mobilisation der Knieflexion-Fersensitz, S. 452).

Inversionsmobilisation

Als Kombination der Bewegungen des Fußes (Plantarflexion, Adduktion, Supination) sollte eine ausreichende Mobilität wiederhergestellt werden (Seitenvergleich). In der allgemeinen Untersuchung muss differenziert werden, wo die Einschränkungen verursacht werden.

- **Ausgangsstellung:** Der Patient steht oder sitzt.
  - **Mobilisation:** Der Fuß wird in die Inversion bewegt, indem der laterale Fußrand am Boden abgerollt wird (**Abb. 8.36**).

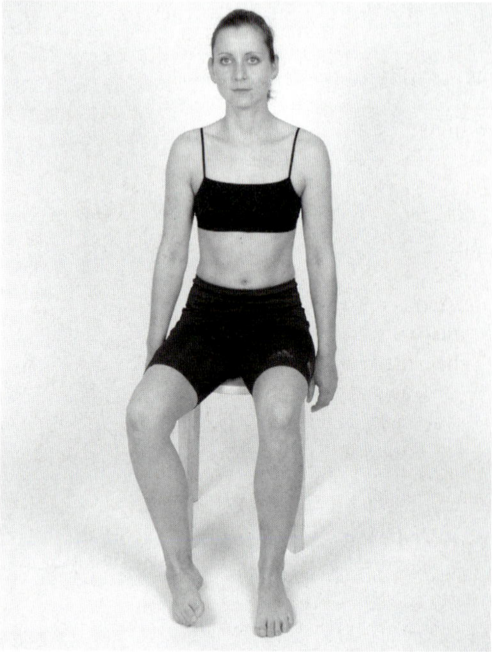

Abb. 8.36 Inversionsmobilisation.

8.2 Lokale Stabilität und Kinästhesie (Stufenmodell Koordination A)

8.2.1 Kinästhesie

Die Kinästhesie kann mittels eines Laserpointers einfach und einigermaßen zuverlässig geübt werden (siehe Kap. 2.3.4 Koordination, S. 102). Der Abstand zum Ziel sollte etwa 1,5 m betragen. Der Patient sollte einige Übungsversuche durchführen.

Verschiedene Übungsvarianten sind möglich (**Abb. 8.37**).

- **Variante 1:** Aus der Startstellung (frei wählbar) beginnen, die Augen schließen, eine Bewegung durchführen (auch frei wählbar), wieder in die Anfangsstellung zurück bewegen. Der Zielpunkt wird mit der Startposition verglichen. Die Abweichung sollte nicht mehr als 1–2 cm betragen.
- **Variante 2:** Eine Bewegungsamplitude wird mittels zweier Punkte vorgegeben. Zum Beispiel werden 2 Punkte an der Wand in kranialer und kaudaler Position befestigt. Jetzt muss der Patient Extensions- und Flexionsbewegungen der unteren Extremität durchführen und versuchen, innerhalb der 2 Punkte zu bleiben. Die Geschwindigkeit wird gesteigert.

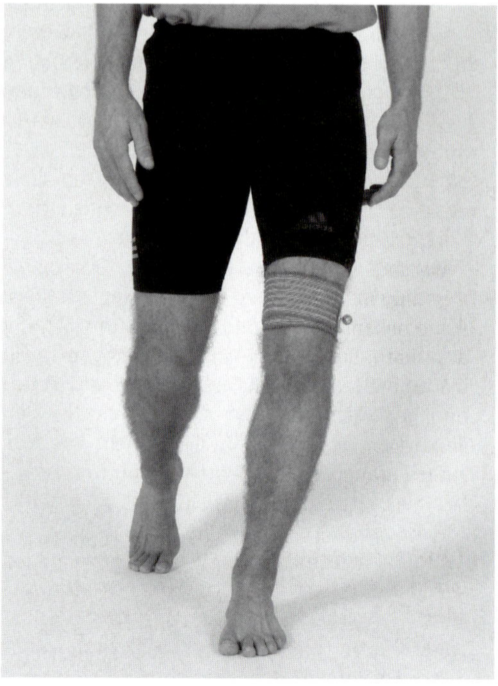

Abb. 8.37 Kinästhesie mittels eines Laserpointers.

8.2.2 Lokale Stabilität LWS

M. transversus abdominis

Urquhart et al. (2005) konnten für die Rückenlage die isolierte Kontraktion des Transversus abdominis ermitteln. Folglich ist diese Ausgangsstellung zu empfehlen. Der Patient sollte trotzdem nicht nur auf eine Ausgangsstellung konditioniert werden. Weitere Möglichkeiten sind: Bauch- und Seitlage, Vierfüßerstand oder Sitz.

- **Ausgangsstellung 1:** Patient ist in Rückenlage, die Kniegelenke können gestreckt oder gebeugt (unterlagert oder angestellt) werden, die Wirbelsäule befindet sich in neutraler Position. So wird die Aktivierung gebahnt (Urquhart 2005, Sapsford 2003). Der Therapeut palpiert die tiefe Bauchwandspannung etwas medial und kaudal der Spina iliaca anterior superior, aber lateral von den Anteilen des M. rectus abdominis. Es ist eine beidseitige oder einseitige Palpation möglich.
  - **Aktion:** Der Patient führt eine langsam ansteigende Kontraktion des Transversus abdominis aus. Die Spannung sollte bei normaler Atembewegung für ca. 10 Sekunden gehalten werden können. Der Therapeut spürt eine Bauchwandspannung in Kombination mit einer moderaten Taillierung.
  - **Mögliche Fehler:** Keine Spannung; oberflächliche Spannung (die Finger des Therapeuten werden durch eine globale Bauchspannung und Erhöhung des intraabdominalen Drucks herausgedrückt; asymmetrische Spannungsentwicklung (Seitenunterschied); keine Taillierung; LWS-Bewegung (jede Ebene).
  - **Kontrolle:** mittels EMG: oberflächliche Aktivität darf 10–15% der MVC nicht überschreiten; Ultraschall: isolierte Kontraktion kann hier sauber dargestellt werden; Palpation (siehe oben).
- **Ausgangsstellung 2:** Der Patient ist in Bauchlage, Arme neben dem Körper, Kopf in Mittelstellung, das untere Ende der PFU schließt mit den Spina iliaca anterior superior ab. Die PFU wird auf 70 mmHg aufgeblasen. Zunächst wird die normale Fluktuation des Drucks durch die Atembewegung aufgenommen. Der Therapeut kontrolliert die laterale Bauchwand oder die LWS palpatorisch.

Für Übergewichtige, Schwangere, Patienten mit Schmerzen in Bauchlage oder mit Atemwegserkrankungen ist die Bauchlage ungeeignet.

  - **Aktion:** Vor der Aktion atmet der Patient ruhig einmal ein und aus. Daraufhin wird der Patient aufgefordert, den Unterbauch einzuziehen und dann ruhig weiterzuatmen. Der Druck in der PFU reduziert sich um 4–10 mmHg. Die Kontraktion sollte für ca. 10 Sekunden gehalten werden können. Es besteht eine Korrelation zwischen einer verzögerten Aktivität im Armhebeversuch und dem Schmerz und einer schlechten Aktivierung im Test. Um die Ausdauerleistungsfähigkeit zu überprüfen, sollten die Parameter auf 10x10 Sekunden erhöht werden.
  - **Mögliche Fehler:** Wirbelsäulen- oder Beckenbewegung; forcierte Atmung (insbesondere Kompensation über die forcierte Einatmung); sinkt der Druck nur um 4 mmHg geht man von einer asymmetrischen oder insuffizienten Kontraktion des Transversus abdominis aus. Eine weitere Kontrolle erfolgt dann in Rückenlage. Druckerhöhung durch globale Kontraktion der oberflächlichen Rumpfmuskeln bei statischer Wirbelsäulenposition; Druckreduktion bei globaler Kontraktion der oberflächlichen Rumpfmuskeln, in Kombination mit Wirbelsäulenbewegungen.
  - **Kontrolle:** mittels Palpation (Taillierung der Bauchwand); Ultraschall; Biofeedback (**Abb. 8.38**).

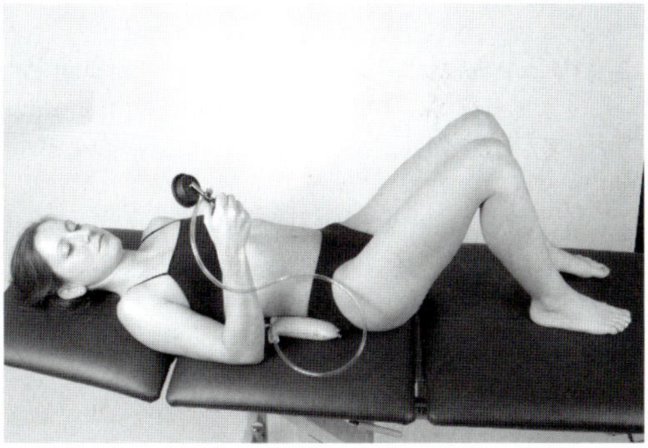

Abb. 8.38 Aktivieren des Transversus abdominis und Biofeedback.

*Bei einer optimalen Qualität kann die isolierte Kontraktion des Transversus abdominis in einfache funktionsgymnastische Übungen (z. B. Bein oder Arm anheben in Rükken- oder Bauchlage) übernommen werden (**Abb. 8.39**).*

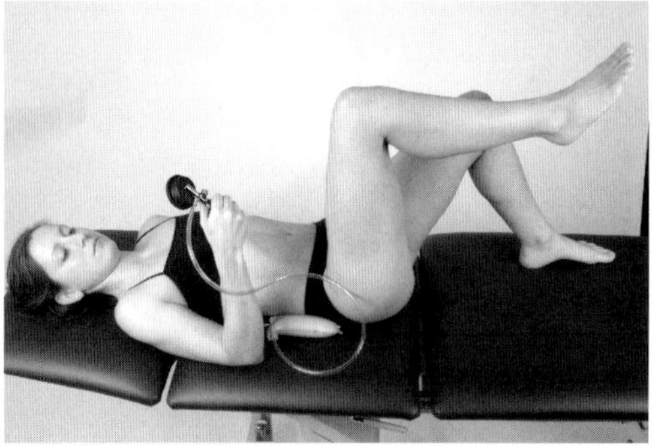

Abb. 8.39 Üben des Transversus abdominis in einfachen funktionsgymnastischen Übungen unter Eigenkontrolle.

Mm. multifidi

Ziel ist es, den segmentalen Anteil der Mm. multifidi in Kokontraktion mit dem Transversus abdominis zu aktivieren.

- **Ausgangsstellung:** Der Patient ist in Bauchlage, die Arme liegen neben dem Körper, Wirbelsäule und Kopf befinden sich in neutraler Stellung. Der Therapeut palpiert ein- oder beidseitig die Konsistenz der segmentalen Multifidi. Das Gewebe darf beim Palpieren nicht zu fest komprimiert werden. Es kommt sonst zur Inhibition. Nach Hides, Richardson und Hodges (2004) sind Veränderungen der Masse mit der Inhibition positiv korreliert.
  - **Aktion:** Zunächst atmet der Patient einmal ein und dann aus. In der Pause soll die Spannung gestartet und dann normal weitergeatmet werden.
  - Ansage: „Spannen Sie den Muskeln unter den palpierenden Fingern an, ohne die Lendenwirbelsäule oder das Becken zu bewegen."
  - Die Spannung sollte für ca. 10 Sekunden gehalten werden können. Um die Ausdauerleistungsfähigkeit zu überprüfen, sollten die Parameter auf 10×10 Sekunden erhöht werden (**Abb. 8.40**).
  - **Mögliche Fehler:** oberflächliche Spannung; Beckenbewegung (Kippung nach anterior); keine Spannung; Schmerz.
  - **Kontrolle:** mittels EMG und Palpation.

Beckenboden

Besonders zu Beginn ist eine Kontraktion des Beckenbodens nur in Kombination mit den transversal verlaufenden Muskeln der Bauchdecke wünschenswert. Eine globale Kontraktion mit den oberflächlichen Rumpfmuskeln führt zwar zu einem höheren intraabdominalen Druck, aber zu einer geringeren Beckenbodenaktivierung (Thompson 2004). Vor der praktischen Umsetzung sollte die anatomische Lage der Beckenbodenmuskulatur mit dem Patienten erarbeitet werden.

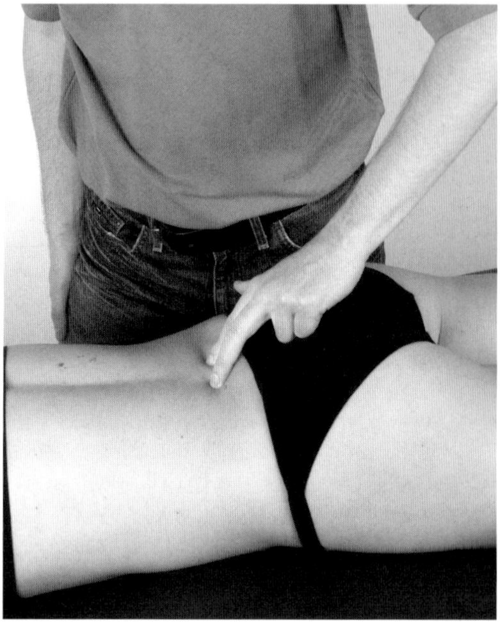

Abb. 8.40 Palpation der Spannung der Multifidi.

- **Ausgangsstellung:** Der Patient ist in Rückenlage, die Kniegelenke können gestreckt oder gebeugt (unterlagert oder angestellt) werden, die Wirbelsäule befindet sich in neutraler Position. Der Therapeut palpiert entweder den Unterbauch (Transversus abdominis) oder direkt auf dem Beckenboden (z. B. Centrum tendineum des Beckenbodens). Die Spannung sollte für ca. 10 Sekunden gehalten werden können. Um die Ausdauerleistungsfähigkeit zu überprüfen, sollten die Parameter auf 10×10 Sekunden erhöht werden.
  - **Aktion:** Zunächst atmet der Patient einmal ein und dann aus. In der Pause soll die Spannung gestartet und dann normal weitergeatmet werden. Die Spannung sollte insbesondere auf den vorderen Teil des Beckenbodens fokussiert werden. Dies kann z. B. durch die Vorstellung Unterbrechen des Harnstrahls erleichtert werden.
  - **Mögliche Fehler:** hohe Aktivität oberflächlicher Rumpfmuskeln; Wirbelsäulenbewegungen; Atem anhalten.
  - **Kontrolle:** mittels EMG und Palpation.

M.psoas major

Die isolierte Aktivierung des M. psoas major ist in Kapitel 8.2.4 Lokale Stabilität Hüftgelenk beschrieben.

8.2.3 Lokale Stabilität SIG

Die Aktivierung der lokalen Stabilisatoren des SIG ist in folgenden Kapiteln beschrieben: 8.2.2 u. 8.2.4

8.2.4 Lokale Stabilität Hüftgelenk

Die Aktivierung der restlichen lokalen Stabilisatoren (M. transversus abdominis, Mm. multifidi, Beckenboden) ist in Kapitel 8.2.2 Lokale Stabilität LWS nachzulesen.

M. psoas major

- **Ausgangsstellung 1:** Der Patient ist in Rückenlage, beide Beine in Extension.
  - **Aktion:** Der Patient soll sich vorstellen, dass er sein Bein in die Pfanne ziehen soll (Saugnapf, „Machen Sie ihr Bein kurz!"). Diese Vorstellung kann durch einen leichten Zug am Oberschenkel nach kaudal verstärkt werden. Bei der Kontraktion sollte es zu keiner Bewegung des Beckens oder der LWS kommen. Die Aktivierung des M. psoas major ist medial der Spina iliaca anterior superior palpierbar (**Abb. 8.41**).
  - **Mögliche Fehler:** Bewegung des Beckens oder der LWS (Kompensation durch andere Muskeln); Aktivierung der ischiocruralen Muskulatur und/oder des M. sartorius bzw. M. tensor fascie latae. Dies ist durch Inspektion oder Palpation erkennbar.
- **Ausgangsstellung 2:** Der Patient steht vor einer Behandlungsliege, der Oberkörper ist auf der Bank abgelegt (vgl. Ausgangsstellung für die Aktivierung des M. glutaeus maximus, S. 462). Auf der zu aktivierenden Seite ist das Bein leicht flektiert und mit dem Vorfuß auf dem Boden abgestellt.
  - **Aktion:** Der Patient stellt sich vor, dass er sein Bein wieder in die Pfanne ziehen soll (Saugnapf, „Machen Sie ihr Bein kurz!"). Dabei kontrolliert der Therapeut, ob es zu einer Kontraktion des M. errector spinae kommt. Direkt vor und während der Kontraktion kontrolliert er, ob die Verschieblichkeit der Procc. spinosi in der Transversalen (Rotation) und der Horizontalen (Translation nach anterior) geringer wird. Bei adäquater Kontraktion des M. psoas major kommt es zu einer Verringerung der Bewegung der Procc. spinosi der LWS.
  - **Mögliche Fehler:** Bewegung des Beckens oder der LWS (Kompensation durch andere Muskeln); Aktivierung der ischiocruralen Muskulatur und/oder des M. sartorius bzw. M. tensor fascie latae. Dies ist durch Inspektion oder Palpation erkennbar.
  - **Kontrolle:** mittels Palpation und Inspektion.

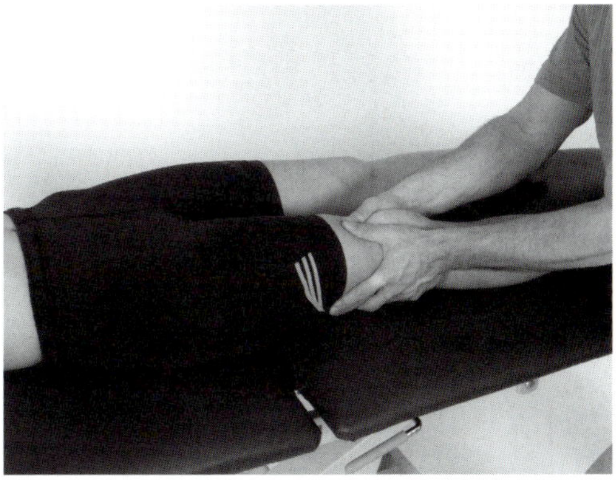

Abb. 8.41 Aktivierung des Psoas major.

M. glutaeus maximus

- **Ausgangsstellung:** Der Patient steht vor einer Behandlungsliege, der Oberkörper ist auf der Bank abgelegt. Ein Bein ist vom Boden abgehoben. Die Flexion im Kniegelenk sollte ca. 80–90° betragen (weniger Knieflexion bedeutet mehr Mitarbeit von der Ischiokruralen). Die Pressure-Feedback-Unit (PFU) liegt unterhalb des Bauchnabels. So sind die Bewegung des Beckens für den Patienten sichtbar. Sie wird auf ca. 70 mm/Hg aufgeblasen (**Abb. 8.42a**).
  - **Aktion:** Der Patient extendiert das Bein im Hüftgelenk, ohne dabei eine Veränderung des Drucks in der PFU hervorzurufen (LWS bleibt stabil). Der Patient soll ruhig weiteratmen können. Am Anfang kann man die Patienten bewusst auf den Aufbau der Spannung des M. transversus abdominis hinweisen (**Abb. 8.42b**). Die Spannung sollte 10x10 Sekunden gehalten werden können.
  - **Mögliche Fehler:** Die LWS kann nicht stabilisiert werden; der Patient hält die Luft an; keine adäquate Bewegung in die Hüftextension.
  - **Kontrolle:** mittels EMG und Palpation.

- **Variationen:** Die gleiche Übung kann auch aus Bauchlage durchgeführt werden. Das Bewegungsausmaß wird deutlich kleiner. Die Übung ist aus Bauchlage nur bei ausreichender Hüftextension durchzuführen, da es sonst ausschließlich zu Ausweichbewegungen in der LWS kommt.

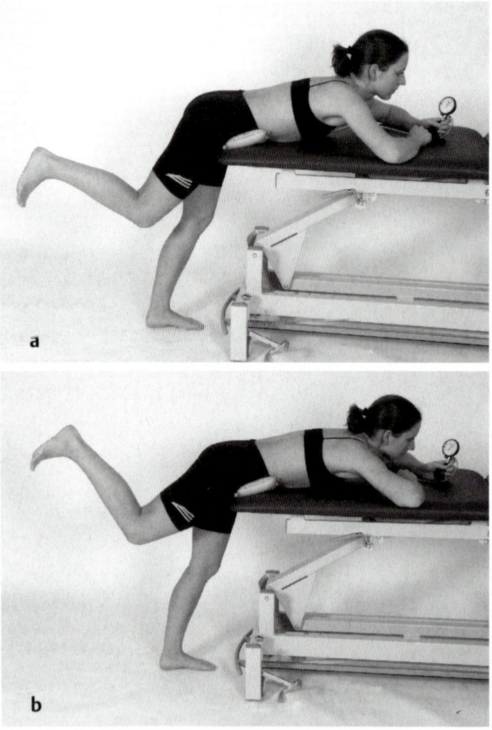

Abb. 8.42a–b Glutäus maximus. **a** Ausgangsstellung. **b** Aktivierung unter Biofeedbackkontrolle.

8.2.5 Lokale Stabilität Kniegelenk

Die Aktivierung des Quadrizeps nimmt bei den meisten Pathologien des Kniegelenks eine Schlüsselrolle ein. Wie in Kapitel 6 ausgeführt, gibt es keine isolierte Übungen für die Vastii. Der Fokus liegt auf Übungssituationen, die eine Stabilisierung der Patella in der Frontalebene und korrekte Beinachsen erfordern.

- **Ausgangsstellung:** Der Patient steht vor einem Aerobic Step. Das zu beübende Bein ist auf dem Step abgestellt, das Gewicht lastet überwiegend auf dem hinteren Bein. In diesem Beispiel wird zusätzlich ein Biofeedback-Gerät verwendet. Die Elektroden sind über dem M. vastus medialis platziert (oder über anderen defizitären Anteilen des Muskels).
  - **Aktion:** Der Patient verlagert das Gewicht auf das vordere Bein. Bei der Gewichtsübernahme ist auf eine korrekte Beinachse und eine gute Aktivität des Quadrizeps zu achten. Bei Bedarf kann die Aktivität durch eine funktionelle Elektrostimulation verstärkt werden. Die Spannung sollte für ca. 10 Sekunden gehalten werden können. Um die Ausdauerleistungsfähigkeit zu überprüfen, sollten die Parameter auf 10x10 Sekunden erhöht werden.
  - **Mögliche Fehler:** medialer Kollaps bei Gewichtsübernahme, Lateralisierung oder Rotation der Patella, asymmetrische Aktivierung der Vastii, Schmerz (bei Bedarf die Höhe des Steps anpassen, um in schmerzfreien Winkelgraden zu trainieren).
  - **Kontrolle:** visuell (Beinachse), mittels Biofeedback, mittels Palpation (**Abb. 8.43**)

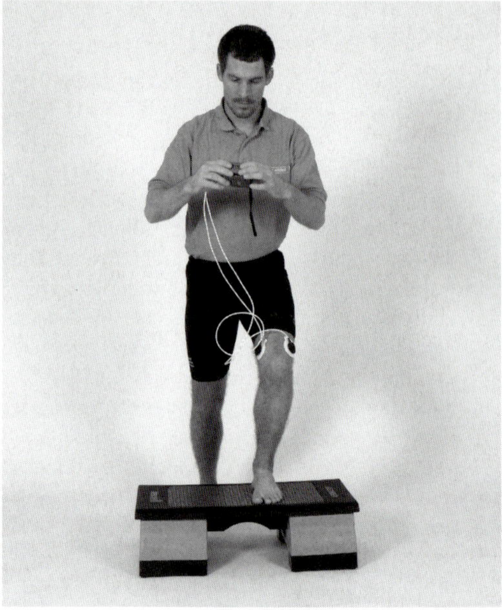

Abb. 8.43 Lokale Stabilität des Kniegelenks unter Eigenkontrolle.

8.2.6 Lokale Stabilität Fuß

Die Aktivierung der lokalen Stabilisatoren ist am Fußgelenk nicht eindeutig geklärt. Es sollten alle Muskeln (bzw. Bewegungsrichtungen) selektiv aktivierbar sein. Die lokalen Stabilisatoren der Hüfte und der LWS sind bei Bedarf zu beüben. (Siehe Lokale Stabilität LWS, SIG und Hüfte).

8.3 Stufenmodell Koordination Stufe B

Der Aufbau für Übungen zur Koordination der Stufe B, mögliche Variationen und die Methodik des Trainings sind in den Grundlagen beschrieben (S. 96). Im Folgenden werden exemplarisch Übungsmöglichkeiten und Geräte vorgestellt.

- **Ausgangsstellung 1:** Der Patient steht auf einer Legoplatte.
  - **Aktion:** Stabilisation der Ausgangsstellung, erschwert durch verschiedene externe Störfaktoren. Die Oberfläche der Legoplatte gibt gerade bei Wahrnehmungsproblemen im Bereich des Fußes ein gutes Feedback (**Abb. 8.44a**).
- **Ausgangsstellung 2:** Der Patient steht im Einbeinstand auf einem Drehteller (**Abb. 8.44b**).
  - **Aktion:** In verschiedenen Beugewinkeln des Beines müssen Beinachse, Fußgewölbe und der Rumpf stabilisiert werden.
- **Ausgangsstellung 3:** Der Patient steht im Einbeinstand auf einer Dotte-Schaukel (**Abb. 8.44c**).
  - **Aktion:** In verschiedenen Beugewinkeln des Beines müssen Beinachse, Fußgewölbe und der Rumpf stabilisiert werden. Der Therapeut kann schnelle Impulse zur Destabilisierung der Schaukel geben.
  - **Variation:** Die Ausgangsstellung kann beliebig variiert werden. Die Veränderung der Aufhängung (Stärke der Feder, Seile, Aufhängepunkt etc.) variiert die Schwierigkeit.
- **Ausgangsstellung 4:** Der Patient befindet sich an einer Kletterwand (2-, 3-, 4-Punkte-Kontakt) (**Abb. 8.44d**).
  - **Aktion:** Der Patient wird aufgefordert, mit einer Hand oder dem kontralateralen Bein verschiedene Punkte an der Wand zu erreichen. Währenddessen muss er seine Beinachse und den Rumpf stabil halten können. Dies kann in verschiedenen Knieflexionswinkeln geschehen.
- **Ausgangsstellung 5:** Der Patient steht auf einer schiefen Ebene; seitlich oder gerade im Zehenstand (**Abb. 8.44e**).
  - **Aktion:** Patient soll die schiefe Ebene auf- und abgehen, die Beinachsen und die Fußgewölbe sollen kontrolliert werden (Stufe B-II).

Anmerkung:

- Alle Übungen können insbesondere für den Fuß, aber auch für die anderen Abschnitte, in verschiedenen Positionen des oberen Sprunggelenks durchgeführt werden. So können die verschiedenen Gangphasen, sowie von der Gelenksicherung oder der Unterstützungsfläche anspruchsvollere Positionen mit einbezogen werden.
- Alle Übungen können zusätzlich mit von außen eingebrachten Widerständen durchgeführt werden (Theraband, Seilzug etc.). So können stabilisierende Muskeln zusätzlich aktiviert werden.
- So könnte man speziell am Fuß die Eversoren (z. B. Mm. peronaei) mit einem von medial kommenden Zug, unterhalb des Kniegelenks, zusätzlich mit einbeziehen. Die Inversoren benötigen einen Zug von lateral.

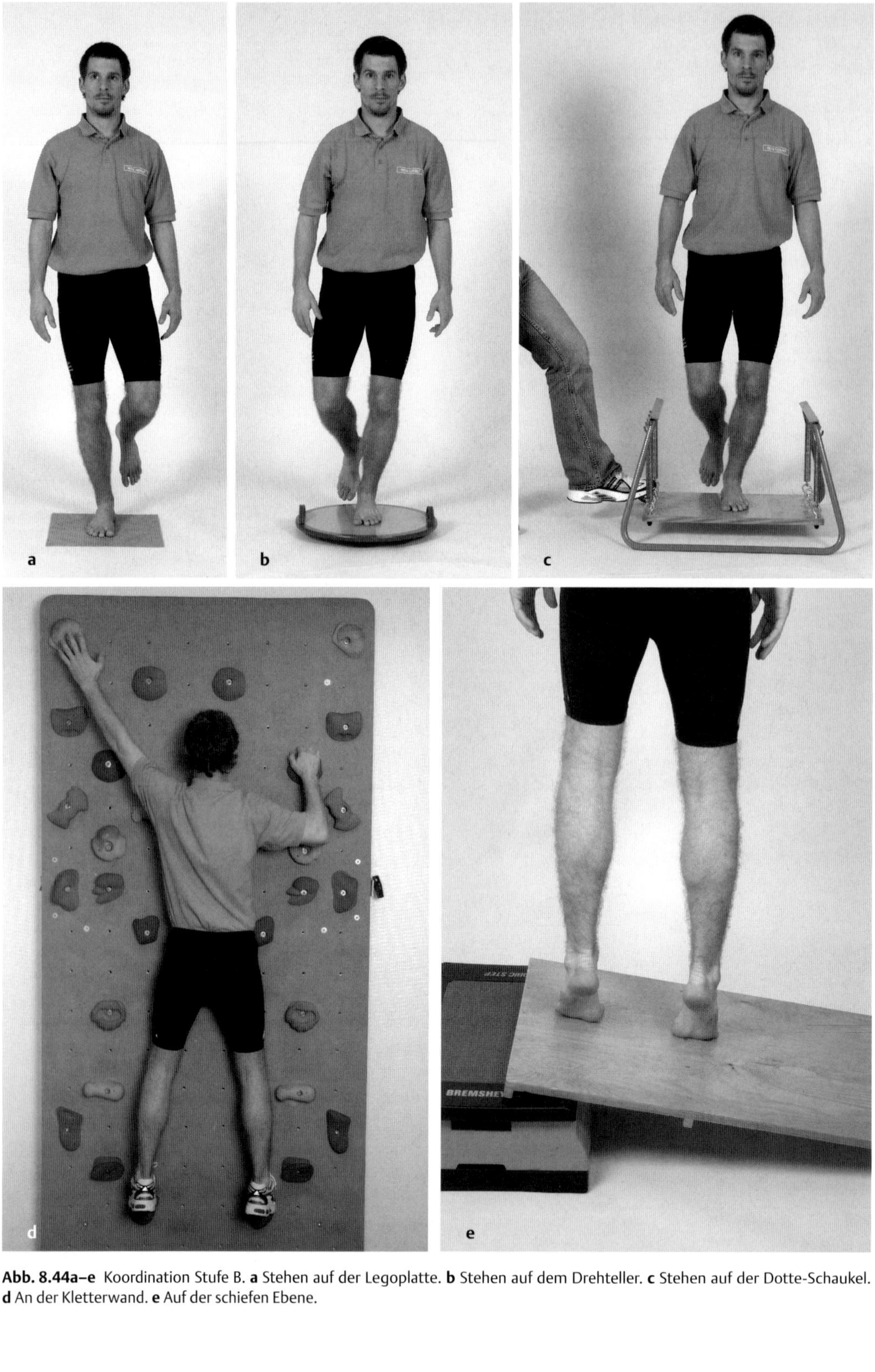

Abb. 8.44a–e Koordination Stufe B. **a** Stehen auf der Legoplatte. **b** Stehen auf dem Drehteller. **c** Stehen auf der Dotte-Schaukel. **d** An der Kletterwand. **e** Auf der schiefen Ebene.

8.4 Stufenmodell Koordination Stufe C

Würfe

- **Ausgangsstellung:** variabel, abhängig von den gewünschten Bewegungskombinationen.
  - **Aktion:** In Abhängigkeit von der Wurf- bzw. Fanghöhe werden vom Patienten verschiedene Bewegungskombinationen gefordert. Mit der Gewichtsveränderung des Wurfgegenstandes verändert sich der Schwierigkeitsgrad. Je schwerer ein Gegenstand, desto geringer ist die Beschleunigung. Je leichter ein Gegenstand, desto größer ist die mögliche Beschleunigung der Extremität und die damit verbundene Verletzungsgefahr.

Würfe sollten beim Sportler alltags- und sportartspezifisch durchgeführt werden und sollten vor Wettkampfaufnahme mit voller Belastung geübt werden.

- **Weitere Beispiele:** Werfen und Fangen in Flexion (**Abb. 8.45a**), Extension-Lateralflexion-Rotation (**Abb. 8.45b**), Flexion-Lateralflexion-Rotation (**Abb. 8.45c**).

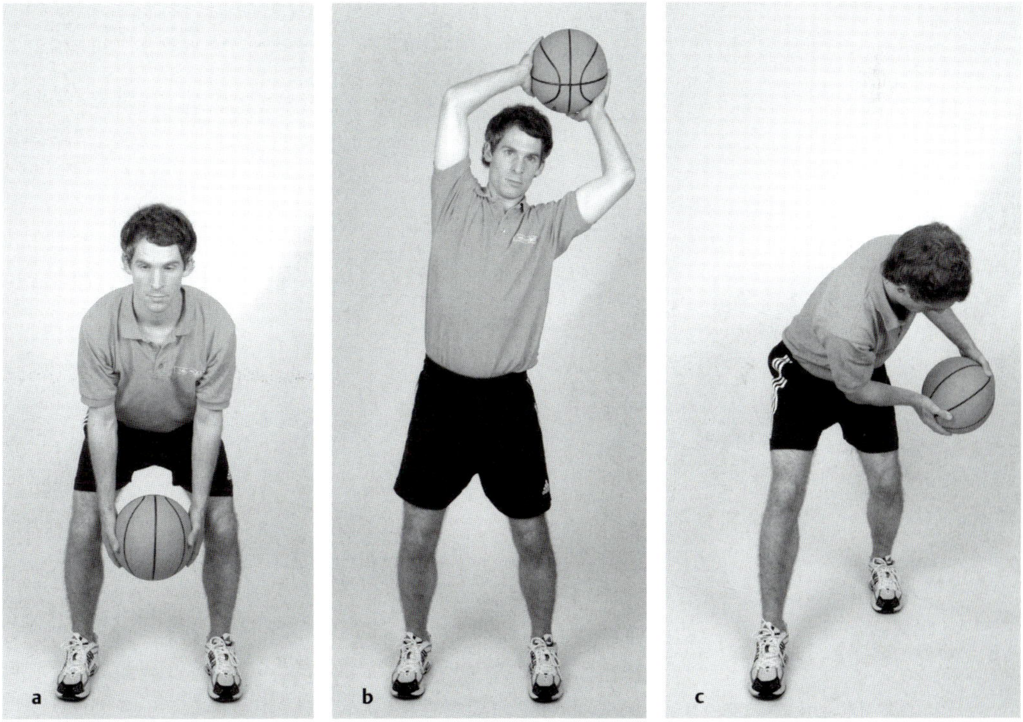

Abb. 8.45a–c Werfen und Fangen. **a** In Flexion. **b** In Extension-Lateralflexion-Rotation. **c** In Flexion-Lateralflexion-Rotation.

Schüsse

- **Ausgangsstellung:** variabel, abhängig von der gewünschten Schussvariante.
  - **Aktion:** In Abhängigkeit von der gewünschten Aktion kann mit Innen- bzw. Außenrist oder mit der Fußspitze geschossen werden. Die Geschwindigkeit des Schusses kann über die Schwere des Balles oder die Vorgabe verändert werden.

Sprünge

Zweibeinsprung

- **Ausgangsstellung:** Der Patient steht auf beiden Beinen und hat die Arme hinter dem Körper verschränkt (vermehrte Konzentration auf die untere Extremität und Testung) oder lässt sie locker neben dem Körper hängen.

- **Aktion:** Der Patient springt so weit er kann und versucht dabei, optimal zu landen. Das bedeutet kein oder nur geringes Durchschlagen der Ferse (Ferse schlägt unkontrolliert ohne exzentrische Aktivität des M. triceps surae auf den Boden auf, nicht in zu extensionsnaher Position des Kniegelenks und unter Kontrolle der Beinachse (**Abb. 8.46a u. b**).

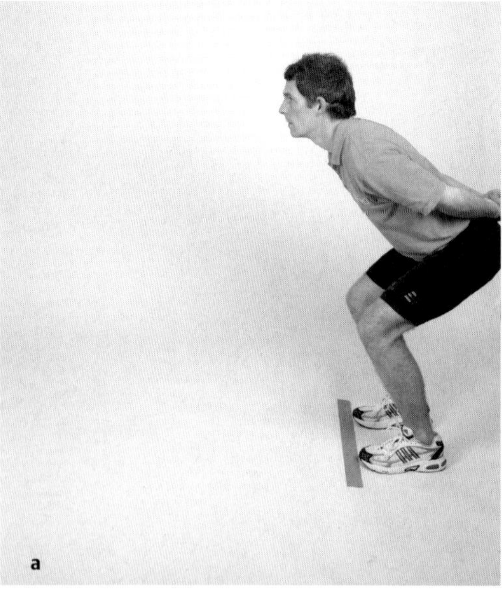

a

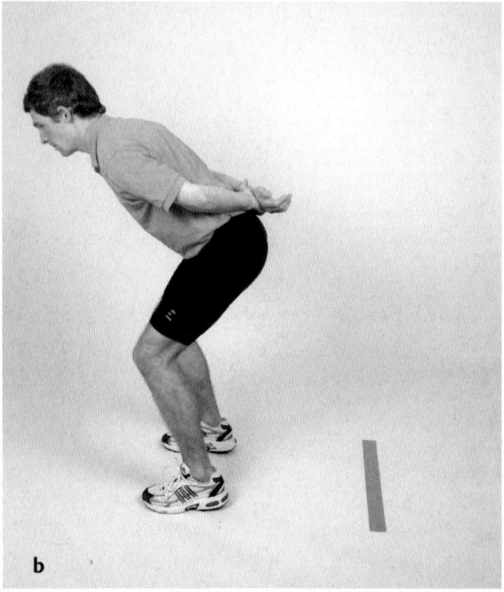

b

Abb. 8.46a–b Zweibeinsprung **a** (Squat-Jump) Ausgangsstellung. **b** Aufkommen nach dem Sprung.

- **Variation:** Der Sprung kann mit Einsatz der Arme stattfinden und/oder auf maximale Höhe ausgerichtet sein. Der Squat-Jump und der Counter-Movement-Jump sind auf maximale Höhe ausgerichtet.
  - **Ausgangsstellung und Aktion 2:** Squat-Jump. Konzentrische Beschleunigung mit Start aus ca. 60–90° Knieflexion (**Abb. 8.47**).
  - **Ausgangsstellung und Aktion 3:** Counter-Movement-Jump. Exzentrisches Bremsen durch in die Knie gehen aus dem normalen Stand mit anschließender konzentrischer Beschleunigung.
  - Der Unterschied zwischen den beiden Sprüngen besteht in der Startposition.

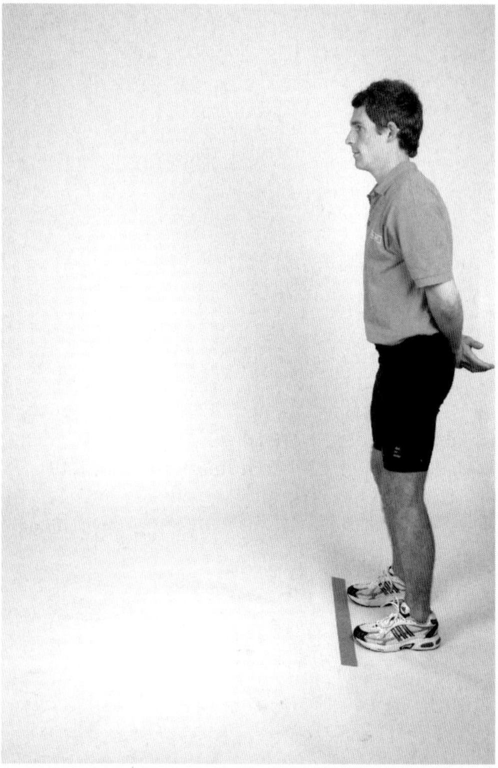

Abb. 8.47 Ausgangsstellung Counter-Movement-Jump.

Einbeinsprung

- **Ausgangsstellung:** Der Patient steht auf einem Bein und hat die Arme hinter dem Körper verschränkt (vermehrte Konzentration auf die untere Extremität und Testung) oder lässt sie locker neben dem Körper hängen (**Abb. 8.48**).
  - **Aktion:** Der Patient springt so weit er kann und versucht dabei, optimal zu landen (siehe Zweibeinsprung).
- **Variation:** Der Sprung kann mit Einsatz der Arme stattfinden und/oder auf maximale Höhe ausgerichtet sein.

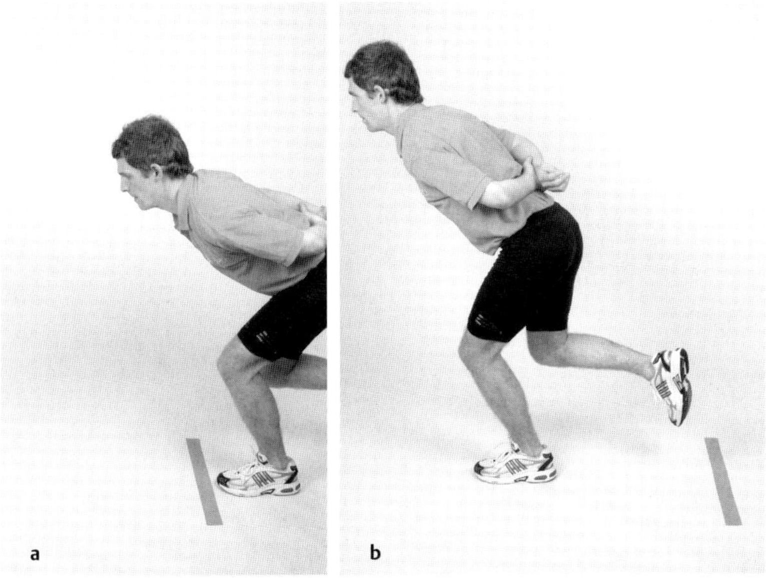

Abb. 8.48 Einbeinsprung.

Sprungvarianten

- **Ausgangsstellung:** Der Patient steht auf einem oder beiden Beinen. Die Arme werden nach Bedarf gehalten.
  - **Aktion:** Sprünge über verschieden hohe oder weit voneinander entfernte Hindernisse. Diese Übungen lassen sich z. B. durch Drehungen oder durch andere Variationen erschweren (siehe auch Kapitel 2.3.4 Koordination) (**Abb. 8.49**).

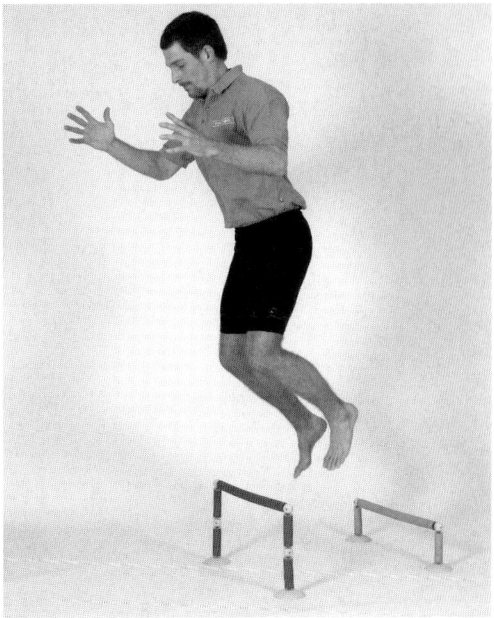

Abb. 8.49 Sprungvariation.

8.5 Übungen mit und ohne Gerät

Alle hier gezeigten Übungen können in Abhängigkeit von der Intensität zur Verbesserung von Kraft, Ausdauer und Koordination genutzt werden.

Symmetrische Komplexübungen

Squat (Kniebeuge) teilbelastet

- **Ausgangsstellung:** Der Patient steht im symmetrischen Zweibeinstand, er kann Stöcke zu Hilfe nehmen oder die Hände auf einer Bank ablegen. Diese Hilfen dienen nicht der Gewichtsentlastung, sie sichern das Gleichgewicht und fordern somit weniger Aktivität der Muskulatur.
  - **Aktion:** harmonische Beugung von Sprung-, Knie- und Hüftgelenken bei stabilisierter Lordose (**Abb. 8.50**).

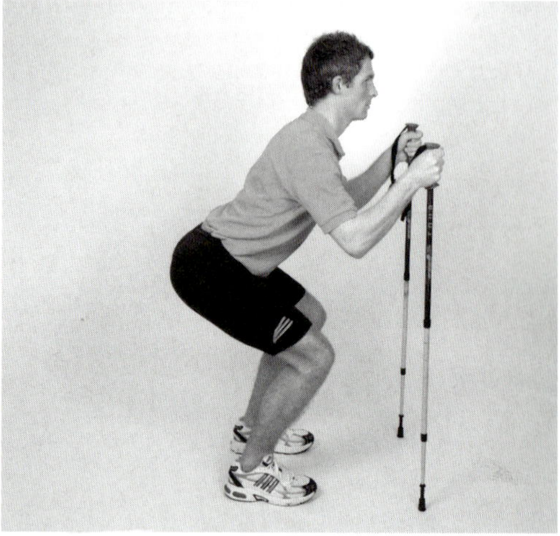

Abb. 8.50 Squat teilbelastet.

Squat (Kniebeuge)

- **Ausgangsstellung:** Der Patient steht im symmetrischen Zweibeinstand, das Gewicht ruht auf dem Schultergürtel (**Abb. 8.51a**).
  - **Aktion:** Harmonische Beugung von Sprung-, Knie- und Hüftgelenken, bei stabilisierter Lordose (**Abb. 8.51b**).
- **Variationen:** Das Ausmaß von Hüft- und Kniegelenksbeugung sowie die Lage des Körperschwerpunkts sollten indikationsspezifisch angepasst werden (siehe Abb. 6.6, 6.14). Das Gewicht kann asymmetrisch verteilt sein oder nicht auf den Schultern getragen, sondern mit einer Gewichtsscheibe vor dem Körper geführt werden.

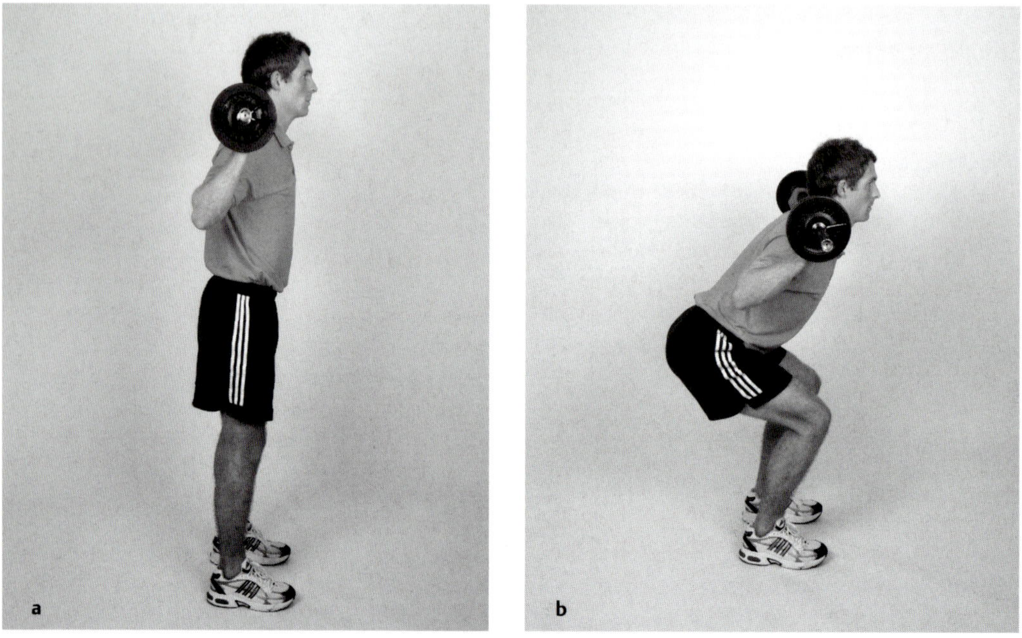

Abb. 8.51a–b Squat. **a** Ausgangsstellung. **b** Harmonische Beugung.

Zercher Squat (Kniebeuge)

- **Ausgangsstellung:** Der Patient befindet sich im symmetrischen Zweibeinstand, das Gewicht ruht in den Ellenbeugen (**Abb. 8.52a**).
  - **Aktion:** harmonische Beugung von Sprung-, Knie- und Hüftgelenken bei stabilisierter Lordose (**Abb. 8.52b**).
- **Variationen:** Das Ausmaß von Hüft- und Kniegelenksbeugung sowie die Lage des Körperschwerpunkts sollten indikationsspezifisch angepasst werden (siehe Abb. 6.6, 6.14).

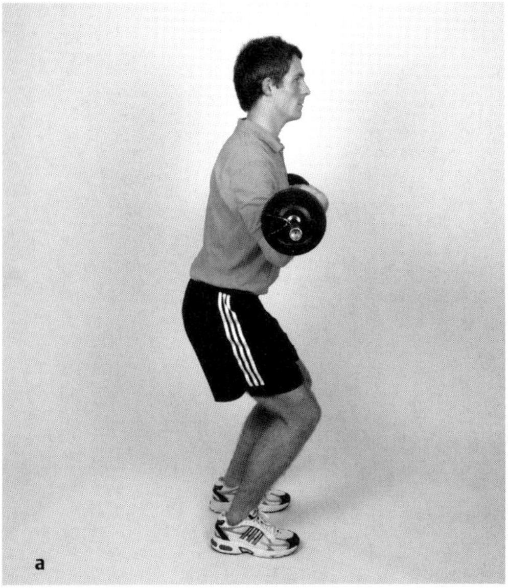

Abb. 8.52a–b Zercher Squat. **a** Ausgangsstellung. **b** Harmonische Beugung.

Squat mit Rotation (Kniebeuge mit Rotation)

- **Ausgangsstellung:** Der Patient steht in einer mittleren Squatposition (**Abb. 8.53a**).
  - **Aktion:** Er führt eine axiale Wirbelsäulenrotation bei Erhalt der Lordose aus (**Abb. 8.53b**).

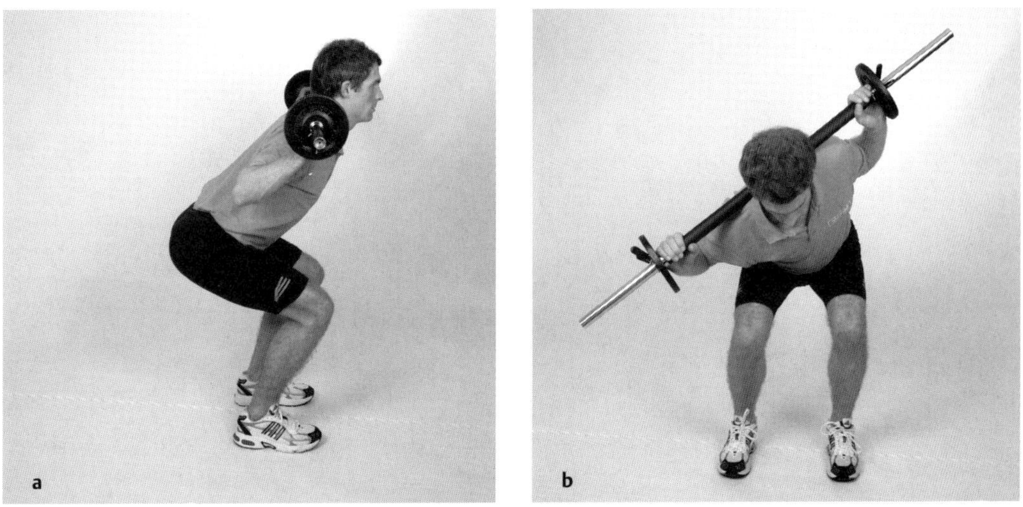

Abb. 8.53a–b Squat mit Rotation. **a** Ausgangsstellung. **b** Axiale Rotation.

Dead Lift (Kreuzheben)

- **Ausgangsstellung:** Der Patient befindet sich im symmetrischen Zweibeinstand, das Gewicht liegt in den Händen (**Abb. 8.54a**).
  - **Aktion:** Das Gewicht wird durch Hüft- und Kniebeugung bei stabilisierter Lordose nach unten gebracht. Die Ausführung ist „hüftdominant", d. h., der Po wird nach hinten (Hüftflexion) geführt, die Kniegelenke werden nicht über die Fußspitzen hinaus positioniert (**Abb. 8.54b**).
- **Variationen:** Das Gewicht kann asymmetrisch verteilt sein.

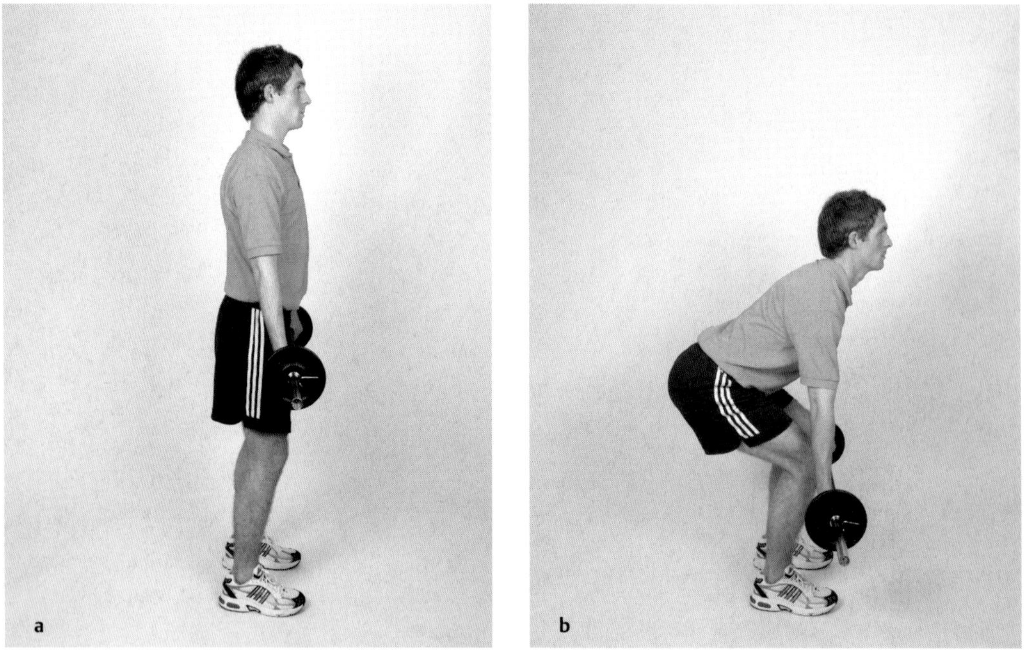

Abb. 8.54a–b Dead Lift. **a** Ausgangsstellung. **b** Bewegungsablauf.

Good Morning

- **Ausgangsstellung:** Der Patient befindet sich im symmetrischen Zweibeinstand, das Gewicht ruht auf dem Schultergürtel (**Abb. 8.55a**, siehe Squat).
  - **Aktion:** Hüftflexion bei stabilisierter Lordose. Die Kniegelenke verbleiben dabei statisch in Extension (**Abb. 8.55b**) oder leichte Flexion (**Abb. 8.55c**).
- **Variationen:** Das Gewicht kann asymmetrisch verteilt sein oder nicht auf den Schultern getragen, sondern mit einer Gewichtsscheibe vor dem Körper geführt werden.

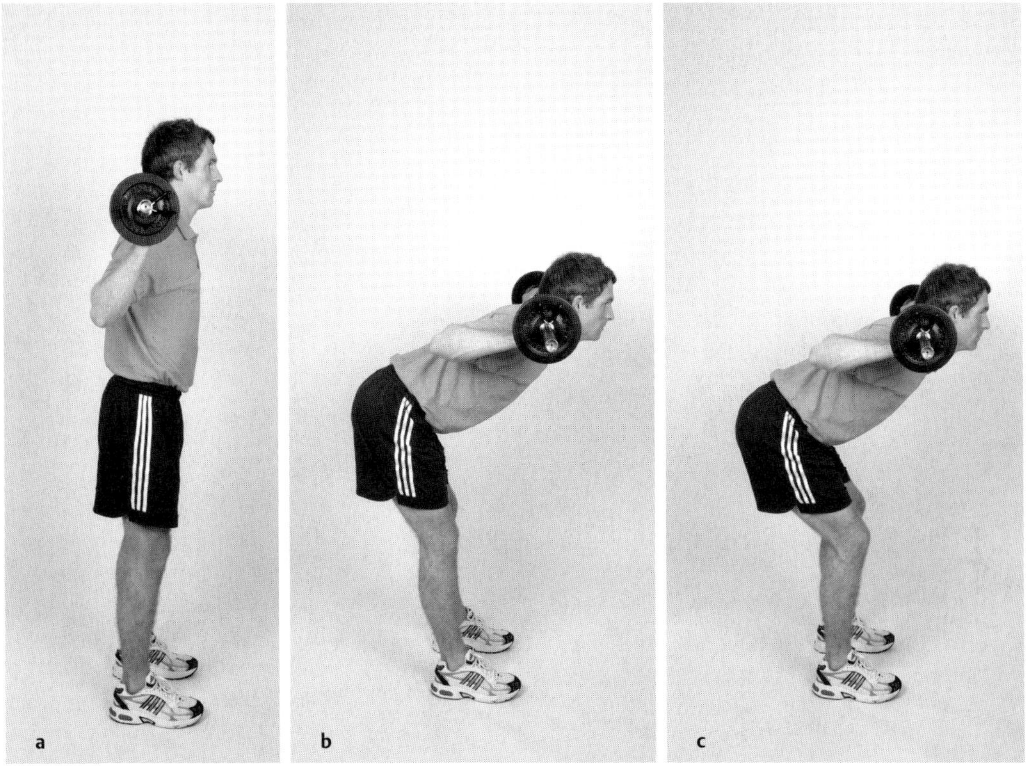

Abb. 8.55a–c Good Morning. **a** Ausgangsstellung. **b** Bewegung mit extendierten Kniegelenken. **c** Bewegung mit flektierten Kniegelenken.

Rowing (Rudern)

- **Ausgangsstellung:** Symmetrische Fußstellung, die LWS ist in einer stabilen Lordose, die Hüftgelenke sind in mittlerer Beugestellung, das Gewicht wird mit hängendem Arm gehalten (**Abb. 8.56a**).
  - **Aktion:** Das Gewicht wird durch eine Ellbogenbeugung nach oben gehoben. Der Ellbogen ist in der Endstellung hinter bzw. neben dem Rumpf platziert. Die Gelenke der unteren Extremität und der Rumpf bleiben statisch (**Abb. 8.56b**).
- **Variationen:** gleiche Ausführung mit Langhantelstange (**Abb. 8.56c**).

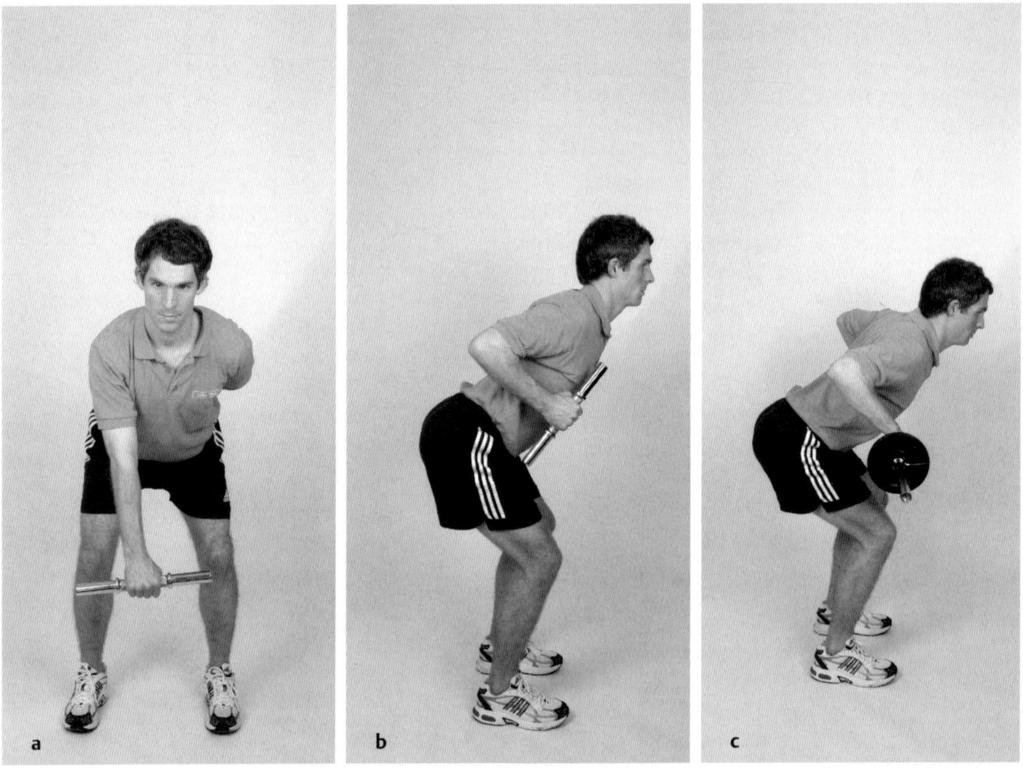

Abb. 8.56a–c Rowing. **a** Ausgangsstellung. **b** Gewicht wird gehoben. **c** Ausführung mit Langhantelstange.

Rowing (Rudern) mit Flexion und Rotation

- **Ausgangsstellung:** Entspricht der Endstellung der normalen Ruderbewegung (s.o., **Abb. 8.57a).**
  - **Aktion:** Das Gewicht wird zum gegenüberliegenden Fuß und wieder zurück geführt. Die Lordose der LWS wird aufgegeben (**Abb. 8.57b**).
- **Variationen:** Das Gewicht kann asymmetrisch verteilt sein.

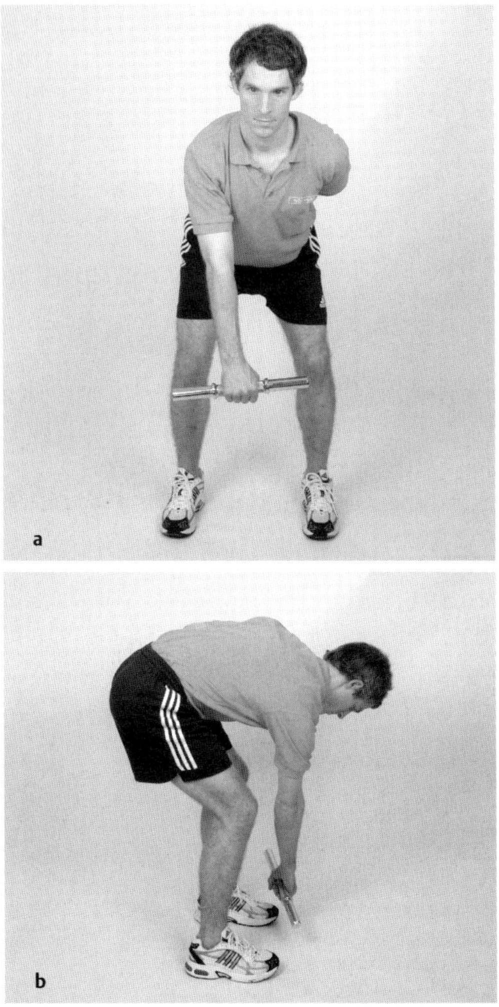

Abb. 8.57a–b Rowing mit Flexion und Rotation. **a** Ausgangsstellung. **b** Bewegen des Gewichts.

Barbel Rotation (Hanteldrehen)

- **Ausgangsstellung:** Der Patient befindet sich im symmetrischen Zweibeinstand, die Hantel steht vor dem Übenden auf dem Boden und wird am anderen Ende vom Übenden mit einer Hand gehalten (**Abb. 8.58a**).
  - **Aktion:** Die Hantel wird mit annähernd gestrecktem Ellbogen nach außen geführt. Die Gelenke der unteren Extremität und der Rumpf bleiben statisch (**Abb. 8.58b**).

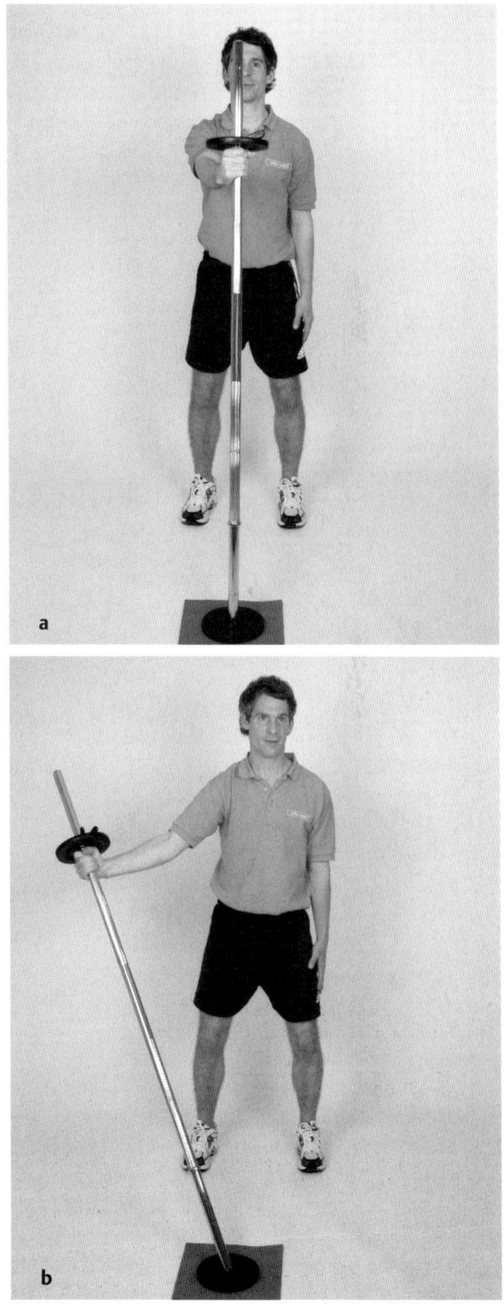

Abb. 8.58a–b Barbel Rotation. **a** Ausgangsstellung. **b** Bewegen der Hantel.

Barbel Rotation (Hanteldrehen) mit Wirbelsäulenrotation

- **Ausgangsstellung:** Der Patient befindet sich im symmetrischen Zweibeinstand, die Hantel steht vor dem Übenden auf dem Boden und wird am anderen Ende mit beiden Händen gehalten (**Abb. 8.59**).
  - **Aktion:** Die Hantel wird mit annähernd gestreckten Ellbogen nach außen geführt. Die Gelenke der unteren Extremität bleiben statisch, die Wirbelsäule führt eine Rotation aus.

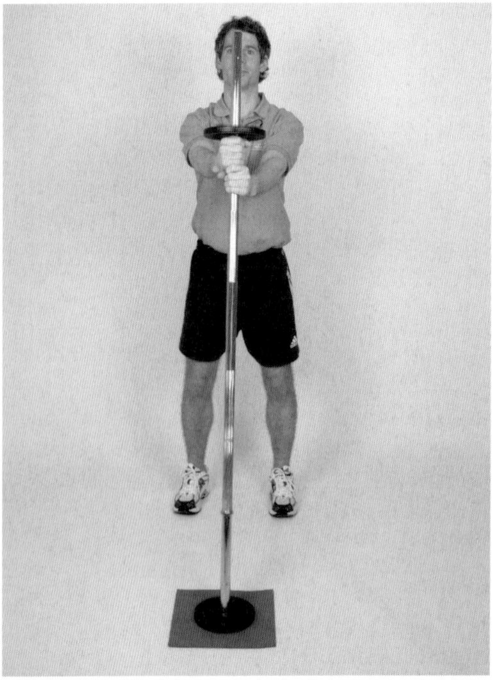

Abb. 8.59 Ausgangsstellung für Barbel Rotation mit Wirbelsäulenrotation.

Leg Press (Beinpresse)

- **Ausgangsstellung:** Der Patient ist in Rückenlage, die Füße sind parallel auf der Fußplatte aufgestellt. Bei hoher Fußstellung werden die eingelenkigen Hüftextensoren (Mm. glutaei) gebahnt, bei tiefer Fußstellung werden sie gehemmt.
  - **Aktion:** harmonische Beugung von Sprung-, Knie- und Hüftgelenken (**Abb. 8.60a**).
- **Variationen:** Einbeinige Ausführung oder stärkere Hüftbeugung durch das Aufstellen der Rückenlehne.
- Zur Vermeidung ventraler Scherkräfte kann ein Feedback (z. B. Inlineskater) verwendet werden. Der Patient wird dadurch gezwungen, die Aktivität der ischiokruralen Muskulatur zu verstärken (**Abb. 8.60b**).

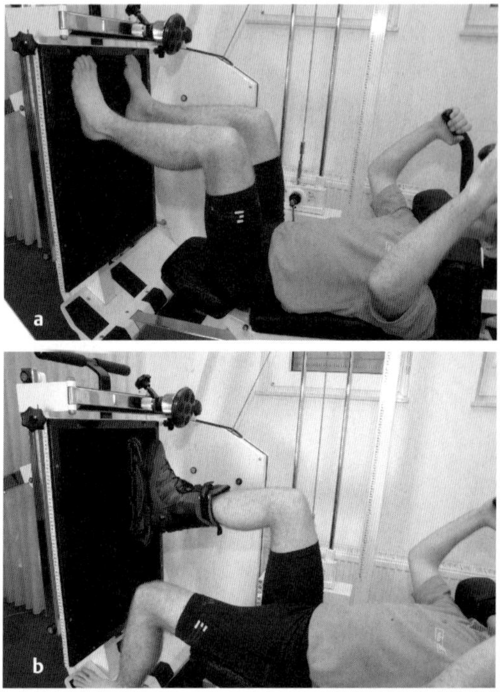

Abb. 8.60a–b Leg Press. **a** Harmonische symmetrische Beugung. **b** Einbeinige Ausführung.

Rumpfheber

- **Ausgangsstellung 1:** Patient ist in Bauchlage mit Überhang, die gesamte Wirbelsäule ist gebeugt. Die Hände sind vor der Brust verschränkt (**Abb. 8.61a**).
  - **Aktion:** Streckbewegung der gesamten Wirbelsäule. Die Bewegung wird durch eine Extension der HWS eingeleitet und dann durch eine harmonische Streckbewegung aller Segmente beendet (**Abb. 8.61b**).
- **Variationen:** Neben dem Bewegungsmuster in der sagittalen Ebene werden Rotationen und Lateralflexion durchgeführt; hier Extension/Lateralflexion nach links/Rotation nach rechts aus der Gegenbewegung (**Abb. 8.61c**).
- **Ausgangsstellung 2:** seitlicher Überhang.
  - **Aktion:** Lateralflexion (**Abb. 8.61d**).

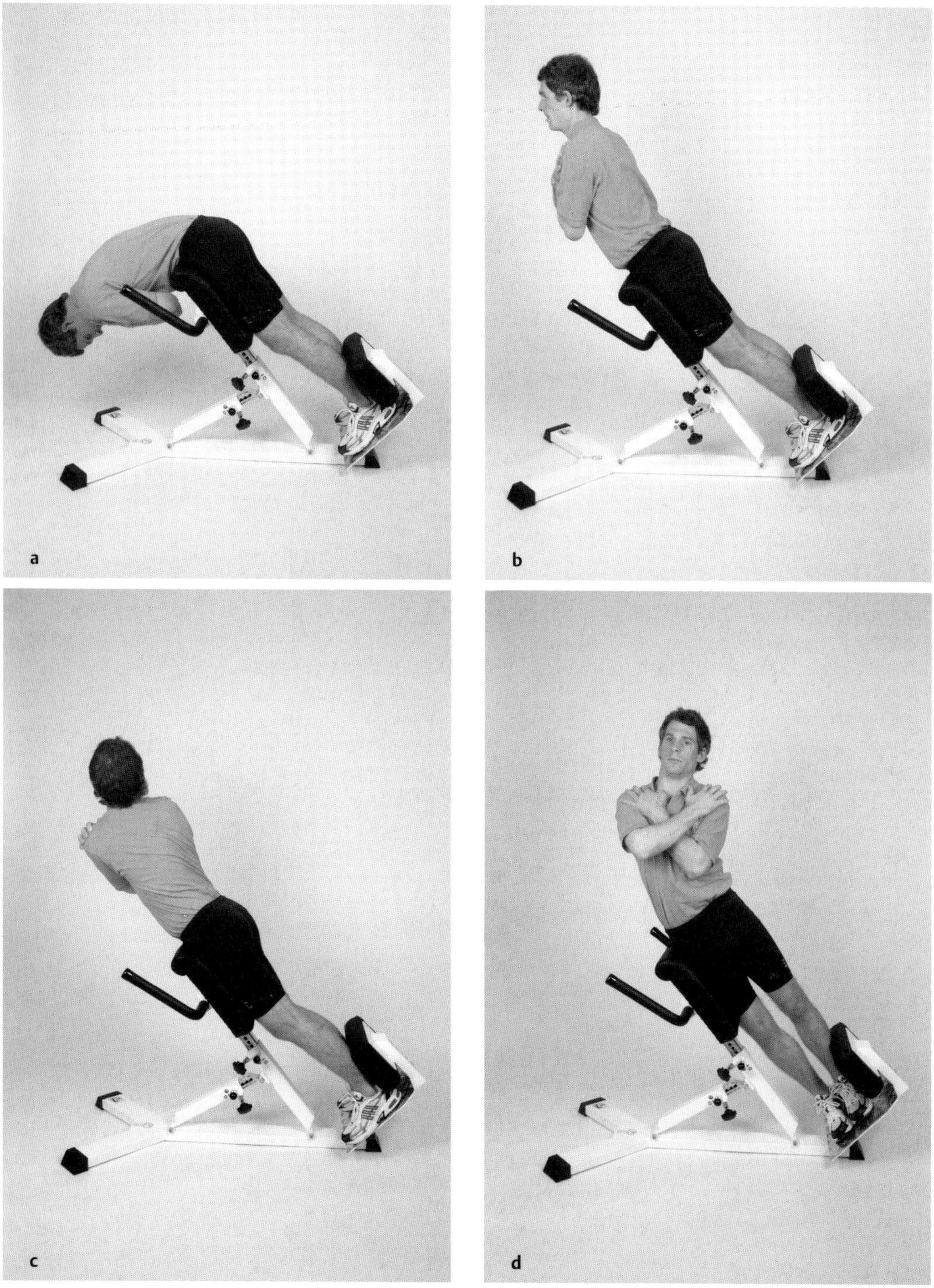

Abb. 8.61a–d Rumpfheber. **a** Ausgangsstellung. **b** Streckbewegung der gesamten Wirbelsäule. **c** Mit Rotation. **d** Lateralflexion aus dem seitlichen Überhang.

Lat-Zug

- **Ausgangsstellung1:** Der Patient befindet sich im stabilen Sitz, die Schultergelenke befinden sich in Flexion-Abduktion (**Abb. 8.62a**).
  - **Aktion:** Adduktion-Extension der Schulergelenke. Die Bewegung wird durch eine Depression der Schulterblätter eingeleitet (**Abb. 8.62b**).
- **Variationen:** Die Übung wird einarmig durchgeführt.
- **Ausgangsstellung 2:** Der Patient steht in mittlerer Squatposition. Hüft- und Kniegelenke sind gebeugt, die Schultern sind vor den Hüftgelenken platziert. Die WS befindet sich in neutraler Stellung.
  - **Aktion:** Die Arme führen eine Extension–Adduktion–Innenrotation aus, die Gelenke der unteren Extremität und der Rumpf bleiben statisch (**Abb. 8.63**).

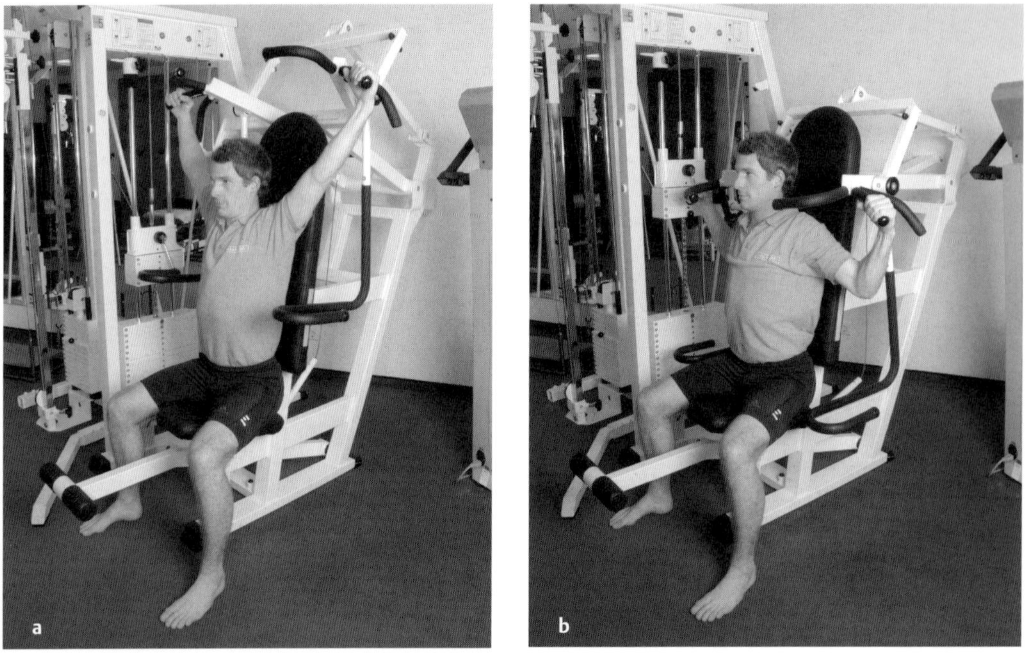

Abb. 8.62a–b Lat-Zug. **a** Ausgangsstellung. **b** Endstellung.

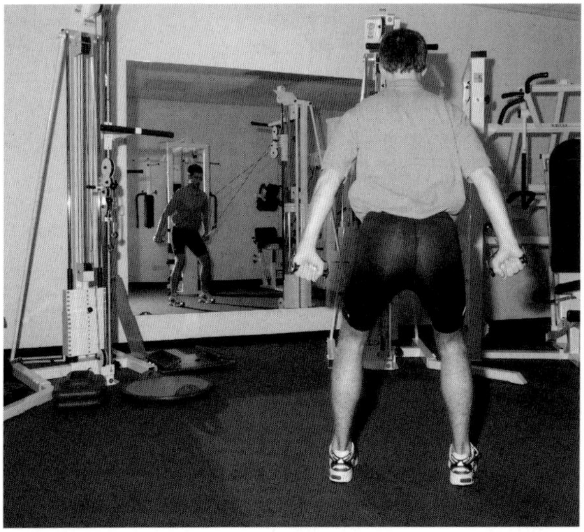

Abb. 8.63 Seilzugübung für den Latissimus dorsi.

Leg-extension (Kniestrecker)

- **Ausgangsstellung:** Der Patient befindet sich im stabilen Sitz, die Kniegelenke sind gebeugt (**Abb. 8.64a**)
  - **Aktion:** Knieextension (**Abb. 8.64b**)

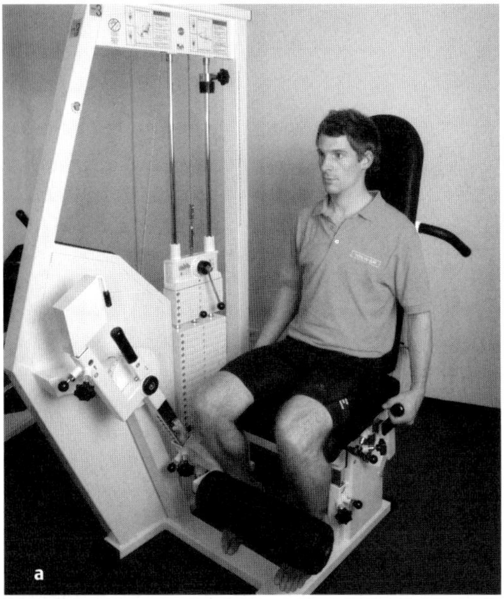

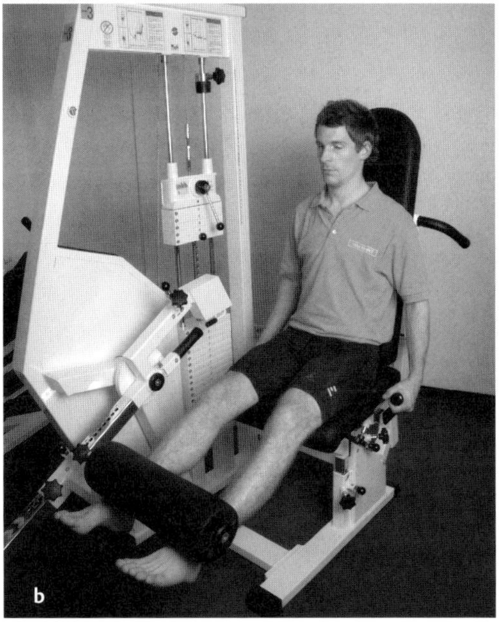

Abb. 8.64a–b Leg-extension. **a** Ausgangsstellung. **b** Endstellung.

- **Variationen:** Der Lastarm kann durch die Versetzung des Kraftangriffspunkts (Polster) verkürzt werden.

Leg-curler (Kniebeuger)

- **Ausgangsstellung:** Der Patient befindet sich im stabilen Sitz, die Kniegelenke sind gestreckt.
  - **Aktion:** Knieflexion.
- **Variationen:** Der Lastarm kann durch die Versetzung des Kraftangriffspunkts (Polster) verkürzt werden.

Hüftextension

- **Ausgangsstellung:** Der Patient steht im stabilen Stand (bei manchen Geräten kann man sich setzen). Der Trochanter major sollte sich auf Höhe der Drehachse des Trainingsgerätes befinden.
  - **Aktion:** Der Patient bewegt das Bein in die Extension. Die LWS soll stabil gehalten werden (**Abb. 8.65**).
- **Variation:** Die gleiche Übung kann mit Theraband bzw. Seilzug durchgeführt werden. Der Ansatzpunkt des Widerstandes bestimmt den Lastarm. Der Lastarm und das Bewegungsausmaß sind auf das Trainingsziel und die Pathologie abzustimmen.

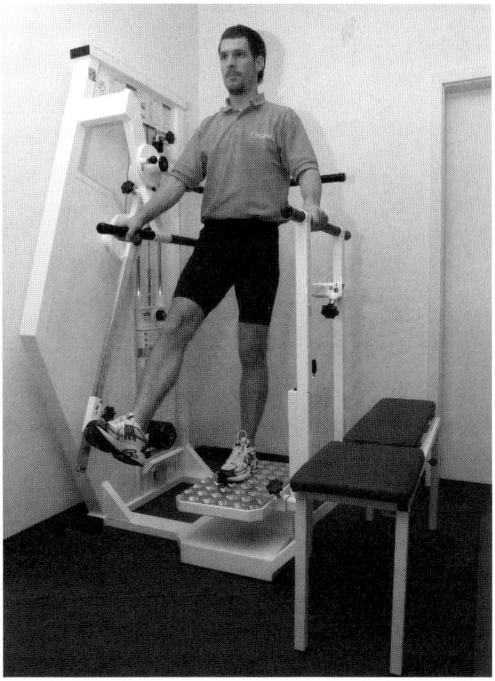

Abb. 8.65 Ausgangsstellung in die Hüftextension.

Hüftflexion

- **Ausgangsstellung:** siehe oben.
  - **Aktion:** Der Patient bewegt das Bein in Flexion. Die LWS soll stabil gehalten werden (**Abb. 8.66**).
- **Variation:** siehe oben.

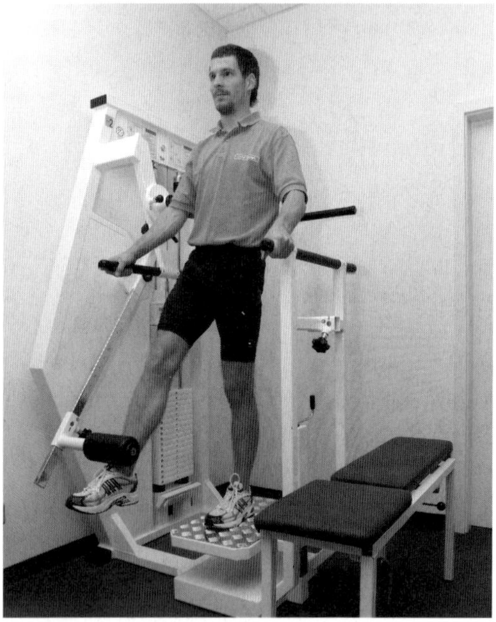

Abb. 8.66 Ausgangsstellung in die Hüftflexion.

Hüftabduktion

- **Ausgangsstellung 1:** Der Patient steht im stabilen Stand. Das Hüftgelenk (etwa Mitte des Lig. inguinale) sollte auf Höhe der Drehachse des Traininggeräts eingestellt sein.
  - **Aktion:** Der Patient bewegt das Bein in die Abduktion. Die LWS soll stabil gehalten werden (**Abb. 8.67a**).
  - **Variation:** siehe oben.
- **Ausgangsstellung 2:** Der Patient liegt in stabiler Seitenlage auf der nicht zu beübenden Seite.
  - **Aktion:** Das oben liegende Bein wird gegen die Schwerkraft mit langem oder kurzem Hebel angehoben (**Abb. 8.67b**).
- **Ausgangsstellung 3:** Der Patient steht stabil. Zur Unterstützung des Gleichgewichtes kann er sich z. B. an Stöcken festhalten (**Abb. 8.67c**).
  - **Aktion:** Das Becken der nicht zu beübenden Seite wird in der Frontalebene ohne Rotation angehoben (**Abb. 8.67d**).

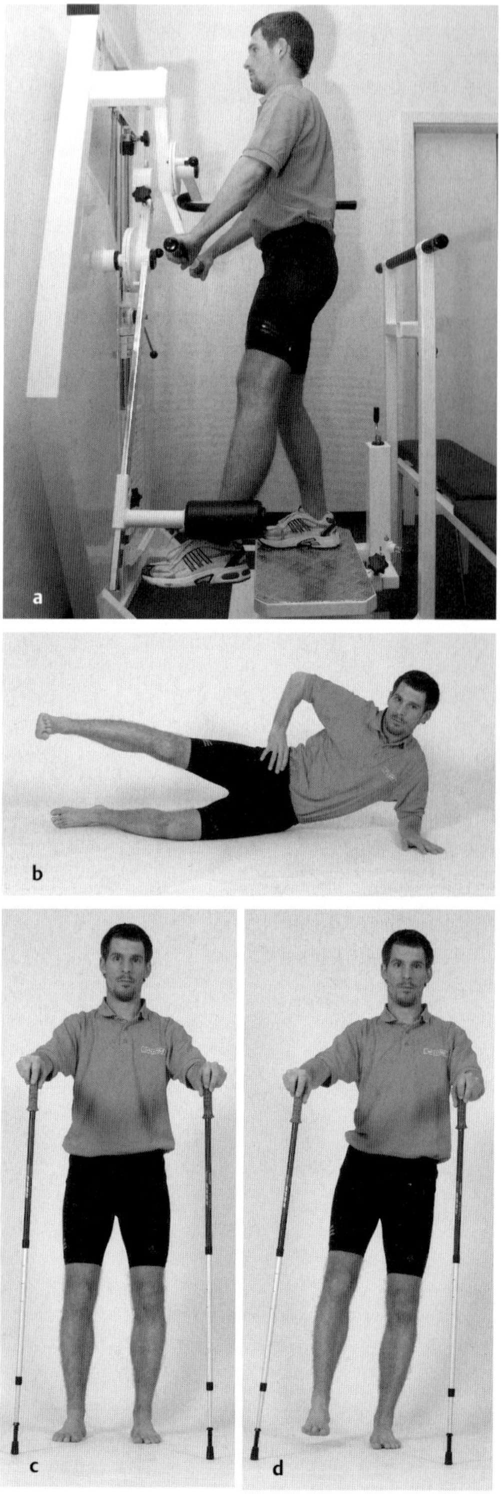

Abb. 8.67a–d Hüftabduktion. **a** Bein bewegt in die Abduktion. **b** Aus der Seitlage gegen die Schwerkraft. **c** Ausgangsstellung 3. **d** Abduktion vom Becken aus.

Hüftadduktion

- **Ausgangsstellung 1:** stabiler Stand. Das Hüftgelenk sollte auf Höhe der Drehachse des Gerätes eingestellt sein.
  - **Aktion:** Der Übende bewegt das Bein in Adduktion. Die LWS soll stabil gehalten werden (**Abb. 8.68a**).
  - **Variation:** siehe oben.
- **Ausgangsstellung 2:** Der Patient liegt in stabiler Seitlage auf der zu beübenden Seite. Das nicht zu beübende Bein steht vorne auf dem Boden.
  - **Aktion:** Das unten liegende Bein wird gegen die Schwerkraft abgehoben. Die Übung ist mit kurzem oder langem Hebel möglich (**Abb. 8.68b**).

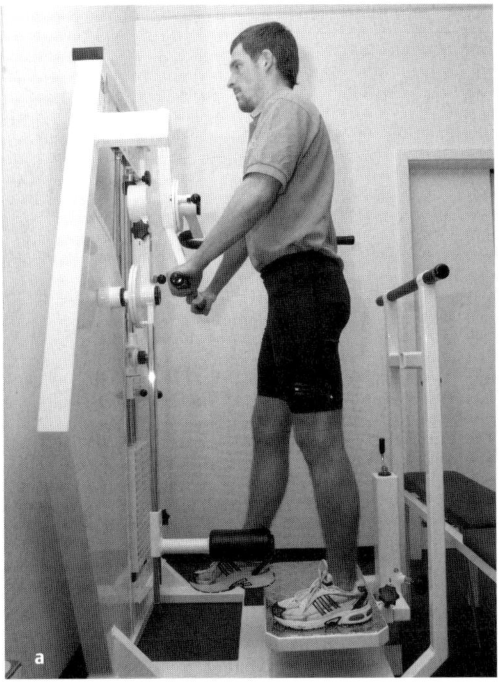
a

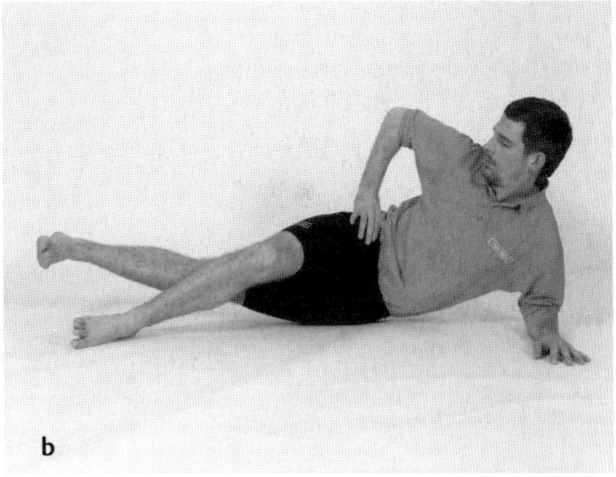
b

Abb. 8.68a–b Hüftadduktion. **a** Bein bewegt in die Adduktion. **b** Aus der Seitlage gegen die Schwerkraft.

Hüftaußenrotation

- **Ausgangsstellung 1:** Der Patient steht im stabilen Stand. Das zu beübendes Bein steht auf einem Drehteller. Dieser muss an einem Seilzug oder an ein Theraband befestigt sein. Der Widerstand kommt von medial.
  - **Aktion:** Der Patient belastet das zu beübende Bein und bewegt dann in Außenrotation (**Abb. 8.69a**).
- **Ausgangsstellung 2:** Bauchlage, Bein 90° flektiert. Das Theraband oder der Seilzug wird am distalen Unterschenkel befestigt. Der Widerstand kommt von lateral.
  - **Aktion:** Der Übende bewegt sein Bein in die Außenrotation, d. h., der Unterschenkel bewegt sich nach medial. Die Übung kann bei Bedarf über das komplette Bewegungsausmaß durchgeführt werden (**Abb. 8.69b**).
  - **Ausgangsstellung 3:** Bauchlage, Bein 90° flektiert. Eine Gewichtsmanschette wird am distalen Unterschenkel befestigt.
  - **Aktion:** Der Patient bewegt aus der Neutralstellung das Bein in die Außenrotation, d. h., der Unterschenkel bewegt sich nach medial. Die Bewegung wird nur wieder bis zur Neutralstellung zurückgeführt (ohne Bild).

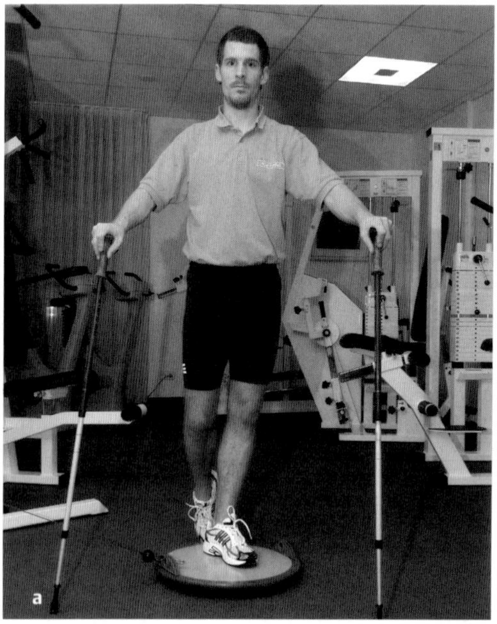
a

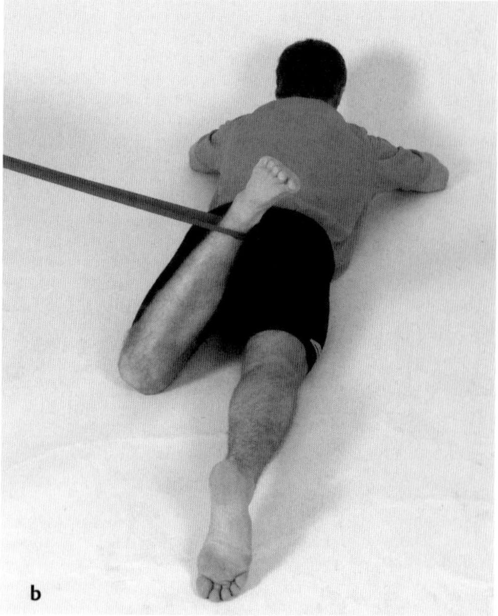
b

Abb. 8.69a–b Hüftaußenrotation. **a** Vom Bein aus auf dem Drehteller. **b** Aus der Bauchlage.

Hüftinnenrotation

- **Ausgangsstellung 1:** siehe oben. Der Widerstand kommt von lateral.
  - **Aktion:** Der Patient belastet das zu beübende Bein und bewegt dann in die Innenrotation.
- **Ausgangsstellung 2:** siehe oben. Der Widerstand kommt von medial.
  - **Aktion:** Der Übende bewegt sein Bein in die Innenrotation, sein Unterschenkel bewegt sich nach lateral (**Abb. 8.70**).
- **Ausgangsstellung 3:** Bauchlage, Bein 90° flektiert. Eine Gewichtsmanschette wird am distalen Unterschenkel befestigt.
  - **Aktion:** Der Patient bewegt aus der Neutralstellung das Bein in die Innenrotation, d. h., der Unterschenkel bewegt sich nach lateral. Die Bewegung wird nur wieder bis zur Neutralstellung zurückgeführt (ohne Bild).

Heel Raises aus dem Sitz

- **Ausgangsstellung:** Der Patient sitzt auf einem Stuhl, Kniegelenke in etwa 90° Flexion.
  - **Aktion:** Plantarflexion eines oder beider Sprunggelenke (**Abb. 8.71**).
- **Variation:** Die Übung kann mit verschiedenen Gegenständen auf den Knien durchgeführt werden. Weiterhin kann man die Füße auf einen Stepper stellen, damit das Bewegungsausmaß größer wird. Das Trainingsziel bestimmt das Gewicht.

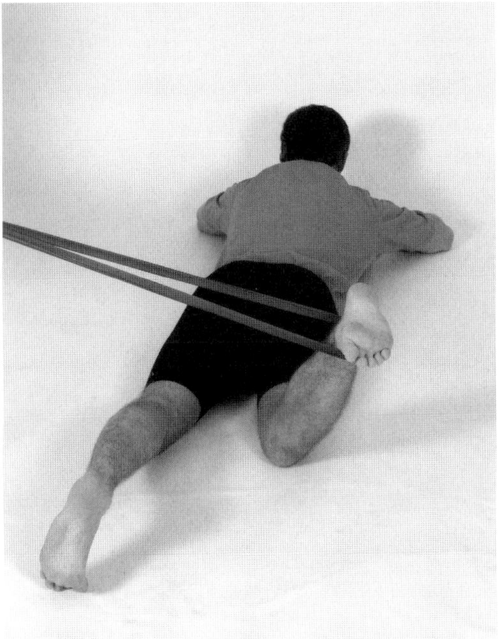

Abb. 8.70 Hüftinnenrotation.

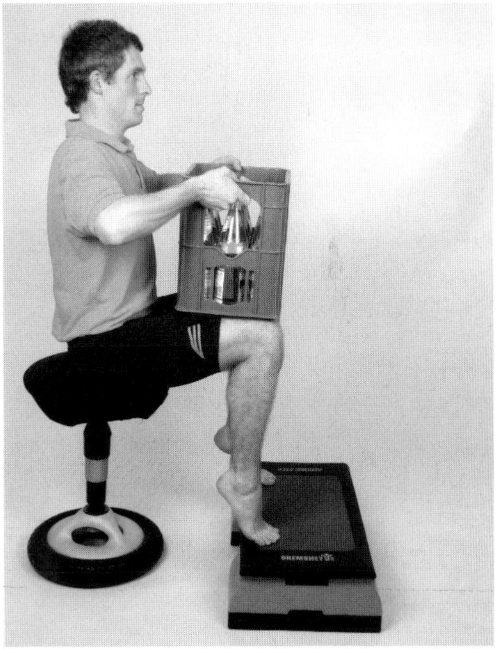

Abb. 8.71 Heel Raises aus dem Sitz.

Heel Raises aus dem Stand

- **Ausgangsstellung:** Der Patient steht auf dem Boden. Der Abstand der Füße wird so gewählt, dass der Stand sicher ist, zusätzlich kann sich der Übende an der Wand oder an Nordic-Walking-Stöcken festhalten.
  - **Aktion:** Plantarflexion eines oder beider Sprunggelenke. Der Übende geht in den Zehenstand (**Abb. 8.72**).
- **Variation:** Diese Übung kann auch einbeinig durchgeführt werden.

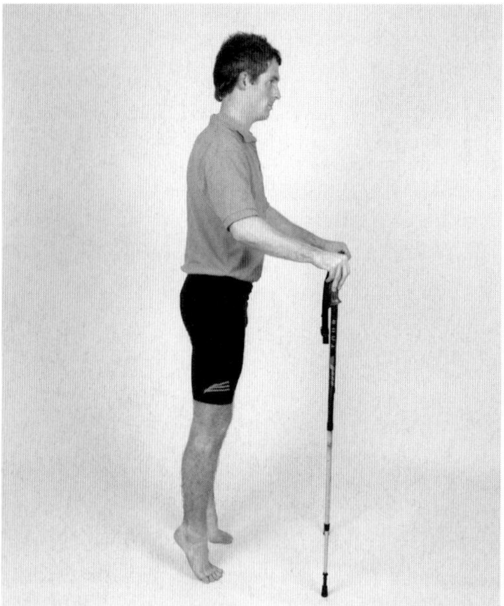

Abb. 8.72 Heel Raises aus dem Stand.

Heel Raises aus dem Stand im Überhang

- **Ausgangsstellung:** siehe oben. Der Patient steht nur mit dem Vorfuß auf einem erhöhten Gegenstand (Treppe, Stepper o.Ä.).
  - **Aktion und Variation:** siehe oben (**Abb. 8.73**).

Heel Raises mit gebeugten Knien

- **Ausgangsstellung:** siehe oben. Der Patient geht in ca. 10–30° Knieflexion.
  - **Aktion:** siehe oben (**Abb. 8.74**).
- **Variation:** alle Kombinationen aus den vorherigen Übungen.

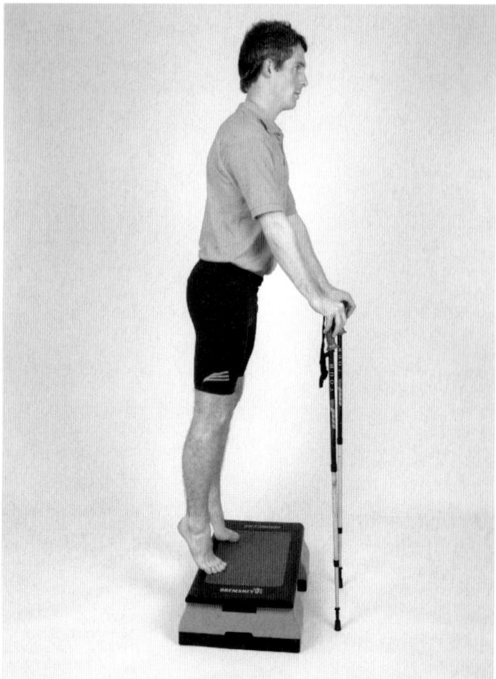

Abb. 8.73 Heel Raises aus dem Stand im Überhang.

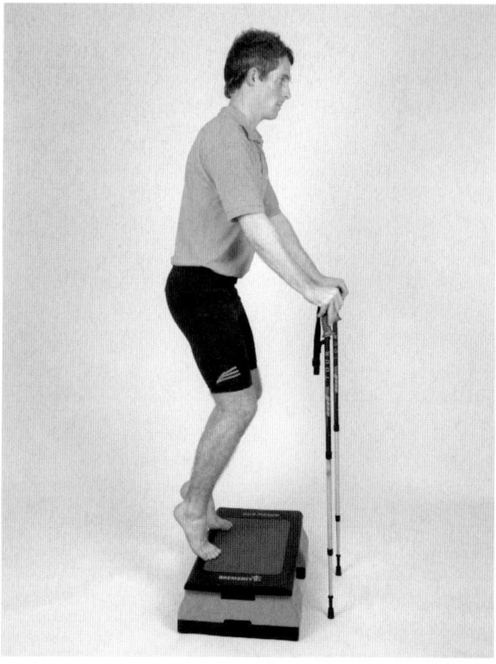

Abb. 8.74 Heel Raises mit gebeugten Kniegelenken.

Eversion des Fußes

- **Ausgangsstellung 1:** Der Patient liegt in Rückenlage. Das Theraband ist an seinem Vorfuß befestigt. Der Zug des Bandes kommt von medial. Um der Ferse Bewegungsfreiheit zu geben, kann die Wade mit einem Handtuch unterlagert werden (**Abb. 8.75a**).
  - **Aktion:** Der Patient bewegt in die Eversion (**Abb. 8.75b**).
- **Ausgangsstellung 2:** Der Patient ist in Seitenlage. Das zu beübende Bein liegt oben. Eine Gewichtsmanschette kann am Vorfuß befestigt werden (**Abb. 8.75c**).
  - **Aktion:** Der Patient bewegt in die Eversion, die Außenkante des Fußes wird Richtung Decke bewegt (**Abb. 8.75d**).

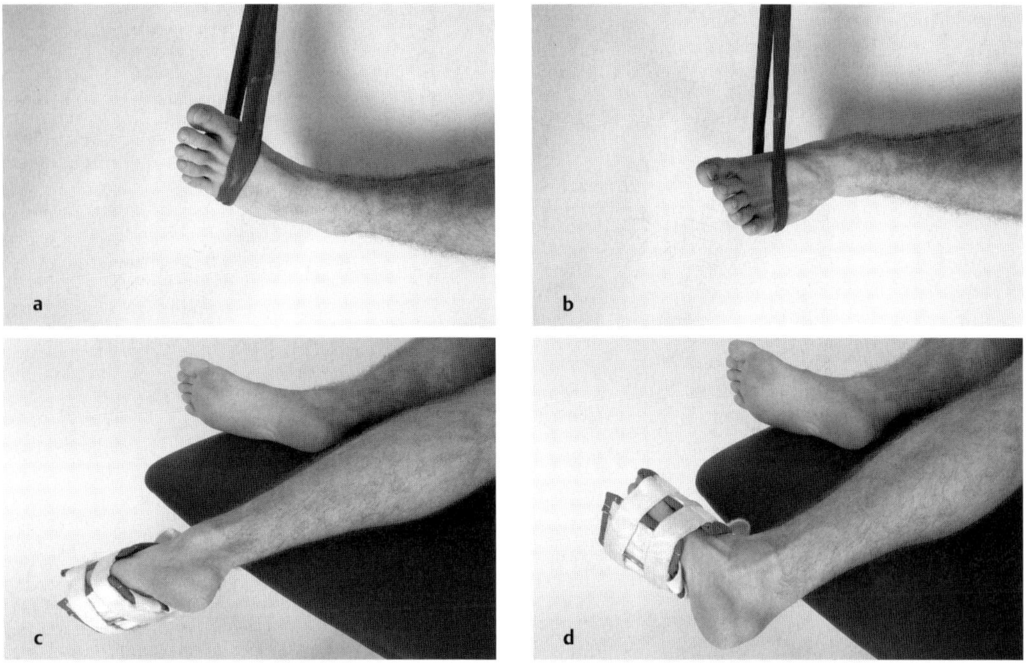

Abb. 8.75a–d Eversion des Fußes. **a** Ausgangsstellung 1. **b** Bewegung in die Eversion. **c** Ausgangsstellung 2. **d** Mit Gewichtsmanschette.

Inversion des Fußes

- **Ausgangsstellung 1:** Der Patient ist in Rückenlage. Das Theraband ist an seinem Vorfuß befestigt. Der Zug des Bandes kommt von lateral. Um der Ferse Bewegungsfreiheit zu geben, kann die Wade mit einem Handtuch unterlagert werden (**Abb. 8.76a**).
  - **Aktion:** Der Patient bewegt in die Inversion (**Abb. 8.76b**).
- **Ausgangsstellung 2:** Der Patient ist in Seitenlage. Das zu beübende Bein liegt unten. Eine Gewichtsmanschette kann am Vorfuß befestigt werden (**Abb. 8.76c**).
  - **Aktion:** Der Patient bewegt in die Inversion, die Innenkante des Fußes wird in Richtung Decke bewegt (**Abb. 8.76d**).

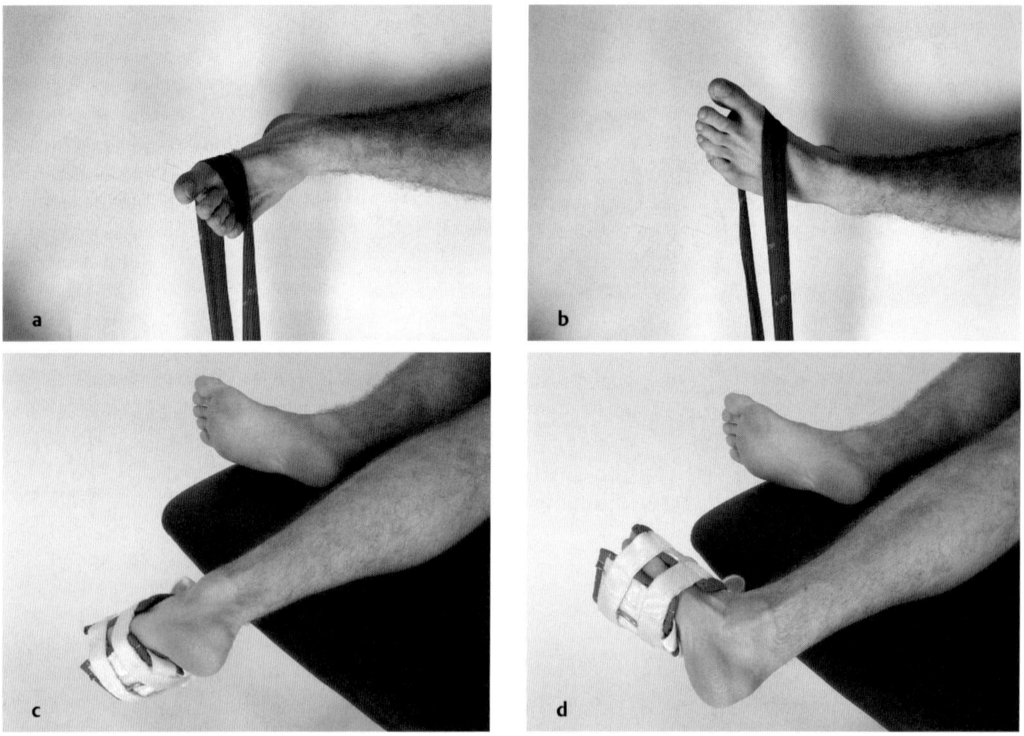

Abb. 8.76a–d Inversion des Fußes. **a** Ausgangsstellung 1. **b** Bewegung in die Inversion. **c** Ausgangsstellung 2. **d** Mit Gewichtsmanschette.

Dorsalextension des Fußes

- **Ausgangsstellung 1:** Der Patient befindet sich mit Knieextension in der Beinpresse. Ein Theraband kann zur Verstärkung bzw. zur Betonung der Inversion oder Eversion von lateral oder medial Zug ausüben (**Abb. 8.77a**).
  - **Aktion:** Der Patient drückt sich in die Dorsalextension, er rollt auf der Ferse ab (**Abb. 8.77b**).
- **Ausgangsstellung 2:** Der Patient liegt in Rückenlage. Das Theraband ist an seinem Vorfuß befestigt. Der Zug des Bandes kommt von distal. Um der Ferse Bewegungsfreiheit zu geben, kann die Wade mit einem Handtuch unterlagert werden (**Abb. 8.77c**).
  - **Aktion:** Der Patient führt eine Dorsalextension des Fußes durch (**Abb. 8.77d**).

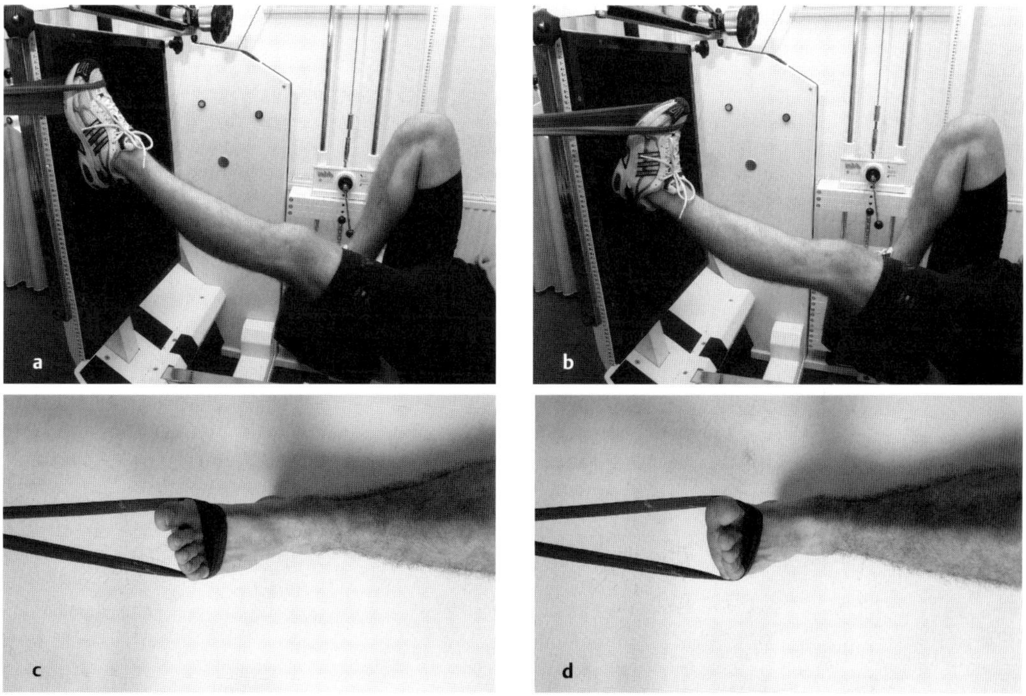

Abb. 8.77a–d Dorsalextension des Fußes. **a** Ausgangsstellung 1. **b** Abrollen auf der Ferse bringt den Fuß in die Dorsalextension. **c** Ausgangsstellung 2. **d** Endstellung.

Dorsalextension mit Eversion

- **Ausgangsstellung:** siehe oben. Der Zug des Therabandes kommt von distal medial (**Abb. 8.78a**).
  - **Aktion:** Der Patient führt eine Dorsalextension mit Eversion durch (**Abb. 8.78b**).

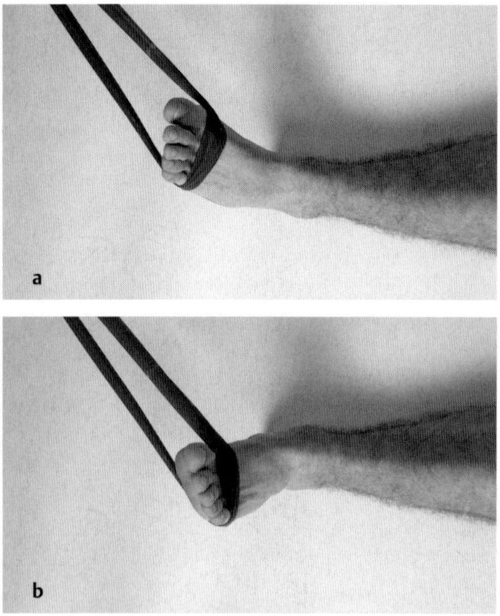

Abb. 8.78a–b Dorsalextension mit Eversion. **a** Ausgangsstellung. **b** Endstellung.

Plantarflexion mit Inversion

- **Ausgangsstellung:** Siehe oben. Der Zug des Therabandes kommt von proximal lateral (**Abb. 8.79a**).
  - **Aktion:** Der Patient führt eine Plantarflexion mit Inversion durch (**Abb. 8.79b**).

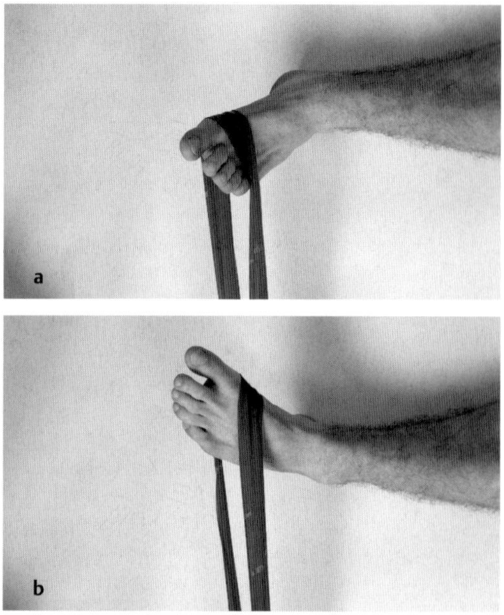

Abb. 8.79a–b Plantarflexion mit Inversion. **a** Ausgangsstellung. **b** Endstellung.

Asymmetrische Komplexübungen

Squat Lunge

- **Ausgangsstellung:** Der Patient steht in Schrittstellung. Die Entfernung der Füße wird so gewählt, dass in der Endstellung beide Kniegelenke 90° gebeugt sind (**Abb. 8.80a**).
  - **Aktion:** Harmonische Beugung von Sprung-, Knie- und Hüftgelenken bei vertikalem Oberkörper (**Abb. 8.80b**).
- **Variationen:**
  - Zur Vermeidung ventraler Scherkräfte könnte ein Feedback (z. B. Inlineskater) verwendet werden. Der Patient wird dadurch gezwungen, die Aktivität der Hamstrings zu verstärken (**Abb. 8.80c**).
  - Um die Intensität für die Hüftextensoren zu verstärken, kann der Oberkörper durch eine Hüftbeugung weiter nach vorne über das Kniegelenk gebracht werden.
  - Um die Intensität auf das vordere Bein zu fokussieren, kann das hintere Bein auf einem Stuhl abgelegt werden (one legged squat) (**Abb. 8.80d**).
  - Zusätzlich können Führungswiderstände in Richtung Adduktion oder Abduktion des Beines gegeben werden.

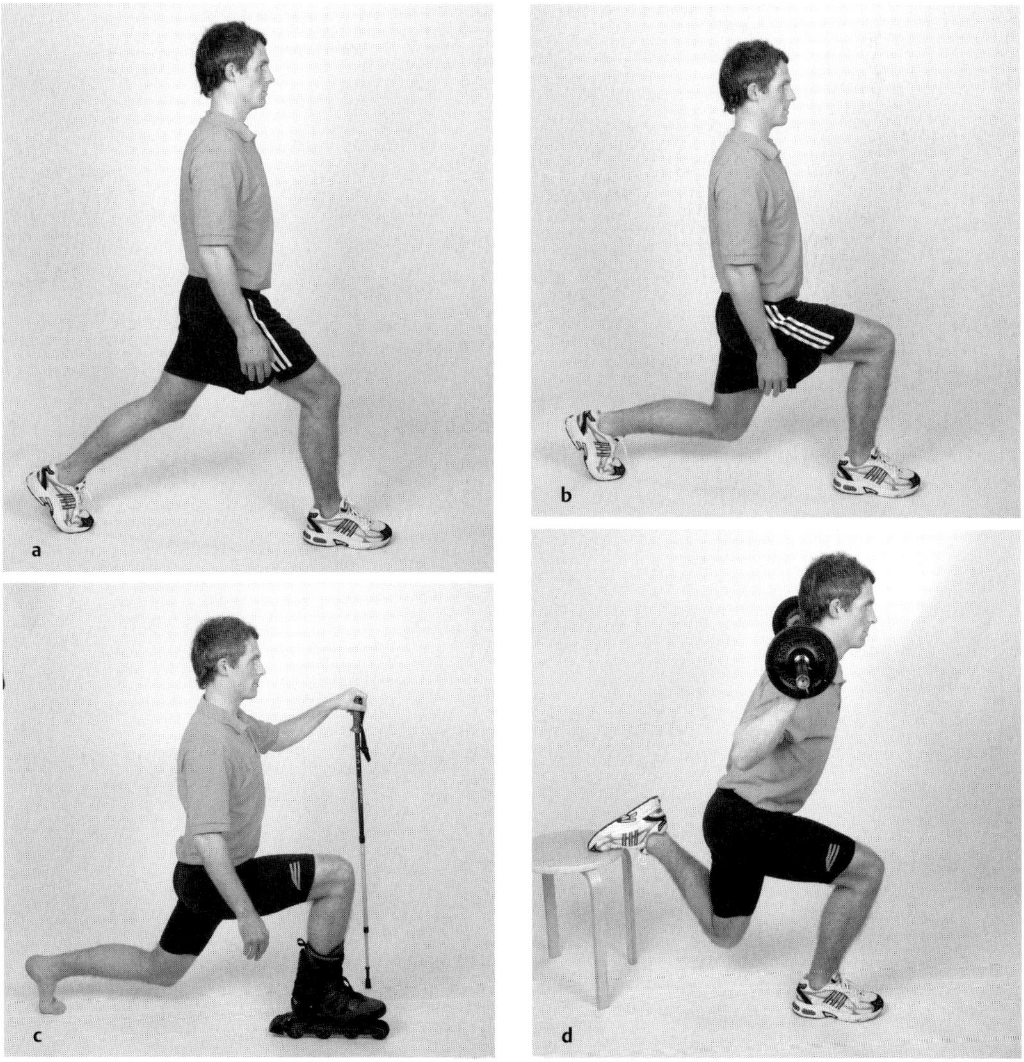

Abb. 8.80a–d Squat Lunge. **a** Ausgangsstellung. **b** Harmonische Beugung. **c** Selbstkontrolle mittels Inline Skater. **d** Betonung vorderes Bein.

Lunge

- **Ausgangsstellung:** Der Patient steht im symmetrischen Zweibeinstand (**Abb. 8.81a**).
  - **Aktion:** Ausfallschritt nach vorne. Die Entfernung der Füße wird so gewählt, dass in der Endstellung beide Kniegelenke 90° gebeugt sind. Harmonische Beugung von Sprung-, Knie- und Hüftgelenken bei vertikalem Oberkörper (**Abb. 8.81b**).

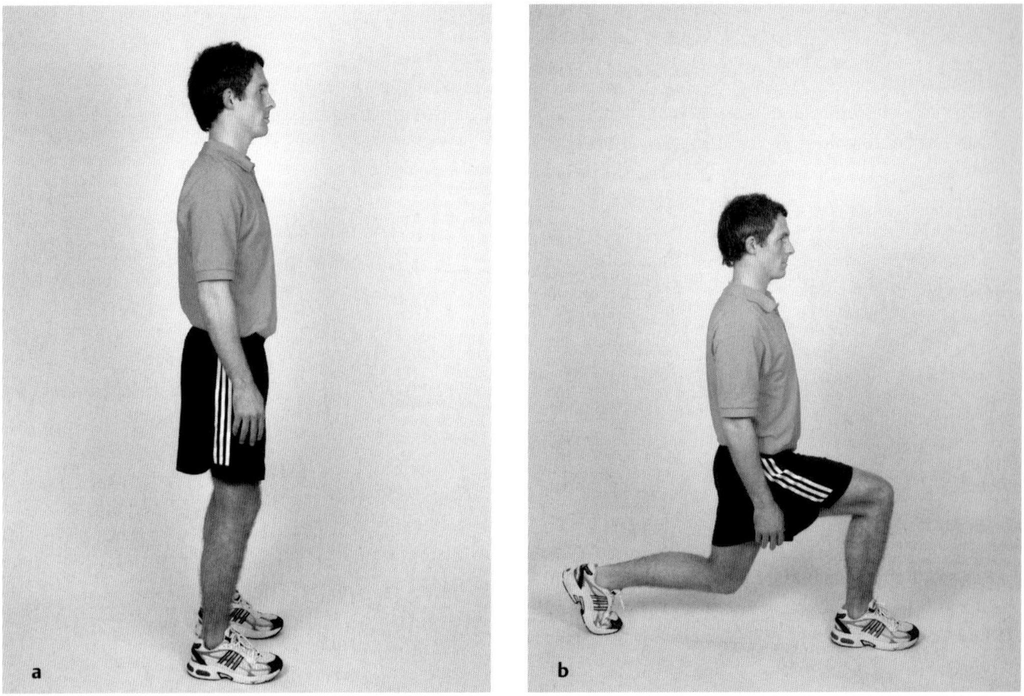

Abb. 8.81a–b Lunge. **a** Ausgangsstellung. **b** Endstellung.

Side Lunge

- **Ausgangsstellung:** Der Patient steht in einer breiten Parallelstellung (**Abb. 8.82a**).
  - **Aktion:** Ein Schritt zur Seite, der auf einer gedachten Linie zwischen den Füßen stattfinden sollte. Das zu belastende Bein geht in Flexion und der Oberkörper neigt sich im Raum nach vorne. Das andere Bein ist gestreckt und wird nur noch geringfügig belastet (**Abb. 8.82b**).

Diese Übung ist eine der am schwierigsten durchzuführenden Übungen und muss selten mit zusätzlichem Gewicht durchgeführt werden.

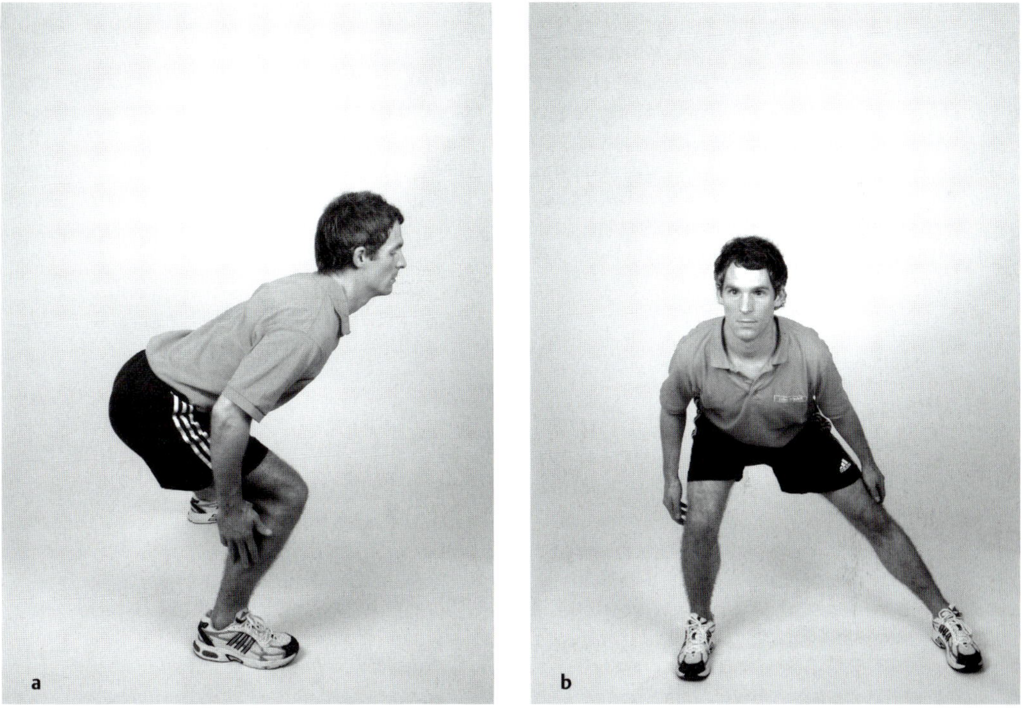

Abb. 8.82a–b Side Lunge. a Ausgangsstellung. b Endstellung.

Step Up

- **Ausgangsstellung:** Der Patient steht in leicht flektierter Position mit einem Beinen auf dem Boden, das zu trainierende Bein steht auf einer Stufe. Die zu bewältigende Stufenhöhe muss dem Leistungsstand und dem Trainingsziel angepasst werden.
  - **Aktion:** Der Patient belastet das zu trainierende Bein vermehrt, bis er mit beiden Beinen auf der Stufe steht, ohne sich mit dem unten stehenden Bein abgedrückt zu haben. Man kann den Patienten zur Vermeidung des Abdrückens auffordern, die Zehenspitze des unten stehenden Beines vom Boden abzuheben (**Abb. 8.83**).
- **Variation:** Die Neigung des Oberkörpers in der Sagittalebene bestimmt die Muskelaktivität. Vermehrte Vorneigung des Oberkörpers führt zu vermehrter Aktivierung der dorsalen Kette. Eine sehr gerade Position fordert mehr Aktivität in der ventralen Oberschenkelmuskulatur.

Step Down

- **Ausgangsstellung:** Der Patient steht in leicht flektierter Position mit beiden Beinen auf einem Stepper oder auf einer Stufe. Die Stufenhöhe muss dem Leistungsstand und dem Trainingsziel angepasst werden.
  - **Aktion:** Das nicht zu trainierende Bein versucht, mit der Ferse den Boden zu berühren. Die Geschwindigkeit der Übung wird durch das Trainingsziel bestimmt. In der Standbeinseite kommt es abhängig von der Stufenhöhe zu einer Knieflexion (**Abb. 8.84**).
- **Variation:** Die Neigung des Oberkörpers in der Sagittalebene bestimmt die Muskelaktivität. Vermehrte Vorneigung des Oberkörpers führt zu vermehrter Aktivierung der dorsalen Kette. Eine sehr gerade Position fordert mehr Aktivität in der ventralen Oberschenkelmuskulatur.

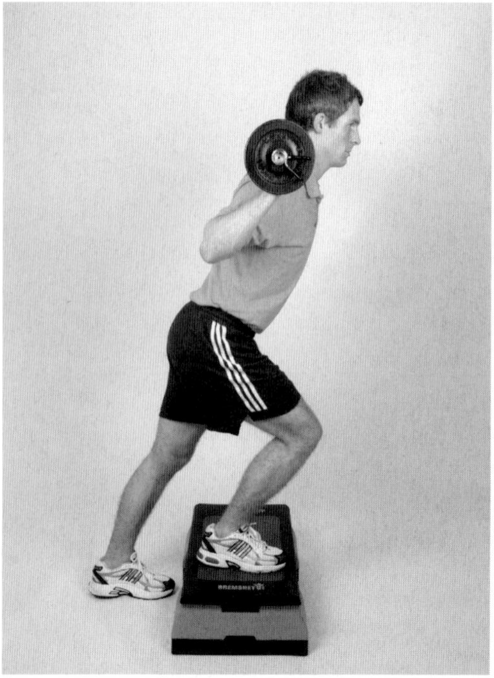

Abb. 8.83 Step Up.

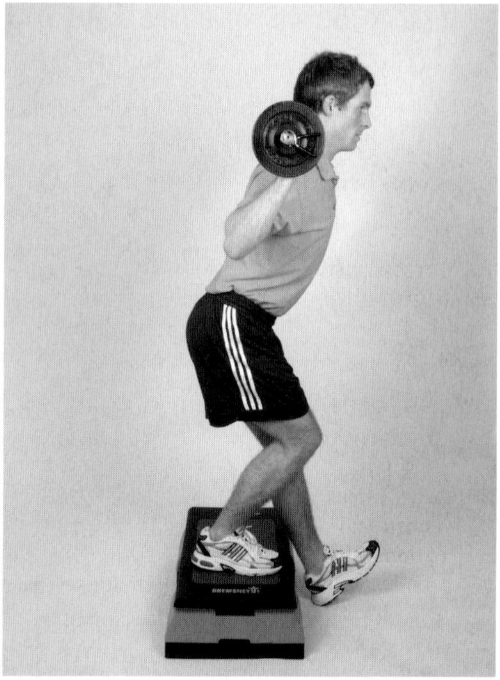

Abb. 8.84 Step Down.

Pelvic Drop

- **Ausgangsstellung:** Der Patient steht auf einem Stepper. Das Becken der nicht belasteten Seite ist in der Frontalebene nach unten bewegt. Der Patient sollte sich festhalten können, um eine stabile Ausgangsstellung zu haben (**Abb. 8.85a**).
  - **Aktion:** Das Becken auf der nicht belasteten Seite wird nach kranial bewegt, auf der Standbeinseite werden die kleinen Glutäen aktiviert (**Abb. 8.85b**).

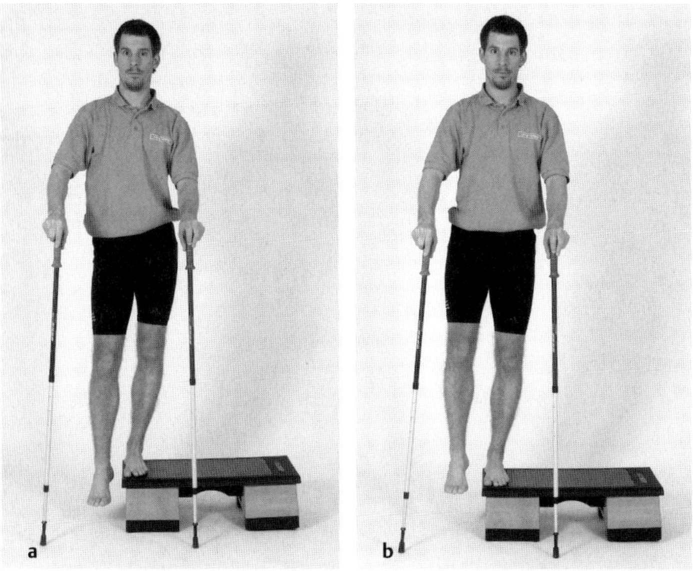

Abb. 8.85a–b Pelvic Drop. **a** Ausgangsstellung. **b** Endstellung.

Funktionsgymnastische Übungen oder Übungen ohne Gerät

Stabilisation der Wirbelsäule im Sitz

- **Ausgangsstellung:** Stabiler Sitz, die Wirbelsäule in physiologischer Schwingung. Der Rumpf wird durch eine Hüftflexion so weit nach vorne bewegt, bis die Schultern im Raum vor den Hüftgelenken sind.
  - **Aktion:** Die Arme führen eine rhythmische Flexion und Extension in den Schultergelenken aus (**Abb. 8.86**).
- **Variationen:** Anstatt des Bewegungsreizes durch die Armbewegungen können Kleingeräte wie z. B. das Bodyblade genutzt werden.

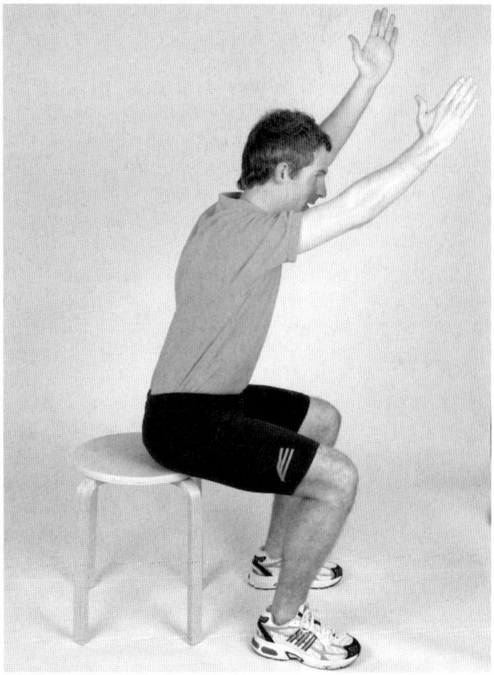

Abb. 8.86 Stabilisation der Wirbelsäule.

Russian Twist (Rumpf drehen im Sitz)

- **Ausgangsstellung:** Der Patient sitzt, die Füße sind fixiert, die Hüftgelenke gebeugt. Der gesamte Rumpf befindet sich im Überhang, die Schwingungen der Wirbelsäule bleiben erhalten. Die Arme sind entweder vor der Brust verschränkt oder halten in flektierter Stellung ein Gewicht (**Abb. 8.87a**).
  - **Aktion:** Der Übende führt eine axiale Rotation der Wirbelsäule aus. Die Hüftgelenke bleibten stabilisiert, die Lordose bleibt erhalten (**Abb. 8.87b**).

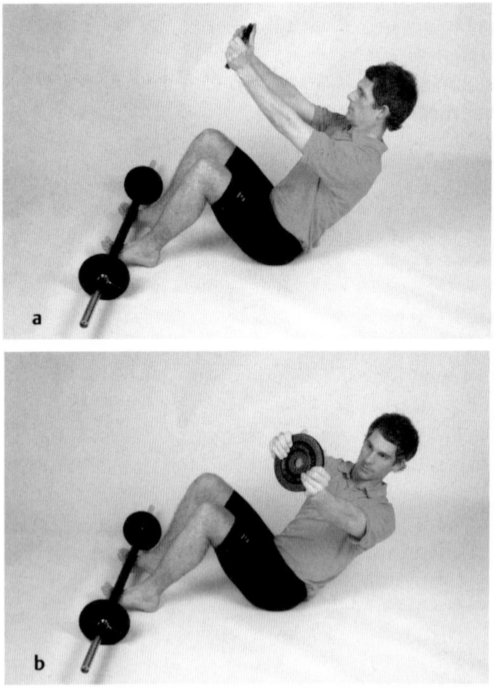

Abb. 8.87a–b Russian Twist. **a** Ausgangsstellung. **b** Rotation der Wirbelsäule.

Seitstütz kurzer/langer Hebel

- **Ausgangsstellung:** Der Patient ist im Ellbogenstütz (**Abb. 8.88a**).
  - **Aktion:** Das Becken wird abgehoben und statisch gehalten oder dynamisch nach unten und oben bewegt. Mit kurzem Hebel liegen die Kniegelenke, mit langem Hebel liegen nur die Sprunggelenke auf (**Abb. 8.88b**).
- **Variationen:** Das obere kann Bein kann dynamisch auf und ab bewegt werden (**Abb. 8.88c**).

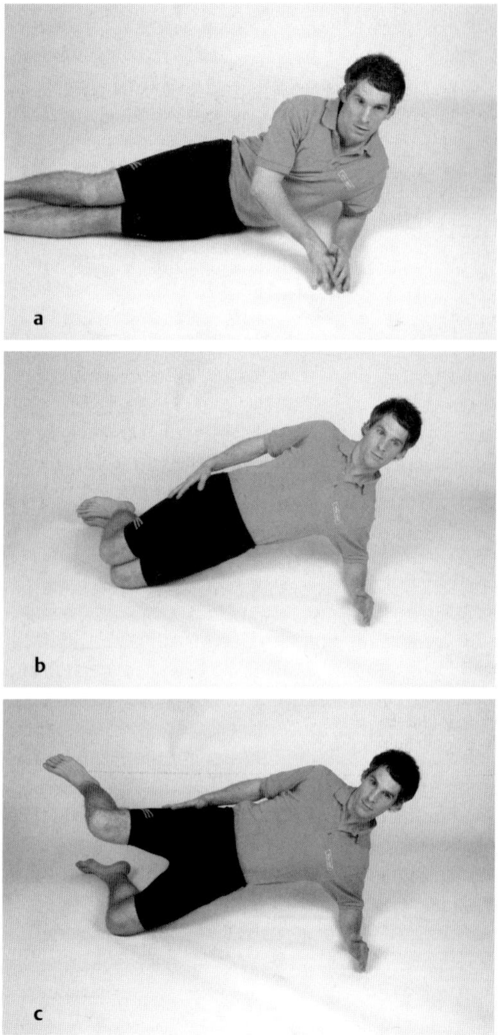

Abb. 8.88a–c Seitstütz. **a** Ausgangsstellung. **b** Anheben des Beckens. **c** Variation.

Crunch und Sit up

- **Ausgangsstellung:** Der Patient ist in Rückenlage, die Bein sind angestellt, die Arme sind vor der Brust verschränkt (**Abb. 8.89a**).
  - **Aktion:** Beim Crunch wird der Schultergürtel durch eine thorakale Flexion abgehoben (**Abb. 8.89b**). Beim Sit up wird zusätzlich der gesamte Rumpf durch eine Hüftflexion abgehoben.
- **Variationen:** Die Arme können zur Hebelverlängerung genutzt werden.

Stabilisation im Vierfüßerstand

- **Ausgangsstellung:** Der Patient ist im Vierfüßerstand (**Abb. 8.90a**).
  - **Aktion:** Arm oder Bein wird isoliert oder in Kombination diagonal oder gleichseitig bei stabilem Rumpf abgehoben. Es ist hierbei besonders auf die Stabilität des Becken-Rumpf-Komplexes zu achten (Qualität vor Quantität). Hier sind oft sehr große Ausweichmanöver zu erkennen, die auf eine mangelnde Stabilität durch die lokalen Stabilisatoren hindeutet (**Abb. 8.90b**).

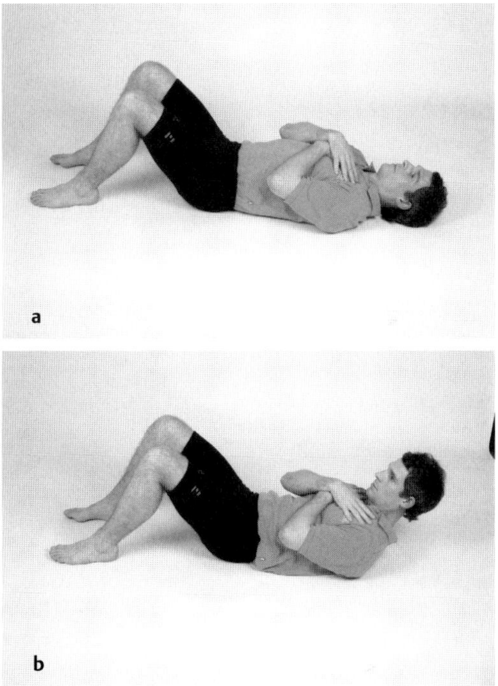

Abb. 8.89a–b Crunch und Sit up. **a** Ausgangsstellung. **b** Abheben des Schultergürtels.

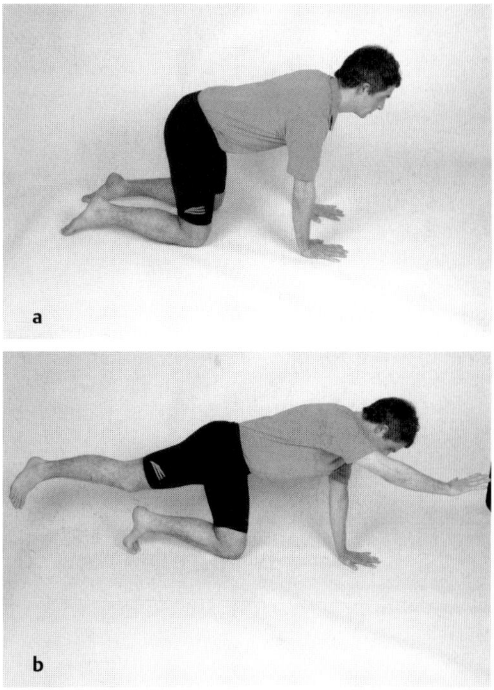

Abb. 8.90a–b Stabilisation im Vierfüßlerstand. **a** Ausgangsstellung. **b** Endstellung.

Sachverzeichnis

A

C

D

E

F

G

H

L

M

T

U

V

W

Y

Z

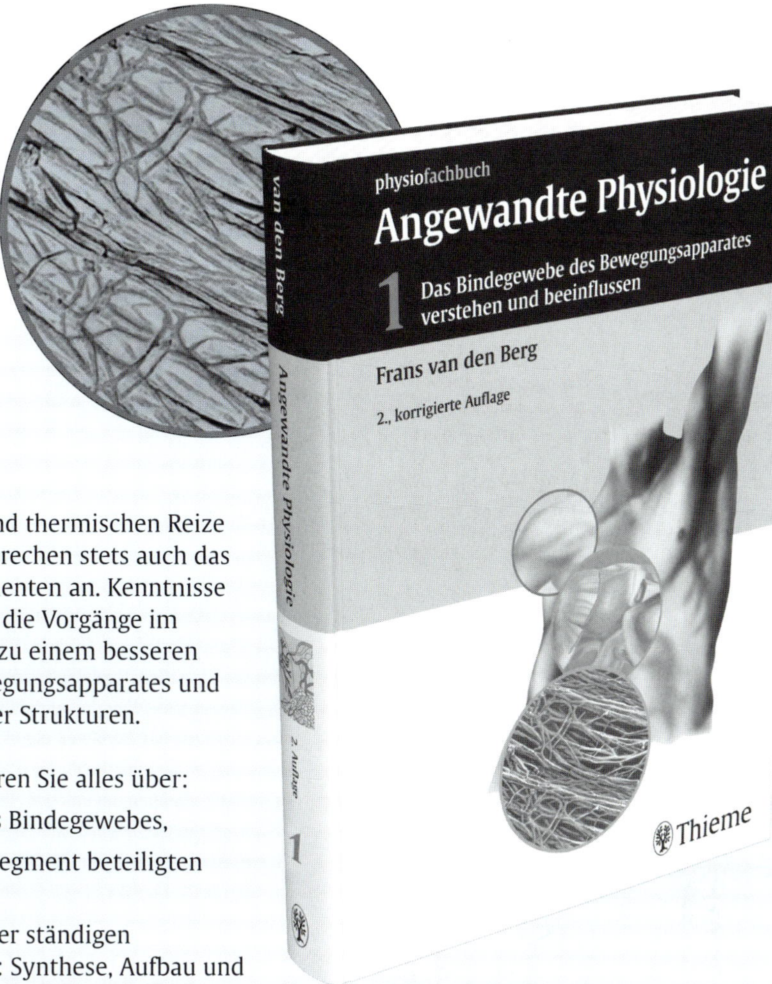

Alle mechanischen und thermischen Reize der Physiotherapie sprechen stets auch das Bindegewebe der Patienten an. Kenntnisse über den Aufbau und die Vorgänge im Bindegewebe führen zu einem besseren Verständnis des Bewegungsapparates und der Funktion einzelner Strukturen.

In diesem Buch erfahren Sie alles über:

- die Bestandteile des Bindegewebes,
- die am Bewegungssegment beteiligten Bindegewebsarten,
- die Mechanismen der ständigen Gewebserneuerung: Synthese, Aufbau und kontrollierende Regelkreise,
- die Wundheilung in ihren unterschiedlichen Phasen,
- die Haut und ihre vielfältigen Rezeptoren.

Zahlreiche Abbildungen und Alltagsbeispiele erleichtern Ihnen den Zugang zu den komplexen physiologischen Vorgängen.

Angewandte Physiologie
Band 1: Das Bindegewebe des Bewegungsapparates verstehen und beeinflussen

van den Berg (Hrsg.)

2., korr. Aufl. 2003
311 S., 277 Abb., geb.
ISBN-10: 3 13 116032 2
ISBN-13: 978 3 13 116032 4

€ [D] 49,95 / CHF 82,–

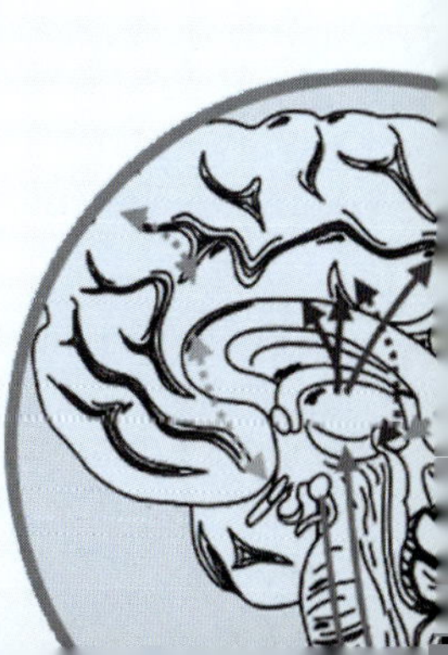

Ihre Bestellmöglichkeiten:

Telefonbestellung: 07 11 / 89 31-903
Faxbestellung: 07 11 / 89 31-901
Kundenservice @thieme.de
www.thieme.de